痛み学

臨床のためのテキスト

ジェニー・ストロング 他 = 編
Edited by Jenny Strong, Anita M. Unruh,
Anthony Wright, G. David Baxter

熊澤 孝朗 = 監訳
Takao Kumazawa

PAIN
A Textbook
for Therapists

名古屋大学出版会

Pain: A Textbook for Therapists
By Jenny Strong, Anita M. Unruh, Anthony Wright, G. David Baxter

©Elsevier Limited 2002. All rights reserved.
ISBN 9780443059780

This edition of **Pain: A Textbook for Therapists** by **Jenny Strong, BoccThy, MoccThy, PhD, Anita M. Unruh, BScot, MSW, PhD, Anthony Wright and G. David Baxter** is published by arrangement with Elsevier Limited through Elsevier Japan KK.
本書は、Jenny Strong、Anita M. Unruh、Anthony Wright、G. David BaxterによるPain: A Textbook for Therapistsの翻訳版で、Elsevier Japan KKを通してElsevier Limitedとの契約に基づき刊行されています。

翻訳者等一覧 （●以下は担当章）

【監訳】

熊澤　孝朗　　名古屋大学（名誉教授）2010年逝去　● 原著序文・原著まえがき

【編訳】

山口　佳子　　愛知医科大学医学部生理学講座　● 1・4・7・9章

【翻訳】

大道　美香　　愛知医科大学医学部解剖学講座　●（6）章
大道　裕介　　愛知医科大学医学部解剖学講座　●（1）章
沖田　実　　　長崎大学大学院医歯薬総合研究科医療科学専攻リハビリテーション科学講座
　　　　　　　運動障害リハビリテーション学分野　● 13章
熊谷幸治郎　　ペイン池下クリニック　●（8）・19・21章
肥田　朋子　　名古屋学院大学リハビリテーション学部理学療法学科　● 11章
櫻井　博紀　　浜松大学保健医療学部理学療法学科　● 3章
柴田　政彦　　大阪大学大学院医学系研究科疼痛医学寄附講座　● 18章
住谷　昌彦　　東京大学医学部附属病院医療機器管理部／麻酔科・痛みセンター　● 16章
高畑　成雄　　札幌円山整形外科病院　● 17章
中田眞由美　　埼玉県立大学保健医療福祉学部作業療法学科　● 14章
橋本　辰幸　　セルテック新潟柔道整復師養成学院痛み学研究室　● 6・12・20章
波多野　敬　　はたの医院、星城大学リハビリテーション学院　● 5・22章
松原　貴子　　日本福祉大学健康科学部リハビリテーション学科　● 15章
水谷みゆき　　愛知医科大学病院痛みセンター　●（4）・（9）章
森本　温子　　愛知医科大学医学部生理学講座　●（3）・10章
山川　路代　　岡山大学大学院医歯薬総合研究科疫学・衛生学分野　● 8章
吉本　隆彦　　医療法人鉄蕉会亀田メディカルセンターリハビリテーション室　● 2章

【翻訳協力】

石川　亜衣／牛田　享宏／鬼頭　純三／中島　將宏／藤島　拓也

【付録作成】

表　　圭一　　禎心会病院ペインクリニックセンター　● 付1
熊澤　孝朗・山口　佳子　● 付2
熊澤　孝朗・波多野　敬・山口　佳子　● 付3

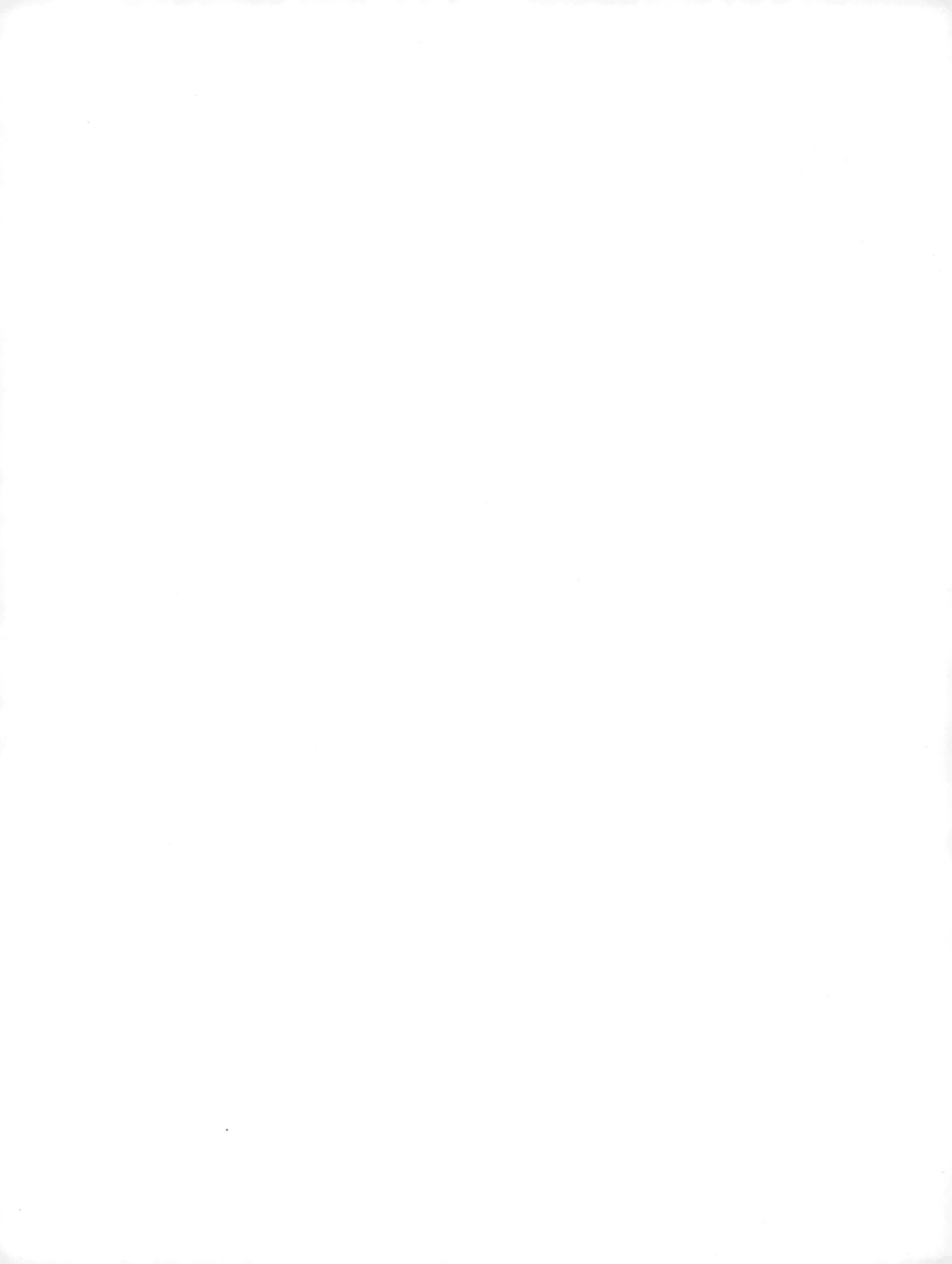

改訳増補新版の刊行にあたって

　本書は、2007年12月に『ペイン:臨床痛み学テキスト』として産学社エンタプライズ出版部より発行されたものがもととなっている(「監訳にあたって」参照)。2010年3月にエンタプライズ出版部が閉鎖されたことから、この度のリニューアル出版の構想が生まれた。

　リニューアル出版にあたり、本のタイトルを『痛み学—臨床のためのテキスト』と変更することとし、各章の翻訳者には訳の再点検および修正を行っていただいた。さらに、日本の臨床の現場で役立つと考えられる付録を新たに作成して増補した。付録には、日本の薬事情に関するもの、痛みのアセスメントに関する種々の質問票、痛みの表現に関するものを載せることとした。日本の薬事情については、表圭一氏に書き下ろしていただいた。表氏には、突然のお願いでタイトなスケジュールでありながらも、快くお引き受けいただいたことを感謝する。痛みのアセスメントおよび表現に関するものについては、本書の編訳者である山口佳子氏に担当いただいた。この原著は、痛みについて系統的で包括的に記載された内容を持ち、国際的に見ても他に類を見ない教科書であるが(「監訳にあたって」参照)、これら付録の増補により、本書はさらに充実した痛み学の教科書になると確信している。

　日本における痛みの基礎的研究は、欧米諸国に比べると劣悪な研究環境であるにも関わらず、世界のトップレベルの研究者が多くいる。一方、先進医療を誇る日本であるが、痛みの医療でははるかに遅れていると言わざるを得ない。最近になって少しずつ改善されている傾向はあるが、本書の中にあるような真の意味での学際的痛みセンターは未だ国内に一つもないのが現状である。痛みの問題はほとんど全ての患者に関わることであり、患者が訪れる窓口から始まる。日本の痛み医療のレベルを引き上げていくためには、医療に関わる全ての人が痛みに対する理解を深める必要がある。本書を活用いただき、痛みに関する知識を身につけ、その患者に関わる医療職全員でフランクに治療方針を議論できるような、知と心のある診療を願って止まない。

　この翻訳プロジェクトは、もともとは私が主宰していた愛知医科大学医学部痛み学(ファイザー)寄附講座(2002年11月〜2008年10月)の活動の一つとして行われた。痛み学寄附講座のメンバー、および研究上の親交が深かった方々、合計19名に翻訳を担当いただいたが、リニューアルにあたってそのうちの15名の所属が当時から変更になっていることが分かり、それぞれの方の新たな出発を実感した。皆さんには、忙しい中、訳文を丁寧に見直していただいたことを感謝する。

　最後に、リニューアル出版を引き受けてくださっ

た名古屋大学出版会に感謝する。また、担当の安田有希氏には、新たな発想で、真摯に取り組んでくださったことを深く感謝する。

2010年7月

熊澤　孝朗
（愛知医科大学教学監、名古屋大学名誉教授）

監訳者である熊澤孝朗氏は、2010年7月26日に急逝された。謹んでご冥福を祈る。

熊澤氏は、この優れた痛みの教科書（日本語版）が世の中から消えてしまうことを案じ、再出版の努力を続けられた。名古屋大学出版会によって再び出版できることが決まり、表氏のご協力も得て、さらに充実した内容になることを大変に喜んでおられた。熊澤氏が完成した本を手に取ることができなかったことは残念至極である。読者諸氏には、痛みの研究や診療に対する彼の情熱を本書を通じて感じとっていただき、そのことを臨床や研究に活かしていただきたい。おそらく、それが彼の期待するところであり、彼はいつも皆さんの応援をしていると思う。

2010年9月

編訳者　山口　佳子

監訳にあたって

　最近の痛み研究の成果として、痛みの概念に大きな変容が生じた。それに対応して、国際疼痛学会では痛みに対する医療の内容を再検討し、より優れた医療者をつくっていくために、各領域で委員会を構成し、痛み教育カリキュラムの開発を進めている。その結果の一つとして、1994年に「作業療法および理学療法の学校教育のための痛みの概要カリキュラム」が発表された。このカリキュラムの実施にあたり、統一的な教科書の必要性が痛感され、カリキュラム作成委員を中心にして国際的な連携の下に本書（原本）の刊行が進められた。本書には、痛みについての基礎的・臨床的理解から、人の一生を通じてのさまざまな状況における痛みへの対応における問題に至るまできめ細かく取り上げられている。痛みに関するこれらの問題の大部分はPT/OTに限られたものではなく、すべての医療職に共通の問題である。世界でこれまでに発行された痛みに関する教科書はいくつかあるが、それらの大部分は非常に詳しすぎるものか、または簡単な臨床におけるノウハウを記載したものであった。本書はその意味ですべての医療職に向けた痛みの教科書として役立つものと考えられ、現時点で、痛みに関する最も系統的で包括的な教科書であると言えよう。一方、完成した痛みのPT/OT学を本書が提供してくれるかということには若干疑問がある。しかしこのことは本書の責任ではなく、原本の編者まえがきに書かれているように、痛み研究は現在もなお爆発的に進みつつあり、痛み学が、また痛みのPT/OT学が現時点においてどの程度まで完成しているかの問題であろう。この問題にも関連があるが、ここでDr. Wallによる原本序文に触れてみたい。

　皆さんよくご存知のことと思うが、Dr. Wallはゲートコントロール説の提唱者としてあまりにも有名であり、国際疼痛学会の機関誌『PAIN』の編集者としての活動をはじめとして世界の痛み研究の発展に大きな功績もあげられた方である。私はこのゲートコントロール説に対してはそのサイエンスの部分が誤りであることから批判の論文を書いているが、彼のゆっくりした渋い口調の話ぶりは妙に説得力があり、物事を少し斜めに構えたところから眺めたきわめて洞察力に富む話には、1972年に初めて個人的に話をした時以来、ずっと魅力を感じ続けている。その彼が本書にPT/OT領域の育成に温かい期待をもった序文を寄せていることを知り、同じ思いを抱く生理学者として大変うれしく感じた。

　このDr. Wallによる序文は"I am convinced that physiotherapy and occupational therapy are sleeping giants"という文章で始まる。「巨人よ、目覚めよ！」と言いたかったのであろうが、この一文の中にPT/OT学の現状に対する彼の評価と同時にPT/

OT学の将来に対する期待が込められていると思われる。本書（原本）の初版が2002年であり、Dr. Wallが亡くなったのは2001年の8月であるので、この序文は、彼独特の辛辣さは諸処に見られるが、PT/OTの今後への期待を込めた遺言のようなものであるように思われる。

本書の内容は、痛みの基礎医学的理解から痛みと生活スタイルなどきわめて幅広い領域について論じてあるので、それらを翻訳者等一覧に記したように複数の方に翻訳をお願いし、また、仕上がった訳文について訳者間あるいは協力者の方に原稿の読み合わせをお願いした。忙しい中を丁寧に検討いただいた皆さんに感謝する。

原著の著者にもそれぞれのスタイルがあり、日本語訳に当たり全体を統一した形で行うことはきわめて困難であり、最小限の統一ということに止めることとした。また、読者に覚えておいてもらいたい英語を本文中に記し、索引は英語と日本語の双方向からあたれるようにした。このような編集にあたり、多くの問題が発生し、それら諸問題をクリアするためには、各訳者と内容まで踏み込んだ、頻繁なきめ細かい編集業務が必要であり、山口佳子氏に編訳者としてあたっていただくことをお願いした。彼女の的確な判断と素早い行動力がなかったら本書の出版は困難であったであろう。

いくつかの理由から翻訳完成が予定より遅れ、エンタプライズ出版部の牧原弘幸氏および上村健之氏にはご心配をかけた。また索引の作成など面倒な作業にあたっていただいたことに感謝する。

2007年11月

熊澤　孝朗

（愛知医科大学医学部痛み学寄附講座教授、
名古屋大学名誉教授）

原著者一覧

Shelley Allen BOcc Thy GradDipEd MOccThy
Lecturer, Occupational Therapy,
School of Health and Rehabilitation Sciences,
University of Queensland, Brisbane,
Queensland, Australia
14. *Re-integration into work*

Panos Barlas BSc(Hons) MCSP SRP Lic Ac PDD DPhil
Research Fellow – Clinical Trials, Primary Care
Sciences Research Centre, Keele University,
Keele, Staffordshire, UK
11. *Electrophysical agents in pain management*

G. David Baxter TD BSc DPhil MCSP SRP
Professor and Head of School of Rehabilitation
Sciences, Life and Health Sciences, University of
Ulster, Jordanstown, Newtonabbey,
Northern Ireland, UK
11. *Electrophysical agents and pain management*

Sally Bennett BOccThy(Hons)
Sessional Lecturer, Occupational Therapy,
School of Health and Rehabilitation Sciences,
University of Queensland, Brisbane,
Queensland, Australia
21. *Cancer pain*

Heather A. E. Benson BSc(Hons) PhD MPSNI
Western Australia Biomedical Research Institute and
School of Biomedical Sciences, Curtin University of
Technology, Perth, Western Australia,
Australia
16. *Pharmacology of pain management*

Mary P. Galea BAppSc(Phty) BA GradDip Physio(Neurol)
GradCert Clin Trials Management GradDip Neurosci PhD
Professor of Clinical Physiotherapy, School of
Physiotherapy, Faculty of Medicine, Dentistry and
Health Sciences, The University of Melbourne,
Victoria, Australia
2. *Neuroanatomy of the nociceptive system*

Libby Gibson BOccThy
Lecturer, Occupational Therapy, School of Health and
Rehabilitation Sciences, University of Queensland,
Brisbane, Queensland, Australia
14. *Re-integration into work*

Katherine Harman BSc (PT) MScPhD
Assistant Professor, School of Physiotherapy,
Dalhousie University, Halifax, Nova Scotia, Canada
 8. *Generic principles of practice*
12. *Alternative and complementary therapies*

Chris Henriksson MSc OT PhD
Lecturer, Department of Neuroscience and
Locomotion, Linköping University, Linköping,
Sweden
4. *Psychological, environmental and behavioural
   dimensions of the pain experience*

Julie Hides BPhty MPhtySt PhD
Clinical Supervisor, Mater Back Stability Clinic, Mater
Misercordiae Hospital, University of Queensland,
Brisbane, Queensland, Australia
13. *Exercise and pain*

Robert G. Large MBChB DPM PhD FFPsych (SA) FRANZCP
FFPMANZCA
Clinical Director and Psychiatrist, Auckland
Regional Pain Service, Auckland Hospital, Auckland,
New Zealand
22. *Chronic pain and psychiatric problems*

Frank New MB BS FRANZCP FFPMANZCA
Visiting Consultant to Royal Brisbane Hospital
Multidisciplinary Pain Centre; Clinical Senior
Lecturer, Department of Psychiatry,
University of Queensland, Brisbane, Queensland,
Australia
22. *Chronic pain and psychiatric problems*

James O'Callaghan MBBS FANZCA FFPMANZCA
Senior Visiting Specialist, Multidisciplinary Pain Centre, Royal Brisbane Hospital, Brisbane, Queensland, Australia
16. Pharmacology of pain management

Carolyn Richardson BPhty PhD
Associate Professor of Physiotherapy, School of Health and Rehabilitation Sciences, University of Queensland, St Lucia, Queensland, Australia
13. Exercise and pain

Patricia A. Roche MCSP BSc(Hons) MSc PSYCH PhD
Lecturer, Physiotherapy, School of Health and Rehabilitation Sciences, University of Queensland, Brisbane, Queensland, Australia
5. Placebo analgesia – friend not foe

Stephan A. Schug MD FANZCA FFPMANZCA
Associate Professor, Department of Anaesthesia, University of Western Australia;
Director of Pain Medicine, Royal Perth Hospital, Perth, Western Australia, Australia
19. Pain in the acute care setting

Tina Souvlis BPhty
Lecturer, Physiotherapy School of Health and Rehabilitation Sciences, University of Queensland, Brisbane, Queensland, Australia
17. Musculoskeletal pain

Jenny Strong BOccThy MOccThy PhD
Professor of Occupational Therapy, School of Health and Rehabilitation Sciences, University of Queensland; Deputy President, Academic Board of the University of Queensland, Brisbane, Queensland, Australia
1. Introduction to pain
7. Pain assessment and measurement
9. Psychologically based pain management strategies
14. Re-integration into work
15. Lifestyle management
20. Chronic pain problems
21. Cancer pain
22. Chronic pain and psychiatric problems

Jenny Sturgess BOccThy MOcoThy
PhD student, School of Health and Rehabilitation Sciences, University of Queensland, Brisbane, Queensland, Australia
7. Pain assessment and measurement

Anita M. Unruh PhD RSW OT(c) Reg NS
Associate Professor, School of Occupational Therapy, Dalhousie University, Halifax, Nova Scotia, Canada
1. Introduction to pain
4. Psychological, environmental and behavioural dimensions of the pain experience
6. Pain across the lifespan
7. Pain assessment and measurement
8. Generic principles of practice
9. Psychologically based management strategies
12. Alternative and complementary therapies
22. Chronic pain and psychiatric problems

Bill Vicenzino BPhty MSc PhD Grad Dip Sports Phty
Senior Lecturer, Physiotherapy School of Health and Rehabilitation Sciences, University of Queensland, Brisbane, Queensland, Australia
7. Pain assessment and measurement
10. Physical treatment
17. Musculoskeletal pain

Deborah S. B. Watson MBBS (Lond)
Research Fellow, Division of Anaesthesiology, Faculty of Medical and Health Sciences, University of Auckland, Auckland, New Zealand
19. Pain in the acute care setting

Anthony Wright BSc(Hons) PhtyGradCert Edu MPhtyST PhD
Professor and Head, School of Physiotherapy, Curtin University of Technology, Perth, Western Australia, Australia.
Formerly, Professor and Head, Division of Physical Therapy, School of Medical Rehabilitation, University of Manitoba, Winnipeg, Manitoba, Canada
1. Introduction to pain
3. Neurophysiology of pain and pain modulation
10. Physical treatments
16. Pharmacology of pain management
17. Musculoskeletal pain
18. Neuropathic pain

原著序文

　私は、理学療法と作業療法は眠れる巨人であると確信している。本書はその永い眠りが終わったことを告げる喜ばしい兆しの一つである。2000年以上も前から、それぞれの文化における民族の伝統として古典的な理学療法が行われてきた。熱、冷、マッサージ、マニピュレーション、鍼灸、リフレクソロジー、アロマテラピーなどであり、それらはすべて理学療法である。この療法はあまりにそれぞれの社会に根付いていたので、特別な知的関心を惹くこともなく、そのメカニズムを問われることなく、日常的に体験することとして受け入れられてきた。作業療法はより新しい業種であり、第2次世界大戦後に傷病・障害をもって帰還した数多くの退役軍人のための職業リハビリテーションの必要性から生まれた。世紀を経た現在においても、人間が健康上の問題を抱えてそれに向き合って生きていくためには意義のある仕事が必要であるという作業療法の中心となる理念は変わらない。

　18世紀に、リハビリテーション領域のその後の発展を打ちのめす災難が起こった。それは「論拠の時代」であり、すなわち学術的医学が発展しつつあったという時代である。この潮流は、強力で多大な成果を上げることになるが、二つの要点に基づいたものであった。一つは病理に基づいた診断をすることであり、もう一つは理にかなった治療法に基づいて治癒だけを求めて治療することである。リハビリテーションにおける介入には、これらの論点が両方とも欠けていた。治療にあたってその病理は曖昧だったり、まったくなかったりすることばかりであった。カリスマ性と山師的な自信を顕示する熱狂的な人だけが完全な治癒効果を高言し、圧倒的多数である大部分の正直者は、その状態を寛解させる力量を誇っていた。理学療法士や作業療法士だけが学術的医学によって地位を落とされたわけではなく、たとえば、病気そのものの治癒を目指すものではない緩和医療が、社会的に認められるようになるには二世紀も待たねばならなかった。ちゃんとした医師が「治療することはもう何も無い」といったん言ったならば、その発言を認めるしかなかった。

　理学療法や作業療法は医学階層の最下層で生き延びてきた。理学療法士がより誠実な医師からある程度尊重されたのは、確かに患者を助けていることが明らかであったからである。しかしそうでない医師にとって、理学療法というものは、適切で理にかなった医学的治療には不向きであるというレッテルを貼った患者のためのものであり、その患者たちの体のよい溜まり場を意味していた。また作業療法というものは、患者を忙しくさせて、問題点から気を紛らわすのに役立つと考えられていた。

　20世紀の時代風潮の中で、伝統技術への心地よ

い誇りをもって振舞う先輩の理学療法士によって技術を叩き込まれるといった伝統的な徒弟制度から少し離れていくようになった。若い気鋭の理学療法士や作業療法士は、自分たちのしていることの理論的根拠を学ぶような教育を求めはじめた。

しかし、それはどんな教育か？答えは明白のようである。それは医学生が教えられていることを約(つづ)めて易しく直されたものである。このことは痛みという重大な主題へのアプローチとしてきわめて残念なことである。古典的な医学は痛みのような症状の学習を故意に格下げしており、症状というものが診断から治癒へと導く1本の真の道を探すことに、直接には結び付かない道しるべでしかないと考えられてきた。「対症療法」という語句は、根本的治療における専門家としての深遠な問題には直面しえない程度の低い医療を意味する侮蔑的な言葉となった。この姿勢が理学療法士や作業療法士を医学階層の最下段に貼り付けることを運命付けた。理学療法部や作業療法部がほとんどの病院で窓のない地下室に見受けられることが多いというのは象徴的である。

医学校では、症状についての説明を軽くあしらってきた。痛みというものは、特異的な侵害受容性神経線維を興奮させるような傷害組織の圧迫によって必然的に生じるものとされ、これらの神経線維が痛覚に特異的に配線された中枢神経回路に投射して特異的な痛み中枢の活動を引き起こすものとされた。この種の痛み概念は完全に受け入れられ、当然のことながら、新しい学問である理学療法の関心をひたすら末梢へと向けさせることとなった。その結果、理学療法の目的や効果の説明に、もっともらしいが、公にはならない仮説の花盛りをもたらすこととなった。痛みは明らかな病的組織だけから生じるものであると受け入れられ、また、理学療法はそのような病態組織に対して行われていたので、仮説は末梢組織変化を提示するものだった。動・静脈やリンパの流れの変化、温めたり冷やしたりすることで炎症の回復を促すこと、癒着を剥がしたり骨の位置を調整したりして神経係蹄を解放すること、痙攣した筋を緩めることなど、それらのすべてが理学療法の目的と理論的根拠づくりの規範をなしている。

四つの新しい分野の発見によって、痛みの発生がすべて末梢で説明できるという説から重点が移り、議論の場は中枢神経系も含めたものとなって広がってきている。その第一は関連痛のきわめて重大な意義の認識であった。痛みが知覚され、治療の対象となる部位は、必ずしも原因となる病変部位であるとは限らない。たとえば、狭心症は間違いなく心臓の虚血が原因であるが、病巣ではない腕に異常が現われることが多く、この現象から中枢神経系内で収斂が生じているという結論に至った。治療は一次的および二次的な病態部位の双方に行われてうまくいくだろう。

次に、末梢の傷害に伴って起こるような広範囲にわたる痛み過敏や筋収縮は、脊髄における二次的な興奮性が上がることによって引き起こされうることが明らかにされた。このことは痛みがもともとの末梢部位から中枢領域へと移る可能性を示している。これは痛みのメカニズムが固定した専用回路ではなくて、可塑性があり、時間とともに変化するものであることを明確に示している。

第三には、脳に入る痛覚情報は脳から下降する系によって制御されるという発見であった。このことは、痛みはただ単なる組織の傷害に対する機械的な反応ではなく、痛んでいる人の気分や態度によって影響されるという理解に至り、心理学への道を開いた。最もはっきりした例として、痛みが感じられる部位へ向けられる注意の役割が挙げられる。それは、痛み以外の何かに注意を向けることを習得させるという認知療法で用いられる注意をそらす方法や対抗刺激法の論理的根拠ともなっている。この進歩が古い二元論を打ち砕いて、心と身体あるいは感覚と知覚は分けることができない統合体であるという考え方に軍配を上げた。このような変革が痛みの領域における作業療法の関わりを著しく大きくした。それは患者にとって意味のある活動に携わることがいかに痛みの知覚に影響し、次いで能力低下を軽減し、日常生活を改善するかを理解するための概念的根拠を与えたからである。たぶんはじめて、作業療

法というものが痛みの患者、特に慢性的な痛みを抱える患者の痛み治療に重要な役割をもつようになった。

　第四の変革は脳のイメージングという新しい技法から得られる。この技法によって今や、感覚系と運動系を別物として考えるという伝統的な考え方に対して疑問をもたねばならない。感覚事象をそれにふさわしい動きに置き換えて解析することをもくろむことが可能になっている。もしこれが本物であると判明すれば、能動的な運動プランニングや姿勢、日常生活への積極的参加などに向けた治療は、感覚に対しても良い影響を与える可能性がある。この本の各章の表題をみると、痛みの源と新しい治療法の方向づけについて、編者や著者の考え方が根本的に新しい考えを組み入れようと拡がっていることがわかる。

Patrick D. Wall

（熊澤孝朗）

原著まえがき

　世の多くの人たちは痛みを起こす病気をもっている。中にはその痛みを和らげたりそれに対処したりするような適切な介入を受けている人もあるが、多くの人は痛みで苦しんでいる。Ron Melzack教授が言ったように（1990）、鎮まらない痛みは人を死ぬほど苦しませる。そのため医療におけるプロとしての責務は、痛みのアセスメントとマネジメントについて知悉して、その技量を上げることである。まさしくそれは理学療法士や作業療法士に当てはまり、痛みを和らげ、また今ある痛みに適応してうまく対処できるようにさせるには、理学療法士と作業療法士がその理想的な立場にあるとわれわれは主張している。しかしいまだもって、医療者が痛みについてもっと知識をもっていたなら、苦痛は軽減されえたであろうという報告がある。たとえば、Cousins（1991）は術後痛が有効に処置されているのは30～50%以下であるとしている。さらに、作業療法士や理学療法士を含む数々の医療職における調査報告では、新卒者の痛みについての知識はかなり不充分であることを示している（Rochman 1998, Strong et al 2000, Unruh 1995）。

　痛みの治療と研究に関する主要な組織である国際疼痛学会 International Association for the Study of Pain: IASP は1975年の発足以来、痛みについての理解を深める活動を積極的に続けてきている。IASP活動の一つの側面として、より優れた痛み医療者にするためにそれぞれの医療職で身に付けるべきカリキュラムを開発してきている。1994年にIASPは「作業療法士および理学療法士養成校のための痛みカリキュラム概要」を発行した。本書の編者のうちの3人（Jenny Strong, Anita Unruh, David Baxter）は、このカリキュラム作成に当たったIASP小委員会（委員長：Anita Unruh）の委員であり、もう一人の編者（Anthony Wright）はこの委員会協議のコンサルタントであった。本書の著者であるChris HenrikssonとPat Rocheもまたこの委員会活動に貢献した。

　この作業療法士と理学療法士のための痛みカリキュラムを実施するにあたって、われわれの教育・学習活動をサポートするための包括的で統一的な教科書がないことが妨げとなった。それゆえに、1996年に本書刊行のアイディアが生まれた。このアイディアを実現するには、オーストラリア、カナダ、アイルランド、イギリス、ニュージーランド、スウェーデンという諸国にまたがる連絡や作業であったため、少し時間がかかってしまった。その成果としての本書は、理学療法士と作業療法士（および他の医療者）が、痛みをもつ人々についてより深く知り、よりよい感性と理解を示せるようになり、また痛み患者の治療をより効果的にエビデンスに基づいて行

えるようにするものであり、医療者に役立つ包括的な教科書であると信じている。

本書はIASPの理学療法士および作業療法士のための痛みカリキュラムの随伴書として使われるようにつくられており、痛み現象の性質について包括的な考察が繰り広げられている。その内容としては、痛みの定義と疫学について、痛みの生理学的、解剖学的、心理学的な性質について、痛みのアセスメントと測定について、痛みのマネジメントの方策について、一般的な痛みの状態についてなどが述べられている。加えて、痛みと痛みへの対応について生活スタイルの面や一生を通じての視点から論じられている。章ごとの目標、内省的な自己演習、症例検討、復習問題、包括的な引用文献など、学生や読者の皆さんに役立つようなたくさんの学習戦略を備えている。

最後に最新情報の更新について一言。痛み研究は、さまざまな分野からの痛みに関する新しい発見と新しい理解によって爆発的に進んでいる。基礎科学は神経伝達物質や痛み経路に関する多くの謎を解き明かしており、臨床研究はヒトの痛みについての不安や恐怖、そしてそれらがもたらす機能への重大な影響について多くのことを語っている。医療者や学生はその知識や実技において日々の更新をせねばならない。本書は、読者一人ひとりにとって、痛みについてより多くの知識と理解を発展させるための出発点である。痛みというものは、その人の夢や日常生活における責任や能力に深く影響する、固有の主観的体験であるということを決して忘れてはならない。

本書のような教科書の出版は、われわれ編者や著者にとって興味深いものであり、世界中のエキスパートと仕事をすることは喜びであった。ここに本書に寄稿していただいたすべての方々に、医療者のための教科書づくりのアイディアを受け入れていただいたこと、専門的内容を提供していただいたこと、および締め切りに快く間に合わせていただいたことに対して感謝する。また、このような教科書の出版に熱心に賛同いただき、われわれをこの取り組みに集中して向かわせてくださったChurchill Livingstone社（Harcourt in Edinburgh）の盟友Mary Emmerson LawとMairi McCubbinに感謝する。さらに、本書を仕上げるために留守をした長い間を耐えてくれたわれわれの素晴らしい家族に感謝する。

最後に、われわれに教示を与えてくれた痛み患者、われわれの意欲をそそってくれた学生諸君、そしてこの領域でのわれわれの努力を励ましてくれた同僚に感謝する。

ブリズベン2001年	Jenny Strong
ハリファックス2001年	Anita M. Unruh
ウィニペグ2001年	Anthony Wright
ジョーダンズタウン2001年	David Baxter

参考文献

Cousins M J 1991 Prevention of post-operative pain. In: Bond M R, Charlton J E, Woolf C J Proceedings of the VIth World Congress on Pain. Elsevier, Amsterdam

Melzack R 1990 The tragedy of needless pain. Scientific American 262: 19–25

Rochman D L 1998 Students' knowledge of pain: A survey of four schools. Occupational Therapy International 5: 140–154

Strong J, Tooth L, Unruh A 2000 Newly graduated occupational therapists and knowledge about pain. Canadian Journal of Occupational Therapy 66: 221–228

Unruh A M 1995 Teaching student occupational therapists about pain: A course evaluation. Canadian Journal of Occupational Therapy 62: 30–36

（熊澤孝朗）

目 次

改訳増補新版の刊行にあたって　iii
監訳にあたって　v
原著序文　ix
原著まえがき　xiii

セクションⅠ　痛みの理解
1. 痛み学への誘い：序論　3
2. 侵害受容系の神経解剖　15
3. 痛みの神経生理学と痛み調節　47
4. 痛みの心理・環境・行動的側面　73
5. プラシーボ鎮痛―敵ではなく味方　93
6. 一生を通しての痛み　115

セクションⅡ　痛みの評価
7. 痛みのアセスメント　143

セクションⅢ　痛みへの対応
8. 痛みの治療におけるすべての医療スタッフに通じる基本理念　177
9. 心理学に基づいた痛みのマネジメント　197
10. 徒手療法　219
11. 痛みのマネジメントにおける物理療法　241
12. 代替・補完療法　263
13. 運動と痛み　285
14. 復職に向けた再調整　309
15. 生活の管理　335
16. 痛み治療の薬理学　357

セクションⅣ　痛みの病態
17. 筋骨格痛　381
18. 神経障害性疼痛　407
19. 急性痛の管理　437
20. 慢性痛の問題　455
21. がんの痛み　471
22. 慢性痛と精神科的問題　485

付録1．痛み治療に用いられる薬物　509
付録2．アセスメントツール　513
付録3．痛みを表現する言葉　535
索　引　543

セクション I

痛みの理解

本セクションの目次

1. 痛み学への誘い：序論　3
2. 侵害受容系の神経解剖　15
3. 痛みの神経生理学と痛み調節　47
4. 痛みの心理・環境・行動的側面　73
5. プラシーボ鎮痛―敵ではなく味方　93
6. 一生を通しての痛み　115

本章の目次

概　要　3

本書を読むにあたって　4

痛みとは何か？　5
　　痛みの疫学　6
　　多面的体験としての痛み　6

作業療法および理学療法の役割　8
　　作業療法の理論的な考え方　8
　　理学療法の理論的な考え方　9
　　提供サービス　9

治療における倫理的・法律的な基準　9

結　論　12
　　学習問題・復習問題　12

1

痛み学への誘い：序論

Anita M. Unruh, Jenny Strong,
Anthony Wright

概　要

　われわれの社会において、痛みはありふれた問題であり、高まりつつある問題である。痛みは、普通の一生の中で起こるいろいろな病気に伴うだけでなく、手術やケガにも伴うことが多い。痛みは主観的な症状であり、血圧や心拍数のような客観的な方法で測ることはできない。人がどのように痛みを伝えるかは、年齢、性別、能力低下の状態、そして、痛み行動を受け入れる社会や文化の水準などによって影響される。痛みは情動と感覚で構成された強烈な個人的体験である。

　われわれの仕事は、痛みがしつこく起こるようになり、日常生活にたびたび支障をきたす問題をもつようになってしまった人たちを対象にしている。しつこく続く痛みというものは、自尊心、日常の仕事、人間関係、身体機能、心の状態、そしてその人のQOL：quality of life（生活の質）すべてに多大な悪影響を及ぼすであろう。経験から言えば、その人の痛みと生活をその人自身がコントロールできるようにすることは、専門家としてまた個人として、やり甲斐のある仕事である。

　この章では、本書を簡単に紹介した後に、急性痛と慢性痛の違いについて論じ、次に、痛みの疫学的問題（第6章で考察を深める）および痛みの多面性

について概説する。最後に、痛みを抱える患者を対象としている作業療法士と理学療法士の役割について、それぞれを対比させてそのあらましを述べ、提供するサービスおよびこの領域の診療に関連した倫理的、法的問題について概要を述べる。

本書を読むにあたって

本書は、さまざまな領域の専門家（理学療法士、作業療法士など）の共同作業によってつくられている。読者諸氏にこのような協力体制を知っていただくことは、痛みの分野におけるそれぞれの専門職の役割や貢献について考えていただくきっかけになる

と信じている。協力や連携は、互いの専門性を高め合い、クライアント clients や患者 patients（Box 1.1参照）への最良の治療の提供を可能にする。本書は、カナダ、オーストラリア、ニュージーランド、イギリス、スウェーデンの専門家らによる国際的な取り組みによってつくられたものでもある。読者諸氏には、それぞれの国の特色を充分に理解いただけることを願っている。このような理由から、国際的な多様性を認めるために必要に応じて統一を行わなかった。たとえば、各章の最後では「学習問題 Study questions・復習問題 Questions for revision」（北半球式表現／南半球式表現）とした。

1993年に国際疼痛学会 International Association

Box 1.1　重要用語の定義

クライアント client 対 患者 patient：各国の医療者は、自分の仕事の対象となる人々をクライアントまたは患者と呼んでいる。どちらを使うかは、診療の質についての哲学的な考え方や理論モデルによる（Townsend 1998）。たとえば、カナダやその他いくつかの国では、作業療法士はクライアントという言葉を使うことを好む。これは、より対等で協力的な治療上の信頼関係を反映するためであり、また医師による医療と作業療法を区別するためとしており、患者という言葉は人間中心の診療構造と矛盾する、より受け身のアプローチを暗示していると考えられている。しかし他の国々では、患者という言葉が好まれており、最も広く使われている。クライアントとか消費者 consumer のような言葉は、健康問題には適わない商業やビジネス上の関係と同一視される可能性がある。患者という言葉は時として受動性ということを連想させるが、その言葉の起源はラテン語のpatiens であり、苦しむという意味をもっている（Stedman 1982）。医療者が出会う人々のうちの多くは、何らかの苦しみがあるために治療施設を探し出してきている。本書では、患者とクライアントのどちらを使ってもかまわないこととし、各章の著者、また著者の好みや痛みの問題を抱えた人が出会った状況（たとえば病院か地域か）に任せることとした。
※訳注1　本書の翻訳においては、この二つの言葉を区別せず、すべて患者とした。

理学療法 physical therapy 対 理学療法士 physiotherapist：アメリカでは「physiotherapy」という言葉よりも「physical therapy」という言葉が好まれている。その他のほとんどの国では、医療従事者を指す言葉として「physiotherapist」が使われており、一方で「physical therapy」という言葉は、主に身体的な根拠をもった介入のことを指している。本書では、この専門を physiotherapy とした。

プラクティショナー practitioner 対 セラピスト therapist：いくつかの国では、セラピストという言葉よりプラクティショナーという言葉が好まれている（たとえばアメリカ）。プラクティショナーという言葉は、他の医療職とより調和していると考えられ、より専門性が高く見えるようである。本書では、セラピストとプラクティショナーのどちらを使ってもよいこととした。どちらの語も作業療法士と理学療法士を指している。
※訳注2　practitioner と言えば、一般的にはいわゆる開業医のことである。ステッドマンによれば「開業医（医学または医学に関連した職務を行う人）」となっている。本書の著者たちの国ではセラピストも開業権をもつため、医師と同様の名称が好ましいと考えているようであるが、このことは、裏を返せば、セラピストと呼ばれることは医師と同等ではないということを指しており、本来のセラピストとしての誇りが疑われる。

痛みの用語 pain terms：本書では一貫して、1993－1994国際疼痛学会（IASP）分類特別委員会（Merskey & Bogduk 1994）によって定義された、痛みの定義または概念を使用することとした。

for the Study of Pain：IASP は、作業療法や理学療法の学生に向けた痛みのカリキュラムを作成するために特別委員会を組織した。このカリキュラムの作成には、カナダ、オーストラリア、アメリカ、イギリス、スウェーデン、ニュージーランド、イタリア、インド、ケニア、コロンビア、日本からのIASP国際委員会委員やコンサルタントが関与しており、この委員とコンサルタントによって、作業療法と理学療法の初心者向けの専門職学習要項として利用できるカリキュラムができあがった（Ad Hoc Committee OT/PT Pain Curriculum 1994）。本書は、このIASP作業療法／理学療法痛みのカリキュラムと併用して使える教科書としてつくられている。

本書では、多くの章がどちらの職（作業療法士と理学療法士）にも関連しているが、ある一つの職にやや特定的な章もいくつかある。たとえば、第10章、第11章、第13章は理学療法士に最も適しており、第9章、第14章、第15章は作業療法士に特に関連したものである。

最後に、いくつかの章には自己演習 Reflective exercises というものがある。この演習は、自分の痛みの体験、家族や親友の体験、そして実習教育や臨床の場において遭遇した患者の体験、これらについて、自分を振り返って内省的に深く考えるようにつくられている。提起されている考え方や問題点について、その演習を完成させることで、しっかりとした自分の理解がもてるようになるだろう。

痛みとは何か？

IASPは、痛みを次のように定義している。「不快な感覚性、情動性の体験であり、それには組織損傷を伴うもの、または伴っている可能性のあるものと、そのような損傷があるような言葉で表現されるものがある」（Merskey & Bogduk 1994 p210）。この定義は、身体的であり心理的である体験としての痛みの二様性を強調している。痛みは身体的な出来事であるが、主観的な認知に頼っている身体の中で起こったことであり、すなわち、心理的な自覚なしに痛みは存在するはずがない。この定義では痛みの体験における他の重要な面についても強調している。痛みは通常、実際の（または知覚される）組織損傷の警告信号として考えられている。しかし、組織損傷なしに痛みが生じることがあり、あたかも損傷が起こっているかのように痛みが表現されることもある。

急性痛と慢性痛の間には重要な区別がある。急性痛は本来備わっている生物学的機能であり、実際に生じている、あるいは生じている可能性がある身体的な傷の警告である（Melzack & Wall 1988）。傷の完治までには数日から数週間かかるであろうが、急性痛は通常、完治のかなり前に止まるものである（Loeser & Melzack 1999）。過去において、慢性痛は治癒にかかる正常時間を過ぎても持続する痛みであると定義されていた（Bonica 1953, Melzack & Wall 1988）。3〜6か月以上続く痛みはどんな痛みも慢性痛であると考えられることが多かった。IASP分類特別委員会（Merskey & Bogduk 1994）は、時間経過と治癒のエビデンスに基づいたこの慢性痛の定義は不適当であると主張した。生理的な変化は、多くの慢性痛（たとえば幻肢痛）にも反復する一過性の痛み（たとえば片頭痛）にも関与している可能性がある。その他の慢性痛として、たとえば関節リウマチや転移性がんに関連した痛みのような慢性痛では、正常に治癒するということは起こらない。さらに、損傷によって生じた中枢神経系の変化は、治癒の予測時期の後にもずっと痛みを長引かせ、持続させることがある（Merskey 1988, Wall 1989）。神経系は実際に、もともとの傷によって正常な機能に回復できないほどに障害を受けている可能性がある（Loeser & Melzack 1999）。IASP特別委員会は（Merskey & Bogduk 1994 pxii）、慢性痛を次のように考えることを提唱した。

原則として、痛みに特効する療法に基づいた治療、あるいは非麻薬性鎮痛薬のような痛みのコントロールの決まりきった方法に反応しないしつこく続く痛み。

LoeserとMelzack（1999 p1609）は、次のように結論付けた。

急性痛と慢性痛の区別は、痛みの期間ではなく、より重要なことは、身体が生理的機能を正常な恒常性のレベルへ回復させられるか、させられないかである。

急性痛と慢性痛のこのような区別は、痛みのアセスメントと介入において重要な意味をもつ。急性痛は組織損傷を知らせるものであるが、慢性痛は組織損傷とは明らかに分離しており、どんな起因病変とも、組織損傷の程度とも不釣り合いなものである。慢性痛は、かなりの苦悩を伴っており、心理的、行動的、環境的な変化とも関連している。急性痛においても慢性痛においても、痛みというものは主観的な体験であるということを認めるべきであり、患者が「ある」と言った時に、そして「ある」と言った部位に痛みは存在しているのである（McCaffery & Beebe 1989）。

痛みの疫学

さまざまな設定でさまざまな種類の痛みの調査報告があるが、その結果にはかなりのばらつきがある。このばらつきは、いろいろな種類の痛みに対してさまざまな指標を使い、さまざまな定義付けをしているためであり、また、その調査が行われた期間設定のため（調査の回収の問題）である。

有病率／有訴率 prevalence とは、設定されたある一定の期間内において痛みを発症している全員を対象にしたものである。一方、罹患率（発生率）incidence [rate] とは、設定されたある一定期間内に新たに痛みを発症した人をのみ対象としたものである（Mausner & Kramer 1985）。有病率は、比較的容易に出すことができ、疫学的研究においてより一般的な調査であるが、特に調査期間が長い場合、調査の対象者にさらに多くの痛みが起こってしまう傾向があるため、痛みの推定値を大きくしてしまう可能性がある。さらに、痛みの問題でよく知られているように、定義というものは、より的確で狭いものになってきているが、疫学研究においては、痛みの定義付けがかなり大まかなであると言える（たとえば頭痛と片頭痛）。痛みの有病率の調査にあたって、対象者は、この「1年間に」、「半年に」、「1か月に」、「2週間に」というように尋ねられるであろう。そういう期間の違いが、報告される有病率や正確さに影響する。一生を通じたさまざまな年齢層における痛みの有病率については、第6章で考察する。背部痛が、補償やリハビリテーションプログラムに関係する、最も一般的な痛みの障害であるという点は注目に値するものである。痛みは、リウマチ性疾患、多発性硬化症、鎌状赤血球症、がん、卒中、循環器障害、脊髄損傷、内臓障害のようなさまざまな病気に関与しており、肢切断後の厄介な合併症となることもある。痛みは身体的虐待や性的虐待が原因であることもあり、また医療処置（予防接種、静脈穿刺、骨髄穿刺、腰椎穿刺、歯科治療、手術、デブリドマン、固定、指診など）の結果として起こることもある。

多面的体験としての痛み

患者や医療者にとっての第一の関心事は、痛みの程度や強さであることが多いが、痛みには他の側面も多くあり、それもまた重要である。患者の痛みを充分に理解するには、その痛みの背景をよく考えるべきである（自己演習1.1参照）。痛みの生理学、痛みの部位や期間、その人のパーソナリティと成長歴、痛みが生じた時の社会的／環境的背景、これらは、痛みの強さ、痛みによって起こる感情の乱れ、痛み感覚の質、痛みの予測とコントロール、痛みの評価的な面などに影響を及ぼす。

痛みの解剖学および生理学は複雑なものであり、そのことについては第2章および第3章にて詳しく論じる。痛みは組織損傷の部位に生じることが多いが、痛みが損傷部位を超えて拡がり、拡がった部位においても侵害刺激に対する感作を引き起こすことがある。また、時として組織損傷の部位とは異なる場所に痛みが感じられることもある。たとえば内臓痛のような痛みは、患者にとって部位を特定することが非常にむずかしく、実際に痛みが拡散している

> **自己演習 1.1**
>
> この3週間にあった自分の痛みについて考えてみてください。ささいな痛みでも、やっかいな痛みでも構いません。
>
> - 何が痛みを引き起こしましたか？
> - その痛みは普段よく起こるものですか？ それとも思いがけないものでしたか？
> - 痛みがはじまった時、一人でしたか？ それとも誰か一緒にいましたか？
> - 誰かと一緒にいた場合、その人の存在は痛みの感じ方にどのような影響を与えましたか？ そしてどう対処しましたか？
> - 問題となる痛みや、大したことのない痛みに対する感じ方は、どんな要因によって影響されましたか？
> - 痛みを軽くするために何をしましたか？
> - それは効果がありましたか？
>
> この章を読みながら自分の反応について考えてみてください。

ことがある。また、組織損傷の程度が痛みの程度と正確には合わないことも多い。明らかに小さい組織損傷でも激しい痛みを伴うことがあり、同程度の組織損傷でも患者によって大きく異なる痛みを訴えることがある。時折、前とまったく同じ痛みと思われるものでも、その患者にとっては前より強かったり、弱かったりするようである。痛みの中には特有の感覚特性をもつものがあり、それが原因要素の判定に役立つ。たとえば、頭痛はずきんずきんする痛み、刃物で突き刺されるような痛みとして述べられることが多く、ニューロパシー性（神経障害性）疼痛は灼けるような痛みとして述べられることが多い。一方、胸部痛は重く感じる痛みのようである（Melzack & Katz 1994, Melzack & Torgerson 1971）。ある種の痛みでは、その感覚に対してより大きな感情的要素を伴っている可能性がある。痛みにおけるこのような性質の違いについては部分的にしかわかっていない。

痛みによって起こる感情的な乱れは、多くの要因によって影響される。第4章でこのことを詳しく論じる。注目すべき点は、敵意のある疑い深い環境は、痛みを抱える人に不安、ストレス、自信喪失を強める傾向があり、一方、思いやりがあって協力的な環境は、感情的な乱れを減らし、自尊心を高め、機能を維持するための正のコーピング（対処）行動を強化するであろうことである。

さまざまな要因（痛みの予測とコントロールの能力、痛みの期間、発生頻度、痛みの強さの変動、運動障害、日常の作業など）と痛みを評価する方法が、痛みの程度に影響を及ぼす可能性がある（Unruh & Ritchie 1998, Unruh et al 1999）。また、自分の痛みが深刻な病気に関連しているという思い込み（信念）は、不安を増強させ、痛みをより脅威と受け止めるようになるであろう。

痛みが発生した時の社会的、文化的、身体的な背景もまた、痛みの感覚や痛み反応としての行動に重大な影響を及ぼす。たとえば、スポーツ傷害によって発生した痛み、特に競技中に起こった痛みは、病気や医療処置また原因不明で起こった痛みとは非常に異なった体験であると言えよう。さらに、痛みに対して平静にすべきか、表現豊かにすべきか、そういう文化や宗教によって望まれる姿勢が、痛みに対する反応に強く影響を及ぼすことがある。

きわめて厳しい環境は、痛みに劇的な効果をもたらすことがある。たとえば、重傷を負った兵士たちが時折、ひどい傷であるのにほとんど痛みがなかったと報告をしており、兵士たちは何時間もまったく痛みを感じない可能性が示されている（Beecher 1959, Carlen et al 1978）。Beecherは、兵士たちは傷からの痛みはまったく感じなかったが、静脈注射では痛みを感じ、ショック状態にはなかったと報告している。同様に、救急診療所における骨折や熱傷、また大きな裂傷などを負った人々の調査において、Melzackら（1982）は、患者の38%が傷からの痛みを感じていなかったということを見出した。重大な危機にある時や、意義深い仕事に熱心に携わっている時に、このような状況依存の鎮痛が起こりうる。MelzackとWall（1988）は、そのような時には、たとえその人が傷を自覚していても、痛みの体験や反応にきわめて重要である脳の部位が他のことに専念していて、痛みの入力を受けにくくしている

可能性があると述べている。

作業療法および理学療法の役割

　作業療法士と理学療法士は協力して働くことが多く、また診療において類似した原則を共有していることが多い。痛みのマネジメントという領域におけるこれらセラピストの基本となる治療方針は、痛みと痛みに関連した障害を軽減させること、能力低下を軽減／改善させること、患者にとって最良の機能で日常生活を送れるようにすること、患者が大切に思っていることができるようにすること、そして、支えとなる家族や社会との関係を良い状態に保つことである。作業療法士と理学療法士は、認知行動的なさまざまな治療法、患者のサポートや患者教育などのアプローチ、そして身体的な治療を行い、痛みの軽減や機能の改善、そして患者のQOL全体を向上させることを目的としている。

　作業療法士も理学療法士もどちらも共通した関わり合いをもち、人を中心とするケアを行い、健康と安らぎのある暮らしを促進し、痛みによる長期の機能・構造障害やハンディキャップの予防を行う。また、患者や家族に対する痛みの教育は、セラピストが行う治療プログラムにおいて欠くことのできないものの一つである。

　痛みを抱える人々が必要としていることについて、作業療法士と理学療法士が共同してその全体を把握しておくことが非常に重要である。これらセラピストは、痛みと痛みを患う人々に関する数々の誤解を見分けられるようになる必要があり、そういう誤解に対して異議を申し立て、反論できるようになるべきである。

　作業療法と理学療法には類似点があり、学際的なチーム医療の中でお互いに協力し合っているが、これら二つの専門では、その基礎となる理論的根拠および痛み患者に対するアプローチ全般において大きな違いがある。

作業療法の理論的な考え方

　作業療法士は、日常生活をつくり上げている作業の生産性と意義に影響を与える要素に取り組んでいる（Canadian Association of Occupational Therapists 1997）。一般用語としての「作業（仕事）occupation」は、有給労働と考えられることが多いが、作業療法士は作業を「日常生活において、個人やある文化によって価値と意義が決められ、組み立てられ、与えられる活動と課題のこと」としている（Law et al 1997 p34）。この意味において、作業とは、「人が自分自身を満たすために行うすべてのことであり、この中には、自分自身の世話をすること（セルフケア／self-care）、人生を楽しむこと（余暇活動／leisure）、自分が暮らす地域社会において社会的にまた経済的に関わること（生産的な活動：productivity）が含まれる」ということを指す（Law et al 1997 p34）。意義のある生産的な作業に携わる能力は、身体的、認知的、情動的な健康状態、および環境における身体的、社会的、文化的、経済的な要因など、多くの要素からの影響を受ける。

　作業療法士は主に、痛みと日常生活に及ぼす痛みの影響に関わる心理社会的な要因と環境的な要因に取り組み、セルフケア、有給／無給労働、趣味や余暇活動、習慣や日課、家族関係という範囲における作業パフォーマンスについての痛みの影響を評価する。アセスメントでは、家庭や職場において痛みを増悪させる心理社会的要因と環境的要因の評価を含めるようにする。患者の自尊心を高め、自己効力感を回復させ、作業をする上で痛みがありながらも最良の機能を出せるようにするという作業療法の治療プログラムを協力して開発している。その介入法には、補装具などの装具、目的をもった生産的な作業や活動、持久力や作業技能を改善するための職業リハビリテーションや作業が盛り込まれており、日常生活における役割、習慣、日課が立て直されると考えられる。必要に応じて、痛みに関する教育と、支えとなる人や家族あるいはグループへのカウンセリングが行われる。

理学療法の理論的な考え方

　理学療法士は、痛みを軽減させ、機能障害を予防することを目的として、幅広くさまざまな身体的・行動的な治療を行っている。理学療法におけるアセスメントでは、まずはじめに患者の現在のコンディションに関連する機能・構造障害の評価に的を絞る。同時に、時間的な痛みのパターンとか、痛みを増悪させたり和らげたりする具体的な活動など、患者からの痛みの報告についてさまざまな面から詳細に評価を行う。主に、運動および感覚における機能・構造障害の評価と数値化に的を絞って行う。アセスメントでは次に、痛みや痛み-活動サイクル、また機能全体に影響を及ぼす二次的な生体力学的、行動学的な要因を考えていくようにする。理学療法の治療プログラムは次のような目的で開発されている：痛みを緩和させ、痛みをもたらしている一次的および二次的要因からの影響を改善し、明らかな機能・構造障害を軽減あるいは食い止め、治癒を促し、痛みの繰り返しにつながる可能性のある要因の影響を最小限にする。

　理学療法による介入では、教育、運動、徒手療法、動作促通法、物理療法（温熱刺激、機械的刺激、電気的刺激、光線刺激など）が用いられる。慢性的な痛みを抱える患者に対するマネジメントとして、認知行動的なアプローチを取り入れることも増えてきている。教育的なアプローチとしては、痛みについて理解を深めること、姿勢や身体力学、歩容を改善すること、二次的にもたらす要因を最小限に食い止めることに焦点を当てている。理学療法士による運動療法の目的は、ある特定の筋群を活性化し、運動コントロール能を再教育し、筋の持久力を増強し、特定の筋群を強化して、全身的な機能の低下の影響を弱めていくことである。動かすということは、痛みをコントロールしたり、軽減させたりすることに役立ち、また可動性を上げることにも役立つ。

提供サービス

　作業療法士や理学療法士によって提供される痛み患者に向けたサービスは、さまざまな設定で行われる場合があるだろう。痛みが一次的や二次的な問題となっている患者は、臨床の場などあらゆる所にいるはずである。痛み、特に慢性的な痛みを抱える人々に向けた、痛みに特化した医療サービスや痛み専門クリニックというものが、しだいに一般的になってきている。そのようなクリニックの大部分は成人向けであるが、子供向けのペインクリニックも増えてきている。こういうペインクリニック（またはサービス）は通常、学際的であり、医学的、心理学的、リハビリテーション的なさまざまなアセスメントと介入を行っている。このようなサービスは多く存在するが、労災患者の職場復帰に関連した従来型の医療施設では行われておらず、その介入の焦点が本質的に痛みの緩和というよりも職場復帰におかれているようであることから、労働者はしつこく続く痛みに苦しんでいる。理学療法士と作業療法士は、その地域社会において痛みのマネジメントのサービスを提供し、プライマリー・ケアを行う医療者として重要な役割をもって活動している。

治療における倫理的・法律的な基準

　痛みの研究において残念なことに、不適切な痛みの治療を受けている患者が多いことが明らかにされている。痛みの主観性が、そのアセスメントと介入を複雑にしている可能性がある（自己演習1.2参照）。医療者は、患者が話す痛みの話の正確さについて臨床的な判断を下すが、このような判断は、人は痛みにいかに反応するものかということに対するその医療者の個人的な信念だけでなく、専門家としての経験、そして研究に精通しているか、痛みについての教育を継続的に受けているかなど、多くの要素に基づかれるものである。

　医療者は、時折、雇用主に対する義務と患者に対する義務との板挟みになることがある。雇用主は医

> **自己演習 1.2**
>
> 痛みのような主観的な体験を他人にわかってもらうのはむずかしいものです。この演習を行うにあたって、自分自身、あるいは家族や友人が、痛みの問題について医療者の診察を受けたという状況にあると考えてみてください。
>
> - 痛みのことや必要としていることが、その医療者に理解してもらえたと感じますか？
> - 信じたり疑ったりすることは、どんな要因によって影響された可能性がありますか？
> - 信じたり疑ったりすることは、受けた治療の種類や質にどのような影響を与えるでしょうか？
> - 必要としていた治療を受けましたか？

療者に対して、痛みを訴える患者を見抜くことに特に注意を払うよう要求するであろう。つまり、その患者は本当には痛みを患っていないのではないか、経済的な利益を得るために、また痛みの緩和以外の薬欲しさに大げさな痛みの訴えをしているのではないかというように。結果として、医療者は患者の痛みの訴えを信じるかどうかということについて関心をもつことが多くなってしまう。一方、患者は痛みの訴えを信じてもらい、適切な治療を受けられることを望んでいる。

作業療法士および理学療法士におけるその専門職の基準では、通常、患者中心のアプローチを用いることが義務付けられている。そのようなアプローチでは、患者の見方や考え方を信じて受け入れることがきわめて重要であり、McCafferyとBeebe（1989 p8）は、次のように提言している。

痛みは主観的なものである。決して証明も反証もできないだろうものを扱う上で、騙されるということは当たり前の現実である。医療チームの全メンバーはこのことを認識すべきであり、騙されるリスクがあるからといって、患者を疑ったり、痛みの緩和を差し控えたりすることを正当化することはできない。

痛みを訴え、援助を求めているすべての患者にアプローチをする上で、医療者は以下のことについてよく考えてみる必要がある（McCaffery & Beebe 1989 p8）。

患者による痛みの報告に応えるために行うアプローチはどんなものでも、結局のところは間違いを犯すことになるであろう。患者を疑ったり治療を差し控えたりすれば、全体からすれば少数の薬物中毒者や乱用者、また詐病を使う人たちに騙されずに済むかもしれないが、そうすれば結果的に本当に痛みを抱えた人たちを助けることができなくなってしまうだろう。一方では、誰に対しても疑わしきは罰せずとして、痛みがあるという人すべてに痛みの緩和を試みたならば、薬物中毒者や乱用者、また詐病を使う人たちに騙されたことになるだろうが、痛みを患っている人を助けることに対しては決して失敗しないだろう。どちらの方法も間違いを犯していると言える。したがって、われわれは、自分たちの専門職の責任に本気で取り組み、生じる可能性がある間違いについてしっかりと考えなければならない。

McCafferyとBeebe（1989）が述べたジレンマは、非常に現実的であり、問題をはらんでいる。疑うか疑わないか、どちらの立場にも強みと弱みがあり、そのためにアプローチの方法を交互に変えて行っている自分に気づくことがあるだろう。落とし穴がある可能性に気づくことが役に立つと考えられる。

倫理的な責任には、個人的な観点のものと専門職からの観点のものがある。痛みをもつ患者へのアプローチ法を決める場合、その判断は価値基準と倫理基準に左右される。専門職基準を取り決めている国または地方の医療職団体は、診療のための倫理規約を作成しており、臨床にあたる者は誰でもこのような倫理ガイドラインに精通しているべきである。また特定の領域において懸念されることについて、そのガイドラインを考慮すべきである。

通常では、不適切な痛みのマネジメントを理由に患者が医療者を訴えることはない。1993年にパリで開催された第7回国際疼痛学会において、カナダ人の倫理学者Margaret Somerville博士の基調講演が行われ、痛み患者の放置、特に終末期における放置は犯罪的な過失行為とみなすべきであると主張した（Somerville 1993）。患者は不幸にも、医療者が痛みのマネジメントについてとてもよく知っているものだと信じて医療機関を訪れることが多い。痛みに関するある調査において、がん末期患者を最近診たという経験をもつ回答者たちは、痛みに対する処置が適切であったかどうか自信がないと答えており、

このことは注目に値する（Ashby & Wakefield 1993）。

痛みについての訴訟は、刑法または民法の下で生じるものであろう（McGrath & Unruh 1993）。不適切な痛みのマネジメントのための刑事訴訟というものはこれまでほとんどなかったが、1990年11月にアメリカで訴訟が起こった。その訴訟は、一人の看護師とその雇用主（施設経営者）が鎮痛薬を減らすという判断をしたために、患者である男性は死ぬまでの日々を耐え難い思いをさせられたというものであり、その男性の家族に1500万ドルが支払われた（Angarola & Donato 1991）。この男性は前立腺がんに侵され、左大腿部および腰仙椎への転移があり、余命6か月と予想されていた。男性がその施設に入る折、看護師はその男性をモルヒネ中毒であると評価し、鎮痛薬の使用を最小限にし、その代わりとして弱い精神安定剤を用い、鎮痛処置を遅らせるか差し控えるというプランを実行した。プラシーボ（偽薬）が鎮痛薬の代わりとなった。このケースの訴訟は看護スタッフと雇用主に焦点が当てられたが、訴訟というものは、患者に対して行う治療プランに関わり、それに同意する医療者すべてが、おそらくは関与するものなのであろう。

民法は、個人間つまり患者と医療者などの間における意見の相違に対する合意ということに関係したものである（McGrath & Unruh 1993）。このような論争には、一般に認められている治療基準が関与しており、その治療基準は当然、国ごと、職種ごとで異なるものであると考えられる。われわれは、適切な痛みのマネジメントの判定に関与した刑事や民事の訴訟において、作業療法士や理学療法士が被告人であったという例を一つも知らない。本書では、痛みのマネジメントにおける禁忌が示されており、注意深く気に留めるようにし、しっかりと考える必要がある。

職業上の倫理規約に加えて、それぞれの国の職業団体や痛みの学会／協会（先進諸国にはそのような組織がある）から出版されているような、痛みに関する治療基準や見解声明文に精通していなければならない。そのような文書には、痛みのマネジメントにおける倫理的、法的な面に関わる治療基準のエビデンスが示されている。現在、痛みを伴う疾患のマネジメントについて、数ある専門職の団体は見解声明文を出している。たとえば、アメリカ作業療法士協会 American Occupational Therapy Association：AOTA は、「慢性痛のための作業療法ガイドライン」（AOTA 1999a）と「成人腰痛のための作業療法診療ガイドライン」（AOTA 1999b）を出しており、また、オーストラリア理学療法士協会 Australian Physiotherapy Association：APA は、「頚部痛の見解声明」（APA 1999）と「腰痛治療のための脊椎マニピュレーション／徒手療法および運動療法の使用に関する見解声明」（APA 1998）を出している。

また別の意味の法的な問題として、痛みのコントロールのためのオピオイド処方を規制するという法律があり、これが医療者や痛みのマネジメントに影響を及ぼしている。この法律は本来、違法な薬物使用を避けるということに関係しているものであるが、法的措置に対する医師の懸念が、慢性的な痛みをもつ人たちへの適切な薬物管理に対する障壁をつくり上げている可能性がある（Clark & Sees 1993, Hill 1992, Hyman 1996, Johnson 1996, Mendelson & Mendelson 1991, Portenoy 1996, Shapiro 1996, Weissman 1993, Ziegler 1997）。痛みが明らかに臓器の病変から起こったがんのようなものだったとしても、法的な告発への懸念は、痛みに対する適切な薬物管理を妨げる可能性がある（Grossman 1993）。世界保健機関 World Health Organization：WHO のがん緩和プログラム WHO Cancer Relief Program は、痛みの薬物コントロールをより行いやすくするために、重要なサポートを提供している（Takeda 1991）。そのような状況にある患者のことを主張するのは医療者としての責務である。不適切な薬物治療は、生き甲斐があり満足できるQOLを得るための患者の能力を低下させてしまう。

終末期の問題である安楽死 euthanasia と医師ほう助による自殺 physician-assisted suicide は、緩和

ケアで働く者に関係した問題であると言える。これらの問題は、激しい痛みの中で死んでいくことへの心配が原因で起こることが多い (Haugen 1997)。痛みを緩和することは、たとえ命を縮めたとしても、多くの人々から倫理的で人道的であると考えられ、多くの国々において法的に許されている (Gostin 1997)。痛みからの苦悩に終止符を打つために、安楽死や医師ほう助自殺によって故意に人の人生を終わらせることもまた、あるいくつかの国や地域で許されている。安楽死や医師ほう助自殺に関する医師への調査では、痛みの軽減が第一の理由であることが多い (Kuhse et al 1997, van Thiel et al 1997)。多くの倫理学者や医療者は、次のように主張している：現在では、終末期におけるほとんどの痛みを効果的に治療することが可能になっているにもかかわらず、安楽死や医師ほう助自殺が要求されるのは、現在でも不適切な痛みのマネジメントが行われていることの反映である (Somerville 1993)。さらに彼らは、いっそう多くの積極的な研究と注目が、終末期における適切な痛みの治療に向けられるべきであり、安楽死や医師ほう助自殺は道徳的に適した選択ではないと主張している。これらの問題は、医師や看護師、患者とその家族にとって直接的に責任があるものであろうが、そのことは医療チームの全メンバーに関係することであり、それぞれのメンバーが自分の見解をもつ必要があるであろう。緩和ケアに携わる医療者は、法的な問題、専門職の倫理、そしてこのようなことに関する自分自身の価値観についてじっくりと考えておく必要がある。

結論

痛みというものは、痛みを抱える人たちにとっても医療者にとっても、複雑であるが取り組み甲斐のある問題である。痛みはごくありふれたことであるが、一生を通じて人々に影響を与えるものであり、痛みの領域で働くことは、とてもやり甲斐があり、満足感が得られ、刺激的なことである。作業療法士と理学療法士は、どちらの職も個人の機能や作業能力を回復させることに関連していることから、緊密に連携をとって仕事をすることが多いが、それぞれに特有の責任がある。また、痛みのマネジメントに関する倫理的、法的問題を知っているべきであり、専門職の倫理規約や診療のガイドラインに注意を向けておくことが重要である。

次章以降では、痛みと痛みが起こった背景におけるさまざまな構成要素について、アプローチ法やアセスメントと介入に関連した問題について、そして痛み特有の問題について考えていく。

学習問題・復習問題

1. 痛みを感覚性および情動性の体験として定義する重要性は何か？
2. 急性痛と慢性痛の違いは何か？
3. 患者や医療者にとってなぜ、急性痛と慢性痛を区別することが重要なのか？
4. 死が間近で耐え難い痛みを抱えている人に対して、どのような治療を提供すべきか？

参考文献

Ad Hoc Committee OT/PT Pain Curriculum 1994 Pain curriculum for students in occupational therapy or physical therapy. IASP Newsletter. International Association for the Study of Pain, Seattle

Angarola R T, Donato B J 1991 Inappropriate pain management results in high jury award. Journal of Pain and Symptom Management 6: 407

American Occupational Therapy Association 1999a Occupational therapy practice guidelines for chronic pain. American Occupational Therapy Association, Bethesda (www.aota.org)

American Occupational Therapy Association 1999b Occupational therapy practice guidelines for adults with low back pain. American Occupational Therapy Association, Bethesda (www.aota.org)

Ashby M, Wakefield M 1993 Attitudes to some aspects of death and dying, living wills and substituted health care decision-making in South Australia: public opinion survey for a parliamentary select committee. Palliative Medicine 7: 273–282

Australian Physiotherapists Association 1998 Position Statement on the use of spinal manipulation/manual therapy and exercise in the treatment of low back pain. Maher C, Latimer J, Refshauge K, on behalf of the Manipulative Physiotherapists Association of Australia.

Australian Physiotherapists Association 1999 Position statement on the efficacy of physiotherapy for the treatment of neck pain. Costello J, Jull G, on behalf of the Manipulative Physiotherapists Association of Australia.

Beecher H K 1959 Measurement of subjective responses. Oxford University Press, New York

Bonica J J 1953 The Management of Pain. Lea & Febiger, Philadelphia

Canadian Association of Occupational Therapists 1997 Enabling occupation. Canadian Association of Occupational Therapists, Ottawa, Ontario

Carlen P L, Wall P D, Nadvorna H, Steinbach T 1978 Phantom limbs and related phenomena in recent traumatic amputations. Neurology 28: 211–217

Clark H W, Sees K L 1993 Opioids, chronic pain and the law. Journal of Pain and Symptom Management 8: 297–305

Gostin L O 1997 Deciding life and death in the courtroom. From Quinlan to Cruzan, Glucksberg, and Vacco – a brief history and analysis of constitutional protection of the 'right to die'. Journal of the American Medical Association 278: 1523–1528

Grossman S A 1993 Undertreatment of cancer pain: barriers and remedies. Supportive Care in Cancer 1: 74–78

Haugen P S 1997 Pain relief. Legal aspects of pain relief for the dying. Minnesota Medicine 80: 15–18

Hill C S Jr 1992 The intractable pain treatment act of Texas. Texas Medicine 88(2): 70–72

Hyman C S 1996 Pain management and disciplinary action: how medical boards can remove barriers to effective treatments. Journal of Law, Medicine & Ethics 24: 338–343

Johnson S H 1996 Disciplinary actions and pain relief: analysis of the Pain Relief Act. Journal of Law, Medicine & Ethics 24: 319–327

Kuhse H, Singer P, Baume P, Clark M, Rickard M 1997 End-of-life decisions in Australian medical practice. Medical Journal of Australia 166: 191–196

Law M, Polatajko H, Baptiste S, Townsend E 1997 Core concepts of occupational therapy. In: Canadian Association of Occupational Therapists (ed) Enabling occupation. Canadian Association of Occupational Therapists, Ottawa, Ontario: 29–56

Loeser J D, Melzack R 1999 Pain: an overview. The Lancet 353 (May 8): 1607–1609

Mausner J S, Kramer S 1985 Epidemiology: an introductory text, 2nd edn. Saunders Company, Toronto

McCaffery M, Beebe A 1989 Pain: Clinical Manual for Nursing Practice. C V Mosby, St Louis

McGrath P J, Unruh A 1993 Social and legal issues. In: Anand K J S, McGrath P J (eds) Pain in the neonate. Elsevier, Amsterdam

Melzack R, Katz J 1994 Pain measurement in persons in pain. In: Wall P D, Melzack R (eds) Textbook of pain 3rd Edn. Churchill Livingstone, New York: 337–351

Melzack R, Torgerson W S 1971 On the language of pain. Anesthesiology 34: 50–59

Melzack R, Wall P D 1988 The challenge of pain. Penguin Books, London

Melzack R, Wall P D, Ty T C 1982 Acute pain in an emergency clinic: latency of onset and descriptor patterns. Pain 14: 33–43

Mendelson G, Mendelson D 1991 Legal aspects of the management of chronic pain. Medical Journal of Australia 155: 640–643

Merskey H 1988 Regional pain is rarely hysterical. Archives of Neurology 45: 915–918

Merskey H, Bogduk N 1994 Classification of chronic pain. Definitions of Chronic Pain Syndromes and Definition of Pain Terms, 2nd Edn. International Association for the Study of Pain, Seattle

Portenoy R K 1996 Opioid therapy for chronic nonmalignant pain: clinician's perspective. Journal of Law, Medicine & Ethics 24: 296–309

Shapiro R S 1996 Health care providers' liability exposure for inappropriate pain management. Journal of Law, Medicine & Ethics 24: 360–364

Somerville M 1993 Pain, suffering and ethics. Abstracts, VIIth World Congress on Pain in Paris. International Association for the Study of Pain, Seattle

Stedman T L 1982 Illustrated Medical Dictionary, 24th edn. Williams & Wilkins, Baltimore

Takeda F 1991 Changing attitudes towards narcotic use in cancer pain management in Japan. Postgraduate Medical Journal 67 (Suppl 2): S31–34

Townsend E 1998 Occupational therapy language: Matters of respect, accountability and leadership. Canadian Journal of Occupational Therapy 65: 45–50

van Thiel G J, van Delden J J, de Haan K, Huibers A K 1997 Retrospective study of doctors' 'end of life decisions' in caring for mentally handicapped people in institutions in The Netherlands. British Medical Journal 315(7100): 88–91

Unruh A M, Ritchie J A 1998 Development of the Pain Appraisal Inventory: psychometric properties. Pain Research and Management 3: 105–110

Unruh A M, Ritchie J A, Merskey H 1999 Does gender affect appraisal of pain and pain coping strategies? Clinical Journal of Pain 15: 31–40

Wall P D 1989 Introduction. In: Wall P D, Melzack R (eds) Textbook of Pain, 3rd edn. Churchill Livingstone, New York, pp 1–7

Weissman D E 1993 Doctors, opioids, and the law: the effect of controlled substances regulations on cancer pain. Seminars in Oncology 20(2 Suppl 1): 53–58

Ziegler D K 1997 Opioids in headache treatment. Is there a role? Neurologic Clinics 15: 199–207

（山口佳子、大道裕介）

本章の目次

概　要　15
　　学習の目的　16

末梢の侵害受容器の構造と機能　16
　　皮膚の侵害受容器　17
　　骨格筋の侵害受容器　19
　　関節の侵害受容器　19
　　内臓の侵害受容器　20

関連痛の解剖学　20

後根神経節細胞　20

一次求心性線維　21

後　角　21
　　後角における求心性線維の終末部位　23
　　　太径有髄線維　23
　　　細径有髄線維　23
　　　無髄線維　23
　　　内臓からの投射線維　23
　　　後角における体部位局在性　23
　　　後角ニューロンの反応特性　23

脊髄内の伝達路　24
　　上行路　24

三叉神経系　26

交感神経系　29
　　視床下部　29

痛みの知覚、統合、反応に関わる脳部位　30
　　視　床　30
　　　視床における脊髄視床求心性線維の終末部位　30
　　　外側核群　31
　　　内側核群　31
　　脳　幹　31
　　　中脳中心灰白質　31
　　　網様体　32
　　　青斑核　33
　　　大脳辺縁系　33
　　　大脳基底核　33
　　　大脳皮質　35
　　　痛みの大脳皮質における表象　36
　　皮質脊髄投射　36
　　　皮質脊髄投射線維の役割　38

結　論　40
　　学習問題・復習問題　40

2

侵害受容系の神経解剖

Mary P. Galea

概　要

　本章では、侵害受容に関与する神経系の構造について取り上げる。痛みの研究における枠組みを歴史的に見ると、他の感覚と同様に痛みにも感覚経路が存在することが示されている（Willis & Coggeshall 1991）。しかし他の感覚経路とは異なり、痛みの感覚経路は厳密には一つの経路に限られたものではなく、神経系のさまざまな領域に痛みの信号を伝達するため、痛みが複雑で多次元的な現象であることが本章で述べられている。MelzackとCasey（1968）は、痛みを相互に関係する三つの次元からとらえる必要があると提言している。すなわち、感覚−弁別系、認知−評価系、動機付け−情動系である。痛み感覚の次元は、強度、部位、質および動態から分析することができる。痛みの認知−評価の次元は、予測、注意、暗示および過去の痛み経験や知識といった現象と関係する。最後に、動機付け−情動の次元では、痛みに対するさまざまな反応を制御する情動性反応（恐怖、不安）に関係する。侵害受容系の解剖学的構造を学習することにより、痛みのこれらすべての次元が神経系内でどのように表出し、相互に影響しているかを理解するための骨格を学ぶことができる。

　侵害受容に関する生理学的基礎知識、特に侵害刺

Box 2.1　重要用語の定義と略語

重要用語

- **Aδ線維　Aδ fibre**：求心性細径有髄線維
- **C線維　C-fibre**：求心性無髄線維
- **カテコラミン　catecholamines**：ドパミン、アドレナリン（エピネフリン）、ノルアドレナリン（ノルエピネフリン）の神経伝達物質
- **修飾作用　modulation**：シナプス後ニューロンの活動電位を直接誘発するのではなく、他からの入力に対する反応を修飾する神経伝達物質の作用を示す用語。
- **神経伝達物質　neurotransmitter**：刺激によりシナプス前ニューロンから放出される化学物質で、シナプス後ニューロンに存在する受容体に結合してニューロンを活性化する。
- **侵害受容器　nociceptor**：侵害刺激を感知する受容器で、入力が続くと侵害になるような刺激にも反応する。
- **ポリモーダル受容器　polymodal receptor**：さまざまな刺激（機械的、熱、化学的）に反応する受容器（p51 ※訳注8参照）
- **受容野　receptive field**：刺激によりニューロンの膜電位を変える感覚表面（皮膚など）の領域
- **感作　sensitization**：刺激に対する反応が増大すること

略　語

- **AMH**：A-fibre mechano-heat-sensitive receptor：A線維機械・熱感受性受容器
- **CGRP**：calcitonin gene-related peptide：カルシトニン遺伝子関連ペプチド（神経伝達物質）
- **CL**：central lateral nucleus of thalamus：視床外側中心核
- **CMH**：C-fibre mechano-heat-sensitive receptor：C線維機械・熱感受性受容器
- **GABA**：γ-aminobutyric acid：γ-アミノ酪酸（抑制性神経伝達物質）
- **HTM**：high threshold mechanoreceptor：高閾値機械受容器
- **LTM**：low threshold mechanosensitive neuron：低閾値機械受容性ニューロン。毛の動きや皮膚への接触やブラッシングのような低閾値で非侵害性刺激にのみ反応する。
- **MIA**：mechanically insensitive afferent：機械刺激低感受性求心（神経）系
- **NS**：nociceptive-specific neuron：侵害受容器によってのみ反応する特異的侵害受容ニューロン
- **PAD**：primary afferent depolarization：一次求心神経脱分極
- **PAG**：periaqueductal grey：中脳中心灰白質
- **SI**：primary somatosensory cortex：一次体性感覚野
- **SII**：secondary somatosensory cortex：二次体性感覚野
- **SP**：substance P：サブスタンスP（神経伝達物質）
- **VA**：ventral anterior nucleus of thalamus：視床前腹側核
- **VIP**：vasoactive intestinal peptide：血管作動性腸管ペプチド
- **VL**：ventral lateral nucleus of thalamus：視床外側腹側核
- **VPL**：ventral postero-lateral nucleus of thalamus：視床後外側腹側核
- **VPI**：ventral postero-inferior nucleus of thalamus：視床後下腹側核
- **WDR**：wide dynamic range neuron：広作動域ニューロン
- **WGA-HRP**：wheatgerm agglutinin conjugated to horseradish peroxidase：ホースラディッシュ・ペルオキシダーゼ（酵素）に結合したコムギ胚芽凝集素。これは軸索によって吸収・伝達されることから、神経系の解剖学的結合を調べるために用いられる。

激の情報伝達や調節 modulation のメカニズムは、次章で具体的に取り上げる。本章で用いられる重要用語の定義と略語はBox 2.1に示す。

学習の目的

1. 末梢の侵害受容器とその線維の種類を理解する。
2. 後角の構成と求心性線維の後角における終末様式を理解する。
3. 侵害情報の伝達に関与する神経経路を理解する。
4. 侵害受容に対する認知、統合、反応に関与する神経系の各領域を理解する。

末梢の侵害受容器の構造と機能

受容器は、環境の特定の変化に敏感な、特殊化した神経組織である。環境の変化が刺激となり、通常

一つの受容器は1種類の刺激にのみ反応する。それには「適合刺激 adequate stimulus」と呼ばれ、刺激の強度にではなく、その受容器への刺激の特異性によって反応が起こる。受容器は、適合刺激の物理的エネルギーを電気化学的エネルギーに変換し、対応する神経を活性化させる。

「侵害受容器 nociceptors」は組織の損傷または組織損傷を起こしうる刺激（ラテン語のnocereから付けられた名称；侵害することの意）に反応する。皮膚は、多数の侵害受容器によって密に神経支配を受けている。侵害受容器は骨、筋、関節包、内臓、血管、髄膜や末梢神経の周膜・上膜などの身体組織においても存在する。一方、関節軟骨、滑膜、肺実質、臓側胸膜、心膜、脳や脊髄組織には見られない。感覚受容器の最も単純な形態は「自由神経終末 free nerve ending」と呼ばれてきた。これはむき出しの無髄の終末が、皮膚や他の組織に終わっているものである。歴史的には、自由神経終末は痛みに対してのみ役割を担うと思われてきたが、そうではない。また、近年こうした受容器の超微形態学的構造に関する研究から、自由神経終末はその用語が意味する以上に複雑な構造であることが示されてきている。このことについては、さらに以下で考察する。

ヒトの末梢神経に対して段階的な電気刺激や種類の異なる神経ブロックを用いた基礎的実験をもとに、特殊化した侵害受容器の存在が推測されてきた（Adrian 1931, Bessou & Perl 1969, Burgess & Perl 1967）。また、これらの実験により痛みは2種類の求心性線維によって伝達されることも示された。

- 5〜30m/sの伝導速度で薄い髄鞘をもった細い線維（Aδ線維）。この線維により、鋭く、ちくりとした局在が明瞭な痛みを感じる
- 0.5〜2m/sの遅い伝導速度で無髄の細い線維（C線維）。この線維により、鈍く局在が不明瞭で、持続的な広汎性の痛みを感じる（Torebjörk & Ochoa 1980）

この用語は皮膚や内臓からの神経線維に対して使われ（Erlanger & Gasser 1937）、筋や関節の神経には異なる用語が用いられる（Table 2.1）。

皮膚の侵害受容器

機械的侵害受容器 mechanical nociceptors（高閾値機械受容器、HTM、Burgess & Perl 1967）は、（正常の皮膚では）熱、化学的刺激、極度の冷刺激には反応せず、強度な機械的刺激にのみ反応する。この受容器は、強度な点状の圧迫に対して遅順応性の放電を示す。また自発放電は見られない。この受容野 receptive field は感覚としての弁別性に富み、体幹近位部においては数平方センチメートル内に一様に拡がる、一連の感覚点で構成されている。手や足の無毛部のような遠位部や顔面では、受容野はより小さく、ただ一つの感覚点だけからなると考えられる。この受容器は5〜25m/sの伝導速度である有髄線維（Aδ）に存在するが、AαやAβのような伝導速度の速い線維にもわずかに存在する。この種の受容器はさまざまな動物の皮膚の有毛部（サル、ネコ、ウサギ、ラット）で発見された。機械的侵害受容器を有する神経終末は表皮の基底膜を貫くまでシュワン細胞に覆われたままであり、これは侵害受容線維の終末に対する「自由神経終末」という用語が不適切であることを示唆している（Kruger et al 1981）。この種の機械的侵害受容器は皮膚全面に密に分布している（Table 2.2）。

C線維に存在する機械的侵害受容器も発見されているが、不明な点が多い。これは、太径線維のような弁別的で多くの受容器をもつ受容野を有しておらず、一様な感受性をもつ小範囲の受容野からなる（Iggo 1960, Lynn 1984）。

ポリモーダル受容器 polymodal receptor は、強い機械的刺激に加えて侵害性熱刺激、化学的刺激、時に皮膚への強い冷刺激に対しても反応する。BessouとPerl（1969）は、この受容器は哺乳類の皮膚ではC線維に存在する侵害受容器の主たるものであり、求心性C線維の約90％を占めると報告している。侵害受容器に関する大部分の系統的な研究では機械的刺激や熱刺激を用いているため、各線維にお

Table 2.1　文献で用いられる哺乳類の神経線維の分類

線維タイプ (Erlanger & Gasser 1937)	機能	群 (Lloyd 1943)	機能	平均線維直径 (μm)	平均伝導速度 (m/s)
Aα	筋紡錘からの 一次求心性線維、 運動神経線維	I	筋紡錘からの 一次求心性線維	15	95
Aβ	皮膚における触覚、 圧覚の求心性線維	II	腱器官、皮膚の 機械受容器からの 求心性線維	8	50
Aγ	筋紡錘への 運動神経線維	—	—	6	20
Aδ	皮膚における温度覚、 痛覚の求心性線維	III	筋における 深部圧受容器からの 求心性線維	3	15
B	交感神経節前線維	—	—	3	7
C	皮膚における痛覚の 求心性線維(無髄)、 交感神経節後線維	IV	無髄神経線維	0.5	1

ける侵害受容器に対して、A線維の機械・熱感受性侵害受容器にAMH、C線維の機械・熱感受性侵害受容器にCMHという用語が用いられている（Meyer et al 1994）。

　A線維機械・熱感受性侵害受容器（AMH）は2種類に分類される。AMH I 型は、熱刺激に対する閾値が非常に高く、通常53℃以上で反応を示し、遅順応性である（Treede et al 1991）。また、I 型は霊長類の手の無毛部に多くみられる（Campbell et al 1979）。AMH II 型は、熱刺激に対する閾値が非常に低く、I 型よりも伝導速度は遅い。II 型は有毛部で発見され、一次痛を伝えると考えられている（Dubner et al 1977）。

　C線維のポリモーダル受容器の化学的刺激に対する感受性は、熱刺激や圧刺激ほど多くは研究されていない。この受容器は、カリウム、ヒスタミン、セロトニン、ブラジキニン、カプサイシン、マスタードオイル、アセチルコリンや希酸をさまざまな手段（局所投与、皮内注射、動脈注射）で、ヒトが痛みを感じるであろう用量を投与することにより興奮する（Willis & Coggeshall 1991）。化学物質は、細胞膜上にあるイオンチャネルの伝導性を変え、脱分極を起こすことで侵害受容器に作用する（Rang et al 1991）。この作用により、刺激に対する反応が増大するという侵害受容器の感作現象 sensitization が起こる。末梢の感作については、第3章で詳細に解説する。

　冷侵害受容器がC線維に存在することは、これまでにサル（LaMotte & Thalhammer 1982）とヒト（Campero et al 1996）で報告されている。この受容器は氷により皮膚を長期間冷却すると大きな反応を示すが、強い圧迫に対する反応は小さく、熱に対しては反応しない。皮膚のAδ侵害受容器もまた0℃以下の刺激で反応し、刺激強度依存性に反応を示

す（Simone & Kajander 1997）。冷痛は皮膚の静脈に存在する侵害受容器により伝わると考えられる（Klement & Arndt 1992）。

機械刺激低感受性求心（神経）系 mechanically insensitive afferents　Aδ線維やC線維に存在する侵害受容器の大部分は機械的刺激に対する閾値が非常に高いか、もしくは反応を示さない。この種の神経は機械刺激低感受性求心（神経）系（MIAs）と言われる。これらの神経系は膝関節（Schaible and Schmidt 1985）、内臓（Häbler et al 1990）や角膜（Tanelian 1991）で報告されている。皮膚のMIAsの中には、化学的刺激に特異的に反応するものの他に、強い冷・熱刺激に反応するものも存在すると考えられている（Meyer et al 1991）。この受容器は、皮膚の損傷や関節炎の後には機械的刺激に反応するようになることが想定される。

骨格筋の侵害受容器

Lloyd（1943）の用語は、通常筋や関節の神経に対して用いられる（Table 2.1）。Ⅲ群求心性線維は細径有髄線維であり、Ⅳ群線維は無髄線維である。シュワン鞘に覆われていないむき出しの神経終末の多くは結合組織、骨格筋内の細動脈壁に存在し、これらは機械型とポリモーダル型に分類される（Stacey 1969）。これらの受容器は、ブラジキニン、セロトニン、カリウムイオンなどの内因性疼痛誘発物質の他に、高強度の機械的刺激によって活性化される。外傷や不慣れな運動後に続く低酸素状態や代謝障害、あるいは血漿アドレナリンレベルの亢進状態もまたこの侵害受容器を活性化させる（Kieschke et al 1988, Mense 1993）。Ⅲ群求心性線維は、伸張などの筋への機械的刺激に反応する（Mense & Stahnke 1983）。また、その多くが運動することによって活性化されることが考えられるため、エルゴレセプター ergoreceptors としての機能を担っている可能性がある。しかしながら、この受容器の大部分は侵害受容性である。Ⅲ群求心性線維の中には高張食塩水のような化学物質に反応を示すものが存在する（Abrahams et al 1984）。筋の伸張や収縮に反応するⅣ群求心性線維はほとんどないが、虚血中の筋収縮の際に強く反応するものが存在する（Mense & Meyer 1985）。また、痛みを誘発させる化学物質（Mense & Meyer 1988）や温度刺激（Hertel et al 1976）によってただちに活性化されるⅣ群求心性線維も多く存在する。ヒトを対象にした研究では、微小電極を用いた神経への電気刺激によって痛みが誘発される部位においては、筋の侵害受容器は非侵害性・侵害性圧刺激のどちらにも反応することが報告されている（Simone et al 1994）。

関節の侵害受容器

関節の侵害受容器は関節包、靱帯、骨、骨膜、関節の脂肪体や血管周囲に存在するが、関節軟骨にはない。関節の侵害受容器に関する研究は膝関節を用

Table 2.2　侵害受容器の特性

特性	高閾値機械受容器（HTM）	ポリモーダル受容器
線維の太さ	Aδ	C
刺激	圧刺激	圧刺激、ピンチ刺激、温度刺激、化学的刺激（Kイオン、ヒスタミン）
神経伝達物質	L-グルタミン酸	サブスタンスP、CGRP
感覚	一次痛（速い）、局在が明瞭、鋭い、刺すような	二次痛（遅い）、局在が不明瞭、鈍い、うずくような、灼けるような

いたものが多い。Ⅲ群・Ⅳ群線維末端の終末は、受容部位としての構造的特徴をもつ露出した軸索の細胞膜部位以外は、シュワン細胞の突起に覆われた多数のビーズ状軸索構造をしている。したがって、ビーズ状構造は多様な受容部位を示すものであると考えられる（Heppelmann et al 1990）。おそらく、これらのⅢ群・Ⅳ群線維終末の受容器の中に侵害受容性のものが存在する。

関節の侵害受容器は以下のように分類される。

- 侵害性圧刺激や過度な関節運動にのみ反応する高閾値なもの（Bessou & Laporte 1961）
- 強い圧刺激に反応し、関節運動には反応を示さないもの
- 正常な関節ではどんな機械的刺激にも反応を示さないもの（非活動性侵害受容器）（Schaible & Schmidt 1988）

正常な関節では、一番目の受容器のみ反応を示すが、関節に炎症が生じるとすべての求心性線維が反応するようになる（第3章を参照）。

内臓の侵害受容器

皮膚や筋などの身体組織では、機械受容性と侵害受容性の求心性線維は明瞭に区別される。しかしながら、内臓組織においてはそうではない。というのも、内臓組織では組織が損傷するような刺激でさえも痛みが誘発されないことがあるからである。侵害受容器は、心臓、消化管、生殖器官などの内臓組織や血管壁に存在する。内臓における痛み誘発刺激は、消化管・尿路・胆嚢などの筋を有する中腔性臓器の炎症や拡張、心臓などの虚血、腸間膜の牽引などである。内臓組織の炎症は後角ニューロンの中枢感作 central sensitization（第3章を参照）を誘発し、それが関連痛の増強をもたらすことがある。内臓の侵害受容器は化学的刺激にも反応する。内臓の侵害性求心性線維は（遠心性の）交感・副交感神経の双方との関連で発見された（Meyer et al 1994）。

関連痛の解剖学

内臓への刺激による痛みは身体表面に感じられることが多く、この現象は「関連痛 referred pain」と呼ばれている。局所的に離れた身体部位からの求心性線維をも受ける体性感覚性脊髄ニューロンへ、深部と皮膚からの侵害受容入力が収斂することから説明されている（収束投射説，Ruch 1946）。内臓感覚特有の脊髄上行路は存在せず、内臓感覚は既知の体性感覚路を介して伝えられる。内臓からの求心性線維が投射する脊髄のレベルは、胎生期の神経分布によって決まる。多くの内臓は胎児の発育中に元の部位から離れて移動する。したがって、内臓からの関連痛は、実際の刺激部位から離れた部位で感じられる。たとえば、心臓は頚部と上位胸部に位置する間葉内に形成される[※訳注3]ため、心臓からの侵害受容性求心性線維はそれ以下ではなくC3-T5の後根を通じて脊髄に入る。同様に、胆嚢からの求心性線維は成長後の位置であるL1ではなくT9レベルで脊髄に入る。内臓からの求心性線維により伝達された痛み信号は、脊髄の同髄節へ入るAδ線維を介して伝達される皮膚の痛みとして出現する。したがって、心筋の虚血を引き起こす心臓発作の場合、左肩から腕にかけて（皮膚の髄節ではC3-T5）痛みを感じることが多い。同様に、胆嚢炎ではT9により支配される右肩甲骨下角の部位に痛みを生じることが多い。

内臓以外の組織、しばしば筋骨格系からも関連痛を生じることがある。この種の関連痛はデルマトーム（皮節）、マイオトーム（筋節）、スクレロトーム（硬節）の領域と関連づけて説明される。しかし、その領域には非常に大きな個体差があり、訴える症状もさまざまである（Grieve 1994）。

後根神経節細胞

侵害受容求心性線維の細胞体は後根神経節

※訳注3　原著では「内胚葉由来である」とあり、誤りであるため修正した。

(DRG) にあり、脳神経では第Ⅴ（三叉神経）、Ⅶ（顔面神経）、Ⅸ（舌咽神経）、Ⅹ（迷走神経）脳神経の神経節に相当する。DRG 細胞は偽単極性ニューロンで末梢から脊髄に情報を伝達する。この細胞群は細胞体の大きさ、軸索の直径、末梢における終末形態、中枢での終末部位をもとに2種類に分類される。この分類は機能面においても通じており、一般的に太い軸索を有する大細胞は機械的および固有感覚刺激に対する閾値が低いのに対し、小細胞は侵害刺激および温度刺激に反応する（Lawson 1992）。小型のDRG細胞は染色性が強く、細胞小器官やサブスタンスP（SP）、ソマトスタチン、カルシトニン遺伝子関連ペプチド（CGRP）、血管作動性腸管ペプチド（VIP）やガラニンなどのペプチドを多く含む（Willis & Coggeshall 1991）。

一次求心性線維

末梢神経の一次求心性線維 primary afferent fibres は脊髄へ走行し、収束して脊髄神経となる。各脊髄神経は独立した皮膚域（デルマトーム）に分布し、程度の差こそあるが隣接する脊髄神経の皮膚支配領域と重複している。脊髄神経は前根と後根に分かれる。後根は純粋に感覚性であるが、多くの細い無髄求心性線維が前根に存在する（前根求心性線維, Coggeshall et al 1974, Light & Metz 1978）。この線維の大多数は、無秩序に終末しているように見られ、残りは前根内でループをつくるか後根に枝分かれをする（Willis & Coggeshall 1991）。前根求心性線維の機能はいまだ不明である。

霊長類では、一次求心性線維は後根を通る（Snyder 1977）。機械受容を担う太径求心性線維は後根の内側部を通り脊髄へ入るが、細径求心性線維は外側束を形成する。これらの一次求心性線維は後根進入部から脊髄へ入る。細径線維の束には痛覚に関わる線維が、温度感覚、内臓感覚を伝える線維とともに含まれている。これらの一次求心性線維は短い上行性と下行性に枝分かれをして、リッサウェル Lissauer の背外側索を上下に走る。これらは数

髄節以内で、後角二次ニューロンとシナプスを形成する。

後　角

脊髄の後角 dorsal horn は、感覚情報の統合かつ処理をする最初の部位である。従来、後角は辺縁帯、膠様質、固有核の大きく3層に分けられていた。Rexed（1952, 1954）は細胞構築的基準により、最背層をⅠ層として後角の灰白質を6層に区分した（Fig 2.1）。それ以来、解剖学的、生理学的な研究が進められ、投射パターンの違いに加えて各層における後角ニューロンの機能について確認されてきた。さらに、後角の各層における細胞、軸索、終末は、傷害が起こると各々特有の化学的特性を示すことが明らかとなっている（Willis & Coggeshall 1991）。

一次求心性線維は、その機能によって異なる層へ終末する（Fig 2.2）。Ⅰ層（辺縁帯）は侵害情報を伝える投射ニューロンの密度が高い。この層には、侵害刺激にのみ反応する特異的侵害受容ニューロンと侵害刺激と機械的刺激の両方に反応する広作動域

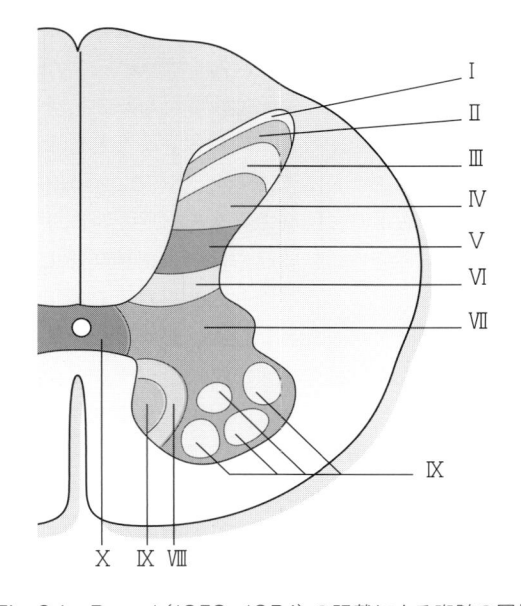

Fig 2.1　Rexed（1952, 1954）の記載による脊髄の層構成　後角はⅠ－Ⅵ層である。

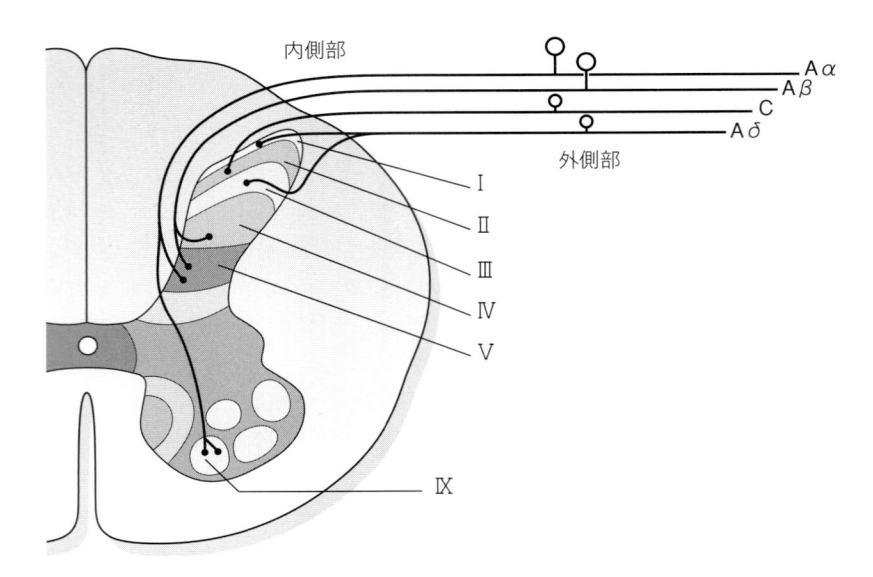

Fig 2.2 後角における求心性線維の終末分布は層により異なる。太径線維（AαとAβ）は後根の内側部を、細径線維（Aδ とC）は外側部を走行する。

ニューロン（V-VI層にも存在する）がある。

II層は膠様質 substantia gelatinosa と呼ばれ、糸球体 glomeruli と呼ばれる複雑な特徴ある構造をしている。この糸球体を介して、一次求心性線維の終末はいくつかの脊髄ニューロンの樹状突起、軸索終末および細胞体とシナプスを形成する（Kerr 1975）。糸球体は一次求心性線維の入力をシナプス前後において調節するための形態学的な基盤をなすため、後角における重要な構造である。糸球体は、脊髄内の一次求心性線維の終末を構成し、周囲に存在する4～8個の樹状突起や他の末梢神経終末とシナプスを形成し、グリア細胞の突起により周辺組織から隔てられている（Fig 2.3）。形態学的な基準から見ると、末梢神経の終末は抑制性シナプスの特徴をもち、おそらく抑制性の神経伝達物質 neurotransmitter であるγ-アミノ酪酸（GABA）、またはエンケファリンを有していると考えられる。中枢側の軸索終末は興奮性であり、おそらくは CGRP、グルタミン酸、SP、コレシストキニンあるいはセロトニンを有している。したがって、糸球体は抑制性シナプスの終末が興奮性の一次求心性線維

終末を囲むという複雑な構造をなす。

III層の神経網はII層に似ているが、大細胞や有髄線維がわずかに存在する。IV・V層は、さまざまな大きさのニューロンが存在する。IV層には非常に大きな細胞が存在すること、V層には長軸方向に走行する有髄線維が存在することで区別できる。III・IV

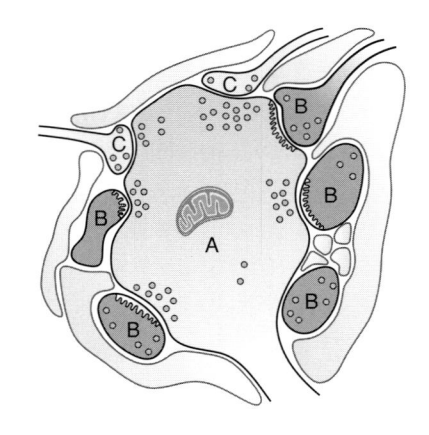

Fig 2.3 Kerr（1975）の研究に基づいた糸球体の模式図
A＝一次求心性線維の中枢側の終末　B＝樹状突起　C＝II 層のニューロンの樹状突起
陰影部はグリア細胞の突起を示す。

Table 2.3 後角における一次求心性線維の終末部位

求心性線維	後角の終末層
太径有髄線維	Ⅲ、Ⅳ、Ⅴ層
細径有髄線維（Aδ）	Ⅰ、Ⅴ層
無髄線維（C）	Ⅱ、Ⅲ層
内臓の投射線維	Ⅱ、Ⅳ-Ⅴ、Ⅹ層

層とⅤ層の表層は固有核の大部分を占める。

Ⅵ層は頚膨大と腰膨大にのみ存在し、一次求心性線維の多い後角と主に下行性入力が存在する前角の移行部である。

侵害性の機械的、温度刺激に反応するニューロンの集団は、脊髄中心管近傍のⅩ層で報告されている。これら高閾値型のニューロンに加えて低閾値型、さらには広作動域ニューロンもⅩ層に存在する。このニューロンは内臓からの求心性線維が収束して入力するものが多く、その中には内臓刺激にのみ反応を示すものも存在する（Honda 1985, Honda & Perl 1985）。

後角における求心性線維の終末部位

すべての求心性線維が後角ニューロンと複雑に結合し、後角の投射ニューロンや脊髄反射を司る介在ニューロンの活性化を調節する興奮性・抑制性入力パターンの変化に関与する（Table 2.3）。正常では、各種類の求心性線維の後角における終末形態を分類するある程度の区別はあるが、病的状態には適用されない。Woolfら（1992）は、末梢神経の損傷により求心性有髄線維がⅡ層に進入し、それにより正常ではC線維の入力のみを受ける細胞に低閾値機械受容線維が機能的に結合することがあることを示した。

太径有髄線維

太いAβ線維の側枝はまず後角を通って腹側に走行するが、深層まで行くと反転し、背側に向かうにつれて大きな光輝線状の終末に分かれる。この終末はⅢ、Ⅳ、Ⅴ層に密に存在する。毛包受容器からの求心性線維終末はⅡ層の最内側に入る（Brown 1981）。

細径有髄線維

Aδ線維の側枝は、後角表層と深層の両方に終末する。高閾値型の求心性線維は、Ⅰ層において多くの分枝を出して密に終末する。低閾値型である毛髪からの求心性線維はⅠ層を通ってⅤ層に終末する（Mense & Prabhakar 1986）。

無髄線維

無髄求心性線維は、後角表層に終末する。Ⅱ層は皮膚からの一次求心性線維の終末部位であり、内臓からの求心性線維はⅠ・Ⅱ層に終末し、Ⅲ層にもいくらか分布する（Gobel et al 1981, LaMotte 1977）。

内臓からの投射線維

内臓からの求心性線維は主にⅠ層に終末するが、Ⅱ、Ⅳ-Ⅴ、Ⅹ層にも終末するとの報告もある（Sugiura et al 1989）。

後角における体部位局在性

頚・腰膨大の後角は、体部位局在性に配列をしている。身体の遠位部は後角内側に、近位部は外側に入力される。指は体軸方向に配列をなし、母指は最も吻側に、小指は最も尾側に入力される（Brown et al 1989, Florence et al 1988, Wilson et al 1986）。

後角ニューロンの反応特性

後角ニューロンは、三つに分類される（McMahon 1984）。

1. 低閾値機械受容性ニューロン（LTM）
このニューロンは髪の動き、皮膚への接触やブラッシングのような低閾値で非侵害性の刺激にのみ応答する。
2. 特異的侵害受容ニューロン（NS）
高閾値の侵害刺激あるいは侵害レベルに近い刺激にのみ応答する。

3. 広作動域ニューロン（WDR）（収斂細胞とも言う）

このニューロンの発火頻度は、非侵害性刺激により増加し、刺激強度が侵害レベルに達するとさらに増強する。

この分類は、各種のニューロンが一様であることを示しているのではない。後角のニューロンの属性はある程度後角の場所により決まっている。Ⅰ層の大部分のニューロンはNSである（Christensen & Perl 1970）が、WDRニューロンがⅠ層において最も多い割合を占める。Ⅰ層の細胞の樹状突起はその層内に留まっており、この細胞は視床へ投射する（Carstens & Trevino 1978）。Ⅱ層ではWDRニューロンが主に占めており、Ⅲ層では主にLTMニューロンが多く存在する。Ⅱ層、Ⅲ層のニューロンはともに上行性には投射しない。

Wall（1967）は、Ⅳ層には主にLTMニューロンが多く、太径線維からの求心性入力のみを受ける、と報告している。この太径線維の受容野は身体の遠位部にあり、その受容野は小さく、境界が明瞭である。Ⅴ層には、3種すべてのニューロンが存在するが、その中でもWDRニューロンが多い。このニューロンの多くは脊髄より上位の中枢レベルに達する長い上行性の軸索を有し、このうち直接視床へ達するニューロンも存在する。WDRニューロンはA線維だけでなくC線維によっても興奮し、この入力はⅡ層を介して、あるいは離れた部位の樹状突起にシナプスを形成してWDRニューロンへ伝えられる。Ⅴ層のニューロンは、樹状突起をⅡ層に伸ばすものが多い。

脊髄内の伝達路

上行路

体性感覚シグナルは、脊髄において前側索系 anterolateral system と後索−内側毛帯系 dorsal column-medial lemniscal system の2種類の主要な上行路 ascending tracts を通って伝達される。後索−

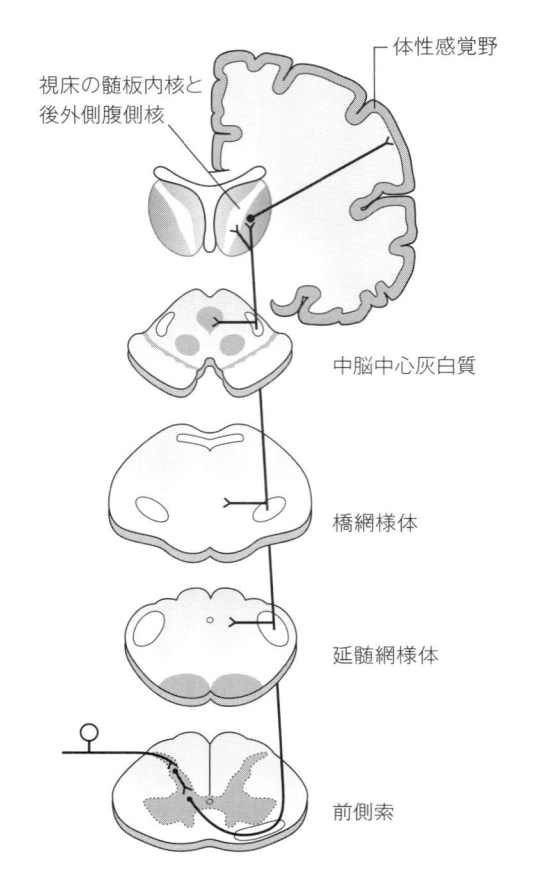

Fig 2.4　前側索系の構造
一次求心性線維は後角に終末する。二次ニューロンは交叉して脊髄の前側索および脳幹の脊髄毛帯を上行し、視床に終わる。このニューロンの側枝は網様体（脊髄網様体線維）や中脳中心灰白質（脊髄中脳線維）に終末する。その後、視床皮質線維は体性感覚野へ投射する。

内側毛帯系の経路は、触覚と四肢の固有感覚の情報を伝達する。前側索系は主に痛覚、温度覚の情報伝達を担うが、触覚もある程度伝達する。この前側索系は、脊髄視床路、脊髄網様体路と脊髄中脳路の3種類の経路からなる（Fig 2.4）。

脊髄視床路（STT） は、脊髄の全長にわたってSTTニューロンが特に密集している領域のニューロンから生じ、最上位頚髄においては前角同側のニューロン群がこの領域に相当する。最上位頚髄より下のレベルでは、大多数のSTTニューロンは反対側に存在する。霊長類において、STTニューロン

は主にⅠ、Ⅴ、Ⅶ－Ⅷ層の3か所に存在し、特異的侵害受容ニューロンと広作動域ニューロンの双方からなる。中にはⅡ、Ⅲ、Ⅹ層に位置するSTTニューロンも存在する（Apkarian & Hodge 1989a）。

軸索は細胞体の存在するレベル付近の白前交連で正中交叉し、反対側の側索を通って視床へ上行する。ほとんどの軸索は脊髄白質の前外側部を通るが、一部のもの、特にⅠ層のニューロンから来る軸索は後外側部を上行する（Apkarian & Hodge 1989b）。側索におけるSTTには体部位局在性配列がある。脊髄の最も尾側からの軸索は、側索の最も背外側を走行し、徐々に頭側のレベルになるにしたがって、より腹内側の位置を占めるようになる（Applebaum et al 1975）。

脳幹においては、STTは延髄で下オリーブ核の背外側を通り、その後、上位脳幹から視床まで内側毛帯の背外側を上行する。脊髄視床路は触覚、痛覚、温度覚を伝達する。

脊髄網様体路（SRT）は、霊長類ではⅤ層の外側、Ⅶ、Ⅷ層のニューロンから発する。中にはⅩ層に存在するニューロンも関与する。SRTを構成するニューロンはすべての髄節からの細胞が関与しているが、最上位頚髄の髄節に大多数が存在する（Kevetter et al 1982）。SRTには、外側網様体核（前小脳核）への投射系と橋および延髄の網様体への投射系の2種類の投射経路があり、それらの領域は脊髄への下行性経路の発端となる。

頚・腰膨大からの大部分の投射線維はその細胞体の存在するレベル付近で正中線を横切って反対側へ行くが、頚髄からの線維の中には交叉しないものも存在する。投射線維はSTTとともに脊髄の側索腹側部を上行し、STTの外側に大きな神経束を形成する。

SRTは体部位局在性が明らかではなく、以下に挙げる網様体の核に終末する。すなわち、中心延髄核、外側網様核、巨大細胞性網様核、吻側・尾側橋網様核、背側・外側巨大細胞性網様体傍核、青斑下核である（Mehler et al 1960）。

脊髄中脳路（SMT）は脊髄からさまざまな中脳核への経路の集合体である。主にⅠ、Ⅴ、Ⅶ、Ⅹ層のニューロンから構成される（Zhang et al 1990）。大部分の軸索は正中交叉し、前側索をSTTやSRTとともに上行する。SMTは、楔状核、結合腕傍核、丘間核、上丘深層、ダルクシェヴィッツ核、前・後視蓋前核、赤核、エディンガー・ウェストファール核、カハールの間質核、中脳中心灰白質に投射する（Yezierski 1988）。

SMTは、頚膨大からの投射線維が腰仙髄部からのものよりも吻側に投射するという、粗雑な体性局在を有している。中脳中心灰白質は痛覚伝達を調節する下行性経路の一部をなすニューロンを含む。

側索背側部と後索における他の経路も侵害情報を伝達する（Fig 2.5）。

脊髄頚髄路（SCT）は、すべての脊髄レベルにおけるⅢ、Ⅳ層（主に触刺激に応答するニューロンの存在する部位）から構成されるが、その中には侵害刺激に反応するニューロンも存在する。軸索は、同側の側索背側部を通ってC1-C3髄節の後角の前外側に位置する外側頚核に投射する。外側頚核は霊長類ではかなり小さく（Mizuno et al 1967）、時として後角と明確には区別できないが、いくつかのヒトの例で存在すると報告されている（Ha & Morin 1964, Kircher & Ha 1968, Truex et al 1965）。外側頚核の大部分のニューロンは白前交連で交叉し、内側毛帯を上行して中脳の核と視床へ至る。

後索－内側毛帯系は、触覚や固有感覚の情報を伝達する一次求心性線維の側枝およびⅣ－Ⅵ層のニューロンの軸索により構成される。しかし近年の研究によると、後索核でシナプスを形成する無髄の一次求心性線維が存在し、それはおそらく侵害受容器からの線維であることが示されている（Patterson et al 1990）。

さらに、後索には内臓痛を伝達する上行路も存在する（Al-Chaer et al 1998, Hirschberg et al 1996, Willis et al 1999）。内側に位置する薄束は下半身（体幹の下半分と下肢）の情報の伝導路であり、その外側に位置する楔状束は上半身（体幹の上半分と上肢）の情報の伝導路である。この経路は延髄の後

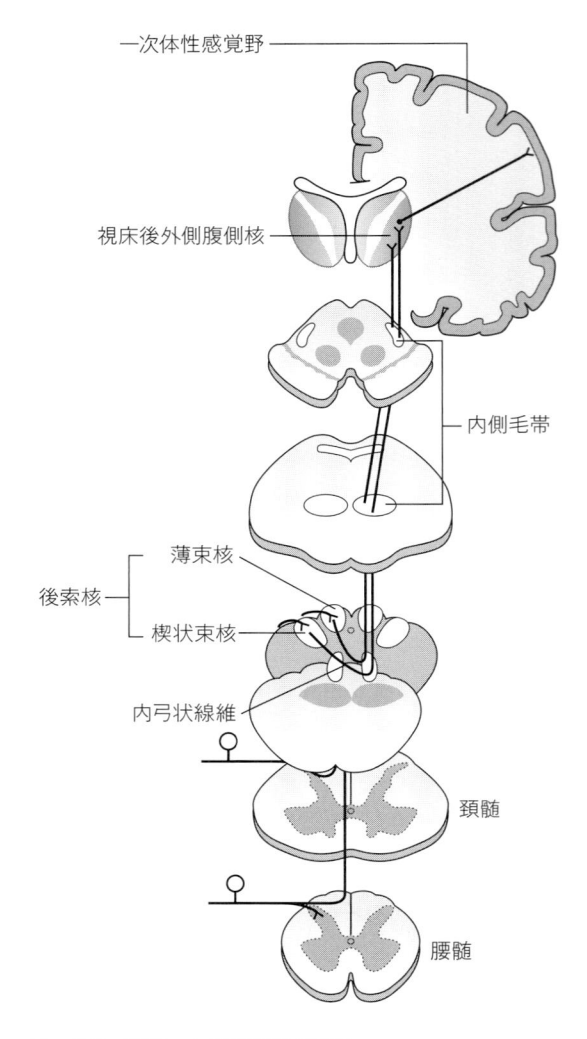

Fig 2.5 後索−内側毛帯系の構造
太径線維は脊髄に入り、後索を上行し、延髄の後索核（薄束核と楔状束核）でシナプスを形成する。二次ニューロンは正中交叉して内側毛帯を上行し、視床のVPL核に終末する。視床皮質線維は体性感覚野に投射する。

索核に投射し、ここからの軸索が内側毛帯を上行して視床へ向かう。後索核内の感覚経路は体部位局在性を有し、身体の尾側部の情報は薄束核の内側に、頭側部の情報は楔状束核の外側に存在する。体幹の情報は両核間の領域に存在する。遠位四肢部のものは背側に、近位体幹部のものは腹側に存在する（Johnson et al 1968）。

三叉神経系

　頭部顔面と口腔の体性感覚は四つの脳神経により支配される。三叉神経（頭部顔面・口腔の大部分を支配するもの）、顔面神経・舌咽神経・迷走神経（外耳の皮膚、咽頭、鼻腔、中耳を支配するもの）である。髄膜は三叉神経と迷走神経により支配される。三叉神経は四つの脳神経核（運動核、主知覚核、脊髄路核、中脳路核）を有する最大の脳神経である。その他の身体からの感覚入力と同様に、触覚は太径有髄線維により、痛覚および温度覚は細径の有髄および無髄神経により伝えられる。

　三叉神経の知覚核群 sensory nuclei は三つの異なる部分からなる。それは、尾側から頭側の順に脊髄路核、主知覚核、中脳路核である（Fig 2.6）。知覚根の線維は、橋に入り、知覚核に向かって背内側へ走行する。線維の約半数は、橋に入ると上行性と下行性に分かれる。残りは分かれることなく上行あるいは下行する。後者の多くは非常に長く、三叉神経の脊髄路として延髄の尾端まで下行し、そこで脊髄のリッサウェルの背外側路と結合する。この経路は下行して、すぐ内側にある長い脊髄路核に側枝を出しながら後角の膠様質へと続く。脊髄路核は延髄の全長を通して尾側に伸び、第2頚髄まで走行する。この経路と核は延髄表面直下に位置し、その上部は灰白結節と呼ばれる膨らみをつくる。

　三叉神経の太径線維は、主知覚核に終わる。主知覚核の大部分のニューロンは、橋で交叉し、内側毛帯において後索核からの線維の背内側を上行する。この上行性線維（三叉神経毛帯）は、視床の後内側腹側核（VPM）でシナプスを形成する。ここから、視床ニューロンは大脳皮質の一次体性感覚野に投射する。これが顔面の触覚を司る最も重要な経路であり、後索−内側毛帯系に相似のものである。三叉神経の主知覚核は、機能的に後索核に類似している。

　痛覚と温度覚は細径線維により伝えられ、脊髄路核に終わる。三叉神経脊髄路核は形態学的に、尾側核、中間核、吻側核の三つに分類される。尾側核は

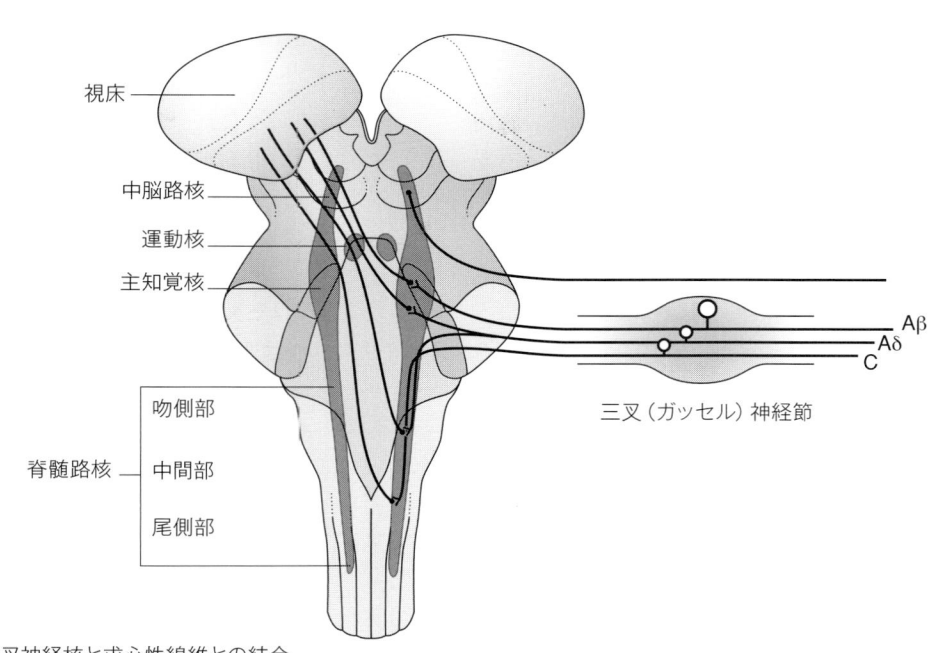

Fig 2.6 三叉神経核と求心性線維との結合
一次感覚ニューロンの細胞体の大部分は三叉神経節（ガッセル）内に存在し、その他は中脳路核に存在する。痛覚、温度覚を伝える細径線維は脊髄路核に入り尾側部でシナプスを形成する。二次ニューロンは正中交叉し、三叉神経視床路を形成する。

顔面の感覚に関与する。尾側核は後角と同様に歯痛を含む痛覚と温度覚に対して重要な役割を担うが、触覚への関与は少ない。中間核は歯からの感覚を中継し、吻側核は触覚の識別に関与すると考えられる。

尾側核は構造的、機能的に多くの点で後角に類似している。類似点としては、形態、層状構造、求心性線維の終末と投射ニューロンの層分布である。層構成が脊髄後角に似ているがゆえに、尾側核は時に延髄の後角と言われる（Fig 2.7）(Dubner & Bennett 1983, Martin 1996)。

Ⅰ層は後角の辺縁帯に相当し、脊髄路核のⅠ層を覆う脊髄路は、リッサウェル路が吻側へ拡がったものである。Ⅱ層は膠様質に相当し、Ⅲ、Ⅳ層は三叉神経系における大細胞核と呼ばれ、脊髄後角の固有核に相当する。層によってニューロンの応答する刺激が異なる。深層に位置するニューロンは侵害性、非侵害性刺激ともに応答する（広作動域ニューロン）が、膠様質に位置するニューロンは侵害性およ

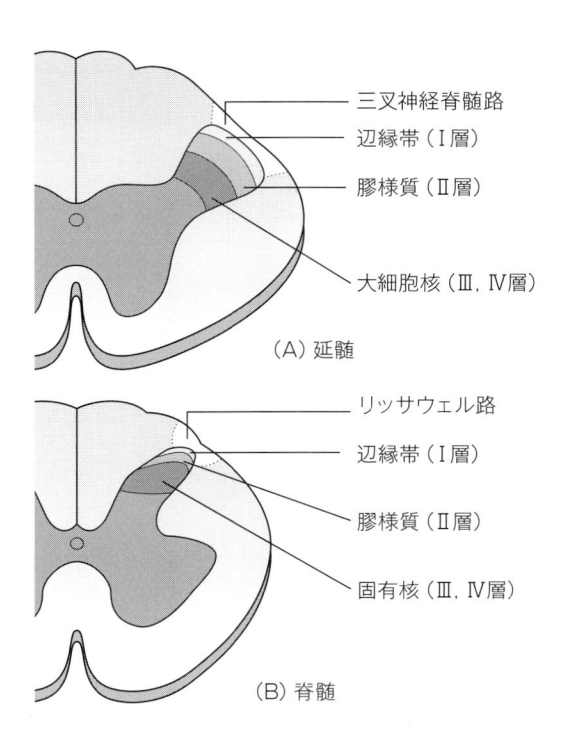

Fig 2.7 A. 三叉神経の後角に相当する部位を図示した延髄の横断面　B. Aに対応する脊髄後角の横断面

び温度刺激に特異的に反応する。三叉神経脊髄路核へ収束する感覚神経は顔面部に「タマネギ状」の神経支配分布をとる。口や鼻周辺部の感覚は脊髄路核の吻側に収束し、より外側部の感覚は尾側に入力する（Brodal 1981）。

脊髄路核（特に尾側核と中間核）からの上行路は顔面と歯の痛みを伝達する。この経路の構成は前側索系の経路と類似している。またこの経路は三叉神

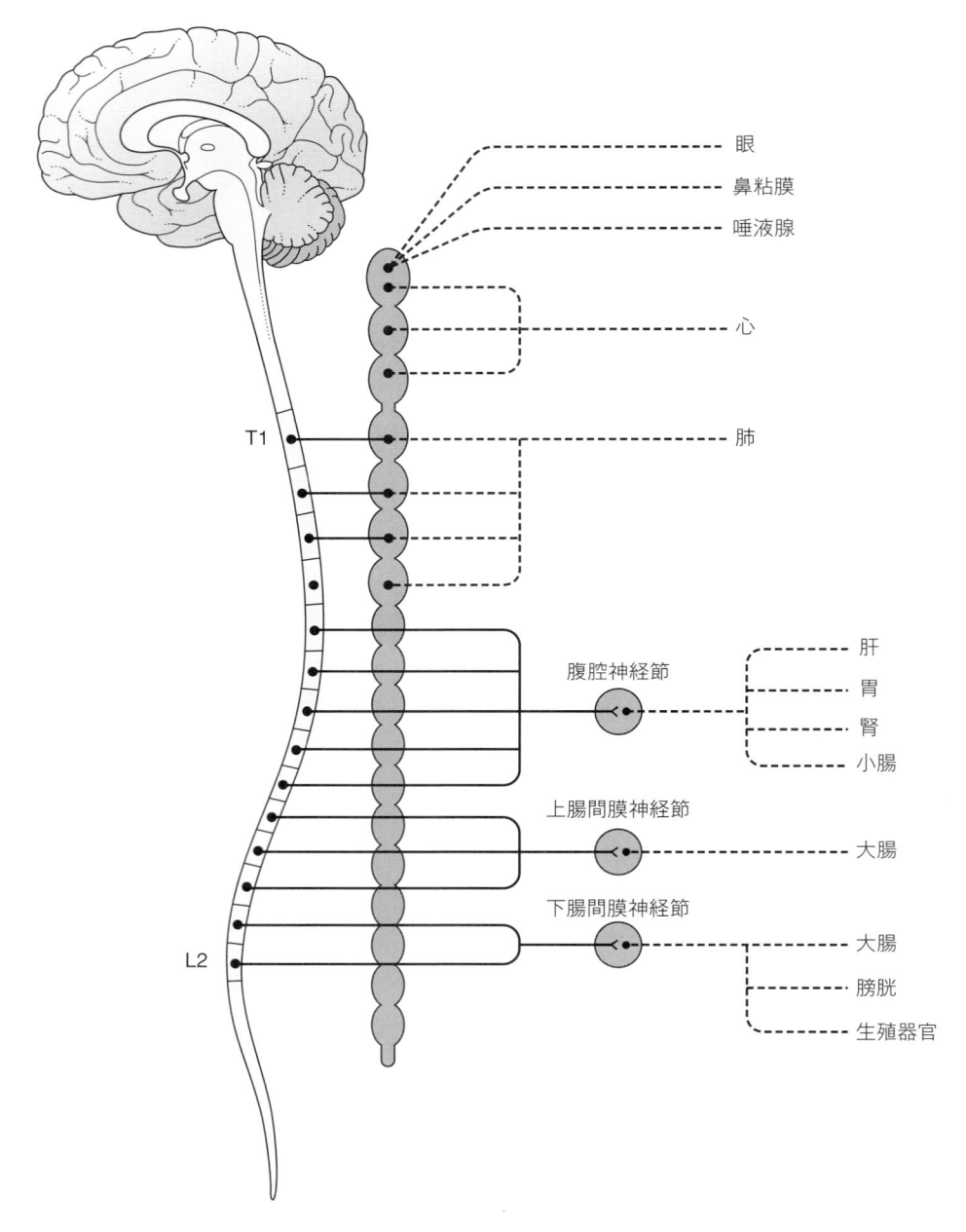

Fig 2.8　交感神経系の全体図
節前ニューロンを実線、節後ニューロンを破線で示す。血管、汗腺、立毛筋の神経支配は省略する。

経視床路と呼ばれ、大部分は交叉して脊髄視床路とともに視床へ上行する。

交感神経系

痛みやストレスに対する生体反応は、自律系、神経内分泌系、運動系の反応からなり、生物学的な適応システムに不可欠な構成要素である。ダイナミックで困難かつ危険も伴う環境に適応することは生体にとって重要である。典型的な自律系反応は骨格筋、皮膚、心臓、内臓への交感神経経路の活性化により起こり、骨格筋への血流の増加、心拍出量の増加、立毛、発汗、皮膚と内臓への血流の減少を招く（Jänig 1995）。生理的条件下で、末梢の交感神経経路は標的器官により異なり、体性感覚経路は末梢受容器やそれに対応する感覚により機能的に異なっている（Jänig 1992）。しかし、組織損傷が起こるとこの関係は根本的に変化し、交感神経経路と感覚経路は区別できなくなる（詳細は後述する）。

視床下部

視床下部 hypothalamus は情動の変化や要求に対する反応を生み出すという主要な役割を担い、またホメオスタシスを維持する機能を有する。脳幹や脊髄での自律神経節への遠心性経路を介して視床下部は交感・副交感系機能を調節する。視床下部は脳幹の網様体や大脳辺縁系の一部であると考えられている側頭葉の核の集合体である扁桃体からの入力を受ける。

視床下部からの交感神経経路は脳幹や脊髄を下行し、T1とL2間の脊髄の中間質外側部でシナプスを形成する。この領域に節前線維の細胞体が存在する。節前線維は有髄で短く（白交通枝）、前根を通って中枢神経系を出て脊柱の傍にある交感神経幹の神経節でシナプスを形成する。交感神経幹は頭蓋骨底から尾骨にまで及ぶ（Fig 2.8）。節後線維は無髄（灰白交通枝）で、脊髄神経に再度合流し（Fig 2.9)、末梢神経とともに体の皮膚や血管へ分布する。顔面や脳に分布する交感神経線維は上・中・下頸神経節から起こり、頸動脈や椎骨動脈に沿って標的器官に至る。

損傷部位を超えて拡がる皮膚血流の変化や発汗活動の異常などの臨床的所見は、主に末梢神経の損傷により生じる神経障害性疼痛の一要因である交感神

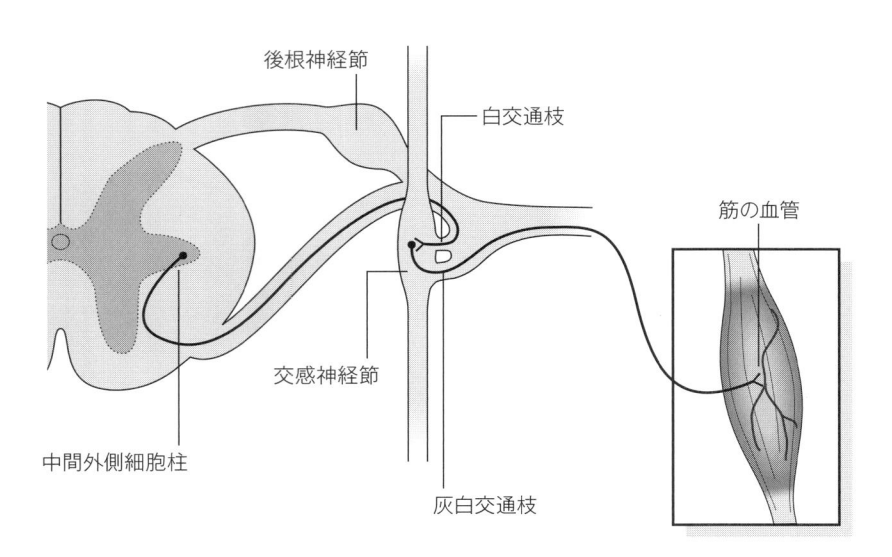

Fig 2.9　交感神経線維と末梢神経の関係
※訳注4　原著では、図中の灰白交通枝と白交通枝が逆に記載されていたが、誤りであるため修正した。図中では正確に記載する。節前線維が白交通枝、節後線維が灰白交通枝である。

経系の過活動を示唆する（第18章を参照）。交感神経の発芽や過活動は、一部には交感神経と感覚神経間の異常な結合を通して働いている可能性がある。

McLachlanら（1993）は、末梢神経損傷モデル動物を用いた実験において、末梢神経の損傷により血管周囲に終末が存在するノルアドレナリン作動性ニューロンが後根神経節に（損傷側と非損傷側の両方で）発芽し、大型細胞の周囲にバスケット様構造を形成することを報告している。末梢神経の損傷により、無傷の感覚神経（Sato & Perl 1991）や損傷神経あるいは再生神経（Wall & Gutnick 1974）が、交感神経節後線維の終末から放出される血中のアドレナリンやノルアドレナリンに対して異所性の感受性を示すようになる。これはαアドレナリン受容体を介した過程である（Chen et al 1996）（第18章を参照）。

痛みの知覚、統合、反応に関わる脳部位

視　床

視床 thalamus は、大脳皮質に信号を伝達する最後の中継点であり、ほぼすべての感覚、運動に関する情報が大脳皮質へ伝達される前に処理される。視床は外側核（腹側・背側）、内側核、前核、髄板内核、正中核、網様核の六つの核群に分類される（Fig 2.10）。

- 外側核群の腹側層の核は特殊感覚中継核群であり、各々が特定の感覚または運動入力を受けて大脳皮質の特殊感覚領域に投射する。この核群のうち、後外側腹側核（VPL）と後内側腹側核（VPM）は、各々身体や顔面からの感覚に関与し、前腹側核（VA）や外側腹側核（VL）は運動機能に関与する。
- 外側核群の背側層の核や内側核群（背内側核）は連合核であり、連合皮質（前頭前野の連合皮質、辺縁系の連合皮質、頭頂-側頭-後頭葉の連合皮質）に投射する
- 前核は特殊感覚中継核であり、視床下部や帯状回に結合する
- 髄板内核、網様核、正中核は非特殊感覚中継核群であり、広範囲に結合する。髄板内核は脳幹網様体からの入力を受ける

視床における脊髄視床求心性線維の終末部位

視床核群のうち二つの核群が脊髄の投射ニューロンから侵害入力を受ける。

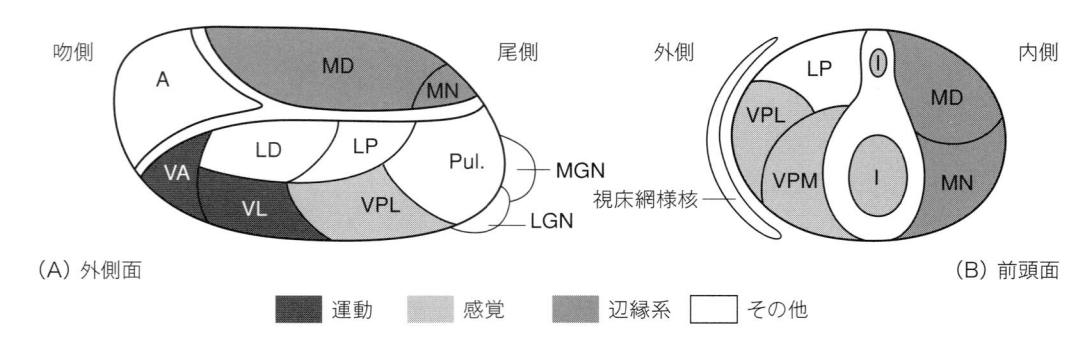

Fig 2.10　外側面（A）と前頭面（B）における視床核：A ＝ 前核、MD ＝ 背内側核、LD ＝ 背外側核、VA ＝ 前腹側核、VL ＝ 外側腹側核：VPL ＝ 後外側腹側核、VPM ＝ 後内側腹側核、LGN ＝ 外側膝状体核、MGN ＝ 内側膝状体核：LP ＝ 後外側核、Pul ＝ 視床枕、MN ＝ 中心核、IL ＝ 髄板内核
※訳注5　図の区分には疑問がある。また、原著において、図中のIの説明が図説になく、図説のILが図中に存在しないが、原著のままの記載とした。

外側核群

脊髄の片側からの脊髄視床求心性線維はVPL全体に終わる（Berkley 1980, Boivie 1979, Burton & Craig 1983, Mantyh 1983, Ralston & Ralston 1992）。サルのVPLにおいて、脊髄視床求心性線維の終末は内側毛帯の終末と重複し（Mehler et al 1960）、後下腹側核（VPI, Gingold et al 1991）に拡がる。また前方に行くとVLに（Applebaum et al 1979, Berkley 1980, Boivie 1979, Burton & Craig 1983, Craig & Burton 1981）、尾方に行くと後核に（Ralston & Ralston 1992）拡がる。VPLにおける脊髄視床求心性線維の終末は体部位局在性が認められており、核を横切り、束になって配列しているように見える（Boivie 1979, Mantyh 1983, Mehler et al 1960）。

侵害刺激に応答する視床ニューロンの受容野は小さく、その放電頻度は刺激の強度や持続時間に関連する（Kenshalo et al 1980）。このニューロンは痛みの弁別に関する要素を伝える。VPIのニューロンは侵害刺激（Casey & Morrow 1987）や非侵害性機械的刺激（Kaas et al 1984）に反応する。視床外側核群への脊髄視床求心性線維の入力は、大脳皮質一次体性感覚野に直接投射するため（Gingold et al 1991）、新脊髄視床路 neo-spinothalamic tract として知られている。この構造は霊長類において最も顕著に発達を遂げていると考えられている。

内側核群

視床核の内側核群、特に外側中心核（CL）、髄板内核群、背内側核は、延髄および橋の網様体（Apkarian & Hodge 1989c, Burton & Craig 1983, Craig & Burton 1981, Mantyh 1983）、小脳（Asanuma et al 1983）、淡蒼球（Nauta & Mehler 1966）からの入力に加え、脊髄視床路や三叉神経視床路の側枝を受ける。CLのニューロンは侵害刺激の強度や持続時間に反応し、大きな、しばしば両側性の受容野を有する（Dong et al 1978）。

脊髄視床路を通る神経線維の中には、髄板内核とVPLの双方に投射する線維があり、この投射線維の細胞は興奮性の小さな受容野をもち、周囲を抑制性の大きな領域に囲まれている。その放電特性は、皮膚への侵害刺激に関して、強度、持続時間、局在性のような弁別的側面を伝達しうることを示している。

髄板内核のみに投射する細胞は、両側性の大きな受容野を有する（Giesler et al 1981）。髄板内核から大脳皮質領域への広汎性の投射は非特異的覚醒系の一部として考えられてきたが、その役割は痛み刺激により誘発される情動に関与している可能性がある。髄板内核は非常に多くのオピオイド受容体を有することが特徴である（Jones 1985の総説参照）。脊髄から視床へ向かって内側を通る投射ニューロンは脊椎動物の進化において最初に存在していたことから、旧脊髄視床路 paleo-spinothalamic tract と言われる。

脳　幹

中脳中心灰白質

中脳中心灰白質（PAG）は中脳水道を囲む。PAGは解剖学的に内側、背側、背外側、腹外側領域に分けられ、各領域は高度な機能的特性を有する長軸方向に沿った柱状構造を形成する（Bandler & Keay 1996, Bandler & Shipley 1994, Bandler et al 1991, Henderson et al 1998）。この柱状構造を通って、PAGはすべてのレベルの神経系と双方向的に結合し、侵害受容系、自律神経系、運動系など生存に不可欠な非常に多くの機能の統合を担う（Bandler & Keay 1996, Bandler & Shipley 1994, Behbehani 1995, Bernard & Bandler 1998, Keay & Bandler 1993, Morgan et al 1998）。

PAGにより調節される機能には、痛みの促通、鎮痛、恐れや不安、発声、性行動、心血管系調節が挙げられる（Behbehani 1995, Bernard & Bandler 1998）。

痛みへの修飾作用は、PAGの各部位への刺激による実験から立証されている。しかしながら、PAGの背外側と腹外側の刺激では、投射パターンの違いから異なる自律系・運動系反応を示す

(Lovick 1991, Morgan 1991)。PAGは脊髄中脳路を通ってくる入力に加えて、視床の束傍核、視床下部、扁桃体（Gray & Magnuson 1992）、前頭皮質と島皮質（Hardy & Leichnetz 1981）、網様体、青斑核（アドレナリン作動性投射）や脳幹における他のカテコラミン catecholamines 作動性の核（Herbert & Saper 1992）からの求心性線維を受ける。

PAG背外側領域からの上行性投射線維は視床の外側中心核や室傍核、視床下部前部へ走行する（Cameron et al 1995a）。下行性投射線維は青斑核、青斑核周辺領域と傍巨大細胞網様核へ走行する（Cameron et al 1995b）。

一方、PAG腹外側領域は視床の束傍核、中心正中核、視床下部外側部（Cameron et al 1995a）、眼窩前頭皮質（Coffield et al 1992）へ吻側に向かって投射する。下行性投射線維は、橋網様体と大縫線核へ走行する（Basbaum & Fields 1984, Cameron et al 1995b）。

PAGあるいは大縫線核を刺激すると脊髄視床路の細胞が抑制される（Fields & Basbaum 1994）（Fig 2.11）。解剖学的にみたPAGの背外側領域と腹外側領域における経路の違いが、痛みや自律系、運動機能に対して個別に相反する修飾作用を規定している可能性がある（第3章参照）。

網様体

網様体 reticular formation は形態学的、生化学的に異なる多数のニューロン群からなり、延髄、橋、中脳の全体にわたって分布している。網様体から視床の髄板内核への投射線維が存在し（Peschanski & Besson 1984）、髄板内核は脊髄へ投射線維を伸ばすとともに、侵害情報の処理（Kenshalo et al 1980）に関与することが知られている。

網様体と大脳辺縁系が双方向に結合していることは重要である。上述したように、網様体の核は脊髄網様体路を通じて侵害入力を受ける（Mehler et al 1960）。

網様体は、行動的覚醒 behavioural arousal のた

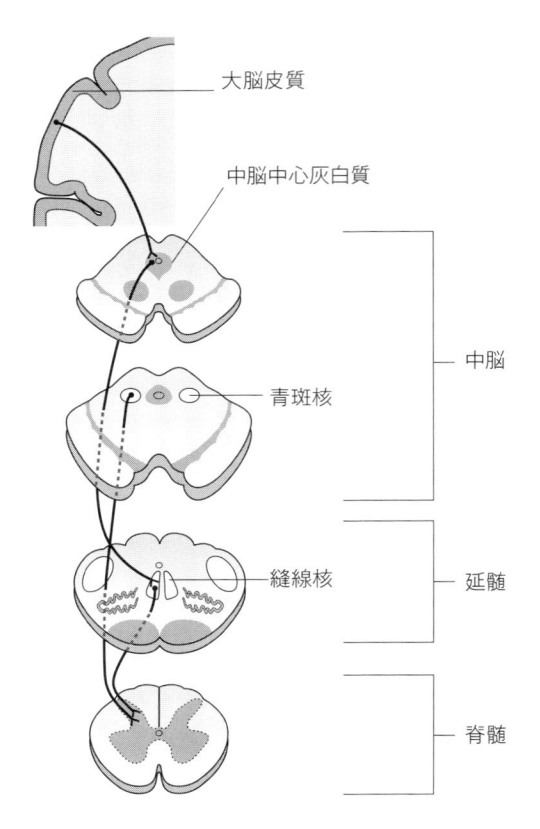

Fig 2.11　中脳中心灰白質、縫線核、青斑核からの下行性疼痛抑制経路

めの脳の活性化、網様体脊髄路を介した分節レベルでの伸張反射の調節、呼吸や心機能の調節、痛みへの修飾作用などさまざまな機能に関与する。

侵害受容の下行性調節に広く関与する二つの核は、大縫線核と背側縫線核である。大縫線核はPAGや背側縫線核からの入力を受け、PAGを刺激した際の影響のいくつかを調節すると考えられている（Fig 2.12）。

縫線核や隣接する核群はセロトニン（5HT）を含有し、脊髄の背外側束を介して後角表層に投射し、そこでセロトニンを放出することにより広作動域ニューロンを抑制する（Lipp 1991）。

背側縫線核もまた、視床、視床下部、大脳基底核、扁桃体へ上行性投射線維を有し、視床における侵害刺激によるニューロンの活動を修飾すると言わ

れている（Wang & Nakai 1994）。

　延髄の腹内側における傍巨大細胞網様核もまたPAGからの入力を受け、大縫線核や脊髄の他に青斑核へも多数の投射線維を伸ばす（Stamford 1995）。

青斑核

　中脳における青斑核 locus coeruleus にはノルアドレナリン作動性ニューロンが存在し、これもまた痛みの下行性調節に関与する。一次求心性ニューロンへノルアドレナリンが結合することで直接サブスタンスPの放出が抑制され、後角で脊髄視床線維の活動を抑制するという流れで下行性調節が行われる（Lipp 1991）。

大脳辺縁系

　Broca（1878）は、帯状回、海馬傍回、梁下回、海馬をまとめて「辺縁葉」と初めて命名した。Papez（1937）は、辺縁葉は情動に関する解剖学的回路基板となる神経回路を形成すると報告した。

　MacLean（1955）は、辺縁葉、側頭葉の先端、島前部、前頭葉の眼窩面後部、多くの皮質下領域（視床、視床下部、中隔核、扁桃体など）を含む広範囲かつ複雑な構造であることを示すために、「大脳辺縁系 limbic system」という用語を提言した（Fig 2.12）。

　破壊実験による実験結果から、大脳辺縁系は痛みに対して動機付けを行うことで生じる回避行動に関する神経学的基盤をなす可能性が示されている。1920年代に行われたさまざまなレベルでの脳切断による研究を通して、身体要素（顔面・四肢の筋の調節）と内臓要素（自律神経系による腺・筋の調節）双方の観点から、情動行動の表出には視床下部が重要であることが示された。

　強い情動行動の表出はアドレナリンやノルアドレナリンの上昇、心拍数の上昇、立毛、筋や脳への血流の変動、瞳孔散大などの交感神経系の反応を伴い、動物の覚醒レベルを上げ、どんな身体行動にも対応する準備をする。

　視床下部は、下垂体からのβ-エンドルフィンの放出を引き起こす。β-エンドルフィンは脳や脊髄にあるオピオイド受容体に結合し、強力な疼痛抑制物質として作用する。

　ネコにおいて、扁桃体やそれを覆う大脳皮質を除去すると、侵害刺激に対する反応性の低下に加え、情動行動に変化が見られる（Schreiner & Kling 1953）。

　ヒトにおいて、前頭皮質と海馬をつなぐ帯状束を外科的に切断する手術が、手術不可能ながん性疼痛のような難治性疼痛を緩和させるために行われていた。患者はその手術を受けると、痛みは感じるが平気なようである。そして、痛みに対する不快感も痛みから解放されたいという想いも少なくなるようである。

大脳基底核

　大脳基底核 basal ganglia には、大脳皮質下に三つの大きな核がある。尾状核、被殻（二つ合わせて線条体と呼ぶ）、淡蒼球（内側部と外側部）である。視床下核や黒質（網様部と緻密部からなる）と相互に結合しており、それらも大脳基底核の一部であると考えられている（Fig 2.13）。大脳基底核は構造的、神経化学的、機能的に非常に異質な形態をしている。運動制御における大脳基底核の役割は、大脳基底核が関与する二つの代表的な運動障害であるパーキンソン病とハンチントン病から明白である。これらの疾患は特定の神経伝達物質の欠乏により生じる。

　線条体は、大脳基底核を構成する他の核からだけでなく、局在的配列を有する皮質線条体投射線維により大脳皮質全体からも入力を受け、視床の外側腹側核、後腹側核、背内側核、中心正中核に投射する。

　この回路を介して、逆に大脳皮質のさまざまな部位へも投射する。大脳皮質と大脳基底核の間には少なくとも四つの開ループ回路が存在する。運動制御に関連する運動系ループ、記憶に関連する認知系ループ、運動の情動的側面に関連する辺縁系ループ、

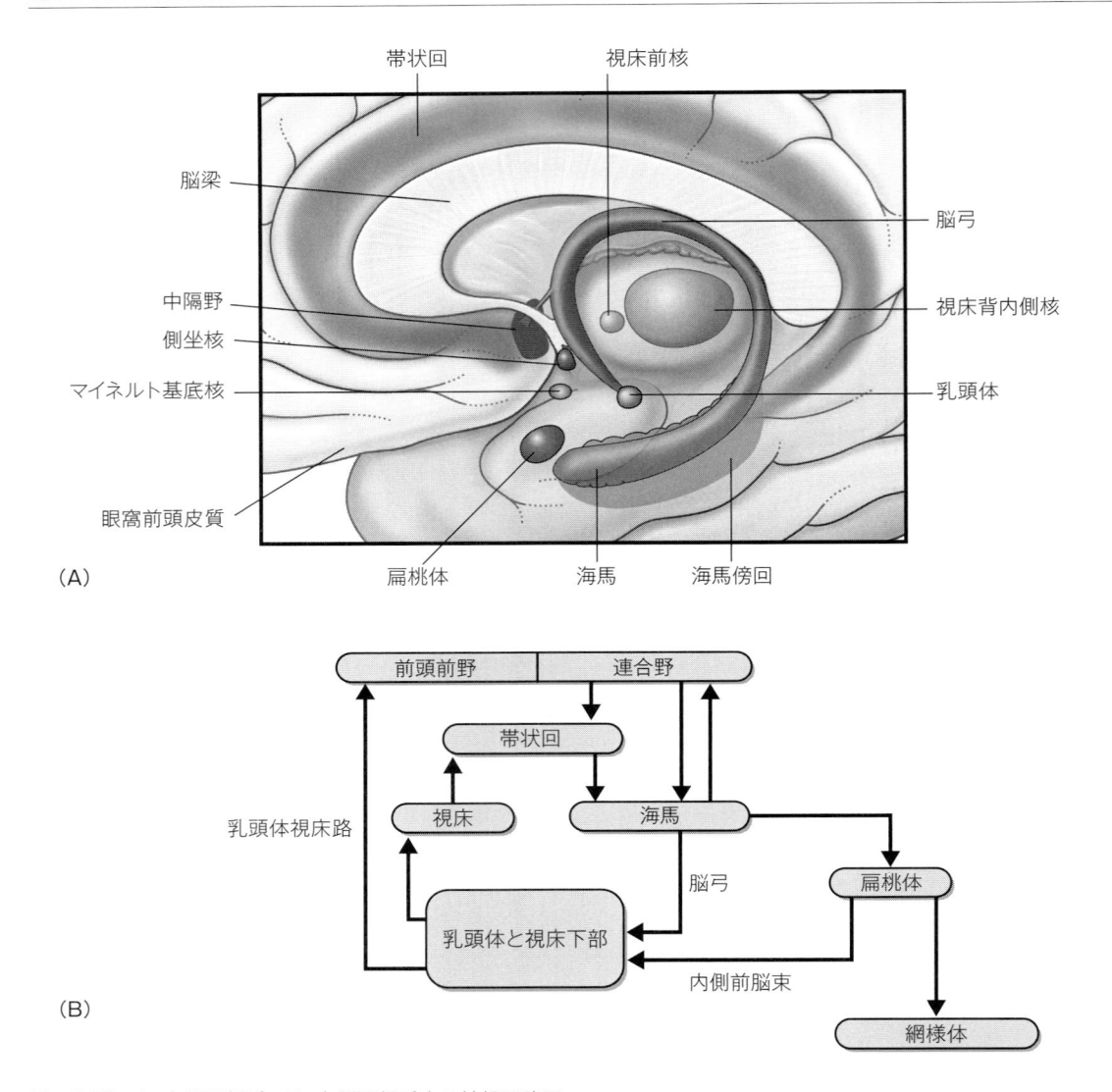

Fig 2.12　A. 大脳辺縁系　B. 大脳辺縁系内の神経回路図

衝動性眼球運動の調節に関連する眼球運動ループである（Côté & Crutcher 1991）。

運動系ループでは、被殻が運動野・体性感覚野・頭頂葉皮質から、また視床の髄板内核の中でも主に中心正中核からの入力に加え、黒質緻密層からのドパミン作動性投射線維を受ける。被殻は、淡蒼球と黒質に投射し、それらを介して視床の前腹側核や外側腹側核へ投射する。その一方で、大脳皮質の前頭前野と運動前野に投射する。

認知系ループは、大脳皮質連合野間を通り、尾状核、淡蒼球、視床の外側腹側核を経由して、前頭前野へ投射する。

辺縁系ループは、帯状回、後眼窩前頭皮質、扁桃体を通り、側座核（腹側線条体）や腹側淡蒼球を経由して、視床の背内側核を通って運動前野や補足運動野（SMA）へ戻る。このループは微笑み、身ぶりや攻撃的な姿勢をとるなど、感情の動作表現に関与すると思われる。

2. 侵害受容系の神経解剖

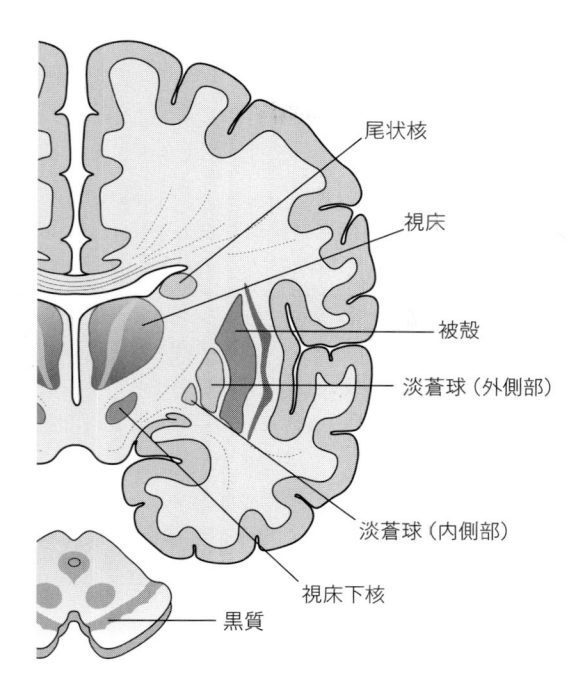

Fig 2.13 大脳基底核の構造（陰影部）

（図中ラベル：尾状核、視床、被殻、淡蒼球（外側部）、淡蒼球（内側部）、視床下核、黒質）

線条体は均質な細胞の集合体ではなく、ストリオソーム striosomes と呼ばれる細胞群の島状構造とマトリックス matrix と呼ばれるその周辺部から構成されている（Goldman & Nauta 1977）。

感覚や運動に関連する線条体への皮質からの投射線維の大部分は、マトリックス部に終末する。このマトリックス部から淡蒼球と黒質網様部に投射し、視床の前腹側核と背内側核を介してマトリックス部から大脳皮質へ向かう出力を抑制する。その結果、皮質の標的細胞を脱抑制する。

ストリオソームは大脳辺縁系からの入力を受け、黒質緻密層へ投射し、そこでマトリックス細胞へのフィードバックループをもつドパミン作動性細胞を抑制する（Gerfen 1992）。

霊長類の線条体には、第3の区分 matrisomes が存在する。この部位は、両側の運動・体性感覚野からの複雑に組み合った入力を受ける（Flaherty & Graybiel 1993）。淡蒼球へ投射する細胞はさまざまな神経伝達物質や神経ペプチドを有しており、その投射を介して大脳基底核は視床に投射する。淡蒼球外側部に投射する細胞はGABAやエンケファリン、ドパミンのD2受容体を有し、淡蒼球内側部に投射する細胞はGABA、サブスタンスPやダイノルフィン、またドパミンのD1受容体を有する（Graybiel 1991）。この並行する経路は各々特有の連結と神経伝達物質を有し、大脳基底核が皮質からの入力を調節する構造的基盤をつくっている（Gerfen 1992）。

電気生理学的、代謝・血流に関する研究により、大脳基底核のニューロンは侵害性・非侵害性の体性感覚情報に応答することが示されている。侵害受容ニューロンは黒質、尾状核、被殻、淡蒼球に存在する。大脳基底核には、刺激強度を信号化して伝達する広い受容野をもつニューロンが存在し、他のニューロン群は侵害刺激に対して選択的に反応するが、刺激強度には応答しない（Chudler et al 1993）。大脳基底核の病気では痛みの知覚が変化する可能性があり、10〜29%のパーキンソン病患者は運動障害とは関係のない痛み症状を訴える（Sandyk et al 1988）。

大脳基底核は解剖学的、神経化学的な連結に加え、上述した所見から侵害情報の調節に加えて、痛みの感覚-弁別、情動、認知の側面において役割を担うことが示唆される。（Chundler & Dong 1995）。

大脳皮質

視床の後外側腹側核からの視床皮質投射線維は、大脳皮質 cerebral cortex の一次体性感覚野へ投射する。類人猿の一次体性感覚野（SI）は、細胞構築上三つに区分できる。ブロードマンの第3、第1、第2野である。構造的に分けられた各皮質領域は特異的機能を担っている。すなわち、機能的に異なるニューロン群が各々の領域に存在する。第3a野は筋紡錘からの固有感覚入力を受け、第3bと第1野は皮膚受容器からの入力を、第2野は深部の圧受容器からの入力を受ける（Kaas et al 1979）。反対側の体表面の感覚はこれらの各皮質野に連続的に入力される。顔面や手など最も触覚に敏感な体表面領域の中心後回への皮質投射は最も広範囲にわたる

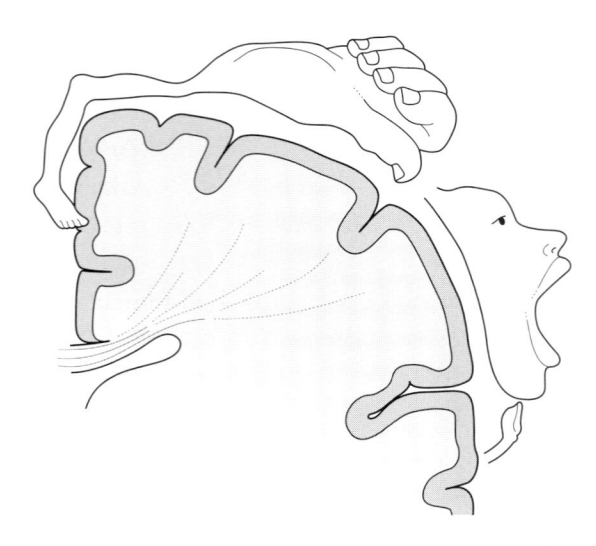

Fig 2.14 一次体性感覚野における体部位局在性配列

(Fig 2.14)。この体部位局在性配列は動的で、経験によって変化するものである（Buonomano & Merzenich 1998）。

上行性視床皮質線維の25％以下のものが、侵害性および温度情報をSⅠに伝え、これは主にVPL、VPI、CL核から投射する（Gingold et al 1991）。侵害性の情報は、おそらくVPL内側部の背・腹側領域にあるニューロンで中継され、第3b、第1野に伝達される。VPIはSⅠおよびSⅡと結合している（Cusick & Gould 1990）が、VPIへの侵害入力がSⅠへのみ中継されるのか、SⅠ、SⅡ両方へ中継されるのかは明らかでない。CLは広範囲に皮質へ投射する。CLを刺激すると運動反応を生じる（Schlag-Rey & Schlag 1984）が、CLへの脊髄視床投射線維は一次運動皮質に投射する視床皮質ニューロンと結合していない（Greenan & Strick 1986）。

痛みの大脳皮質における表象

痛み刺激により活性化される部位には、一次体性感覚野（Bushnell et al 1999）に加えて、二次体性感覚野（SⅡ）、帯状回前部（Talbot et al 1991）、島、前頭前野（Treede et al 1999）、補足運動野（Coghill et al 1994）が挙げられる。

頭頂葉、帯状回、前頭葉を含む広範な皮質系が、痛み強度を時間軸にしたがって信号化することに関与する（Porro et al 1998）。これらの皮質領域は、大脳皮質から脊髄へ投射線維を伸ばしており（Galea & Darian-Smith 1994）、自動運動をしている際にも活性化されている（Colebatch et al 1991, Deiber et al 1991, Matelli et al 1993, Seitz & Roland 1992）。非侵害性の振動刺激ではSⅠに限局して活性化がみられるのに対し、痛みにより活性化される領域は、視床および皮質領域双方にわたって広範囲に見られる。このように脳が広範囲にわたって活性化されることは、弁別、情動、自律系、運動系に関与する痛みの複雑さを物語っている（Coghill et al 1994）。

SⅠを含む頭頂葉は主に痛みの感覚－弁別性に関与し、前頭葉－辺縁系の連結は痛みを経験した際の情動面に関与する。たとえば、PETを用いた最近の研究によると、痛みによる不快感を消失させるために用いられる催眠暗示は、帯状回前部の局所脳血流（rCBF）反応を変化させるが、SⅠは変化しないことが示されている（Rainville et al 1997）。

侵害情報を統合して運動反応に至る中枢のメカニズムはほとんど解明されていない（Chudler & Dong 1995）。慢性痛のように、侵害入力が持続的に起こると運動出力や制御に影響を与えることになりかねない。逆に、自動運動（エクササイズ）はおそらく皮質脊髄路を介して侵害性情報を修飾する可能性がある（第3章参照）。

皮質脊髄投射

皮質脊髄投射は感覚運動皮質 sensorimotor cortex と脊髄を直結する唯一の線維である[訳注6]。霊長類の大脳皮質において、皮質脊髄投射線維を伸ばす皮質領域は一般的に理解されているより広範囲である。これらの線維は重複するものの独特な終末部

[訳注6] 感覚運動皮質は動物における名称であり、ヒト以外では知覚野と運動野の区分は不明確である。

位を有し、各脊髄レベルへ体部位局在性をもって投射している。

運動皮質からの密集した投射に加えて、皮質脊髄線維は運動前野、中心後回、特に頭頂葉後部、二次体性感覚野および島の尾側部から起こる。大脳皮質の内側表面においては、補足運動野や帯状溝内の皮質から脊髄へ広範囲に投射している（Dum & Strick 1991, Galea & Darian-Smith 1994）（Fig 2.15）。

これらの各皮質領域は、細胞構築的な特徴だけでなく、視床を介した皮質下での一連の特有な結合によって特徴付けられる。皮質下からSMAや一次運動野を含む中心前回への入力は主に小脳と大脳基底核から受けるが、頭頂葉の皮質脊髄ニューロン群への入力は概ね体性感覚から受ける（Darian-Smith et al 1990）。帯状回前部と島皮質は大脳辺縁系と結合し（Baleydier & Maugiere 1980, Mesulam & Mufson 1982, Pandya et al 1981, Vogt & Pandya 1987）、特に逃避行動に関連する（Shima et al 1991）。さらに、皮質脊髄投射線維を発する領域は複雑で、しばしば双方向性の皮質-皮質間結合を有する（Barbas & Pandya 1987, Cavada & Goldman-

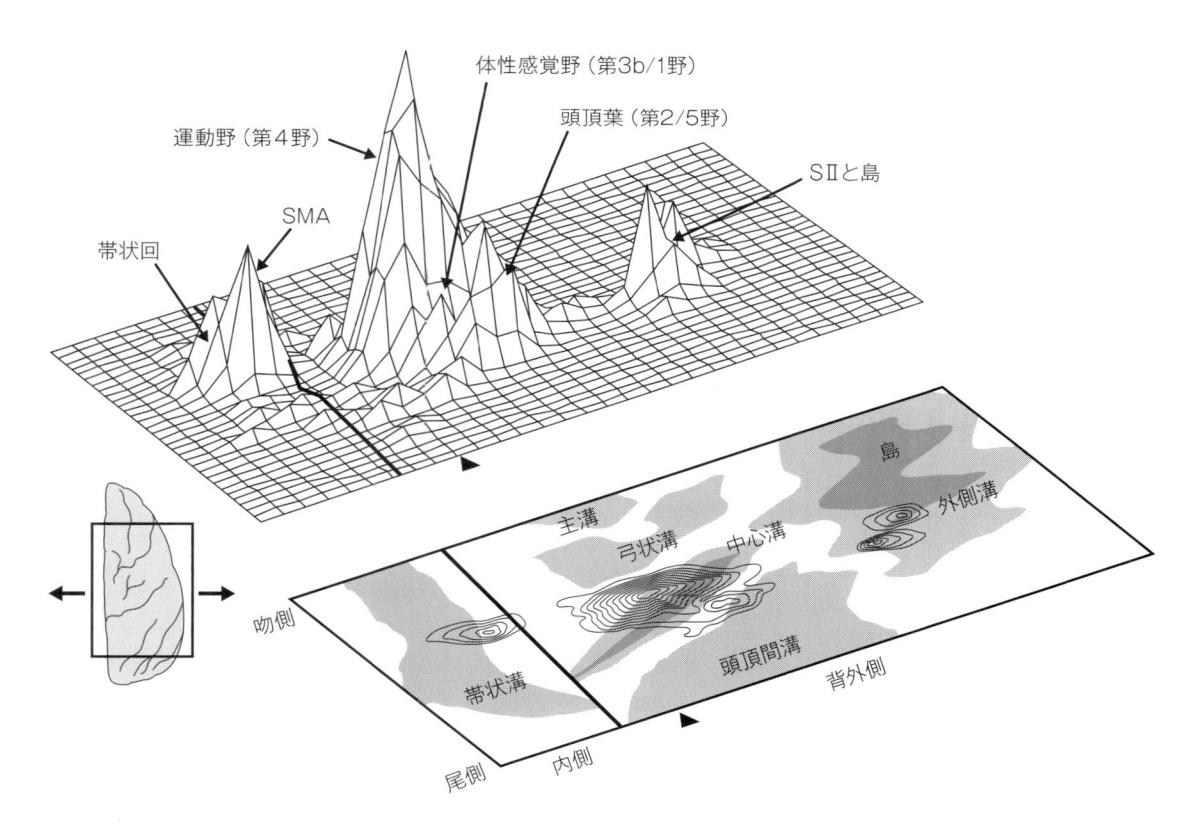

Fig 2.15 頸髄への蛍光色素投与により逆行性に標識された、反対側の皮質脊髄投射細胞の分布を示す三次元図とそれに対応する等高線図
等高線図は、大脳皮質を展開して二次元に描いたものである。溝は中央図に薄灰色で示されている；第3a野と島皮質は濃灰色で示されている。矢じりで示された太い黒線は、正中矢状線を示し、内側面は左に位置する（※訳注7　矢じりの位置に疑問があるが、原著のままとした）。この地図を見ると、頸髄中間部に終末する皮質脊髄投射線維の密度が多様であることがわかる。最も多い投射線維は、中心溝の背側縁近くにある一次運動野由来のものである。内側面（SMAや帯状回吻側）、頭頂葉後部や島皮質（SⅡを含む）から生じる投射線維は少ない。隣接する第4、第2/5野からの投射線維に比べて、第3a、第3b野からの皮質脊髄投射線維が少ないことに注目に値する。

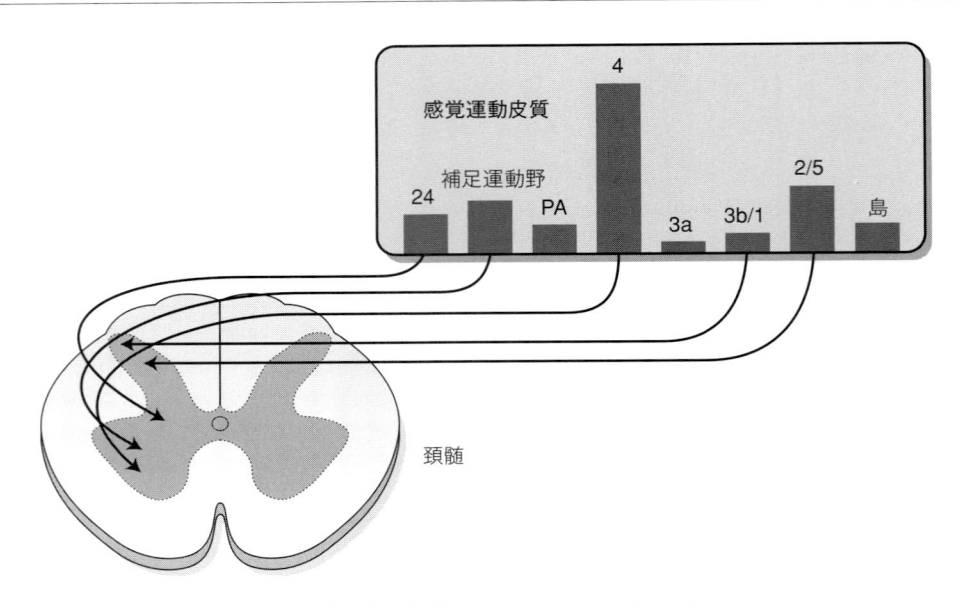

Fig 2.16　各皮質野からの皮質脊髄投射線維の終末部位のうち知られているものを示す。

Rakic 1989, Preuss & Goldman-Rakic 1991）。頭頂葉と運動前野は両者とも運動野へ入力を収束する（Leichnetz 1986, Matelli et al 1986, Muakkassa & Strick 1979, Petrides & Pandya 1984）。

後角へ直接向かう皮質投射線維は中心後回から生じる。しかし、脊髄視床ニューロンが存在する脊髄の他の層へは、脳の他の領域からの皮質脊髄投射線維が存在する。第3b/1、2/5野は脊髄のⅢ－Ⅵ層の内側に最も密集して投射する（Cheema et al 1984, Coulter & Jones, 1977, Ralston & Ralston 1985）。Cheemaら（1984）はWGA-HRPを体性感覚野に投与し、後角の浅層（Ⅰ、Ⅱ層）において標識化したことを確認している。

中心前回は非常に広範囲な終末パターンをもつ。第4野は古典的運動皮質 classical motor cortex であり、主に中間帯（Ⅶ、Ⅷ層）に投射するが、終末は前角の内側および外側部（Ⅸ層）、さらにわずかではあるが後角の深層（Ⅴ、Ⅵ層）にまで拡がりを見せる。補足運動野は主に中間帯や運動ニューロンの集合領域において、類似の終末パターンをもつ（Galea & Darian-Smith, 1997, Maier et al 1997）。

帯状回背尾側部は脊髄中間帯の背外側部（ここには脊髄視床ニューロンが存在する）に投射し、帯状回腹尾側部からの投射線維は背内側部（後柱へ投射するニューロンが存在する）に終末する。しかし、前角の背外側部や後角（Ⅲ、Ⅳ層）に終末する線維もわずかに存在する。この投射線維は頸髄の吻側では、より密集しているとの報告がある（Dum & Strick 1996）（Fig 2.16）。

皮質脊髄投射線維の役割

皮質脊髄投射線維は複雑な相互間結合をもつ領域から生じ、脊髄回路のさまざまな領域に投射する特定の経路を形成する。後角の活性を修飾する皮質脊髄投射線維の役割は、特に痛みに関してはあまり研究されてきていない。

一次、二次体性感覚野を刺激すると、後根を通る線維（Ⅰa群求心性線維ではなく、筋・皮膚のⅠb・Ⅱ群求心性線維）の一次求心性脱分極（PAD）が起きるということが以前から知られている（Andersen et al 1964, Carpenter et al 1963）。感覚運動皮質を刺激すると、その後のリッサウェル路からの刺激に対する後角浅層のニューロンの反応を抑制するというものである。したがって、この経路は

多様な神経回路から誘発されるPADを修飾するものであると考えられる（Lidierth & Wall 1998）。

感覚運動皮質の刺激もまた、後角ニューロン、特にIV、V層のニューロンにおいて興奮性、抑制性の両者の反応を誘発する（Fetz 1968, Lundberg et al 1962, Wall 1967）。これらの反応が見られる細胞には、筋や関節からの求心性入力に加えて、皮膚からの入力も収斂している。

Coulterら（1974）によるサルを用いた研究では、中心前回や中心後回を刺激すると後角ニューロンの抑制、あるいは興奮に引き続く抑制が生じたことが示されている。運動野からの皮質脊髄投射線維は脊髄視床ニューロンを興奮させる一方で、感覚野からの皮質脊髄投射線維はこれを抑制させると思われる（Lidierth & Wall 1998, Ralston & Ralston 1985, Yezierski et al 1983）。後角浅層への皮質脊髄投射線維（主に第3b/1野から起こる）は特異的侵害受容ニューロンを直接制御する可能性がある（Cheema et al 1984）。

頭頂葉後部は、一次体性感覚野や大脳辺縁系を含む多くの機能を有する連合野と結合し（Cavada & Goldman-Rakic 1989）、全体的な注意システムの一部をなす。この領域が活性化すると、慢性痛に伴って感覚情報への警戒心や注意が高まると考えられる。この領域から後角ニューロンへの皮質脊髄投射線維の役割は不明である。

帯状回は、機能的イメージングを用いた研究において痛み刺激の処理過程に関与することが示されてきている（Hsieh et al 1995, Jones et al 1991, Treede et al 1999）ため、特に興味深い部位である。帯状溝は、大脳辺縁系の中でも独特な領域であり、前後関係を考慮した行動の発現と調節に関与すると思われる（Devinsky et al 1995）。これらのことから、この領域は大脳辺縁系と運動皮質の間（情動系と運動系の間）の相互作用を維持するために必須であることが示唆される。

帯状領域（第24野）への刺激においても、呼吸や心血管系機能を変化させるなどの自律系反応を示すことがある（Hoff et al 1963, Lofving 1961）。その役割は、大脳辺縁系で生み出される情動、動機付け、記憶に関する情報を直接運動野に伝達させることだと考えられる（Morecraft & van Hoesen 1998）。Koyamaら（1998）の最近の研究により、帯状回前部には痛みの予測に関するニューロンがあり、この領域が逃避行動に先行して痛みを予測するという役割を担うことが示された。

SIIや顆粒性島皮質（Ig）のニューロンは、多様な体性感覚刺激に応答する（Burton & Robinson 1981）。この領域からの皮質脊髄投射線維は後角に終末するが、その特別な役割は不明である。SIIに存在する大多数のニューロンは、軽い触刺激のような速くて一過性の刺激に反応する。

複雑な作業を行っている際に活性化する部分は「複合領域」と呼ばれる（Burton & Robinson 1981）。島後部（Ig）は五感すべての情報が収束する。その遠心性線維が結合する領域として、脊髄（Galea & Darian-Smith 1994）だけでなく帯状回と扁桃体を介する大脳辺縁系（Mesulam & Mufson 1982）が含まれる。したがって、この領域は関連する感覚情報に対して動機付けを行い、情動へとつなげる機能を有している可能性が高い。侵害性熱刺激は、島前部（Id）を活性化させることが発見されており、島前部は扁桃体や嗅傍野（Friedman et al 1986）に加えて、SI、SII、帯状領域（第24野）（Mufson & Mesulam 1982）と結合している。島前部を刺激すると主に内臓感覚が誘発されるが、同時に異常な体性感覚や動き、時には恐怖感が誘発される（Penfield & Rasmussen 1955）。

皮質脊髄ニューロン群は、後索核への側枝によって後角に間接的に影響を及ぼす。その影響とは、体性感覚神経の刺激により後索核のシナプス後ニューロンの反応を減弱させる、というものである（Magni et al 1959）。

さらに、皮質脊髄ニューロン群はPAGや大縫線核にも側枝を延ばし（Kuypers 1981）、下行性抑制系として脊髄と結合する。このようにして大脳皮質は皮質脊髄路を通して、痛みを含む運動、感覚機能の両者に対して調節作用を発揮すると考えられる。

結 論

　本章では、侵害受容に関与する神経系の構造やその結合について概説した。侵害受容器は痛み刺激をシグナル化する。皮膚においては数種類の侵害受容器が存在するが、それらは一つあるいは多種の侵害刺激（機械的、温度的、化学的）により活性化される。筋、関節、内臓においては他の侵害受容器が発見されている。

　痛覚と温度覚の信号は無髄線維（C）と細径有髄線維（Aδ）により伝えられ、後角でシナプスを形成する。二次ニューロンは後角の種々の領域から起こり、白前交連で交叉し、前側索を通って脳幹や視床へ上行する。そして脳幹のさまざまな核（網様体、中脳中心灰白質など）や、視床核（VPL、VPI、CL、髄板内核）とシナプスを形成する。視床からは主に大脳皮質の一次体性感覚野（SI）に中継される。

　痛み刺激により、二次体性感覚野（SII）、帯状回前部、島、前頭前野、補足運動野などさまざまな皮質野が活性化される。痛み信号は、脳幹や大脳皮質からの下行性投射線維を通して修飾される。これらの構造の構成は、痛みの知覚には特定の皮質系が存在することを示唆している。このようにさまざまな脳部位が活性化することは、弁別、情動、自律系、運動系の要素が混ざり合った痛みの複雑さを物語っている。この痛みの複雑さを理解することは、臨床において痛みを取り扱うための大きな手がかりとなるであろう。

学習問題・復習問題

1. 侵害性および温度に関する情報を伝える神経線維の種類は？
2. 侵害性情報は、どのような経路を介して後角レベルで調節されるのか？
3. 侵害性情報を脳へ伝える脊髄の伝達経路にはどのようなものがあるか？ その標的領域は？
4. 脳のどの部位が痛みの感覚 – 弁別面、動機付け – 情動面に関与しているか？ それらの結合の違いは？
5. 後角への下行性投射線維の名前は？ その役割は？

参考文献

Abrahams V C, Lynn B, Richmond F J R 1984 Organization and sensory properties of small myelinated fibres in the dorsal cervical rami of the cat. Journal of Physiology 347: 177–187

Adrian E D 1931 The messages in sensory nerve fibres and their interpretation. Proceedings of the Royal Society Series B 109: 1–18

Al-Chaer E D, Feng Y, Willis W D 1998 A role for the dorsal column in nociceptive visceral input into the thalamus of primates. Journal of Neurophysiology 79: 3143–3150

Andersen P, Eccles J C, Sears T A 1964 Cortically evoked depolarization of primary afferent fibers in the spinal cord. Journal of Neurophysiology 27: 63–77

Apkarian A V, Hodge C 1989a Primate spinothalamic pathways: I. A quantitative study of the cells of origin of the spinothalamic pathway. Journal of Comparative Neurology 288: 447–473

Apkarian A V, Hodge C 1989b Primate spinothalamic pathways: II. The cells of origin of the dorsolateral and ventral spinothalamic pathways. Journal of Comparative Neurology 288: 474–492

Apkarian A V, Hodge C 1989c Primate spinothalamic pathways: III. Thalamic terminations of the dorsolateral and ventral spinothalamic pathways. Journal of Comparative Neurology 288: 493–511

Applebaum A E, Beall J E, Foreman R D, Willis W D 1975 Organization and receptive fields of primate spinothalamic tract neurons. Journal of Neurophysiology 38: 572–586

Applebaum A E, Leonard R B, Kenshalo D R, Martin R F, Willis W D 1979 Nuclei in which functionally identified spinothalamic tract neurons terminate. Journal of Comparative Neurology 188: 575–586

Asanuma C, Thach W T, Jones E G 1983 Anatomical evidence for segregated focal groupings of efferent cells and their terminal ramifications in the cerebellothalamic pathway of the monkey. Brain Research Reviews 5: 267–297

Baleydier C, Maugiere F 1980 The duality of the cingulate gyrus in monkey: neuroanatomical study and functional hypothesis. Brain 103: 525–554

Bandler R, Keay K A 1996 Columnar organization in the midbrain periaqueductal gray and the integration of emotional expression. Progress in Brain Research 107: 285–300

Bandler R, Shipley M T 1994 Columnar organization in the midbrain periaqueductal gray: modules for emotional expression? Trends in Neurosciences 17: 379–389 [published erratum appears on 17: 445]

Bandler R, Carrive P, Zhang S P 1991 Integration of somatic and autonomic reactions within the midbrain periaqueductal gray: viscerotopic, somatotopic and functional organization. Progress in Brain Research 87: 269–305

Barbas H, Pandya D N 1987 Architecture and frontal cortical connections of the premotor cortex (area 6) in the rhesus monkey. Journal of Comparative Neurology 256: 211–228

Basbaum A I, Fields H L 1984 Endogenous pain control systems: brainstem spinal pathways and endorphin circuitry. Annual Review of Neuroscience 7: 309–338

Behbehani M M 1995 Functional characteristics of the midbrain periaqueductal gray. Progress in Neurobiology 46: 575–605

Berkley K 1980 Spatial relationships between the terminations of somatic sensory and motor pathways in the rostral brainstem of cats and monkeys. I. Ascending somatic sensory inputs to lateral diencephalon. Journal of Comparative Neurology 193: 283–317

Bernard J F, Bandler R 1998 Parallel circuits for emotional coping behaviour: new pieces in the puzzle. Journal of Comparative Neurology 401: 429–436

Bessou P, Laporte Y 1961 Étude des recepteurs musculaires innervés par les fibres afferentes du groupe III (fibres myelinisées fines), chez le chat. Archives Italiennes de Biologie 99: 293–321

Bessou P, Perl E R 1969 Response of cutaneous sensory units with unmyelinated fibres to noxious stimuli. Journal of Neurophysiology 32: 1025–1043

Boivie J 1979 An anatomical reinvestigation of the termination of the spinothalamic tract in the monkey. Journal of Comparative Neurology 186: 343–370

Broca P 1878 Anatomie comparée de circonvolutions cérébrales. Le grand lobe limbique et la scissure limbique dans le série des mammifères. Revue Anthropologique 1: 385–498

Brodal A 1981 Neurological Anatomy in Relation to Clinical Medicine. Oxford University Press, New York

Brown A G 1981 Organization in the Spinal Cord. Springer, Berlin

Brown P B, Brushart T M, Ritz L A 1989 Somatotopy of digital nerve projections to the dorsal horn in the monkey. Somatosensory and Motor Research 6: 309–317

Buonomano D V, Merzenich M M 1998 Cortical plasticity: from maps to synapses. Annual Review of Neuroscience 21: 149–186

Burgess P R, Perl E R 1967 Myelinated afferent fibres responding specifically to noxious stimulation of the skin. Journal of Physiology (London) 190: 541–562

Burton H, Craig A D 1983 Spinothalamic projections in cat, raccoon and monkey: a study based on anterograde transport of horseradish peroxidase. In: Macchi G, Rustioni A, Spreafico R (eds) Somatosensory Integration in the Thalamus. Elsevier, Amsterdam, pp 17–41

Burton H, Robinson C J 1981 Organization of the SII parietal cortex. Multiple somatic sensory representations within and near the second somatic sensory area of the cynomolgus monkeys. In: Woolsey C N (ed) Cortical Sensory Organization, Vol. 1. Multiple Sensory Areas. Humana Press, New Jersey, pp 67–119

Bushnell M C, Duncan G H, Hofbauer R K, Ha B, Chen J-I, Carrier B 1999 Pain perception: is there a role for primary somatosensory cortex? Proceedings of the National Academy of Sciences USA 96: 7705–7709

Cameron A A, Khan I A, Westlund K N, Cliffer K D, Willis W D 1995a The efferent projections of the periaqueductal gray in the rat: a *Phaseolus vulgaris*-leucoagglutinin study. I. Ascending projections. Journal of Comparative Neurology 351: 568–584

Cameron A A, Khan I A, Westlund K N, Willis W D 1995b The efferent projections of the periaqueductal gray in the rat: a *Phaseolus vulgaris*-leucoagglutinin study. II. Descending projections. Journal of Comparative Neurology 351: 585–601

Campbell J N, Meyer R A, LaMotte R H 1979 Sensitization of myelinated nociceptive afferents that innervate monkey hand. Journal of Neurophysiology 42: 1669–1679

Campero M, Serra J, Ochoa J L 1996 C-polymodal nociceptors activated by noxious low temperature in human skin. Journal of Physiology 497: 565–572

Carpenter D, Lundberg A, Norrsell U 1963 Primary afferent depolarization evoked from the sensorimotor cortex. Acta Physiologica Scandinavica 59: 126–142

Carstens E, Trevino D L 1978 Laminar origins of spinothalamic projections in the cat as determined by the retrograde transport of horseradish peroxidase. Journal of Comparative Neurology 182: 161–165

Casey K L, Morrow T J 1987 Nociceptive neurons in the ventral posterior thalamus of the awake squirrel monkey: observations in identification, modulation and drug effects. In: Besson J-M, Guilbaud D, Peschanksi M (eds) Thalamus and Pain. Elsevier, Amsterdam, pp 211–226

Cavada C, Goldman-Rakic P S 1989 Posterior parietal cortex in rhesus monkey: II. Evidence for segregated corticocortical networks linking sensory and limbic areas with the frontal lobe. Journal of Comparative Neurology 287: 422–445

Cheema S S, Rustioni A, Whitsel B L 1984 Light and electron microscopic evidence for a direct corticospinal projection to superficial laminae of the dorsal horn in cats and monkeys. Journal of Comparative Neurology 225: 276–290

Chen Y, Michaelis M, Jänig W, Devor M 1996 Adrenoreceptor subtype mediating sympathetic-sensory coupling in injured sensory neurons. Journal of Neurophysiology 76: 3721–3730

Christensen B R, Perl E R 1970 Spinal neurons specifically excited by noxious or thermal stimuli. Journal of Neurophysiology 33: 293–307

Chudler E H, Dong W K 1995 The role of the basal ganglia in nociception and pain. Pain 60: 3–38

Chudler E H, Sugiyama K, Dong W K 1993 Nociceptive responses of neurons in the neostriatum and globus pallidus of the rat. Journal of Neurophysiology 69: 1890–1903

Coffield J A, Bowen K K, Miletic, V 1992 Retrograde tracing of projections between the nucleus submedius, the ventrolateral orbital cortex, and the midbrain in the rat. Journal of Comparative Neurology 321: 488–499

Coggeshall R E, Coulter J D, Willis W D 1974 Unmyelinated axons in the ventral roots of the cat lumbosacral enlargement. Journal of Comparative Neurology 153: 39–58

Coghill R C, Talbot J D, Evans A C, Meyer E, Gjedde A, Bushnell M C, Duncan G H 1994 Distributed processing of pain and vibration by the human brain. Journal of Neuroscience 14: 4095–4108

Colebatch J G, Deiber M-P, Passingham R E, Friston K J, Frackowiak R S J (1991) Regional cerebral blood flow during voluntary arm and hand movements in human subjects. Journal of Neurophysiology 65: 1392–1401

Côté L, Crutcher M D 1991 The basal ganglia. In: Kandel E R, Schwartz J H, Jessell T M (eds) Principles of Neural Science, 3rd edn. Elsevier, New York, pp 647–659

Coulter J D, Jones E G 1977 Differential distribution of corticospinal projections from individual cytoarchitectonic fields in the monkey. Brain Research 129: 335–340

Coulter J D, Maunz R A, Willis W D 1974 Effects of stimulation of sensorimotor cortex on primate spinothalamic neurons. Brain Research 65: 351–356

Craig A D, Burton H 1981 Spinal and medullary lamina I projection to nucleus submedius in medial thalamus: a possible pain center. Journal of Neurophysiology 45: 443–466

Cusick C G, Gould H J 1990 Connections between area 3b of the somatosensory cortex and subdivisions of the ventroposterior nuclear complex and the anterior pulvinar in squirrel monkeys. Journal of Comparative Neurology 292: 83–102

Darian-Smith C, Darian-Smith I, Cheema S S 1990 Thalamic projections to sensorimotor cortex in the macaque monkey: use of multiple retrograde tracers. Journal of Comparative Neurology 299: 17–46

Deiber M-P, Passingham R E, Colebatch J G, Friston K J, Nixon P D, Frackowiak R S J 1991 Cortical areas and the selection of movement: a study with positron emission tomography. Experimental Brain Research 84: 393–402

Devinsky O, Morrell M J, Vogt B A 1995 Contributions of anterior cingulate cortex to behaviour. Brain 118: 279–306

Dong W K, Ryu H, Wagman I H 1978 Nociceptive responses in medical thalamus and their relationship to spinothalamic pathways. Journal of Neurophysiology 41: 1592–1613

Dubner R, Bennett G J 1983 Spinal and trigeminal mechanisms of nociception. Annual Review of Neurosciences 6: 381–418

Dubner R, Price D D, Beitel R E, Wu J W 1977 Peripheral neural correlates of behaviour in monkey and human related to sensory-discriminative aspects of pain. In: Anderson D J, Mathews B (eds) Pain in the Trigeminal Region. Elsevier, Amsterdam, pp 57–66

Dum R P, Strick P L 1991 The origin of corticospinal projections from the premotor areas in the frontal lobe. Journal of Neuroscience 11: 667–689

Dum R P, Strick P L 1996 Spinal cord terminations of the medial wall motor areas in macaque monkeys. Journal of Neuroscience 16: 6513–6525

Erlanger J, Gasser H S 1937 Electrical Signs of Nervous Activity. University of Pennsylvania Press, Philadelphia

Fetz E E 1968 Pyramidal tract effects on interneurons in the cat lumbar dorsal horn. Journal of Neurophysiology 31: 69–80

Fields H L, Basbaum A I 1994 Central nervous system mechanisms of pain modulation. In: Wall P D, Melzack R (eds) Textbook of Pain. Churchill Livingstone, Edinburgh, pp 243–257

Flaherty A W, Graybiel A M 1993 Two input systems for body representations in the primate striatal matrix: experimental evidence in the squirrel monkey. Journal of Neuroscience 13: 1120–1137

Florence S L, Wall J T, Kaas J H 1988 The somatotopic pattern of afferent projections from the digits to the spinal cord and cuneate nucleus in macaque monkeys. Brain Research 452: 388–392

Friedman D P, Murray E A, O'Neill J B, Mishkin M 1996 Cortical connections of the somatosensory fields of the lateral sulcus of macaques: evidence of a corticolimbic pathway for touch. Journal of Comparative Neurology 252: 323–347

Galea M P, Darian-Smith I 1994 Multiple corticospinal neuron populations in the macaque monkey are specified by their unique cortical origins, spinal terminations and connections. Cerebral Cortex 4: 166–194

Galea M P, Darian-Smith I 1997 Corticospinal projection patterns following unilateral cervical spinal cord section in the newborn and juvenile macaque monkey. Journal of Comparative Neurology 381: 282–306

Gerfen C R 1992 The neostriatal mosaic: multiple levels of compartmental organization. Trends in Neurosciences 15: 133–139

Giesler G J, Spiel H R, Willis W D 1981 Organization of spinothalamic tract axons within the rat spinal cord. Journal of Comparative Neurology 195: 243–252

Gingold S I, Greenspan J D, Apkarian A V 1991 Anatomic evidence of nociceptive inputs to primary somatosensory cortex: relationship between spinothalamic terminals and thalamocortical cells in squirrel monkeys. Journal of Comparative Neurology 308: 467–490

Gobel S, Falls W M, Humphrey E 1981 Morphology and synaptic connections of ultrafine primary axons in lamina I of the spinal dorsal horn: candidates for the terminal axonal arbors of primary neurones in unmyelinated (C) axons. Journal of Neuroscience 1: 1163–1179

Goldman P S, Nauta W J H 1977 An intricately patterned prefronto-caudate projection in the rhesus monkey. Journal of Comparative Neurology 171: 369–385

Gray T S, Magnuson D J 1992 Peptide immunoreactive neurons in the amygdala and the bed nucleus of the stria terminalis project to the midbrain central gray in the rat. Peptides 13: 451–460

Graybiel A M 1991 Basal ganglia: input, neural activity, and relation to the cortex. Current Biology 1: 644–651

Greenan T J, Strick P L 1986 Do thalamic regions which project to rostral primate motor cortex receive spinothalamic input? Brain Research 362: 384–388

Grieve G P 1994 Referred pain and other clinical features. In: Boyling J D, Palastanga N (eds) Grieve's Modern Manual Therapy, 2nd edn. The Vertebral Column. Churchill Livingstone, Edinburgh

Ha H, Morin F 1964 Comparative anatomical observations of the cervical nucleus, N. cervicalis lateralis, of some primates. Anatomical Record 148: 374–375

Häbler H-J, Jänig W, Koltzenburg M 1990 Activation of unmyelinated fibres by mechanical stimuli and inflammation of the urinary bladder in the cat. Journal of Physiology (London) 425: 545–562

Hardy S G P, Leichnetz G R 1981 Cortical projections to the periaqueductal gray in the monkey: a retrograde and orthograde horseradish peroxidase study. Neuroscience Letters 22: 97–101

Henderson L A, Keay K A, Bandler R 1998 The ventrolateral periaqueductal gray projects to caudal brainstem depressor regions: a functional-anatomical and physiological study. Neuroscience 82: 201–221

Heppelmann B, Messlinger K, Neiss W F, Schmidt R F 1990 Ultrastructural three-dimensional reconstruction of group III and group IV sensory nerve endings ('free nerve endings') in the knee joint of the cat: evidence for multiple receptive sites. Journal of Comparative Neurology 292: 103–116

Herbert H, Saper C R 1992 Organization of medullary adrenergic and noradrenergic projections to the periaqueductal gray matter in the rat. Journal of Comparative Neurology 314: 34–52

Hertel H C, Howaldt B, Mense S 1976 Responses of group IV and group III muscle afferents to thermal stimuli. Brain Research 113: 201–205

Hirschberg R M, Al-Chaer E D, Lawand N B, Westlund K N, Willis W D 1996 Is there a pathway in the posterior funiculus that signals visceral pain? Pain 67: 291–305

Hoff E C, Kell J F, Carroll M N 1963 Effects of cortical stimulation and lesions on cardiovascular function. Physiological Reviews 43: 68–114

Honda C N 1985 Visceral and somatic afferent convergence onto neurons near the central canal in the sacral spinal cord of the cat. Journal of Neurophysiology 53: 1059–1078

Honda C N, Perl E R 1985 Functional and morphological features of neurons in the midline region of the caudal spinal cord in the cat. Brain Research 340: 285–295

Hsieh J-C, Belfrage M, Stone-Elander S, Hansson P, Ingvar M 1995 Central representation of chronic ongoing neuropathic pain studied by positron emission tomography. Pain 63: 225–236

Iggo A 1960 Cutaneous mechanoreceptors with C fibres. Journal of Physiology (London) 152: 337–353

Jänig W 1992 Pain and the sympathetic nervous system: pathophysiological mechanisms. In: Bannister R, Mathias C (eds) Autonomic Failure. Oxford University Press, Oxford, pp 231–251

Jänig W 1995 The sympathetic nervous system in pain. European Journal of Anaesthesiology 12 (Suppl. 10): 53–60

Johnson J I, Welker W I, Pubols B H 1968 Somatotopic organization of racoon dorsal column nuclei. Journal of Comparative Neurology 132: 1–44

Jones E G 1985 The Thalamus. Plenum Press, New York

Jones A K P, Brown W D, Friston K J, Qi L Y, Frackowiack R S J 1991 Cortical and subcortical localization of response to pain in man using positron emission tomography. Proceedings of the Royal Society, B 244: 39–44

Kaas J H, Nelson R J, Sur M, Lin C-S, Merzenich M M 1979 Multiple representations of the body within the primary somatosensory cortex of primates. Science 204: 521–523

Kaas J H, Nelson R J, Sur M, Dykes R W, Merzenich M M 1984 The somatotopic organization of the ventroposterior thalamus of the squirrel monkey, *Saimiri sciureus*. Journal of Comparative Neurology 226: 111–140

Keay K A, Bandler R 1993 Deep and superficial noxious stimulation increases Fos-like immunoreactivity in different regions of the midbrain periaqueductal gray of the rat. Neuroscience Letters 154: 23–26

Kenshalo D R, Giesler G J, Leonard R B, Willis W D 1980 Responses of neurons in primate ventral posterior lateral nucleus to noxious stimuli. Journal of Neurophysiology 43: 1594–1614

Kerr F W L 1975 Neuroanatomical substrates of nociception in the spinal cord. Pain 1: 325–356

Kevetter G A, Haber L H, Yezierski R P, Chung J M, Martin R F, Willis W D 1982 Cells of origin of the spinoreticular tract in the monkey. Journal of Comparative Neurology 207: 61–74

Kieschke J, Mense S, Prabhakar N R 1988 Influence of adrenaline and hypoxia on rat muscle receptors in vitro. In: Hamann W, Iggo A (eds) Progress in Brain Research. Elsevier, Amsterdam, pp 91–97

Kircher C, Ha H 1968 The nucleus cervicalis lateralis in primates including the human. Anatomical Record 160: 376

Klement W, Arndt J O 1992 The role of nociceptors of cutaneous veins in the mediation of cold pain in man. Journal of Physiology 449: 73–83

Koyama T, Tanaka Y Z, Mikami A 1998 Nociceptive neurons in macaque anterior cingulate activate during anticipation of pain. NeuroReport 9: 2663–2667

Kruger L, Perl E R, Sedivec M J 1981 Fine structure of myelinated mechanical nociceptor endings in cat hairy skin. Journal of Comparative Neurology 198: 137–154

Kuypers H G J M 1981 Anatomy of the descending pathways. In: Brooks V B, Brookhart J M, Mountcastle V B (eds) Handbook of Physiology Section 1: The Nervous System, Volume II, Motor Control, Part 1. American Physiological Society, Bethesda, pp 597–666

LaMotte C 1977 Distribution of the tract of Lissauer and dorsal horn root fibres in the primate spinal cord. Journal of Comparative Neurology 172: 529–562

LaMotte R H, Thalhammer J G 1982 Response properties of high-threshold cutaneous cold receptors in the primate. Brain Research 244: 279–287

Lawson S N 1992 Morphological and biochemical cell types of sensory neurons. In: Scott S A (ed) Sensory Neurons: Diversity, Development and Plasticity. Oxford University Press, Oxford, pp 27–59

Leichnetz G R 1986 Afferent and efferent connections of the dorsolateral precentral gyrus (area 4, hand/arm region) in the macaque monkey, with comparisons to area 8. Journal of Comparative Neurology 254: 260–292

Lidierth M, Wall P D 1998 Dorsal horn cells connected to the Lissauer tract and their relation to the dorsal root potential in the rat. Journal of Neurophysiology 80: 667–679

Light A R, Metz C B 1978 The morphology of the spinal cord efferent and afferent neurons contributing to the ventral roots of the cat. Journal of Comparative Neurology 179: 501–516

Lipp J 1991 Possible mechanisms of morphine analgesia. Clinical Neuropharmacology 14: 131–147

Lloyd D P C 1943. Neuron patterns controlling transmission of ipsilateral hindlimb reflexes in cat. Journal of Neurophysiology 6: 293–315

Lofving B 1961 Cardiovascular adjustments induced from the rostral cingulate gyrus. Acta Physiologica Scandinavica 53: 1–82

Lovick T A 1991 Interactions between descending pathways from the dorsal and ventrolateral periaqueductal gray matter in the rat. In: Depaulis A, Bandler R (eds) The Midbrain Periaqueductal Gray Matter. New York, Plenum Press, pp 101–120

Lundberg A, Norrsell U, Voorhoeve P 1962 Pyramidal effects on lumbosacral interneurons activated by somatic afferents. Acta Physiologica Scandinavica 56: 220–229

Lynn B 1984 The detection of injury and tissue damage. In: Wall P D, Melzack R (eds) Textbook of Pain. Churchill Livingstone, Edinburgh, pp 19–33

MacLean P D 1955 The limbic system ('visceral brain') and emotional behaviour. Archives of Neurology and Psychiatry 73: 130–134

Magni F, Melzack R, Moruzzi G, Smith C J 1959 Direct pyramidal influences on the dorsal column nuclei. Archives Italiennes de Biologie 97: 357–377

Maier M A, Davis J N, Armand J, Kirkwood P A, Philbin N, Ognjenovic N, Lemon R N 1997 Comparison of cortico-motoneuronal (CM) connections from macaque motor cortex and supplementary motor area. Society for Neuroscience Abstracts 23: 1274

Mantyh P W 1983 The spinothalamic tract in the primate: a reexamination using wheatgerm agglutinin conjugated to horseradish peroxidase. Neuroscience 9: 847–862

Martin J H 1996 Neuroanatomy Text and Atlas 2nd edn. Appleton & Lange, Stamford, Connecticut

Matelli M, Camarda R, Glickstein M, Rizzolatti G 1986 Afferent and efferent projections of the inferior area 6 in the macaque monkey. Journal of Comparative Neurology 251: 281–298

Matelli M, Rizzolatti G, Bettinardi V, Gilardi M C, Perani D, Rizzo G, Fazio F 1993 Activation of precentral and mesial motor areas during the execution of elementary proximal and distal arm movements: a PET study. NeuroReport 4: 1295–1298

McLachlan E M, Jänig W, Devor M, Michaelis M 1993 Peripheral nerve injury triggers noradrenergic sprouting within dorsal root ganglia. Nature 363: 543–546

McMahon S B 1984 Spinal mechanisms in somatic pain. In: Holden A V, Winlow W (eds) The Neurobiology of Pain. Manchester University Press, Manchester

Mehler W R, Feferman M E, Nauta W J H 1960 Ascending axon degeneration following anterolateral cordotomy. An experimental study in the monkey. Brain 83: 718–751

Melzack R, Casey K L 1968 Sensory, motivational, and central control determinants of pain. A new conceptual model. In: Kenshalo R (ed) The Skin Senses. Thomas, Springfield, Illinois, pp 423–443

Mense S 1993 Nociception from skeletal muscle in relation to clinical muscle pain. Pain 54: 241–289

Mense S, Meyer H 1985 Different types of slowly conducting afferent units in cat skeletal muscle and tendon. Journal of Physiology 363: 403–417

Mense S, Meyer H 1988 Bradykinin-induced modulation of the response behaviour of different types of feline group III and IV muscle receptors. Journal of Physiology 398: 49–63

Mense S, Prabhakar N R 1986 Spinal terminations of nociceptive afferent fibres from deep tissues in the cat. Neuroscience Letters 66: 169–174

Mense S, Stahnke M 1983 Responses in muscle afferent fibres of slow conduction velocity to contractions and ischaemia in the cat. Journal of Physiology 342: 383–397

Mesulam M-M, Mufson E J 1982 Insula in the Old World monkey: efferent cortical output and comments on function. Journal of Comparative Neurology 212: 38–52

Meyer R A, Davis K D, Cohen R H, Treede R-D, Campbell J N 1991 Mechanically insensitive afferents (MIAs) in cutaneous nerves of monkey. Brain Research 561: 252–261

Meyer R A, Campbell J N, Raja S N 1994 Peripheral neural mechanisms of nociception. In: Wall P D, Melzack R (eds) Textbook of Pain. Churchill Livingstone, Edinburgh, pp 13–44

Mizuno N, Nakano K, Imaizumi M, Okamoto M 1967 The lateral cervical nucleus of the Japanese monkey (Macaca fuscata). Journal of Comparative Neurology 129: 375–384

Morecraft R J, van Hoesen G W 1998 Convergence of limbic input to the cingulate motor cortex in the rhesus monkey. Brain Research Bulletin 45: 209–232

Morgan M M 1991 Differences in antinociception evoked from dorsal and ventral regions of the caudal periaqueductal gray matter. In: Depaulis A, Bandler R (eds) The Midbrain Periaqueductal Gray Matter. New York, Plenum Press, pp 139–150

Morgan M M, Whitney P K, Gold M S 1998 Immobility and flight associated with antinociception produced by activation of the ventral and lateral/dorsal regions of the rat periaqueductal gray. Brain Research 804: 159–166

Muakkassa K F, Strick P L 1979 Frontal lobe inputs to primate motor cortex: evidence for four somatotopically organized 'premotor' areas. Brain Research 177: 176–182

Mufson E J, Mesulam M-M 1982 Insula of the old world monkey. II Afferent cortical input and comments on the claustrum. Journal of Comparative Neurology 212: 23–37

Nauta W J H, Mehler W R 1966 Projections of the lentiform nucleus in the monkey. Brain Research 1: 3–42

Pandya D N, Van Hoesen G W, Mesulam M M 1981 Efferent connections of the cingulate gyrus in the rhesus monkey. Experimental Brain Research 42: 319–330

Papez J W 1937 A proposed mechanism of emotion. Archives of Neurology and Psychiatry 38: 725–743

Patterson J T, Coggeshall R E, Lee W T, Chung K 1990 Long ascending unmyelinated primary afferent axons in the rat dorsal column: immunohistochemical localizations. Neuroscience Letters 108: 6–10

Penfield W, Rasmussen T 1955 The Cerebral Cortex of Man. New York, Macmillan

Peschanski M, Besson J M 1984 A spino-reticulo-thalamic pathway in the rat: an anatomical study with reference to pain transmission. Neuroscience 12: 165–178

Petrides M, Pandya D N 1984 Projections to the frontal cortex from the posterior parietal region in the rhesus monkey. Journal of Comparative Neurology 228: 105–116

Porro C A, Cettolo V, Francescato M P, Baraldi P 1998 Temporal and intensity coding of pain in human cortex. Journal of Neurophysiology 80: 3312–3320

Preuss T M, Goldman-Rakic P S 1991 Ipsilateral cortical connections of granular frontal cortex in the strepsirrhine primate Galago, with comparative comments on anthropoid primates. Journal of Comparative Neurology 310: 507–549

Rainville P, Duncan G H, Price D D, Carrier B, Bushnell M C 1997 Pain affect encoded in human anterior cingulate but not somatosensory cortex. Science 277: 968–971

Ralston D D, Ralston H J 1985 The terminations of corticospinal tract axons in the macaque monkey. Journal of Comparative Neurology 242: 325–337

Ralston H J, Ralston D D 1992 The primate dorsal spinothalamic tract: evidence for a specific termination in the posterior nuclei (Po/SG) of the thalamus. Pain 48: 107–118

Rang H P, Bevan S, Dray A 1991 Chemical activation of nociceptive peripheral neurons. British Medical Bulletin 47: 534–548

Rexed B 1952 The cytoarchitectonic organization of the spinal cord in the cat. Journal of Comparative Neurology 96: 415–495

Rexed B 1954 A cytoarchitectonic atlas of the spinal cord in the cat. Journal of Comparative Neurology 100: 297–379

Ruch T C 1946 Visceral sensation and referred pain. In: Fulton J F (ed) Howell's Textbook of Physiology, 15th edn. Saunders, Philadelphia, pp 385–401

Sandyk R, Bamford C R, Iacono R 1988 Pain and sensory symptoms in Parkinson's disease. International Journal of Neuroscience 39: 15–25

Sato J, Perl E R 1991 Adrenergic excitation of cutaneous pain receptors induced by peripheral nerve injury. Science 251: 1608–1610

Schaible H G, Schmidt R F 1985 Effects of an experimental arthritis on the sensory properties of fine articular afferent units. Journal of Neurophysiology 54: 1109–1122

Schaible H G, Schmidt R F 1988 Time course of mechanosensitivity changes in articular afferents during a developing experimental arthritis. Journal of Neurophysiology 60: 2180–2195

Schlag-Rey M, Schlag J 1984 Visuomotor functions of central thalamus in monkey, I. Unit activity related to spontaneous eye movements. Journal of Neurophysiology 51: 1149–1174

Schreiner L, Kling A 1953 Behavioural changes following rhinencephalic injury in cat. Journal of Neurophysiology 15: 643–659

Seitz R J, Roland P E (1992) Learning of sequential and finger movements in man: a combined kinematic and positron emission tomography (PET) study. European Journal of Neurosciences 4: 154–165

Shima K, Aya K, Mushiake H, Inase M, Aizawa H, Tanji J 1991 Two movement-related foci in the primate cingulate cortex observed in signal-triggered and self-paced forelimb movements. Journal of Neurophysiology 65: 188–202

Simone D A, Kajander K C 1997 Responses of A-fiber nociceptors to noxious cold. Journal of Neurophysiology 77: 2049–2060

Simone D A, Marchettini P, Caputi G, Ochoa J L 1994 Identification of muscle afferents subserving sensation of deep pain in humans. Journal of Neurophysiology 72: 883–889

Snyder R 1977 The organization of the dorsal root entry zone in cats and monkeys. Journal of Comparative Neurology 174: 47–70

Stacey M J 1969 Free nerve endings in skeletal muscle of the cat. Journal of Anatomy 105: 231–254

Stamford J A 1995 Descending control of pain. British Journal of Anaesthesia 75: 217–227

Sugiura Y, Terui N, Hosoya Y 1989 Difference in distribution of central terminals between visceral and somatic unmyelinated (C) primary afferent fibers. Journal of Neurophysiology 62: 834–840

Talbot J D, Marrett S, Evans A C, Meyer E, Bushnell M C, Duncan G H 1991 Multiple representations of pain in human cerebral cortex. Science 251: 1355–1358

Tanelian D I 1991 Cholinergic activation of a population of corneal afferent nerves. Experimental Brain Research 86: 414–420

Torebjörk H E, Ochoa J L 1980 Specific sensations evoked by activity in single identified sensory units in man. Acta Physiologica Scandinavica 110: 445–447

Treede R-D, Meyer R A, Campbell J N 1991 Classification of primate A-fiber nociceptors according to their heat response properties. Pflügers Archives (Suppl. 1) 418: R42

Treede R-D, Kenshalo D R, Gracely R H, Jones A K P 1999 The cortical representation of pain. Pain 79: 105–111

Truex R C, Taylor M J, Smythe M Q, Gildenberg P L 1965 The lateral cervical nucleus of cat, dog and man. Journal of Comparative Neurology 139: 93–104

Vogt B A, Pandya D N 1987 Cingulate cortex of the rhesus monkey: II. Cortical afferents. Journal of Comparative Neurology 262: 271–289

Wall P D 1967 The laminar organization of dorsal horn and effects of descending impulses. Journal of Physiology 188: 403–423

Wall P D, Gutnick M 1974 Ongoing activity in peripheral nerves: the physiology and pharmacology of impulses originating from a neuroma. Experimental Neurology 43: 580–593

Wang Q-P, Nakai Y 1994 The dorsal raphe: an important nucleus in pain modulation. Brain Research Bulletin 34: 575–585

Willis W D, Coggeshall R E 1991 Sensory Mechanisms of the Spinal Cord, 2nd edn. Plenum Press, New York

Willis W D, Al-Chaer E D, Quast M J, Westlund K N 1999 A visceral pathway in the dorsal column of the spinal cord. Proceedings of the National Academy of Sciences USA 96: 7675–7679

Wilson P, Meyers D E, Snow P J 1986 The detailed somatotopic organization of the dorsal horn in the lumbosacral enlargement of the cat spinal cord. Journal of Neurophysiology 55: 604–617

Woolf C J, Shortland P, Coggeshall R E 1992 Peripheral nerve injury triggers central sprouting of myelinated afferents. Nature 355: 75–78

Yezierski R P 1988 Spinomesencephalic tract: projections from the lumbosacral spinal cord of the rat, cat and monkey. Journal of Comparative Neurology 267: 131–146

Yezierski R P, Gerhart K D, Schrock R J, Willis W D 1983 A further examination of effects of cortical stimulation on primate spinothalamic tract cells. Journal of Neurophysiology 49: 424–441

Zhang D, Carlton S M, Sorkin L S, Willis W D 1990 Collaterals of primate spinothalamic tract neurons to the periaqueductal gray. Journal of Comparative Neurology 296: 277–290

（吉本隆彦）

3

痛みの神経生理学と痛み調節

Anthony Wright

本章の目次

概　要　47
　学習の目的　48

痛覚増強　49
　一次性および二次性痛覚増強　49
　微小神経電図法による研究　49
　要　約　50

末梢性感作　50
　「炎症性スープ」　51
　末梢性感作の多様な形式　51
　膜イオンチャネルへの直接作用　51
　G蛋白共役型細胞内カスケード　52
　過分極の抑制　52
　間接的な機序　52
　栄養因子の作用　52
　要　約　53

**末梢侵害受容系をアップレギュレーションさせる
その他のメカニズム　53**
　非活動性侵害受容器　53
　フェノタイプの変化　53
　要　約　54

中枢性感作　55
　NMDA受容体の活性化　55
　NO産生　56
　他のグルタミン酸受容体　56
　栄養因子　56
　神経解剖学的な再構成　56
　要　約　57

特異的侵害受容ニューロンと広作動域ニューロン　57
　要　約　58

体性運動機能不全　59
　逃避反射の亢進　59
　悪循環モデル　59
　痛み適応モデル　60
　新たなモデル　61
　要　約　62

体性交感神経機能不全　62
　正常状態　62
　病理学的状態　62
　要　約　63

侵害入力の中枢での統合　63
　脳機能イメージング　63
　痛みと情動　64
　要　約　64

侵害入力の調節　64
　下行性疼痛抑制系　64
　腹外側細胞索　65
　外側細胞索　65
　ノルアドレナリン作動系とセロトニン作動系　65
　下行性疼痛促進系　67
　要　約　67

結　論　67
　学習問題・復習問題　68

概　要

　臨床において医療者は、痛みが患者に与える影響力の強さをよく目にする。まったく痛みがない状態やわずかな痛みの状態から急変して、その人のすべての行動を操ってしまうほどに痛みがひどく、広範囲になるような状態に至る人たちがいる。痛みは、その人が生きていく上での中心的存在となってしまうことがある。

　むち打ち損傷や急性の背部損傷、また骨折や外傷性切断、その他何らかの急性の傷害を負ってしまった患者の例をみると、痛みの影響力の強さがわかる。このような患者に生じる行動の変化は、侵害受容系機能の著しいアップレギュレーション up-regulation（Box 3.1参照）、そしてその結果として中枢神経系機能のさまざまな面におけるおびただしい神経可塑性 neuroplasticity と変容が起きていることを意味している。

　多くの研究は、侵害受容系がアップレギュレーションしうる過程について詳述し、体性運動機能や体性交感神経機能における侵害受容系のアップレギュレーションの影響を示すことで発展してきている。侵害受容系は通常では活性していない系であり、活性化するのには、強く激しい損傷を起こすような刺激を要する。しかし、患者が一度痛みを経験してし

> **Box 3.1　重要用語の定義**
>
> **痛覚増強　hyperalgesia**：通常の痛み刺激に対する反応が増強する現象（Merskey & Bogduk 1994）
>
> **アロディニア　allodynia**：通常では痛くない刺激で痛みが起こる現象（Merskey & Bogduk 1994）
>
> **一次性痛覚増強　primary hyperalgesia**：組織損傷領域での痛覚増強
>
> **二次性痛覚増強　secondary hyperalgesia**：組織損傷がない領域での痛覚増強
>
> **末梢性感作　peripheral sensitization**：侵害受容器の感受性の変化
>
> **中枢性感作　central sensitization**：痛みに関与する中枢神経系ニューロンの興奮性の増大
>
> **アップレギュレーション　up-regulation**：侵害受容系の感受性を増大させる機序
>
> **ダウンレギュレーション　down-regulation**：侵害受容系の感受性を減少させる機序

学習の目的

1. 一次性痛覚増強と二次性痛覚増強の区別を理解する。
2. 侵害受容系機能のアップレギュレーションとダウンレギュレーションの概念を理解する。
3. 末梢性感作の過程を理解する。
4. 「炎症性スープ」の概念を理解する。
5. 非活動性侵害受容器や機械刺激低感受性求心性神経の概念を理解する。
6. 中枢性感作の過程を理解する。
7. 侵害受容系と運動系の相互関係を理解する。
8. 侵害受容系と交感神経系の相互関係を理解する。
9. 侵害入力の中枢における統合を理解する。
10. 痛み調節系の機能的役割を理解する。

まうと、比較的弱い刺激でもこの系は活性化し、痛み感覚を引き起こす。このような知覚の変化には、侵害刺激に対する反応が過大になる、あるいは増強するという痛覚増強 hyperalgesia や、通常では痛くない刺激で痛みが起こるアロディニア allodynia という現象がある（Box 3.1参照）。これらの現象と、その神経生理学的な基礎について論じていく。

　この章では、組織損傷の反応として起こる侵害受容系のアップレギュレーションを起こす多くの過程について述べ、末梢性および中枢性感作の過程を述べる。また、侵害受容系、運動系、および自律系の間に生じる相互作用の可能性や、心理社会的要因が侵害受容系内での神経可塑性に影響を及ぼす可能性についても論じる。さらに、侵害受容系におけるダウンレギュレーション down-regulation（Box 3.1参照）の機序から、痛み調節系の機能的重要性について考察する。

　第2章では侵害受容系の神経解剖学が詳述され、運動系や交感神経系など他の重要な系との密接な関係について述べられている。そこでは侵害受容系の多岐にわたる性質がわかりやすく説明されているが、それだけでは神経系の可塑性 plasticity について、また、最初の痛み刺激に対して反応が変化する程度については、説明できていない。

　ほとんどの人で侵害受容系は通常では活性しておらず、過度の刺激に対する反応として警告信号のみを伝えることは明らかである。しかし、痛みが確立されてしまうと、この系は中枢神経系機能のあらゆる面で広範囲に影響を及ぼすようになる。現在では、多くの機序が、細胞および器官系レベルの両方で侵害受容系の感受性を著しく変化させることに関与することが明らかとなっている。

　この章ではまず、侵害受容系の神経可塑性に関与する機序に焦点を当て、次に、変容した侵害受容系の活動が運動系と交感神経系機能に及ぼす影響力の強さについて考察する。

痛覚増強

1930年代以降、多くの研究者が末梢性傷害や内臓損傷によって生じる痛覚増強（Box 3.1参照）を研究してきた。痛覚増強の特徴として、誘発痛閾値の低下、閾値上刺激に対する痛みの増強および自発痛が挙げられる（Meyer et al 1985）。アロディニアに関連する現象でも痛み閾値の低下が起こるが、この場合、刺激の様式と誘発される痛みの質との間に解離がみられる（Merskey & Bogduk 1994）。つまり、通常では痛くないものとして感知される刺激、たとえば、冷刺激が灼熱痛として感じられるという状態などである。アロディニアの存在が、ある程度の神経解剖学的な再構成を暗示している。詳しくはこの章の後半で述べる。

一次性および二次性痛覚増強

侵害刺激によって、一次性痛覚増強 primary hyperalgesia と二次性痛覚増強 secondary hyperalgesia と呼ばれる、二つの異なる痛覚増強が生じることはよく知られている（Hardy et al 1950）。皮膚侵害刺激が加わると、最初損傷部位の周囲に一次性痛覚増強の領域ができる。その後、その領域を大きく囲んで二次性痛覚増強の領域が徐々に広がっていく。一次性痛覚増強の領域では温熱性と機械的刺激の両方に感受性をもつが、それに対して、二次性痛覚増強の領域では機械的刺激だけを感じるのが特徴である（Raja et al 1984）。

微小神経電図法による研究

TorebjörkとLaMotteは、侵害刺激としてカプサイシン capsaicin（赤唐辛子の辛味成分）を使い、一次性および二次性痛覚増強に関する一連の研究を微小神経電図法 microneurography により行った（LaMotte et al 1992, Torebjörk et al 1992）。微小神経電図法とは細い電極を末梢神経に挿し、個々の神経束の記録もしくは刺激を行う方法である。被験者にカプサイシンを皮内注射すると、注射部位の周

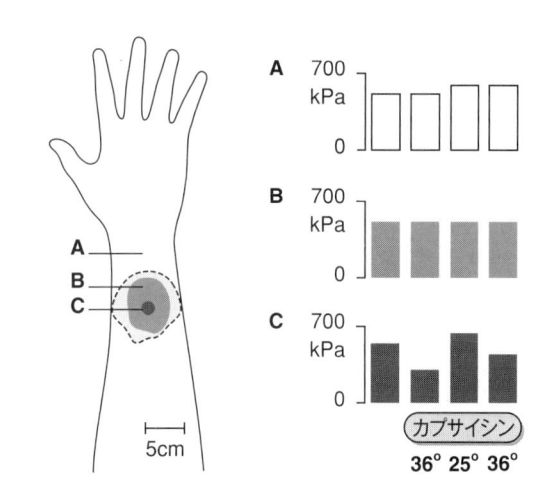

Fig 3.1 前腕掌側の皮膚にカプサイシン投与30分後における痛覚増強の空間的広がり。黒はカプサイシン投与部位、網掛け・点線は綿や針でテストした時の機械刺激性痛覚増強の広がりを示す。A、B、Cは圧痛閾値を測定した部位を示す。圧痛閾値はカプサイシンを投与した部位のみで温度依存性に低下する。
(reprinted from Pain, 51, Koltzenburg et al, pp 201-219. ©(1992) with permission from Elsevier Science.)

囲に機械刺激性および温熱性痛覚増強が生じる（一次性痛覚増強領域）。続いて、それを囲むさらに広い領域に機械刺激性痛覚増強が生じる（二次性痛覚増強領域）。圧迫・針刺・ブラシ刺激に対する機械刺激性痛覚増強の領域は明確に識別される（Fig 3.1参照）（Koltzenburg et al 1992）。

微小神経電図法により、一次性痛覚増強領域を支配する無髄Cポリモーダル受容器の神経単位は、カプサイシン投与によって感作されることが示された。感作の特徴は、標準的刺激に対する放電の増加、および刺激がない時に起こる自発放電の増加である。一方、二次性痛覚増強領域を支配する無髄Cポリモーダル受容器および有髄A線維の神経単位では、感作はみられなかった（LaMotte et al 1992）。しかし、有髄求心性神経系を電気刺激すると痛みが生じ（Torebjörk et al 1992）、これは時間的加重を起こすような繰り返し刺激によりさらに顕著となる。通常、有髄求心性神経系を刺激しても痛みは生じないことから、有髄求心性神経入力の中枢

における情報処理過程が変化し、その結果、痛みの誘発、関連して機械刺激性痛覚増強が生じるようになった可能性が考えられる（Torebjörk et al 1992）。これらのことから、一次性痛覚増強は主に侵害受容器の末梢性感作 peripheral sensitization によって起こり、一方、二次性痛覚増強は脊髄レベルで侵害情報を処理する細胞での中枢性感作 central sensitization によって起こることが示唆される。

要　約

痛覚増強は精神物理学的な現象で、さまざまな様式の刺激に対する反応閾値の変化が特徴である。損傷後、損傷組織と非損傷組織に起こる痛覚増強の機序は異なり、また、痛覚増強の時間経過や広がりは、刺激の様式によって異なることは明らかである。

末梢性感作

末梢性および中枢性感作の研究は多くあり、どちらの過程も損傷後の侵害受容系のアップレギュレーションに重要であることがわかってきている。

これまでの研究の多くで、組織損傷によって生じる刺激に対する感受性の増大は、末梢侵害受容器の感作によるものであると指摘している。第2章では侵害受容器の微細構造が詳述され、固有のグループに分類されている。多くの末梢侵害受容器は、機械的・温熱性侵害刺激だけでなく化学的侵害刺激にも反応するという意味でポリモーダル※訳注8 polymodal（多様式）である（Kumazawa 1996）。また、組織損傷によって末梢侵害受容器の感作が促進され、化学伝達物質が組織内に放出されるということも明らかである。重要な化学伝達物質として、ブラジキニン、セロトニン、ヒスタミン、カリウムイオン、アデノシン3リン酸（ATP）、水素イオン、プロスタグランジン、一酸化窒素（NO）、ロイコトリエン、サイトカインなどがある（Fig 3.2参照）（Dray 1995）。

これらの伝達物質の働きとして、特定の受容体との結合、脱分極に必要なイオンチャネルの活性化、細胞内二次伝達系（セカンドメッセンジャーシステム）の活性化、神経性炎症を促進するさまざまな神経ペプチドの放出、さらに遺伝子転写修飾による

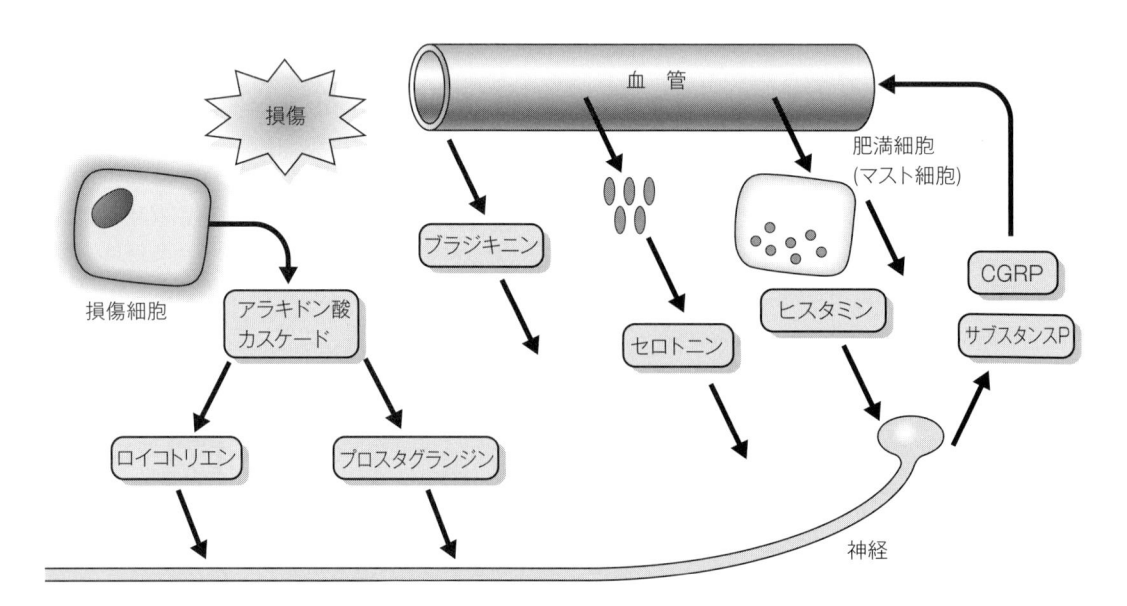

Fig 3.2　末梢性感作に関与する化学伝達物質
(reprinted from Maciewicz and Wittink, Physiology of pain, editors Wittink and Hoskins, Chronic Pain Management for Physical Therapists, Boston, MA, Butterworth-Heinemann, 1997 with permission)

神経特性の変化などがある（Bevan 1996, Dray 1995）。多くの受容体やセカンドメッセンジャーシステムはそれぞれ異なった炎症メディエタ inflammatory mediator※訳注9によって活性化される（Mizumura & Kumazawa 1996）。

ポリモーダル受容器はある範囲の刺激に反応する一方、異なる刺激様式での興奮や感作には、それぞれ異なる受容体やセカンドメッセンジャーシステムが関与していることは明らかである（Mizumura & Kumazawa 1996）。それゆえ、侵害受容器は温熱性、機械的、もしくは化学的刺激に対してそれぞれ異なった感作を示す可能性があることに注目する必要がある。たとえば、ある侵害受容器で、機械的、化学的刺激には正常の感受性を維持するが、温熱性刺激には感作を示すという可能性もある。

「炎症性スープ」

侵害受容感受性に影響を与える最も基本的なものの一つは周辺組織のpHである。多くの炎症状態では水素イオン濃度が局所的に高くなり、それに続くpH低下がポリモーダル受容器の感作に関与することが知られている（Handwerker & Reeh 1991, 1992, Reeh & Steen 1996）。末梢侵害受容器周囲のpH変化は化学的な環境変化であり、機械刺激性感作と虚血性疼痛を引き起こす要因として特に重要である（Dray 1995, Steen et al 1992）。炎症メディエータが組み合わさることや、組織pH変化と化学伝達物質との組み合わせによって、個々の化学伝達物質単独の場合より感作を引き起こしやすくなる（Handwerker & Reeh 1991）。このように、普通の状態ではHandwerkerとReehが「炎症性スープ inflammatory soup」と称した化学伝達物質の混合液が、末梢侵害受容器の感作を引き起こすと考えられる（Handwerker & Reeh 1991）。

末梢性感作の多様な形式

内因性化学物質はさまざまな受容体と結合して、多くの異なる細胞内セカンドメッセンジャーシステムを活性化させ、さまざまなイオンチャネルに影響を及ぼす（Dray 1995, Mizumura & Kumazawa 1996）。そのため、特有のグループの侵害受容器において、温熱性・機械刺激性・化学刺激性感作の区別が起きてくる（Mizumura & Kumazawa 1996）。たとえば、プロスタグランジンは温熱性感作を引き起こすが、それに必要な濃度より低い濃度で化学刺激性感作を引き起こすことがある（Mizumura & Kumazawa 1996）。また、バニロイド受容体 vanilloid receptor：VR1 はカプサイシン投与による感作だけでなく、温熱性痛覚増強に特有の分子レベルでの機序に関与することが知られている（Cesare et al 1999）。

末梢性感作は多様な機序によって引き起こされる。その機序として、水素イオン、セロトニンなどの伝達物質が膜イオンチャネル ion channel（特にナトリウムチャネル）に直接作用し、膜透過性と細胞興奮性を亢進させることが考えられる（Dray 1995）。また、多くの伝達物質はG蛋白やさまざまなセカンドメッセンジャーを介して、神経の感受性の変化に間接的に働くことも明らかとなっている。このように、さまざまな化学伝達物質が感作に重要な役割をする。これらの伝達物質の作用は通常、侵害受容求心性神経の直接的活性化か、もしくはその後の刺激に対して増強反応を引き起こすような感作かの二つのカテゴリーに分けられる。

膜イオンチャネルへの直接作用

水素イオン濃度の増加によって、陽イオンの膜透過性が亢進し、機械刺激感受性と神経活動の変化が持続する。水素イオンの作用機序は、カプサイシン

※訳注8　原本ではpolymodal receptor, polymodal nociceptorと2種類の記載があるが、両者は同じものであるため、本稿ではすべて「ポリモーダル受容器」とした。この受容器は侵害刺激だけに反応するものではなく、侵害受容器 nociceptor という言葉を使用しない。
※訳注9　炎症反応を修飾する化学伝達物質。

投与時とよく似ている（Dray 1995）。また、ATP、ブラジキニン、セロトニンとプロスタグランジンは受容体に作用し、カリウムイオンの透過性の変化を引き起こす（Dray 1995）。

G蛋白共役型細胞内カスケード

ブラジキニンなどのキニンは、さまざまな作用の中でもB2受容体に作用し、ホスホリパーゼC（phospholipase C）活性を引き起こす。これは細胞内カルシウムイオンの放出や、特にナトリウムおよびカルシウムイオンの膜透過性を亢進させるようなイオンチャネルの活性化を引き起こす（Dray 1995）。細胞内カルシウムイオン濃度の増加は、サブスタンスPのような神経ペプチドの放出や、プロスタグランジンとロイコトリエンの産生を導くアラキドン酸の産生をも引き起こす（Dray 1995）。

過分極の抑制

末梢性感作が生じる機序として、他にも活動電位発生後に生じる過分極（緩徐後過分極 slow afterhyperpolarization）を抑制することが考えられる。この緩徐後過分極によって刺激に対する活動電位の発生数が制限されるのだが、プロスタグランジンやブラジキニンはこの現象を抑制し、神経が連続して発火することを可能にする（Dray 1995）。これは、セロトニンによって活性化される機序の一つでもある（Dray 1996）。

間接的な機序

サイトカインやロイコトリエンの放出に続く感作は、間接的な機序で起こると考えられる。これらの物質は他の細胞を刺激して感作物質を放出させる。たとえば、ロイコトリエンB4は白血球からの8R, 15SdiHETE（8R, 15S-dihydroeicosatetraenoic acid）の放出を促し、それによりポリモーダル受容器の感作が引き起こされる（Levine et al 1993）。これらの物質の中には、その他の炎症メディエータの受容体を活性化する作用をもつものもある（Rang & Urban 1995）。

加えて、カルシウムイオンとカルモジュリンはNO合成酵素を活性化させ、NO産生の引き金となる。NOは神経細胞とその周囲組織間の伝達物質として働く。NOは組織に広く拡散することで血管平滑筋の弛緩を引き起こし、末梢組織での感作の広がりの原因となる可能性がある（Anbar & Gratt 1997）。

栄養因子の作用

痛覚増強の伝達物質として、神経成長因子 nerve growth factor：NGF の役割が明らかとなってきている（Anand 1995）。その役割としては、肥満細胞の脱顆粒の誘発、神経ペプチド放出の促進、水素イオン活性型イオンチャネルのような他のタンパクの調節がある（Anand 1995, Dray 1995, 1996, Shu & Mendell 1999）。抗NGF抗体投与は誘発された痛覚増強を減弱させる（Woolf et al 1994）。NGFは特に温熱性感作に重要であると考えられており、カプサイシンや温熱性刺激に対するVR1受容体の反応を調節している可能性がある（Shu & Mendell 1999）。

機械刺激性痛覚増強はより長期間にわたり持続する（Shu & Mendell 1999）。ヒト免疫グロブリン-γに結合したNGF特異的tyrosine kinase receptor A：trkA-IgGの投与によってNGFの機能を阻害すると、関節炎に続いて起こる温熱性および機械刺激性痛覚増強の進行を防ぐことができる（McMahon et al 1995）。trkA-IgG融合分子はNGFと結合し、組織中の遊離NGF量を減少させる作用がある。

他の神経栄養因子として脳由来神経栄養因子 brain-derived neurotrophic factor：BDNF やグリア細胞系列由来神経栄養因子 glial cell line-derived neurotrophic factor：GDNF がある。これらは末梢求心性神経に発現するが、その基本的作用は中枢神経系ニューロンの調節に関与する。これについては後で述べる。

要　約

　末梢性感作の過程は、組織損傷により侵害受容系活動がアップレギュレーションされるという明快なものである。感作の過程は比較的複雑で、また、損傷や疾病の性質に依存して異なった形の感作が引き起こされる。自発放電、活性化閾値の低下、緩徐後過分極の抑制、および閾値上刺激に対する放電頻度の増加は、侵害受容求心性神経からの中枢神経系への入力を増加させる。

末梢侵害受容系をアップレギュレーションさせるその他のメカニズム

非活動性侵害受容器

　多くの組織において、正常状態では基本的に不活性のまま留まる侵害受容器が多数あることが示されている（Fig 3.3）。これらの非活動性侵害受容器 silent/sleeping nociceptor は、組織損傷によって、化学伝達物質の放出や組織低酸素状態の増強が起こることで活性化される（Schmidt 1996）。Schmidtは関節内の侵害受容器の約1/3が非活動性侵害受容器であると推定している（Schmidt 1996）。非活動性侵害受容器は、皮膚、関節、筋および内臓組織に存在する。内臓求心性神経の少なくとも50％がこの範疇に入る（Mayer & Gebhart 1994）。いったん活性化すると、これらのニューロンは自発放電頻度の増加、誘発放電閾値の低下、刺激に対する放電頻度の増加を伴う著しい感作を示す。

フェノタイプの変化

　最近、侵害受容系のアップレギュレーションに関与するさらなる機序が記載されている。WoolfとCostigan（1999）は、炎症状態がある期間続くと遺伝子発現における転写変化が生じ、その結果、フェノタイプ phenotype（表現型）の変化が起こると提唱している（Fig 3.4参照）。これには、いくつかの有髄求心性神経が、無髄C線維の神経化学特性をもつようになるといった変化がある。このような状況

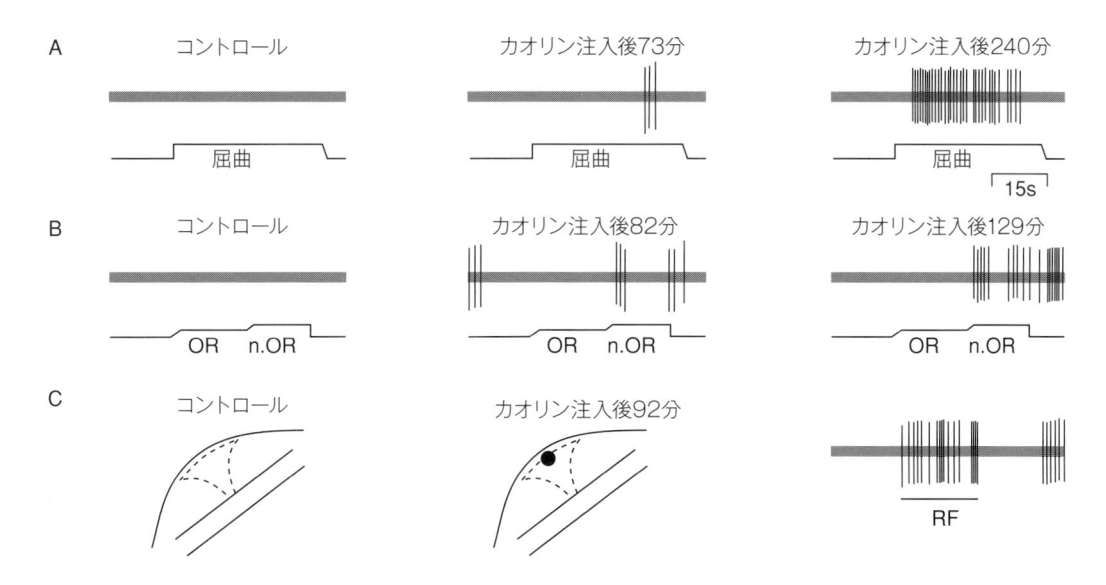

Fig 3.3　膝関節における炎症（カオリンとカラゲニンの注入）による機械刺激非感受性のグループIV線維（非活動性侵害受容器）の反応。A：炎症前・後での膝屈曲に対する反応　B：炎症前・後での膝の外旋に対する反応　C：炎症による受容野の発現（OR=outward rotation：外旋、n.OR=noxious outward rotation：侵害的な外旋、RF=受容野 receptive field の刺激）
(reprinted from Pain, 55, Schaible and Grubb, pp5-54. ©(1993)with permission from Elsevier Science)

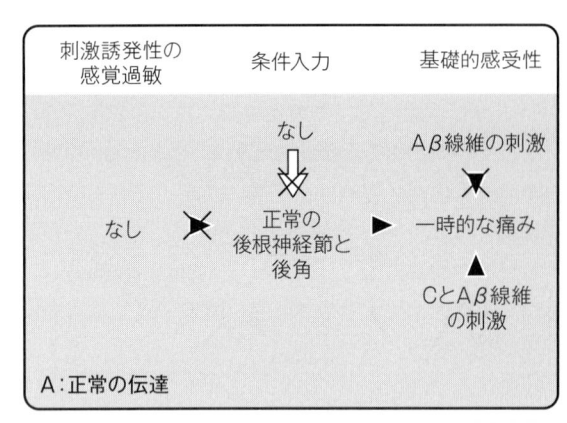

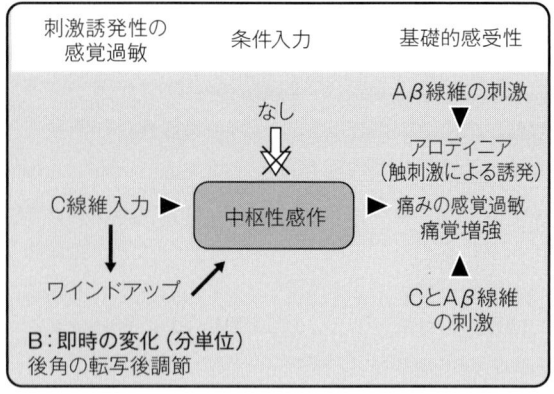

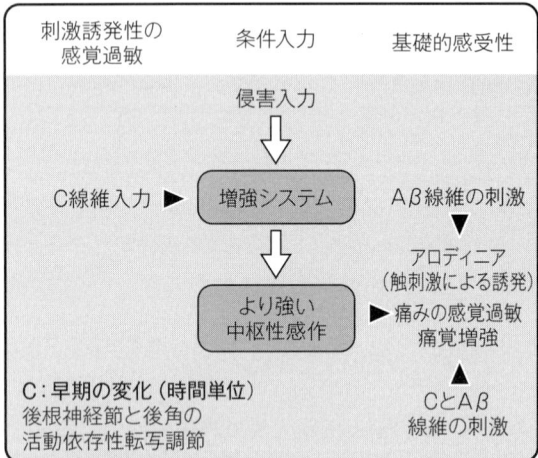

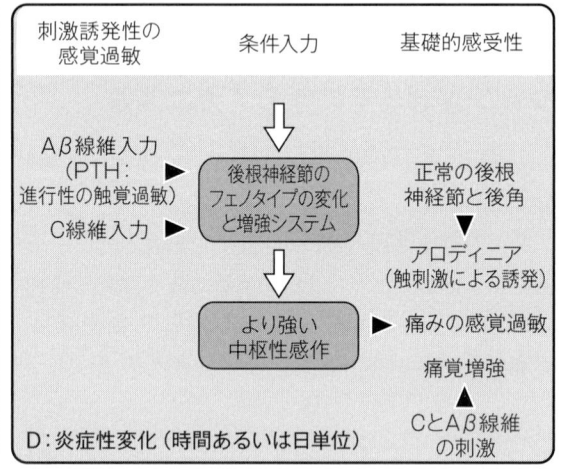

Fig 3.4 状態依存性の感覚処理プロセス　A：高強度刺激でのみ痛みが生じる正常状態　B：低強度刺激で痛みが生じる中枢性感作の状態（C線維入力により後角で転写後変化が起きたことによる）。C：C線維での条件入力による後根神経節、後角での活動依存性転写変化（C線維入力で反応性の増加が生じる）。D：炎症による反応性増加とフェノタイプの変化（C線維と低閾値Aβ線維の両方により中枢性感作が生じる）
(from Woolf and Costigan, Transcriptional and posttranslational plasticity and the generation of inflammatory pain. Proceedings of the National Academy of Sciences of the USA 96: 7723-7730. © 1999, National Academy of Sciences, USA with kind permission)

下では、多くの神経ペプチドが有髄求心性神経で発現・放出され、神経の感受性に長期変化を起こす。重要な点は、中枢神経系ニューロンの変化が引き起こされることで、有髄求心性神経線維が侵害受容に関与するようになりうるということである（Woolf & Costigan, 1999）。また、これらは末梢性感作を引き起こすペプチドや他の化学伝達物質の放出にも関与する。このような有髄求心性神経の変容は、末梢侵害入力のアップレギュレーションの付加的機序と考えられる。

要　約

侵害受容器の活性化、活動性侵害受容器の感作、機械刺激低感受性侵害受容器もしくは非活動性侵害受容器の動員、そして非侵害求心性神経のフェノタイプの変化、これら四つの機序は、組織損傷や炎症で中枢神経系への侵害求心性入力が時間的・空間的加重を引き起こす主要な機序である。これらの機序が相まって、末梢侵害受容系機能の多大なアップレギュレーションに関与している。最終的に、侵害

受容ニューロンの放電活動の増加は中枢神経系内におけるより高次レベルでの痛みを演出する。しかし、組織損傷の程度と痛みの程度には一定の関連はないことは明らかであり、この修飾作用はこの章の後半で考察する。

中枢性感作

中枢性感作の過程（Woolf 1994）は、損傷による侵害受容系のアップレギュレーションに関与する神経可塑性の重要な一面である。この過程は、痛みを体験した患者で、痛みの存在と感覚運動・自律神経機能異常との間に一定の相関があることを表すものと考えられる。中枢性感作は細胞レベルでの変化が生じていることを表し、侵害受容系の活性化により、脊髄とさらに上位中枢の侵害受容系ニューロンで神経可塑性が生じていることを裏付けている（Woolf 1994）。

中枢性感作の過程は末梢侵害受容器、特に無髄求心性神経に関係する侵害受容器の活性化によって始まるが、末梢侵害受容器からの入力がなくなっても維持すると考えられる（Coderre & Melzack 1987, Woolf 1983）。

NMDA受容体の活性化

興奮性アミノ酸受容体、特にN-methyl-D-aspartate：NMDA受容体サブタイプは、中枢性感作の形成に大きく関与することが示されている（Dickenson 1995, Mao et al 1995, Woolf 1994）。侵害受容求心性神経系のシナプス前終末からのグルタミン酸 glutamate などの興奮性アミノ酸の放出や、それに随伴するサブスタンスPやニューロキニンA（neurokinin A）などの興奮性神経ペプチドの放出は、脊髄のシナプス後ニューロンにおける変化の源となる（Duggan et al 1988, 1990, Wilcox 1991）。これらはG蛋白を介してホスホリパーゼCを活性化し、それにより細胞内でのカルシウムイオンの放出や、プロテインキナーゼC（protein kinase C）を活性させるジアシルグリセロール diacylglycerol の

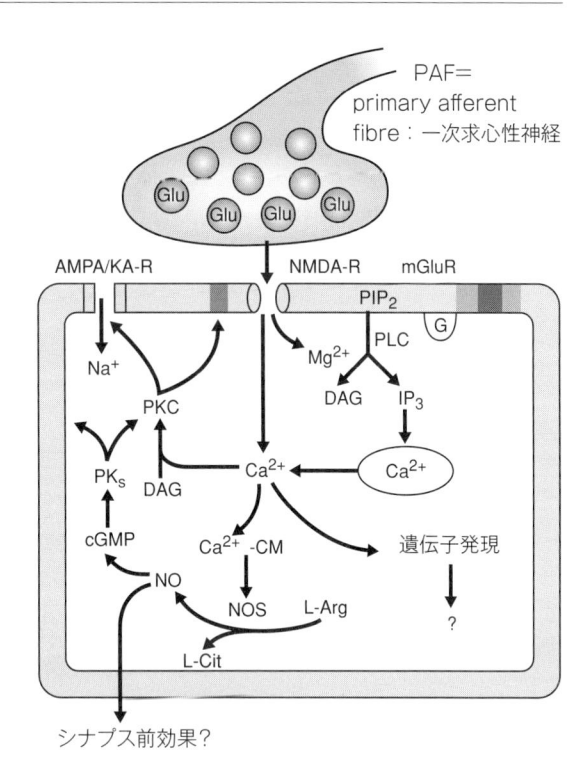

Fig 3.5 脊髄神経細胞での一次求心性神経からのグルタミン酸放出によるさまざまな変化。NMDA受容体の活性化によりCaチャネルからCaイオンが流入し、一方、代謝調節型興奮性アミノ酸（EAA）受容体は細胞内からCaイオンを動員する。細胞内Caイオン濃度は、プロテインキナーゼC（PKC）の転位もしくは活性、NO産生および遺伝子発現調節などのいくつかの細胞内カスケードを引き起こす。
（Glu=glutamate グルタミン酸、AMPA/KA-R=α-amino-3-hydroxy-5-methylisoxazole-4-propanoic acid/kainic acid receptor AMPA型／カイニン酸型受容体、mGluR=metabotrophic glutamate receptor 代謝型グルタミン酸受容体、G=guanosine tripho-sphate (GTP) binding protein グアノシン三リン酸結合タンパク、PLC=phospholipase C ホスホリパーゼC、Ca^{2+}-CM=calcium-calmodulin complex カルシウム－カルモジュリン複合体、NOS=nitric oxide synthase NO合成酵素、L-Arg=L-arginine L－アルギニン、L-Cit=L-citrulline L－シトルリン、cGMP=cyclic guanosine monophosphate グアノシン環状リン酸、PKs=protein kinases プロテインキナーゼ、Na^+：ナトリウムイオン、NMDA-R：NMDA受容体、Mg^{2+}：マグネシウムイオン、Ca^{2+}：カルシウムイオン、DAG=diacylglycerol ジアシルグリセロール、PKC=protein kinase C プロテインキナーゼC、PIP2=phosphatidyl inositol 4,5-bisphosphate フォスファチジルイノシトール 4,5－ニリン酸、IP3=inositol 1,4,5-triphosphate イノシトール1,4,5－三リン酸）
(reprinted from Pain, 62, Mao et al, pp259-274. © (1995)with permission from Elsevier Science)

産生を導き、イオンチャネル活性を調節する（Fig 3.5参照）（Mao et al 1995, Woolf 1994）。これらの変化によりNMDA受容体がアップレギュレーションし、興奮性アミノ酸の放出に対する神経細胞の反応性が亢進する（Woolf 1994）。NMDA受容体のアップレギュレーションの一つの現れは、細胞内へのカルシウムイオンの流入増加である。細胞内カルシウムイオン濃度の上昇は膜電位を低下させ、NMDA受容体イオンチャネルを活性化し、さらに細胞を興奮しやすくする。

NO産生

細胞内カルシウムイオン濃度増加には、他にNO産生を誘発する効果がある。NOは細胞内でセカンドメッセンジャーとして重要な機能をもち、細胞外へ拡散することで一次求心性神経活動を亢進すると考えられている（Meller & Gebhart 1993）。

NOの合成はカルシウムイオン／カルモジュリン Ca^{2+}/calmodulin 複合体と結合することで活性化するNO合成酵素によって触媒される（Gordh et al 1995）。合成されたNOはグアニル酸シクラーゼ guanylate cyclase を活性化し、細胞内カスケードを引き起こすと考えられる。拡散というNOの特徴は、脊髄ニューロンで起こりうる感作の広がりに重要な要素と考えられる。

他のグルタミン酸受容体

これまで中枢性感作の過程におけるNMDA受容体の役割が特に重要視されてきたが、現在では、NMDA受容体の活性がすべての様式の中枢性感作の形成に関与しているとは言えないことがわかってきている。NMDA受容体は温熱性感作に関しては特に重要であるが、機械刺激性感作における役割は少ないことが示されてきている（Meller et al 1996）。

脊髄 α-amino-3-hydroxyl-5-methyl-isoxazole-proprionic acid：AMPA受容体と代謝型グルタミン酸受容体の共活性により、急性の機械刺激性感作が引き起こされる（Meller et al 1996）。これはホスホリパーゼ A_2 phospholipase A_2 の活性を介して起こり、その結果、アラキドン酸産生が引き起こされる。アラキドン酸を代謝するためのシクロオキシゲナーゼ cyclooxygenase：COX経路で生じる産物が、機械刺激性感作の誘発に最も重要なものであり（Meller et al 1996）、一方、NMDA受容体、ホスホリパーゼC、プロテインキナーゼCの活性およびNO産生は、重要な要因とはならないと考えられる（Meller et al 1996）。

栄養因子

BDNFは侵害受容ニューロンの亜型から中枢性に放出され、NMDA受容体のリン酸化促進に重要である（Boucher et al 2000）。ヒト免疫グロブリン-γに結合した tyrosine kinase receptor B：trkB-IgG融合分子のくも膜下投与により、カラゲニン carageenan による炎症で生じる温熱性痛覚増強が有意に減少することから、BDNFは特に温熱性痛覚増強の促進に重要であると考えられる（Boucher et al 2000, Thompson et al 1999）。GDNFの役割に関する知見は少なく、感作の形成にある程度関与するとは考えられているが、まだ明らかになっていない（Boucher et al 2000）。

神経解剖学的な再構成

中枢神経系の神経解剖学的な再構成は、侵害受容系のアップレギュレーションに関与しうるもう一つの重要な要因であり、特に神経損傷が起きた時に重要であると考えられる。神経損傷時には、通常では脊髄後角のⅢ、Ⅳ層に終末する有髄神経の軸索がⅡ層に発芽 sprouting することが報告されており、侵害受容求心性神経の入力を伝える介在ニューロンとシナプス結合をする可能性がある（Fig 3.6参照）（Woolf et al 1992）。つまり、正常時には非侵害性である求心性神経入力が神経損傷時には侵害受容系に関与しうることが考えられ（Woolf & Mannion 1999）、アロディニア形成の神経解剖学的な基礎となるのではないかと仮定されている。

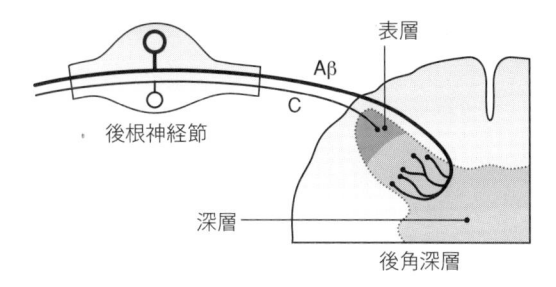

A：後角での一次求心性神経の正常な終末

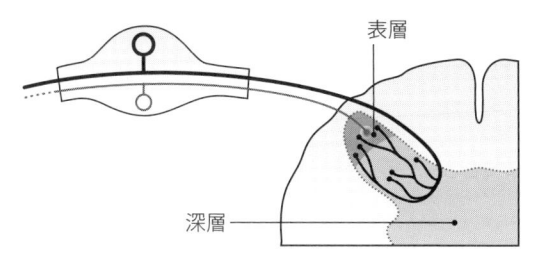

B：神経損傷後、後角でのC線維終末の衰退とA線維終末の発芽

Fig 3.6　末梢神経損傷による後角Ⅱ層へのA線維終末の発芽（from Woolf & Mannion, Neuropathic pain : aetiology, symptoms, mechanisms and management. The Lancet, 353, 1959-64. © The Lancet Ltd., 1999.）

要　約

　中枢性感作の過程は末梢性感作の過程と同様に比較的複雑であり、これに関わる分子レベルでの変化は誘発する刺激様式によって多様であると思われる。中枢性・末梢性感作の両方において、機械刺激性と温熱刺激性入力における情報処理過程の違いが明らかになってきている。

　中枢性感作は、広作動域ニューロンの興奮性増大（Woolf 1989）、受容野の拡大（Cook et al 1987）や逃避反射における変化（Woolf 1984）などの神経可塑性のさまざまな面に関与している。臨床的な症状として、圧痛の増強（Tunks et al 1988）、損傷初期部位からの痛みの広がり（Simons & Travell 1983）、患部の過剰な保護や皮膚温の変化（Diakow 1988）などがあり、これらは中枢性感作によって引き起こされた神経可塑性の徴候と考えられる。神経解剖学的な再構成の可能性が脊髄後角の神経にみられ、これはアロディニア形成の重要な要因となりうる。

特異的侵害受容ニューロンと広作動域ニューロン

　第2章では脊髄後角に広作動域ニューロン（wide dynamic range neuron：WDRニューロン）と特異的侵害受容ニューロン（nociceptive-specific neuron：NSニューロン）の両方があることを述べた。広作動域ニューロンは脊髄後角の深層に多く存在する。このニューロンは侵害、非侵害求心性神経の両方からの入力を受けとり、求心性刺激強度に依存した段階的な反応を示す（Fig 3.7参照）。この広作動域ニューロンで感作や反応性亢進が起こると、弱い温度刺激や触刺激のような非侵害性の刺激にも高頻度に発射するようになり（Siddall & Cousins 1998）、その活動が閾値を越えると痛みとして感知されるようになる。これは正常である非損傷組織を刺激しても痛みが生じるという、二次性痛覚増強現象に対する神経生理学的な根拠の一つとなりうる。

　第2章で述べたように、特異的侵害受容ニューロンは、無髄C求心性神経からの入力を受けとる脊髄後角表層に多く存在する。このニューロンの反応は正常時には非侵害刺激ではインパルスを生じず、末梢受容野への強い侵害刺激に対して比較的鈍い特性をもつということにある（Fig 3.7参照）。しかし、末梢の侵害受容求心性神経の刺激により中枢性感作が起こると、この反応特性が変化し（Cook et al 1987）、有髄求心性神経からの閾値下の入力が増強され、広作動域ニューロンのような反応特性を示すようになる。

　この時、特異的侵害受容ニューロンは非侵害受容求心性神経の入力により活性化されるにもかかわらず、そのインパルスはより高次の中枢神経系で痛みとして感知される。これは、損傷もしくは非損傷組織からの正常時には非侵害性である入力が、痛みと

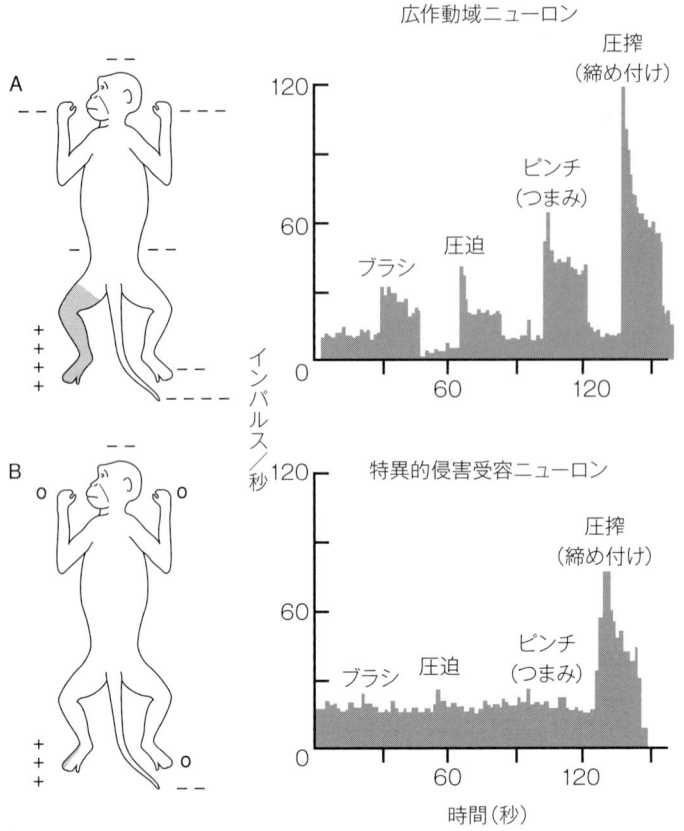

Fig 3.7　脊髄視床路における
A：広作動域ニューロン、B：特異的侵害受容ニューロンの反応。
受容野を左の図に示す。興奮性受容野は＋で示し、抑制性受容野は－で示す。
(from Willis WD, Nociceptive pathways: anatomy and physiology of nociceptive ascending pathways, Phil Trans R Soc Lond B 308, 253-268, 1985 with permission)

して感知されるようになるもう一つの機序となる可能性がある。

要　約

　中枢性感作の過程は脊髄後角の広作動域ニューロンと特異的侵害受容ニューロンの両方に影響を与える。組織損傷により、これらの細胞は反応特性が変化し、有髄求心性神経経由の正常時には非侵害性である入力により、痛み感知の引き金になるようなインパルス活性が起こる。

　組織損傷により侵害受容系機能がアップレギュレーションし、侵害受容および痛みの感知に関与するようになる五つの主要な機序がある。

① 末梢性感作により末梢侵害受容器の閾値は低下し、末梢刺激に対して反応しやすくなる。

② 末梢性感作によりそれまでは活動していないか、非活動性の侵害受容器が動員され、組織損傷信号を発する侵害受容器の数が増える。

③ 末梢の情報処理過程により有髄求心性神経のフェノタイプが変化し、侵害受容器の特性をもつようになる。

④ 中枢性感作により侵害入力を処理する中枢ニューロンの反応閾値が低下する。

⑤ 中枢性感作によりそれまで非侵害性であった求心性神経入力の影響が増大し、太径有髄神経の求心性活動が痛みと組織損傷の信号を伝えう

ようになる。こうした神経可塑性および新たな侵害受容器の動員、また正常時には非侵害性のニューロンが痛みの感知に関与するようになることが、組織損傷後に侵害受容系がアップレギュレーションする主要な要因となりうる。

体性運動機能不全

脊髄ニューロンにおける分子レベルの変化の結果、シナプス効率の上昇と神経興奮性の増大が生じる。神経可塑性は侵害情報を伝える脊髄ニューロンのシナプス効率を上昇させ、興奮性を増大させる。また、中枢の侵害受容ニューロンがシナプス結合する他の神経系の活動にも影響を及ぼすと考えられる。これは、痛みを伴う多くの臨床症状において、運動・自律神経系機能に変化がみられることの説明となりうる（Sterling et al 2001）。

逃避反射の亢進

脊髄ニューロンの過活動状態が、感覚運動機能における重要な変化を起こすことは明らかである。Woolf（1984）は中枢性感作の形成は屈筋逃避反射（引っ込め反射）の亢進と関連していると報告している。反応持続時間の延長が数日続き、場合によっては、組織が治癒したと思われてから数週間続くこともある（Woolf 1984）。

臨床的に、逃避反射の変化は下肢伸展挙上テスト straight leg raise test：SLR や腕神経叢伸張テスト brachial plexus tension test において重要である。健常者では神経誘発テスト中に筋活動が増加することが報告されており（Balster & Jull 1997）、これらの研究は、神経系が過度に引っ張られることを筋活動によって防ぐという説を裏付ける。この筋活動の増加は、逃避反射によっても生じる可能性がある（Hall et al 1998, Wright et al 1994）。Hallら（1998）は下肢伸展挙上テストにおいて、慢性痛患者では健常者より逃避反射が誘発されやすいと報告している。

悪循環モデル

痛みや組織損傷が α 運動ニューロン機能に影響を及ぼして筋活動を増加させることに加えて、痛みが γ 運動ニューロンの興奮性に影響を及ぼすことが考えられ、筋緊張亢進やスパズムに痛みが関与する可能性がある。

「悪循環」モデルは文献においてしばしば暗示されている。Johansson と Sojka（1991）が示した基本概念は、筋からの侵害受容求心性神経系の刺激が動的・静的 γ 運動ニューロンを興奮させ、Ⅰa群、Ⅱ群筋紡錘求心性神経の感受性を増大させるというものである（Fig 3.8参照）。

Ⅰa群筋紡錘求心性神経の活動亢進により筋のこわばり stiffness が増す。これにより代謝産物が増加し、悪循環の結果、さらに筋のこわばりが増す[※訳注10]。

加えて、Ⅱ群筋紡錘求心性線維の活動増加は γ 系に反映され、筋のこわばりの亢進を持続させる[※訳注11]。

これらは筋のスパズムと痛みを起こす要因として重要であると考えられる（Johansson & Sojka 1991）。

塩化カリウム、乳酸、ブラジキニン、セロトニンなどの化学伝達物質を投与することによって、Ⅰa群、Ⅱ群筋紡錘求心性神経の活動が亢進するという報告はいくつかある（Djupsjobacka et al 1995, Johansson et al 1993）。筋への局所注入による反応変化に加えて、反対側の筋にブラジキニンを注入した時にも、Ⅱ群筋紡錘求心性神経の反応変化が起こることも報告されている（Djupsjobacka et al 1995）。

※訳注10　代謝産物が侵害受容求心性神経を刺激することで γ 系を賦活し、Ⅰa群筋紡錘求心性神経の感受性を増大させる。それにより α 運動ニューロンの活動が亢進することで筋がさらにこわばるという悪循環に陥る。
※訳注11　γ 系に反映されることで、さらにⅡ群筋紡錘求心性線維の活動増加につながるという悪循環がこの経路でも起こる。

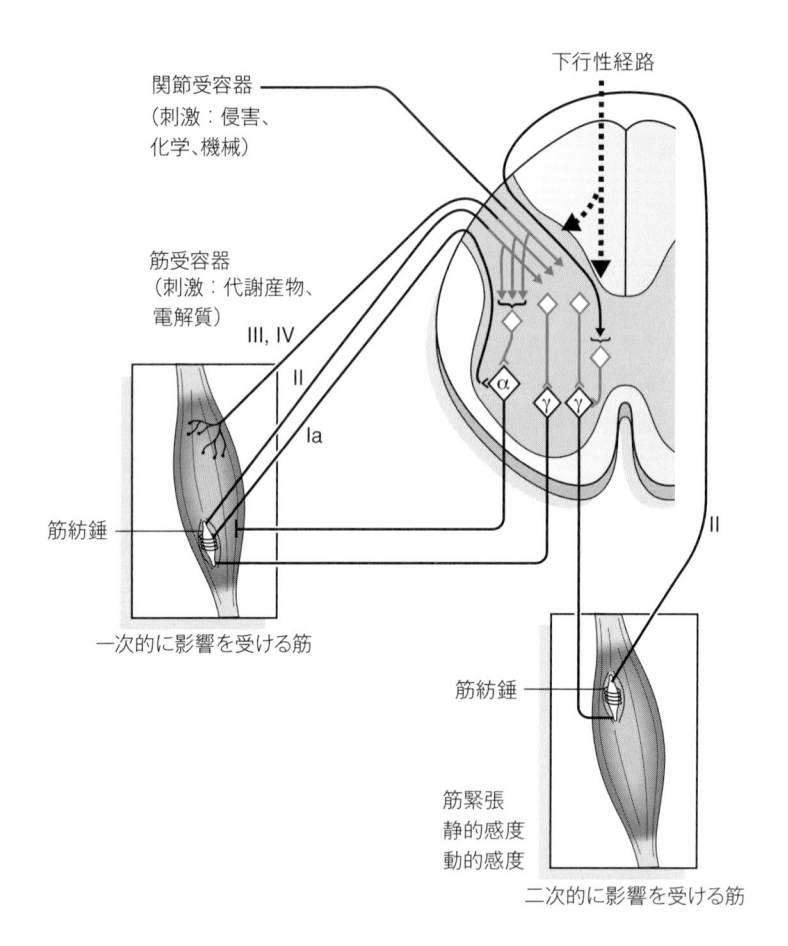

Fig 3.8
職業性の筋痛や慢性筋痛における、筋緊張の発生および広がりを起こすメカニズムの悪循環仮説による病態生理学的モデル (reprinted from Medical Hypotheses, 35, Johansson H and Sojka P, Pathophysiological mechanisms involved in genesis and spread of muscular tension in occupational muscle pain and in chronic musculo-skeletal pain syndromes: A hypothesis, 196-203. © 1991 by permission of the publisher Churchill Livingstone.)

臨床的に筋スパズムが主な症状である場合には、この悪循環モデルが筋スパズム起因の説明となりうる。しかしながら、痛みにより筋の活動抑制と萎縮が起こることの説明はできず、また多くの研究でこのモデルから想定されるような安静時のEMG活動の増加は示されていない。

痛み適応モデル

Lundらは悪循環モデルに異議を唱え、痛みは筋の活動を亢進させるのではなく、むしろ収縮能力を低下させると提唱している（Lund et al 1991）。

彼らの唱える「痛み適応理論」というモデルは、中枢性感作の現象と結び付いている（Fig 3.9参照）。彼らは、侵害刺激により脊髄のグループⅡ介在ニュ

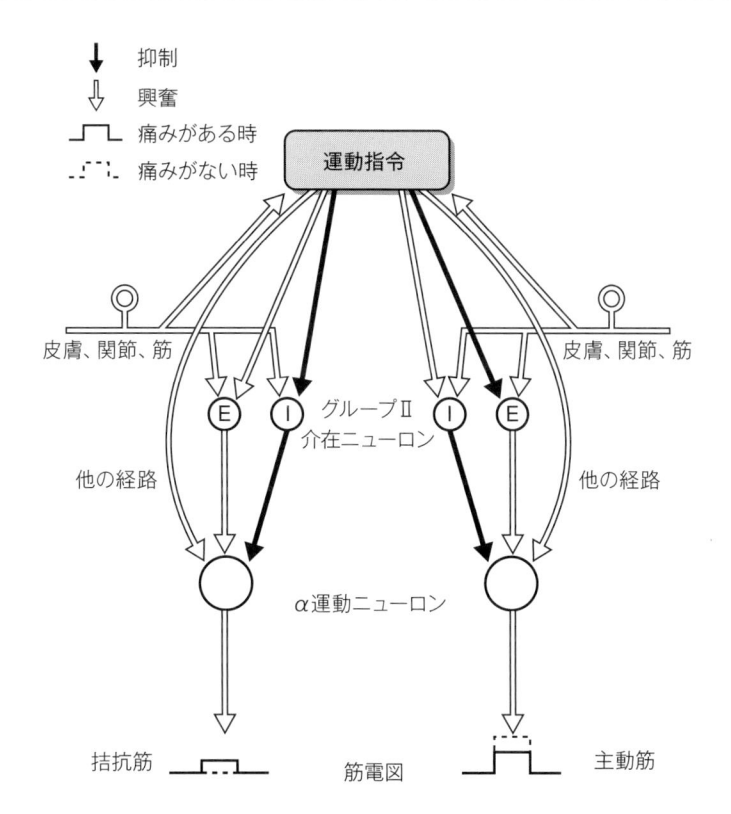

Fig 3.9 痛み適応モデルの仮説。運動指令が主動筋ニューロンの抑制性経路、拮抗筋ニューロンの興奮性経路を賦活し、介在ニューロンの拮抗筋群を脱抑制する。これにより、運動中に主動筋の出力を減弱し、拮抗筋の発火を増加させる。(E: 興奮性介在ニューロン、I: 抑制性介在ニューロン)
(from Lund et al, The pain adaptation model: a discussion of the relationship between chronic musculoskeletal pain and motor activity, Can J Physiol Pharmacol, 69, 683-694, 1991 with permission.)

ーロンの活動が変化し、主動筋の運動単位 agonist motor unit の活動抑制と、拮抗筋の運動単位 antagonist motor unit の活動促進が起こると提言している。これにより、思い通りの動作が行いにくくなる※訳注12。

このような神経機能の変化は、主動筋の活動能力の低下、活動の遅れ、最大発揮力の低下として現われると考えられる。

拮抗筋の活動増加と、これらの筋の相反性抑制の遅れも予測できる。これらにより動作は遅くなり、筋は弱くなっており、そしてできる動作の範囲が減少していると考えられる（Lund et al 1991）。

このような現象は、腰痛患者および傍脊柱筋（Arendt-Nielsen et al 1996）や咀嚼筋（Svensson et al 1996）に高張食塩水を注入した健常人を用いた研究で報告されている。この痛み適応モデルは急性痛時に起こる動きの制限をよく表わしている可能性があるが、慢性痛における運動機能不全はより複雑な現象であると考えられる。

新たなモデル

最近、神経筋活動とその制御のパターンに対する痛みの影響について研究されはじめている。不要な動作を制御するために相助的に働く筋や筋群では、

※訳注12　ここでは、動かそうとする方向に働く筋を主動筋、反対方向に働く筋を拮抗筋として用いている。

痛みによって抑制や活動の遅れが生じることが示唆されている（Sterling et al 2001）。

これは、機能的動作における運動パターンおよびその動員パターンの変化をもたらす。

通常、関節の安定性を制御するために共同して働く深部筋においてこの抑制が起こると言われている（Hides et al 1996, Hodges & Richardson 1996, Voight & Wieder 1991）。

腰椎、頚椎では、筋機能不全は椎骨に直接付着する深部筋でみられる。これらの筋は椎骨を連結しており、動作よりも関節を安定化させるための重要な共働機能を果たしている（Cholewicki et al 1997）。これらの筋の制御変化は、痛みや組織損傷により始まると考えられるが、しばしば急性痛の時期を過ぎても持続することがあり、多くの筋骨格系の問題が慢性化することにつながる可能性がある。

このモデルは特異的な運動プログラムを用いたペインマネジメントアプローチに関係するため、第13、20章でさらに述べる。

要 約

痛みにより運動にさまざまな変化が生じることは明らかである。この中のいくつかの変化は筋自体の末梢機序と中枢神経系内における機序で説明でき、痛みが運動とその制御に影響を与える可能性があることは確実である。

痛みがある時に神経筋の系に起こる機能不全は複雑である。ある筋群では筋活動が増加し、その他の筋群では抑制されるという明らかな変化に加えて、神経筋活動の微妙な異常パターンが起こると考えられる。

急性痛および慢性痛では、悪循環モデルと痛み適応モデルの両方の要素が重要であると考えられる。しかし、両モデルとも組織損傷後にみられる運動機能の長期変化を完全には説明できない。

急性痛や組織損傷によって、選択的な活動の障害および抑制が相助作用の鍵となる筋群で起こると、神経筋活動パターンの変化、そして関節安定性・制御の障害につながる。これらの現象は持続し、慢性症状の原因の一つとなりうる。

体性交感神経機能不全

末梢性感作と中枢性感作は、痛みがある場合の多くでみられる自律神経機能の変化にも関与する。痛み経験と交感神経機能の変化との間に関係があることが認められており、交感神経活動が侵害受容求心性神経の活動に影響を与える、もしくは活動を維持している可能性がある（Campbell et al 1992, Devor 1995, Janig & Koltzenburg 1992, Perl 1999, Roberts 1986）。

複合性局所疼痛症候群 complex regional pain syndrome：CRPS における、交感神経系とノルアドレナリン作動性節後ニューロンの役割については意見が分かれている（CRPSに関しての詳細は第18章参照）。また、重度ではない筋骨格系疾患の場合ではそうした機序についての議論はほとんどされていない。しかし、交感神経機能の変化は注目されており、筋骨格系疾患の患者において体性交感神経反射の異常が報告されてきている（Mani et al 1989, Smith et al 1994, Thomas et al 1992）。

正常状態

生理学的に正常な状態では、交感神経節後ニューロンと求心性ニューロンとの間に連絡はないと考えられる（Janig & Koltzenburg 1992）。交感神経遠心性線維の活動やノルアドレナリンの放出によって求心性ニューロンは感作されず、また興奮もしない（Shea & Perl 1985）。

しかし、生理病理学的な状態では、損傷を受けた侵害受容器においてαアドレナリン感受性が増大することが実験で示されている（Devor 1995, Janig et al 1996, Perl 1999, Sato & Perl 1991）。

病理学的状態

末梢神経損傷の実験において、交感神経遠心性線維と機械受容性求心性神経との間の相互作用に関する機序はいくつかある（Devor 1995, Janig et al

1996, Perl 1999, Sato & Kumazawa 1996）。神経腫における交感神経線維と求心性神経終末との間のカップリング（連関）、部分神経損傷によって起こる損傷していない交感神経節後線維と求心性神経終末の間のカップリング、および末梢神経損傷によって起こる後根神経節 dorsal root ganglion：DRG 内でのニューロン近傍への側枝の拡散によるカップリングなどがある（Janig et al 1996, Perl 1999）。

しかし、組織損傷時や炎症時におけるノルアドレナリン感受性の発現に末梢性感作の過程が必要不可欠であることは明らかである（Janig et al 1996, Sato & Kumazawa 1996）。ノルアドレナリン作動性交感神経節後ニューロンを介して、ある種の間接的な痛覚増強が起こることが示されており、交感神経依存性痛覚増強 sympathetic-dependent hyperalgesia と呼ばれている（Levine et al 1992）。

ノルアドレナリンはプロスタグランジンの放出を誘導し、侵害受容器の感作を引き起こすと考えられている（Janig et al 1996, Sato & Kumazawa 1996）。この痛覚増強で重要な側面は、交感神経遠心性線維の活動の亢進が必要なのではなく、正常なノルアドレナリン放出に対して末梢侵害受容器の感受性の増大が生じていることである。

要　約

侵害受容系の活性化とアップレギュレーションが、体性交感神経機能の変化をもたらすことは明らかである。しかしながら、これらの系の間の関連性を包括的に理解するにはさらなる研究が必要である。

侵害入力の中枢での統合

痛みや侵害入力は運動機能や自律神経機能および情動に強い影響を及ぼす。脊髄レベルでの相互作用だけでなく、より上位の中枢において侵害受容系とその他の中枢神経系機能の統合が行われていることは間違いない。

また、痛みの感知は脳のさまざまな部位からの下行性系によって強く調節され、侵害受容系は通常、持続的に抑制された状態となっていることも明らかである（Cervero & Laird 1996, Stamford 1995）。この調節は鎮痛効果に関連し、痛みの感知のダウンレギュレーションだけでなく、アップレギュレーションも起こす（Cerveno & Laird 1996）。

運動や自律神経機能および情動は、痛みによって影響されるだけでなく、逆にまた痛みの感知に影響を与えることが現在では明らかとなっている（Dubner & Ren 1999）。そのため、中枢神経系を求心性神経と遠心性神経という機能面での区別、つまり単純な入力・出力という系としてではなく、それらを統合的循環系としてみるべきである。

脳機能イメージング

脳機能イメージングの研究は、実験的に起こした痛みと臨床における痛みの両方を探究することで、痛みの感知にはいくつかのキーとなる脳部位が関与するという事実を示すことができる。注目すべき脳部位として、帯状回前部、島前部、一次体性感覚野、二次体性感覚野、視床など多くの部位があり、さらに興味深いことに、通常では運動機能と関連する運動前野も含まれる（Casey 1999）。

痛みの感知における一次体性感覚野の役割については多くの議論がなされてきた。Bushnellら（1999）は、この部位は痛みの感知において感覚弁別に関与するが、その人の注目の度合によって変化しうると結論付けた。

機能イメージングの研究は侵害受容系の分布について多くの知見を示しており、痛みに反応する領域と自律神経・運動機能・情動を制御する領域との間に密接な関連がある可能性を示唆する（Porro & Cavazzuti 1996）。たとえば、基底核 basal ganglia と中脳中心灰白質 periaqueductal grey：PAG は、動作と運動制御の重要な関わりをもつだけでなく、侵害入力も受けとっている（Chudler & Dong 1995, Lovick 1991）。

痛みと情動

辺縁系を囲む部位や中脳中心灰白質などの部位は、侵害受容・情動・自律神経活動の間の相互作用における神経解剖学的基盤となる (Chapman 1996, Dubner & Ren 1999, Lovick 1991)。実際、痛みの感知の調節に関与する神経解剖学的な系および神経伝達物質の系は情動を制御する系とかなり重なり合っている (Chapman 1996)。

BandlerとShipley (1994) は前頭葉、視床下部、視床、扁桃体から中脳中心灰白質に投射する円柱状構造のモデルを示している。これらの神経解剖学的なつながりは、認知や情動と、痛みの感知、自律神経機能および運動との間に相互作用があるという根拠を与えると考えられる (Bandler & Shipley 1994)。

要　約

脳機能イメージングの研究は、心理学的研究と神経生理学的基礎研究との間の隔たりを橋渡しする手段となり、侵害受容系が他のさまざまな中枢神経系機能と密接に関わり合う経路についての基礎的な理解を深める。さらに、認知や情動が痛みの感知を調節しうるという複雑な経路への洞察を与える。これは、痛みの感知に対する心理社会的要因の影響や臨床場面での痛みの訴えを理解するために非常に重要である。

侵害入力の調節

中枢神経系に生来備わっている機能として、侵害受容求心性神経のインパルスを制御することによる痛みの感知の抑制がある。これはMelzackとWall (1965) のゲートコントロール説 (p75訳注14参照) が発表されてから、科学的に重要な機能として注目を浴びてきた。これまでの研究において、内因性疼痛制御系の重要性が強調されており、中でも内因性鎮痛系は多くの神経系が関与する多様な現象であることが示されている (Cannon & Liebeskind 1987, Lovick 1993, Morgan et al 1989)。

ゲートコントロール説では痛み抑制の重要性が強調されていることはよく知られているが、この説が侵害入力のアップレギュレーションもまた含んでいることはあまり知られていない。

現在では、炎症痛での中枢性感作や痛覚増強の形成促進に延髄吻側腹内側部 rostral ventromedial medulla：RVM が重要な役割をすることがわかっている (Urban & Gebhart 1999)。

この部では侵害受容性機能のアップレギュレーションとダウンレギュレーションの脳から脊髄へ投射する系による影響について考察する。

下行性疼痛抑制系

下行性疼痛抑制系 descending pain inhibition system は Reynolds (1969) の萌芽的研究にはじまり、広範にわたって研究されてきている。この研究は、侵害受容系制御における中脳中心灰白質の重要性に重点を置き、脳におけるいくつかの部位を刺激した時、著明な鎮痛効果が得られることを示した。中脳中心灰白質の電気刺激による鎮痛効果は、動物に外見上苦痛を与えることなく腹部外科手術を行うのに充分であった。

Reynoldsの最初の研究に続いてすぐ、動物において多くの脳部位で刺激により痛覚鈍麻 hypoalgesia が生じることが明らかとなった (Cannon & Liebeskind 1987, Jones 1992)。現在では、疼痛制御系は広範で比較的複雑であることが知られているが、中脳中心灰白質が内因性鎮痛機序の鍵となる制御中枢として重要であることは間違いない。

主に行動学的、生理学的、薬理学的な視点からみた時、中脳中心灰白質の異なった部位が少なくとも二つの異なった鎮痛形式を引き起こしうると考えられる (Cannon & Liebeskind 1987, Fanselow 1991, Lovick 1991, Morgan 1991)。

中脳中心灰白質尾側部は、腹外側・外側・背内側・背外側細胞索に分けられる (Fig 3.10参照) (Bandler & Shipley 1994)。外側・腹外側細胞索はともに痛みの感知の調節に重要と考えられるが、そ

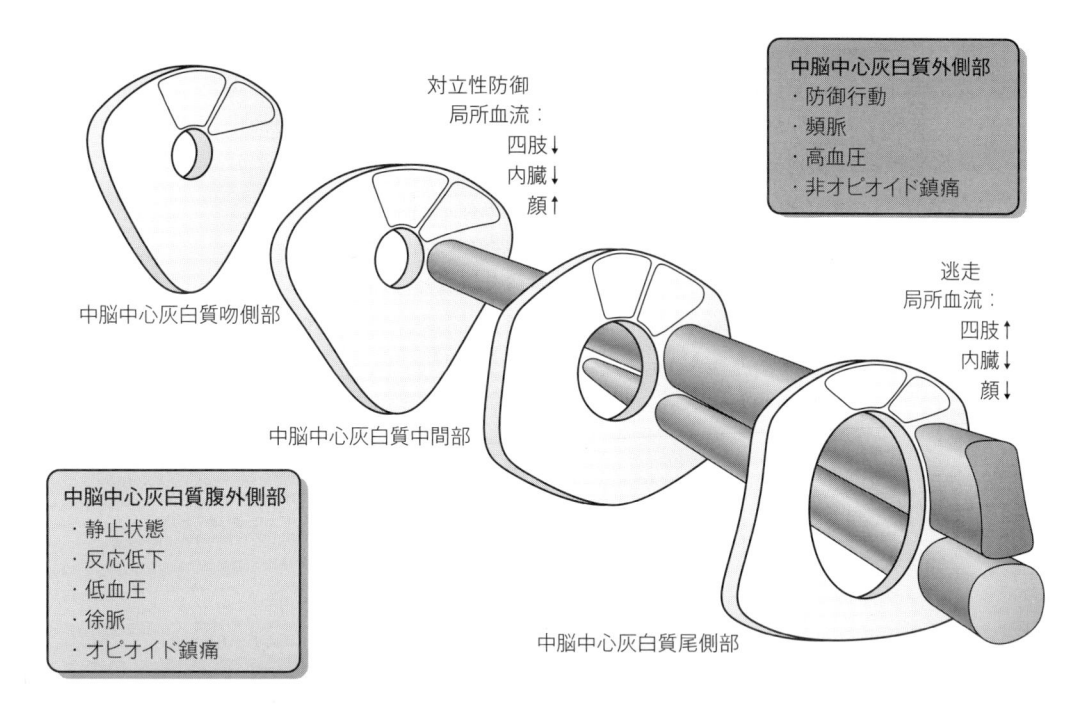

Fig 3.10 中脳中心灰白質の外側細胞索と腹外側細胞索を示す。興奮性アミノ酸の注入に対してそれぞれの索は逆の反応を示す。(reprinted from Trends in Neurosciences, 17, Bandler R and Shiplay MT, Columnar organization in the midbrain periaqueductal gray: modules for emotional expression? 379-389(1994) with permission from Elsevier Science)

れぞれ異なる二つの行動学的反応の一つとして痛みの抑制を行う（Bandler & Shipley 1994）。

腹外側細胞索

中脳中心灰白質の腹外側部の刺激による鎮痛は、不動 immobility（Morgan 1991）もしくは「フリーズ freezing」（Fanselow 1991）、回復行動、交感神経抑制（Lovick 1991）に関係するという特徴をもつ。この鎮痛効果は特に背側縫線核 dorsal raphe nucleus へのナロキソン投与によりブロックされる（Cannon et al 1982）。また、繰り返し刺激に対して耐性を示し（Morgan & Leibeskind 1987）、このためこれはオピオイド型の鎮痛と言える。中脳中心灰白質腹外側部の鎮痛効果が現れるには、末梢刺激の充分な時間が必要である（Takeshige et al 1992）。

外側細胞索

対照的に、中脳中心灰白質の外側部への刺激による鎮痛は、闘争／逃走行動や回避反応（Besson et al 1991, Fanslow 1991, Morgan 1991）、および交感神経興奮（Lovick 1991, Lovick & Li 1989）に関係する。

薬理学的な研究により、この鎮痛はナロキソン投与によりブロックされず（Cannon et al）、耐性も示さない（Morgan & Liebeskind 1987）ため非オピオイド型の鎮痛と言える。この鎮痛は腹外側細胞索への刺激による鎮痛より急速に起こる。

ノルアドレナリン作動系とセロトニン作動系

FieldsとBasbaum（1989）は、中脳中心灰白質とその近くの脳部位から脊髄への、それぞれ異なった神経伝達物質を介する二つの投射系に注目した

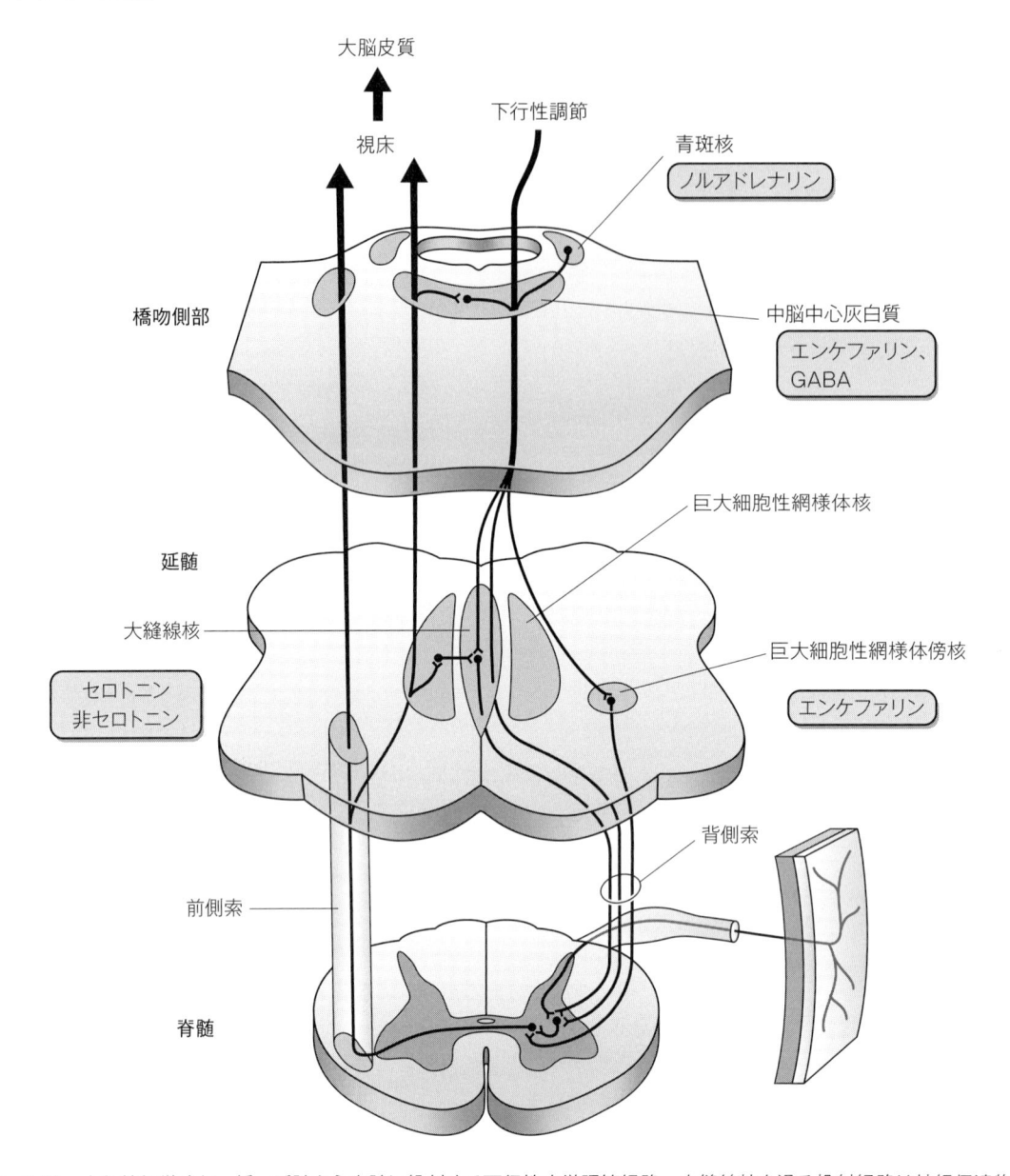

Fig 3.11 上行性知覚路と、橋・延髄から脊髄に投射する下行性痛覚調節経路。大縫線核を通る投射経路は神経伝達物質としてセロトニンを用い、より外側の投射経路はノルアドレナリンを用いる。
(from Siddall & Cousins 1998.)

(Fig 3.11参照)。

巨大細胞核 nucleus gigantocellularis、巨大細胞傍核 paragigantocellularis、外側巨大細胞傍核 paragigantocellularis lateralis を経由する外側細胞索からの投射は、神経伝達物質としてノルアドレナリンが使われ、ノルアドレナリン作動系と呼ばれている。青斑核 locus coeruleus からの重要な投射もこの系に関与する。

一方、大縫線核 nucleus raphe magnus 経由の腹外側細胞索からの投射は、神経伝達物質としてセロ

トニン serotonin（5-hydroxytryptamine：5-HT）が使われ、セロトニン作動系と呼ばれている。背側縫線核もこの系に重要な役割をもつ。

　Kuraishiらは一連の研究で、これらの制御系間の重大な違いを示した（Kuraishi 1990, Kuraishi et al 1983, 1991）。たとえば、ノルアドレナリン作動系は機械的侵害刺激に対するモルヒネ鎮痛作用に関して重要な役割をするが、一方セロトニン作動系は温熱性侵害刺激に対するモルヒネ鎮痛作用に関してより重要である（Kuraishi et al 1983）。

　また、下行性ノルアドレナリン作動系は脊髄レベルで働き、末梢の機械的侵害刺激によって誘発されるサブスタンスPの放出を抑制する。一方、下行性セロトニン作動系は末梢の温熱性侵害刺激によって誘発されるソマトスタチン somatostatin の放出を抑制する（Kuraishi 1990）。これらの研究は機械侵害受容と温熱性侵害受容の両方において、それぞれ受容性に特異的な制御機序があることを示す。

下行性疼痛促進系

　痛みと痛覚増強が下行性に促進されることに関する研究は、最近発展してきている。痛みを抑制する時に反応している脳幹の多くの部位が、適度の刺激により痛みと痛覚増強の促進も起こすことが最近わかってきた（Urban & Gebhart 1999）。

　弱い電気・化学的刺激では痛みを促進するが、より強い刺激では抑制するといった両方向性の反応が存在する。Fieldsら（1983）は延髄吻側腹内側部の特異的細胞群を、両方向性制御の基盤を形成するものとして特徴付けた。彼らはラットを用いた温熱性刺激によるテールフリック・テスト tail flick test の際に、特徴のある異なった反応を示す三つの細胞群を分類した。持続的自発放電を示し、テールフリック反応が起こる直前に放電が静止するものをオフ・セル off-cell、持続的に抑制されているが、テールフリック反応が起こる直前に著しい放電（バースト burst）を示すものをオン・セル on-cell、放電が痛み反応に関係なく起こるものをニュートラル・セル neutral cell とした（Fields et al 1983）。

彼らは、オフ・セルは脊髄で侵害情報を伝える細胞を持続的に抑制しており、痛みが生じた時に脱抑制し、オン・セルが活性化することによって促進されるという仮説を立てた。その後のいろいろな炎症性疼痛モデルを用いた研究で、延髄吻側腹内側部の機能をブロックすると、痛覚増強の形成を効果的に防ぐことを報告している（Urban & Gebhart 1999）。

要　約

　脳幹からの下行性系を介して、痛みの感知が両方向性に制御されることには、多くの興味深い可能性が含まれる。人の前脳は他の動物と比較して重要であると、Casey（1999）は強調している。前脳のさまざまな部位から中脳中心灰白質と延髄吻側腹内側への関連する解剖学的なつながりがあることは知られており（Bandler & Shipley 1994, Rizvi et al 1991）、これは、脳におけるより高次の中枢が延髄脊髄系に影響しうることを示唆する。

　前脳領域には下行性の延髄脊髄路を介して、脊髄における侵害入力の情報処理過程を制御する機能がある。この前脳の機能は、注意・認知・情動に依存して、痛みの感知を両方向性に制御する基盤となり、ある種の慢性痛の状態において重要な役割を担うと考えられ（Dubner & Ren 1999）、これらの系の障害は、線維筋痛症のような慢性痛症を引き起こす重要な要因となると考えられる。

　高次脳中枢の侵害受容系機能への影響は、痛みのマネジメントにおける認知行動的なアプローチの効果や、プラシーボ効果を説明する生理学的な根拠ともなりうる（第5章参照）。

結　論

　痛みの知識の最近の進歩により、組織損傷によって侵害受容系活動がアップレギュレーションされる過程が、さらにわかってきている。末梢性および中枢性機序の両方が重要であることは明らかで、それらが活性化される機序が微妙に異なることにより、

さまざまな感受性の変化が誘発される。その機序としては、侵害受容器の感作、それまで活動していなかった侵害受容器の動員や有髄神経からの入力が侵害受容に関与するよう利用すること、などがある。これらは侵害入力により空間的、時間的加重が生じることに関与し、組織損傷部位周囲の非損傷部位へ感受性が広がることに、中枢性機序は特に重要であると考えられる。

研究の範囲が急速に広がったことも、痛み・運動機能・自律神経機能および情動の間の関連性についての見識を深くしている。

われわれは、痛みや組織損傷の影響を末梢の現象としてとらえていたものから、中枢神経系、さらにその人全体としてもっと包括的に痛みと損傷の影響をとらえるようになりだしている。これにより、他の多くの神経系と相互作用をもつ、より包括的な系という侵害受容系の新しい見識が生まれてくる。

痛みと組織損傷が中枢神経系に計り知れない影響を与えること、また痛みの存在によって可塑性が引き起こされることが理解されつつある。

この見識は最終的には痛みをもつ患者のマネジメントに、より包括的なアプローチの発展を導くであろう。

学習問題・復習問題

1. 一次性痛覚増強と二次性痛覚増強を引き起こす二つの異なった機序を述べよ。
2. 末梢性感作を引き起こす六つの化学物質を挙げよ。
3. 「炎症性スープ」という言葉の意味を述べよ。
4. 「非活動性侵害受容器」という言葉の意味を述べよ。
5. NMDA受容体が活性化される機序を述べよ。
6. 広作動域ニューロンと侵害特異性ニューロンとの違いを述べよ。
7. 痛み適応の理論について簡単に述べよ。
8. 「交感神経依存性痛覚増強」という言葉の意味を述べよ。
9. 中脳中心灰白質の腹外側細胞索と外側細胞索の違いを述べよ。
10. オフ・セルとオン・セルの機能を述べよ。

参考文献

Anand P 1995 Nerve growth factor regulates nociception in human health and disease. British Journal of Anaesthesia 75: 201–208

Anbar M, Gratt B M 1997 Role of nitric oxide in the physiopathology of pain. Journal of Pain Symptom Management 14: 225–54

Arendt-Nielsen L, Graven-Nielsen T, Svarrer H, Svensson P 1996 The influence of back pain on muscle activity and co- ordination during gait: a clinical and experimental study. Pain 64: 231–240

Balster S M, Jull G A 1997 Upper trapezius muscle activity during the brachial plexus tension test in asymptomatic subjects. Manual Therapy 2: 144–149

Bandler R, Shipley M T 1994 Columnar organization in the midbrain periaqueductal gray: modules for emotional expression? Trends in Neurosciences 17: 379–389

Besson J-M, Fardin V, Oliveras J-L 1991 Analgesia produced by stimulation of the periaqueductal gray matter: True antinociception versus stress effects. In: Depaulis A, Bandler R (eds) The Midbrain Periaqueductal Gray Matter. Plenum Press, New York, pp 121–138

Bevan S 1996 Signal transduction in nociceptive afferent neurons in inflammatory conditions. In:Kumazawa T, Kruger L, Mizumura K(eds) Progress in Brain Research 113: 201–213

Boucher T J, Kerr B J, Ramer M S, Thompson S W N, McMahon S B 2000 Neurotrophic factor effects on pain-signalling systems. In: Devor M, Rowbotham M C, Wiesenfeld-Hallin Z (eds) Proceedings of the 9th World Congress on Pain, Progress in Pain Research and Management, Vol. 16. IASP Press, Seattle, pp 175–189

Bushnell M C, Duncan G H, Hofbauer R K, Ha B, Chen J I, Carrier B 1999 Pain perception: is there a role for primary somatosensory cortex?, Proceedings of the National Academy of Sciences USA 96: 7705–7709

Campbell J N, Meyer R A, Davis K D, Raja S N 1992 Sympathetically maintained pain – a unifying hypothesis. In: Willis W D (ed) Hyperalgesia and Allodynia. Raven Press, New York, pp 141–149

Cannon J T, Prieto G J, Lee A, Liebeskind J C 1982 Evidence for opioid and non-opioid forms of stimulation-produced analgesia in the rat. Brain Research 243: 315–321

Cannon, J T, Liebeskind J C 1987 Analgesic effects of electrical brain stimulation and stress. In: Akil H and Lewis J W (Eds.), Neurotransmitters and Pain Control, Vol. 9, Karger, Basel, pp 283–294

Casey K L 1999 Forebrain mechanisms of nociception and pain: analysis through imaging. Proceedings of the National Academy of Sciences USA 96: 7668–7674

Cervero F, Laird J M A 1996 From acute to chronic pain: mechanisms and hypotheses. In: Carli G and Zimmerman M (eds) Progress in Brain Research, Vol. 110, Elsevier Science BV, Amsterdam, pp 3–15

Cesare P, Moriondo A, Vellani V, McNaughton P A 1999 Ion channels gated by heat. Proceedings of the National Academy of Sciences USA 96: 7658–7663

Chapman C R 1996 Limbic processes and the affective

dimension of pain. Progress in Brain Research 110: 63–81
Cholewicki J, Panjabi M M, Khachatryan A 1997 Stabilizing function of trunk flexor-extensor muscles around a neutral spine posture. Spine 22: 2207–2212
Chudler E H, Dong W K 1995 The role of the basal ganglia in nociception and pain. Pain 64: 3–38
Coderre T J, Melzack R 1987 Cutaneous hyperalgesia: contributions of the peripheral and central nervous systems to the increase in pain sensitivity after injury. Brain Research 404: 95–106
Cook A J, Woolf C J, Wall P D, McMahon S B 1987 Dynamic receptive field plasticity in rat spinal cord dorsal horn following C primary afferent input. Nature 325: 151–153
Devor M 1995 Peripheral and central mechanisms of sympathetic related pain. The Pain Clinic 8: 5–14
Diakow P R P 1988 Thermographic imaging of myofascial trigger points. Journal of Manipulative and Physiological Therapeutics 11: 114–117
Dickenson A H 1995 Central acute pain mechanisms. Annals of Medicine 27: 223–227
Djupsjobacka M, Johansson H, Bergenheim M, Wenngren B I 1995 Influences on the gamma-muscle spindle system from muscle afferents stimulated by increased intramuscular concentrations of bradykinin and 5-HT. Neuroscience Research 22: 325–353
Dray A 1995 Inflammatory mediators of pain. British Journal of Anaesthesia 75: 125–131
Dray A 1996 Neurogenic mechanisms and neuropeptides in chronic pain. Progress in Brain Research 110: 85–94
Dubner R, Ren K 1999 Endogenous mechanisms of sensory modulation. Pain (Suppl 6): S45–53
Duggan A W, Hendry I A, Mortom C R, Hutchinson W D 1988 Cutaneous stimuli releasing immunoreactive substance P in the dorsal horn of the cat. Brain Research 451: 261–273
Duggan A W, Hope P J, Jarrot B, Schaible H-G, Fleetwood-Walker S M 1990 Release, spread, and persistence of immunoreactive neurokinin A in the dorsal horn of the cat following noxious cutaneous stimulation. Studies with antibody microprobes. Neuroscience 35: 195–202
Fanselow M S 1991 The midbrain periaqueductal gray as a coordinator of action in response to fear and anxiety. In: Depaulis A and Bandlier R (eds) The Midbrain Periaqueductal Gray Matter. Plenum Press, New York, pp 151–173
Fields H L, Basbaum A I 1989 Endogenous pain control mechanisms. In: Wall P D and Melzack R (eds): Textbook of pain, Churchill Livingstone, Edinburgh, pp 206–217
Fields H L, Bry J, Hentall I, Zorman G 1983 The activity of neurons in the rostral medulla of the rat during withdrawal from noxious heat. Journal of Neuroscience 3: 2545–2552
Gordh T, Karlsten R, Kristensen J 1995 Intervention with spinal NMDA, adenosine, and NO systems for pain modulation. Annals of Medicine 27: 229–234
Hall T, Zusman M, Elvey R 1998 Adverse mechanical tension in the nervous system? Analysis of straight leg raise. Manual Therapy 3: 140–146
Handwerker H O, Reeh P W 1991 Pain and inflammation. In: Bond M R, Charlton I E and Woolf C J (eds) Proceedings of the VIth World Congress on Pain, Pain Research and Clinical Management Elsevier, Amsterdam, pp 59–70
Handwerker H O, Reeh P W 1992 Nociceptors, chemosensitivity and sensitization by chemical agents. In: Willis W D (ed) Hyperalgesia and Allodynia, Raven Press Ltd, New York, pp 107–115
Hardy J D, Wolff H G, Goodell H 1950 Experimental evidence of the nature of cutaneous hyperalgesia. Journal of Clinical Investigation 29: 115–140
Hides J A, Richardson C A, Jull G A 1996 Multifidus muscle recovery is not automatic after resolution of acute, first-episode low back pain. Spine 21: 2763–2769
Hodges P W, Richardson C A 1996 Inefficient muscular stabilization of the lumbar spine associated with low back pain. A motor control evaluation of transversus abdominis. Spine 21: 2640–50
Janig W, Koltzenburg M 1992 Possible ways of sympathetic-afferent interactions. In: Janig W and Schmidt R F (eds) Pathological Mechanisms of Reflex Sympathetic Dystrophy. VCH, Weinheim, pp 213–243
Janig W, Levine J D, Michaelis M 1996 Interactions of sympathetic and primary afferent neurons following nerve injury and tissue trauma. In: Kumazawa T, Kruger L, Mizumura K(eds) Progress in Brain Research 113: 161–184
Johansson H, Sojka P 1991 Pathophysiological mechanisms involved in genesis and spread of muscular tension in occupational muscle pain and in chronic musculoskeletal pain syndromes: a hypothesis. Medical Hypotheses 35: 196–203
Johansson H, Djupsjobacka M, Sjolander P 1993 Influences of the gamma-muscle spindle system from muscle afferents stimulated by KCL and lactic acid. Neuroscience Research 16: 49–57
Jones S L 1992 Descending control of nociception. In: Light A R (ed) The Initial Processing of Pain and its Descending Control: spinal and trigeminal systems. Karger, Basel, pp 203–277
Koltzenburg M, Lundberg L E, Torebjörk H E 1992 Dynamic and static components of mechanical hyperalgesia in human hairy skin. Pain 51: 207–219
Kumazawa T 1996 The polymodal receptor: bio-warning and defense system. In: Kumazawa T, Kruger L, Mizumura K(eds) Progress in Brain Research 113: 3–18
Kuraishi Y 1990 Neuropeptide-mediated transmission of nociceptive information and its regulation. Novel mechanisms of analgesics. Yakugaku Zasshi 110: 711–726
Kuraishi Y, Harada Y, Aratani S, Satoh M, Takagi H 1983 Separate involvement of the spinal noradrenergic and serotonergic systems in morphine analgesia: the difference in mechanical and thermal algesic tests. Brain Research 273: 245–252
Kuraishi Y, Kawamura M, Yamaguchi T, Houtani T, Kawabata S, Futaki S, Fuji N, Satoh M 1991 Intrathecal injection of galanin and its antiserum effect nociceptive response of rat to mechanical but not thermal stimuli. Pain 44: 321–324
LaMotte R H, Lundberg L E, Torebjörk H E 1992 Pain, hyperalgesia and activity in nociceptive C units in humans after intradermal injection of capsaicin. Journal of Physiology (London) 448: 749–764
Levine J D, Yetunde O T, Heller P H 1992 Hyperalgesic pain: inflammatory and neuropathic. In: Willis W D (ed) Hyperalgesia and Allodynia, Raven Press Ltd, New York, pp 117–123

Levine J D, Fields H L, Basbaum A I 1993 Peptides and the primary afferent nociceptor. Journal of Neuroscience 13: 2273–2286

Lovick T A 1991 Interactions between descending pathways from the dorsal and ventrolateral periaqueductal gray matter in the rat. In: Depaulis A, Bandlier R (eds) The Midbrain Periaqueductal Gray Matter. Plenum Press, New York, pp 101–120

Lovick T A 1993 Integrated activity of cardiovascular and pain regulatory systems: role in adaptive behavioural responses. Progress in Neurobiology 40: 631–644

Lovick T A, Li P 1989 Integrated activity of neurons in the rostral ventrolateral medulla. Progress in Brain Research 81: 223–232

Lund J P, Donga R, Widmar C G, Stohler C S 1991 The pain adaptation model: a discussion of the relationship between chronic musculoskeletal pain and motor activity. Canadian Journal of Physiology and Pharmacology 69: 683–694

Maciewicz R, Wittink H 1997 Physiology of pain. In: Wittink H and Hoskins M T (eds) Chronic Pain Management for Physical Therapists, Butterworth-Heinemann, Boston, pp 27–42

Mani R, Cooper C, Kidd B L, Cole J D, Cawley M I D 1989 Use of laser doppler flowmetry and transcutaneous oxygen tension electrodes to assess local autonomic dysfunction in patients with frozen shoulder. Journal of the Royal Society of Medicine 82: 536–538

Mao J, Price D D, Mayer D J 1995 Mechanisms of hyperalgesia and morphine tolerance: a current view of their possible interactions. Pain 62: 259–274

Mayer E A, Gebhart G F 1994 Basic and clinical aspects of visceral hyperalgesia. Gastroenterology 107: 271–293

McMahon S B, Bennett D L, Priestley J V, Shelton D L 1995 The biological effects of endogenous nerve growth factor on adult sensory neurons revealed by a trkA-IgG fusion molecule. Nature Medicine 1: 774–780

Meller S T, Gebhart G F 1993 Nitric oxide (NO) and nociceptive processing in the spinal cord. Pain, 52: 127–136

Meller S T, Dykstra C, Gebhart G F 1996 Acute mechanical hyperalgesia in the rat can be produced by coactivation of spinal ionotrophic AMPA and metabotrophic glutamate receptors, activation of phospholipase A2 and generation of cyclooxygenase products. Progress in Brain Research 110: 177–192

Melzack R, Wall P D 1965 Pain mechanisms: a new theory. Science 150: 971–979

Merskey H, Bogduk N 1994 Classification of Chronic Pain: descriptions of chronic pain syndromes and definitions of pain terms. IASP Press, Seattle

Meyer R A, Campbell J N, Raja S N 1985 Peripheral neural mechanisms of cutaneous hyperalgesia. In: Fields H L (ed) Advances in Pain Research and Therapy, Vol. 9, Raven Press, New York, pp 53–71

Mizamura K, Kumazawa T 1996 Modification of nociceptor response by inflammatory mediators and second messengers implicated in their action – a study in canine testicular polymodal receptors. In: Kumazawa T, Kruger L, Mizumura K (eds) Progress in Brain Research 113: 115–141

Morgan M M 1991 Differences in antinociception evoked from dorsal and ventral regions of the caudal periaqueductal gray matter. In: Depaulis A, Bandlier R (eds) The Midbrain Periaqueductal Gray Matter. Plenum Press, New York, pp 139–150

Morgan M M, Liebeskind J C 1987 Site specificity in the development of tolerance to stimulation-produced analgesia from the periaqueductal gray matter of the rat. Brain Research 425: 356–359

Morgan M M, Sohn J H, Liebeskind J C 1989 Stimulation of the periaqueductal gray matter inhibits nociception at the supraspinal as well as spinal level. Brain Research 502: 61–66

Porro C A, Cavazzuti M 1996 Functional imaging of the pain system in man and animals. Progress in Brain Research 110: 47–62

Perl E R 1999 Causalgia, pathological pain, and adrenergic receptors. Proceedings of the National Academy of Sciences USA 96: 7664–7667

Raja S N, Campbell J N, Meyer R A 1984 Evidence for different mechanisms of primary and secondary hyperalgesia following heat injury to the glabrous skin. Brain 107: 1179–1188

Rang H P, Urban L 1995 New molecules in analgesia. British Journal of Anaesthesia 75: 145–156

Reeh P W, Steen K H 1996 Tissue acidosis in nociception and pain. In: Kumazawa T, Kruger L, Mizumura K (eds) Progress in Brain Research 113: 143–151

Reynolds D V 1969 Surgery in the rat during electrical analgesia by focal brain stimulation. Science 164: 444–445

Rizvi T A, Ennis M, Behbehani M M, Shipley M T 1991 Connections between the central nucleus of the amygdala and the midbrain periaqueductal gray: topography and reciprocity. Journal of Comparative Neurology 303: 121–131

Roberts W J 1986 A hypothesis on the physiological basis of causalgia and related pains. Pain 24(3): 297–311

Sato J, Kumazawa T 1996 Sympathetic modulation of cutaneous polymodal receptors in chronically inflamed and diabetic rats. In: Kumazawa T, Kruger L, Mizumura K (eds) Progress in Brain Research 113: 153–159

Sato J, Perl E R 1991 Adrenergic excitation of cutaneous pain receptors induced by peripheral nerve injury. Science 251: 1608–1610

Schaible H-G, Grubb B D 1993 Afferent and spinal mechanisms of joint pain. Pain 55: 5–54

Schmidt R F 1996 The articular polymodal nociceptor in health and disease. In: Kumazawa T, Kruger L, Mizumura K (eds) Progress in Brain Research 113: 53–81

Shea V, Perl E R 1985 Failure of sympathetic stimulation to affect responsiveness of rabbit polymodal nociceptors. Journal of Neurophysiology 54: 513–519

Shu X Q, Mendell L M 1999 Neurotrophins and hyperalgesia. Proceedings of the National Academy of Sciences USA 96: 7693–7696

Siddall P J, Cousins M J 1998 Introduction to pain mechanisms: implications for neural blockade. In: Cousins, M J, Bridenbaugh P O (eds) Neural Blockade in Clinical Anesthesia and Management of Pain. Lippincott-Raven, Philadelphia

Simons D G, Travell J G 1983 Myofascial origins of low back pain. Postgraduate Medicine 73: 66–109

Smith R W, Papadopolous E, Mani R, Cawley M I D 1994 Abnormal microvascular responses in lateral humeral epicondylitis. British Journal of Rheumatology 33: 1166–1168

Stamford J A 1995 Descending control of pain. British Journal of Anaesthesia 75: 217–227

Steen K H, Reeh P W, Anton F, Handwerker H O 1992

Protons selectively induce lasting excitation and sensitisation to mechanical stimuli of nociceptors in rat skin, in vitro. Journal of Neuroscience 12: 86–95

Sterling M, Jull G, Wright A 2001 The effect of pain on motor activity and control. Journal of Pain *in press*

Svensson P, Arendt-Nielsen L, Houe L 1996 Sensory-motor interactions of human experimental jaw muscle pain: a quantitative analysis. Pain 64: 241–250

Takeshige C, Sato T, Mera T, Hisamitsu T, Fang J 1992 Descending pain inhibitory system involved in acupuncture analgesia. Brain Research Bulletin 29: 617–634

Thomas D, Siahamis G, Millicent M, Boyle C 1992 Computerized infrared thermography and isotopic bone scanning in tennis elbow. Annals of the Rheumatic Diseases 51: 103–107

Thompson S W, Bennett D L, Kerr B J, Bradbury E J, McMahon S B 1999 Brain-derived neurotrophic factor is an endogenous modulator of nociceptive responses in the spinal cord. Proceedings of the National Academy of Sciences USA 96: 7714–7718

Torebjörk E, Lundberg L, La Motte R 1992 Central changes in the processing of mechanoreceptive input in capsaicin-induced secondary hyperalgesia in humans. Journal of Physiology (London) 448: 765–780

Tunks E, (In: Kumazawa T, Kruger L, Mizumura K (eds) oints in fibromyalgia. Pain 34: 11–19

Urban M O, Gebhart G F 1999 Supraspinal contributions to hyperalgesia. Proceedings of the National Academy of Sciences USA 96: 7687–7692

Voight M L, Wieder D L 1991 Comparative reflex response times of vastus medialis obliquus and vastus lateralis in normal subjects and subjects with extensor mechanism dysfunction. An electromyographic study. American Journal of Sports Medicine 19: 131–137

Wilcox G L 1991 Excitatory neurotransmitters and pain. In: Bond M, Woolf C J, Charlton J E (eds) Proceedings of the VIth World Congress on Pain, Pain Research and Clinical Management. Elsevier, Amsterdam, pp 97–117

Willis W D 1985 Nociceptive pathways: anatomy and physiology of nociceptive ascending pathways. Philosophical Transactions of the Royal Society of London B 308: 253–268

Woolf C J 1983 Evidence for a central component of post-injury pain hypersensitivity. Nature 306: 686–688

Woolf C J 1984 Long term alteration in the excitability of the flexion reflex produced by peripheral tissue injury in the chronic decerebrate rat. Pain 18: 325–343

Woolf C J 1989 Recent advances in the pathophysiology of acute pain. British Journal of Anaesthetics 63: 139–146

Woolf C J 1994 A new strategy for the treatment of inflammatory pain: Prevention or elimination of central sensitisation. Drugs 47: 1–9

Woolf C J, Costigan M 1999 Transcriptional and posttranslational plasticity and the generation of inflammatory pain. Proceedings of the National Academy of Sciences USA 96: 7723–7730

Woolf C J, Mannion R J 1999 Neuropathic pain: aetiology, symptoms, mechanisms, and management. Lancet 353: 1959–1964

Woolf C J, Shortland P, Coggeshall R E 1992 Peripheral nerve injury triggers central sprouting of myelinated afferents. Nature 355: 75–78

Woolf C J, Safieh-Garabedian B, Ma Q-P, Crilly P, Winter J 1994 Nerve growth factor contributes to the generation of inflammatory sensory hypersensitivity. Neuroscience 62: 327–331

Wright A, Thurnwald P, O'Callaghan J, Smith J, Vicenzino B 1994 Hyperalgesia in tennis elbow patients. Journal of Musculoskeletal Pain 2: 83–97.

（櫻井博紀、森本温子）

本章の目次

概　要　73
　学習の目的　74

生理的要素、心理的要素、環境要素の相互作用　74

痛みの心理的要素　75
　態度、信念、受け止め方、およびコーピング法　75
　不安と恐怖　77
　苦　悩　77
　スピリチュアリティー、意義、希望、絶望　78
　危機反応と痛み　79
　ストレスと痛み　79
　抑うつ、死の願望、自殺の危険性　80
　悲　嘆　80
　パーソナリティ要因　81
　心理要因と慢性的な痛みの因果関係は？　81

痛みの環境要素　82
　家族の影響　82
　文化／民族性　82
　二次的利得　84
　社会経済的要因　85
　物理的要因　85
　作業要因　86

痛みの行動的要素　87

パフォーマンスとQOLにおける持続痛の影響　87
　習　慣　88
　役　割　88
　作業パフォーマンス　89
　クオリティ・オブ・ライフ　89

結　論　90
　学習問題・復習問題　90

4

痛みの心理・環境・行動的側面

Anita M. Unruh, Chris Henriksson

ここにおそらく、痛みというものを受け入れるについて最も難しい問題がある。われわれは痛みを自分で解釈したとおり経験する以外にない。痛みはわれわれを捕らまえて、話していたり動いていたりする最中にも、あたかも見えない手でもって時折中断させられる。しかし、われわれもまた、痛みを捕らまえて、つくり変えていく。（Morris 1991 p29）

概　要

　痛みのような体験を生物学的要素と心理学的要素に分けたくなることが多い。しかし、生物面と心理面は相互に作用し合っているものであり、互いに影響し合い、変化させ合うものである。すべての痛みは、与えられた刺激が脳の皮質において痛いと認識することによって起こるものである。このような痛みの認知は、痛みそのもの以外の多くの要素によって形づくられ、その要素としては、その人の心理的なもの、痛みが起こった時の社会的な背景、期待されたり失望したりすることからの痛み行動、などがある。第2章および第3章では、痛みの神経解剖学および神経生理学について述べている。本章では、痛みの心理面、環境面、行動面を探索していくことにする（Box 4.1参照）。

Box 4.1　重要用語の定義

侵害刺激 noxious stimulus：侵害刺激とは、忌避的なものとして感知される刺激である。刺激初期には痛いと感じたり感じなかったりするが、強度が増した場合に痛くなることもある。痛みの実験においては、侵害刺激として電気ショック、レーザーによる熱、圧、冷水への手または前腕の浸水などが用いられる。（※訳注13 痛みは痛覚受容器が感知するものである。その他の受容器で知覚される感覚は刺激が強くなれば痛くなるというものではない）

破局化 catastrophizing：痛みのことをあれこれと考えたり、増幅したり誇張したりして、痛みに対して無力であると感じることに関連する感情的な考え方を破局化という（Sullivan et al 1995）。

作業パフォーマンス occupational performance：作業パフォーマンスとは、「社会文化によって意味づけられた作業で、身の回りのことをこなし、人生を楽しみ、共同社会において社会的および経済的に関わるための年齢相応の作業を、選び、組み立て、満足に行う能力のことである」。さらに作業パフォーマンスは、「一生を通じて、人と環境と作業のダイナミックな関係」から生じるものである（Canadian Association of Occupational Therapists 1997 p181）。次にあげる二つの用語は重要な研究概念であり、本章にて述べられる問題点を明らかにするためにも重要である。研究および臨床の実践において、心理的要因が慢性的な痛みを引き起こしているのか、あるいは心理的要因と痛みとが相互に関連し合っているのか、ということに関心が向けられることが多い。その区別が痛みのアセスメントやマネジメントに重要となる。

相関 correlation：相関とは、同時に測定された二変数がどの程度関係しているかに関することである（Hirsch & Riegelman 1992）。二変数間において統計学的に有意な相関があるということは、その二変数の間に強い関係がある可能性を示唆するものであるが、その関係が因果関係を示すというエビデンスを与えているわけではない。変数AはBの原因であるかもしれないが、変数BがAの原因であるという可能性、あるいは、AとBに影響を与えているまだ明らかになっていない変数がある可能性もある。

因果性 causality：因果性とは、変数Aが変数Bにおける変化の原因であると言うことができる程度を指す。他に考えられるすべての説明を検討し除外しているならば、これら変数間に因果関係があると言うことができる。

学習の目的

1. 痛み体験の心理的側面を理解する。
2. 痛みにおける環境要素、およびそれらと心理的要因との関係を理解する。
3. 痛みの行動表現を理解する。
4. 作業パフォーマンスにおける痛みの影響を理解する。

生理的要素、心理的要素、環境要素の相互作用

第1章において、痛みを感覚性および情動性の体験であるとした国際疼痛学会 International Association for the Study of Pain：IASP による痛みの定義に注目した。痛みの体験というものは、侵害刺激を痛みとして、その人が知覚したり認識したりすることで決まり、このような痛みの知覚に対して、心理的要因および環境要因が大きく影響している可能性がある。これらの要因によって、同じ大きさの侵害刺激が人によってより痛く感じられることがある。

強い競争的な認知刺激がある場合、その場ではまったく痛みを感じないことさえある。第1章に書かれているように、戦場の兵士は怪我からの痛みをまったく感じないことがあるが、その傷を治療する際の注射では痛みを感じているようである。このようなことの観察が痛みのゲートコントロール説 gate control theory を生み出すことにつながっている※訳注14（Melzack & Wall 1965）。

心理的要因および環境要因は、急性痛の知覚に明らかに強力な影響力をもつ。その逆に、持続する慢性的な痛みは、痛みの心理的知覚に強く影響する。

臨床家も研究者も、ある痛みの問題の発生に対し

> **自己演習 4.1**
>
> この演習をするにあたって、時折あるいはよく経験する痛みを思い起こしてください。あなた自身のことでも、知り合いの誰かのことでも構いません。一般的な痛みとしては、生理痛、頭痛、腹痛、筋骨格系の痛みがありますが、もし慢性的な痛みをもっているならば、それを取り上げるのもよいでしょう。その痛みに関して自分がもっている考え（自分で信じていること）について自分自身に問いかけてみてください。
>
> - その痛みは、何らかの傷害と関連しているように思いますか？
> - その痛みは、全体的な気分や健康感にどのように影響していますか？
> - 痛みが起こると、それに対処するために何をしますか？
> - 「この痛みを何とかすべきである」という考え方に、社会的または文化的な何か規範があると思いますか？

て、生理、心理、環境、行動のいずれの要因がその原因または関与要因であるのかを見分ける必要性を感じることが多々ある。たとえば、足を骨折している場合には生理的要因が明らかな原因となるように、あるケースでは原因となる要因は容易に発見できる。しかしながら、そのような痛みにおいても心理的要因と環境要因はその知覚に影響を及ぼすであろうし、次には、生理、心理、環境の要因が、痛みに対する行動的な反応を決定づけることになる。

生理学的要因がはっきりと見て分かる場合には、医療者も患者もより容易に痛みを理解することができる。しかし不幸なことに、セラピストが出会う多くの患者はしつこく続いている痛みをもっており、その痛みの主な原因として説明できる生理学的エビデンスが皆無であったり弱かったりし、医療者も患者もその家族も大きな挫折感を抱えている。そのような痛みというものは、たとえ医療者や家族から疑われることが多くとも、患者にとってはまさしく現実である。

痛みの生理学、特に持続する慢性的な痛みについての生理学的な理解は、増えつつあるもきわめて限られていることを知っておくことが重要である。心理的な問題が主な原因であると当初は考えられていた多くの痛み（たとえば幻肢痛、線維筋痛症）について、現在ではその根本にある生理学的要因に対するエビデンスが集まりつつある。その例として、線維筋痛症ではセロトニン代謝とホルモン分泌における生化学的な異常が明らかになっている※訳注15 (Bradley et al 1996)。

しかし、原因となる生理学的メカニズムが分かっても、痛みの源を完全に断つ治療法は明らかになっていないことが多い。

患者にとって最も良い選択は、痛みの感覚をコントロールすることを目的とした介入と、痛みの知覚に関与する可能性がある心理、環境、行動の要因を修正することを目的とした介入を組み合わせて続けていくことであろう。

本章を読み進むにあたって、自己演習4.1を終えておくことをお勧めする。

痛みの心理的要素

態度、信念、受け止め方、およびコーピング（対処）法

痛みについての態度 attitude や信念 belief、そして受け止め方は、痛みの知覚および痛みをもつ人自身の痛みの扱い方に強く影響を与えることがある

※訳注14　ゲートコントロール説とは、心理学者であるMelzackと生理学者であるWallによって1965年に発表された仮説。痛みの神経生理学もまだ明らかになっていない頃に発表されたこの仮説は非常に魅力的であったが、最も重要である根冠部分に誤りがあり、後に簡単な修正が施され、現在に至っている。心理学の分野において金科玉条のごとく考えている人が多い。詳細については『痛みのケア』（熊澤孝朗監修・編集）照林社、『痛みを知る』（熊澤孝朗著）東方出版を参照されたい。

※訳注15　線維筋痛症において、このことが原因であるとは言い難く、現象の一つが明らかになったと理解した方が良い。

（Unruh 1996, Unruh et al 1999）。急性痛は組織損傷 tissue damage の信号として知覚されることが多く、その痛みに対して考えられる原因と全体としての理由づけを探し求めるということが行われる。人は、痛みの状態に曝されながら学んでいくことで、どのような時に痛みが組織損傷を示すのか、何らかの危険性が潜んでいるのか、また、痛みの発生源や強さについて無視しても良い程度を判断できるようになる。

痛みというものは、その根本にあった組織病変が治癒していても、持続して慢性化することがあり、介入を必要とするような病変のエビデンスがまったく見当たらないような慢性痛がしばしば存在する。しかし患者は、組織損傷が潜んでいる症状として痛みを受け止め続けてしまうため、このような思い込み（信念）が回復を妨げていることがある。

慢性的な痛みをもつ患者に対する痛みのマネジメントにおいて、その重要な目標の一つは、痛みに対する受け止め方を転換させることである。つまり、痛みの元となっている原因解決に的を絞った急性痛の考え方から、痛みにうまく対処していく考え方に転換させるということであり、問題解決型のアプローチを痛みのマネジメントに組み入れて、生産的で機能的な日常生活を取り戻すことを目標とする。痛みに対する態度、信念、受け止め方は、年齢や性別、文化や家族によっても影響を受ける。これらの要因については、本章（後述）および第6章にて述べる。

痛みに対する態度、信念、受け止め方を評価するために種々の方法が開発されてきている。それら方法には次に示すものがある：痛み態度調査票 Survey of Pain Attitudes（Jensen & Karoly 1987, 1992, Jensen et al 1987）；痛み信念-知覚質問票 Pain Beliefs and Perceptions Inventory（Williams & Thorn 1989）；慢性痛自己効力感尺度 Chronic Pain Self-Efficacy Scale（Anderson et al 1995）；痛み関連コントロール尺度 Pain-Related Control Scale（Flor et al 1995）；痛み機能障害関係尺度 Pain and Impairment Relationship Scale（Slater et al 1991）；痛み評価質問票 Pain Appraisal Inventory（Unruh & Ritchie 1998）；病いの意味質問票 Meaning of Illness Questionnaire（Browne et al 1991）；関節炎無力指数 Arthritis Helplessness Index（Smith & Wallston 1992）；痛み認知リスト Pain Cognition List（Vlaeyen et al 1990）。

痛みを感じると人はさまざまな行動をとり、痛みを軽減させようとし、日常生活にきたす支障を減らそうとし、痛みによって起こる精神的苦痛に歯止めをかけようとする。このような行動のことをコーピング（対処）coping と呼び、痛みに対する態度や信念、受け止め方がこのコーピングに影響を与える。警告や脅威として痛みを受け止めることが、情報を探し回ることにつながり、社会的サポート、問題解決策、医療機関を探し回り、破局化 catastrophizing につながる。そして、注意をそらす方法を用いることが減り、外在化 externalization が増える（たとえば、痛みがあるために他人に怒りをぶつける）（Unruh 1996, Unruh et al 1999）。

一方、挑戦として受け止められている痛みには、注意をそらす方法や肯定的な自己表明 self-statement（たとえば、すべてうまくいくと自分に言い聞かせる）を用いればうまく対処できる可能性がある。また、外在化は、痛みがある時の対人関係におけるストレスを増大させる傾向にあることから、問題を生じやすいと言える。

破局化は通常、痛みによる能力低下とコーピングの不良を予測することであると考えられている（Bennett-Branson & Craig 1993, Turner & Clancy 1986）。Sullivanら（1995）は、能力低下を予見するには、痛みの強さや抑うつや不安よりも破局化がより重要であることを見出した。破局化は、痛みのことをあれこれと考えたり、増幅したり誇張したりして、痛みに対して無力であると感じることに関連した感情的な考え方を反映している（Sullivan et al 1995）。

コーピングの状態を評価するために用いることができるさまざまな方法があり、良好な信頼性と妥当性をもち、最もよく使われているものとして次のも

のがある：コーピング方略質問票 Coping Strategies Questionnaire（Rosenstiel & Keefe 1983）；痛みコーピング質問票 Pain Coping Questionnaire（Reid et al 1998）；ヴァンダービルト痛みのマネジメント目録 Vanderbilt Pain Management Inventory（Brown & Nicassio 1987）；コーピング法チェックリスト Ways of Coping Checklist（Folkman & Lazarus 1980）；痛み破局化尺度 Pain Catastrophizing Scale（Sullivan et al 1995）。

不安と恐怖

　不安 anxiety は、慢性的な痛み（悪性を除く）よりも急性痛に関与している傾向が強い。しかし、慢性的な痛みにおいても発症初期には不安が強いと考えられる。その理由としては、痛みというものがそこに潜む損傷に関係していて、その損傷がアセスメントや介入を必要とすると考えてしまうからである。実質的な病理のエビデンスが何も無いとわかった時、不安に取って代わり、フラストレーション、敵意、落胆が現われる。

　痛みに関する不安では、数多くの要因がその原因となりうる。鎮まらない痛みの急性発作を繰り返すと、痛みへの不安は増強する。痛みがいつ起こるかわからない状態で、特にその痛みのコントロールが難しい場合には不安を生み出す可能性がある。適切な痛みの緩和が提供できない環境で痛みを伴う治療を行った場合にも、また、痛みについて無関心な雰囲気の中で治療が行われた場合にも、痛みの不安は増強する。たとえば、多くの大人は歯medかや注射の痛みを怖がっているが、これには子供時代にそのような痛みに曝された嫌な経験がある程度関与している。

　痛みの訴えの正当性を他人が信じていないということもまた痛みの不安の一因となっている。交通事故後に慢性的な痛みを患うようになったGreg Lumは、次のように書いている。

私にとって要らないこと（身体的な痛み以外で）は、他人の「態度」に対応せねばならぬことや、自分では何ともならないことに罪の意識や不安を感じねばならぬことである。（Lum 1997 p68）

　慢性的な痛みでは、さらなる痛みへの恐怖 fear of pain や再受傷への恐怖 fear of re-injury、元にある疾患の進行への恐怖と結びついていることがあり、活動によって痛みが増悪することが多く、すでに痛みがひどい場合には、さらなる痛みの発生への恐怖と回避が生じる。患者は痛みを組織損傷と結びつけて考えていることが多く、持続する痛みが組織損傷の悪化や存続を表わしていると考えて心配するようになる。痛みを引き起こしている疾患が判明している場合には、痛みがその疾患の進行の指標となるため、痛みを恐れることがある。痛みへの恐怖というものは、痛みそのものよりも障害となることがある（Waddell et al 1993）。この問題については第9章にて詳しく論じられている。

　痛みへの不安や恐怖は、痛みに対する危機反応をつくり出し、コーピングを妨げていると考えられ、痛みの程度から予想される以上の能力低下をもたらす可能性がある（Cipher & Fernandez 1997）。不安や恐怖がみられる場合には、考えられる身体的要因、心理的要因、社会的要因を入念にアセスメントすることが非常に重要となる。

苦　悩

　苦悩 suffering は医療者にとって難しい概念であるが、痛みをもつ患者の多くがその痛みのためにとても苦しんでいるのは明白なことである。ChapmanとGavrin（1999）は苦悩を次のように定義した。「自己に対して深刻な脅威あるいはダメージを感じることであり、その人が自分自身に期待したことと自分がすることや自分のありさまとの間に不一致が起こった時に出現する」（Chapman & Gavrin p2233）。

　痛みがひどいこと、予測やコントロールができないことなどの要因は苦悩を増大させるが、より重要なことは、痛みが他の慢性疾患や障害とほぼ同様にその人の自己を深層で変えてしまうことである。痛みがしつこく続くために、自分に対して思い描いて

いたことの多くを修正しなければならなかったり、時には根本的に変更せざるをえなくなったりすることがある。ChapmanとGavrin（1999）はこのジレンマを雄弁に語っている。

絶え間ない痛みのために、私はほとんど何もできないでいる。日々の生活でやらなければならない仕事は増えていくが、もはやそれらに合わせることはできない。かつての私より小さく、そうであるべき私よりも小さく……その不一致は、現在だけでなく将来における自己整合性に対する脅威あるいはダメージを意味しており、このような自己整合性に対するダメージは、今後の人生にも及んで、苦悩の核心をなす。(Chapman & Gavrin 1999 p2236)

ChapmanとGavrin（1999）は、苦悩を適切に扱うためには、苦悩を理解することと、痛みがどのようにして苦悩の一因となるかを理解することが不可欠であると主張している。可能な限り痛みを避けること、痛みが生じた場合には速やかに緩和することが重要であると彼らは主張している。思いやりのある環境の中でアセスメントと治療を提供し、患者が意義ある生産的な生活／人生を立て直せるようにすることは、苦悩を軽減するために非常に重要である。

スピリチュアリティー、意義、希望、絶望

神は、喜びの神であるばかりでなく痛みの神でもある。苦悩することは人間らしいことであって―神のことでも個人だけのことでもなく、受けて当然のことでもない。われわれは、苦悩することを「スピリチュアル」と考えるべきではないし、苦悩する人々を褒め称えるべきでもない。(Monihan 1996 p32)

痛みと、スピリチュアリティー、意義、希望、絶望との関係については現在ほとんど知られていない。しかし、スピリチュアル spiritual な見方、意義をもち続けること、希望に満ちた感じというものが、日常生活において慢性的な痛みに対処し適応するために重要であると考えられている。それらは慢性的な痛みに対する心理的な苦悩を軽減するために特に重要であると言える（Kahn 1986, Monihan 1996）。

ほとんどの医療者は、スピリチュアリティーを宗教と分け、別のものとして考えている。スピリチュアリティーと宗教の定義に関する数々の文献の検討において、Gorsuchら（1998）は、スピリチュアリティーはより個人的に経験的に人生の神聖なものを求めることを意味していると考えられていることが多く、一方、宗教では、信条、しきたり、儀式の組み合せを通じて組織的に制度的に神聖さを求めることを指しているとしている。また、別の著者らは、スピリチュアリティーとは人生におけるつながり、意義、目的を求めることであると提言している。信仰心とスピリチュアリティーの間には重複するところがいくつかあるのは明らかである。

マネジメントが難しいようなしつこく続く痛みは、人のスピリチュアリティーや信仰心を深く揺さぶりうる。特に、その人のスピリチュアリティーにとって大切な仕事に携わる能力を痛みによって制限される場合には、人生の意義 meaning in life を深刻に損なう。とりわけその人が孤立している場合には、自己を見失い、他者とのつながりを失ってしまうことがある。

痛みを宗教的信仰と絡み合わせることは、古代文明における記録にも残っている（McGrath & Unruh 1987）。痛みというものは、しばしば神々のご機嫌を損ねたことに由来すると考えられていた。痛み、苦悩、スピリチュアリティーに関する教科書がいくつかあるが（e.g. Bakan 1968, Brena 1972, Lewis 1940）、痛みとスピリチュアリティーとの関係についての研究はほとんどない。残念なことに慢性的な痛みとスピリチュアリティーあるいは宗教的な信念、特にキリスト教以外の宗教との関係に関する充分な理解はない。

慢性的に痛みが起こることをスピリチュアルなものから罰を受けているととらえた場合に、宗教的信念から罪悪感が増し、自分は価値のない者であるという思いが強まることがある。また、ときには痛みがあがないの価値をもつとも考えられており、たとえば、いくつかのキリスト教の書き物では、痛みと苦悩は人びとを十字架のイエス・キリストの苦悩に近づけるものであると提言している（Brena 1972, Lewis 1940）。このような痛みの解釈は、痛み

に対処するために役立つこともあるが、宗教的な信念によって失敗感や危機感が永続化することもある。

また、祈りや神とより近い関係を求めることによって、身体に起こっていることに対する自己コントロールがより可能になることがあり、慢性的な痛みや苦悩を少なくする傾向があるという報告もある（Brena 1972）。

宗教的な信念は、痛みの緩和手段の選択にも影響を与えることがある。たとえば、痛みを通じて苦悩することが自分を神により近づけてくれると信じている場合では、緩和のための薬の服用を渋る可能性がある。事実、1947年にカトリック教会は、信者に対して痛みを緩和する手段を用いることを許す告示を出し、痛みの緩和は非キリスト教的な行いではないことを示している（McFadden 1947）。さまざまなキリスト教の出版物の中には、痛みの緩和手段（特に服薬）を用いることを容認する一方で、服薬を拒否し、痛みを通じて苦悩することは、より深い宗教的な理解ができるようになると提言しているものがある。スピリチュアリティーと痛みに対する関心が高まってきており、最近、Keefeら（2001）は関節リウマチ患者群において、スピリチュアルで宗教的な対処が痛みをコントロールしたり減弱させたりする能力にプラスの効果をもつことを報告している。一方で、スピリチュアル・ヒーリング（霊的癒し）と痛みについては疑問が投げかけられており（第12章参照）、Abbottら（2001）は、慢性的な痛みに対するスピリチュアル・ヒーリングのランダム化臨床試験を行ったが、有意なプラス効果を示すことはできなかった。

痛みが治るという明らかに非現実的な希望を患者がもち続けているようにみえることが多い。患者は、慢性的な痛みを抱えた人生に適応することがむずかしく、また痛みをうまく扱っていくための生活スタイルの変更もむずかしい。なぜならば、痛みが治れば何も変える必要がないからである。

非現実的な希望をもっている患者は、慢性痛の怪しげな治療法の誘いにたやすく乗せられてしまうことがある。患者の希望や絶望の表現に対してどのように反応するかを心得ることは、医療者にとって非常にむずかしいことが多い。痛みが最終的には消えるかもしれないとか、痛みが扱いやすくなるかもしれないとか、治るかもしれないというようなある程度の希望は、患者にとって持続する痛みがあるにもかかわらずQOLを維持していくために必要不可欠なことであると思われる。

大きな絶望を経験する患者もある。痛みのコントロールの明らかな喪失と日常生活におけるその影響は、深い無力感を生み出す可能性がある。このような場合、患者は新しい治療法を試みる動機づけをほとんどもてなくなることがあり、特に抑うつや自殺念慮に陥りやすくなる。こういう患者に対しては、楽観的な考え方ができるような新たな動機を見つけるようにする。

危機反応と痛み

子供時代の身体的虐待や性的虐待が、大人になってからの慢性痛（特に女性の骨盤腔内痛）の発症に関連しているというエビデンスがある（Unruh 1996）。加えて、心的外傷後ストレス障害 post-traumatic stress disorder : PTSD が、反復性の痛みと関連している可能性がある（第22章参照）。このような衝撃的な体験と痛みとの関係についてはかなり多くの考察があり、痛みを起こしやすいパーソナリティ pain-prone personality を発現させる可能性が示唆されている（後述のパーソナリティ要因を参照のこと）（e.g. Roy 1998）。しかしながら、その因果関係において心理的要因が一次性であると説明できるエビデンスはない。衝撃的で深刻な痛みを繰り返すような体験は、不安や恐怖、またその他の心理的要因を増悪させると同時に、根本にある痛みに対する生理的メカニズムを変えてしまう可能性がある。

ストレスと痛み

ストレス stress と痛みとの関係は複雑であり、直線的というより環状といった方がふさわしい。慢

性的な痛みは、広範で破壊的なストレス反応を促進させ、神経内分泌異常、疲労、不快、筋痛をもたらし、精神的および身体的パフォーマンスを損なう（Chapman & Gavrin 1999）。

うつ状態、疲労、活動制限、そして自分の痛みはコントロールできないものであるという信念が、日常生活におけるストレスを増大させていく。過剰なストレスは、睡眠、食欲、姿勢を乱し、筋緊張を引き起こすことがあり、それらのすべてが慢性的な痛みに関与している可能性がある。さらに、過剰なストレスというものは、心理的な健康状態に影響を与え、慢性的な痛みに効果的に対処する能力を減弱させる。

ストレスのマネジメント（特にリラクセーション法、家庭や職場におけるストレスに関与する心理的、社会的あるいは身体的要因の改善や解決）は、慢性的な痛みに対して患者がよりうまく対処できるようになるために非常に役立つであろう。また、これらのことは、慢性痛の急激な悪化を低減させると考えられる。

抑うつ、死の願望、自殺の危険性

痛みがあって、それが消え去りそうにないことを、私はたやすく受け入れるようになったと思う。私は今、それを私という存在の一部として受け入れようとしている。なぜなら、私には実際のところたった二つの選択：それに耐えるか、死ぬか、しかないのだから。今までは、存在することを選んできているけれど、時にすれすれのところまできてしまう。(Lum 1997 p66)

軽減されることのない持続する痛みは、自尊心、日常生活での作業、家族や友人、仕事仲間との関係に多大な影響力をもち、人を弱らせていく体験であると言える。このことから、慢性的な痛みというものは往々にして抑うつと関連する。

痛みがあることを他の人に信じてもらえない場合に抑うつが起こる可能性が高い。悲しいことに、多くの患者はその痛みが自分の責任であると感じやすく、特に医学的検査で痛みの生理学的原因が何も見つからなかった場合や施された治療に良い反応を示さなかった場合にそう感じやすい。

鎮痛のための薬物の中毒になっているとか、社会的、心理的、経済的な利益を得るために痛みを利用しているなどとして、多くの患者が不当に責められている可能性がある。適切な痛みのマネジメントを受けず、うつ状態を呈している場合、その痛みは死んだ方がましだと患者に思わせてしまう危険を増大させる。患者の中には、対麻痺や末期の疾患などのような不幸な身の上には適応できるが、激しい痛みをもちながら生きて死ぬことには耐えられないと言う者がある。抑うつについては第22章にて詳細に論じられている。

軽減されることのない激しい痛みによって自殺に対する危険性は増大する。特に患者が孤立し、見捨てられているような場合に多くなる（Somerville 1993）。医療者は、痛みと臨床的抑うつをもつ患者の自殺に対する危険性を考慮すべきであり、生きようとする意志をなくしていると話したり、家族や友人にとって自分はいない方が良いと感じていたりするような患者では、常に真剣に受け止めて心理面の追加的なサポートを提供すべきである。

悲　嘆

悲嘆 grief と慢性的な痛みについてはほとんどわかっていないが、慢性的な痛みを抱える人では、何らかの喪失を深く悲しんでいる人々と同様の感情的な反応がみられることもある。

慢性的な痛みをもつ患者の多くは、自分の生活の中でさまざまな社会的損失、経済的損失、生産性の損失を被っており、長期にわたって痛みが続くため、そのような損失に対する深い悲しみは長い時をかけてつくられていく。さらに患者は、慢性的な痛みをうまく扱っていくために、生涯にわたって習慣や日常の仕事を変えていかなくてはいけない可能性がある。苦悩している患者では、痛みのために失ったものへの深い悲しみがあると考えられる。

パーソナリティ要因

この領域における臨床的および研究的な関心のほとんどは、痛みを起こしやすいパーソナリティの検証に関しているものである (Engel 1959)。Engel は、身体的な痛みというものは本来、感情的な苦痛あるいは心的葛藤への防御に対する隠喩 metaphor であると主張した (Gamsa 1994a, Roy 1998)。痛みを起こしやすいパーソナリティについての Engel の概念は、片頭痛、腹痛、腰痛などを発症しやすいようなその原因となるパーソナリティ要因というものが存在するかどうかについて多数の研究と議論を生み出した。

抑え込まれた敵意や攻撃性、柔軟性のない超自我、罪悪感、憤り、失ったものに対する防御や失うことへの脅威、幼児期の窮乏やトラウマ、仮面うつ病、神経症的傾向、その他のパーソナリティ障害などのようなパーソナリティの問題は、慢性的な痛みの発生と因果関係があると考えられてきている (Gamsa 1994a, 1994b)。しかし、この領域における割りつけのしっかりした研究では、感情的な葛藤が肉体の痛みを引き起こすとか、あるパーソナリティ特性が慢性的な痛みを引き起こすことに結びつくなどというような見解をほとんどの場合裏付けてはいない (Gamsa 1994a, 1994b, Gatchel 1996)。

心理要因と慢性的な痛みの因果関係は？

組織損傷の程度に「釣り合った」、その損傷部位に感じられる痛みの強さというものはわかりやすい。しかし、このような具合に現われているわけではない痛みも多くある。Turk と Flor (1999 p19) は次のように書いている。

病変のない痛み、痛みのない病変、同一の治療に対する反応の個人差、神経外科的処置の不良、確実に除痛効果のある鎮痛薬の無効、機能・構造障害と能力低下との関連性の低さ、これらのことは、末梢から中枢神経系への直接伝達を推定した痛みのモデルに一致しない。

セラピストが出会う患者の痛みの質は、直接伝達モデルに一致しないことが多い。前述したように、慢性的な痛みがあるにもかかわらず、研究者や臨床家によって意味ある生理学的エビデンスを見つけられなかった場合には、痛みがあることの解釈において心理、環境、行動の要因に目を向けることが多い。

この領域の研究では、痛みと心理的苦痛 psychological distress を同時に評価するという横断的方法 cross-sectional design が頻繁に用いられる。このような方法によって、痛みと心理的苦痛に有意な関係があることを検出している場合が多いが、こういう方法から、心理的な苦痛が痛みを引き起こしているのか、痛みが心理的苦痛を引き起こしているのかは推定できない。つまり、いずれの解釈ももっともらしく思わせてしまうところがある。その他の第三の因子がこれら二つの関係に介在している可能性がある。言い換えれば、横断的方法を用いた研究は、それらに関係があることを示すが、原因メカニズムのエビデンスを示すことはないと言える。

心理的要因と痛みの関係は、両者が時間的に近い場合には非常に説得力がある (McGrath & Unruh 1987)。たとえば、人前で何かを行う前に腹痛を起こしたという経験をもっている人は多い。事が終わると、その痛みは消える。そのような痛みは、確実に実在する痛みであり、きわめて激しい場合もあるが、その第一の原因は心理的なものである。注目すべきは、このような状況においても心理的要因が影響を及ぼしているということであるが、たとえば、何かを行う時に偶然にも食習慣を変えていた場合、そのような食習慣の変更が腹痛の一因になっているかもしれない。

Gamsa (1994a, 1994b) は、心理的要因に関した研究の広範囲にわたる検討を行い、大部分の慢性痛の問題に対して心理的要因が因果的役割 causal role をもつという説得力のあるエビデンスはほとんど存在しないことを見出した。心理的要因と慢性痛とが有意な相関関係にあることに対するより説得力のある解釈は、痛みが相当な心理的苦痛と能力低下を引き起こしているということである。

Teasell と Merskey (1997) は、「身体的および心理的原因が、臨床家の満足のいくように証明できな

い場合、唯一の適切なことは、痛みの原因が証明されていないということを認めることである。診断をつけることができないならば、判断を保留にすべきである」と主張している（Teasell & Merskey 1997 p201）。痛みに対する生物心理社会学的モデル bio-psychosocial model は、痛み体験を生物的、心理的それぞれに分けておらず、非常に重要となる（Turk & Flor 1999）。

医療者も患者も、慢性的な痛みに及ぼしている負の影響をもつ心理的要因を特定できることが多いが、ほとんどの患者は、自分の痛みが心理的なものであるとか、自分自身でつくり出しているといったことを示唆されると、自分のことを正しく理解してもらっていないと感じてしまうだろう。慢性的な痛みというものは、心理的な疲弊を招き、付加的なストレスや情緒不安を生み出すことが多く、最終的には効果的な対処をも妨げて痛みを悪化させる可能性があるものだということを患者に理解させることが不可欠である。

痛みの環境要素

家族の影響

痛みが家族内発症するというエビデンスがある。Goodmanら（1997）は、痛みの家族内発症について2週間の調査を行い、両親が高頻度の痛みを報告している場合、その子供たちもまた高頻度の痛みを報告していることを見出した。Sternbach（1986）は国全体の調査において、人生のある時期に両親が激しい痛みをもったという経験をもつ大人は、背部痛、筋痛、関節痛をもつ傾向にあることを見つけ出した。遺伝子、活動や食事に関する共通した生活スタイル、そして学習、それらすべてが有力な因子となっている可能性がある。

また家族では、痛みに関する会話や痛みに対する行動的な反応についてお互いが影響しあう。痛みに対する適切な行動に関しては、親が子供たちを社会に適合させており、子供の年齢や性別に合わせてどうすべきかを変更していると考えられる（Unruh & Campbell 1999）。このようなモデリングの作用は、子供にとって未知である痛みに対して特に影響力が大きいと言える。

さらに、痛みを抱える人がもつような罪悪感や疎外感、またサポートにおいて家族が何らかの役割を果たす。しつこく続く痛みは、その必要性に応じて家具などの物理的なレイアウトを変えなければならないことにもなるし、家族の日課や活動もある程度の変更がいるだろう。場合によっては、家族は過剰に気をもみ、世話をし過ぎるようになり、患者が実りある方法でもって慢性的な痛みに適応することを何気なしに妨げている可能性もある。

またある時には、患者の痛みの訴えを家族が信じなかったり、咎めたりすることがあり、患者を認めないということが、抑うつや能力低下の一因となっていると考えられている。家族は慢性的な痛みをもつ患者にとって重要な役割を果たすが、家族の影響というものが患者の性別や家族とのつながりの強さなどの要因で左右されることを知っておくことが重要である（Flor et al 1989）。

たいていの家族は、家族の一員が痛みから回復できるようにと手助けするのに一生懸命になる。愛する誰かが痛みをもって生きていることに家族や友人もまた苦しむ。いとしい家族の激しい痛みを見ているうちに、その家族の中で自暴自棄の行動がもたらされることがある。カナダで、重度の障害をもつ10歳の娘を父親が死に至らしめた例がある。その理由は、父親が娘の絶え間ない痛みと苦悩に耐えられず、この先も同じことがさらに続くと予測したからである（Blove & Mail 1997）。

文化／民族性

文化と痛みの関係における有用な研究はほとんどない（Bates et al 1993）。文化が痛み行動のようなものにどの程度の影響を与えるかは、その文化的集団が他と明確に異なる独自性を保っている程度など、多くの要因に左右される。

Zborowski（1952）は、ニューヨーク市における

三つの文化的集団で、それぞれの集団の健常人だけでなく、患者、医師、看護師、その他の医療者にインタビューし、痛みに対する態度を比較した。（三つの文化集団は、イタリア系アメリカ人、ユダヤ系アメリカ人、最初期移民系アメリカ人）

イタリア系の人は、痛みのことで頭がいっぱいになり、痛みがある間中うめき叫び、大いに文句を言うが、痛みが治療されるとすぐに通常の活動に戻っていた。

一方、ユダヤ系の患者は、痛みがある時には非常に感情的であり、痛みを大げさにする傾向にあったが、痛みそのものよりも、健康上における痛みの影響および家族に対する全般的な幸福について心配していた。時に、痛みの根本的な原因に心を奪われ、通常の活動に戻ることが困難であった。

最初期移民系アメリカ人の患者は、痛みに対してより客観的な反応をし、誰かを煩わせないようにと気にする傾向にあった。また、入院に関しては肯定的な感じをもつ傾向にあった。

しかしこの研究は、データ収集の方法が主観的であり、著者やインタビューされた人々の先入観や偏見を受けやすいという点において非常に問題がある。

移民第一世代の人々は、その後の子孫の世代に比べて、痛み、コーピング法、痛み行動に対して異なった特性をもっていたと考えられる（Bates et al 1993）。伝統的な考え方、統制の所在 locus of control※訳注16、伝統的な医療法を用いることなど、その文化的集団の特徴もまた重要であると言える。

Batesら（1993）は、ヒスパニック、ポーランド人、アイルランド人、フランス系カナダ人、最初期移民系アメリカ人、イタリア人において、痛みに対する文化的影響を研究し、痛みの強さには民族グループと統制の所在が著しく影響していることを見出した。

Zborowski（1952）は、痛みに対する態度というものは、どんな文化においても子育ての中で練習させていくことの一つであると考えた。彼は、ユダヤ系およびイタリア系アメリカ人の親たちはたいていが過保護であり、子供の健康に過度の関心を向け、喧嘩や怪我をしないように、風邪を引かないようにと始終子供に言い聞かせるということを見出した。つまり、泣くことで大きな同情を誘うということになる。

しかしながら、最初期移民系アメリカ人の親たちは、子供がささいなことでは親の助けを求めないことにあまり心配しないし、要求もしない。子供は遊んでいる間に遭遇する痛みを予測するように教えられ、また、大げさに苦痛を表わさないように求められる。もう一度強調しておくが、この研究では、異なった文化的集団の実際の行動よりも著者の先入観が反映されている可能性がある。

子供の痛み表現における文化の影響に関する研究はほとんどない。Abu-Saad（1984）は、アラブ系、ラテン系、アジア系アメリカ人という三つの文化集団における9〜12歳の24人の子供で、6か月間にわたる半構造的インタビュー※訳注17を行った。痛みの原因、痛みの語句、痛みの色、痛みへの思いについて、これら三つの集団間にいくらかの違いがあったが、この違いが統計的に有意であったかどうか関しては述べられていない。このような項目に対する子供の回答の違いの意味は明らかになっていない。

興味深いことに、三つのどの集団の子供たちも最も一般的なコーピング法として薬を選んだ。また女子は、どの集団でも慰められることが有益であるとした。この研究は、思い起こして回答するというところに重大な限界がある。したがって、文化の違う子供たちが、実際に痛みがある最中にどのように答

※訳注16　Rotter JB（1966）が提唱。評価をうける原因が自己の能力や努力にあることを内的統制といい、運や環境や他人の作為にあることを外的統制という。
※訳注17　トピックスだけが決められたインタビューで、その数や順番、質問の言葉づかいなどはインタビュアーが自在に変えられる。詳しい調査向きで、主観的な意味体系を知るのに役立つと言われている。この場合のインタビュアーの役目は、回答者がトピックスに関してできるだけ多く発言しようと思うように促していくことである。

えるかは不明である。

　観察される文化的相違は、痛みのとらえ方、また、痛みの表現を許されている程度やその人が置かれている状況の程度と関係している傾向が強いことを留意しなければならない。痛み行動における文化的な違いは、痛み感受性 pain sensitivity、痛み閾値 pain threshold、あるいは痛み耐性 pain tolerance の違いの根拠にはならず、さまざまな文化の下で学んできた行動方法の違いを示していると言える。

　ある文化においては、痛み体験がある意味でその人の力を試すものになることがある。たとえば、著者の一人（A. Unruh）がケニア人の仲間から聞いた話では、部族の中で割礼を受ける場合に、男子はすべての痛み表現を抑えることが期待され、それが男らしさに対する試練であるという。その男子の社会的身分が高い場合には、傷口に塩が塗られてさらなる男らしさを試される。同様に、第三世界の文化において、女性が出産中にほとんど痛みを体験していないように見えることがあるが、そのような文化では、女性の痛み表現が社会的に禁じられている可能性がある。

　BernsteinとPachter（1993）は、学んできた行動パターンや規範を通して病気や痛みの意味が構築されて表現されるということに関して、文化を重視すべきであることは充分に認められていると述べている。しかし残念なことに、文化の影響をどのように考えるべきか、また、患者に対してどのように文化的な配慮をするかについて、それを理解するための一般に認められているモデルはいまだない。

　BernsteinとPachter（1993）は、ある文化に特有の固定観念（痛みや痛み行動を減じるというような）に依存することを避けるために、文化的な配慮が行き届いたアプローチを用いることを勧めており、次のような提案をしている。

　臨床の場では、重要な文化的な配慮として、病気の原因と痛みの関与についての考え方、民間治療者や民間療法の利用、さまざまな痛みのマネジメント法（たとえば鍼、認知

的治療法）の受け入れや効果、医療者とのやり取りのやり方への期待があげられる。臨床家は、自分が受けもった文化集団について、その一般的な信念と診療をよく理解しておかなければならない。また、批判的ではない態度をもって、前述のことについて進んで情報を引き出すようにしなければならない。さらに、受け入れてもらう医学的な診療と併せて文化的な診療のための便宜を図るようにしなければならない。（Bernstein & Pachter 1993 pp119～120）

二次的利得

　痛み行動に対する予想は、家族や文化を通じて伝えられている。加えて、同僚、友人、見知らぬ人、医療者は、その人の痛みの訴えの信憑性に対して、主観的な感覚であるということに基づいて、どの程度の同情や助けが受け入れられるのかを予想する。

　急性痛をもつ人では、痛みが治まるまではある程度の注目を受けて、一次的に責任から解放されることが予想できる。しかし痛みがしつこく続いて、痛みを抱えていることによって過度の利益が続いた場合、痛みからの二次的な利得を手に入れていると言われてしまう。

　二次的利得 secondary gain は明確ではない（Fishbain 1994）。Fishbainは、二次的利得の概念に関する問題の一つは、能力低下と仮病を使って休むことを同一とみなしてしまうことが多いところにあると述べている。補償金、家族からの注目、訴訟の関与などの利益の可能性のあるものはどんなものでも二次的利得のエビデンスととられ、痛みの訴えの信憑性を疑うためにそれらを用いることが多い（Teasell & Merskey 1997）。さらに、治療に対して反応が良くなかったり、ある程度の能力低下を受け入れていたり、痛みの程度に合わせて活動するなどのような行動は、時に二次的利得のエビデンスとして用いられることがある。

　補償は、二次的利得の最も強いものであると考えられている。しかし、Rohlingら（1995）は、補償のある患者とない患者を比較した32研究のメタアナリシスにおいて、補償状況は痛み患者の6％の割合にすぎなかったことを見出した。言い換えれば、補償というものは、患者の痛みを解釈するにあたって、たいした役割を果たしていないということにな

る。

　慢性的な痛みというものは、二次的利得よりも二次的損失により関係していることが多いとFishbain（1994）は指摘した。痛みのために働くことができない人々は、経済的ストレス、倦怠、不安、うつ状態、社会的地位の喪失を起こす。家族や夫婦のストレスもまれではない。

　Fishbain（1994）、およびTeasellとMerskey（1997）は、二次的損失が二次的利得を上回る患者については、二次的利得が痛みや能力低下を長引かせる原因因子となるかは疑わしいと主張している。

社会経済的要因

　社会経済的地位の低さは、筋骨格系の痛みや腰痛の発生頻度を増すことに関連しており、おそらくそれは身体的なダメージが大きく、融通の利かない仕事である肉体労働のためと考えられる（Geasell & Finestone 1999）。社会経済的地位の低い人々は、疾病や慢性病のリスクが高く、これらの困難に直面した場合に障害者となるリスクも高くなる（Badley & Ibanez 1994）。TeasellとFinestone（1999 p91）は次のように述べている。

慢性的な痛みと能力低下のジレンマに対する理想的な解決法は、どの労働者も卒後教育を受け、肉体的にきつい仕事が避けられて、やれる仕事や仕事のペースを選別できるような高いサポートと融通の利く職場環境で適正な収入（量をこなすのではなく）を得る仕事に就くのを確実にすることである。現実には、譲歩するのを嫌がるような職場環境で、相当な身体的努力を要する仕事をもち、限られた技能と教育レベルである患者をなんとかうまく扱っていくようにしなければならない。

　社会経済的地位の低さはまた、他の面においても痛みに影響を与えることがある。貧しい生活にある人々は、適切な痛みのマネジメントを受けることがより困難である傾向にある。それは、医療サービスの利用に限界をもっているためであり、特に専門的なペインクリニックを通して痛みのマネジメントが提供される場合に困難となる。そのようなクリニックは、低所得者が住む地域や田舎には存在せず、貧しい人々はそういったサービスの利用や支払いの手段ももっていない可能性がある。

　また貧困は、受けるサービスの質にも影響を及ぼすことがある。たとえば、Grace（1995）は、慢性的な骨盤腔内痛をもつ女性の社会経済的地位の低さが、診断、医師と患者のコミュニケーション、受けた情報、治療の適切さに影響を及ぼしていることを見出した。Golletzら（1995）は、学齢児童をもつ低所得の母親は、子供の歯科治療時における痛みのマネジメントに対する満足度が高所得者層の母親に比べて低かったと報告している。またMilgromら（1994）は、公立診療所の歯科医は個人診療の歯科医に比べ、小児の歯の修復と抜歯の際に局所麻酔を用いることが少ない傾向にあることを見出している。DaneaultとLabadie（1999）は、進行性のHIV患者の在宅ケア記録における遡及的検討において、極端に貧しい生活にある患者は、訪問サービスの前の週にはコントロール不能の痛みを訴える傾向にあることを報告している。

　ホームレスのような極端に貧しい生活では、その問題はさらに一層悪化する。Ritcheyら（1991）はホームレスの男女を調査し、頭痛、腹痛、筋骨格系の痛み、背部痛、歯痛が高い率でみられることを報告している。このような人々の多くは、身体的虐待や性的虐待の既往歴があり、それらが現在の痛みの一因となっている可能性がある。彼らは、強いストレスをもち、質の悪い食生活で、医療サービスの利用は最小限であった。

物理的要因

　痛みのリスクは多くの物理的要因によって増加する。物理的要因とは、特に、遊び、レクリエーション、家事、仕事の空間デザインに関係したもので、そこで使われる道具や設備にも関係している。デザインというものは、美観や効率に的を絞っていることが多く、病気や怪我、痛みなどによってすでに身体が不自由になっている人を対象とした場合だけに人間工学的な配慮をするという傾向にある。

　残念なことに、たいていは慢性的な痛みが発生するようになった後に、痛みや能力低下のリスクを少

なくするために家庭や職場環境の評価が行われる。しかし、職場によっては、一般に知られているような傷害や痛みの物理的な原因に対して真剣に取り組む努力がなされている。よく知られた例として、コンピュータの作業環境に関するガイドラインがある。

作業要因

充分に整備されていない設備および座った姿勢で繰り返し行う作業は、傷害のリスクを増加させる。過度に重いものを持ち上げることを要求される仕事、あるいは、適切な持ち上げ方を用いることが難しい仕事では、腰椎捻挫を増加させる。このように、作業のタイプは特定のタイプの痛みを起こすリスクに影響する。

間をあけずに軽い物を繰り返して扱うような軽作業では、筋肉と関節を疲労させて損傷を起こし、進行性の傷害を招く。このような傷害は、事前に特定部位を見つけることが難しいことから、ゆっくりと知らぬ間に進行して発症する。男性より女性の方がこのような仕事に雇用される傾向がある。

男性は、重い物を持ち上げたり引っ張ったりすることを要求される重労働に雇用されることが多く、突然の急性の傷害を起こすリスクがある。時に、このような傷害の方が、知らぬ間に発症する軽作業の傷害より補償される。

看護師、看護助手、ホームヘルパー、在宅介護士は、患者を持ち上げたり運んだりすることがあり、重労働に従事していると言える。このような労働の結果、頸部、肩、背部に慢性の痛みをもたらすことがある。

仕事に対する不満などのような環境要因は、慢性腰痛の発生に影響すると考えられているが、この領域の研究は相反するデータがあり、まだ議論の余地がある（Teasell & Merskey 1997）。Bigosら（1991, 1992）は、ボーイング社の工具に対する前向き研究を行った。自分の仕事内容がほとんど楽しくないと答えた人は、たいていいつも楽しいと答えた人に比べて、背部痛を報告する率が2.5倍であった（$p = 0.0001$）。

相関的研究に見られる関連性は、常にいくつかの説明によって解釈を可能にする。たとえばこの研究では、仕事への満足度が低い労働者は、仕事で起こる痛みをより気にしている可能性がある。仕事に対する不満が、作業に対して注意散漫にさせているのかもしれず、それが筋違いや傷害、痛みを招いている危険性もある。あるいは、作業を免れるために取るに足らないささいな痛みに対して過度に注意深くしている可能性もある。TeasellとMerskey（1997）は、仕事への不満が腰痛の原因となることについてはまだ明らかになっていないと結論付けている。

職場に関連した痛みを抱え、補償の可能性のある人では、痛みの生理学的解釈と心理学的解釈との不一致が特に問題となる。最近、活動に耐えられないような痛み、言い換えれば、条件づけモデル（e.g. Fordyce 1995）を用いることで主に治療される心理社会的な痛み psychosocial pain の意味を明確にするために積極的な努力がなされてきている。TeasellとMerskey（1997 p203）は次のように主張している。

臨床的あるいは生物学的な実態として、慢性痛症候群の妥当性は大々的に否定され、また最近では慢性痛疾患を単に心理社会的問題として分類する試みがなされ、誤った方向に導かれている。特に、慢性痛の器質的原因のエビデンスを考えるとそうである。そのようなやり方は、ほとんど余裕がない患者、つまり肉体的にきつい重労働をし、充分な教育を受けておらず、職を変えるための技能もなく、若くもなく、社会経済的階層も低い、そういう人たちに害を与える危険がある。患者一人ひとりの必要性および補償に関わる社会的費用を考慮し、作業構造や従業員の教育、再訓練に焦点を当てることがより適切であると思われる。

TeasellとFinestone（1999）は職場での介入に関する総説の中で、介入プログラムの成功に重要なことは、職場に近いところで行われる職場復帰の介入、職場復帰マネジメントにおける職場の関与、支持的・機能的作業療法、敵対的でない態度とやり方、職場環境を労働者にとって柔軟性のあるものにすることなどであると結論している。仕事関連の傷害、痛み、リハビリテーションについての詳細は、第

14章にて論じられている。

痛みの行動的要素

痛みのような侵害刺激の知覚は、行動反応を生じることが多い。たとえば針を刺された人は、顔をしかめたり、大声をあげたり、表情を変えたり、誰かの手をつんだりすると思われるが、人によっては固く無表情のままでいるかもしれない。注射に対する行動反応は、年齢や性別、針の太さ、注射の量や内容物、消毒後に皮膚に残ったアルコールの量、注射をする理由、針を刺す医療者の技術、対人的な相互関係の質、針を刺された過去の経験などのような多くの要因に左右される。

注射をされるような急性の鋭い痛みにおいては、痛みに対する行動反応ははっきりと見てわかるが、痛みが持続する場合、痛み行動ははっきりしなくなる。継続している苦痛の行動をさらに持続させることは難しい。激しい痛みを長引かせている人は、必要以上に動くことによって痛みが悪化するために、じっと動かないでいることもある。このような理由から、慢性的な痛みの場合、痛みに対する行動的評価はあまり役立たない。患者は激しい痛みを訴えるが、痛みの行動的な表現がなされないため、家族や医療者は混乱することが多い。Morris（1991 pp67～68）は次のように書いている。

大きな大学病院のペインクリニックで研究をはじめた時、最も私を驚かせたことは、患者が明らかに平然とした顔をしていることであった。私は覚悟を決めていた。苦しんでいる表情や恐ろしい叫び声を予想して……好ましいことではないけれど、痛みがあると言いながら、うめいたり、身もだえしたり、床をドンドンならしたりしない人たちを時折われわれは疑ってしまう。痛みの患者は、日々疑いに遭遇するということが何を意味するのかを知っている。

始終ほとんど痛み行動を示さないが、不意に起こった痛みの亢進によって痛み行動に突然の変化をもたらすことがある。痛み行動における表現のこのような変化もまた、誤解されることが多い。ある瞬間には落ち着いていて痛みがないように見え、そして次には激しい苦痛を表わすのはどうしてなのだろうか？ 特に痛みが軽度もしくは中程度である場合には、楽しいことや興味をそそることに注目することによって痛みから気持ちを切り替えることができる。

気持ちの切り替えを可能にすることは、認知行動的介入や作業療法の基本であり、意味があり目的のある作業を再びよみがえらせることを目的としている。何か意味あることに携わっている患者は、痛みが消え去るのではなく、正に「移動する」と語ることがある。患者が集中することをやめた時や活動が終了に達した時、あるいは不意に痛みの亢進があった時に、見るからに痛みがある様子を表わすことがある。

ペインクリニックを訪れる患者の多くは、過度の痛み行動が障害となり、セルフケアや余暇活動、生産的な作業における能力低下のリスクを増大させる行動を示す。そのような患者はまた、相当な孤独があり、家族、友人、職場の人々から孤立している可能性がある。

パフォーマンスとQOLにおける持続痛の影響

とにかくこれを止めて欲しい。私はコントロールできないことに我慢がならない。痛がっていることに私はとても疲れてしまっている。痛みにあることが私に痛みを与えている。（Lum 1997 p64）

第1章で述べたように、作業とは日常生活に意味を与える課題や活動をひとまとめにしたものを指す（Law et al 1997）。日常生活は、セルフケア、余暇活動、生産的な作業で構成されている。作業における意欲 volition、慣れ habituation、パフォーマンス performance の側面を検討することによって、作業に取り組む質というものが理解でき、これを「人間作業モデル Model of Human Occupation」（Kielhofner 1985, 1995）と呼ぶ。この人間作業モデルは、日常生活の作業に関する人と環境の相互関係

の分析として作業療法に広く活用されている。

その他のアプローチとして、「カナダ作業パフォーマンスモデル Canadian Model of Occupational Performance」(Law et al 1997) がある。このモデルにおける作業パフォーマンスは、人と環境と作業の相互作用的な関係の結果であると考えられている。

意欲の要因とは、能動的な主体としてのその人自身の認識、および自分自身の行動を通して行う知覚のコントロールを指す。活動の選択には、興味・関心と価値観が影響を及ぼし、価値観は、人生において何が重要であるか、生活状況をどのように経験して解釈するか、ということに対する義務感や確信に影響を与える。

慣れは、日課、習慣、役割に関連しており、それらが規則性と独自性のある時間的スケジュールをもって日常活動を組み立てる。パフォーマンスとは、動的な過程の中で、計画された目標に向かう活動能力を形成する、身体的および精神的要因の統合された機能であり、経験を通して学習したさまざまな技能および象徴化されたイメージで構成されている。

慢性的な筋痛をもつ人は、通常、日常活動のパフォーマンスに制限がある (Henriksson 1995a, Henriksson et al 1996)。静的または反復性の動作と伸張性の動作をもった仕事、たとえばカバンを持つ、階段を登る、掃除機をかける、野菜の皮をむく、撹拌する、道具を持ち続けるなどは、遂行がより困難である。また、普通では疲れるとか困難であるとかと考えられていないような動作や姿勢が、痛み患者ではうまくできないことがある。小さな子供を抱き上げたり連れたりすることだけでなく、服を着せたり脱がせたり、食事を与えたりすることが不可能になることがある。食べさせる時のカップやスプーンを持つことが静的な筋活動を伴っており、困難であると報告されることが多い。

慢性的な筋痛を抱える患者は、動きのない姿勢や繰り返す作業を避け、動的な方法で作業することを学ぶ必要がある。頻繁な休憩とリラクセーション技法が有用であり、活動中の痛みのレベルを減弱させると考えられている (Henriksson 1995b)。局所性であれ全身性であれ、慢性的な筋痛患者のほとんどは、夕方前から夜にかけてスケジュールしている活動を続けるようにするためには、午後には30分以上の休憩が必要であると報告されている (Henriksson et al 1996, Henriksson & Burckhardt 1996)。

多くの患者にとって、痛みは、その日その日で、また一日の中でも変動し、ある日には他の日よりも問題になるということもある (Henriksson & Liedberg 2001)。このような痛みの変化はその幅が大きいことがあり、「悪い日」には床から起きて移動するのに苦労して、「良い日」には症状はほとんど目立たず、問題なしにたいていの活動がこなせると報告する患者はまれではない。

習　慣

習慣とは、毎日の作業においてさまざまな課題と活動を遂行する際にいつも行っている方法のことである。習慣は、ある行動におけるそれまでの繰り返しの結果であり、やることに集中しなければならいとか、どのように行動を遂行すべきかを決めなければならないとか、そのようなことをしなくても当たり前に充分にわかった作業が遂行されることである。習慣によって日常活動を固定化した行動パターンに組み立てて、時間を調整することができる。

痛みや傷害が発生した場合には、習慣が乱されることが多い (Henriksson 1995a)。ある動作がいつものようにこなせなくなり、痛みや疲労を誘発する行為を少なくするようにしなければならない。患者は毎日の生活に対処するためにさまざまな方法をとる (Henriksson 1995b)。すべての作業に時間がかかり、その行為に注意を集中しなければならない。また、このことは同時進行で行う活動がより困難であることを意味している (Haglund & Henriksson 1995)。

役　割

役割 roles というものは、社会的アイデンティティを与えるもので、社会や社会的な関係の中でどの

ように行動すべきであるかという義務を分かち合うものである。役割は、役割と関わりのある作業における課題やさまざまな活動の遂行、時間の使い方についての期待を包含している。役割の多くは痛みによって影響されるが、研究や診療において最も注目される役割は二つあり、それらは作業者の役割とパートナー／配偶者の役割である。

慢性的な痛みを抱える人々は、作業の役割を果たす能力に重大な制限をもつことが多い。重労働や繰り返しの作業、適切でない作業環境が、慢性的な痛みを進行させることに関与しており、しばしばこれらが重要な要因となる。同じ職業に復帰することが叶わない場合もある。しかし、労働条件が調整され、仕事で要求されることがその人の能力に合わせられた場合には、多くの人が仕事を続けることができ、その仕事に満足を見出すことができる（Henriksson & Liedberg 2001）。仕事上の役割というものは、多くの患者にとって自分のアイデンティティの重要な部分であり、仕事の役割を維持する能力に対しては容易ならぬ配慮が必要である。

作業状況のコントロールは大切であり、多くの患者にとって、作業の姿勢を頻繁に変えることができて、必要に応じて短い休憩時間をとることができさえすれば、何とかやっていけるものである。作業内容や作業の姿勢を変更すべきであったり、労働時間を短縮すべきであったりすることが多い。労働状況の問題は、できる限り早急に本気で取り組まなくてはいけないことである。患者も雇用主も、再受傷のリスクを減らすと考えられる、適応や調整、予防策に関する調査に関わるべきであり、制限に対して補償をして、作業をより行いやすいものにさせるべきである。

慢性的な痛みというものは、患者の生活だけでなく、家族の生活にも影響を及ぼす。外出、社交として客を招くこと、子供と一緒にする余暇活動などのような家族の活動がすべて影響される。時に、しきたりを変えねばならず、家族は親戚や友人とともに楽しむ方法をも変えなければならなくなる。配偶者の役割は影響され、夫婦が互いに健康な関係を維持させるための調整には配慮が必要である。ともに取り組むことで、日々の挑戦を解決する新たな方法を見つけられる可能性がある。

作業パフォーマンス

作業パフォーマンスは、習慣と役割で組み立てられた日常活動の全体的なパターンである。慢性的な痛みによってそれまでの組み立てが乱されることから、作業パフォーマンスは妨げられる。患者の制限に合わせて時間スケジュールを調整すべきである。慢性的な痛みをもつ人々は、日中に短い休憩時間を余分にとる必要があることが多い（Henriksson & Burckhardt 1996）。

定期的な軽い運動が、気を紛らわせ、痛みを減弱させ、体力や持久力を立て直すことを多くの人が見出している。したがって、作業パフォーマンスのパターンは、特別な短い休憩、リラクセーション、軽い身体活動を考慮に入れたものでなければならない。

ストレスは痛みを増悪させ、作業パフォーマンスを低減させる。ストレスを起こしやすい状況を避けるべきであり、ストレス管理のトレーニングが、痛みと作業パフォーマンスに影響を及ぼしているストレス要因を見つける力をつけ、そのストレス要因をうまく処理する方法を学び、能力を改善するために有用であると考えられる。

問題を引き起こす可能性がある状況を予測でき、取って代わる解決策をもつことができれば、ストレスを回避し、さまざまな状況に対処する一つの手段となるだろう。

クオリティ・オブ・ライフ

慢性的な痛みをもつ患者では、たいていの場合、クオリティ・オブ・ライフ quality of life：QOL（生活の質）は低い。しかし、個々の患者では高いと報告することもあり、時には向上したと報告することがある。初期の危機的な時期が過ぎ、新たな制限に合わせて自分の生活状況を調整し、自分の生活をコントロールできていると感じている場合には、QOLは向上すると考えられる。

生活上の仕事を再評価し、新たな意味や新たな活動の場を見つけ出して社会的なつながりや個人的な興味を展開させていく患者もある。しかしながら、人生のある側面においてはQOLが低い可能性もある。専門的なキャリア、経済的状況、身体活動、性的満足というものが、喪失と制限の範囲を示していると考えられる。

詩人であり、かつ慢性的な痛みを抱えて生きているLinda Martinsonは、そういう痛みを抱える人々がもつと思われる幸福、悲嘆、怒り、悲しみの感情を表現している（Martinson 1996）。痛みの残忍さに関する彼女の詩は、QOLを維持する困難さを巧みに描いている。

言葉を渡って

脈打つような
灼けるような
打たれたような
撃たれたような
絶え間なく
こんな言葉は薄っぺら
私の痛みに比べてみれば
首に獣が取りついて
それを私は振り落とせない
重い重さで
尖った歯
爪がくいこむ
（Martinson 1996 p1）

余暇活動は健康なライフスタイルに欠くことのできないものである。余暇の時間は、リラクセーションのための時間を意味し、運動や精神的な刺激のための時間でもある。慢性的な痛みを抱える人々は通常、労働時間中に果たせなかったことすべてを埋め合わせるために余暇時間を使わなければならない。週末は職場か家で、遅れを取り戻すために使われる。夜にはたいてい疲労と痛みが強くなり、残された空き時間は、必須のレクリエーションや社会との接触をすることなく、受け身的な活動に使われる。

慢性的な痛みをもつ人々の生活状況を調整する場合には、積極的な余暇の作業を考慮すべきであり、患者の制限と興味の範囲内で健康的な作業を空き時間に展開させていく機会と励ましを、患者に与えるべきである。

結論

心理的、環境的、行動的な要因は、非常に重要であり、痛みの体験における中心的な役割をもっている。それらはともに、痛みの意味を作り上げていくことや痛みに対処する方法を形作る。それらはまた、日常生活における役割や責任が痛みによって妨げられる程度にも影響し、痛みのアセスメントとマネジメントにおいて考慮されるべき重要な問題である。

痛みの研究および臨床では、痛みの生理学的側面をこれらの複雑な心理的、環境的、行動的要因から分けてしまいたい気にさせられるが、分けてしまうことはほとんど意味がない。

心理的、環境的、行動的要因は、すべてが相互に作用し、痛みの生理学的側面に影響をもつ。

学習問題・復習問題

1. 補償が痛みにどの程度影響するか？
2. 痛みにおける心理的要因の役割は何か？
3. 痛みがしつこく続き、慢性的になった時、その人の行動に何が起こるか？
4. 破局化が痛みの障害と関連するのはなぜか？
5. 持続する痛みは、作業パフォーマンスにどんな影響をもつか？

参考文献

Abbot N C, Harkness E F, Stevinson C, Marshall F P, Conn D A, Ernst E 2001 Spiritual healing as therapy for chronic pain: a randomized, clinical trial. Pain 91: 79–89

Abu-Saad H 1984 Cultural group indicators of pain in children. Children's Health Care 13: 11–14

Anderson K O, Dowds B N, Pelletz R E, Edwards W T, Peeters-Asdourian C 1995 Development and initial validation of a scale to measure self-efficacy beliefs in patients with chronic pain. Pain 63: 77–84

Badley E M, Ibanez D 1994 Socioeconomic risk factors and musculoskeletal disability. Journal of Rheumatology 21: 515–522

Bakan D 1968 Disease, Pain and Suffering: toward a psychology of suffering. University of Chicago Press,

Chicago
Bates M S, Edwards W T, Anderson K O 1993 Ethnocultural influences on variation in chronic pain perception. Pain 52: 101–112
Bennett-Branson S M, Craig K D 1993 Postoperative pain in children: developmental and family influences on spontaneous coping strategies. Canadian Journal of Behavioural Science 25: 355–383
Bernstein B A, Pachter L M 1993 Cultural considerations in children's pain. In: Schechter N L, Berde C B, Yaster M (eds) Pain in Infants, Children and Adolescents. Williams & Wilkins, Baltimore, pp 113–122
Bigos S J, Battie M C, Spengler D M, Fisher L P, Fordyce W E, Hansson T H, Nachemson A L, Wortley M D 1991 A prospective study of work perceptions and psycho social factors affecting the report of back injury. Spine 1: 1–6
Bigos S J, Battie M C, Spengler D M, Fisher L D, Fordyce W E, Hansson T H, Nachemson A L, Zeh J 1992 A longitudinal prospective study of industrial back injury reporting. Clinical Orthopedics 279: 21–34
Bradley R A, Alberts K R, Alarcon G C, et al 1996 Abnormal brain regional cerebral blood flow (rCBF) and cerebrospinal fluid (CSF) levels of substance P (SP) in patients and non-patients with fibromyalgia (FM). Arthritis & Rheumatology 39: S212
Brena S 1972 Pain and Religion: a psychophysiological study. Charles C Thomas, Springfield
Brown G K, Nicassio P M 1987 The development of a questionnaire for the assessment of active and passive coping strategies in chronic pain patients. Pain 31: 53–65
Browne G, Byrne C, Roberts J, Streiner D, Fitch M, Corey P, Arpin K 1988 The Meaning of Illness Questionnaire: reliability and validity. Nursing Research 37: 368–373
Canadian Association of Occupational Therapists 1997 Enabling occupation: an occupational therapy perspective. Canadian Association of Occupational Therapists, Ottawa
Chapman C R, Gavrin J 1999 Suffering: the contributions of persistent pain. The Lancet 353: 2233–2237
Cipher D J, Fernandez E 1997 Expectancy variables predicting tolerance and avoidance of pain in chronic pain patients. Behaviour Research and Therapy 35: 437–444
Daneault S, Labadie J F 1999 Terminal HIV disease and extreme poverty: a review of 307 home care files. Journal of Palliative Care 15: 6–12
Engel G 1959 Psychogenic pain and pain-prone patient. American Journal of Medicine 26: 899–918
Fishbain D A 1994 Secondary gain. Definition, problems and its abuse in medical practice. American Pain Society Journal 3: 264–273
Flor H, Turk D, Rudy T E 1989 Relationship of pain impact and significant other reinforcement of pain behaviors: the mediating role of gender, marital status and marital satisfaction. Pain 38: 45–50
Flor H, Behle D J, Birbaumer N 1993 Assessment of pain-related cognitions in chronic pain patients. Behavior Research and Therapy 31: 63–73
Folkman S, Lazarus R S 1980 An analysis of coping in a middle-aged community sample. Journal of Health and Social Behavior 21: 219–239
Fordyce W E (ed) 1995 Back Pain in the Workplace. International Association for the Study of Pain, Seattle
Gamsa A 1994a The role of psychological factors in chronic pain. I. A half century of study. Pain 57: 5–15
Gamsa A 1994b The role of psychological factors in chronic pain. II. A critical appraisal. Pain 57: 17–29
Gatchel R J 1996 Psychological disorders and chronic pain – Cause-and-effect relationships. In: Gatchel R J, Turk D C (eds) Psychological Approaches to Pain Management: A practioner's handbook. Guilford Press, London, pp 33–52
Globe & Mail February 7 1997 Euthanasia, mercy and Robert Latimer (*see also* www.newsworld.cbc.ca/archives/html/1997/10/29/latimer29c.html)
Golletz D, Milgrom P, Mancl L 1995 Dental care satisfaction: the reliability and validity of the DSQ in a low-income population. Journal of Public Health – Dentistry 55: 210–217
Goodman J E, McGrath P J, Forward S P 1997 Aggregation of pain complaints and pain-related disability and handicap in a community sample of families. In: Jensen T S, Turner J A, Wiesenfeld-Hallin Z (eds) Proceedings of the 8th World Congress on Pain, Progress in Pain Research and Management, Vol 8. IASP Press, Seattle
Gorsuch R L, Baumeister R F, de S Cameron N M 1998 Definitions of religion and spirituality. In: Larson D B, Swyers J P, McCullough M E (eds) Scientific Research on Spirituality and Health: A consensus report. National Institutes for Healthcare Research, Rockville
Grace V M 1995 Problems of communication, diagnosis, and treatment experienced by women using the New Zealand health services for chronic pain: a quantitative analysis. Health Care for Women International 16: 521–535
Haglund L, Henriksson C 1995 Activity – from action to activity. Scandinavian Journal of Caring Sciences 9: 227–234
Henriksson C 1995a Living with fibromyalgia: a study of consequences for daily activities. Linköping University Medical Dissertation No. 445, ISBN 91-7871-297-1
Henriksson C 1995b Living with continuous muscular pain – patient perspectives. Part I: Encounters and consequences. Scandinavian Journal of Caring Sciences 9: 77–86
Henriksson C, Burckhardt C 1996 Impact of fibromyalgia on everyday life – a study of women in the USA and Sweden. Disability and Rehabilitation 18: 241–248
Henriksson C, Liedberg G 2001 Factors of importance for work disability in women. Journal of Rheumatology, *in press*
Henriksson K G, Bäckman E, Henriksson C, de Laval J H 1996 Chronic regional muscular pain in women with precise manipulation work – a study of pain characteristics, muscle function, and impact on daily activities. Scandinavian Journal of Rheumatology 25: 213–223
Hirsch R P, Riegelman R K 1992 Statistical First Aid: interpretation of health research data. Blackwell Scientific Publications, Boston
Jensen M P, Karoly P 1987 Notes on the Survey of Pain Attitudes (SOPA): original (24-item) and revised (35-item) versions (unpublished manuscript). Arizona State University, Temple
Jensen M P, Karoly P 1992 Pain-specific beliefs, perceived symptom severity, and adjustment to chronic pain. Clinical Journal of Pain 8: 123–130
Jensen M P, Karoly P, Huger R 1987 The development and

preliminary validation of an instrument to assess patients' attitudes towards pain. Journal of Psychosomatic Research 31: 393–400

Kahn D L 1986 The experience of suffering: conceptual clarification and theoretical definition. Journal of Advanced Nursing 11: 623–631

Keefe F J, Affleck G, Lefebvre J, Underwood L, Caldwell D S, Drew J, Egert J, Gibson J, Pargament K 2001 Living with rheumatoid arthritis: the role of daily spirituality and daily religions and daily coping. Journal of Pain 2: 101–110

Kielhofner G ed 1985 A Model of Human Occupation: theory and application. Williams & Wilkins, Baltimore

Kielhofner G 1995 A Model of Human Occupation: theory and application, 2nd edn. Williams & Wilkins, Baltimore

Law M, Polatajko H, Baptiste S, Townsend E 1997 Core concepts of occupational therapy. In: Canadian Association for Occupational Therapists (ed) Enabling Occupation: an occupational therapy perspective. Canadian Association of Occupational Therapists, Ottawa, pp 29–56

Lewis C S 1940 The Problem of Pain. G Bles, London

Lum G 1997 Prisoner of pain. In: Young-Mason J (ed) The Patient's Voice: experiences of illness. FA Davis, Philadelphia, pp 63–71

Martinson L 1996 Poetry of Pain. Poems of truth, acceptance and hope for those who suffer chronic pain. Simply Books, Lynnwood

Mausner J S, Kramer S 1985 Mausner & Bahn Epidemiology – an introductory text. WB Saunders, Philadelphia

McFadden C J 1947 Medical Ethics for Nurses. Davis, Philadelphia

McGrath P J, Unruh A M 1987 History of pain in childhood. In: McGrath P J, Unruh A M Pain in Children and Adolescents. Elsevier, Amersterdam, pp 1–46

Melzack R, Wall P D 1965 Pain and mechanisms: a new theory. Science 150: 971–979

Milgrom P, Weinstein P, Golletz D, Leroux B, Domoto P 1994 Pain management in school-aged children by private and public clinic practice dentists. Pediatric Dentistry 16: 294–300

Monihan R 1996 God of pain? Ability Network 5(1): 31–32

Morris D B 1991 The Culture of Pain. University of California Press, Berkeley

Reid G J, Gilbert C A, McGrath P J 1998 The Pain Coping Questionnaire: preliminary validation. Pain 76: 83–96

Ritchey F J, La-Gory M, Mullis J 1991 Gender differences in health risks and physical symptoms among the homeless. Journal of Health and Social Behavior 32: 33–48

Rohling M L, Binder L M, Langhinrichsen-Rohling J 1995 Money matters: a meta-analytic review of the association between financial compensation and the experience and treatment of chronic pain. Health Psychology 14: 537–547

Rosenstiel A K, Keefe F J 1983 The use of coping strategies in chronic low back pain patients: relationship to patient characteristics and current adjustment. Pain 17: 33–44

Roy R 1998 Childhood Abuse and Chronic Pain. A curious relationship? Toronto University Press, Toronto

Slater M A, Hall H F, Atkinson J H, Garfin S R 1991 Pain and impairment beliefs in chronic low back pain: validation of the Pain and Impairment Relationship Scale (PAIRS). Pain 44: 51–56

Smith C A, Wallston K A 1992 Adaptation in patients with chronic rheumatoid arthritis: application of a general model. Health Psychology 11(3): 151–162

Somerville M 1993 Pain, Suffering and Ethics. Abstracts of the World Congress on Pain, Paris: 1

Sternbach R A 1986 Survey of pain in the United States: the Nuprin Pain Report. Clinical Journal of Pain 2: 49–53

Sullivan M J L, Bishop S R, Pivik J 1995 The Pain Catastrophizing Scale: development and validation. Psychological Assessment 7: 524–532

Teasell R W, Finestone H M 1999 Socioeconomic factors and work disability: clues to managing chronic pain disorders. Pain Research & Management 4: 89–92

Teasell R W, Merskey H 1997 Chronic pain disability in the workplace. Pain Research and Management 2: 197–205

Turk D C, Flor H 1999 Chronic pain: a biobehavioral perspective. In: Gatchel R J, Turk D C (eds) Psychosocial Factors in Pain: critical perspectives. Guilford Press, New York

Turner J A, Clancy S 1986 Strategies for coping with chronic low back pain. Relationship to pain and disability. Pain 24: 355–362

Unruh A M 1996 Gender variations in clinical pain experience. Pain 65: 123–167

Unruh A M, Campbell M A 1999 Gender variation in children's pain experiences. In: McGrath P J, Finley G A (eds) Chronic and Recurrent Pain in Children and Adolescents. IASP Press, Seattle, pp 199–241

Unruh A M, Ritchie J A 1998 Development of the Pain Appraisal Inventory: psychometric properties. Pain Research & Management 3: 105–110

Unruh A M, McGrath P J, Cunningham S J, Humphreys P 1983 Children's drawings of their pain. Pain 17: 385–392

Unruh A M, Ritchie J A, Merskey H 1999 Does gender affect appraisal of pain and pain coping strategies? Clinical Journal of Pain 15: 31–40

Vlaeyen J W, Geurts S M, Kole-Snijders A M, Schuerman J A, Groenman N H, van-Eek H 1990 What do chronic pain patients think of their pain? Towards a pain cognition questionnaire. British Journal of Clinical Psychology 29: 383–394

Waddell G, Newton M, Henderson I, Somerville D, Main C J 1993 A Fear-Avoidance Beliefs Questionnaire (FABQ) and the role of fear-avoidance beliefs in chronic low back pain and disability. Pain 52: 157–168

Williams D A, Thorn B E 1989 An empirical assessment of pain beliefs. Pain 36: 351–358

Zborowski M 1952 Cultural components in responses to pain. Journal of Social Issues 8: 16–30

（山口佳子、水谷みゆき）

本章の目次

概　要　93
　学習の目的　94

プラシーボ利用の過去と現在　94
　プラシーボの定義　95

プラシーボに対する態度　96

医療および電気療法におけるプラシーボ効果の証拠　98

プラシーボ効果の心理学的解釈　102
　条件づけ　102
　期待感　103
　動機付け　104
　不安とストレス軽減　104

神経生理学的メカニズム　105
　経験によって修飾される、統一的かつ分析的システム　105
　プラシーボ効果の生理学的要素　106
　プラシーボ鎮痛の脳内神経経路　106
　中脳とプラシーボ鎮痛　106
　大脳皮質とプラシーボ鎮痛　106

プラシーボ鎮痛とは何か　107

セラピストにとっての意味　108
　研究面での意味　108
　実践面での意味　108
　初期治療の成功による好結果の増強　109
　初期治療の失敗による悪循環　109
　痛み治療の失敗による慢性痛への移行　109
　学習した期待感の最大効果への利用　110

結　論　111
　学習問題・復習問題　111

5

プラシーボ鎮痛――敵ではなく味方

Patricia A. Roche

概　要

　多くの人が、プラシーボ placebo という言葉を偽医学の意味で理解している。プラシーボ効果というのは、あるプラシーボに起因して起こる疾患の症状上の変化と理解することができる。エビデンスに基づいた臨床では、正当な理学療法や作業療法は、プラシーボ療法に由来するどんな効果よりも優れた有益な治療効果を証明しなければならないとされている。医療従事者にとっては、症状が軽減するとすれば、それはプラシーボ効果 placebo effect によるというよりは、自分たちの治療によって軽減したのだと思いたいものである。しかしながら、痛みや病気の症状の軽減に関して、プラシーボ治療が本当の治療と同程度に効果的でありうるという非常に多くの科学的エビデンスが存在する（Amanzio & Benedetti 1999, Marchand et al 1993, Ross & Olsen 1982）。そのため、プラシーボ現象やその科学的基盤を再検討することは、時宜にかなったものである。

　この章では、歴史的な観点と現代的な観点の両面からプラシーボを考察する（Box 5.1参照）。次にプラシーボとプラシーボ効果とは何かという点を考察する。痛みは、プラシーボに反応する最もありふれた症状として知られている。つまり、痛みのために何らかのプラシーボ療法を行うと鎮痛が得られるこ

> **Box 5.1　重要用語の定義**
>
> **プラシーボ placebo**：患者の機嫌を取るためあるいは本物の薬効を検定する実験の対照群に投与される、治療効果作用のない薬物。(Hayward & Sparkes 1986)
> **プラシーボ効果 placebo effects**：あるプラシーボの投与によって起こったと信頼して言える症状やその訴えの変化 (Shapiro & Morris 1978)
> **ノーシーボ効果 nocebo effects**：暗示によって引き起こされる嘔吐、立ちくらみ、痛みの増加などの良くない効果 (Max et al 1988)
> **医原的プラシーボ発生性 iatroplacebogenic**：治療者と患者との相互的人間関係や環境的要因に関連したプラシーボ反応の原因 (French 1989)

とがしばしばある。この章には、痛みに関して薬物や理学療法によるプラシーボ効果の性質を証明するいくつかの研究報告を選んで、表にして概観したものも含まれている。その後、痛み治療におけるプラシーボ効果の心理学的および神経生理学的な解釈を検討する。この章では、痛み研究および臨床においても、プラシーボ鎮痛は肯定的な意味があるというのが結論である。

学習の目的

1. プラシーボ効果についての歴史的な展望を得る。
2. プラシーボとプラシーボ効果の定義を再検討する。
3. プラシーボ反応者に対する従来の態度を考察する。
4. 臨床的および実験的な痛みの身体的、生理学的、心理学的な症状に対するプラシーボ効果を概観する。
5. プラシーボとノーシーボを識別する。
6. プラシーボ鎮痛に関する心理学的解釈を再検討する。
7. プラシーボ鎮痛に関連している神経経路を再検討する。
8. プラシーボを再定義し、臨床治療のためにプラ

シーボ鎮痛の意味を考察する。

プラシーボ利用の過去と現在

古代においても疾患の症状や病気の治療にさまざまな有機物質や無機物質が処方された。たとえば、ワニの排泄物、トカゲの血液、腐敗した肉、動物の腸から摘出した胆石、ヒトの汗や暴行を受けた被害者の頭蓋骨をこすって取った苔などがあり、それらの医学的な利点は何も知られてはいないが、すべて「医薬品」として、すなわち薬として分類され、実際に病気の症状を改善していた。古代のエジプト人はミイラの粉末で傷を治癒させた。16世紀や17世紀のヨーロッパの医者たちも寄生虫、乾燥したマムシのドロップ、絶食したヒトの唾液や蟹の目を処方した。

このような不確かで、おそらくは医学的には活性のない治療法であるにもかかわらず、患者たちは回復し、それを処方した医師たちは高い名声を維持することができた (Shapiro 1959, Shapiro & Morris 1978)。これらの初期の方法や薬物は、現在では心理学的な効果あるいはプラシーボ効果をもっていたと考えられている。

今日でも、医学的には証明されていないさまざまな治療法は、民間療法 folk medicine の不可欠な部分として残っている。たとえエビデンスがほとんど、あるいはまったくなくても、治療効果があると言われている物質や、ある物が自分たちを癒すということを受け入れる人々の潜在的な力は、ほとんど昔と変化が見られない。西暦500年にはいわゆる「ロイヤル・タッチ Royal Touch」と呼ばれる行為、つまり王族や徳の高い人に「手を触れてもらう」ことはさまざまな病気に対する誰もが望んだ「治療法」であった。今日でもロイヤルファミリーの人たち、聖職者、「スター」の座にある人物と直接触れ合いたいという人々の願望の中に、このような信念がいまだに現れている。飲料、ドリンク剤、水晶やお守り talisman などの不活性なオブジェなどが、現在世界的規模の市場になっている事実を見れば、

科学的には証明されない人工産物の治癒的、予防的、鎮痛的な性質に対する新しい時代の熱狂的な信奉者にも、昔の人々と同じ信念があることは明らかである。

興味深いことに、アロパシー（通常）医学 allopathic (conventional) medicine を用いる人たちと代替・相補医療 alternative or complementary medicine を用いる人たちの信念体系には二つの相違点がある（より詳しくは12章で検討される）。第一の相違は、社会的に公認された資格をもって医療を行う人たちの診療を受ける必要性があるかどうかという点である。アロパシー医学を採用する人たちは、社会の中で職業的に認可登録されていることで、倫理的にもまた知識的にも自分たちの医療活動に自信をもっている。

代替医療を用いる人たちは必ずしもすべてその治療する立場が公認されているわけではないし、またその人たちは通常医学的な意味での健康というものを信頼していないかもしれない。また通常の医療職の規範や規則に対してもそれほど関心を払わないということもある。代替医療利用者は社会的に公認された職業的資格をもたない治療師の治療を受けることも少なくない。また、たとえば地元の健康食品ショップの店主などの公認されてはいないが健康についてあれこれ言う人の言葉に影響されて、いろいろな薬品の効能をそのまま信じたりする。よく言えば、自分の体は自分で管理する人たちとも言えないことはない。

現代医学の診療は多くの場合、その目的のために特別に設備された環境の中で行われる。たとえば、理学療法や作業療法クリニック、開業医の診療所、病院の病棟、外科の手術室などである。これらのセッティング（医療が行われる環境）は、どれもわれわれが自分の過去の経験や（あるいは病院を舞台にしたテレビドラマで知った）医療機器、音響、光景、特有な臭いで満ちており、それらは「本当の」医学と診療が行われている印である。消毒剤の臭い、医療器具を載せたカートの音、聴診器や電気治療機器の光景、そして重要なことに、医療者が着る白衣、それらはすべて治療の有効性を期待させる象徴である。これらすべての刺激は医原性のプラシーボを起こさせるものであり iatroplacebogenic、治療者と患者の対人関係に由来する相互反応と、その環境因子に関連するプラシーボ反応の原因となっている (French 1989)。

現代医学の治療環境は、以上のような医原的プラシーボが起こるような刺激に満ちているのに対し、代替医療の環境は概してそうしたものは少ない。とは言うものの、通常医学、代替医療のいずれの場においてもプラシーボは何らかの形で与えられ、時として有効な症状の軽減をもたらす。こうしたことを比較し、たとえプラシーボをどのように定義したとしても、プラシーボは信念体系を介して反応を起こすという否定できない事実をWall (1994) は特筆している。

プラシーボの定義

プラシーボという言葉は、ラテン語の動詞「プラケーレ placere」に由来し、「人を喜ばせる、楽しませる、満足させる」の意である (Shapiro & Morris 1978)。プラシーボという言葉が最初に使用された記録は13世紀のGeoffrey Chaucerの作品に遡る。Wall (1994) はプラシーボという言葉がラテン語の「プラケービト placebit」に由来し、「それは人を喜ばせるだろう」の意味であると述べた。彼はプラシーボという言葉が中世の時代、死者のための夕べの祈りの第1行目にあることを指摘した。その後、司祭や修道士が人々に愛された死者のために『夕べの祈り vespers』を唱えて、人々から金銭を請求して問題を起こしたため、この言葉は不評になった。16世紀から18世紀にかけては、奴隷のようにこびへつらう人、おべっか使い、寄生虫のような人を表すために使われる嘲笑的な言葉になってしまった (Wall 1994)。

18世紀にプラシーボは西洋医学の語彙として正式に登場する。1785年版のマザービーの新医学辞典では「医学上のありふれた方法」とプラシーボを定義している (Routon 1983)。20世紀初頭までに

は、プラシーボという語は一般的に使用されるようになった。しかしながら、第2次世界大戦後プラシーボ効果に対する科学的関心が劇的に高まった。科学的な薬理学の到来と治療的効果のある薬物の増加によって、1950年代には薬効検定にプラシーボを対照とした試験が導入された（Richardson 1994）。それ以降プラシーボの定義は、薬理的に不活性な薬物や物質の投与を意味する狭義のものになった（Shapiro 1959）。

心理学者が、プラシーボの定義を以下のように拡大した。

プラシーボとは、非特異的な心理学的効果や心理生理学的効果を期待して意識的に用いられるか、あるいは推定された効果のために用いられるが、治療されている状態に対しては特異的な活性がない治療法あるいは治療法の構成要素である。(Shapiro & Morris 1978)

その後、プラシーボ効果の定義として最も一般的に受け入れられてきたものは、「プラシーボによって起こされる心理学的ないし心身的効果」というものである（Plotkin 1985）。

しかしながら、これらの定義にもまだ概念上の問題が残る。たとえば、Richardson（1994）はプラシーボの定義にある「特異的 specific」と「非特異的 non-specific」という言葉使いには問題があると批判される可能性を指摘している。というのは、プラシーボの鎮痛剤で得られる痛みの軽減は、モルヒネのような強力な薬剤から得られる鎮痛と同様な特異的効果をもっているからである。Richardsonはまた「特異的活性をもたないすべての治療法やその部分的要素」としてのプラシーボと、「プラシーボ効果」を結び付けると、モルヒネ注射が患者の期待を喚起する効果と、モルヒネのプラシーボ注射（すなわちモルヒネでない物質）が期待感を喚起する効果とは別物であると分けた方がよいとも指摘している。要するに、研究者の中にはプラシーボの定義自体に不満である者も少なくないが、この定義の問題を完全に解決した人は、まだ誰もいないというのが実情である（Grunbaum 1981, Wilkins 1979）。

Grunbaum（1981, 1985, 1986）は、プラシーボ現象はある治療法において、「特徴的 characteristic」構成要素か「付随的 incidental」構成要素かを区別することによって理解できるのではないかと提案している。特徴的な構成要素とはある特定の障害に対する治療的な要素であり、付随的構成要素とは治療的な効果をもたないものである。「ある治療法がプラシーボではないということは、少なくともその特徴的な構成要素の一つは治療的なものでなければならない。プラシーボ効果はその治療法に特徴的な構成要素があるにもかかわらず、付随的構成要素によって引き起こされる効果である」と述べている者もいる（Richardson 1994 p16）。

このモデルの根底には、活性のある（真の）治療による治療効果は、常に付随的な効果を併せもっているというはっきりした認識がある。この主眼点は、付随的な効果のみで得られる治療効果よりも、特徴的なものと付随的な効果の組み合わせで得られる治療効果の方が有意に勝っているという証明にある。

一見すると、このことは臨床的な薬物の対照試験の基礎になっている理論的根拠の言い換えに過ぎないように見えるが、医学的治療の結果に寄与する付随効果の幅を認めるという利点もまた含んでいる。

プラシーボの定義をいっそう明確にするという利点は大きいが、研究者がみなそう思っているわけではない。たとえば、Wall（1994）はプラシーボ効果を説明する上で、精神的な作用部位と身体的な作用部位とを区別したいという強迫的な願望が誰にもある点がむずかしい点であることを見抜いている。現状は、プラシーボをめぐる特有の言葉、概念、定義について今後もまだまだ議論が続くだろうというのが、最もありえそうな状況である。

プラシーボに対する態度

最近の数十年間はプラシーボやプラシーボ効果に対する明確な否定的態度が医学界では支配的であった。Richardson（1994）は、Wall（1992）を引用して、その事情を次のように語っている。

「薬理学的に不活性であり、理論的には有効ではない療法に治療的な力があることを実証する膨大な科学的論文があるにもかかわらず、プラシーボ効果はたかだか治療効果判定での面倒な変数 variable）、最悪の場合には医学的なペテン charlatanism やいかさま quackery を意味するものと広くみなされ続けてきた」。

Wall（1992, 1994）は、プラシーボやプラシーボ効果の話題が医学界に引き起こした不快感を説明するための、四つの理由について検討している。要約するとそれらは、擬似医学 quackery を含意すること、「本当の」治療法とされているものの有効性を疑わせるようにさせること、「真実ではないように見えることが実は真実である」というわれわれの感覚の真実性を疑わせること、そして最後に「真の」治療効果は複雑であり、この厄介なプラシーボという人工産物 artifact があることによって、コストがもっと多くかかるというありがたくない証明をしなければならないことである。

こうした態度が有害な影響を及ぼすことを認識するのは大切である。Wall（1992, 1994）はプラシーボに関わるさまざまな根拠のない神話 myths と、それらの根拠のない神話が患者のケアに及ぼしてきた影響を指摘している。それらの神話が職業的な自己防衛 self-defense メカニズムであると考えると、一番わかりやすいかもしれない。これらの神話には次のような考えが含まれている。

- プラシーボは器質的疾患をもつ患者と精神疾患をもつ患者を鑑別する
- プラシーボは病気によって発現する器質的症状ではなく、精神的症状に影響を与える
- プラシーボ反応者は特別な心的傾向 mentality をもっている（非暗示性 suggestible や神経症的 neurotic な傾向が非常に高い、言い換えれば「愚かである」ことを意味している）
- 患者の中で決まった割合（33%）の人がプラシーボに反応する
- プラシーボ反応の持続期間は短い

これらの神話は個別的に働くにしろ、いくつかが協同して働くにしろ、身体と精神が別々なものであることを強調しているし、さらに言えば、「真の医学的治療法」は身体に影響を与え、したがってプラシーボによって症状が軽減する患者というのは、病気の表象（あらわれ方 illness presentation）の中に、隠された心理学的な部分があるということも意味している。プラシーボが心理学的な利点をもつだけのもの、という意味で受け入れてしまえば、それはすなわち、自分たちがプラシーボを日常臨床の中では利用しないというのと同じことである（Blaschke et al 1985）。

しかしながら多くの調査の結果、プラシーボの利用は決してまれではないことがわかった（Goldberg et al 1979, Goodwin et al 1979, Gray & Flynn 1981）。300名の看護師と医師を対象にしたある調査では、80%がプラシーボ薬を最近投与したと認めている、その中で一番多いのは、痛みの軽減に対してであった（Gray & Flynn 1981）。プラシーボを与えた一番ありふれた理由の中には、「手を焼かせる」患者や「正当な薬を与える価値のない」患者を罰したり、患者の訴える症状が実際には存在しないことを証明したりするため、というものも含まれていた（Goodwin et al 1979）。

このような態度は、患者に対して直接心身症的な病気としてレッテルを貼ることになるのは明らかであり、悲しいことに、このレッテル貼りという習慣が今日でもまだまだ広く残っている。患者のカルテに心身症という記述や、それを示唆する言葉があると、その患者はいっそう多くのリスクを抱えることになる。患者が心身症的な症状があると思うと、担当する医師は患者の訴えの医学的信憑性を疑うようになる。それが言葉による訴えであろうと、共感や関心を示す正常な非言語的身体サインで表現しないという仕方での訴えであろうと同じことである。医師と患者が直面する状況がこのようなものであると、医師の方は患者を他施設へ送ることがある。そのように再紹介を受けた次の医師は、送られてきた紹介医の情報提供書に記載されている心身症的疾患という意見を見て、その患者の治療はきっと良い結果になるはずがないと考えやすく、患者をさらに次

の医師に再々紹介することがある。連携している医療関係職種の中では、今まであまり議論されることはなかったが、どの職種においてもプラシーボ反応者に対する信念や反応という点では、以上に述べてきたことと同様な傾向をもっている。

Wall（1994）はそうした事情を率直に述べている。「プラシーボが器質的な疾患 organic disease と精神的な疾患 mental disease を鑑別するという神話に関しては、プラシーボ反応を内科医や外科医が見出した場合、これらの医師がもしこの神話を信じていて、それを現実に適用するならば、プラシーボ反応を示す患者に対する態度は最も危険で残酷なものになる」。すなわち、そうした態度をもつ医師は患者の痛みが本物ではない（つまり器質的なものではない）と考えるし、痛みの器質的原因を判断するための診断的手順を実行していくのは時間の無駄になると思う可能性がある。

プラシーボを対照とした試験の結果を含めて、900以上の研究論文が1980年以前に発表されているが、観察された現象に対して科学的に妥当な説明を提供しているものは一つもない。幸いなことにそれ以降はそれまでの状況とは異なり、プラシーボに関しての科学的な関心も以前よりは高まり、またより厳密な研究をする時代になった。

次項では、プラシーボに関係したよくあるいろいろな神話（間違った考え）が、神話と言われるように、本当は真実でなかった事実を証明した方法論的に正しい研究をいくつか選んで、その結果を要約する。

医療および電気療法における プラシーボ効果の証拠

Table 5.1は、痛みに関するプラシーボ効果の存在と性質のエビデンスを示した研究から、いくつか選択して検討したものである。これらの研究は、上述したプラシーボについての神話を打ち破るという観点から選択されたものであり、痛みに関して読者に最も直接的な関心のある治療法のエビデンスを要約した。ここには、プラシーボ効果の無視できないエビデンスが医療のほとんどの分野で存在している。

Table 5.1では、プラシーボ効果が精神的な症状と同様に生理学的な症状においても起こるという事実と、そしてまたさまざまな治療法において起こる事実を強調したものである。おそらく、検討された実験的研究の中で最も劇的なものは、Cobbら（1959）が証明した偽手術による広範な効果だろう。これらの効果は狭心症の身体的、生理学的そして痛みの症状を結び付けるものであり、プラシーボ効果に関して難解なところは何もない。

この研究の結果によって、狭心症 angina pectoris に対する一つの医学的な治療法が放棄されることになった。この治療法はそれまでは大変な人気があったのだが、研究結果からはもはや支持することはできなくなった。またその治療法は費用も高額であった。第二に、専門家を対象にした雑誌ではないが、ある大手の雑誌の一つに最近次のような概要が載っていた。それは現代医学の中心的臨床医学でも、プラシーボ反応の効力のエビデンスが圧倒的になってきたため、プラシーボを対照とした外科的試験が医学研究の主流として再登場してきたという内容のものであった（Thompson 1999）。

Table 5.1に概説したいくつかの実験に示されているように、痛みに対するプラシーボ使用は実に印象的な結果をもたらすことがある。プラシーボ治療は痛みの強さや痛みに由来する不快感を軽減するだけではなく、「真の治療」で痛みを改善しようと努力している多くの製薬会社や治療者がうらやむほど、充分長時間の効き目がある場合もある。

視覚的な手がかりが、プラシーボ鎮痛を生じるほど効力があることもある。Langleyら（1984）（Table 5.1参照）はオシロスコープの映像で治療状況を患者に視覚的に見せることによって、患者の医学的治療への期待感を確認している。実際の治療グループもプラシーボ・グループも半数以上の患者が鎮痛に反応したことを見ると、経皮的電気刺激法 transcutaneous electrical nerve stimulation：TENS による真の治療群もプラシーボ群もその結果を区別す

5. プラシーボ鎮痛—敵ではなく味方　99

Table 5.1　痛みに対するプラシーボ効果を実証する医学および理学療法の研究

著者・出典	目的、条件、治療法	方法	所見	結論およびコメント
Cobb et al 1959	病理学的証拠のない狭心痛の外科的軽減の理論的根拠を研究すること。狭心症患者への真の外科手術と偽の外科手術。	二重盲検法。乳腺動脈の完全外科的結紮に対する、偽の外科手術（皮膚切開と動脈の露出）。患者も医師も偽手術が行われたことは知らされない。	どちらのグループでも大半の人たちは、痛みの総量、歩行距離、治療薬の消費量などで改善を示した。心電図は両方のグループで改善の兆候が見られた患者がいた。この改善はいずれのグループでも6か月以上の観察中続いた。	次のような点で最初の科学的証拠である。1) 外科手術が施行されたという信念は、本当の手術としての効果があった。2) プラシーボ手術は身体的、機能的および行動的な反応に影響した。3) プラシーボ手術は短期というよりは、むしろ長期的な効果があった。4) プラシーボ効果は本当に器質的な病気をもった人たちに見出された。
Hashish et al 1988	智歯の抜歯後に生じる痛み、顎の緊張感、それによる腫脹に対する超音波の影響を研究すること。	それぞれの被検者ごとにデザイン。ゼロレベルを含む超音波の異なる強度による結果を比較。二重盲検で、なおかつ治療者でさえ活性があるのか、そうでないかは知らない。	痛み、腫脹、顎の緊張感は、活性のある超音波によって引き起こされるもの以上に、超音波が止まっている場合にも有意に減少した。プラシーボ効果は、組織に対する超音波のヘッドによるマッサージの効果によるものではなかった。最強の効果は治療者と患者がともに超音波治療機器が活性になっている時に発生した。	うまくデザインされた実験は、急性痛だけでなく生理的な腫脹や緊張感に対するプラシーボ効果の有意な効果を証明した。プラシーボ効果は生理学的症状にインパクトを及ぼす心理学的な要素だけにインパクトを及ぼすのではないというエビデンスを強化した。結果はまたプラシーボ効果の発生において、患者の信念（すなわち超音波機器がオンになっているという）ばかりでなく、治療者も同じようにそう思っていることも重要であることを示している。
Roche et al 1984	健康な被検者に、虚血による痛みを与え、それに対してTENSで治療した際の痛みへの反応を研究する。	それぞれの被検者ごとに対する実験デザイン。最大反応値には達しないように止血帯を締めることによって、虚血性の痛みを誘発する。対照、プラシーボ（最小の強度）および2群の活性TENS条件、被検者は痛みの閾値と耐性を報告する。	対照群と比較して、プラシーボ群のみが痛みの閾値と痛みに対する耐性の両方で有意な増加を示した。痛みの試練中ずっと、プラシーボ群と活性刺激条件を与えた群では同様な痛み強度曲線を示し、それは対照群よりも低いものであった。	プラシーボ効果は鎮痛の継続期間や程度の点から、真のその治療効果に類似することもありえる。
Langley et al 1984	関節リウマチと慢性的な手の痛みをもつ患者に対するTENS。患者は平均して11年間関節リウマチを患っている。	二重盲検法。痛みに対する手の握力や活性の要素をコントロールしながら、鍼治療様のTENSの高周波治療とプラシーボTENSによって得られる痛みの軽減を比較。すべての患者は、TENSオシロスコープからの出力を眺めていた。	どちらのグループでも安静時の痛みを握る際の痛みは有意に低下した。どちらのグループにおいても関節の圧痛は低下したが、有意ではなかった。プラシーボ・グループの54%でTENSに対する疼痛の軽減反応が発現した。	TENSとプラシーボTENSは炎症の特徴的な症状を軽減した。オシロスコープに出てくる画面に注目していることが、どちらのグループにおいても同じような結果になった理由のようである。プラシーボ効果は慢性的な疾患をもつ患者にも起こり、検査した標本の33%に限るものではない。患者にも起こり、検査した標本上の33%に限るものではない。

Table 5.1 痛みに対するプラシーボ効果を実証する医学および理学療法の研究（続き）

著者・出典	目的、条件、治療法	方法	所見	結論およびコメント
Roche et al 1993	悪性前立腺癌によって起こる患者の脊髄性疼痛に対して、継続的TENS治療、集中的TENS治療、あるいはプラシーボ治療の即効的効果およびプラシーボ治療の長期的効果を研究した。	無作為二重盲検法。患者は無作為に以上の三つの条件のひとつに割り当てられた。患者は毎日、日誌の記録の使用とTENSの家庭での使用方法を教えられた。患者は、毎日2回自宅で治療を行い、そのあとの12時間痛みはどうだったかということを自分で記録する。それらの6週間から12週間続ける。	502名の志願者のうち、80％が痛みの強さが減少した。12週目までは、活性TENS治療群では44％で痛みの軽減が起こった。それに対して、プラシーボ反応群では12％で痛みの軽減が起こった。プラシーボ反応群は完全な痛みの軽減、あるいは継続的な状態での痛みの軽減が12週間続く状態が見られた。マクギル疼痛質問表での痛みの質的表現では、プラシーボ群の痛みの質的表現するの際には、知覚的および非知覚的な言葉の使用が減少するという事実が認められた。	この結果は、活性のあるTENS治療全体としては症状の改善により優れていること、プラシーボ効果も強力であることを示唆している。プラシーボ治療に反応した患者の中には、TENS治療による長期間の有効性を示したものもいた。プラシーボ効果の累積的効果や時間曲線効果などにおいて、活性のある治療効果に類似する効果が見られ、痛みによる不快感がプラシーボで軽減するという事実は、プラシーボの影響が本当の器質的疾患をもつ人には起こらないとか、短期的なものであるとか、ただ痛みの精神的な要素に影響を及ぼすだけなのだ、といったこれまでの神話を否定するものである。Marchandら（1993）は、慢性腰痛症に対するTENS治療において、よく似た結果を明らかにした。
Moffet et al 1996	股関節と膝関節の変形性関節症における、痛みによる機能障害に対する短波ジアテルミー（SWD）とプラシーボの効果を研究した。	無作為性二重盲検による研究。機能的能力は3回測定。患者は痛みの強度、精神的苦悩、健康状態も気づいた利点を記録するのに日誌を利用した。それを治療前、治療中、さらにその後6週間続けた。	痛みと障害の点数は治療前、治療後どちらのグループ間においても差はなかった。プラシーボ群の患者では、治療による効果が予定リストにある患者が、最低限の改善があると報告している。外科手術の予定リストにはない患者において、ある程度の改善が見られた。	この結果は、短波ジアテルミーによる特有的効果は示されなかったが、プラシーボ治療による効果は最も有益な効果が上がるような傾向が認められた。外科手術の予定リストにある患者からは、より乏しい結果しか得られなかったが、それらの患者は自分たちがもうすぐ受けようとしている外科手術に比べ、短波ジアテルミーは信頼性がより低いと考えている。そして、あるいは、もしジアテルミーの結果が良ければ、外科手術のリストから自分たちの名前が消されてしまうことになりかねないと心配が関連して、ある治療に関する信頼度をどう患者が受け止めているかということも、治療の結果に影響するのだろう。
Roche & Tan (未出版)	健康な志願者で、電気療法機器による痛みに対する付随的効果を研究した。	それぞれの被験者ごとのデザイン。虚血性疼痛を誘発してから、プラシーボ干渉を発してからプラシーボあるいはプラシーボ干渉（IF）という治療法を被検者に施行し、痛みに対する閾値および痛みに対する耐性を無作為に対照群も使用しての研究。	無治療の条件と比較して、プラシーボ干渉群では痛みの閾値が有意に上昇した。プラシーボ干渉群はどちらもプラシーボ群は鎮痛を増しながらも痛みに対する耐性が有意に増加したしかし、痛みの強度や不快感はいずれも、プラシーボ群でより低かった。	このデータは、電気療法の機器を見るという視覚的刺激が、プラシーボを発生させるのであろうという仮説を裏付けている。虚血性痛の知覚性要素に対してTENSあるいは非知覚性要素が、鎮痛作用が存在することが確認され、鎮痛に関する付随的な効果の重要性が確認された。

ることは不可能である。

RocheとTan（未公表データ）は視覚刺激のみにより、医原性プラシーボが起こることを証明している。機器から生じるあらゆる視覚的刺激（たとえば、TENS機器における閃光のような）と本当の療法が行われた場合に考えられる刺激とは一致させたが、治療として用いるTENSからも対照実験用の機器からは活性刺激を発生させないようにした。痛み閾値 pain threshold や耐痛限度 pain tolerance が高まるという報告結果は、被検者が一見したところ治療用の機器らしいものを見たということによってのみ説明が可能である。つまり、視覚的に一致した刺激方法で、真の治療に対する信念が増幅されるとプラシーボ効果も増強する。

以上で示されたように、電気療法治療のプラシーボ的適用はむずかしいことではない。機器を調整して、真の治療法で使うすべての通常の視覚的表示部分は作動し続けるが、出力端子への電流は切断しておく。被検者には、この実験では痛み療法の普通のやり方を検討する、「中には皮膚に感じない刺激の加え方もある」ことや、「非活性の治療条件の下で行われる場合もありえる」ということをあらかじめ知らせておいてもよい。なんら刺激を感じない場合や、作用のない療法を受けている可能性もあるとあらかじめ告げられている時ですら、プラシーボ鎮痛効果は起こるのである。この事実は理学療法士に考える材料を提供している。というのは超音波や短波ジアテルミー short-wave diathermy では、その施行中ほとんど、あるいはなんらの皮膚感覚も起こさないからである。また、超音波のような機器では出力の視覚的表示部分があるからである。

研究によって、プラシーボ反応者について好んで信じられていたそれ以外の考え方も払拭された。プラシーボ反応者は、非反応者と比べて年齢、性別、人格あるいは教育においてなんら変わりがない（Evans 1985）。プラシーボ効果は糖尿病、多発性硬化症、パーキンソン症候群を含むさまざまな病気においても見受けられる（White et al 1985）。Table 4.1に加えて、臨床と研究室における実験でも、プラシーボ鎮痛を示すものがいくつも存在している（Amanzio & Benedetti 1999, Marchand et al 1993）。このプラシーボ現象というのは、それほどよく起こるものであり、また強力なものである。

通俗的な医学的神話に反して、プラシーボ鎮痛は健康な人にも少なくともいつかは、起こることがある（Amanzo & Benedetti 1999, Voudouris et al 1990）。それは正常な人格をもつ人（Roche et al 1984, Stam & Spanos 1987）、あるいは患者（Cobb et al 1959, Koes et al 1992）、そして痛みを伴う悪性疾患の患者（Roche et al 1993, Houde et al 1966）、あるいは非悪性疾患の患者（Langley et al 1984, Moffet et al 1996, Verdugo & Ochoa 1994）、急性痛患者（Hashish et al 1994, Roche et al 1984, White et al 1985）そして慢性痛をもつ患者である（Fine et al 1994, Roche & Wright 1990, Roche et al 1993）。単純な事実は、プラシーボ反応というものはさまざまな人でさまざまな痛みの条件で起こるということである（Feine & Lund 1997）。

プラシーボ鎮痛はまた痛みの軽減に関して、薬理学的な鎮痛と同じ程度に強力であることや、時にはそれ以上に強力なこともある。さらにその反応は、ほとんど認められないというレベルから、痛み治療効果の90％程度の強さに至るまで幅がある（Fields 1981）。最も重要な結論は、プラシーボ効果というのは強力であり、治療法のいかなる局面においても発見されうるということである（Wall 1994）。

プラシーボ効果の存在は事実であり、また複雑な現象である（Butler 1998）。そして、そのことはこれまでわれわれが知っていた以上に、中枢神経系での相互作用的な性質の重要性を告げている。プラシーボ効果は中枢神経系のメカニズムによって起こっているに違いない。プラシーボのメカニズムを理解するためには、われわれはプラシーボ現象、特にプラシーボ鎮痛現象を説明するための主要な理論的仮説を吟味しなければならない。中枢神経系の神経回路を経由して発現するという、心理学的メカニズムはプラシーボ現象の主要な解釈である。

プラシーボ効果の心理学的解釈

プラシーボ効果を説明するために四つの心理学的メカニズムが提唱されている。それらは、古典的条件づけ（Pavlov 1927, Wickramsekera 1985）、期待感（Evans 1985）、不安およびストレス反応（Wickramsekera 1985）、それに動機付け（Jensen & Karoly 1991）である。

条件づけ conditioning

古典的条件づけの最も初期の証明は、イヌがベルの音（条件刺激 conditioned stimulus）と食事が運ばれてくること（非条件刺激 unconditioned stimulus）の関連を学習した時にはじまる。イヌはこのような刺激－反応の対応を数回経験しただけで、ベルの音のみによって唾液を分泌した（Pavlov 1927）。

現在、理論家たちは条件づけを「出来事どうしの関連を学習すること」と表現している（Montgomery & Kirsch 1997）。そのような条件づけの主要な特徴は以下のようなものである。

1. 学習して関連性を記憶として保持すること。
2. 繰り返しと、決まったタイミングによって強化すること。
3. 引き金になる刺激の種類が広がっても反応の一般化が起こること（刺激の置換 stimulus substitution）。
4. 強化 reinforcement が欠如すると反応は休眠状態 dormancy になるが、反応が完全に消失することはまれであること。

古典的条件づけは、学習による関連づけを確立するための第一のステップであり、組み合わされた関連内容は記憶の保持をもたらし、反復が強化をもたらすのは明白である。Gifford（1998）は「生理学的および環境的な体験は、このように学習を通して記憶として蓄えられ、思い出したり、覚えていたりすることも可能である」と記している。上に述べた3と4は、最初の条件刺激と似ているか、あるいは単に部分的に似ている刺激に対して引き起こされた反応に関連している。われわれの日常生活の中には、そのような例は山ほどあるが、学習された関連する出来事を思い出すと生理学的な反応や行動を誘発することもできる。たとえば、何か恥ずかしくなるような出来事を思い出して赤面したりすることもその一例である。

ここで、刺激の一般化と長い年月が経ってもその記憶が失われないという私自身の体験例を紹介する。私は子供の頃に、飼育するのにかなり世話と注意が必要であったが、陽気でおとなしい種であるフンボルト・ウーリー・モンキーと呼ばれる南アメリカ産のサルと一緒に育てられた。それは私にはとても幸せな体験であった。私の人生もその後ずいぶん経って、またもちろんそのサルたちが死んでずっと後になってからの話であるが、私が研究室にいて何かの本に夢中になっている時、きっと部屋のドアが風で少し開いたのだろう、ドアの蝶番が軋む音がした。

考える間もなく、急に不安になって、私は即座に部屋を飛び出し、「サルのところに駆けつけるために」廊下を半分ほど行った所で立ち止まった。私はいったい何をしているのか、なぜこんなことをしているのか、ということをその時やっと理解した。ドアの蝶番が軋む音は、苦しんでいる時のウーリー・モンキーの鳴き声の音に非常に似ていたので、私に瞬間的なストレス反応と救援行動 help behaviour を引き起こしたのである。このような例が示していることは、条件づけされた反応はかなりの期間たとえ休止状態にあったとしても、通常は消失するものではないという事実である。

MontgomeryとKirsch（1997）は、医学上のプラシーボ効果の刺激置換モデル（Turkaan 1989）を以下のように要約している。

活性のある治療法というのは無条件的な刺激 unconditioned stimuli：US であり、それを伝達する媒体（すなわち、錠剤、カプセル、注射器など）は条件的な刺激 conditioned stimuli：CS である。人がその生涯で体験する医学的な治療は、条件づけを形成し、その間に活性成分とその

媒体は対になる。これらの対を形成するということが、錠剤、カプセル、注射器に条件反応としての治療的効果を引き起こす力を保証することになる。(Montgomery & Kirsch 1997)

条件反応は自動的に起こり、われわれの心を経る意識的な思考外のものとみなされている。薬剤投与に対する条件反応は動物においても認められている（Siegel 1985, Takeshige et al 1990）。しかしながら、ヒトは痛みや痛みの除去の経験に対して思考、推定、期待感を起こす（Wall 1992）。プラシーボ鎮痛の条件づけモデルに対する他の二つの代案は、期待感によるとするモデルとストレス軽減に起因するというモデルである。

期待感 expectancy

プラシーボ鎮痛の期待感モデルは、ある治療が有効であるか、それとも無効であるかという概念化を含意している（Evans 1985）。この現象は観察による学習や自己学習、それに言葉による指示で促進される。

条件づけと期待感は密に関連している。条件づけは肯定的あるいは否定的な期待感（予想）を導きやすい。患者や痛みのある人たちは（実験への志願者を含めて）治療による肯定的な（良い）結果、つまり痛みの軽減を予期するだろう。「プラシーボ」すなわち「喜ばせる」ということは、とりもなおさず（肯定的な）痛みの軽減と関連している。

ノーシーボ効果 nocebo effects は肯定的なプラシーボ効果の対極にある。ノーシーボ効果は、嘔吐、ふらつき、痛みの増強などの否定的な（悪い）効果が生じることである。このような作用は、被検者に対して、もしかすると副作用が起こるかもしれないと言って行う臨床試験の際に、しばしば認められる（Max et al 1988）。さらに言えば、「プラシーボ」反応が肯定的な方向に行くか、否定的な方向に行くかは、被検者にあらかじめ予想されている事柄が何であるかを聞くだけでわかることがある（White et al 1985）。

Voudourisら（1989, 1990）の結果は、プラシーボ鎮痛が古典的な条件づけであることを示唆している。4群の健康な被検者が、前腕部に虚血性の痛みを誘発され、痛みが予想される基準となるように、0.1〜2.0mAの範囲で一連の電気刺激を与えられる。

次の実験の前に、痛みを感じると思われる腕にクリームを塗ると痛みがよくなるか、あまり変化しないか、予想できるように被検者を教育しておく。第1群と第2群にはそのクリームが「安全で、即効性があり、非常によく効く局所性の鎮痛薬」であると言っておく。第3群と第4群には、そのクリームは「どういう具合に効くのかは、はっきりしない」と言っておく。実際は、そのクリームは常にその作用がいずれでもないものを使用する。その後、それぞれのグループは検者が誘導したい方向へ条件づけられる。すなわち「鎮痛クリーム」と言ってあるグループには続けて実験が行われ、その実験では痛み刺激の強さが被検者には言わずに減弱される。

予想通り、「鎮痛クリーム」使用グループはそうでないグループと比べて、痛みが有意に減少したと報告した。次にVoudourisらは痛み刺激を元のレベルに戻してみた。すると、強い持ち越し効果が認められた。すなわち、自分たちの使用しているクリームが本当に鎮痛性であると信じている被検者たちは、痛みが軽減したままであると報告し、痛み刺激が増強していると表現するようなことはなかった。

MontgomeryとKirsch（1997）は、その結論を疑った。最初の条件づけの過程に加えて、プラシーボ鎮痛は情報の評価や経験によって影響される。その結果、反応あるいは「反応の予期」をいつも同じ方向にするようになるのではないかと考えた。もし条件づけモデルがプラシーボ鎮痛の原因だとすれば、被検者に痛みのレベルが操作されていることを教えても影響を与えないと推論した。

彼らは、Voudourisら（1990）によって使用された実験方法の再現にとりかかった。唯一の違いは、条件づけの期間に刺激が弱められると実験参加者のある人たち（告知グループ）に情報を与えておいたことである。その結果、告知グループでは、非告知グループに比べて、有意にプラシーボ鎮痛が弱いこ

とが証明された。自分たちが予想していたこととは反対の情報が被検者に与えられることによって、条件づけされた過程が起こるのを防ぐことができたのだ。

このグループの研究者は、その研究結果がプラシーボ鎮痛に関して、条件づけ仮説よりも反応予期仮説をより強力に支持している、と主張している。どちらも正しいというのが、最も可能性がある。

条件づけというのは、プラシーボ鎮痛を起こす「対を形成した結び付き」の一段階であるが、しかしながらプラシーボ鎮痛のメカニズムを活性化するにはまた期待感の確立（条件づけよりも複雑ではあるが同じ起源のプロセス）が必要なのである。

動機付け motivation

動機付けは、プラシーボに関する文献においてはあまり注目されてこなかったが、動機付けモデルは認知的不調和説に基づいている（Festinger 1957）。認知的不調和 cognitive dissonance というのは、心理学的に矛盾する二つあるいはそれ以上の信念をもつことである。不調和によってつくられた緊張状態は、その人が一番真実だと思いたい信念を増幅することによって、その人の不調和を減らすように動機付ける。

たとえば、もし自分のすべての貯えで素晴らしい新車を買った後で、隣人がやって来て最近の自動車専門家がその車のデザイン上の欠点を見つけ、その車は失敗作だと言っているとあなたに告げれば、あなたは認知的不調和を経験する。この情報に対するあなたの反応としてありえそうなものは、隣人に黙ってくれと望む以外に、車の特性を詳細に検討することだろう。そして数時間後には、その車を購入した自分の選択は賢明なものであり、隣人が言っていることなど無意味であるということを自分に納得させる、いくつかの理由を見出すことだろう。

Richardson（1994）は、われわれが医学的な治療を求める際、自分の受ける治療が症状を軽減してくれると信じている、特に医師が治療によって症状がよくなると言う時には、その言葉を信じて従うものだと主張した。改善がない場合には、この信念との不一致が起こり、不調和を引き起こす。患者は自分の症状に対する感じ方を変えることによってこの不調和を弱めようと努力し、実際に病状は低下する。

Richardson（1994）はまた次の点も指摘している。すなわち患者が自分の方から治療に強く関わる場合、あるいはおそらくいくつかの治療方法からむずかしい選択をしなければならない場合に、不調和やプラシーボ効果は増強する可能性があるという点である。ひどい味の薬や、他の不快であったり、あるいはつらさを伴ったりする種類の治療も、同じような反応を引き起こすことにも言及した。「良薬、口に苦し」ということわざでわれわれもこの現象を知っている。またわれわれの大部分は、手術という手段が治療の中でも一番大変なものだと思っている。Richardson（1994）はプラシーボ手術の明らかに増幅された効果は、この認知的不調和のレベルが高まるために起こるのだろうと示唆している。そして、もし手術が実際のところどのような性質のものかということをあらかじめ患者に知らせておくと、そうした認知的不調和が起こる可能性が高いだろうと思われる。

不安とストレス軽減 stress reduction

Beecher（1960）と Wickramasekera（1985）は、不安 anxiety とストレスを軽減させることは、プラシーボ鎮痛の主要なメカニズムであると提唱した。不安感（ある痛みの原因および結果として）は、自分にとってある新しい痛みが生じた場合、それに伴って出現する一番ありふれた心理学的な症状である。不安感情と痛みのそれぞれが、交感神経系の覚醒と過剰な運動神経系による行動を全体的に活性化する（Gross & Collins 1981）。

痛みによって誘発された不安感のため、われわれはその痛みに対する医療的な援助と痛みの原因の診断を求める。痛みの発現によって、差し迫った約束をキャンセルし、障害部位を安静にしたり、薬を服用したりといった医師や医療者の忠告に従い、その結果痛みは治まり、治癒が起こる（Sternbach

1968)。だから、痛みによって自然に起こってくる不安感は、われわれが生存するための基本的なメカニズムである。それによってわれわれは痛み刺激から自分自身を遠ざけ、適切な医学的アドバイスを求め、痛みの軽減、治癒、それに正常な生活行動が、できるだけ早くできるようになるための行動をとる（Wall 1979）。

それにもかかわらず、痛みやそれに伴う不安感は大きなストレスを引き起こす。だからプラシーボ鎮痛で不安感を弱めたいというわれわれの願望と強く関連している可能性を提唱することは、ごく理にかなっているように思われる。しかし、不安が弱まることがプラシーボ鎮痛を起こす直接的作用であるという主張は、これまで充分に支持されてきたわけではない（White et al 1985）。というのは、この関連はもっと複雑であるように思われるからである。

不安感の減弱が直接的にプラシーボ鎮痛を引き起こすというはっきりしたエビデンスはないが、この考え方に利点がないわけではない。条件づけ、（痛みの軽減への）期待感、それに不安感の減弱はお互いに排他的な関係にあるのではない（Richardson 1994）。プラシーボ効果があるとされる認知的不調和の操作（Totman 1989）は、逆に不安感に影響を与えているらしい。

それぞれの心理学的理論の研究はプラシーボ鎮痛を取り巻く、奥深くかつ複雑なメカニズムに対するわれわれの知識を増加させてくれる。しかしながら、現在受け入れられていることは、このプラシーボ鎮痛を説明するには、複数の相互に関連したメカニズムによってのみ可能だということである。一つのモデルでプラシーボ現象を完全に説明することは不可能である（Price 2000）。

神経生理学的メカニズム

経験によって修飾される、統一的かつ分析的システム

第2章と第3章では、痛みに関連した経験に基づく強力な下行性の痛覚抑制系の制御を含む多次元的、多面的な事象としての痛みの最近の理解を強調して述べた。Gifford（1998）は痛み系を絶えず「身体の外側の環境、自分自身の身体、そして関連する過去の経験」から抽出する系であると表現した。Wall（1996a）は、痛み系というのは、一つの「一元化した、統合的な、そして常に分析をしながら働くシステム」であり、それはまた「経験によって修飾されている」と述べている（Wall 1996a）。

これらの意見は、痛みを起こすのに役立つシステムの一元的な活性化を強調している。だから、痛みの経験、医学的手段による鎮痛、プラシーボによる鎮痛に関して、それぞれが別々のメカニズムによって発現していると考えるのは無意味である。そうではなく、痛みの知覚や運動系、交感神経系、神経内分泌系を含んだ、痛みを軽減する際に関連するシステムが完全に調和して働く。つまり、条件づけ、学習、動機付け、期待感、注意力、それに記憶などの認知的構成部分を含む心理学的要素が、痛みの経験や軽減の際にはいつも統合され、また積極的にその働きに関与している。

プラシーボ鎮痛を説明すると考えられている神経生理学的なメカニズムを要約する前に、痛みとプラシーボ鎮痛の一元的な説明がつい最近まで医科学の中では軽蔑的に見られていたことを読者に思い出してもらうと役に立つ。18世紀と19世紀初頭において、痛みとその軽減の心理的側面に関してはしばしば議論されたが（Gamsa 1994）、その著者たちは身体と心を分離して考えてはいなかった。

しかしながら、19世紀後半に（構造重視の）痛みの特異的モデルが確立されると二元論的な考え方が出現した。つまり、痛みは身体に由来するか心に由来するかどちらかであるという。プラシーボ鎮痛の存在は心理的反応に分類され、医療的介入に対する「真の」器質的反応とは明確に一線を引かれた。情緒も二次的重要性の部分に格下げされた。器質的な原因のみが痛みに対する唯一の医学的合法性を与えられた解釈と考えられ、器質的な治療のみが、唯一の痛みの軽減に対する合法的な理由になった。要

するに、痛み（そして痛みの軽減）が知覚系の出来事であると同時に心理的な出来事でもあるということ、また中枢神経系がこれらの要素を統合する過程であるという点の理解と受容がほとんどなかったわけである。

現在われわれは、プラシーボ効果の発現に最も重要と思われる心理学的メカニズムが痛みの実際の軽減にどのように翻訳されうるかということを示唆する実質的な科学的エビデンスを利用できる、以前に比べればより恵まれた立場に立っている。そしてその科学的エビデンスというのは、痛みに対する一元的であると同時に多数のシステムが関与しているという解釈を支持している。

プラシーボ効果の生理学的要素

Table 5.1はプラシーボ電気治療によってもたらされる痛みの軽減に加えて、生理学的変化の概要が示されている。プラシーボ治療による生理学的変化はその強度はさまざまではあるが、他の理学療法的なテクニック、たとえば徒手療法 manual therapy においても示すことができる。Petersonら（1993）は、①積極的に第5-6頚椎椎間関節へのモビライゼーションを行う（実験群）、②頚椎関節のモビライゼーションは行わないが、頚部への徒手的接触はある（プラシーボ群）、③頚部にまったく接触しない（対照群）に分け、健常被検者で上肢への交感神経の神経刺激伝導を評価した。その結果、積極的な処置をした群（実験群）では皮膚の伝導率 conductance が50～60％上昇したのに比べて、プラシーボ群では15％の上昇が見られ、対照群では無視できるぐらいの上昇しか見られなかった。この研究におけるプラシーボ反応は弱いものではあったが、プラシーボ効果が生理学的機能上、証明できる程度の変化をもたらす点は特筆されるべきことである。

プラシーボ鎮痛の脳内神経経路

第2章と第3章で述べられたように、末梢からの侵害受容は脊髄部位や中脳に至る上行性経路と下行性経路でコントロールされる。中脳と大脳皮質の間の神経経路に関する研究もある。普通の鎮痛の場合もプラシーボ鎮痛の場合にも、脳のある部分が同じように活性化するということがますます明らかになりつつある。

中脳とプラシーボ鎮痛

中脳水道周辺灰白質部 periaqueductal grey region は、生命維持に重要な鎮痛作用やその他の機能を調節する中脳の重要な領域である。腹外側の中脳水道周辺灰白質部を電気的あるいは化学的に刺激すると、著しい鎮痛作用が起きる（Reynolds 1969）。この事実は鍼治療 acupuncture（Takeshige et al 1990）や徒手療法 manipulative therapy（Vicenzino et al 1998）による鎮痛が直接的あるいは間接的に中脳水道周囲灰白質部および脳幹 brain stem を脊髄後角に結合している下行性経路を介したものであることを示唆している。

鎮痛は、それがオピオイド拮抗物質であるナロキソン naloxone で拮抗されるならば、またそれが耐性を示すならば、さらにそれがモルヒネ鎮痛と交差耐性 cross-tolerance を示すようであれば、オピオイドを基盤にして作用を発現していると考えられる。このような現象を示さない鎮痛は非オピオイド性の作用と言える（第3章を参照）。1980年代と1990年代のはじめに行われたかなり多くの研究の結果は、プラシーボ鎮痛はナロキソンで拮抗されるので、オピオイドに基づいた作用であると指摘されたが、実験結果は明確な結論を出すまでには至らなかった。最近の研究は大変興味深いエビデンスを示している。それによると、プラシーボ鎮痛は確かに内因性のオピオイド系によって仲介されてはいるが、ただしそこに期待感が関与している時だけ起こるというものである（Amanzio & Benedetti 1999）。

大脳皮質とプラシーボ鎮痛

プラシーボ鎮痛において期待感、動機付け、そして情動が明らかに関与しているという事実は、Wall（1996b）の見解を支持するものである。彼は、鎮

痛に関連する脊髄より上位のメカニズムが作動する場を、中脳のみに限定することに反対する立場であった。脳を画像的に見るさまざまな技術を駆使した研究によって、痛み刺激の際、大脳皮質や皮質下で以前に知られていたよりもさらに広い領域で活動性の変化が認められた（Wall 1996b）。今では、記憶、覚醒、期待感、条件づけ、知覚それに動機付けに関与する前頭連合野と脳の他の部位が、痛みの経験の変容を可能にする中脳水道周辺灰白質領域や他の脳中枢へ、直接的にあるいは間接的に情報入力していることを示唆する充分なエビデンスがある（Bandler & Shipley 1994, Treede et al 1999）。プラシーボ鎮痛についてのわれわれの議論とこれらの神経情報の投射の関連は、彼らが神経解剖学的な経路を強調した点にある。というのは、学習、動機付け、そして認知的価値判断などの結果として起こる心理学的反応が、それらの神経解剖学的経路によって、鎮痛に関連する中脳水道周辺灰白質と脳幹部に情報を入力するからである（第2章と第3章を参照）。

前頭連合野 prefrontal cortex もまた後頭葉、頭頂葉、側頭葉と広範囲に解剖学的な連絡がある。そのために前頭連合野は痛み認知にも影響を与える過去の経験による知覚体験やその際の情報へアクセスができる。前頭連合野は情動的覚醒、動機付け、条件づけ、概念化や認知との関連があり、また痛み知覚に関与する脳の他の部分の構造と相補的な連絡をもっている（Fuster 1989）。皮質や皮質下領域は、辺縁系の視床、視床下部や扁桃核などを含んでいるが、それらは痛みや痛みの軽減を含む状況に対する情動反応において、重要な役割を果たしている（Fuster 1989, Treede et al 1999）。

条件づけや期待感に関連したプラシーボ反応はまた、辺縁系を活性化し同じ鎮痛中枢を駆動させると思われる。その鎮痛中枢は、鍼治療、電気治療や徒手療法による末梢神経系からアクセスすることができる。確かに、今まで得られた証拠は、痛みと鎮痛に役立つ神経的、心理学的および身体的なシステムの間に広くまたがるリンクが存在することを示唆している。プラシーボに関する現段階でのエビデンスは、個々の痛み体験を変化させる点に関して、よく知られている中枢神経系の可塑性の重要性を確実に支持している（Wall 1994, 1996a, 1996b）。プラシーボ鎮痛というのは、その可塑性 plasticity の一構成要素に過ぎないが、それは痛みを取り除くための個人個人の条件づけ、期待感、ストレス、不安感そして動機付けにも関連している。

プラシーボ鎮痛とは何か

本章のこれまでの部分で、プラシーボ現象の要素を部分的に検討してきたが、その全体的な実体についての明確な言明はいまだしていない。たとえてみると、自動車の部品ごとのリストを作成してきたようなものである。車台、エンジン、車輪、座席それにこれらを作動させるために必要なガソリンなどの部分は述べてきたが、自動車が移動のための乗り物であるということを述べなかったのと同じである。

前の節で紹介したエビデンスは、プラシーボ鎮痛が痛みを回避する方向へ働く中枢神経系のバイアスの一例であることを示唆している。第3章では、中枢神経系は抑制性のシステム inhibitory system を緊張させて侵害受容を抑制するように自然にバイアスがかけられることを示した。「オフ（切断）」システムのスイッチをオフにし、痛みの伝達のスイッチをオンにするには強力な侵害受容の入力が必要である。侵害受容を処理する際、それを扱う内因性のシステムは、もともと主として抑制性のものである。プラシーボ鎮痛に関与する神経生理学的システムと心理学的過程は、この抑制性のシステムと直接的あるいは間接的にリンクしている。

したがって直感的には、プラシーボ鎮痛はこの自然に起こる抑制性システムの他の一面に過ぎないと言えないこともない。おそらく、その最も興味深い一面は、抑制的効果がそれに対する信念の状態やそれ以前の学習によって得られる期待感によって誘発されるということである。Butler（1998）は、医師や医療従事者が援助（痛みを軽減する）しようと懸命に努力する点に関して人々の中に根深く、普遍的

な信念が存在すると記載している。さらに、臨床という場においては医原性プラシーボ誘発性刺激 iatroplacebogenic stimuli というものがあり、そのために治療によって良い結果が得られるという個人の確信がさらに強化される。最後に、日々の生存と快適さにとって、痛みを避けること、痛みを抑制すること以上に重要なことはわれわれにはない。さもなければ、われわれの種が生き残り、進歩していくことなど不可能である。中枢神経系が痛みを抑制する代わりに、強化する方向にバイアスがかかったとしたらどうなることか、ちょっと想像してみるとよい。われわれの日々の生活は計り知れない悪戦苦闘になるに違いない。そのような状況では、幸福も仕事や学習への動機付けも事実上不可能になることだろう。

プラシーボ鎮痛の意味は、鎮痛反応がある程度、認知能力、とりわけ信念や期待感によって制御されている事実が証明されている点である。個人個人で同じ起源をもつ反応に基づいて、真の生物物理学的変化が起こる。プラシーボによる痛みの軽減は、したがってどの個人にもある古い痛みコントロールの内的能力の実際の証拠である。それは痛みコントロールの潜在的に重要な源泉であり、医療者はそれを充分理解し、最もふさわしい方法で、患者のケアと痛みの治療に用いるべきであろう。

セラピストにとっての意味

研究面での意味

プラシーボ鎮痛の理解の仕方を鎮痛という身体の主要なシステムとして進化させた一例として考えてみると、セラピストにとってはさまざまな興味ある問題を提起する。プラシーボ鎮痛は、中枢神経系の心理学的および神経生理学的作用の働きが結合することを実証しており、それによって痛みから無痛へのスイッチが入れられる。セラピストも心理学的テクニックと生理学的テクニックを組み合わせて同じことをする。われわれの主な目標は、患者の認知・行動に影響を及ぼして痛みをより少なくし、その機能を改善することである。すなわち、患者が良い行動（運動をする、仕事や社会的活動に戻るなど）を学習したり、再学習したりすることを援助することである。

痛みのマネジメントに対するわれわれの主な手段は、身体的なものと教育的なものである。またわれわれの痛み治療の方法は非侵襲的である。薬物治療や外科的治療と違い、それらの方法は副作用を引き起こす危険性が少ない。プラシーボ鎮痛も同じように痛みに対する治療法としては、非侵襲的な形態の一つである。それは、自分自身の心理学的および神経生理学的メカニズムを介して働く。プラシーボ鎮痛のメカニズムの完全な理解からはまだほど遠い。しかしながら、プラシーボ鎮痛の作用機序と理学療法の結果の一部を説明する作用機序との間にはかなりの類似点が存在する。結論として、プラシーボ鎮痛が身体自身に備わっている鎮痛療法のメカニズムの探求に興味をもつ者にとっては、重要な研究課題であると言える。

実践面での意味

プラシーボ鎮痛の特徴に関して、今までの議論が立脚してきたことであるが、セラピストにとってはその実践的な面で重要な意味がいくつかある。第一にはプラシーボ治療（患者を騙すために故意に採用された不活性のあるいは偽医学という伝統的な意味合いにおいて）が、実験ではなく臨床という場で、故意に用いられてよいかどうかいう厄介な問題がある。この点については、そのようなやり方は非倫理的であり、「ある種の虚偽行為」であるという Wall (1994) の見解を、私自身も支持する。治療を望んでいる患者は、その治療によって自分の抱える障害に対してきちんとした治療的効果があると信じるに足る、臨床的あるいは実験的なエビデンスに基づいて治療を受ける権利がある。しかしながら、もしプラシーボ鎮痛が実験によって証明されたように、学習による期待感の効果が明らかならば、そのような学習効果を最大限に良い方向に活用すべきである。

エビデンスに基づく臨床医療を提供するために、われわれが努力している理由の一つは、ここにある。われわれの治療効果の信頼性が高いことを実証できれば、それだけその治療に対する患者の期待感が高まることだろう。逆に、プラシーボを否定的な観点から見ることを避ける理由はいくつもある。われわれは、痛みの治療的な成果についての認知作用の役割をよりよく理解するために、プラシーボは一つの突破口になると考えている。学習された期待感というものが、プラシーボ鎮痛の心理生理学的な現象の基礎であるとするならば、われわれは今、そのような期待感をどのように利用したり、応用したりして臨床医療の中で最大限の成果を出せるのかという問題を考える必要がある。

初期治療の成功による好結果の増強

医療的な環境それだけでも、また医療従事者が自分に何かしてくれるという信頼感を伴えばなおさら、人に症状軽減への期待感を発生させることが可能である。文献的にも、初めに痛みの軽減を経験し、その後さらにそれを期待する被検者では、プラシーボによる一貫した痛みの軽減が、迅速かつ確実に条件づけられる（感作される）ことが示されている（Amanzio & Benedetti 1999, Montgomery & Kirsch 1997, Voudouris 1990）。期待感はそれが学習されると、関連した刺激に対しても容易に一般化される。肯定的な精神的態度や、特異的なものにしろ、類似したものにしろ、治療的介入が良い結果をもたらしてくれるという期待感は、医療を求める個人にとってはごく普通のことであるというのが結論である。痛み治療における初期の成功は、さらに前向きの方向で期待感を導き、結果的にそれに続く治療が将来的にも成功することに貢献するだろう。

いったん痛みの改善が上手に達成されると、引き続き成功するという期待感がその後の治療でも中枢神経系に影響を与えて痛みを抑制する可能性が強い。現段階では、そのような感作効果が痛み治療の成功にどのように貢献しているのか、確実なことは言えない。しかしながら、上に述べたエビデンスは明らかにその事実の存在を示している。さらに、Table 5.1で紹介した研究に示されているように、その効果は長期間、時に数か月以上にわたることもありうる。これが意味することは、治療におけるこの学習による期待感の効果を最大限に利用しようとするなら、痛みに対する治療はできる限り迅速に効果的な鎮痛を与えること、それも最初の数回の治療セッションのうちに確実に行うということである。

初期治療の失敗による悪循環

初期治療の成功が、そのシステムの継続的な成功を準備するのとまったく同様に、初期治療の失敗はその反対の効果を生じさせる可能性がある。この場合の学習は、より強力なこともある。というのは、かなりの身体的、心理学的、および社会的苦悩が、持続的な痛みと関連しているからである。またネガティブ（否定的）な学習効果は、あまり持続しないと考える根拠もない。実際に否定的なプライミング priming（準備刺激）の問題は、長期間の影響をもつことがあり、一般化することすらある。初期治療の失敗を体験した患者は、他の治療戦略からも何か治療的な利益を期待することができないと考えてしまうこともある。

痛み治療の失敗による慢性痛への移行

初期治療の失敗は深刻な事態を意味している。痛みの軽減が充分でないと、自分たちを援助してくれる人の能力を信用することができなくなり、不安や恐怖感を誘発する可能性もある。痛みが治療に反応しないと、患者は自分の痛みがまだ診断されていないもっと重い病気のせいではないかと、しばしば心配するものである。もし治療の失敗が続けば、どうにもならないという無力感 helplessness が学習されることもある（Abramason & Seligman 1978, 第4章参照）。

無力感の学習（痛みに対して自分ではコントロールすることができないという感覚）は、その人の痛みの程度を強いものにする。たとえば、関節リウマチで定期的に医学的検診を受けている120名の外来

患者で、学習された無力感は、少なくともその疾患の臨床的重症度に伴う痛みと同じ程度に患者の痛みのレベルに影響した（Roche 1995, 1998）。無力感やうつ状態の増悪があると、運動や健康状態を維持しようとする動機付けが低くなる。痛みが軽減されないということは、心理学的な問題と身体的健康の低下とが組み合わされる場合には、多くの慢性痛の患者を身体全体の障害へと発展させる結果になる。

大切なことは、痛みを軽減し、身体の機能を改善するための治療法の技能を充分活用することだけでなく、前向きの方向への期待感メカニズムを積極的に刺激すべきだという点である。

学習した期待感の最大効果への利用

これまでの検討から、痛みのマネジメントにおいてわれわれが利用するこれらの戦略の有効性については、自信をもっても良いことは明らかである。第8章で検討されるように、エビデンスに基づいた治療は、どの個別的な戦略もそれぞれの患者に対して、どれほどの効果があるか知る上で役に立つ。（患者が受けようとする治療法が、研究では良い効果があったという）情報は肯定的な期待感を働かせる一つの方法として、患者に伝えるべきである。さらに、痛み教育やリラクセーション、イメージ療法、気晴らしなどの不安やストレスを軽減させる戦略を充分に活用することができる。これらの戦略の各々そしてすべては、痛みを自己コントロールする患者の感情を向上させる。このことは痛みの軽減がうまくいかず、すでに否定的なプライミングを受けてしまっている慢性痛の患者にとって特に大切なことである。たとえば、痛みが周期的にやってくるという特徴と心理的な苦悩について説明をするだけで、がん患者やその家族が痛みについてよりよく理解し、また痛みに対処していくのに、どれほど役立つことだろうか（de Wit et al 1997）。

また、プラスの効果を与えるプライミングの方法として、患者に対する自分の態度や行動をチェックすることが可能である。患者の痛みが信用できるものであり、心身症的な原因でないという所見があるならば、その痛みを身体的かつ心理的（すなわち、しばしば心配や憂うつな）出来事として理解することで、患者にプラスの効果を与えるメッセージを伝えることができる。簡潔でわかりやすい表現、たとえば「脳と脊髄が関連しているので、痛みがどうしてこんなにつらいのかということが研究でわかったそうです」とか、「抑うつ感情は痛みを増強するということが研究でわかったそうです」という言い方で、痛みが誘発するストレス的情動に関して、科学的に納得できるエビデンスがあることを患者に示すことができる。このような発言は、心と身体の関連性について医療者自身がどのように理解しているかを示すものであり、そうした発言には大きな価値がある。慢性的な痛みをもつ患者は、特に痛みに対する診断がはっきりしていない場合、自分の生命や情動に及ぼす痛みの否定的な心理的作用について非常に敏感である。しかしながら、自分たちの痛みが心身症的な原因であるとレッテルを貼られることに対しては、たいていの場合恐れを抱いている。

医療者自身が、心と身体の関連性について充分に認識しているという、前向きでしっかりした全体像をもっていると、患者は自分を援助しようとしてくれている人の能力や、自分への関わりに対する認知度を強める。プラスの効果を与えるプライミングは、心の温かい人格や患者に対する関心度（Shapiro 1960）などの対人関係の要因から生じるということを示す研究もある（Dinnerstein & Holm 1970, Evans 1985）。身体言語 body language の注意深い使い方、思いやりのある話の聞き方と質問の仕方、上手なアイ・コンタクト、患者にとって意味のある目標設定、これらはみな患者が協同的な治療関係に入ってくる合図である。このような相互作用は、患者の治療関係への参加や自己コントロールしようとする意識を高める。またこの医療者と患者の相互作用は、もしふさわしいものであれば、患者を悩ませている問題や治療上の指示に従う患者の能力に大きな影響を及ぼす問題に関して、医療者自身がそれらの問題をより良く理解する機会をもてるという点も保証してくれる（Butler 1998）。

患者に対する適切な配慮と関心を示し、目標設定を患者とともにし、患者がもつ治癒力に対する間違った考えや不安を共有し、また治療の結果を改善するために、患者と医療者が互いに協力できるような環境をつくり出す。認知的な再トレーニングや、「私はもう少しゆっくりやれば、この課題をやり遂げることができる。」「失敗もあるけど、きっと良くなる」「これらのトレーニングは指導があればできるに決まっている」というような適切で前向きな自己発言による励ましは、特に慢性的な痛みの患者にとって積極的な期待感をもう一度もつようにするという点で重要なことである。

最後に、治療的に患者に関係する物理的環境ということについて、一言付け加える。たとえば、水治療法 hydrotherapy のような治療環境では、温かい水や浮力 buoyancy からの鎮静作用やリラックス効果によって、身体だけでなく心理的にも良い効果があると期待できる。陸上ですら、快適さと思いやりを感じさせる環境は、鎮痛系に作用すると考えるのはおかしなことではない。明るく、心地よく、また人をひきつける環境が、治療的に良い影響をもたらす可能性は充分考えられる。

結　論

プラシーボ鎮痛は、われわれの身体が痛みを軽減するためにもっている自然な傾向の一つの実例である。歴史的には、プラシーボ効果は純粋に心理的な反応であるという神話として、その効果の重要性が否定されてきた。しかしながら、エビデンスがますます増えるにつれて、プラシーボ鎮痛というのは身体がもっている内因性の鎮痛の一つの発現であり、学習や期待感といった心理学的メカニズムによって活性化される。

ここでは、プラシーボ鎮痛に関する主要な解釈について検討した。プラシーボ鎮痛に関する数多くの臨床的および実験的な証拠は、われわれには肯定的な心的態度を学び、期待し、それを定着させる能力があることを示している。

中枢神経系には神経的なリンクが存在し、期待感によって身体症状の変化を起こす。病気における他の症状の中でも、痛みは個人の期待感によって軽減もすれば増加することもありうる。肯定的な期待感をもてば、痛み治療からは肯定的な結果をもたらすことになる。肯定的な期待感の効果は長期的に持続することもありうるし、他の治療方法の結果にまで一般化して、良い効果を生むことになる場合もある。

治療に失敗した場合もまたその効果は、良くない効果であるが、長期に持続し、それが慢性痛や痛みによるさらに大きな障害に発展してしまうこともある。この章では、プラシーボ反応を痛みマネジメントにおける味方とみなす理由をいくつか紹介した。

学習問題・復習問題

1. 臨床治療で、医原性プラシーボ発生的なものと考えることのできる要因を五つ列挙せよ。
2. 臨床研究あるいは実験的研究によって証明されたプラシーボ鎮痛の性質の五つの特徴を列挙せよ。
3. プラシーボ鎮痛の四つの心理学的解釈を列挙せよ。最新の実験的エビデンスによると、そのうちのどれが最も妥当性をもっているか、そしてその理由は何か。
4. プラシーボ鎮痛と関連のある脳の構造はどの部分か。
5. 痛み治療の失敗は、どのように慢性痛障害の発生に関与しているか。
6. 自分が痛みをもつ患者にアプローチする際、治療結果に関して、肯定的な期待感を高める三つの方法と、否定的な期待感に導く三つの方法を列挙せよ。

参考文献

Abramson L Y, Seligman M E P 1978 Learned helplessness in humans; critique and reformulation. Journal of Abnormal Psychology 87: 49–74

Amanzio M, Benedetti F 1999 Neuropharmacological dissection of placebo analgesia: expectation-activated opioid systems versus conditioning-activated specific subsystems. The Journal of Neuroscience 19: 484–494

Bandler R, Shipley M T 1994 Columnar organisation in the

midbrain periaqueductal gray: modules for emotional expression? Trends in Neuroscience 17: 379–389

Beecher H K 1960 Increased stress and effectiveness of placebos and active drugs. Science 132: 91–92

Blaschke T F, Nies N S, Mamelok R D 1985 Principles of therapeutics. In: Gilman A, Goodman L S, Rall T W, Murad F (eds) The Pharmacological Basis of Therapeutics, 7th edn. New York, MacMillan, New York, pp 49–65

Butler D 1998 Integrating pain awareness into physiotherapy – wise, action for the future. In: Gifford L (ed) Topical Issues in Pain 1, Whiplash: science and management. Fear-avoidance beliefs and behaviour, Physiotherapy Pain Association Yearbook. CNS Press, Falmouth, pp 1–27

Cobb L A, Thomas G I, Dillard D M, Merendino K A, Bruce R A 1959 An evaluation of internal mammary artery ligation by a double-blind technique. New England Journal of Medicine 260: 1115–1118

Dinnerstein A J, Holm J 1970 Modification of placebo effects by means of drugs: effects of aspirin and placebos on self-rated moods. Journal of Abnormal Psychology 75: 308–314

de Wit R, van Dam F, Zanbelt L, van Buuren A, van der Heijden K, Leenhouts G, Loonstra S A 1997 Pain Education Program for chronic cancer pain patients: follow-up results from a randomised controlled trial. Pain 73: 55–69

Evans F J 1985 Expectancy, therapeutic instructions and the placebo response. In: White L, Tursky B and Schwartz G E (eds) Placebo-theory, research and mechanisms Guildford Press, New York, pp 215–218

Feine J S, Lund J P 1997 An assessment of the efficacy of physical therapy and physical modalities for the control of chronic musculoskeletal pain. Pain 71: 5–23

Festinger L 1957 A theory of cognitive dissonance. Stanford University Press, Stanford, California

Fields H L 1981 Biology of placebo analgesia. American Journal of Medicine 70: 745–746

Fine P G, Roberts W J, Gillette R G, Child T R 1994 Slowly developing placebo responses confound tests of intravenous phentolamine to determine mechanisms underlying idiopathic chronic low back pain. Pain 56: 235–242

French S 1989 Pain: some psychological and sociological aspects. Physiotherapy 75: 255–260

Fuster J M 1989 The Prefrontal Cortex: Anatomy, Physiology and Neuropsychology of the Frontal Lobe, 2nd edn. Raven Press, New York

Gamsa A 1994 The role of psychological factors in chronic pain. 1. A half century of study. Pain 57: 5–15

Gifford L 1998 The mature organism model. In: Gifford L (ed) Topical Issues in Pain 1: Whiplash: science and management. Fear-avoidance beliefs and behaviour, Physiotherapy Pain Association Yearbook. CNS Press, Falmouth, pp 45–65

Goldberg R J, Leigh H, Quinlan D. 1979 The current status of placebo in hospital practice. General Hospital Psychiatry 1: 196–201

Goodwin J S, Goodwin J M, Vogel J M 1979 Knowledge and use of placebo by house officers and nurses. Annals of Internal Medicine 91: 106–110

Gray G, Flynn P 1981 Survey of placebo use in a general hospital. General Hospital Psychiatry 3: 199–203

Gross R T, Collins F L 1981 On the relationship between anxiety and pain: a methodological confounding. Clinical Psychology Review 1: 375–386

Grunbaum A 1981 The placebo concept. Behaviour Research and Therapy 19: 157–167

Grunbaum A 1985 Explication and implications of the placebo concept. In: White L, Tursky B, Schwartz G E (eds) Placebo: Theory, Research and Mechanisms. Guildford Press, New York, pp 37–58

Grunbaum A 1986 The placebo concept in medicine and psychiatry. Psychological Medicine 16: 19–38

Hashish I, Feinman C, Harvey W 1988 Reduction of postoperative pain and swelling by ultrasound: a placebo effect. Pain 83: 303–313

Houde R W, Beaver W T, Wallenstein S L, Rogers A 1966 A comparison of the analgesic effects of pentazine and morphine in patients with cancer. Clinical Pharmacology and Therapeutics 7: 740–751

Hayward A L, Sparkes J J 1986 The Concise English Dictionary, Omega Books, London, p 867

Jensen J P, Karoly P 1991 Motivation and expectancy factors in symptom perception: a laboratory study of the placebo effect. Psychometric Medicine 53: 144–152

Langley G B, Sheppeard H, Johnson M, Wigley R D 1984 The analgesic effects of transcutaneous electrical nerve stimulation and placebo in chronic pain patients. Rheumatology International 2: 1–5

Marchand S, Charest J, Jinuxe Li, Chenard Jean-Rene, Lavignolle B, Laurencelle L 1993 Is TENS purely a placebo effect? A controlled study on chronic low back pain. Pain 54: 99–106

Max M B, Schafer S C, Culnane M, Dubner R, Gracely R H 1988 Association of pain relief with drug side-effects in postherpetic neuralgia: a single dose study of clonidine, codeine, ibuprofen and placebo. Clinical Pharmacology Therapy 43: 363–371

Moffet J A, Richardson P H, Frost H, Osborn A 1996 A placebo controlled double blind trial to evaluate the effectiveness of pulsed short wave diathermy for osteoarthritic hip and knee pain. Pain 67: 121–127

Montgomery G H, Kirsch I 1997 Classical conditioning and the placebo effect. Pain 72: 107–113

Pavlov I 1927 Conditioned Reflexes, England, Oxford University Press

Peterson N, Vicenzino B, Wright A 1993 The effects of cervical mobilisation technique on sympathetic outflow to the upper limb in normal subjects. Physiotherapy Theory and Practice 9: 149–156

Price D D 2000 Factors that determine the magnitude and presence of placebo analgesia. In: M Devor M, Rowbotham M C, Wiesenfeld-Hallin Z (eds) Proceedings of the 9th World Congress on Pain, Progress in Pain Research and Management, Vol 16. IASP Press, Seattle, pp 1085–1095

Plotkin W B 1985 A psychological approach to placebo: the role of faith in therapy and treatment. In: White L, Tursky B, Schwartz G E (eds) Placebo: Theory, Research and Mechanisms. New York: Guildford Press, New York, pp 237–254

Reynolds D V 1969 Surgery in the rat during electrical analgesia by focal brain stimulation. Science 164: 444–445

Richardson P H 1994 Placebo effects in pain management. Pain Reviews 1: 15–32

Roche P A, Gijsbers K, Belch J J F, Forbes C D 1984

Modification of induced ischaemic pain by transcutaneous electrical nerve stimulation. Pain 20: 45–52

Roche P A, Wright A 1990 An investigation into the value of TENS for arthritis pain. Physiotherapy Theory and Practice 6: 25–33

Roche P A, Heim H, Oei T, Ganendran A, Summers S 1993 Transcutaneous electrical nerve stimulation (TENS) for pain from metastatic carcinoma of the prostate: an interim report. Abstract 1126, 7th World Congress on Pain, Paris, France. IASP Publications, Seattle, p 421

Roche P A 1995 Anxiety, depression and the sense of helplessness: their relationship to pain from rheumatoid arthritis. In: Shacklock M O (ed) Moving in on Pain. Butterworth-Heinemann Australia, pp 90–97

Roche P A 1998 The course and prediction of pain in rheumatoid arthritis: a six year study, PhD study. University of Queensland, Australia

Routon J 1983 The placebo response. In: Brena S F, Chapman S L (eds) Management of Patients with Chronic Pain. Spectrum Publications Inc, Jamaica, pp 205–211

Ross M, Olsen J M 1982 Placebo effects in medical research and practice. In: Eiser J R (ed) Social Psychology and Behavioural Medicine. Wiley, Chichester, pp 441–458

Shapiro A K 1959 The placebo effect in the history of medical treatment: implications for psychotherapy. American Journal of Psychiatry 116: 298–304

Shapiro A K, Morris L A 1978 The placebo effect in medical and psychological therapies. In: Bergin A E, Garfield S (eds) Handbook of Psychotherapy and Behavioural Change, 2nd Edn. John Wiley, New York, pp 369–410

Shapiro A K 1960 A contribution to a history of the placebo effect. Behavioural Science 5: 109

Siegel S 1985 Drug-anticipatory responses in animals. In: White L, Tursky B, Schwartz G E (eds) Placebo: Theory, Research and Mechanisms. Guildford Press, New York, pp 288–305

Stam H J, Spanos N P 1987 Hypnotic analgesia, placebo analgesia and ischaemic pain: the effects of contextual variables. Journal of Abnormal Psychology 96: 313–320

Sternbach R 1968 Pain: a Psychophysiological Analysis. Academic Press, New York

Takeshige C, Tanaka M, Sato T, Hishida F 1990 Mechanisms of individual variation in effectiveness of acupuncture analgesia based on animal experiments. European Journal of Pain 11: 109–113

Thompson D 1999 Real knife, fake surgery. Time Magazine February 22: 52

Totman R 1989 Cognitive dissonance in the placebo treatment of insomnia – a pilot experiment. British Journal of Medical Psychology 49: 393–400

Turkaan J S 1989 Classical conditioning: the new hegemony. Behavioural Brain Science 12: 121–179

Treede RD, Kenshalo, D R., Gracely RH, Jones AKP 1999 The cortical representation of pain. Pain 79: 105–111

Verdugo R J, Ochoa J L 1994 Placebo response in chronic, causalgiform, 'neuropathic' pain patients: study and review. Pain Review 1: 33–46

Vicenzino B, Collins D, Benson H, Wright A 1998 An investigation of the interrelationship between manipulative therapy-induced hypalgesia and sympatho-excitation. Journal of Manipulative and Physiological Therapies 21: 448–453

Voudouris N J, Peck G L, Coleman G 1989 Conditioned response models of placebo phenomena: further support. Pain 38: 109–116

Voudouris N J, Peck G L, Coleman G 1990 The role of conditioning and verbal expectancy in the placebo response. Pain 43: 121–128

Wall, P D (1979) On the relation pain to injury. Pain 6: 253–264

Wall P D 1992 The placebo effect: an unpopular topic. Pain 51: 1–3

Wall PD 1994 The placebo and placebo response. In: Wall PD and Melzack RC (eds) The Textbook of Pain, pp 1297–1307. Churchill Livingstone, Edinburgh

Wall P D 1996a Comments after 30 years of the Gate Control Theory. Pain Forum 5: 12–22

Wall P D 1996 b Imaging of pain in humans. Abstracts, 7th International Symposium, October 2–6, The Pain Clinic, Istanbul, p 126

White L, Tursky B, Schwartz G E (eds) 1985 Placebo: Theory, Research and Mechanisms. Guildford Press, New York, pp 37–58

Wickramsekera I 1985 A conditioned response model of the placebo effect: predictions from the model. In: White L, Tursky B and Schwartz G E (eds) Placebo: Theory, Research and Mechanisms. Guildford Press, New York, pp 255–287

Wilkins W 1979 Getting specific about non-specifics. Cognitive Therapy Research 3: 319–329

(波多野 敬)

本章の目次

概　要　115
　学習の目的　115

幼児期と小児期の痛み　116
　小児期における痛みの有訴率　116
　幼児や小児の痛みに関する特別な問題　117
　適切な痛みのマネジメント提供のための課題　117
　小児の痛みのアセスメントと測定に関するガイドライン　119
　子供の痛みのマネジメントのためのガイドライン　120

青年期の痛み　123
　青年期における痛みの有訴率　123
　青年の痛みに関する特別な問題　123
　アセスメントと介入のためのガイドライン　124

成人期の痛み　124
　成人期における痛みの有訴率　124
　成人期の痛みに関する特別な問題　125
　成人期の痛みのアセスメントとマネジメントのためのガイドライン　125

高齢者の痛み　126
　高齢者における痛みの有訴率　126
　高齢者の痛みに関する特別な問題　126
　高齢者の痛みのアセスメントと介入のためのガイドライン　127

性、ジェンダーそして痛み　128
　痛みの有訴率における性別　128
　痛み体験における性とジェンダーの違いに関する特別な問題　129
　アセスメントとマネジメントにおける性とジェンダーを考慮したガイドライン　130

人種と痛み　130
　人種による痛みの有訴率　131
　痛みと人種に関する特別な問題　131
　人種の違いによる痛みのアセスメントと介入に関するガイドライン　132

特別な必要性がある人と痛み　132
　痛みの有訴率　132
　特別な必要性がある人の痛みに関する特別な問題　133
　特別な必要性がある人の評価と介入に関するガイドライン　133

結　論　134
　学習問題・復習問題　134

6

一生を通しての痛み

Anita M. Unruh

概　要

　まれにしかみられないが、深刻な問題である先天性無痛症に生まれない限り、出生の瞬間から痛みは一生を通じて影響を及ぼす。この章では、幼児、小児、青年、成人、高齢者における痛みの有訴率 prevalence について考察する。また、痛み体験 pain experience は、性 sex、ジェンダー gender（Box 6.1参照）、人種、特別な必要性 special needs あるいは病気の存在によって影響される。われわれはこれらの側面に関係する特有の問題について検討していく。読者は、年齢、性、人種、そして特別な必要性と関連している痛みがどのようにみなされているかについて考えることが求められる。

　それぞれの項で、痛みのアセスメント、測定、およびマネジメントにおける年齢、性、人種そして特別な必要性による影響について考察していく。第7章では、痛みのアセスメントの三つの基本的な構成要素について議論する。

学習の目的

1. 一生を通じての痛みの有訴率とそれぞれの年齢層に特有な特徴について理解する。
2. 性とジェンダーの区別とそれらの痛み体験への影響について理解する。

> **Box 6.1　重要用語の定義**
>
> **性 sex**：性とは、生物学、ホルモン、解剖学、生理学などにおける男女の違いであり、その違いは脳の化学物質と身体の代謝に影響を及ぼしている。(Phillips 1995)
>
> **ジェンダー gender**：社会的性別を指し、広く複雑な、心理学的、社会学的、政治上の枠組みを指している。その枠組みは、それぞれの性別に基づいて社会の中での女性または男性としての考え方、感じ方、振舞い方を示す態度、認識、または信念を形にしたものである。(Phillips 1995)
>
> **特別な必要性 special needs**：健康や福祉に影響し、ヘルスケアをいつも必要とする個人特有の特性。特別な必要性には大小があるかもしれないが、能力低下、ハンディキャップ、または意欲の度合いと連動していることがしばしば見られる。この章では、特別な必要性は重度の認知およびコミュニケーション障害について特に言及している。

3. 適切な痛みのマネジメントにおける年齢、性、ジェンダー、人種、そして特別な必要性による影響について理解する。
4. 医療者と年齢、性、ジェンダー、人種そして特別な必要性との関わり合いについて理解する。

幼児期と小児期の痛み

年とった人の新しい皮膚が過敏だったなら、生まれたばかりの赤ん坊の皮膚はどのようなものだか想像できるだろうか。小さなキズであなたの指がとても痛くなったら、それは小児にとってはどれほどのものか。全身を新しい皮膚で覆われている彼らは苦痛で苦しむ。臨月で生まれた小児がそれほど早く苦痛で苦しむのなら、早産で生まれた小児はどうだろうか？　きっと彼らにとって苦痛は2倍になる。(Wurtz 1656, Ruhrahにより引用。1925 p205～205)

小児にとって痛みはまれなものではない。事実、すべての幼児は生まれて数日以内にフェニルケトン尿症や副腎の検査のために、かかとに針を刺されて血液を数滴採取される。男児の多くは、生まれて最初の週に割礼を受ける。また、2歳までにほとんどの小児は種々の重篤な疾患に対する一連の予防接種を受ける。小児が総合的な運動能力を発達させるのに伴いながら、小児時代にはぶつかったり、転んだりすることで多くを経験する。

学齢前あるいは低学年児童の遊び場での事故についての観察による調査では、一人当たり1時間に平均0.34～0.41件の割合で生じていると報告している (Fearon et al 1996, von Baeyer et al 1998)。

小児期における痛みの有訴率

小児期の打撲や転倒による些細な痛みに加えて、まれにではあるが、成人に一般的にみられる反復性の痛みの多くが小児にも発生する。頭痛や片頭痛は学齢の小児の約3～7％で見られ、特に女子において思春期後に増加するという報告がある (Unruh & Campbell 1999)。小児の10～15％に反復性のrecurrent腹痛があり、学齢期の小児の4％に肢痛、15％に成長痛があると報告されている (Goodenough 1998, Naish & Apley 1950)。成長痛は下肢筋の深部にうずくような痛みが、夕方や夜に起こることが特徴である。

ある小児は重篤な外傷による痛みが起こるであろう。家、運動場、保育園および学校における危険を察知し除外するための外傷予防プログラムは、それらの出来事から幼児や小児を守るために重要な役割を果たしている (McGrath & Unruh 1987)。悲しいことに、ある小児は身体的あるいは性的虐待、せっかん、紛争や革命に関連した体験に由来した痛みを経験するだろう。

幸運なことに、小児は成人に比べると、一般的に痛みを引き起こすとされている重篤な急性あるいは慢性の健康上の問題は起こりづらいものである。しかし、ある小児はがん、AIDS、神経変性疾患あるいは急速に進行する囊胞性線維症に罹患している (Berde & Collins 1999)。小児のがん患者は腫瘍の増大により、また、がんの診断や治療のための処置により生じる痛みをしばしば経験する。加えて、小児がんの長期生存者は、おそらくがんは治癒しているにもかかわらず、カウザルギー causalgia、幻肢痛 phantom limb pain、帯状疱疹後神経痛 postherpetic neuralgia そして脊髄腫瘍切除に起因した中枢性疼痛 central pain のような慢性痛が発症している可能性がある（Berde & Collins 1999）。AIDS に関連した神経変性はおそらく痛みを生じるが、診断あるいは治療の多くもまた侵襲的で有痛性である（Hirschfeld et al 1996）。頭痛と胸痛は嚢胞性線維症の小児に一般的にみられるが、病気が急に進行した場合と、亡くなるまでの6か月間は顕著である（Berde & Collins 1999）。これらの痛みのほとんどは生命にかかわる病気による不安や恐怖のために複雑になるために気配りと熟練した管理が必要となる。

小児期に発生する痛みを伴う最も一般的な疾患は若年性慢性関節炎 juvenile chronic arthritis：JCA である。JCAの小児の約25％が疾患による中程度から重度の痛みを抱えている（Schanberg et al 1997）。他の小児は筋ジストロフィー、脳性麻痺、側弯症などに関連した潜在的な問題である拘縮、あるいは身体的変形による痛みを経験する。

病気や外傷はそれ自体が有痛性であることが多いが、治療のための手順もまた痛みを与えている。腰椎穿刺、骨髄吸引、注射などが正しく管理されていなければ痛みを生じる。火傷で苦しんでいる小児を担当している多くの医療者は創傷清拭や固定また関節可動域訓練が激しい痛みを引き起こすことを認識している。ある種の痛みも回復と関係している。たとえば、子供は火傷の回復過程に発生する痒みについてかなり不快であると感じている。

幼児や小児の痛みに関する特別な問題

不幸なことであるが、幼児と小児に対する痛み治療がしばしば不適切であることが多くの調査で指摘されている（Beyer et al 1983, Eland & Anderson 1977）。たとえば、小児の術後痛に対する投薬量は成人に対するものよりもかなり少ない。1980年代後半まで、幼児の手術には筋肉弛緩剤と亜酸化窒素（軽麻酔）のみを使用することが普通であった（Anand & McGrath 1993）。新生児にとって麻酔は危険であるとの認識があり、また、幼児は痛みを感じないと考えられていた。

幼児や小児は治療内容について不満を述べるわけではなく、また、両親も行われるべきことはすべて行われていると考えていた。もし両親が治療内容を問題にしなければ、その時は治療の変更が遅れてしまうことになる（McGrath & Unruh 1993）。小児の痛みのマネジメントに対する責任の所在もまた不明確である。火傷の小児の関節可動域訓練中に生じる痛みを軽減させるのは誰の責任であろうか。さらに、成人における痛みのモデルを小児に適用することは、小児の痛みを理解する上で適当ではない。発達段階にある幼児や小児に特有の特徴があるが、これが痛みの感じ方や痛みの訴え方を変えている。成人と幼児・小児の間にあるこれらの違いが、後者のグループへの適切な痛みのマネジメントを確実にするための課題となる。

適切な痛みのマネジメント提供のための課題

小児科での痛みのマネジメントにおける最初の課題の一つは、幼児たちは痛みを感じることができるかという質問である。ほとんどの両親はそのような問題に対して肯定的にすぐに答えるだろうが、しかし、その質問は非常に複雑であり、臨床医と研究者たちの間で数世紀にわたり関心がもたれている（Unruh 1992）。幼児が痛みを感じ、空腹のような他の感覚を感じてはいないとどのようにして決められるのであろうか。人生のこの時点における痛みに対する感受性は、これ以降の時期と比較した場合に敏感あるいは鈍感なのであろうか。幼児ではどのような刺激が痛みを引き起こすのだろうか。幼児の痛みの感受性は病気や障害により変化するのであろうか。新生児の痛みの感受性についての理解は、かかとへの針刺しや予防接種のような軽微な処置、さらに、割礼、かかとのランセットによる切開あるいは手術のようなより侵襲的な処置を幼児に行う際の方法に影響を与える。また、重篤な疾患のある新生児や未熟児に対する取り扱いや刺激における問題を提起している。

これまでのところ、発達早期では中枢および末梢

神経系は完成されていないが、痛みの伝導路の基本的な結合は出生前に形成されているという明確なエビデンスがある（Fitzgerald 1993）。大切な生後の変化もまた痛みの感受性と知覚に影響する。幼児には成人でみられるような脊髄分節性あるいは皮質からの下行性抑制機構がない（Fitzgerald 1993）。幼児には、あったとしても皮質が関与した痛み刺激を和らげる機序がわずかにあるだけだが、これは何を意味しているのであろうか。どうやら幼児たちはあらゆる刺激に対してきわめて敏感であり、痛みに対する感受性と覚醒度が増大しているようである。

幼児は侵害刺激を受容し、脳へ伝達する生理学的能力がおそらく備わっているはずであるが、この刺激は「痛み」として認知されていない可能性があることが議論されている（Cunningham 1993参照）。残念なことに、幼児の泣く、逃げる、身体を動かす、顔をしかめるなどの行動的変化あるいは痛みを起こすものにさらされた際の幼児のストレス反応の増大などの生理学的変化により、われわれは間接的に判断できるだけなのである。しかし、行動学的あるいは生理学的な変化は痛み以外の要因による可能性がある。もし幼児がランセットでかかとの切開を行う際に泣いたとすれば、それは痛みよりもむしろ恐怖を感じているのかもしれない。

この処置による生理的ストレス反応についてのエビデンスは痛みについて示唆に富んだものかもしれないが、一方で失血による結果であることを考えなければならない。それにもかかわらず、この領域で増加している研究で、幼児は痛みについて自ら報告はできないが、成人が痛いと認識していることに対して行動学的・生理学的な変化を示すことが証明されている。われわれは幼児が痛みとして感じているかどうかはわからないが、幼児は痛みを感じていると仮定し、それ相応の治療を行うことがより人道的であると思われる。

幼児や小児の痛み体験における他の重要な疑問は、初期に起こった痛みを伴う出来事がその後の痛み体験に影響するかどうかということである。幼年初期の痛みが影響することについて少なくとも二つ

の考え方がある。最初のものは記憶と学習による。人生のある時点で、われわれはいやな痛み体験を通して記憶し学習していることは明白なのだが、その学習がいつ起こりはじめたかは定かではない。新生児集中治療室では、多くの侵襲的な処置を受けている幼児は、誰かが保育器に近づいた際に、その傾向を早々に示すことをまことしやかに語り継いでいる（McGrath & Unruh 1993）。これらの幼児は予期的不安行動を示している。

最近、幼児もまた痛みを生理学的に記憶できることが論じられている（e.g Taddio 1999）。一連の研究により、Taddioらは割礼を施されていない男児に比べて、割礼を施された男児は4か月目と6か月目の定期予防接種の際により高い痛みのスコアを示すことを明らかとした（Taddio et al 1995, 1997）。加えて、予防接種の際に局所麻酔薬であるプロカインとプリロカインの共融混合物EMLA：eutectic mixture of local anestheticsを使用した群は、プラシーボ群である割礼している幼児よりも低い痛みのスコアを示した。Taddio（1999）は痛み刺激を処理する幼児の中枢神経系の変化から、割礼は幼児の痛み行動に持続的な変化を起こす可能性があることを述べている。この議論には論点が二つあった。幼児に変化が起こったのは、割礼による手術部位がすでに治癒している数か月後であり、また予防接種は割礼した部位とは異なっていたことである。

残念なことに、幼児や小児が痛みを記憶していない、あるいは、もし彼らがそれを記憶しているとしても、その記憶は長くは続かないという信念は、子供への不適切な痛みのマネジメントの一因となっている（Cunningham 1993）。子供期の嫌悪的痛み体験は、成人が注射や歯科治療の際に不安を示すことから、成人期でさえも持続する負の影響があるのであろう。

心理学的要因が成人より子供の痛み体験により重要であることが高い頻度で考えられている。子供は痛みを誇張している、あるいは、彼らの痛みは基本的に心理学的なものであると思われがちである（McGrath & Unruh 1987）が、そのような態度を

支持するようなエビデンスはない。第4章で取り上げられているように、痛みへの心理学的要因の関与は、子供は痛みが起こるのとなくなる時間が一定であることから納得できる。たとえば、子供は学校へ行く前に腹痛を訴えるが、家にいることを許されたら痛みを訴えなくなり、そして次の朝学校へ行く前に痛みを訴えるような場合には、学校での出来事について尋ねることが重要かもしれない。腹痛は子供にとっては本当のことなのかもしれないが、痛みの原因は学校にあるのかもしれない。しかし、痛みの原因が一つではないことに気づくことは重要である。もし家庭での食事が変わり、子供が学校で問題を抱えているなら腹痛の原因は両方である可能性がある。

子供は成人に比べて簡単に痛みから気をそらそうとする。気をそらすことは子供がしばしば痛みや他の困難なことを管理するために進んで使う作戦の一つである（Brown et al 1986）。このような理由から、遊んでいる痛みがある子供は痛みがないと思われがちである。子供はまた、痛みを理解し、立ち向かうために自分たちの想像力を上手に使う。たとえば、子供が痛みについて絵を描くと擬人画になることが珍しくなく、そこでは痛みが苦痛を与える生き物のようなものとして表現される（Unruh et al 1983）。しかし、これは子供がそれほど痛みをもっていないということを意味しているわけではない。

過去15年間で、幼児や小児の痛みに関係する研究の急速な増加により、これらの痛みにおける特別な問題と小児科における不適切な痛みのマネジメントに対して大きな注目を向けさせ（McGrath 1990, McGrath & Unruh 1987, Ross & Ross 1988, Schechter et al 1993）、臨床が変わりはじめた。小児科における痛みのアセスメントと介入は発展してきた。幼児や小児における痛みの多面性についての研究は今では痛みを取り扱っている一流雑誌や国内外の学会で一般的となった。

小児の痛みのアセスメントと測定に関するガイドライン

幼児や小児の痛みのアセスメントと測定は子供の発達状態により複雑となる。痛みの測定の判断基準として考えられている自己評価尺度は、幼児あるいはそれ以下の子供に適用することはできない（McGrath & Unruh 1999）。初期段階の言語能力がある子供は痛み体験を伝えることができるが、それ以下の子供では痛みの認知理解が比較的限られており、それを表現するための語彙にも限界がある。軽いケガboo-booや苦痛hurtのような言葉は、痛みpainという言葉よりも子供には理解されている。この段階では、痛みについて直接的に質問することと、発達に応じた言葉を使うことがきわめて大切である。子供の学習や成長には多様性があるので、子供の痛みについての理解を過小評価しないことが重要である。次の意見は、就学前の子供が他の子供の痛みを説明したものである：

ぼくは痛みがどういうものか知っていて、苦痛は痛みに似ている。たぶん、彼は自分で切ったんだ。お医者さんにみてもらうべきだ。彼は悲しいはずだよ。（マシュー、3歳5か月）

マシューの意見では痛みは不快なものであり、ケガに関係があり、おそらく気を動転させるものである。彼は痛みの対処について最もな提案をしている。痛みに対する彼の理解は3.5歳にしてはかなり良いものであった。

若年層の子供にとっての痛みの尺度は発達段階にある痛みの言葉を反映している。苦痛の程度を数で表すThe Poker Chip Tool[訳注18]（Hester 1979）は4～8歳の子供に対する痛みのアセスメントに定評がある。いくつかのフェイススケールは表情の変化をもとに開発されてきた。Oucher Scale（Beyer 1984）は子供の顔写真を使った3～12歳の子供を対象にしたものである。アフリカ系アメリカ人とス

※訳注18　ポーカーのチップを四つ並べて行う痛みの評価法。

ペイン系アメリカ人の子供のためにOucherの改良版が開発されており（Beyer & Knott 1998）、また、北米先住民族のための版も開発中である。他のフェイススケールでは具象化した絵を使っている。The Bieri Faces Scale（Bieri et al 1990）は子供が実際に描いた痛みの顔をもとにした絵を使う。それは6〜8歳の子供を対象にしている。

VAS：visual analogue scaleは垂直あるいは水平に引いた10cmの線を用い、一方の端が無痛を示し、もう一方を最悪の痛みとし、5歳以上の子供に使うことができる。しかし、VASを使うには子供が痛みの強さを数字に変換でき、割合について理解していなければならない（McGrath & Unruh 1999）。数字の尺度（つまり0〜5、0〜10、0〜100）では数を増強する痛みの程度を表現するために使う。子供が数字の概念を理解していなければならないが、これらの尺度は特別な材料を必要とせず、簡単にカルテに書けるので手軽に臨床で利用することができる。

痛みの温度計は、VAS上に数字評価尺度が載せてあり、「苦痛がまったくない」と「考えられる最大の苦痛」とが両端に位置した温度計の形をしている。この痛みの測定法は火傷による痛みがある子供に対して有用である（Szyfelbein et al 1985）。

行動も痛みのアセスメントに使うことができ、特に、幼児やまだ話せない子供に有用である（McGrath & Unruh 1987）。たとえば顔の表情、発声、身体の動きのような行動は一般的に痛みに関連しているが、これを不安、空腹感あるいはのどの渇きのような他の苦痛と区別するには困難が付きまとう（McGrath & Unruh 1999）。短期間の激しい痛みのアセスメントにはイースタンオンタリオ小児病院痛み尺度 Children's Hospital of Eastern Ontario Pain Scale（McGrath et al 1985）と幼児−未就学児のための術後痛尺度 Toddler-Preschool Postoperative Pain Scale（Tarbell et al 1992）が使われる。2〜6歳の子供の持続痛の評価には、Gauvain-Piquardら（1987）によって開発された15項目の尺度 15-item scale が役に立つだろう。最近開発された、未熟児のための痛みのプロファイル The Premature Infant Pain Profile（Stevens et al 1996）とCOMFORT尺度 COMFORT Scale（Ambuel et al 1992）は行動と生理的な項目とを組み合わせている。これらの尺度は優れた精神測定特性を有している。

幼児や小児のための種々の痛みの測定法がある。これらの評価法を使う上での重大な障害は、痛みが発生する危険性がある子供に対する日常的な痛みのアセスメントと測定を充分に行っていないことである（McGrath & Unruh 1999）。

子供の痛みのマネジメントのためのガイドライン

小児が自身の痛みについて理解しているのか、また、必要であれば痛みとはどのようなものかを理解しているかどうかについて最初に調べておくと非常に役立つ。最初に子供は、苦痛、それがいったいどこにあるのか、また、痛みがある大雑把な部位などの、痛みの感覚的側面を基本にしながら痛みの概念を発達させる（Gaffney 1993）。若年層の子供は、痛みについて、特にその原因については限られた範囲でしか理解していない。そのために、若年層の子供にとって、本当に有害な痛み（たとえば火傷）と取るに足りない痛み（たとえば運動場での転倒）を正確に区別するための経験と学習を行うまで、痛みとは子供にとって非常に強迫的なものとして受け取られている（Unruh & Ritchie 1998）。

学齢児の子供では、より複雑に痛みをとらえるようになり、またそれについての感情的な質が発達する。年長の子供は、痛みを内省し抽象化できるようになり、痛みには感覚的、感情的側面があり、身体と同じように心理社会的因果関係をもつものであることがわかるようになる（Gaffney 1993）。子供が痛みについて考え、対処することを学ぶには、社会的要因の中でもとりわけ両親からの影響が重要となってくる。たとえば、痛みに対する敵意と嘲笑は痛みへの恐怖と不安を付け加えている。痛みについて子供に話し、介入と戦略を計画するために子供の理

解と想像力を使うことは非常に役に立つ。子供は時として自分たちが理解できる言語で痛みについて充分な情報を与えられていない。さらに、彼らはしばしば無力感を感じるという不慣れな状況にいるので、特に、もし痛みを伴うのならば治療の状況について高まる不安を抱くであろう。たとえば、著者は痙性対麻痺の12歳の子供を任せられていたが、この子供は関節可動域訓練中によく泣き、離婚した両親に付き添われてクリニックに訪れていたことから重度のうつであることが考えられた。しかし、うつである根拠はなく、直接的な質問により関節可動域訓練の目的を理解していないことがわかった。彼は手足にケガすることを恐れており、実際、彼が泣いた時に限り関節可動域検査を終了した。検査目的について説明を行い、彼が告げた時点を関節可動域の最終域とすることを認めるようにしたら検査中に泣くことはなくなった。

　介入と予想される痛みの説明には、子供が理解できるレベルの、いつも使っている言葉を選ぶべきである。子供に決してうそをつかず、子供の痛み体験をうやむやにしてはならない。偽っている子供は治療上の関係を築くことが困難となり、また、痛みを出すかもしれない将来的な活動について子供の不安を増すようである。子供のやる気を高め、痛み体験を助長する恐れのある恐怖、不安あるいは敵意を減らすために、治療上の検査、運動および活動についての適切な管理を受けるべきである。

　ほとんどの子供は治療の間、特に子供の観点から痛みが起こる可能性があれば、そばに親がいることをむしろ好む（Ross & Ross 1988）。医療者は、親がいると子供がより混乱するので、しばしば両親が付き添わないことを好む傾向にある（Brown & Ritchie 1990）。親に治療的介入の間にどのように子供を助けられるか教えることができる。たとえば、親に子供に対してリラックスするように促させたり、医療者が副木を作成している最中に子供の気をそらすようにさせる（von Baeyer 1997）。

　両親や他の介護者による痛みに対する寛大で過度の心遣いは、活動的な対処行動を減らし、障害を進行させる可能性がある。家族は子供に対する適切な支援や励まし方を知ることが必要となる。

　痛みを管理し、成人期の障害を減らすための多くの方法は子供にも使われるが、一般的には介入をより子供中心の形式への適合させることが必要である（Unruh & McGrath 2000）。情報は、より多くの臨床的な機会とともに発達に応じて適切に細分化されるべきである。CautelaとGroden（1978）は子供にリラックスすることを教えるための詳細なマニュアルを書いた。

　McGrathら（1990a）はリラクセーション用のテープと関連する専門マニュアルからなる患者のためのマニュアルを開発した（McGrath et al 1990b）。このプログラムは片頭痛の治療に効果を示しているが、他の痛みの問題をもつ子供のために応用することができる（McGrath et al 1992）。McGrathら（1990a, 1990b）の患者と専門家のためのマニュアルでは、子供に対する痛みのマネジメントとして認知による方法（気を散らす distraction、イメージ imagery、思考の中断 thought-stopping、切り替え transformation）を使うことについて議論している。視覚化のイメージは、子供にとって意味のあるイメージを組み込むべきである。遊ぶことと芸術は、考えていること、潜在的な疾患あるいは痛みと同時に現在の痛みについて心配していることについて子供が語りやすくなるだろう。場合によっては、痛みについて描いた絵が、子供が痛みを理解することを手助けし、認知行動療法 cognitive-behavioural therapy で使われるイメージの材料となる（Unruh et al 1983）。

　催眠もまた痛みのマネジメントとして子供に使われている（Kuttner 1988）。若年層の子供（8歳もしくは9歳未満）は自分自身で催眠をはじめることはむずかしく、訓練を受けた親による指導が必要となるだろう。HilgardとLe Baron（1984）およびOlnessとGardner（1988）による教科書は子供への催眠の使い方について詳細で役に立つ情報が載っている。Patrick WallとRon Melzackは『Textbook of Pain』を4版発行したが、この本はこの分野では

Table 6.1 幼児、子供ならびに青年の痛みについての情報源

情報源	題名	解説
最近の書籍		
Anand & McGrath 1993, neonatal 1999	Pain in Neonates 新生児の痛み	新生児の痛み、評価、介入、社会的、法的ならびに倫理的な問題についての基礎科学に関して編集した本
Finley & McGrath 1998	Measurement of Pain in Infants and Children 幼児と子供の痛みの測定	第1回国際小児の痛みフォーラムで発表された基調論文を編集した本
McGrath & Finley 1999	Chronic and Recurrent Pain in Children and Adolescents 子供と青年の慢性痛と反復性の痛み	第2回国際小児の痛みフォーラムで発表された基調論文を編集した本
連載		
McGrath & Finley（編）	Pediatric Pain Letter	臨床的関心についての要約と解説の連載 連絡先 Patrick..McGrath @ dal.ca
ビデオ		
Kuttner 1999	No Fears, No Tears-13 years later children coping with pain もう恐れない、もう泣かない—痛みと共生する子供たちの13年後	閲覧のため連絡先 Pask 1999, Pediatric Pain Letter, 3, p. 22-23. Dr. Leora Kuttner, fax 604-294-9986, Email: leora-kuttner@sfu.ca
インターネット/Web		
Electronic list	Pediatric pain	所有者はAllen Finley、閲覧するにはmaileserv@ac.dal.caまでe-mailを送りメッセージにsub pediatric-painと記すこと
http://is.dal.cal~painsrc	Pediatric Pain Sourcebook of Protocols, Policies and Pamphlets 小児の痛みについての手順、方針、パンフレットについての情報本	最新の痛みアセスメント、測定ならびに管理に関するデーターベース
会議		
Special Interest Group on Pain in Childhood , IASP	International Symposium on Paediatric Pain 小児の痛みに関する国際シンポジウム	子供の痛みに関連するすべての問題を取り扱う会議
McGrath & Finley	Biennial International Forum on Paediatric Pain 小児の痛みに関する隔年国際フォーラム	それぞれの会合が特定のトピックに焦点を当てている 連絡先 Kate Finlayson of Conventional Wisdom, Fax: 1-902-423-5232; Email: katefin@chebucto.ns.ca

有数のものである。1994年と1999年の版には幼児、小児ならびに青年の痛みについて一連の章がある。さらに、この年齢集団における痛みに関する医療者向けの有用な情報源が数多くある（Table 6.1参照）。

青年期の痛み

青年期における痛みの有訴率

子供が高学年になり思春期に入ると、特に女子では思春期のはじまりに痛みを起こす危険性が増加する（性、ジェンダー、人種の項参照）。頭痛、片頭痛、腹痛、筋骨格痛の有訴率はすべてで増加している。いくつかの研究で、青年期における学齢期では1～6％に腰痛の有訴率が増加していることを明らかとしたが（Taimela et al 1997）、青年期の終わりでは50％以上に達している（Balagué et al 1988, Leboeuf-Yde & Kyvik 1998, Newcomer & Sinaki 1996, Taimela et al 1997）。成人期における腰痛は高率で障害と関係していることから、これらが示す比較的高い割合は厄介である（Teasell & Merskey 1997）。

数人の研究者たちは増加する腰痛の危険性がスポーツや他の身体活動と関連しており、特にそれらは過度の負荷が原因となっている筋腱性あるいは靱帯損傷によるものであることを見出した（Burton et al 1996, Kujala et al 1996, 1997, Leboeuf-Yde & Kyvik1998, Newcomer & Sinaki 1996）。競技、スポーツ傷害とその時にあった痛みが後の人生で経験する痛みにどう影響するかもわかっていない。

成人で起こるある種の慢性痛が青年期早期でもみられることが報告されている。複合性局所疼痛症候群Ⅰ型 complex regional pain syndrome type I（CRPS-I、反射性交感神経性ジストロフィーとしても知られている）と線維筋痛症 fibromyalgia はこの年齢集団に起こる。Buskilaら（1993）は9～15歳の健康な学童を標本とし、その6.2％が線維筋痛症であったと報告している。Berde（1998）はCRPS-Iに罹患している子供と青年の多くがダンサー、体操選手そして競技者であったことを報告した。一部の子供や青年は鎌状赤血球症に由来した痛みを経験している。Shapiroら（1995）は、8～17歳の7人の女子と11人の男子に対して行った日誌を使った前向き研究により、痛みがあった日が30％もあったことを明らかとした。これらの痛みに加えて、多くの女子が月経痛を経験している。月経はまた、頭痛、片頭痛、腰痛ならびに便秘による腹痛が発生する確率を増加させている。

青年の痛みに関する特別な問題

青年の痛みと他とは異なる特徴は幼児や子供の痛み体験に比べてあまり知られていない。この年齢集団において増加しはじめる痛みの危険性については明らかとなっているが、この問題へ注意を向けることはほとんどない。たとえば、この集団における腰痛の理由はよく理解されておらず、初期における介入が成人の腰痛による負担を減少させうるので、より多くの注意を向けるべきである。

さらに、青年は自身のヘルスケアについて両親に依存している状態からそれを自身の責任で行おうとする過渡期にいる。若者がヘルスケアに対して責任を負う時には、少なくとも痛みのマネジメントの方法は、最初に彼らの両親のやり方を手本にするだろう。今のところ薬物以外で、両親が子供のさまざまな痛み体験をどのように管理しているかについて私たちが理解するには調査が不充分である。しかし、子供の痛みに対して適切な薬物を両親が与えていないことについてのエビデンスがあり、これは術後に子供が痛がっていることを両親が確信しており、なおかつ、痛みのマネジメントについての明確な指示や情報があった場合でも同様である（Chamber et al 1997, Finley et al 1996）。両親が薬物を使用することに躊躇する理由として常用へのおそれ（7章参照）などいくつかあるが、彼らは鎮痛薬を使うことにより子供が問題解決のために薬物に依存してしまい、結果として薬物乱用の危険性が増すことを心配している。

残念なことに、青年はヘルスケアを自身で行うよ

うになった際に、結果として鎮痛薬の不適切な使い方をする可能性がある。この問題の良い例が月経痛である。青年期の女子は多くの月経痛を経験するが、彼女らは鎮痛のために医学的あるいは親からのアドバイスを求めようとはせず、また、充分な鎮痛効果をもつ薬物を使うこともないようである。激しい月経痛は障害を増長し、より激しい痛みにより学校、家、仕事そして社会活動を制限されてしまう（Campbell & McGrath 1997）。KleinとLitt（1981）は、29％の激しい月経困難症を含む思春期の女子の14.5％のみが月経痛に対する医学的手段を求めていることを見出した。これらの思春期の女子のたった30％が自身の月経痛について母親に相談している。TeperiとRimpela（1989）は激しい痛みをもつ女子の31％が鎮痛薬を使用していなかったとしている。適切に使用しさえすれば、イブプロフェンやナプロキセンナトリウムのような非ステロイド抗炎症薬 NSAIDs：non-steroidal anti-inflammatory drugs は月経困難症の60〜100％を寛解させる（Chan et al 1979, Henzl et al 1980, Jay et al 1986, Morrison et al 1980）。月経痛にこれらの薬物を使用することは日常活動の改善につながる（Henzl et al 1980, Morrison et al 1980）。しかし、最近の市販薬の使用調査によると、青年の大多数の中で特により激しい症状と障害があるものは、月経による不快症状を管理するために市販薬を使用しているが、大多数がパッケージのラベルで指示されている回数より少なく使用していることが示された（Campbell & McGrath 1997）。これらの17％のみが月経による不快症状の管理のために処方薬を使用していた。

青年におけるいくつかの痛みの問題に対するヘルスケアの利用は、痛みに伴うある側面への気まずさにある程度影響されている。思春期の少女は月経痛があまりにも一般的でアドバイスを求めることに恥ずかしさを覚えるだろうし、また、思春期の少年は痛みに対して平然としていることが男らしいイメージに必要であると感じているのかもしれない（Unruh & Campbell 1999）。それにもかかわらず、月経痛あるいは1か月周期で起こる他の痛みは、しばしば介入により恩恵を受けており、また、子宮内膜症のような治療を必要とする他の重篤な疾患と関係している可能性がある。

アセスメントと介入のためのガイドライン

成人に行われる評価法と痛みの測定法は青年にも問題なく使用できる。男性は質問者の性別に応じて痛みについての話し方を変え、痛みに対する反応に平静であるべきであるという、男性として期待される役割への意識に影響されるといういくつかの研究によるエビデンスがある（Unruh & Campbell 1999, Unruh et al 1999）。これらの意識が思春期の男性患者に影響するかどうかは不明であるが、医療者は痛みを評価する際にこの可能性について考慮しなければならない。

成人に使われている介入もまた青年に使用することができる。しかし、子供は両親から恩恵を受け、またその支持と援助を必要としているが、青年はより自立したいと望んでいるかもしれない。青年の要求は、何が最も有益で、価値があるかを決めるために個別で評価するべきである。子供と同様に、青年にとっての一次生産業務は学校に関連したものであり、介入はこの分野で不利にならないようにするべきである。青年で職をもっている場合もあるだろうが、痛みを発生させるあるいは悪化させる危険性のある職場の因子に注意を向ける必要があるだろう。最後に、青年期を通しての腰痛の有訴率増加は重大な問題である。腰についての教育や予防プログラムがある腰痛学級が役立つだろう。

成人期の痛み

成人期における痛みの有訴率

成人期への移行に伴い痛みの有訴率が増加している。成人の約30〜45％に月に一度あるいはそれ以上の頭痛が起こっている。成人の50％が前年に筋痛や関節痛を経験したことを報告している。女性の80％が月経時に中度程度から重度の痛みを経験して

いる（Unruh 1996a）。成人の30％が前年に少なくとも腰痛を起こしたことが一回はあり、70％は少なくとも人生に一度は腰痛を経験するであろう。面倒で厄介な痛みを経験している人の多くが痛みの専門的治療法を見つけようとはしない。彼らは家庭医や疾患の専門医を受診するだろうが、わずかな混乱で痛みと上手に付き合っている。痛みの対処のためにより大きな困難を感じる人もいるだろう。医療者が遭遇する患者の最も一般的な痛みの問題は腰痛である。

成人期の痛みに関する特別な問題

　成人期における痛みの増加は多くの可能性により説明できる。重要な説明として職場の設計上の問題、仕事を完遂する方法、仕事のペースに関連したストレスならびに仕事の環境による身体の消耗があげられる。多くの医療者たちのために、これらの問題は従来の労働者補償プログラムに加えて、傷害予防プログラム、人間工学的なコンサルテーション、ストレス管理を通して雇用の新たな分野を開いてきた。

　大多数の痛みの研究とペインクリニックは成人期の痛みのマネジメントに関係しているが、この時期の痛みが、痛みの生理学的な原因は解明されていたとしても、適切に管理されているかどうかについては明らかになってはいない。たとえば、多くの研究が、成人患者が術後に必要な鎮痛処置を日常的に受けていないことを報告している（Choinière et al 1990, Cohen 1980, Donovan et al 1987, Oates et al 1994, Salmon & Manyande 1996）。

　成人期の痛みに対して不適切な管理をもたらしている多くの要因がある。依存への不安は、特に痛みが長期間持続するようならば、鎮痛薬の処方に影響する。病院での薬物療法はしばしば必要に応じて処方されるが、これは患者の希望により薬物が処方されることを意味している。この取り決めは、痛みの程度が投薬を正当化するのに充分に深刻かどうか、患者と看護師の個人間の複雑な交渉に発展する。看護師は患者の痛みについて軽視するかもしれない、そして痛みを訴える患者に否定的な考えをもつ可能性がある（Salmon & Manyande 1996）。

　これまでの問題は手術による急性痛の患者に関するものであったが、他の慢性痛をもつ多くの成人は痛みに対する充分な治療が行われていないというエビデンスもまた存在する。大規模な全国調査によりCleelandら（1994）は成人の転移性がん患者もまた痛みに対する不適切な薬物療法を受けていることを明らかにした。器質的な病理学的証明に乏しい慢性痛患者は、痛みの不適切な治療を特に受けやすく、医療者に慢性痛を否定されることで混乱する（Teasell 1997, Teasell & Merskey 1997, Thompson 1997）。

　ここまでにわれわれは、成人が薬物により適切な痛みのマネジメントを受けているかどうかを議論してきた。残念なことに、成人が痛みのマネジメントのために作業療法や理学療法のような他の治療を探すための情報はわずかしかない。これらのサービスの利用は、ほとんどの場合は医学的に照会されるので制限されている。政府や民間会社の保険では患者がこれらの治療を利用できる時間を制限している。患者による民間の地域サービスの利用は、これらのサービスによる痛みのマネジメントや日常の仕事の支援における役割の患者の認識と患者の経済力に依存している。

成人期の痛みのアセスメントとマネジメントのためのガイドライン

　痛みの生理学、心理学的・感情的・行動学的な痛みの構成要素ならびにこれらと関係している評価と介入についての諸問題は痛み体験の成人モデルを反映しており、この本にある他の章で述べてある。これらすべての要因について考慮してある包括的評価は、成人患者が可能な限り最高の治療を受けるために重要である。

　成人期における痛みのマネジメントは学際的ペインクリニックでしばしば行われる。この治療の利点は、チームアプローチによる多様な方法で痛みのマネジメントを行い、なおかつ障害を減らすことにあ

る。しかし、いくつかの問題は最大限の利益を得るために非常に重要となる。初期からの痛みへの介入は痛みに対して有益な効果をもたらすことを示唆する説得力のある研究がいくつかある。痛みによる循環を早期に断ち切ることが、痛みの生理学的続発症と慢性痛にしばしば関係している心理学的問題を解決するためにきわめて重要である。

高齢者の痛み

高齢者における痛みの有訴率

老人医学では高齢者を75歳以上とすることがより適当であると考えているが、一般的には65歳以上を高齢者としている（Ferrell 1996）。研究では、65歳を分析のための年齢集団の区分として使っている。世界を見渡しても加齢が同じ経過をたどるわけではない（Ferrell 1996）。ヘルスケア、食事、活動レベル、環境条件、疾患の危険率と割合ならびにその他多くの要因の相違が、老人の痛み体験に影響を与える。具体的には痛みに関係している多くの疾患、たとえば心臓病、糖尿病、腎炎、がん、関節炎、整形外科的機能障害などの発生率は加齢に伴い増加している。

ある種の痛みの有訴率は晩年になると減少をみせる。たとえば、頭痛、片頭痛、腹痛、そして腰痛は年齢とともに減少する。しかしながら、筋骨格系の痛み musculoskeletal pain は年齢とともに増加している（Ferrell & Ferrell 1996）。この筋骨格系の痛みの多くが関節炎に関係している可能性がある。65歳以上の人々の約80％が関節炎になっている（Davis 1988）。ほとんどすべての種類のがんは高齢者にみられ、がんの人の80％が依然激しい痛みに悩まされている（Foley 1994）。

高齢者の痛みに関する特別な問題

Ferrell（1996）は、うつ、交際の減少、睡眠障害そして歩行障害のような問題とヘルスケアサービスの利用の増加が高齢者の痛みに関係していることに注目した。体調の悪化、歩行障害、転倒、退屈なリハビリテーション、認知機能障害、栄養不良そして多種類の薬物の不適切な使用などの問題は、痛みのマネジメントを適切に行わない場合には悪化するおそれがある（Ferrell 1991）。人生のこの段階において、痛みを悪化させ障害を増長させる貧困や適切な医療を受けられないなどの問題に加えて、人種差別や性差別に関係することなども解決困難な問題である。

残念なことに、高齢者もまた痛みに対する不適切な治療を受けているというエビデンスがある。転移性のがん患者に対する痛みの治療を調査したCleelandら（1994）は、70歳以上の回答者たちは痛みに対する充分な鎮痛を最も受けていなかった可能性があることを明らかとした。慢性痛をもつ高齢者たちも学際的リハビリテーションクリニックの利用が減っているように思われる。アメリカにある96施設において、どの施設もこのような高齢者をあからさまに排除してはいないが、仕事に復帰する見込みのない患者の6.3％を排除していた（Kee et al 1996）。また、回答者たちは、基本的に年齢により分けられたシリーズになっている二人一組のシナリオが与えられていた。回答者はその人がプログラムに適応できる可能性について質問された。より高齢の人ほど適応しづらいようであった。その上、リハビリテーションクリニックの大多数は外来患者の治療のみを行っている。高齢者には入院治療向けのより良い保険があるので、外来患者というよりもむしろ入院患者として治療されるべきである（たとえばアメリカ）。また、移動して宿泊しながら治療機関に外来患者として参加することは高齢者にとってより困難となる（Kee et al 1996）。

高齢者があまり痛みを感じていないという既成概念が、高齢者の痛みに対する適切な配慮を実行することへの妨げになっている（Ferrell 1996）。高齢者は痛みをたまにしか訴えないことがこれらの既成概念を部分的に強くしている。高齢者は時として痛みをそれほど訴えないが、これは痛みが加齢あるいは疾患によるものであると考えているか、もしくは痛

みが疾患の進行を意味していると恐れるからである（Ferrell 1996, Nishikawa & Ferrell 1993）。また、過去に経験したずさんな痛みのマネジメントが、何の助けにもならないので痛みを訴える意味がないと高齢者に感じさせているようである。

若い成人では強い痛みを起こす病気でも、高齢者は痛みを感じていない可能性がある。たとえば、高齢者は痛みのない心筋梗塞や腹腔に重篤な障害があるかもしれない（Ferrell 1996）。この人生の段階において重要な生理学的な変化があるが、これらの変化がどのように痛みの知覚に影響するかについての信頼できるエビデンスはない。痛みの知覚と高齢者についての調査により、Harkins（1996）は痛みの閾値や耐性には年齢による変化はないと結論している。

この年齢集団に対する適切な痛みのコントロールを妨げているものの一つに、またも不適切な鎮痛薬の使用がある。Pahorら（1999）は変形性関節症による激しい痛みでさえも、障害のある女性高齢者の41％が鎮痛薬の最大投与量の20％に満たない量しか使用していなかった。不適切な鎮痛薬の使用は、依存への恐怖や激しい痛みが起こる前に薬を取ると、痛みが悪化した場合に薬が効かなくなるのではないかという心配によるものかもしれない。

最後に、FerrellとFerrell（1996）は、国ごとに経済的事情やヘルスケアシステムの体制が異なっていても、痛みの不適切な治療という高度の危険の下に高齢者をおいてしまう重要な二つの問題があることを指摘している。一つは、加齢に伴う他の経済的問題により高齢者がヘルスケアを求めることがだんだん困難になっていくことである。もう一つの問題は、多くの高齢者は家族からの支援が欠如しているか、あるいは誰が痛みを軽減させることができるのかと家族が主張することである。これらの困難のために、痛みのマネジメントを行っている医療者を受診することがさらに制限されてしまう。

高齢者の痛みのアセスメントと介入のためのガイドライン

高齢者に対する完全な痛みのアセスメントを完成させるために充分な時間をかけることがきわめて重要である。医療者は、痛みの評価について修正が必要となるかもしれない、疲労、言語障害、聴覚障害あるいは認知的限界などの潜在的問題について注意する必要がある。また、高齢者の痛みの性質と、それが毎日の仕事、活動ならびに人生の質にどの程度影響しているのかを理解する上で家族からの助けが必要となるであろう。

高齢者の患者において、活動、身体反応、思考ならびに感情に対する痛みの影響を調べるために、認知行動的手法が使える。患者が痛みと関連づけながら作業療法と理学療法の目的を理解していることを確認することが重要である。また、リラクセーションの訓練、他人と歩調を合わせる、気をそらす、認知の再構築などの方法もこの集団に使われているが、ある程度の修正を必要とするかもしれない（Keefe et al 1996）。

高齢者の患者はリラクセーションを使うことにより眠りにつきやすくなるようだが、あまりにもリラックスし過ぎて眠り込むことを心配するかもしれない（Keefe et al 1996）。リラクセーション訓練を開眼状態で行うことにより、リラクセーションが安全な環境で行われるという確信が助けになる。もし痛みが関節炎によるものなら、筋肉の緊張を必要としないリラクセーション法が望ましいだろう。眠気を引き起こしづらく、また1日中使うことができる短時間のリラクセーション法も有用である（Keefe et al 1996）。

痛みを軽減し対処することを向上させるために家庭環境を変え、習慣と一連の動作を修正するには家族の関わりが特に重要となるであろう。

ある研究ではバイオフィードバックのような方法は、高齢者の痛みのマネジメントに役立たないということを示している。しかしながらKeeら（1996）は、この研究の再調査で方法論的誤りがあることを

指摘している。実際に、高齢者の患者に適応した治療手順で行った場合では、バイオフィードバックが頭痛の軽減に効果的であることを示している（Arena et al 1991, Kabela et al 1989, Middaugh et al 1991, 1992）。ゆっくりと話す努力をする、指示を簡単にする、専門用語を避けること、患者が理解しているか確認する、次に行うことについての短い要約と再現、時間延長の容認はすべて介入プログラムに適応させるために重要である（Kee et al 1996）。

痛みのための薬物療法は、高齢者における薬物動態や薬物力学は年齢に伴って変化するためにより複雑になり、これらの相互作用はすでにある疾患と他の治療法により結果として複雑となるのかもしれない（Popp & Portenoy 1996）。また、痛みの薬物療法は高齢者患者に副作用の危険性を増加させている（Levy et al 1980）。60歳以上の人に対する悪い反応を起こす危険性は30歳以上の人の2～3倍高い（Popp & Portenoy 1996）。高齢者個人は複数の健康上の問題を抱えており、これは薬の相互作用による危険性を増加させている可能性がある。薬物の誤った使用法もまた高齢患者で増加しており、これは理解不足、経済的制約あるいは複雑な投薬計画を単純化しようとしていることがその理由となっている（Popp & Portenoy 1996）。痛みの領域で高齢者に接している医療者は、痛みが激しくなるまで薬を飲みたがらない、医師や薬剤師の指示なしに複数の薬を飲む、依存への不安、薬による逆効果など、患者の薬物の使用に伴って発生しうる問題に注意を向けておくべきである。これらの問題は患者の担当医に伝えるべきである。

性、ジェンダーそして痛み

最初に定義したように（Box 6.1）、性は男性か女性かという生物学的特徴を、また、ジェンダーは一定の社会における広範な社会的役割を意味している。ジェンダーにおける物の見方の重要な点は、思考、感情あるいは行動における女性と男性との間にある、いくらかの相違に意味があるのかどうかは、生物的、社会的、政治的ならびに文化的構造への理解なしでは充分に理解することはできない（Unruh 1996b）。

痛みの有訴率における性別

過去10年で、痛み体験についての性とジェンダーにおける違いが注目を浴びている（Unruh 1996a）。女性と男性における痛みの生理学的な危険性の性差についてのエビデンスが増えている（Berkley 1997）。女性では、頭痛、片頭痛、顔面痛、腹痛、筋骨格系の痛みのような反復性および慢性的な痛みが発生する危険性が高い（Le Resche 1999, Unruh 1996a）。さまざまな痛みの有訴率における違いは、思春期から目立つことから月経周期に影響されている。腰痛の有訴率におけるわずかな性差が疫学的研究で報告されているが、全体的に見れば、職業的要因により強く関係している可能性がある（de Girolamo 1991, Unruh 1996a）。

病気に関係した痛み体験にも性差がある可能性がある。変形性関節症の男性は女性よりも病気や治療の深刻さに関係なく痛みを強く訴えることが報告されている（Davis 1981）。若い男性は鎌状赤血球症による痛みがより発生しやすいが、35歳までに発症の性差はほとんどなくなる（Baum et al 1987）。しかし、女性では、多発性硬化症や転移性がんによる痛みを男性よりも多く訴える（Cleeland et al 1994, Moulin et al 1988, Warnell 1991）。

これらの問題に加えて、女性と男性は性に固有の痛みに対して弱い。月経周期の正常な経過や出産に伴う痛みが女性にはある。50歳以下の女性の約80％が月経による耐えられない痛みを和らげると述べている（Taylor & Curran 1985）。陣痛は腰痛やがん、幻肢痛、帯状疱疹後神経痛、歯痛、関節炎よりも痛みがひどいと位置付けられている（Melzack et al 1981）。また、女性は流産、子宮外妊娠そしてさまざまな生殖器に由来する他の病気による痛みが発生する可能性がある（Unruh 1996a）。

男性には定期的に発生する非病理学的な痛みはない。しかし、男性の多くは一般的に幼児期に割礼を

経験するが、ある地域では幼児期の後半に鎮痛や麻酔なしでしばしば行われている（Schoen & Fischell 1991）。また、外傷や感染による精索静脈瘤や精巣の痛みのように男性特有の器管における種々の痛みもある（Nocks 1992）。女性と男性との間の重要な相違点は、男性の痛みは外傷や疾患による急性痛である確率が高いことであるが、これは原因を治療することにより解決できると考えられる（Unruh 1996a）。

痛み体験における性とジェンダーの違いに関する特別な問題

　生物学的ならびに心理社会学的要因は痛み経験における性とジェンダーの違いを説明するためにどちらも重要である。ホルモン、脳化学、新陳代謝ならびに身体的構造における性差は有訴率の相違の原因となっている（Unruh 1996a）。生物学的な性差は片頭痛のような問題において明らかである。片頭痛の有訴率は思春期のはじまりに伴い少女で劇的に増加し閉経で減少しているが、それでも男性と比較すると高率である（Unruh 1996a）。片頭痛発症の危険性は月経の前日と最初の2～3日により高くなる。女性たちは片頭痛により悪心、嘔吐、片側性のしびれやひりひりした感覚が起こる場合が多いが、男性は片頭痛に先行して起こる閃輝暗点が現れる場合が多い（Celentano et al 1990, Rasmussen 1993, Stewart & Lipton 1993）。男性は、発作的に15～180分持続する片側性の重度の痛みに特徴付けられる群発頭痛（Nappi & Russell 1993）や性行為に伴う頭痛（Lance 1993, Silbert et al 1991）については女性よりも高い有訴率をもつ。

　女性と男性に痛み体験を誘発させる重要な環境因子もある（Messing 1998）。男性は大きな身体の動き、身体の捻りや緊張、運搬、重量物を上げまた押すことを要求される仕事に就く場合が多い（たとえば、建設業、整備業、農業、漁業など）。このような仕事は、男性にとって突然に筋骨格系や腰部に急性外傷を引き起こす危険性を増加させている。女性もまた、同じような種類の仕事、あるいは看護師のように職務上ある動作を要求されるような仕事に就く場合がある。多くの女性は給料の低い、座ることの多い反復的な仕事、あるいは立った状態で小さな負荷を早く移動させる必要のある仕事に就いている（たとえば、秘書、コンピュータプログラマーとオペレーター、レジ係、工場の従業員）。このような仕事は女性が軟部組織障害 soft-tissue injury を引き起こす大きな要因となっている。この種の仕事はおそらく手根管症候群と上背部および頚部痛を顕著に引き起こすであろう。女性は男性に比べてそのような仕事に雇用される機会が多くなるであろう。医療秘書の15～17％が頚部と肩に日常的に痛みをもっている（Kamwendo et al 1991）。1日に5時間以上事務機器を使って働いている場合は、肩と頚部に痛みが発生する危険性が高くなる。

　生物学的および環境による要因に加えて、社会的役割およびパートナー、両親、介護者、雇用者、従業員としての女性と男性としての役割への期待に影響するジェンダーの違いは、女性および男性としての付き合い方や痛み体験に応答し対処する方法に影響している。女性や男性は痛みの意味について異なる方法で挑むものではなく、むしろ脅迫的で有害なものとしてとらえている（Unruh et al 1999）。痛みによる脅威の評価は、痛みによる日常生活への干渉の程度によるが、男性よりも女性がより強く影響される。少年や成人男性が痛みへの反応においてより毅然とした態度を求められる一方で（Unruh & Campbell 1999）、少女や成人女性は、痛みについてより表現力に富んでいるか、積極的に話す（Unruh 1999, Unruh & Campbell 1999）。女性や男性は同様の方法で痛みに対処していることが多いが、人との付き合い方の過程や痛み体験の違いなど特筆すべき相違点もある。

　女性は実験的につくった痛みや歯痛に対して大げさに反応するようであるが（Sullivan et al 1999）、この問題についてジェンダーによる違いは慢性痛では報告されていない（Vienneau et al 1999）。大騒ぎすることは痛みによる障害の予感や不充分な対処によると考えられるが（Bennett-Branson & Craig

1993, Turner & Clancy 1986)、それは女性にとって適応できるだろうし、痛みのマネジメントに対する援助や補助をタイミングよく受けることが重要となる（Sullivan et al 1999）。

さらに女性は、痛みのマネジメントのための種々の対処法を利用し、社会支援をより使い、ヘルスケアサービスをより求める傾向にある（Unruh 1997）。それにもかかわらず、女性と男性は慢性痛においてそれぞれの危険性があり、異なる対処法を使っているようであるが、慢性痛に対する彼らの適応についての最近のいくつかの研究では有意な相違は示されていない（Strong et al 1994, Turk & Okifuji 1999）。

女性の痛みの原因を説明のために、心理学的要因が不適切に使用されている可能性を示唆する充分なエビデンスがあることに注目することは重要である（Unruh 1996a）。女性の痛みについての問題を心理学的に分析する傾向にはしばしば当惑させられる。さらに、いくつかの施設において、患者の性が不適切な痛みの治療につながる可能性があることについてのエビデンスがある。医師は女性に対しては男性に処方するより少ない量の鎮痛剤を処方し、そして看護師はオピオイドを少なく、また、鎮静剤を多く投与しているかもしれない（Calderone 1990, Faherty & Grier 1984, Lack 1982, McDonald 1994）。Beyerら（1983）は、心臓切開手術後により多くのコデインを少年や成人男性が処方されていたことを報告している。成人女性や少女へはより弱い鎮痛薬であるアセトアミノフェン（パラセタモール）が多く処方されていた。

Cleelandら（1994）は国民調査で、転移性がんのすべての患者が痛みに対する不適切な薬物療法を受けていたが、女性は男性に比べてきわめて少ない薬物療法を受けていたことを報告している。これらの研究は女性の不利を示しているが、いくつかの研究は男性への充分な痛みのマネジメントにおける困難さについても指摘している（Bond 1971, Bond & Pilowski 1966, Pilowski et al 1969）。これらの研究では、女性と男性が除痛に関して同様の要求をしたにもかかわらず、女性はがんによる痛みに対して最も強力な鎮痛薬を受け取っていた。

残念なことに、患者の性が痛みのために受けているリハビリテーションサービスの種類や質に影響するかどうかに関する研究はほとんどない。しかし、Mudrick（1989）は女性と男性がリハビリテーションサービスを受けた際に、女性は雇用が促進されるようなサービスを受けることが少ない傾向にあったことを述べている。痛みについての伝達、診断、治療はすべて患者の性に影響されている可能性がある（Grace 1995）。

最後に、男性がいかに痛みに反応するか述べる際は、質問する人の性に依存するかもしれないという示唆に富んだエビデンスがある。たとえば、実験的研究で、実験者が魅力的な女性の場合には男性はより低い痛みであることを述べる（Levine & De Simone 1991）。Unruhら（1999）は、男性は、最近起こった痛み体験のために泣いたり、うめいたり、安らぎを求めたことを男性の面接官にはほとんど話したがらないことを報告している。

アセスメントとマネジメントにおける性とジェンダーを考慮したガイドライン

この分野における研究は、この問題に対する一般的な提案以上のものには発展していない。女性は自身の痛み体験を心理学的、環境的、行動的な側面から分析しているようである。しかし、女性はこれらを分析することで安心しているだけで、痛みが心理学的原因によることを意味していない。男性は痛みに対する心理学的、環境的、行動学的要因を特定することが苦手かもしれない。すべての要因の包括的評価が女性や男性にとって重要となる。

医療者は、女性と男性の痛みに対する薬理的、リハビリテーション的管理を行う医療チーム内で先入観が起こらないように注意を払うべきである。

人種と痛み

人種と痛みについて役立つ研究はほとんどない。文化から人種を分離することも困難である。つま

り、人種により特有の生物学的特徴があるわけではないが、重要で独特な文化的習慣がある場合がある。人種による違いが人種に関連した文化的問題に部分的に影響されているのかもしれない。たとえば、Woodrowら（1972）による20〜70歳の41,119人の被検者を用いた研究では、白人は東洋系と黒人系のバックグラウンドがある人よりも痛みへの耐性が高い可能性があることが示された。しかし、与えた痛みは実験的に誘発した圧痛であった。また、痛みの耐性は、白人、東洋人、黒人であるという文化的特性、痛みを伝えるという意欲の有無、あるいは実験状況による痛みの耐性の上昇などに影響されるのかもしれない。また、実験的痛みへの反応は、おそらく他の種類の痛みとはまったく異なっている。

人種による痛みの有訴率

人種と痛みの有訴率の関係についての疫学的研究が一つ存在する。アメリカにおける痛みに関する国民調査において、Sternbach（1986）は、白人はアフリカ系アメリカ人あるいはラテン系アメリカ人よりも、腰痛、筋痛、関節痛を経験することが多い傾向にあることを報告した。一方で、白人女性は月経や月経前の痛みが黒人やラテン系アメリカ人の女性よりも少ないことが示された。また、Stewartら（1996）によると、アメリカにおける片頭痛の有訴率は白人の間で最も高く、次にアフリカ系アメリカ人、アジア系アメリカ人の順であった。またそれぞれの人種において、女性は男性よりも片頭痛の有訴率が高いことがわかった。また、随伴症状における違いもある程度あり、たとえば、アフリカ系アメリカ人では片頭痛に伴う嘔気や嘔吐は少ないにもかかわらず、痛みの程度は強いことが報告されている。これらの結果に対して、社会経済的立場、食生活、症状の伝え方の違いと同時に、片頭痛に対する遺伝的脆弱性における人種間の違いがこの結果を生んだのではないかと著者らは結論付けている。

処置に伴う痛み体験でも人種間の違いが存在する可能性がある。FaucettとLevine（1994）は歯科領域の急性術後についての研究で、ヨーロッパ系アメリカ人はアフリカ系アメリカ人ならびにラテン系アメリカ人と比較して激しい痛みを有意に訴えないことを報告している。また人種に関係なく、男性は激しい痛みをそれほど訴えなかった。そのような違いは、痛みの表現に伴う社会文化的な要因に関係している可能性がある一方で、モルヒネを介して内因性の痛覚修飾機構における性的、人種的違いによっても生じる可能性がある（Faucett & Levine 1994）。しかし、処置による痛みに関する他の研究では、人種による違いはなかったと報告している（Flannery et al 1981, Weisenberg et al 1975）。

種々の病気に関連した痛みの危険性において人種による違いがあるどうかは不明である。しかし、しばしばきわめて激しい痛みを伴う鎌状赤血球病はアフリカの黒人で最初に発見されている。

痛みと人種に関する特別な問題

残念ながら、人種は別の意味で痛み体験に影響しているようである。人種差別は適切な痛みのマネジメントを妨害している。この問題は鎌状赤血球病による痛みについての問題を検証することで最もよく理解できるだろう。鎌状赤血球病は、貧血、二次的性徴の遅れ、寿命の短縮、きわめて強い痛みにより特徴付けられる（Schechter 1999）。アメリカでは50,000人以上がその病気に罹患しており、遺伝病として最も多い病気である（Sickle Cell Disease Guideline Panel 1993）。この病気により多様な痛みが出現するが、本来の痛みは予測困難で過酷な血管閉塞症状の発現と関連している（Schechter 1999）。痛みは、終わりのない、かじり続けられるようなあるいは噛まれているような痛みと表現される（Schechter et al 1993）。英語圏の国において、この病気に罹患している患者の大部分はアフリカ系で、診察している医療者は白人である（Shapiro 1993）。そして、この病気の患者は社会経済的に不利にある傾向にあり（Schechter 1999）、より貧しく、充分な教育を受けていない。Schechter（1999）は、歴史的に見ると、この患者群に対する医療者の態度は、麻薬への依存や麻薬の流用についての不安

から、否定的であり不信感を抱いていると指摘している。医療者はこの患者における麻薬依存の危険性について大げさに考えており、その危険性を他の慢性的な健康問題よりも高く評価している（Waldrop & Mandry 1995）。

Schechter（1999）は、鎌状赤血球病による痛みの研究への注目と痛みを管理するための効果的な介入法の欠如ならびにこの痛みに対する不適切な薬物療法は、部分的には医療者とこの病気の患者との間にある民族人種的格差が理由になっているとしている。結果として、過小治療のサイクルが発生する（Schechter et al 1988）。医療者は患者に不信感を抱き、概して不適切な鎮痛処置を行ってしまう。言い換えると、長期的に痛みがある患者は適切な鎮痛治療を受けたいがために何でも言うことを聞き、芝居がかったようになるが、これが麻薬への依存に関するさらなる根拠として利用され、過小治療の正当性を支持してしまうことになる。

人種的（ならびに社会経済的）要因が不適切な痛みのマネジメントに結び付いていることを難なく示している痛みの問題は多くはない。医療者は自分のいる地域で医療を提供する際に悪影響を及ぼしかねない人種差別の問題について考慮すべきであり、また患者中心の医療を妨害する可能性のある個人的な態度や偏見に注意深くなるべきである。

人種の違いによる痛みのアセスメントと介入に関するガイドライン

痛みと人種に関する研究において、示唆に富むガイドラインとして提示できるものはほとんど存在しない。きわめて重要なことは、人種を基盤とした患者の痛み体験について誤った結論を導いてはいけないということである。生物学的な違いは、ある集団に対して他の種類の痛みの危険性を生じさせるかもしれないが、このようなことがありうるかどうか結論付けるためにはさらなる研究が必要である。人種もまたしばしば文化と関係しているが、つまりこれは、女性と男性が痛みに対してどのように考え、反応し、管理することへの社会文化的な期待に影響し

うるということである。痛みに関するこれらの期待は、その人が同じ人種でない限りは、たいてい知らないか誤った解釈をしている。痛みに対するアセスメントと介入の際には、これらの人種的、文化的観点について細心の注意を払い、尊重することが重要である。

特別な必要性がある人と痛み

脳性麻痺、二分脊椎、筋ジストロフィー、認知遅延、失語症、アルツハイマー病、認知症また他の難病に見られる問題は、痛みに対する運動や行動による表現と同様にコミュニケーションに影響を及ぼす可能性があることである。いくつかの状況が考えられるが、これらの問題は脳性麻痺などの本質的に先天性のものや、逆に認知症のように後天性で人生の最終場面で発症するもの、脳卒中のように疾患や外傷などの二次的結果により生じるものがある。

痛みの有訴率

重度の認知ならびにコミュニケーション障害をもった人は、症状そのものが重篤であり、必然的に痛みについて認識されず、また、充分な管理が行われていないおそれがあるためにより高い危険にさらされている（Collignon et al 1995, Giusiano et al 1995, McGrath et al 1998, Sengstaken & King 1993）。彼らには、おそらく侵襲的な医療行為が頻繁に必要となり、また、筋痙攣、骨変形、拘縮といった二次的問題を抱える可能性があり、それ自体が痛みを誘発している（Broseta et al 1990, Hoffer 1986, Ireland & Hoffer 1985）。さらに、脳性麻痺患者の約25～65％が二次的に脊柱側弯症を併発し、これが痛みを起こす可能性がある（Majd et al 1997）。

最近Schwartzら（1999）は脳性麻痺患者62人についての研究を行い、67％に3か月以上続く痛みが一つないしそれ以上あり、大部分の痛みは基本的に毎日のように生じていることを明らかとした。痛みの訴えが多いのは下肢や腰部で、回答者の53％を占め、その痛みの程度は中等度から重度であった。

この研究が脳性麻痺患者の痛みの程度について調査した最初の報告である。

特別な必要性がある人の痛みに関する特別な問題

つい最近まで、特別な必要性がある小児と成人の痛み体験についてはほとんど知られていなかった。きわめて可能性の高い仮説は、これらの問題をもっている患者には神経の機能障害があり、痛みを感じる能力が低下しているというものである。しかし、限定的であるが、現存する研究では（Collignon et al 1995, Schwartz et al 1999）、痛みに無感覚である少数の例を除いては、重度の認知およびコミュニケーション障害では痛みを感じる機能は低下しないことを示している（Hadden 2000）。その例として、Cornu（1975）とJonssonら（1977）は、認知症のあるなしにかかわらず研究に参加した成人の痛み閾値には有意な差がないことを述べている。また、静脈穿刺に対する反応の研究では、認知能力の低い被検者は注射器を見ると心拍数が低下し、針を刺している間は、心拍数がさらに減少した（Porter et al 1993）。Farrellら（1996）は、これらの変化は心構えと強い警戒心の欠如によるものであると述べている。

このような患者の痛み体験を理解し、適切な管理を行うことを妨げている大きな原因は、痛みのアセスメントを行うことが困難だからである。最近入手できる自己申告型の評価法は重度の認知障害、コミュニケーション障害のある人が使用するにはふさわしくない。LaChapelleら（1999）は、知的障害をもつ被検者の35％の人が筋肉内注射に伴う痛みについて正しく報告できないと述べている。FerrellとFerrell（1993）は、介護施設にいる軽度から中等度の認知障害をもつ入所者の112人中17％は5種類の痛み尺度の少なくとも一つは使用できないことを明らかにした。Parmaleeら（1993）とBrodyとKleben（1983）は、重度のコミュニケーション障害により評価できない22.5％と34％の被検者をそれぞれ除外した。Fanurikら（1998）は、境界にある、あるいは中等度の認知障害をもつ8～17歳の被検者の21％では、数字を使った痛みの5段階評価が理解でき、意味のある痛みの評価を行うことが可能であったことを報告している。

行動学的評価は認知障害をもつ患者の痛みの測定に代用することができる。LaChapelleら（1999）は、自己申告と観察による二つの評価法により、知的障害をもつ40人の成人に対してインフルエンザの予防接種を受ける際の痛みを測定した。自己申告による評価では被検者の35％しか測定できなかったが、観察による評価では比較的測定感度の良い妥当性のある測定が可能であった。しかし、従来の行動による評価は、異常行動や随意運動能力低下がある重度の運動障害をもつ患者には不向きである。たとえば、痙縮、筋緊張低下、麻痺、アテトーゼ運動などのような問題があれば、行動から痛みを理解することが困難となる。このような機能障害がある患者を観ることが未熟な医療者は、これらの行動が痛みに関連しているのか否か認識することが困難である（Camfield et al 1997, Farrell et al 1996, McGrath et al 1998）。

最近、研究者は重度の障害のある患者の痛みに関連した行動を医療者が特定することを支援し、痛みのより詳細な評価を確実とするために介護者の協力が重要であることを主張している（McGrath et al 1998）。支援を必要とする患者に痛みがあるかどうかを判断するために、発声や行動をもとにして介護者が使用する痛みの評価法を開発するための研究が現在行われている（Breau et al 2001）。

特別な必要性がある人の評価と介入に関するガイドライン

特別な必要性がある人の痛み体験についていまだに知られていないことが多くある。特別な必要性がある子供と成人の患者が痛みを感じない、痛みが認識されず治療されないことへの危険性あるいは不適切な治療について問題にすることは重要である。また、この領域で働く医療者は、今後数年の痛みのアセスメントとマネジメントならびにより実務的なガ

同時に、医療者は特別な必要性があるすべての患者が痛みを感じる能力があることを念頭に入れておくべきである。また、介護者は医療者が特有な痛み行動を特定できるように協力し、介入の選択肢を提示し、介入が痛みを軽減させているかどうかの判断を支援すべきである。また家族の関与は、患者を助けるために家族がどのような助けを行えば良いかを確認するために特に重要である。

4章に述べたが、カナダで10歳になる脳性麻痺の娘を父親が殺したが、これは娘が抱える絶え間ない痛みと苦しみを父親が耐えられなくなったために起こった事件である。このような行為は、特別な必要性がある患者の痛みの適切なアセスメントとマネジメントに関して現在抱えている困難さを悲しくも反映したものである。

痛みのマネジメントに用いられる多くの方法は、特別な必要性がある患者に使うには修正が必要となるだろう。たとえば、筋運動の調節が制限されている患者にとって、リラクセーションはむずかしいが、深呼吸に精神を集中させ、認知的イメージと併用すると非常に効果があるであろう。

また、薬物療法の必要性も患者の症状により異なるであろう。Martinら（1997）は、過去のカルテを再調査し、ダウン症の子供は他の子供と比較して、先天性心臓疾患の手術後の時間・体重あたりのモルヒネ使用量が多いことを明らかにした。残念なことに、この研究では痛みの測定を行っていないために、より多くのモルヒネが与えられた基準が何であるかは知ることはできない。

結　論

ほとんどの人は一生の中で少なくとも一度は頭痛、腰痛、筋骨格系の痛みならびに腹痛を経験するだろう。痛みの研究や痛みのマネジメントプログラムは基本的に成人期の痛みに関するものである。その結果、幼児期の痛みと高齢者の痛みはしばしば正しく理解されない。痛み体験における性と人種の影響についても充分に理解されていない。

年齢と性の影響についての誤解は、患者が受ける適切な治療の妨げとなる可能性がある。また、年齢と性に対する誤解は文化、貧困、痛み体験の意識と関係しているのかもしれない。加えて、幼年期、幼児期、青年期における痛みは過去15年の間でさらに注目を浴び、多くの根強い誤解を解こうとしているが、高齢者に必要なものについての研究はそれほど進展していない。

痛みの研究で性が注目されるようになったのは比較的最近のことである。人種あるいは患者の特別な必要性が痛み体験に影響しているかについては現在のところほとんどわかっていない。それにもかかわらず、この領域で増加している研究は、人種、特別な必要性ならびに痛みとの間にある関係についての理解を深めるに違いない。

学習問題・復習問題

1. 幼児と小児の痛みに関する五つの特異的な特徴は何か。
2. 痛み体験における性の違いは、痛みがある男性と女性の要求にどのように影響しているか。
3. 高齢者の痛みについてどのような偏見が一般的にあるか。
4. 高齢者患者のための介入プログラムに必要な適応とは何か。
5. 人種は痛みのマネジメントの適合性を潜在的にどのように妨げているか。
6. 介護者が特別な必要性がある患者のための痛みのマネジメントに関与すべき理由は何か。

謝　辞

性、ジェンダーそして痛みについての項の一部はUnruh A 1996 Pain 65：123-167から転載した。

参考文献

Ambuel B, Hamlett K W, Marx C M, Blumer J L 1992 Assessing distress in pediatric intensive care environments: the COMFORT scale. Journal of Pediatric Psychology 17: 95–109

Anand K J S, McGrath P J 1993 An overview of current issues and their historical background. In: Anand K J S, McGrath P J (eds) Pain in Neonates. Elsevier, Amsterdam, pp 1–18

Arena J G, Hannah S L, Bruno G M, Meador K J 1991 Electromyographic biofeedback training for tension headache in the elderly: a prospective study. Biofeedback and Self-Regulation 16: 379–390

Balagué F, Dutoit G, Waldburger M 1988 Low back pain in schoolchildren: an epidemiological study. Scandinavian Journal of Rehabilitation Medicine 20: 175–179

Baum K F, Dunn D T, Maude G H, Serjeant G R 1987 The painful crisis of homozygous sickle cell disease: a study of risk factors. Archives of Internal Medicine 147: 1232–1234

Bennett-Branson S M, Craig K D 1993 Postoperative pain in children: developmental and family influences on spontaneous coping strategies. Canadian Journal of Behavioural Science 25: 355–383

Berde C B 1998 Gender differences in CRPSI/RSD in children and adolescents. Paper presented at the NIH Gender and Pain Conference, April 7–8 1998. Bethesda, Maryland

Berde C B, Collins J J 1999 Cancer pain and palliative care in children. In: Wall P D, Melzack R (eds) Textbook of Pain, 4th edn. Churchill Livingstone, New York, pp 967–989

Berkley K J 1997 Sex differences in pain. Behaviour and Brain Science 20: 371–380

Beyer J E 1984 The Oucher: a user's manual and technical report. The Hospital Play Equipment, Evanston, Illinois

Beyer J E, Knott C B 1998 Construct validity estimation of the African-American and Hispanic versions of the Oucher Scale. Journal of Pediatric Nursing 13: 20–31

Beyer J E, DeGood D E, Ashley L C, Russell G A 1983 Patterns of postoperative analgesic use with adults and children following cardiac surgery. Pain 17: 71–81

Bieri D, Reeve R A, Champion G D, Addicoat L, Ziegler J B 1990 The faces pain scale for the self-assessment of the severity of pain experienced by children: development, initial validation, and preliminary investigation for ratio scale properties. Pain 41: 139–150

Bond M R 1971 Pain in hospital. The Lancet i: 37

Bond M R, Pilowsky I 1966 Subjective assessment of pain and its relationship to the administration of analgesics in patients with advanced cancer. Journal of Psychosomatic Research 10: 203–208

Breau L M, McGrath P J, Camfield C, Finley G A 2001 Preliminary validation of an observational pain checklist for cognitively impaired, non-verbal persons. Developmental Medicine & Child Neurology, in press

Brody E M, Kleban M H 1983 Day to day mental and physical health symptoms of older people: a report of health logs. Gerontologist 23: 75–85

Broseta J, Garcia-March G, S'andrez-Ledesma M J, Anaya J, Silva I 1990 Chronic intrathecal baclofen administration in severe spasticity. Stereotactic and Functional Neurosurgery 54–55: 147–153

Brown J, Ritchie J 1990 Nurses' perceptions of parent and nurse roles in caring for hospitalized children. Children's Health Care 19: 28–36

Burton A K, Clarke R D, McClune T D, Tillotson K M 1996 The natural history of low back pain in adolescents. Spine 21: 2323–2328

Buskila D, Press J, Gedalia A, Klein M, Neumann L, Boehm R, Sukenik S 1993 Assessment of nonarticular tenderness and prevalence of fibromyalgia in children. Journal of Rheumatology 20: 368–370

Calderone K 1990 The influence of gender on the frequency of pain and sedative medication administered to post-operative patients. Sex Roles 23: 713–725

Camfield C, McGrath P, Rosmus C, Campbell M A 1997 Behaviors used by caregivers to determine pain in non-verbal, cognitively impaired children. Paediatric Child Health 2 (Suppl A): 8

Campbell M A, McGrath P J 1997 Use of medication by adolescents for the management of menstrual discomfort. Archives of Pediatric and Adolescent Medicine 151: 905–913

Cautela J R, Groden J 1978 Relaxation: a comprehensive manual for adults, children, and children with special needs. Research Press, Champaign, Illinois

Celentano D D, Linet M S, Stewart W F 1990 Gender differences in the experience of headache. Social Science and Medicine 30: 1289–1295

Chambers C T, Reid G J, McGrath P J, Finlay G A, Ellerton M L 1997 A randomized trial of a pain education booklet: effects on parents' attitudes and postoperative pain management. Children's Health Care 26: 1–13

Chan W Y, Dawood M Y, Fuchs F 1979 Relief of dysmenorrhea with prostaglandins synthetase inhibitor ibuprofen: effect on prostaglandin levels in menstrual fluid. American Journal of Obstetrics 135: 102–108

Choinière M, Melzack R, Girard N, Rondeau J, Paquin M-J 1990 Comparison between patients' and nurses' assessment of pain and medication efficacy in severe burn injuries. Pain 40: 143–152

Cleeland C, Gonin R, Hatfield A K, Edmonson J H, Blum R H, Stewart J A, Pandya K J 1994 Pain and its treatment in outpatients with metastatic cancer. New England Journal of Medicine 330: 592–596

Cohen F L 1980 Postsurgical pain relief: patients' status and nurses' medication choices. Pain 9: 69–78

Collignon P, Giusiano B, Porsmoguer E, Jimeno M T, Combe J T 1995 Difficultés du diagnostic de la douleur chez l'enfant polyhandicapé. Annales de Pédiatrie 42: 123–126

Cornu F 1975 Perturbations de la perception de la douleur chez les dements degeratifs. Journal de Psychologie Normale et Pathologique 72: 81–96

Cunningham N 1993 Moral and ethical issues in clinical practice. In: Anand K J S, McGrath P J (eds) Pain in Neonates. Elsevier, Amsterdam, pp 255–273

Davis M A 1981 Sex differences in reporting osteoarthritic symptoms: a sociomedical approach. Journal of Health and Social Behavior 22: 298–311

Davis M A 1988 Epidemiology of osteoarthritism. Clinics of Geriatric Medicine 4: 241–255

de Girolamo G 1991 Epidemiology and social costs of low back pain and fibromyalgia. Clinical Journal of Pain 7(Suppl. 1): S1–S7

Donovan M, Dillon P, McGuire L 1987 Incidence and characteristics of pain in a sample of medical-surgical

inpatients. Pain 30: 69–78
Eland J M, Anderson J E 1977 The experience of pain in children. In: Jacox A K (ed) Pain: A Sourcebook for Nurses and Other Health Professionals. Little Brown, Boston, pp 246–250
Faherty B S, Grier M R 1984 Analgesic medication for elderly people post-surgery. Nursing Research 33: 369–373
Fanurik D, Koh J L, Harrison R D, Conrad T M, Tomerlin C 1998 Pain assessment in children with cognitive impairment: an exploration of self-report skills. Clinical Nursing Research 7: 103–124
Farrell M J, Katz B, Helme R D 1996 The impact of dementia on pain experience. Pain 67: 7–15
Faucett J, Levine J 1994 Differences in postoperative pain severity among four ethnic groups. Journal of Pain and Symptom Management 9: 383–389
Fearon I, McGrath P J, Achat H 1996 'Booboos': the study of everyday pain among young children. Pain 68: 55–62
Ferrell B A 1991 Pain management in elderly people. Journal of the American Geriatric Society 39: 64–73
Ferrell B A 1996 Overview of aging and pain. In: Ferrell B R, Ferrell B A (eds) Pain in the Elderly. IASP Press, Seattle, pp 1–10
Ferrell B A, Ferrell B R 1993 Pain assessment among cognitively impaired nursing home residents. Journal of the American Geriatric Society 41: SA25
Ferrell B R, Ferrell B A 1996 An international perspective on pain in the elderly. In: Ferrell B R, Ferrell B A (eds) Pain in the Elderly. IASP Press, Seattle, pp 119–130
Finley G A, McGrath P J 1998 Measurement of pain in infants and children. IASP Press, Seattle
Finley G A, McGrath P J, Forward S P, McNeill G, Fitzgerald P 1996 Parents' management of children's pain following 'minor' surgery. Pain 64: 83–83
Fitzgerald M 1993 Development of pain pathways and mechanisms. In: Anand K J S, McGrath P J (eds) Pain in Neonates. Elsevier, Amsterdam
Flannery R B, Sos J, McGovern P 1981 Ethnicity as a factor in the expression of pain. Psychosomatics 22: 39–50
Foley K 1994 Pain in the elderly. In: Hazzard W R, Bierman E L, Blass J P, Ettinger W H Jr, Halter J B (eds) Principles of Geriatric Medicine and Gerontology. McGraw-Hill, New York
Gaffney A 1993 Cognitive development of pain. In: Schechter N L, Berde C B, Yaster M (eds) Pain in Infants, Children and Adolescents. Williams & Wilkins, Baltimore
Gauvain-Piquard A, Rodary C, Rezvani A, Rezvani A, Lemerle J 1987 Pain in children aged 2–6 years: a new observational rating scale elaborated in a pediatric oncology unit – preliminary report. Pain 31: 177–188
Giusiano B, Jimeno M T, Collignon P, Chau Y 1995 Utilization of a neural network in the elaboration of an evaluation scale for pain in cerebral palsy. Methods of Information in Medicine 34: 498–502
Goodenough B 1998 Growing pains. Pediatric Pain Letter 2: 38–41
Grace V M 1995 Problems of communication, diagnosis, and treatment experienced by women using the New Zealand health services for chronic pain: a quantitative analysis. Health Care for Women International 16: 521–535
Hadden K L 2000 Pain in children with severe cognitive and communication impairment. Pediatric Pain Letter 4(1): 2–5
Harkins S W 1996 Geriatric pain. Pain perceptions in the old. Clinical Geriatric Medicine 12(3): 435–459
Henzl M R, Massey S, Hanson F W, Buttram V C, Rosenwaks Z, Pauls F D 1980 Primary dysmenorrhea: a therapeutic challenge. Journal of Reproductive Medicine 25: 226–235
Hester N K 1979 The pre-operational child's reaction to immunization. Nursing Research 28: 250–255
Hilgard J R, Le Baron S 1984 Hypnotherapy of pain in children. Kaufman, Los Altos, California
Hirschfeld S, Moss H, Dragisic K, Smith W, Pizzo P A 1996 Pain in pediatric human immunodeficiency virus infection: incidence and characteristics in a single-institution pilot study. Pediatrics 98: 449–452
Hoffer M M 1986 Management of the hip in cerebral palsy. Journal of Bone and Joint Surgery 68: 629–631
Ireland M L, Hoffer M M 1985 Triple arthrodesis for children with spastic cerebral palsy. Developmental Medicine and Child Neurology 27: 623–627
Jay M S, Durant R H, Shoffitt T, Linder C W 1986 Differential response by adolescents to naproxen sodium therapy for spasmodic and congestive dysmenorrhea. Journal of Adolescent Health Care 7: 395–400
Jonsson C O, Malhammar G, Waldton S 1977 Reflex elicitation thresholds in senile dementia. Acta Psychiatrica Scandinavica 55: 81–96
Kabela E, Blanchard E B, Appelbaum K A, Nicholson N 1989 Self-regulatory treatment of headache in the elderly. Biofeedback and Self-Regulation 14: 219–228
Kamwendo K, Linton S J, Moritz S U 1991 Neck and shoulder disorders in medical secretaries. Part 1: Pain prevalence and risk factors. Scandinavian Journal of Rehabilitation Medicine 23: 127–133
Kee W G, Middaugh S J, Pawlick K L 1996 Persistent pain in the older patients: evaluation and treatment. In: Gatchel R J, Turk D C (eds) Psychological Approaches to Pain Management: a Practioner's Handbook. Guilford Press, New York, pp 371–402
Keefe F J, Beaupré P M, Weiner D K, Siegler I C 1996 Pain in older adults: a cognitive–behavioural perspective. In: Ferrell B R, Ferrell B A (eds) Pain in the Elderly. IASP Press, Seattle, pp 11–19
Klein J R, Litt I F 1981 Epidemiology of adolescent dysmenorrhea. Pediatrics 68: 661–664
Kujala U M, Taimela S, Erkintalo M, Salminen J J, Kaprio J 1996 Low-back pain in adolescent athletes. Medical Science, Sports Medicine 28: 165–170
Kujala U M, Taimela S, Oksanen A, Salminen J J 1997 Lumbar mobility and low back pain during adolescence: a longitudinal three-year follow-up study in athletes and controls. American Journal of Sports Medicine 25: 363–368
Kuttner L 1988 Favorite stories: a hypnotic pain-reduction technique for children in acute pain. American Journal of Clinical Hypnosis 30: 289–295
LaChapelle D L, Hadjistavropoulos T, Craig K D 1999 Pain measurement in persons with intellectual disabilities. Clinical Journal of Pain 15: 13–23
Lack D Z 1982 Women and pain: another feminist issue. Women & Therapy 1: 55–64
Lance J W 1993 Miscellaneous headaches associated with a structural lesion. In: Olesen J, Tfelt-Hansen P, Welch K M A (eds) The Headaches. Raven Press, New York, pp 609–617

Leboeuf-Yde C, Kyvik K O 1998 At what age does low back pain become a common problem? A study of 29 424 individuals aged 12–41 years. Spine 23: 228–234

LeResche L 1999 Gender considerations. In: Crombie I K, Croft P R, Linton S J, LeResche L, Von Korff M (eds) Epidemiology of Pain. IASP Press, Seattle

Levine F M, De Simone L L 1991 The effects of experimenter gender on pain report in male and female subjects. Pain 44: 69–72

Levy M, Kewitz H, Altwein W, Hillebrand J, Eliakim M 1980 Hospital admissions due to adverse drug reactions: a comparative study from Jerusalem and Berlin. European Journal of Clinical Pharmacology 17: 25–31

Majd M E, Muldowny D S, Holt R T 1997 Natural history of scoliosis in the institutionalized adult cerebral palsy population. Spine 22: 1461–1466

Martin J, Macnab A J, Scott C S, Gakhal B 1997 Do Down's Syndrome children require more morphine following cardiac surgery? Pediatric Child Health 2 (Suppl A): 21

McDonald D D 1994 Gender and ethnic stereotyping and narcotic analgesic administration. Research in Nursing & Health 17: 45–40

McGrath P A 1990 Pain in Children: Nature, Assessment and Treatment. Guilford Press, New York

McGrath P J, Finley G A 1999 Chronic and recurrent pain in children and adolescents. Progress in Pain Research and Management, Vol. 13. IASP Press, Seattle

McGrath P J, Unruh A M 1987 Pain in Children and Adolescents. Elsevier, Amsterdam

McGrath P J, Unruh A M 1993 Social and legal issues. In: Anand K J S, McGrath P J (eds) Pain in Neonates. Elsevier, Amsterdam, pp 295–320

McGrath P J, Unruh A M 1999 Measurement and assessment of paediatric pain. In: Wall P D, Melzack R (eds) Textbook of Pain, 4th edn. Churchill Livingstone, New York, pp 371–384

McGrath P J, Johnson G, Goodman J, Schillinger J, Dunn J, Chapman J 1985 The CHEOPS: a behavioral scale to measure post operative pain in children. In: Fields H L, Dubner R, Cervero F (eds) Advances in Pain Research and Clinical Management. Raven Press, New York, pp 395–402

McGrath P J, Cunningham S J, Lascelles M J, Humphreys P 1990a Help yourself: a program for treating migraine headaches. Patient Manual and Audiotape. Ottawa University Press, Ottawa

McGrath P J, Cunningham S J, Lascelles M J, Humphreys P 1990b Help yourself: a program for treating migraine headaches. Professional Handbook. Ottawa University Press, Ottawa

McGrath P J, Humphreys P, Keene D, Goodman J T, Lascelles M A, Cunningham S J, Firestone P 1992 The efficacy and efficiency of a self-administered treatment for adolescent migraine. Pain 49: 321–324

McGrath P J, Rosmus C, Camfield C, Campbell M A, Hennigar A 1998 Behaviours caregivers use to determine pain in non-verbal, cognitively impaired individuals. Developmental Medicine & Child Neurology 40: 430–343

Melzack R, Taenzer P, Feldman P, Kinch T 1981 Labour is still painful after prepared childbirth training. Canadian Medical Association Journal 125: 357–363

Messing K 1998 One-eyed Science: Occupational Health and Women Workers. Temple University Press, Philadelphia

Middaugh S J, Woods S E, Kee W G, Harden R N, Peters J R 1991 Biofeedback-assisted relaxation training for chronic pain in the aging. Biofeedback and Relaxation 16: 361–377

Middaugh S J, Kee W G, King S R, Peters J R, Herman K 1992 Physiological response of older and younger pain patients to biofeedback-assisted relaxation training. Biofeedback and Self-Regulation 17: 304–305

Morrison J C, Ling F W, Forman E K, Bates G W, Blake P G, Vecchio T J Linden C V, O'Connell M J 1980 Analgesic efficacy of ibuprofen for treatment of primary dysmenorrhea. South Medical Journal 73: 999–1002

Moulin D E, Foley K M, Ebers G C 1988 Pain syndromes in multiple sclerosis. Neurology 38: 1830–1843

Mudrick N R 1989 The association of roles and attitudes with disability among midlife women and men. Journal of Aging Health 1: 306–327

Naish J M, Apley J 1950 Growing pains: a clinical study of non-arthritic limb pains in children. Archives of Diseases in Childhood 26: 134–140

Newcomer K, Sinaki M 1996 Low back pain and its relationship to back strength and physical activity in children. Acta Paediatrica 85: 1433–1439

Nishikawa S T, Ferrell B A 1993 Pain assessment in the elderly. Clinical Geriatric Issues in Long Term Care 1: 15–28

Nappi G, Russell D 1993 Tension-type headache, cluster headache, and miscellaneous headaches: clinical features. In: Olesen J, Tfelt-Hansen, Welch K M A (eds) The Headaches. Raven Press, New York, pp 577–584

Nocks B N 1992 Erectile dysfunction and pain in the male genitalia. In: Aronoff G M (ed) Evaluation and Treatment of Chronic Pain, 2nd edn. Williams & Wilkins, Baltimore, pp 302–312

Oates J D L, Snowdon S L, Jayson D W H 1994 Failure of pain relief after surgery. Anesthesia 49: 755–758

Olness K, Gardner G G 1988 Hypnosis and Hypnotherapy with Children, 2nd edn. Grune & Stratton, Philadelphia

Pahor M, Guralnik J M, Wan J Y, Ferrucci L, Penninx B W, Lyles A, Ling S, Fried L P 1999 Lower body osteoarticular pain and dose of analgesic medications in older disabled women: the Women's Health and Aging Study. American Journal of Public Health 89: 930–934

Parmelee P A, Smith B, Katz I R 1993 Pain complaints and cognitive status among elderly institution residents. Journal of the American Geriatric Society 41: 517–522

Phillips S 1995 The social context of women's health: goals and objectives. Canadian Medical Association Journal 152: 507–511

Pilowsky T, Manzcp C H B, Bond M R 1969 Pain and its management in malignant disease. Psychosomatic Medicine XXXI: 400–404

Popp B, Portenoy R K 1996 Management of chronic pain in the elderly: Pharmacology of opioids and other analgesic drugs. In: Ferrell B R, Ferrell B A (eds) Pain in the Elderly. IASP Press, Seattle

Porter F L, Miller J P, Morris J, Berg L 1993 Pain in aging: attention, cognitive performance, perception and physiologic response. Proceedings of the VII IASP World Congress on Pain: 99

Rasmussen B K 1993 Migraine and tension headache in a general population: precipitating factors, female hormones, sleep pattern and relation to lifestyle. Pain 53: 65–72

Ross D M, Ross S A 1988 Childhood pain: current issues, research and management. Urban & Swarzenberg, Baltimore,

Ruhrah J 1925 Pediatrics of the Past. Paul B Hoeber, New York

Salmon P, Manyande A 1996 Good patients cope with their pain: postoperative analgesia and nurses' perceptions of their patients' pain. Pain 68: 63–68

Schanberg L E, Lefebvre J C, Keefe F J, Kredich D W, Gil K M 1997 Pain coping and the pain experience in children with juvenile chronic arthritis. Pain 73: 181–189

Schechter N L 1999 The management of pain in sickle cell disease. In: McGrath, P J, Finley G A (eds) Chronic and Recurrent Pain in Children and Adolescents. Progress in Pain Research and Management, Vol. 13: 99–114

Schechter N L, Berrien F B, Katz S M 1988 The use of patient controlled analgesia in adolescents with sickle cell pain crisis: a preliminary report. Journal of Pain and Symptom Management 3: 109–113

Schechter N L, Berde C B, Yaster M (eds) 1993 Pain in Infants, Children and Adolescents. Williams & Wilkins, Baltimore

Schoen E J, Fischell A A 1991 Pain in neonatal circumcision. Pediatrics 30: 429–432

Schwartz L, Engel J M, Jensen M P 1999 Pain in persons with cerebral palsy. Archives of Physical Medicine and Rehabilitation 80: 1243–1246

Sengstaken E A, King S A 1993 The problems of pain and its detection among geriatric nursing home residents. Journal of the American Geriatric Society 41: 541–544

Shapiro B S 1993 Management of painful episodes in sickle cell disease. In: Schechter N L, Berde C B, Yaster M (eds) Pain in Infants, Children, and Adolescents. Williams & Wilkins, Baltimore, pp 385–410

Shapiro B S, Dinges D F, Orne E C, Bauer N, Reilly L B, Whitehouse W G, Ohene-Frempong K, Orne M T 1995 Home management of sickle cell-related pain in children and adolescents: natural history and impact on school attendance. Pain 61: 139–144

Sickle Cell Disease Guideline Panel 1993 Clinical practice guidelines for sickle cell disease: screening, diagnosis, management and counselling in newborns and infants. AHCPR Pub No 93-0562. Agency for Health Care Policy and Research, Public Health Service, US Department of Health and Human Service, Rockville

Silbert P L, Edis R H, Stewart-Wynne E G, Gubbay S S 1991 Benign vascular sexual headache and exertional headache: interrelationships and long-term prognosis. Journal of Neurology, Neurosurgery and Psychiatry 54: 417–421

Sternbach R A 1986 Pain and 'hassles' in the United States: findings of the Nuprin Pain Report. Pain 27: 69–80

Stevens B, Johnston C C, Petryshen P, Taddio A 1996 Premature infant pain profile: development and initial validation. Clinical Journal of Pain 12: 13–22

Stewart W F, Lipton R B 1993 Societal impact of headache. In: Olesen J, Tfelt-Hansen P, Welch K MA (eds) The Headaches. Raven Press, New York, pp 29–34

Stewart W F, Lipton R B, Liberman J 1996 Variation in migraine prevalence by race. Neurology 47: 52–59

Strong J, Ashton R, Stewart A 1994 Chronic low back pain: towards an integrated psychosocial assessment model. Journal of Consulting and Clinical Psychology 69: 1058–1063

Sullivan M J L, Tripp D A, Santor D 2001 Gender differences in pain and pain behavior: the role of catastrophizing. Cognitive Therapy & Research, 24: 121–134

Szfelbein S K, Osgood P F, Carr D B 1985 The assessment of pain and plasma beta-endorphin immunoactivity in burned children. Pain 22: 173–182

Taddio A, Goldbach M, Ipp M, Stevens B, Koren G 1995 Effect of neonatal circumcision on pain response during vaccination in boys. The Lancet 345: 291–292

Taddio A, Stevens B, Craig K, Rastogi P, Ben-David S, Shennan A, Mulligan P, Koren G 1997 Efficacy and safety of lidocaine-prilocaine cream for pain during circumcision. New England Journal of Medicine 336: 1197–1201

Taddio A 1999 Effects of early pain experience: the human literature. In: McGrath P J, Finley G A (eds) Chronic and Recurrent Pain in Children and Adolescents. Progress in Pain Research and Management, Vol. 13: 57–74

Taimela S, Kujala U M, Salminen J J, Viljanen T 1997 The prevalence of low back pain among children and adolescents: a nationwide, cohort-based questionnaire survey in Finland. Spine 22: 1132–1136

Tarbell S E, Cohen T, March J L 1992 The Toddler-Preschool Postoperative Pain Scale: an observational pain scale for measuring postoperative pain in children aged 1–5. Preliminary report. Pain 50: 273–280

Taylor H, Curran N M 1985 The Nuprin Pain Report. Louis Harris and Associates Inc, New York

Teasell R W 1997 The denial of chronic pain. Pain Research & Management 2: 89–91

Teasell R W, Merskey H 1997 Chronic pain disability in the workplace. Pain Research & Management 2: 197–205

Teperi J, Rimpela M 1989 Menstrual pain, health and behaviour in girls. Social Science and Medicine 29: 163–169

Thompson E N 1997 Back pain: bankrupt expertise and new directions. Pain Research & Management 2: 195–196

Turk D C, Okifuji A 1999 Does sex make a difference in the prescription of treatments and the adaptation to chronic pain by cancer and non-cancer patients? Pain 82: 139–148

Turner J A, Clancy S 1986 Strategies for coping with chronic low back pain. Relationship to pain and disability. Pain 24: 355–362

Unruh A M 1992 Voices from the past: ancient views of pain in childhood. Clinical Journal of Pain 8: 247–254

Unruh A M 1996a Gender variations in clinical pain experience. Pain 65: 123–167

Unruh A M 1996b The influence of gender on appraisal of pain and pain coping strategies. Interdisciplinary PhD Thesis. Dalhousie University, Halifax, Nova Scotia

Unruh A M 1997 Why can't a woman be more like a man? Behavioral and Brain Sciences 20: 467–468

Unruh A M, Campbell M A 1999 Gender variation in children's pain experience. In: McGrath P J, Finley G A (eds) Chronic and recurrent pain in children and adolescents. Progress in Pain Research and Management, Vol. 13: 199–241

Unruh A M, McGrath P J 2000 Pain in children: psychosocial issues. In: Melvin J, Wright F V (eds) Rheumatological Rehabilitation, Vol. III

Unruh A M, Ritchie J A 1998 Development of the Pain Appraisal Inventory: psychometric properties. Pain Research and Management 3: 105–110

Unruh A M, McGrath P J, Cunningham S J, Humphreys P 1983 Children's drawings of their pain. Pain 17:

385–392
Unruh A M, Ritchie J A, Merskey H 1999 Does gender affect appraisal of pain and pain coping strategies? Clinical Journal of Pain 15: 31–40
Vienneau T L, Clark A J, Lynch M E, Sullivan M J L 1999 Catastrophizing, functional disability, and pain reports in adults with chronic low back pain. Pain Research & Management 4: 93–96
von Baeyer C L 1997 Presence of parents during painful procedures. Pediatric Pain Letter 1: 56–59
von Baeyer C L, Baskerville S, McGrath P J 1998 Everyday pain in three-to-five-year-old children in day care. Pain Research and Management 3: 111–116
Waldrop R D, Mandry C 1995 Health professionals perceptions of opioid dependence among patients with pain. American Journal of Emergency Medicine 13: 529–531
Warnell P 1991 The pain experience of a multiple sclerosis population: a descriptive study. Axon 26–28
Weisenberg M, Kreindler M L, Schachat R, Werboff J 1975 Pain anxiety and attitudes in Black, White and Puerto Rican patients. Psychosomatic Medicine 37: 123–135
Woodrow K M, Friedman G D, Siegelaub A B, Collen M F 1972 Pain tolerance: differences according to age, sex, and race. Psychosomatic Medicine 34: 548–556

(橋本辰幸、大道美香)

セクションII
痛みの評価

本セクションの目次

7. 痛みのアセスメント　143

本章の目次

概　要　143
　学習の目的　144

痛みの測定における重要事項　145
　臨床における有用性　145
　痛み測定の信頼性　145
　痛み測定の妥当性　146
　痛み測定の種類　146
　　患者自身の報告（セルフレポート）　146
　　観察による測定　147
　　生理学的測定　148

痛みのアセスメント　148
　記述表現による痛みの測定法　150
　　数字尺度　150
　　視覚アナログ尺度　151
　　疼痛部位図示法　153
　　マクギル疼痛質問票　153
　痛み反応の測定　156
　痛みの影響の測定　162
　痛みの多面的アセスメント　164
　特殊な患者の痛みアセスメントとその測定　166

作業療法のあらまし　166

理学療法のあらまし　167

アセスメントや測定の結果に影響すると思われる因子　168
　社会的望ましさ　168
　補償　168
　記憶力の問題　168
　医療者側の態度　169

結　論　169
　学習問題・復習問題　169

7

痛みのアセスメント

Jenny Strong, Jennifer Sturgess,
Anita M. Unruh, Bill Vicenzino

概　要

　これまでの章で、痛みはすべてのものを包含した多面的な体験であることを論じた。「あなたの痛みは0〜10までのスケールで言うとどのくらいの強さですか？」と尋ねるだけでは不充分であり、痛みについてさまざまな面から注意深く評価することが必要で、それが包括的な治療プログラムの作成につながる。この章では、痛みのアセスメントと測定についての知識を、痛み専門医療の初心者に向けて述べる。

　痛みのアセスメントと測定におけるモデルおよび方法の概要を紹介する。幅広く、多分野にまたがる学際的な痛みのアセスメントモデルについて説明し、また、専門や分野特異的なモデルについても解説する。特に、作業パフォーマンスにおける作業療法のモデルは作業療法士によるアセスメントの手引きとなり、急性痛や整形外科的なモデルは理学療法士によるアセスメントの手引きとなるだろう。相互に関係はあるが、別々のカテゴリーとなっている「機能・構造障害 impairment」、「能力低下 disability」、「ハンディキャップ handicap」（WHOモデルと言われているような）、または「機能・構造障害」、「活動と活動制限」、「参加と参加制約」（WHO 1999）について、および痛み測定に関することにつ

Box 7.1 重要用語の定義

1980年に世界保健機関 World Health Organization：WHOは、「機能・構造障害、能力低下、およびハンディキャップにおける国際的分類法（国際障害分類）International Classification of Impairments, Disabilities and Handicaps：ICIDH」を出版し、それらの言葉の分類を促した。慢性の痛みをもつ患者が直面する機能的な障害を考えるにあたり、この分類は有用である。Harperら（1992）は、腰痛に関与した機能・構造障害、能力低下、およびハンディキャップの機能的分類を開発するためにICIDHを利用した。1999年に改定された草案文書（ICIDH-2）が出版されている（WHO 1999）。機能・構造障害の概念は前のままであったが、能力低下とハンディキャップの概念は下に記した定義のように修正された。

機能・構造障害 impairment：機能・構造障害とは、客観的な構造上の制限のことであり、その制限は確実に一貫していて理に適った度合いをもつものである。（Vasuderan 1989, Waddell & Main 1984, WHO 1980, 1999）。心理学的、解剖学的、または生理学的な構造に関係しているものと考えられる。

能力低下 disability および活動制限 activity limitations：WHO（1980）は、能力低下を「ある活動を正常と考えられる方法によって実行する能力の制限または欠落」と定義している。新しいWHOの分類は、能力低下より活動性に重きをおいている。「課題や行動の遂行」を活動と定義し、また「活動の遂行における困難さ」を活動制限と定義している（WHO 1999 p14）が、能力低下や活動制限を判定するには複雑なものがある。Verbrugge（1990）によって引用されているJetteの定義では、「その環境における要求とその人の能力との間の隔たり（ギャップ）」となっており、医療者にとってこの定義が役に立つ。活動制限をしっかりと知るためには、その環境とその人の適合をみる必要、および両者の要素を評価する必要があり、この定義ではそれらの重要性を特筆している。能力低下は、身体的、精神的、または社会的なものであると考えられる。

ハンディキャップ handicap または参加制約 participation restrictions：ハンディキャップは、機能・構造障害や能力低下が、職業、社会、家庭における役割に影響を及ぼす程度のことである（WHO 1980）。ICIDH-2では、参加を「人生・生活場面への関わり」と定義し、また参加制約を「人生・生活場面へ関わる方法や程度における問題」と定義している（WHO 1999 p14）。

信頼性 reliability：信頼性とは、その測定が一貫性をもっていることの程度。すなわち、いろいろな状況（計測者や場所）であろうとも、どんな時にも同じ方法で測れること。

妥当性 validity：妥当性とは、その測定が測ろうとしているものを実際に測っていることの程度。

機能 function：機能とは、活動的な生活技能の発揮のこと。それは身体的能力（たとえば、可動域ROM、筋力、握力、歩容）と心理社会的能力（たとえば、気質、自己認識、まとめる能力）に基づく。

自己効力感 self-efficacy：自己効力感とは、ある特定の結果を出す必要がある特定の行動において、それを達成することができるという自分の能力を信じることである（Bandura 1977, Council et al 1988, Jensen et al 1991, Strong 1995）。

痛み行動 pain behaviours：痛み行動とは、痛みと苦悩を明示的に表わす行為。たとえば、しかめっ面をする、跛行する、活動を避ける、不平を言うというような行動。

いて概説する（Box 7.1参照）。

痛みを評価するための具体的なツールについて、さらにそれぞれの評価の有用性、信頼性、および妥当性について述べる。また、患者の機能について作業療法士や理学療法士には特に関与が深いため、その測定について詳しく取り上げる。さらに、痛みの測定に関連して、治療の効果判定についても論ずる。最後に、痛みのアセスメントや測定において、その結果に影響を与えるであろう他の要因について考察する。

学習の目的

1. 痛みのアセスメントと痛みの測定の違いを理解する。
2. 患者の痛みを評価する理由を理解する。
3. 一般的によく使われている痛みの評価の種類を

知る。
4. 最も一般的に使われている痛み測定ツールを知る。
5. 患者によって痛みのアセスメントをどのように変えなければならないかを理解する。
6. 痛みのアセスメントと測定に対する作業療法や理学療法のアプローチ法を理解する。

痛みの測定における重要事項

　痛みを測ることについての文献は非常に多い。利用できる測定法はたくさんあり、さらに多くのものが開発され、検討されつつある。特殊な状態にあるものに対して、何を測ることが適しているかをどのように決めるのか？これには考慮すべき重要な三つのことがある。測定は、臨床的な「有用性」があるものでなければならず、「信頼性」があるものでなければならない。そして意図したものを測ることができる「妥当性」のある測定でなければならない。測定法の種類を述べる前に、これら考慮すべき三つのことについて簡単に考察し、後に痛みの三つの成分（表現、反応、影響）の測定法について考察する。

臨床における有用性

　診療スタイルというものは、実用本位であったり、その施設独自のものであったりすることが多く、計測を基本とした理論とはあまり合致していないことがある。痛みの測定が臨床に役立つに違いないと考えている人は多いが、ほとんどの人はアセスメントや測定のために割く時間に限界があることを知る。したがって、臨床的に役立つ測定法は無駄を徹底的になくしたものと言える。つまり、短くて効率がよく、利用できる情報を最大限に集めることができるような測定法が適している。このようなことから、痛みの測定を包括的でありながら無駄のないものとするために（特に他の測定法が必要でない限り）、三つの面（言葉による痛みの表現、痛みに対する反応、痛みによる影響）のそれぞれから一つず

つの測定ツールを選ぶことが賢明である。
　診察に組み入れる測定が役立つかは、それらの信頼性と妥当性の質による。信頼性と妥当性が知られていない測定としては、量的な情報を提供するもの、一般的習慣によるもの、保険会社だけに受け入れられるものなどがあるが、それらは患者の痛みに対して正確で自信のもてるアセスメントができるものではない。

痛み測定の信頼性

　信頼できる痛みの測定とは、何度行っても一貫性のある結果をもたらすものである。たとえば、信頼できる温度計は一定の温度環境にあれば、何度測っても同じ温度を指し示す。一定の温度環境にありながら、さまざまな温度を指し示す温度計は信頼性があるとは言えない。測定ツールの属性は、変化に対する反応性であると言われている（Guyatt et al 1987）。信頼性のある痛みの測定は、もし痛みに変化がなければ、二度目に測っても同じ情報を与えるものであり（内部評価の信頼性）、異なる二人の検者が行っても同じ結果もしくは近い値を出すであろう（相互評価の信頼性）。
　機器の信頼性についてのデータは、状況を特定したものである可能性がある。たとえば、特殊な性質をもつ群（個体群統計学的に特殊な痛み状態または健常人）だけによってその信頼性が得られたものかもしれない。このことは大変重要な点であり、機器によって得られるデータを使う者が考慮すべきことである。
　痛み測定の信頼性は、臨床で用いることとどのように関連しているのだろうか？特殊な状態にある患者に対して、最も適したアセスメントやアセスメントの組み合わせを選ぶ際には、効率よく行える測定ツールと心理的な測定データの必要性とのバランスを考える必要がある。最も信頼できる測定ツールはとても長いものであり、患者は集中力がもたなかったり、他の評価法を要求したりすることがあり、非実用的であると言える。多くの臨床現場では、アセスメントを完結させるために使える時間は短いの

で、測定は効率よく時間を使えるものでなければならない。測定の有用性は、このような複雑さによっても制限されるものである。痛みの質を評価するのに、マクギル疼痛質問票 McGill Pain Questionnaire：MPQ（Melzack 1975）が最も効率のよい方法である場合もあるだろう。しかし、患者が英語をほとんど話せない場合やMPQ翻訳版の言語を話せない場合には、視覚アナログ尺度 visual analogue scale：VAS が役に立つ。最近、Jensenら（1999）は簡単な 0 から 10 までの痛み強度の評価法が、慢性的な痛みをもつ患者において、特に多数の患者を用いて行う研究では充分な信頼性と妥当性があると報告している。少数の患者を対象とした解析をする時や個人個人の患者の痛みの強さの変化を検出したい時には、0 から 10 までの混成型の評価法（たとえば、現在の痛み、最悪の痛み、最少の痛み、平均的な痛み）が適している。

痛み測定の妥当性

痛みの測定において、その測定で測ろうと思っているものを本当に測っているなら妥当なものである。その痛み測定が何を測っているのかを厳密に考えると、予期した以上に議論が多くなることがある。たとえば、疼痛部位図示法 Pain Drawing（Parker et al 1995）は、患者が感じているさまざまな種類の痛みについて、ただ単にその部位を描いているだけではない。時折、解剖学的、また生理学的に説明のつかない痛みの分布が描かれる時がある。疼痛部位図示法は、痛みの部位を描いてもらうものなのだろうか？ それとも心理的な苦悩のような何か他のものを測っているのだろうか？ 事実、疼痛部位図示法を用いて痛みをスコア化する方法は、まだはっきりとした結果は得られていないが、心理的苦痛を診る方法としても使うことができると提案されている（Parker et al 1995）。尋常でない図示は、心理的苦痛を伝えている可能性はあるが、異常な痛みの拡がりをも意味している。

ある一つの測定方法（質問票）を開発している時に、われわれはまずその内容の妥当性に悩まされ

自己演習 7.1

自分がひどい片頭痛をもっていると想像してください。あなたのルームメイトは一度も片頭痛になったことがありません。ルームメイトの観察は、あなたがベッドでリラクセーション法を試みながら静かな音楽を聞いているというものです。われわれは、あなたの片頭痛がどのくらい悪いのかについて測ろうとしていると想像してください。
そこでお尋ねします。

- あなたが答える痛み度にどんなことが影響を与えている可能性がありますか？

ルームメイトにお願いして、観察によってあなたの痛みを測ってもらうという方法もあるでしょう。

- ルームメイトによるあなたの痛み測定は、どのくらい正確なものだと思いますか？

あなたの心拍数や呼吸数を測るという方法もあるかもしれません。

- この測定があなたの片頭痛のひどさについて、何かの情報を与えると思いますか？

る。つまり信頼できないのではないかとか、さらには妥当であるはずがないというように。一貫性のない結果を出す測定というものは、測ろうとしている情報ではなく、何か他の違うものについての情報を与えているものである。

痛み測定の種類

痛みの測定の種類とそれらの長所や限界については、自己演習7.1が役に立つ。

患者自身の報告（セルフレポート）

自己演習からわかるように、痛みの測定には患者自身の報告による測定、観察による測定、生理学的測定という三つの種類がある（Box 7.2）。まず患者自身の報告による測定について述べる。痛みをもつ人は、その痛みについての評価を完全なものにするために情報を提供する。患者自身の報告による測定は、いろいろな方法で行われており、ある種の長さ尺度上に痛みの度合いを記すものが多い。患者自身にそれまでの1週間で最も悪い痛み、最も楽な時の

> **Box 7.2　痛み測定の種類**
>
> 1. 患者自身の報告による測定（たとえば、尺度、描写、質問票、日記）
> 2. 観察による測定（たとえば、行動、機能、可動域ROM）
> 3. 生理学的測定（たとえば、心拍数、呼吸数）

痛み、そして平均的な痛みのそれぞれ度合いを記してもらうようにするとよいだろう。痛みが持続的または慢性的な患者の場合には、日記を付けさせることが痛みに対する予測的主観的な見方を減らしていく一つの方法となる。また、患者の生活・人生における痛みの影響を評価することも役立つ方法である。規則的な間隔（期間）をもって書き込めるようにつくられた方式の日記は、必要な情報を比較しながら組み合わせてみることができる。痛みの強さの度合い、休息と活動の程度、その時の気分、感情や情緒の状態などについても記録できる。

　患者自身による報告は、痛みは主観的な体験であるという痛みの定義に矛盾しないことから、痛みの測定における最良の基準であると考えられる。しかし、この測定のジレンマがまさにその主観的なところにある。患者自身の報告というものは、患者自身の痛みの知覚に基づくものであり、その知覚は他の因子によって影響を受けることもある。たとえば、自己演習7.1にある「あなたの片頭痛のひどさについてあなたが表わす痛み度」は、あなたは混じり気なく答えていると医療者が信じている限りにおいてのみに有用である。

　患者自身の報告データの妥当性については論争がある。慢性的な痛みをもつ患者によって報告される痛みのレベルは、同様に報告される身体的な能力低下のレベルと関連性を示していないという結果がある（Patrick & D'Eon 1996）。ここでのジレンマは、能力低下の程度は痛み度と釣り合った関係にあるべきであるとわれわれが直感的に予期しているところにある。それらに関連性がなかった時、患者自身による痛みの強さの報告が大げさであり、妥当でないことを示していると感じてしまう。それはそのとおりかもしれないが、実際の身体的パフォーマンスとそれの認知レベルとがまったく違う構造になっていることなのかもしれない。そしてその実際と認知レベルのどちらもが、慢性的な痛みをもつ患者においては妥当な臨床的情報である。患者自身の報告による測定は、痛みについて伝えるその人自身のコミュニケーション能力に依存する。患者自身による報告は、幼児、小児、そしてコミュニケーションの障害から特別な配慮が必要な人たちにはふさわしくない。

観察による測定

　次に、痛み測定の一つの方法である観察による測定について述べる。この観察による測定は、一般的に医療者または患者が信頼する誰かによって行われ、通常は行動や活動パフォーマンスに関係した痛みの様相を観察から測るという方法で行われる。患者からの報告を裏付けるものとして有用となる場合がある。また、痛みそのもの以外に関して、特に痛みを起こしたり増悪させたりする人間工学的な要因と機能を見極めるために非常に有用である。

　主観を構成している成分は、どんなタイプの痛み患者にどんな種類のプログラム治療が最もふさわしいかを決める時に役立つ（Strong et al 1994）。しかし、観察による測定は、観察のための時間を要することから比較的費用がかかり、また痛み体験における主観的な構成成分と感情的な構成成分に対してあまり感度が良くないと言える。

　研究報告では、急性痛に対しては観察による測定が最も正確であるとされており、その理由として、痛みが慢性的になるほどに痛み行動に慣れが生じる傾向があることがあげられている（McGrath & Unruh 1999）。また、痛みからの行動か、他の何かからの行動かについての指標はない。腹部をぐっと抱え込んだとき、それは痛みのためかもしれないが、吐き気の発作のためにそうしているのかもしれない。その行動が何を意味しているのかを知るためには、その人に尋ねることが必要であり、その人自身による報告を見返す必要がある。

　観察による測定は、患者の痛みのより客観的な評

価であるが、その患者の痛みに対する医療者自身の客観的測定であり、「かつ」、主観的測定である。自己演習7.1にある「あなたの片頭痛に対するルームメイトの観察による測定」は、ルームメイトの片頭痛への未経験さが影響を及ぼし、かつ、横になってリラックスしているように見えるという観察も、その測定に影響を及ぼすであろう。

生理学的測定

痛み測定の三つ目のものとして、生理学的なものがある。痛みは、心拍、呼吸、発汗、筋緊張、またストレス反応に関連したその他の変化などの生物学的変化を引き起こす（Turk & Okifuji 1999）。これらの生物学的変化は、急性痛における間接的な測定法として用いることができる。しかし、急性痛に対する生物学的反応は、身体がそのホメオスタシスを回復させようとしていくとともにそのうちに安定してしまう。たとえば、もしあなたの片頭痛が突然に起こった重篤なものでも、その起こりのはじめの時には呼吸や心拍は小さな変化しか見せないだろう。また、片頭痛がしつこく続いていても、その変化は片頭痛発症前の値に戻っている可能性がある。生理学的測定は、観察による測定がよりむずかしい状況において有用である。たとえば、観察による測定は小児の痛みを測る時に使用可能であり、生理学的測定は新生児の術後痛について重要な情報を提供してくれる（Anand & McGrath 1999）。

要約すれば、患者自身の報告による測定は、痛みの測定の最良の基本である。ともかく、本当にあなたの片頭痛がどのくらいひどいのかを知っているのは、あなただけであるわけである。ルームメイトの測定は、間接的ではあるが、また有用である。三つの測定方法は、どれもいくらかの誤りがあることをここで知っておくことが重要である。それらは100％正確なのではなく、患者の痛みの像の一部分を表わしているものである。次の項では、痛みの描写、痛みへの反応、その人の生活・人生における痛みの影響を知るために使われているさまざまな測定法について考察する。

痛みのアセスメント

介入前に行う痛みのアセスメントは痛みチーム pain team [※訳注19] にとって、患者の完全な全体像、つまり患者が必要としていることや困難なことを確実につかむために重要である。アセスメントと測定という言葉は、お互い関連があり、しばしば置き換え可能な言葉として使われるが、それらの意味はやや違う。アセスメントとは、痛み体験について異なった成分間での関係をみる広範囲の診察である。一方、測定は、各成分についての量化である。アセスメントの構成を考えないでいろいろな成分を測ってしまうことがありがちであり、そのように集まった情報は、その患者に介入プログラムが有益であるかどうかを決める時に、ほんのわずかしか役に立たない。何を測るかはどのアセスメントモデルを使うかによって決まり、アセスメントモデルは診療の基準枠によって決まる。

痛みそのものについて、およびその痛みが患者の生活に及ぼしたことについてのアセスメントは、医療者にとって重要な仕事である。どのような種類のアセスメントを使うかは、治療施設の種類やどんな患者の紹介を受けるかによっても影響を受ける。痛み患者の状態のアセスメントを行うには、それぞれ異なる理由が存在することを覚えておく必要がある。これらの異なるアセスメントの解釈は互いに矛盾しないし、また、痛みの異なる段階において重要さをみせてくる。副木を外すためにあるセラピストを紹介され、まもなく固定解除となり、後に地元のセラピストに引き渡すことになっている患者の場合、そのまま何週間以上も診続けていく可能性のある患者とは異なったアセスメントを行う。長年、作業療法士は痛みのアセスメントに生物心理社会モデルを利用してきている（e.g. Milne 1983）。一方、

※訳注19　痛みのためのチーム医療メンバー。

理学療法士は生物医学的モデルに信頼をおいている傾向にある。最近、理学療法士は診療において、より包括的な心理社会的アセスメントモデルを利用することを力説してきている（Strong 1999, Watson 1999）。

アセスメントは診断に役立つ手段となりうる。また、介入やマネジメントにおける目標を明確にしたり、治療プログラムの効果の評価にも役立つ手段になりうる。さらに、患者の機能的な能力（痛みがあってもできること）や保険金・補償金・年金のためのデータを提供する手段にもなりうる。痛みのアセスメントが一人の患者に再三にわたり行われる場合には、ただリストされた順に従っているだけの可能性もあるが、どちらかといえば診断上（もしくは診査上）の理由のためであり、それは的確で適切な治療目標を立てるために役立つものになろう。

慢性的な痛みでは、機能・構造障害、能力低下（活動と活動制限）、ハンディキャップ（参加と参加制約）についてのWHOの分類が特に重要となる。機能・構造障害のアセスメントは痛みの強さによって判断し、能力低下のアセスメントは身の回り動作、離床、持久力の不足によって判断し、また、ハンディキャップのアセスメントは職業的・社会的・家族的な役割の欠如によって判断することができる（Patrick & D'Eon 1996）。

前に書いたように、一般的にはその状態に最も適したアセスメントモデルや基準枠を使って患者の痛みを評価する。基準枠は、アセスメントに焦点を当て、必要とする事柄を測定によって順々に決める。多くの症例において、痛みのアセスメントに対する純粋な生物医学的アプローチは不適当である可能性がある（Vlaeyen et al 1995）。なぜならそれは生物学的測定に焦点を当てていて、その他の心理学的および環境因子などを考えていないからである。現在、生物心理社会モデルが多く提唱されている（Turk 1996）。このモデルは、痛み体験における生物学的・心理学的・社会的な成分の関係を考慮したアセスメントを導き、3種類それぞれの成分の中のどんな要素を測定すべきかについて正確に判定するものである。

また、痛みのアセスメントにおいては、その他のいくつかの要素によって最適なモデルや基準枠が決まる。これらの要素には次のようなものがある：急性の痛みか慢性の痛みか、介入をチームメンバーとして提供するか一人の痛み医療者として提供するか、リハビリテーションが必要かどうか、補償の関与の有無、そしてアセスメントを複雑にする可能性のある困難さ（認知障害とか、外国語を母国語とする場合など）の有無。心理学的、社会的、および人口統計的な要素は、痛みの慢性化の進行に重大な影響を与えることが明らかになってきており（Polatin & Mayer 1996）、これらの点についてアセスメント手順に含める必要がある。

患者の痛みのアセスメントで集まった情報が、最良の目的に向けて使われるべきであることを覚えておく必要がある。こんなことはわかりきったことのように聞こえるだろうが、アセスメント情報の目的を充分に考えていないことがよくある。そのような場合には、アセスメントにおいて背景の情報が不充分であったり、あり過ぎたり、また特殊な状況にある患者特有の情報が不充分であったりという結果を招く。情報がある結果判定に重要な場合、最初に用いる測定法は介入プログラムの目標に関連性のあるもので、治療終了時に再度測ることができるものである必要がある。

陥りやすい点に対処して、関連性のある適切な情報を確実に得るためには、患者のデータ収集について基本的なルールに従う必要がある。

- 患者自身のことや患者の個人的な状況を知ることによって協力関係を築く。そのためのある程度の時間を初診時に確保すること
- 決められたアセスメント項目について、患者が詳細に述べたり、その応答でさらに詳しく述べたりすることをできる限り許可すること
- 患者の情報を積極的に聞くこと、そして患者がもっと話したいことを示す様子に気づくこと（たとえば、ためらい、ある様子が急に現われる、「し

かしそのことについてはそれ以上聞いてもらう必要はない」というようなコメント）
- 患者の生活スタイルとQOLの関わりについて、可能な限りたくさんのことを理解するように努めること
- 患者の情報を覚えておくこと

痛みに関する文献の中で、患者の痛みについての情報を集める手段となりうるさまざまな種類のアセスメントモデルを目にすることがある。たとえば、Jamison（1996）は七つのカテゴリーをもつアセスメントモデルを提案している。そのカテゴリーは、痛みの強さ、機能の能力、気分とパーソナリティ、痛みに対する信念と対処、薬物治療歴、悪影響、および心理社会的な病歴となっている。また、WoolfとDecosterd（1999）は、患者の痛みについてのインタビュー形式のアセスメントを提唱している。それは、以前に理学療法士（Maitland 1987）によって提唱されたものに類似しているが、下にあげるような構成である。

- その痛みは自発的に起こっているのか？ 誘発されて起こるのか？
- その痛みが誘発されて起こる場合、刺激となるものの種類や強さは？
- その痛みの質はどのようなものか？
- その痛みの分布はどうか？
- その痛みは持続的か？ 間欠的か？
- その痛みの強さは？
- 臨床的アセスメント

アセスメントモデルはそれぞれに重要な特徴をもつが、一般的に、痛みのアセスメントには欠くことのできない三つの成分があり、それはほとんどの痛み患者に対して考慮されるべきである。これらの成分とは、痛みの記述表現、痛みへの反応、生活・人生における痛みの影響である。

次の項で、これら三つの成分それぞれのために使われる種々の測定法について考察する。それぞれの成分には一連のサブカテゴリー（下位カテゴリー）があり、それぞれのサブカテゴリーに対しては通常、数々の測定ツールや測定方法がある。これらの測定については、この章の中で表にまとめてある。

記述表現による痛みの測定法

記述表現による痛みの測定法とは、通常、患者自身の報告によるものを指しており、質問票、痛み度尺度、視覚アナログ尺度、図示に代表される。痛みについて、その強さ（たとえばどのくらいの痛みか）、質（たとえば灼けるような、うずくような、じわっとした、鋭いなど）、および身体の部位に関して言葉で述べてもらうものである。

患者から痛みの記述表現を集めるにあたって、いくつかの点を考えておくことが役に立つ。ベースラインとする痛みの記載は、変化の比較ができるように考慮する。理想的には、治療を開始する前、治療中、そして治療の最後に痛みを調べるべきである。数字評価尺度のような簡易的な尺度は、2週間までの慢性痛治療プログラムにおいて毎日使用されている。その場合、アセスメントの信頼性を高めるために、平均化した結果を用いている。このアセスメントデータの量は、介入後の変化と正確に比較できるベースラインを与えてくれるほどのものになるが、ほとんどの臨床状況においてそれを達成させることはむずかしい。痛みの強さに関する患者自身による報告が信頼できるものであり、妥当なものであるというエビデンスは多い（Jamison 1996）。

数字尺度

数字評価尺度 numeric rating scales：NRS は最もよく使われているものであるが、視覚アナログ尺度 visual analogue scales：VAS や口頭評価尺度 verbal rating scales もまたよく使用されている（Jamison 1996）。一般的に使われている痛み強度の測定法における妥当性について検討した研究では、11段階のチェック式尺度 11-point box scale は、直線によるもの[※訳注20]と比較して最も妥当性があると報告されている（Jensen et al 1989）。チェック式尺度の点数が的確であったこの研究は、術後痛（すなわち急性痛）患者を対象としたものである。

Table 7.1 痛みの記述表現について一般的に使われている評価法

アセスメント名	形式	心理測定としての状態	有用性
視覚アナログ尺度 Visual Analogue Scales：VAS（縦線や横線を用いたもの、および数字によるものを含む）	自己報告方式。多くの種類がある。たとえば、縦線や横線を使ったもの、プラスチックの定規の型のもの。	10cmの線上に記された値の正確度については、しばしば疑わしいことがある。	痛みの強さの測定法。素早く、規則的に繰り返して測ることが可能。言語の問題がない。がんの痛みを測るのに便利。
マクギル疼痛質問票 McGill Pain Questionnaire：MPQ およびその簡易版 SF-MPQ	自己報告方式。20カテゴリーに分類された形容詞の一覧で、それぞれのカテゴリーの中から該当する形容詞を選ぶもの。簡易版は、15の形容詞の一覧と痛み強度についての2尺度からなる。	総合点とそれぞれの面で分けた点数による。信頼性と妥当性は確立されている。使われている言葉が難しいことが多少問題である。	感情、評価、感覚の三つの面における痛みの質を測定。臨床研究で広く使われている。
疼痛部位図示法 Pain Drawing（さまざまな種類がある）	自己報告方式。人体図（前面、背面）に痛みのタイプと部位を描き込むもの。	疼痛部位図示法用に開発された評価尺度は妥当性が低い。	患者が感じる痛みの部位の確認。患者には高い妥当性を示す。

初期の研究ではNRSが慢性的な痛み患者に最適であると示唆されている（Jensen et al 1986）。またStrongら（1991）は、慢性腰痛患者を対象とした場合、痛み強度の測定法として横一直線のVASとともにチェック式尺度も好まれることを見出した。患者による痛みの記述表現を収集する際に使われる数々のアセスメントについてはTable 7.1に記載した。また、Fig 7.1にこれらの痛み強度測定法を示した。

視覚アナログ尺度

視覚アナログ尺度 VAS は単純な10cmの線（一端には短い垂直線がある）で、横線表示と縦線表示のタイプがある。患者は、その線上に自分の痛みの度合いに対応した印を付けるように言われる。その線の一端には「痛みなし」、もう一方の端には「きわめてひどい」または同じような意味の言葉の記述がある。VASは感度がよく、簡単で、再現性があり、世界共通なものである（言い換えれば、文化や言語が違うような状況においても理解されうるものである）（Huskisson 1983）。

最近の研究では、4点カテゴリー尺度 four-point categorical scale において中等度の痛みであるとされる患者の85％、また、重度の痛みを訴える患者の98％が、VASの10cm線上の3cm以上のところに印を付けるとの報告がある（Collins et al 1997）。このことは、重度の痛みをもつ患者を含めることでかなり信頼できるものにしていることを意味しており、中等度やそれ以下の痛みをもつ患者も含まれている可能性がある。この知見は、VASは一人の患者を経時的に診て比較していく時に有用であるが、患者間での比較という点においては信頼度が低いという事実を浮き彫りにしている。

VASは横線表示と縦線表示があるが、臨床のエビデンスとしては横線のタイプが好まれることが多い。縦線表示のものは背部痛患者において、その線が脊柱を表わしていて、線上に痛みの部位を印すと間違えて受け取られてしまうことが知られている。

※訳注20 VAS。

視覚アナログ尺度　Visual Analogue Scale：VAS（横一直線のもの）

痛みなし ——————————————————— 想像しうる最悪の痛み

数字評価尺度　Numeric Rating Scale: NRS

あなたの痛みを最もよく表わしている数字を0～100までの間で書いてください。
0は痛みなしを意味しています。100は想像しうる最悪の痛みを意味しています。

ここにその数字を1つだけ書いてください。＿＿＿＿

チェック式尺度　Box Scale

痛みなしを0、想像しうる最悪の痛みを10とした場合に、あなたの痛みはどの程度ですか？　下の該当する番号のボックスに×を付けてください。

| 0 | 1 | 2 | 3 | 4 | 5 | 6 | 7 | 8 | 9 | 10 |

口頭評価尺度　Verbal Rating Scale

(　) 痛みなし
(　) 少し痛い
(　) かなり痛い
(　) これ以上の痛みはないだろう痛み

行動評価尺度　Behavioural Rating Scale

(　) 痛みなし
(　) 痛みはあるが、気にならない
(　) 痛みがあり、気にかかるが、毎日の活動の妨げにはならない
(　) 痛みがあり、気にかかり、集中力の妨げになる
(　) 痛みがあり、気にかかり、トイレや食事のような必要最小限の用をする以外のすべてのことの妨げになる
(　) 痛みがあり、気にかかり、休んだり、横になることが必要である

Fig 7.1　痛みの強さの測定

現在使われているVASの変形のものとして、視覚アナログ温度計 Visual Analogue Thermometer（Choinière & Amsel 1996）や痛みオーメータ Pain-O-Meter（Gaston-Johansson 1996）がある。これらはやや手の込んだプラスチック製の器具で、コピー機の複写でつくられたVASで起こる測定誤差をいくらか減らすように設計されている。線が10cmでない場合には、測定値の信頼性が問題となる。他のタイプのVASの変形のものとして、線の長さの違うものや、痛みの感覚と痛みの影響を測るために語句が変えられているものがある（Price & Harkins 1987）。

VAS（または同類のもの）は測定が簡潔であるので、がんの痛みの測定に有用である。深刻な病に

ある人にとって長時間のアセスメントは耐えられないものであるため、がんの痛みの測定は簡便である必要がある（Ahles et al 1984）。頻回の測定が必要になれば、痛みは変化してしまう。したがって、何度も測定して信頼を得るものではなく、素早く行う測定が望ましい。

疼痛部位図示法

疼痛部位図示法 Pain Drawing は、患者が痛みを感じている部位を図中に示すことで情報を得るもので、簡単な方法として使われ続けている。直接的な方法のような印象があるかもしれないが、この疼痛部位図示法は二つの重要な側面をもち、その設定しだいで大きく異なることがある。重要な側面とは、痛みの部位の図示をどのように記載するかの説明、およびその図示されたものの解釈と点数化（何か方法があるとすれば）である。疼痛部位図示法は、前面と背面の人体の輪郭図からなるものであり、患者は自分の痛む部位に陰を描き込むことでどこが痛いのかを示したり（Margolis et al 1986）、何らかの記号を用いて痛みの種類（たとえば、しびれ、うずき）を示したりする（Ransford et al 1976）。Margolisら（1986、1988）は、全身の部位の中で痛みを点数化する方法を開発した（Margolis疼痛部位図示法と点数化システムについてはFig 7.2を参照）。

Ransfordら（1976）は、心理的な障害をもつ患者をスクリーニングするための詳細な点数化システムを開発した。それは、患者による痛み部位の図示が生理学的に考えられないものであれば、問題があることを示している可能性があるというものである。この報告を受けて、疼痛部位図示法では心理的苦痛の程度を示すためにさまざまな方法で点数化や評点化が試みられてきている（Ransford et al 1976, Parker ct al 1995）。しかし、これらの評価尺度は信頼性が低い。したがってこの疼痛部位図示法は、点数化などのシステムを使わずに用いれば、患者の痛みの部位や拡がりについての有益な情報を得られるものであり、臨床的推論に役立つ有用なツールとなりうる。

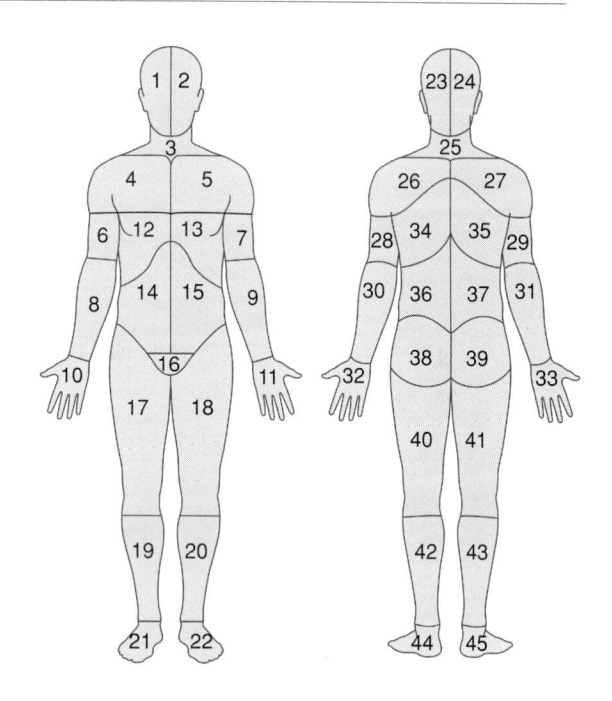

Fig 7.2 Margolis疼痛部位図示法と点数化システム
身体を45の部分に分けてある。それぞれの部分で、痛みがあることを示せば1点、痛みがなければ0点とする。さらに、それぞれの部分について、体表面積に対する割合が等しくなるように重み付けの数値が与えられている。（reprinted from Pain 24, Margolis et al, pp. 57-65. ©1986, with permission from Elsevier Science）

マクギル疼痛質問票

マクギル疼痛質問票 McGill Pain Questionnaire：MPQ（Melzack 1975）は、数字による強度尺度、一連の記述語、疼痛部位の図示からなっている。患者は、20のグループに分けられた形容詞の中から今の痛みを表わしているものを示すよう求められるが、それぞれのグループの中から一つだけの言葉しか選んではいけないことになっている。その形容詞の一覧は、その人の痛みの感覚的（カテゴリー 1 〜 10）、感情的（カテゴリー 11 〜 15）、評価的（カテゴリー 16）な面を引き出すようにできている。また、その他（カテゴリー 17 〜 20）という枠も設けている。このMPQで算出される定量化された点数は、選んだ言葉の数、総合痛み指数、感覚的痛み指数、情動的痛み指数、評価的痛み指数である。このようにMPQは、言葉による痛みの表現に焦点を絞

名前：＿＿＿＿＿＿＿＿＿＿＿＿＿＿　年月日：＿＿＿＿＿＿＿＿＿＿＿＿＿＿

あなたの痛みはどのような感じですか？

これから私が読みあげる言葉の中にあなたの今の痛みを表わしているものがあります。最もよく表わしている言葉を私に教えてください。
それぞれのグループで最もふさわしいと感じた言葉を一つだけ選んでください。適した言葉がグループの中にない場合には「なし」で結構です。

1
1 ちらちらする
2 ぶるぶる震えるような
3 ずきずきする
4 ずきんずきんする
5 どきんどきんする
6 がんがんする

2
1 びくっとする
2 ぴかっとする
3 ビーンと走るような

3
1 ちくりとする
2 千枚通しで押し込まれるような
3 ドリルでもみ込まれるような
4 刃物で突き刺されるような
5 槍で突き抜かれるような

4
1 鋭い
2 切り裂かれるような
3 引き裂かれるような

5
1 つねられたような
2 圧迫されるような
3 かじり続けられるような
4 ひきつるような
5 押しつぶされるような

6
1 ぐいっと引っ張られるような
2 引っ張られるような
3 ねじ切られるような

7
1 熱い
2 灼けるような
3 やけどしたような
4 こげるような

8
1 ひりひりする
2 むずがゆい
3 ずきっとする
4 蜂に刺されたような

9
1 じわっとした
2 はれたような
3 傷のついたような
4 うずくような
5 重苦しい

10
1 さわられると痛い
2 つっぱった
3 いらいらする
4 割れるような

11
1 うんざりした
2 げんなりした

12
1 吐き気のする
2 息苦しい

13
1 こわいような
2 すさまじい
3 ぞっとするような

14
1 いためつけられるような
2 苛酷な
3 残酷な
4 残忍な
5 死ぬほどつらい

15
1 ひどく惨めな
2 わけのわからない

16
1 いらいらさせる
2 やっかいな
3 情けない
4 激しい
5 耐えられないような

17
1 ひろがっていく（幅）
2 ひろがっていく（線）
3 貫くような
4 突き通すような

18
1 きゅうくつな
2 しびれたような
3 引きよせられるような
4 しぼられるような
5 引きちぎられるような

19
1 ひんやりした
2 冷たい
3 凍るような

20
1 しつこい
2 むかつくような
3 苦しみもだえるような
4 ひどく恐ろしい
5 拷問にかけられているような

Fig 7.3　マクギル疼痛質問票 McGill Pain Questionnaire：MPQ の形容詞一覧（from Melzack 1975, with kind permission from Professor R. Melzack）

簡易版マクギル疼痛質問票　Ronald Melzack

患者氏名：＿＿＿＿＿＿　　　年月日：＿＿＿＿＿＿＿

	全くない	いくらかある	かなりある	強くある
1　ずきんずきんする痛み	0) ＿＿	1) ＿＿	2) ＿＿	3) ＿＿
2　ビーンと走るような痛み	0) ＿＿	1) ＿＿	2) ＿＿	3) ＿＿
3　刃物で突き刺されるような痛み	0) ＿＿	1) ＿＿	2) ＿＿	3) ＿＿
4　鋭い痛み	0) ＿＿	1) ＿＿	2) ＿＿	3) ＿＿
5　ひきつるような痛み	0) ＿＿	1) ＿＿	2) ＿＿	3) ＿＿
6　かじり続けられるような痛み	0) ＿＿	1) ＿＿	2) ＿＿	3) ＿＿
7　熱く灼けるような痛み	0) ＿＿	1) ＿＿	2) ＿＿	3) ＿＿
8　うずくような痛み	0) ＿＿	1) ＿＿	2) ＿＿	3) ＿＿
9　重苦しい痛み	0) ＿＿	1) ＿＿	2) ＿＿	3) ＿＿
10　さわられると痛い痛み	0) ＿＿	1) ＿＿	2) ＿＿	3) ＿＿
11　割れるような痛み	0) ＿＿	1) ＿＿	2) ＿＿	3) ＿＿
12　うんざり、げんなりするような痛み	0) ＿＿	1) ＿＿	2) ＿＿	3) ＿＿
13　吐き気をもよおすような痛み	0) ＿＿	1) ＿＿	2) ＿＿	3) ＿＿
14　こわいような痛み	0) ＿＿	1) ＿＿	2) ＿＿	3) ＿＿
15　いためつけられるような苛酷な痛み	0) ＿＿	1) ＿＿	2) ＿＿	3) ＿＿

VAS　　　痛み無し ├─────────────┤ 想像しうる最悪の痛み

痛み感覚の程度 Pain Perception Index: PPI

0　痛み無し　　　＿＿
1　軽い痛み　　　＿＿
2　不快な痛み　　＿＿
3　悩まされる痛み　＿＿
4　恐ろしい痛み　＿＿
5　責めさいなまれる痛み　＿＿

Fig 7.4　簡易版マクギル疼痛質問票 SF-MPQの形容詞一覧 (from Melzack 1987, with kind permission from Professor. R. Melzack)

っていながら、多面的にとらえることができるものである。このMPQは、痛みの評価測定法としておそらく最も広く使われているであろう。後にMelzack (1987) は簡易版マクギル疼痛質問票 SF-MPQを開発した。MPQの形容詞とSF-MPQをFig 7.3とFig 7.4に示す。

多くの研究者が高度な定量化の方法を用いてMPQを利用 (e.g. Lowe et al 1991, Strong et al 1989) しているが、臨床家にとっての本来の価値は、人の痛みの質的な特徴を確認することであり、劇的ではない微妙な臨床的変化を検出することである。言葉を選んでもらうことにより、その人の痛み

が意外な特徴をもっていることを知ることもできる。たとえば、腰痛の訴えがある患者で「冷たい cold」という形容詞を選んだとしたら、それは普通ではないだろう。また、幻肢痛患者で「刃物で突き刺されるような stabbing」、「灼けるような burning」、「持続的 constant」という言葉を選べば、完璧に予測どおりである。Jeromeら（1988）は、MPQにおいては総合点に注目するよりむしろ、患者によって選ばれた特異的な言葉に注意を払うべきであると提唱している。MPQの信頼性と妥当性は充分に確立されており、MelzackとKatz（1994）によって報告されている。

痛みの記述表現の包括的な測定は、自分の痛みについて充分に話せたと患者に感じさせることができ、また、患者が感じていることの理解に役立つ。徹底的に評価することは、治療上の信頼関係を構築する上で役に立つものとなりうるが、注意すべき点として、患者が充分にわかってもらえたと感じるか、やり過ぎ、強いられたと感じるか、紙一重である。このような理由から、測定ツールは有効であるが比較的短いものであることがほとんどの場合で適している。

痛み反応の測定

人の痛みに対する反応は、非常に個人的なものであり、生理学、パーソナリティ、それまでの人生経験、家族、文化に基づいている。痛みにどのように応ずるかは、行動学的および心理学的な反応や変化によって説明されることが多くあり、治療者はこういう特徴を理解しておく必要がある（Flaherty 1996）。したがって、うつ状態 depression とか疾病行動 illness behaviour のような様相は、包括的な痛みのアセスメントにおける重要な構成要素となる。この点について有用な測定法のいくつかをTable 7.2にリストする。

痛みの発生源のことや再受傷の可能性についての患者自身の恐怖や信念は、痛みに対する反応と回復過程に影響を与えるといういくつかのエビデンスがある（Main & Watson 1996）。恐怖－回避信念 fear-avoidance beliefs は、おそらく患者自身の身体活動の経験と痛みから生じているが、認知性と情動性の要素によって変化させることができる（Waddell et al 1993）。患者の全体像を徹底的に把握して、何が患者の行動に影響しているかを理解するためには、態度 attitudes と信念を評価する必要がある（Strong et al 1992）。

痛みに対する恐怖や信念については、良好な信頼性と妥当性をもった二つの評価法があり、セラピストにとって有用なものと思われる。痛み態度調査票－改定版 Survey of Pain Attitude-Revised：SOPA-R（Jensen & Karoly 1991, Jensen et al 1987）は、その最も新しいバージョンにおいて、慢性的な痛みをもつ人にとって長期にわたる適応に影響を及ぼす七つの信念を評価している。SOPA-Rの下位尺度では、患者自身が自分の痛みをコントロールできると信じることへの程度を評価する：痛みによる能力低下がある；障害があって運動を避けるべきである；感情が痛み体験に影響を与えている；薬物療法が適している；他者、特に家族が気遣うべきである；医学的な治療法がある（Jensen & Karoly 1991）。最近では、SOPA-Rのさらなる改定されたものがあり、それは臨床使用としてより短いバージョンSOPA-B（brief）となっている（Tait & Chibnall 1997）。このSOPA-Bは30項目からなり、心配、感情、治療、コントロール、悪影響、能力低下、薬物についての下位尺度を評価する。

もう一つのツールである痛み信念－知覚質問票 Pain Beliefs and Perceptions Inventory：PBPIは、時の経過の中での痛みの安定性について患者の信念を調べるもので、どの程度まで痛みを不可解なこととみているか、どれくらい痛みが自分のせいであると思っているかについて調べる（Williams & Thorn 1989）。より最近のPBPIを用いた研究では、三つの尺度というより、むしろ多くの患者グループにおいて四つの尺度が存在していることが裏付けられている（Herda et al 1994, Morley & Wilkinson 1995, Williams et al 1994）。PBPIの4尺度バージョンを使えば、不可解なもの

Table 7.2 痛みに対する反応について一般的に使われている評価法

アセスメント名	形式	心理測定としての状態	有用性
恐怖-回避信念質問票 Fear-Avoidance Beliefs Questionnaire	自己報告方式。16項目が1ページになっている。	今のところ最初の研究のみであるが、その研究では良好な再現性の信頼性をだしている。比較的安定した二つの因子の構成である。	仕事と身体活動における恐怖-回避信念を測るためのもの。腰痛患者用。
動作と痛み予測尺度 Movement and Pain Predictions Scale：MAPPS	10項目からなる。特殊な動作の連続的な図を用いたもの。10点強度尺度による。	七つの自己効力反応と実際の動作との間で相関関係がある。	自己効力感の期待、痛み反応の予測、完璧な動作ができない理由を評価する。
痛み態度調査票-改定版 Survey of Pain Attitudes-Revised：SOPA-R	自己報告方式。57項目。5点のリカート尺度※訳注21による。	内的一貫性、弁別の妥当性、構築の妥当性、および因子の構成、すべてが適している。	長期にわたって慢性的な痛みに適応することに影響を与えるであろう七つの信念を評価する。慢性腰痛に最も役立つ。
自己効力感尺度 Self-Efficacy Gauge	自己報告方式。27項目。1～10点のリカート尺度による。	良好な内的一貫性と再現性の信頼性を出している。収束した妥当性の裏付けあり。	家庭におけるさまざまな基本的な活動を介助なしに行う能力に対するその人の自信を評価する。
疾病行動質問票 Illness Behaviour Questionnaire：IBQ			慢性的な痛み状態における異常な疾病行動と、身体的病態と矛盾した反応を表わすような他の状態を評価するための七つの尺度。広く使われている。
コーピング方略質問票 Coping Strategies Questionnaire	自己報告方式。		痛みの認知行動療法に基づいたコーピング方略を適用するかを決めるために用いる。広く使われている。
痛み信念-知覚質問票 Pain Beliefs and Perceptions Inventory	自己報告方式。16項目。	有効な下位尺度を三つもつか四つもつかについて議論がある。	このツールはいくつかの使用法があるが、SOPA-Rほど広くはない。
痛み自己効力感質問票 Pain Self-Efficacy Questionnaire：PSEQ	自己報告方式。10項目の質問からなり、7点尺度を用いる。	内的一貫性と再現性の信頼性は許容範囲内である。構築および併用の妥当性についての裏付けあり。	慢性的な痛みについて特異的に開発されたものである。痛みがあってもできる活動についての自信の度合いを評価する。

※訳注21　リカート尺度 Likert Scale：質問に対する答えを聞く場合に、いくつかの段階の尺度を用いる方法。たとえば「そう思う」「どちらとも言えない」「全くそう思う」など。

であるという思い、自分のせいであるとの思い、永久に続くという考え、痛みは変わらないという考えに対する患者の信念について、簡単でありながらも臨床的に有用な評価を出せると考えられる（Williams et al 1994）。点数化の手がかりと正常データについては、Williamsら（1994）による論文の付録に含まれている。SOPA-RとPBPIの両方ともが頼りになるものであるが、心理測定的な特徴はSOPA-Rの方が強く、より広い範囲の患者に対してPBPIより有用であろう（Strong et al 1992）。

信念に関係するもう一つの重要な考えとしては、痛みの受け止め方である。すべての痛みが人々を悩ませてはいない。スポーツ関与で起こった痛みのようなものは、挑戦 challenging として受け止められる。他の痛み、たとえば火傷からの痛みのようなものは、明らかな傷害が原因になっていることから強い脅迫 threatening として受け止められる。さらに他の痛みとしては、出産の痛みがあり、痛みがひどいことから強い脅迫として受け止められるが、一方では、通常、妊婦は正常であることを知って子供を出産するために、大いなる挑戦としても受け止められる。痛み評価質問票 Pain Appraisal Inventory（Unruh & Ritchie 1998）は、受け止め方（脅迫と挑戦）についての評価法である。この評価法はさまざまなタイプの痛みに用いることができ、強い信頼性と妥当性を示している。

自己効力の考え方、または何かの活動をする能力についての自信 confidence は、痛みに対する態度および信念と結び付いている。結果の予想と組み合わせられた自己効力の予想（すなわち、ある特定の行動はある一定の結果に帰結するであろうという信念）は、ある活動に対する回避 avoidance や参加 participation に影響を与える（Bandura 1977）。痛みとの関連において、自己効力についての信念は、患者のスキルと治療の場以外でのパフォーマンスとの間に、ある程度の可変性がある可能性があると言われている（Gage & Polatajko 1994, Strong 1995）。

痛みに関する自己効力感を測るために、いくつかの方法が開発されてきている。最も役立つものとして、動作と痛み予測尺度 Movement and Pain Prediction Scale：MAPPS（Council et al 1988）、痛み自己効力感質問票 Pain Self-Efficacy Questionnaire：PSEQ（Nicholas 1994）、自己効力感尺度 Self-Efficacy Gauge（Gage et al 1994）がある。

MAPPSは、10パターンの簡単な動作のそれぞれについて五つの連続的な動作の図を用いたものである。その動作をすることができるとどの程度思えるか（自己効力感）、動作のそれぞれの段階での痛み（痛み－反応の予想）、そして動作を完璧にできない理由が点数化される（Council et al 1988）。自己効力に関する反応（7項目）と実際の動作のパフォーマンスにおいて、有意な相関が示されている。PSEQは慢性痛に特異的につくられた10項目のリカート式の質問票である。痛みがあってもできる活動に対する自信の程度を尋ねるものであり、妥当性と信頼性を裏付ける研究がある（Nicholas 1994）。PSEQをFig 7.5に示す。自己効力感尺度（Gage et al 1994）は、27項目の質問票である。介助なしにある活動をこなす自信の程度について、患者自身が点数を付けるものである。自己効力感尺度についてはFig 7.6に示す。この尺度は、作業療法士によって開発されたもので、作業パフォーマンスに影響を与えるさまざまな障害（痛みを含む）をもつ患者に対応したものである。

いくつかのアセスメントは一般的に、痛みに対する反応から生じている（または痛み反応を高めている）であろう心理的な面を評価するために用いられる。ベック抑うつ尺度 Beck Depression Inventory（Beck et al 1961）は、慢性的な痛みに絡んでいるうつ状態のレベルを評価するために広く用いられている。臨床および研究の双方において、この質問票は非常に高い信頼性をもつ。しかしながら、その使用には制限があり、たとえばセラピスト（理学療法士や作業療法士など）にとって有用なものとはなりえない。セラピストは、その評価の重要性を理解して、患者についての情報を与えてくれるものとして、この質問票を知っておく必要がある。

氏名：_____　　年月日：_____

下のことについて、**現在の**あなたが痛みがあってもやれるという**自信**の程度を教えてください。0は「全く自信がない」、6は「完璧な自信がある」です。それぞれの項目の下の番号を1つ選んで○を付けてください。

記入例
全く自信がない　0　1　2　③　4　5　6　完璧な自信がある

この質問票は「あなたがしてきたのか、してこなかったのか」を尋ねるものではありません。**痛みがあっても、** 現在のあなたがそれを行う自信があるかどうかを尋ねています。

1. 痛みがあっても、いろいろなことを楽しむことができる。
   全く自信がない　0　1　2　3　4　5　6　完璧な自信がある

2. 痛みがあっても、家の雑用（片付け、食器洗いなど）のほとんどをやることができる。
   全く自信がない　0　1　2　3　4　5　6　完璧な自信がある

3. 痛みがあっても、前と変わらず友達や家族と付き合うことができる。
   全く自信がない　0　1　2　3　4　5　6　完璧な自信がある

4. ほとんどの場合、痛みを抱えつつ、なんとかうまくやれる。
   全く自信がない　0　1　2　3　4　5　6　完璧な自信がある

5. 痛みがあっても、何らかの仕事をこなすことができる。（家事などの無給の仕事も含む）
   全く自信がない　0　1　2　3　4　5　6　完璧な自信がある

6. 痛みがあっても、趣味や余暇活動のような楽しいことを今でもたくさん行うことができる。
   全く自信がない　0　1　2　3　4　5　6　完璧な自信がある

7. 痛みを抱えつつ、薬なしになんとかうまくやれる。
   全く自信がない　0　1　2　3　4　5　6　完璧な自信がある

8. 痛みがあっても、自分の人生の目標のほとんどを達成することができる。
   全く自信がない　0　1　2　3　4　5　6　完璧な自信がある

9. 痛みがあっても、ふつうの生活スタイルで生活することができる。
   全く自信がない　0　1　2　3　4　5　6　完璧な自信がある

10. 痛みがあっても、だんだんともっと活動的になることができる。
    全く自信がない　0　1　2　3　4　5　6　完璧な自信がある

Fig 7.5　痛み自己効力感質問票 Pain Self-Efficacy Questionnaire：PSEQ（from Dr. Michael Nicholas, Pain Management Centre, St. Thomas' Hospital, London, with kind permission）

他の人の介助なしに、あなたが毎日の活動を行えるかどうかを知りたいと思っています。杖や車椅子のようなものを使って行っていても構いません。それぞれの質問を注意深く読んでください。その活動をこなすことができるという自信（確信）のレベルに最も近い番号を○で囲んでください。1は、他の人の介助なしにその活動をこなせる自信（確信）が全くないことを示しています。10は、他の人の介助なしにその活動をこなすことができるという絶対の自信（確信）があることを示しています。できるだけたくさんの質問に答えていただくことが大切ですが、もし気分を害するような質問がありましたら、とばしていただいても結構です。

自分ができるという自信（確信）をどのくらいもっていますか？	全く自信（確信）がない								絶対の自信（確信）がある
1. 1ブロックを歩けますか？	1	2	3	4	5	6	7	8	9	10
2. 書くことができますか？	1	2	3	4	5	6	7	8	9	10
3. 自分で食事をとることができますか？	1	2	3	4	5	6	7	8	9	10
4. 家族の世話ができますか？	1	2	3	4	5	6	7	8	9	10
5. からだを自分で洗えますか？	1	2	3	4	5	6	7	8	9	10
6. 階段をいっきに登れますか？	1	2	3	4	5	6	7	8	9	10
7. 覚えておかなければならないことを覚えておけますか？	1	2	3	4	5	6	7	8	9	10
8. トイレに間に合いますか？	1	2	3	4	5	6	7	8	9	10
9. 難しいことに気を集中することができますか？	1	2	3	4	5	6	7	8	9	10
10. 坂を登ったり下ったりできますか？	1	2	3	4	5	6	7	8	9	10
11. 5分間立っていられますか？	1	2	3	4	5	6	7	8	9	10
12. 衣服を自分で着られますか？	1	2	3	4	5	6	7	8	9	10
13. 自分の名前を書けますか？	1	2	3	4	5	6	7	8	9	10
14. コーヒーカップを使って飲むことができますか？	1	2	3	4	5	6	7	8	9	10
15. 自分がやりたいことをやれますか？	1	2	3	4	5	6	7	8	9	10
16. 楽しめますか？	1	2	3	4	5	6	7	8	9	10
17. 自分の要求を他の人にわからせることができますか？	1	2	3	4	5	6	7	8	9	10
18. 起きて生活ができますか？	1	2	3	4	5	6	7	8	9	10
19. うたた寝することなく1日を過ごせますか？	1	2	3	4	5	6	7	8	9	10
20. いつも他の人たちと一緒にやっていたことをやれますか？	1	2	3	4	5	6	7	8	9	10
21. いつも分担していた家事をやることができますか？	1	2	3	4	5	6	7	8	9	10
22. 車に乗り込めますか？	1	2	3	4	5	6	7	8	9	10
23. 家の中を支障なく動きまわれますか？	1	2	3	4	5	6	7	8	9	10
24. 自分がやりたいことをするだけの充分なエネルギーがありますか？	1	2	3	4	5	6	7	8	9	10
25. 風呂桶に入れますか？	1	2	3	4	5	6	7	8	9	10
26. 1.5キロぐらいを歩けますか？	1	2	3	4	5	6	7	8	9	10
27. 性生活がありますか？	1	2	3	4	5	6	7	8	9	10

Fig 7.6　自己効力感尺度 Self-Efficacy Gauge (from Gage et al 1994, with kind permission)

ミネソタ多面人格目録 Minnesota Multiphasic Personality Inventory：MMPI（Hathaway & McKinley 1942）は、慢性的な痛みをもつ患者におけるパーソナリティの特性をつかむために用いられてきている。さまざまなパーソナリティ特性が、痛みに対するさまざまな反応パターンと関連づけられている（Keefe 1982）。慢性的な痛みをもつ患者は、あるパーソナリティの特徴を示す傾向があるが、精神病理的なものをはっきりと示すことはまれであるため、ロールシャッハテスト（パーソナリティ構造を引き出すことができるもの）のようなものは一般的には適していない。「反応性の情動ストレス」に対する評価法がより適している（Jamison 1996）。MMPIはセラピストのみによって使われることはないが、チームアプローチにおいて一連の徹底した痛みアセスメントを行う場合には、その中の一つとなりうる。Mainら（1991）、およびMainとSpanswick（1995a）は、MMPIよりも痛みに対する心理的作用や反応を評価することに焦点を当てた評価法を推奨している。たとえば、Etscheidtら（1995）は、ウェストヘイブン・エール多面的疼痛質問票 West-Haven Yale Multidimensional Pain Inventory が、心理的アセスメントを必要とするような慢性の痛み患者に適しているとしている。また、この質問票はMMPIよりかなり短時間でアセスメントできる。

慢性の痛みを患う患者において、痛みへの適応や痛みをマネジメントする能力について評価する評価票として、コーピング方略質問票 Coping Strategies Questionnaire（Rosenstiel & Keefe 1983, Robinson et al 1997b）や疾病行動質問票 Illness Behaviour Questionnaire：IBQ（Pilowsky & Spence 1983）がある。これらの評価は、患者が自分自身で痛みを管理できるようにするという認知行動療法に基づいたコーピング（対処）法 cognitive behavioural coping strategies に関連したものであり、痛みへの正の適応および負の適応の両方を含んだものである。たとえば、コーピング方略質問票では、注目をそらすことについて、および破局化についてという二つの柱をもって評価される。痛み破局化尺度 Pain Catastrophizing Scale（Sullivan et al 1995）では、より深淵にある破局化を評価する。この評価法は、痛みのマネジメントが非常にむずかしい患者にとって、コーピングのより詳細な情報を得るために有用であると言える。破局化は、能力低下や抑うつ状態とつながっており、現段階では、破局化をより正のコーピングへ変換できるかどうかについてわかっていない。慢性的な痛みをもつ患者において、コーピング法修得プログラムの活用なしにコーピング能力の効果的な改善はないと考えられている（Rosenstiel & Keefe 1983）。症例として、作業中にケガを負った後に腰痛を訴えた患者におけるコーピングについての概略をBox 7.3に示す。

自己報告式の評価法におけるバイアス効果について明解な報告がある。貧しさへの適応についての過剰な質問が経済的判定に影響を及ぼす可能性のあるケースでは、このような評価法の信頼性は疑問視されている（Robinson et al 1997a）。また、慢性的な痛みに対するこれら自己報告式尺度の多くが、何らかのふりをしていたり、社会に受け入れられるような反応（社会的望ましさ social desirability）をしていたりすることを見極めるための機能を備えておらず、結果を解釈する時に臨床家や研究者にとって困難であるという研究もあり、注目を浴びている。疾病行動とは、身体的な症状がないということより、むしろ心理的症状があるということで定義されているもので、この疾病行動の存在が臨床的に大きな価値がある（Main & Spanswick 1995b）。疾病行動質問票 IBQでは、神経症（ノイローゼ）と意識的な誇張とを区別しうるであろうとMainとSpanswick（1995b）は報告している。

臨床において、痛みに対する反応の観察は、アセスメントの方法として有効なものであり、一般的には患者がアセスメントや治療に関わっている間に行われている。もともとは痛み刺激（痛覚）から起こったであろう痛みに対する行動（痛み行動）が、傷が治った後にも長く持続してしまうのは、その行動を肯定的にしてしまった結果のためである（Keefe

> **Box 7.3 症例**
>
> 52歳　男性
> 仕事中に物置で、はしごの1.5mぐらいの高さから落ち、コンクリートの床で打つ。すぐに家に帰り横になる。
> 翌日、開業医（ホームドクター）を訪れ、激しい苦痛を訴える。X線単純撮影では特に異常なし。医師は横になって休むことを指示し、アセトアミノフェンを処方。
> 2週間後においてもまだ仕事に復帰できず。医師は理学療法士を紹介する。
> コーピング方略質問票を行ったところ、結果は下の通り。
>
> - 自分の痛みから注目をそらす：4/36
> - 痛み感覚を再解釈する：0/36
> - 破局化：28/36
> - 痛み感覚を無視する：0/36
> - 祈る（望む）気持ち：14/36
> - 自分自身で述べたことへのコーピング：8/36
> - 行動的なコーピング：8/36
>
> このようなプロフィールは、急性の傷害による痛みの場合には矛盾せず、その場合、予測された結果が痛みの解決となる。痛みは恐ろしくて不可抗力なことのようであるが、患者は医療者が痛みを和らげ治してくれると信頼している。この段階では、痛みの問題から注目をそらすようなことはほとんどありえない。痛みが解決されないままに続けば、全人口の10%を占めると言われている慢性的な痛みの問題を抱える一人となってしまい、リハビリテーションがむずかしくなるだろう。

& Dolan 1986）。Fordyce（1976）は、痛み行動というものは、言葉でのコミュニケーションと言葉を用いないコミュニケーションの両方で構成されていると述べている。痛み行動には、しかめっ面をする、うめき声をあげる、緊張する、全身が凝る、不平を言うというものも含まれる（Fordyce 1976）。すべての形式的なアセスメントは、臨床的な観察によって補われるものであり、その解釈はある程度経験に基づくものである。患者の実際の苦痛のレベルをつかむことが目的であるが、その苦痛は痛み行動と単純には関連していない。慢性的な痛みをもつ患者は、自分の痛みを伝えるためにたくさんの種類の痛み行動を身に付けていて、わざとではなく使いうる。実際のところ、苦痛というものは、その時感じている痛みに直結しているというより、むしろその人自身がおかれている苦境に対する心理的なものである可能性がある。点数をつけるアセスメントとして、KeefeとBlock（1982）によって開発されたものや痛み行動チェックリスト Pain Behavior Checklist（Kerns et al 1991）がある。

KeefeとBlock（1982）は、慢性腰痛患者のための行動観察法を開発した。そのツールは、短時間のビデオ撮影中に、座る、立つ、歩く、横になるなどをさせるものである。そしてそのビデオ録画から、かばう、踏ん張る、さする、顔をゆがめる、ため息をつくなどの痛み行動の頻度を解析する。このツールを用いたその後の研究で、患者の痛み評価における妥当性が示されている。臨床における痛み行動の観察は、より単純なものが有用であろう。

痛みの影響の測定

セラピストは、最大可動域および質の高い動作をするための筋力はどうかとか、日常の仕事をできるだけたくさんやれる能力はどうかとか、患者の最良の機能についてあらゆることに関心をもっているものである。したがって、一般的に行われている痛みの評価の第3段階は、機能の状態、活動のレベル、能力低下などを測定することである。

患者の機能のアセスメントには、さまざまな方法がある。アセスメント法は次のようなことを考慮して選ぶ：患者の年齢（80歳の男性には職業に復帰するためのようなアセスメントは適していない）、痛みが日常に及ぼす影響の程度（寝たきりが続いた後に動けるようになった患者と、可動域制限はあるがずっと動ける患者では異なったアセスメントが必要である）、アセスメントが行われる場所（病院、診療所、家など）。機能のアセスメントには八つの連続的ステップがあり、それらの一部またはすべてを利用するとよい（Strong et al 1994a）。

1. 活動について患者に話してもらう。

2. 日常生活動作 Activities of Daily Living：ADL についてのチェックリストをつけてもらう。
3. 与えた課題についてのパフォーマンスを観察する。
4. 活動日誌を毎日つけてもらう。
5. 患者の活動レベルをスタッフが観察する。
6. 活動時間の自動計測装置[※訳注22]を使用する。
7. 体力を測定する。
8. 機能的な能力を評価する。

慢性的な痛みを抱える患者において、自宅のような環境で毎日の活動パターン（たとえば、活動している時間と休んでいる時間、薬の服用、気分、痛み）を評価する場合、日常活動日誌 daily activity diary は、信頼性および妥当性の双方を満たしているというエビデンスが多くある（Follick et al 1984）。しかし、活動している時間（すなわち、身体を起こしていて動いている時間）について、患者自身による報告と自動計測装置を用いた場合を比較すると、患者の報告の方が有意に少ない（White & Strong 1992）。慢性腰痛患者と健常者において、階段昇降やスクワットをする能力と活動をこなす能力について自己予測を尋ねた場合、両者ともに自分の身体能力を有意に低く報告するということを Abdel-Moty ら（1996）は認めており、患者自身による報告と実際の機能パフォーマンスの両方を診ることを推奨している。われわれも同様にそれらを組み合わせたアプローチを提唱しており、活動の自動計測装置を使いつつ、1日を通して頻繁に記載するよう患者に指示を出せば、活動日誌をつけることは有用である。記憶からの記載は正確さに影響を及ぼす可能性がある。活動と痛みに的を絞ることが特に役立つわけではないと感じている臨床家もいるが、慢性的な痛みを扱う多くの施設ではこれに的を絞って行われている場合が多い。

痛みが生活スタイルにどのように影響しているのかを患者に尋ねるという評価法は数多くある。Table 7.3にそれらを示す。実際に行える活動や楽しめる活動の数によっても評価することは可能であり、活動プロファイル Human Activity Profile（Fix & Daughton 1988）のようなもので評価することができる。オズウェストリーの腰痛障害質問票 Oswestry Low Back Pain Disability Questionnaire：ODQ（Fairbank et al 1980）は最もよく使われているものの一つである。この質問票は10項目からできており、座ること、立っていること、歩くこと、物を持ち上げること、性生活、社会生活、睡眠、身の回りのこと、乗り物での移動における自分の制限と痛みの強さについて、最も正確に記載しているものをそれぞれ一つずつ選ぶものである。50点が最高点で、スコアはパーセントで表わされる[※訳注23]（Fairbank et al 1980）。このODQは、感覚の変化と要因および判定基準における妥当性のエビデンスがあり、優れた妥当性をもっていると報告されている（Fisher & Johnston 1997）。簡潔な質問の組み合わせという特徴をもっており、腰痛患者における生活スタイルの影響をアセスメントするものとして、非常に使いやすいものである。

傷病影響プロフィール Sickness Impact Profile：SIP（Bergner et al 1981）は136項目からなる質問票で、患者自身に記載させる、またはインタビューにて行われる。行動の面に基づいた健康状態を評価するためにつくられたものである（Bergner et al 1981）。このSIPは、慢性的な痛みをもつ患者だけでなく、さまざまな人たちに使用可能で、グループ間での経時的な健康状態の変化を示す際にも使用できるものである。特定の対象に使用する目的で、対象に特有の項目を選択するというような試みがいくつか行われており、腰痛患者用として短い質問票がつくられている（Stratford et al 1993b）。

この章のはじめに定義した能力低下は、評価する

※訳注22　万歩計など。
※訳注23　1項目6質問で0～5点が与えられている。0～20%：最少の障害、20～40%：中等度の障害、40～60%：重度の障害、60～80%：肢体不自由、80～100%：寝たきり、という評価をする。

Table 7.3 痛みの影響について一般的に使われている評価法

アセスメント名	形式	心理測定としての状態	有用性
SF-36（簡易健康調査）The 36-item short form of the Medical Outcomes Study questionnaire	自己報告方式。	優れた信頼性と妥当性がある。	健康状態を評価するようにつくられている。次の八つの尺度からなる：身体活動の制限、社会活動の制限、日常役割活動の制限、身体の痛み、心の健康、日常役割における情動的な問題、活力、一般的健康感。
日常活動日誌 Daily Activity Diary	自己報告方式。	慢性的な痛みを抱える患者が家庭においてつける日記。信頼性および妥当性について、いくつかの裏付けあり。	1時間ごとまたは30分ごとに活動のタイプを記録。痛みの強さと服薬についても記録。積み重なった記録をつくることができる。
活動プロファイル Human Activity Profile：HAP	自己報告方式。94項目以下。	基準例の中に慢性的な痛みの例を含めたもの。異なった年齢や性別のグループで基準を出している。	日常活動における身体機能障害の影響を判定するための手段となりうる。

ことがむずかしい。痛みによる能力低下指数 Pain Disability Index：PDI（Tait et al 1987, 1990）は、機能における7項目について、何かをする（または前と同じようにする）上で痛みがどの程度妨げになっているかを、患者自身の報告によって行う評価法である※訳注24。自発的活動（仕事、社会的なこと）と義務的活動（身の回りのこと）を評価する。このPDIは妥当性および信頼性のあるツールであり、国際的にも高い一貫性をもち、根拠のある因子構造をもったものである（Gronblad et al 1993, 1994, Strong et al 1994）。どんな種類の痛みにも使用でき、簡便なものである。今後さらに臨床的な変化に対する感度を確かめる研究が必要である。

患者の生活における痛みの影響は、行動的なアセスメントによっても評価することができる。つまり、日常生活における仕事やそれに関与した課題について、実際の実行能力を評価する。Hardingら（1994）は、慢性的な痛みを抱える患者の身体機能をアセスメントするための一連の評価法を開発した。このようなタイプのアセスメントは費用がかかるものであり、過去においてはあまり妥当性のあるものではなかったが、最近ではより妥当性のあるアセスメントになっている。たとえば、Hardingら（1994）は5分間の歩行テスト、1分間の立位テスト、1分間の階段昇降テスト、腕を水平に保つ耐久テストにおいて、信頼性と妥当性があり、有用であることを明らかにしている。

痛みの多面的アセスメント

患者の全体像を重視し、痛みのマネジメント技術に主眼をおいたアプローチに即したものとして、多面的な性質をもつアセスメント法がある。この種のアセスメントは一つの評価法の中で可能な限りたくさんのデータを集めるようにつくられており、アセスメントのさまざまな部分について、それぞれの専門家が責任をもって実質的に導いていくというもの

※訳注24　7項目は、家族や家庭、レクリエーション、社会的活動、仕事、性生活、セルフケア。

Table 7.4 痛みの多面的評価法

アセスメント名	形式	心理測定としての状態	有用性
統合心理社会的アセスメントモデル Integrated Psychosocial Assessment Model：IPAM	自己報告方式。	予備実験的な裏付けあり。	一組が次の六つのツールからなり、組み合わせて評価する：痛みの強さ、能力低下、コーピング、うつ状態、痛みに対する態度、疾病行動。慢性的な痛みに関する心理社会的な適応についての全体像を与えてくれる。
マクギル疼痛質問票 McGill Pain Questionnaire：MPQ	自己報告方式。20カテゴリーに分類された痛みの表現語（形容詞）の一覧で、その中から自分に合っている語を選ぶもの。	基本構造、信頼性、妥当性においてかなりの数の裏付けがある。	感情面、評価面、感覚面という三つの面から痛みの質を評価するために使用される。
ウェストヘイブン・エール多面的疼痛質問票 West Haven-Yale Multidimensional Pain Inventory：WHYMPI	自己報告方式。61項目で三つの尺度からなる。	信頼性については充分に検討されている。心理測定的強力項目として12の下位尺度をもつ。	次のことについての支障を評価する：活動、社会的支援、痛みの重症度、自己コントロール、否定的気分、重要な人の反応、活動（たとえば、雑用や社会活動）に携わる能力
包括多面的痛みアセスメント法 Multiperspective Multidimensional Pain Assessment Protocol：MMPAP	2人の医師による身体診察と、患者の主観の自己報告による。	初期の研究において信頼性と妥当性が報告されている。再現性における信頼性は許容範囲内である。標準化された方法である。	ほとんどの場合、慢性的な痛みを抱える患者の治療と結果判定のためのアセスメントとして使われている。能力低下に陥っている人の将来的な就業について予測できる。

である。このようなアセスメントは、第一の目的を医学的なことや治療のことではなく、患者の全体像に絞っているところに有用性がある。

痛みの多面的アセスメント法は多数あり、それぞれアプローチの方法や形式が異なっている（Table 7.4参照）。最もよく知られているものは、マクギル疼痛質問票MPQであり、三つの面（感覚的・感情的・評価的）における痛みを測るものである。MPQは、痛みにおける感覚と感情の構成要素についての有用な分析結果を与えてくれるが、真の多面的アセスメントではないだろう。MPQについては、この章のはじめにおいて、痛みの記述表現を測るツールとして述べた。

ウェストヘイブン・エール多面的疼痛質問票 WHYMPI、または、より一般的に知られている多面的疼痛質問票 Multidimensional Pain Inventory：MPI は、次のような認知行動的観点から開発されたものである。

患者の生活（人生）における痛みの影響、痛みについての患者自身のコミュニケーションに対する他者の反応、一般的な日常活動に参加できる程度を調べる。(Kerns et al 1985 p345)

質問票は三つの部分に分かれているが、とても短い

時間で行えるものであり、心理測定的な印象のものである。12の尺度をもつこのMPIは、行動的および心理学的アセスメント法を行うためにつくられたものである。多面的なものではあるが、さまざまな状況における患者の主観的な痛み体験のみに関しているものである。臨床的には、感じている痛みを患者自身がどうみているか、配偶者がどのようにサポートしているか、患者の活動にどのくらいの制限があるのかをつかむのに有用である。また、治療後の変化に対して感度が良い。

統合心理社会的アセスメントモデル Integrated Psychosocial Assessment Model：IPAM は、Strong（1992）によって開発されたもので、臨床の場で慢性的な痛みを抱える患者に対して用いられる。痛みの評価モデルに関連した比較的新しいツールであるが、新しいアセスメントとしてつくられたというよりは、既存の評価、つまり痛みの心理社会的体験におけるさまざまな側面をもつ評価に対して、その補足的なものとしてStrongは使用している。痛みの強さ、痛みによる能力低下、コーピング（対処）、うつ状態、痛みに対する態度、疾病行動を勢ぞろいさせたこの測定ツールは、患者の統合的な像を与えてくれる。オーストラリアとニュージーランドの双方において同様の結果が出されているが（Strong et al 1995）、このアセスメントモデルの臨床的な有用性については、現在さらなる研究が続けられている。

四つ目の多面的アセスメントツールとして、包括多面的痛みアセスメント法 Multiperspective Multidimensional Pain Assessment Protocol：MMPAP（Rucker & Metzler 1995）がある。医師による身体診察と痛みをもった患者の報告との組み合わせによって行うものである。このMMPAPは、障害年金申請者に対する評価を目的につくられたもので、就業予測を立てるにあたって良好な結果を出していることが報告されている（Rucker & Metzler 1995, Rucker et al 1996）。MMPAPによって評価される主なものは、痛みの大きさ、医学的情報、心の健康状態、社会的支援ネットワーク、機能的制限および能力、リハビリテーションの可能性である。

特殊な患者の痛みアセスメントとその測定

痛みというものは特有のやり方でその人個人に影響を与えるものであるが、中には特別な特徴をもった人たちがあり、そういう人の評価においては熟考すべきである。幼児や子供、高齢者、認知や身体的な機能・構造障害をもつ人、何か特別な必要性のある人では、痛みについてのコミュニケーションがむずかしく、このコミュニケーションのむずかしさが痛みのマネジメントにおけるリスクの増大を招く。これらの点については、第6章「一生を通しての痛み」で考察されており、このような特別な人々に対するアセスメントと測定について助言が与えられている。

作業療法のあらまし

作業療法士が痛みをもった患者に対してどのような仕事をして、特にどのように評価をするのかについては、臨床環境の状況によって異なる。学際的なチームの一員としてならば、その痛みの全体像の中の一つの構成要素について関わることとなる。多くの場合、それは「人間作業モデル The Model of Human Occupation」（Kielhofner 1995）に書かれているように、患者のパフォーマンス機能、習慣機能または意志機能に関係することと考えられる。Guisch（1984）は、慢性的な痛みを抱える患者に対する人間作業モデルの応用を実証している。痛みに専念するチームの一員でない場合、たとえば一人で開業しているとか、田舎などのへんぴな地域で働いているといった場合には、自分自身のアセスメントによってできるだけ患者の痛みの全体像を構築する必要があるだろう。

作業療法士が使用する評価法の多くはすでに議論したが、これらの評価の結果の考え方を構築するため、また総合的なアセスメントをするためには、次のような点を考えなければならないだろう：患者は何を行えるか（パフォーマンス機能）；患者の能力

が役割や生活スタイルにどのように影響を与えるか（習慣機能）；興味、目標、態度、コーピング、自尊心、自己効力、感情の状態が長期的にみて日常の生活スタイルにどのように影響を及ぼしているか（意志機能）。作業療法士に特有のアセスメントとして、作業歴 Occupational History（Kielhofner et al 1986, Moorehead 1969）、役割チェックリスト Role Checklist（Oakley 1982, cited in Barris et al 1988）、活動日誌 Activity Diary（Fordyce et al 1984）、作業遂行歴面接 Occupational Performance History Interview（Kielhofner et al 1988a, 1988b）、興味関心チェックリスト NPI Interest Checklist（Matsutsuyu 1969）がある。興味関心チェックリストは主に意志機能について評価するもので、その他のものは習慣機能に関連した情報を得るものである。

さらに他の作業療法評価として、カナダ作業パフォーマンス評価 Canadian Occupational Performance Measure：COPM がある（Law et al 1998）。このCOPMは個人個人に合わせた評価法で、身の回り、作成力、レジャーの範囲における患者自身の作業パフォーマンス感覚について、経時的な変化を検出するために使われる。痛みを含むどんな診療においても使用することが可能である。COPMの信頼性、妥当性、有用性の研究では、許容範囲、もしくは患者例によっては良好と示されており、それらについてはCOPMのマニュアルにまとめられている。作業療法士の役割についての考え方に関しては、Strong（1996）によって書かれた本を参照されたい。

理学療法のあらまし

理学療法士は、状況に応じてさまざまな状態にある患者や特別な患者グループに対して、痛みのマネジメントをするよう依頼される（たとえば、心肺機能および内科的疾患、スポーツや整形外科的傷害、神経疾患、婦人科疾患、小児科疾患、老年科疾患）。このあらましは、理学療法診療における急性の筋骨格系の痛みと整形外科的モデルにおける痛みのアセスメントと測定にのみ関連するものである。

筋骨格系の痛みのアセスメントおよび測定について必要とされる程度は、セラピストが仕事をしている環境によって決定づけられる。傷害が起こったばかりの急性状態では、簡略化したアセスメントのみが可能である。その状態が筋骨格系に限局していて、優先しなければいけない傷害が他にないことを確認するために、全身をざっと診る必要がある。その検査の目的は、傷害の構造と程度を明らかにすることである。理学療法室でのアプローチは、患者の状態に対してより包括的なアセスメントをする場合とは異なったものであり、その筋骨格系の痛みの状態に適した測定を行うことである。

臨床の場において、理学療法士は患者の状態をインタビューと身体診察によって評価する。インタビューにおいては、症状の範囲（すなわち痛みの領域）のマッピングをしてボディチャートを仕上げる。また、次にあげる症状について患者に言葉で述べてもらう：持続性（間欠的か、持続的か）、性質（患者に自分の言葉を使って表現してもらう機会を与える）、その症状の強さ（VASによる）。絶え間ない痛みや慢性的な痛みの場合には、痛みをより詳しく述べてもらうためにMPQを使ってもよい。さらに、症状を悪化させたり楽にさせたりする要因も調べておく。これらの要因については、質的にも量的にも言葉で述べてもらう。このことは、介入の効果を判断する際に、その結果判定のベースとなる場合が多い。

また病歴として、傷害の構造、初期症状の重症度、治療とその効果、初期状態からの経過についての記録をとっておく。加えて、患者の症状の原因であるかもしれない筋骨格系以外の状態の有無も明らかにする。場合によっては、適した専門家を紹介することが必要である。

インタビューに続いて一般的には身体診察を行う。身体診察は、説明上三つの異なったセクションに分けることができる。ここでは重要順とか身体診察順とかではなく、説明上の順番で記載する。一つ

のセクションは、インタビューで明らかになった症状悪化要因の検査に関係するものである。この検査では、症状全体と悪化要因との関係についての理解を深めるようにする。他の二つのセクションは、筋骨格系における機能・構造障害の評価と測定であり、機能の障害が及ぼす影響について理解を深めるようにする。身体の機能・構造障害と機能不全の測定についての例がいくつか報告されている（Daniel 1988, Jull 2001, Lephart 1991, 1992, Richardson et al 1999, Stratford & Balsor 1994, Stratford et al 1987, 1993a, Wilk et al 1994）。インタビューにおける所見と身体診察における予備的所見は、身体診察の詳細な手引きとなるであろう。

　筋骨格系の状態が及ぼす心理社会的影響について、理学療法士によるアセスメントと評価が奨励されており、複合性局所疼痛症候群 complex regional pain syndromes：CRPS 患者のマネジメントに関連した報告がある（Simmonds et al 2000）。このような慢性的な痛み状態のマネジメントにおいて、理学療法士は自分の関心や患者のケアに応じて、気分状態の変化、教育レベル、不安、仕事の不平、補償、再受傷や痛みへの不安などのような心理社会的な問題点を考慮に入れる。

アセスメントや測定の結果に影響すると思われる因子

社会的望ましさ

　「社会的望ましさ social desirability」は、その社会に受け入れられる方法で応答することであり、同意を得たりする場合には必要なことである。しかしこのことが、アセスメントにおける患者からの情報の質に影響する要因となることが認められている。この「社会的望ましさ」という要因は、痛みの様相についての患者の報告に影響を及ぼすことがある。Deshieldsら（1995）は、慢性的な痛みをもつ患者で「社会的望ましさ」に敏感な人ほど心理的な苦痛を少なく、痛みを大きく報告することを見出した。これは、心理的な苦痛ではなく身体的な痛みを知ってもらいたいためからの反応である思われる。

　医療者側としては、患者が「社会的望ましさ」から答えている可能性に対して細心の注意を払っておく必要がある。素直なコミュニケーションを促して、患者との治療上の信頼関係をつくり上げていくことが非常に重要である。患者の体力や可能性についてわかりえたことを患者に知らせることができれば、身体的または心理的な苦痛があったとしても、患者は正確な報告をするようになるだろう。同時に、患者の痛みが本当であり苦痛であることを受け入れることができれば、痛みを大げさに言う患者の必要を最少にすることに役立つであろう。いつかは痛みを上手に扱えるようになり、痛みによる障害は少なくなっていくだろうが、その時点では痛みは現実の問題であるということを示す医療者の態度が、希望を導くことになるであろう[※訳注25]。

補　償

　外傷や痛みに対して補償される立場にある患者では、痛みや能力低下についての自己報告に正確さが欠け、大げさな痛み行動をするであろうと医療側が決めてかかってしまう傾向がある。補償が痛みのアセスメントや介入をどの程度に複雑にしているのかは悩ましい問題であり、過去におけるこの領域の研究は疑わしい結果となっている。このことについては、第4章で充分に考察されている。

記憶力の問題

　慢性的な痛みを抱える患者では記憶力の問題を述べることが多くみられ、文献的にもこの臨床的な印象を裏付けるさまざまな報告がある。記憶力が悪くなるのは患者が服用している薬に関与していると考えられがちであるが、SchnurrとMacDonald（1995）は、慢性的な痛み患者において、記憶についての訴

※訳注25　社会的望ましさを評価するものとして、社会的望ましさ尺度 Social Desirability Scale：SDS というものがある。

えは薬とは関係がなく、うつ状態に関与していたが、うつ状態が完全な理由ではなかったとしている。

したがって、患者の痛みを評価するにあたり、記憶の障害の可能性を心にとめておくことが肝要である。患者は自分の痛みを少なく言ったり多く言ったりするし、日記の中でも信頼できない報告をしたりする。記憶の障害は不安感を生み出す可能性があり、記憶があまり必要でないように組み立てられたアセスメントが不安への刺激を少なくすると考えられる。

医療者側の態度

医療者側の受け止め方と態度は、普通の痛み患者か、特殊な痛み患者かによって、つまり治療の質の違いで強く影響されることがある。医療者が示している態度は、無意識であることが圧倒的に多く、先入観から行動していることに気づかないでいる。その先入観は患者の治療を妥協して済ませてしまう可能性がある。第4章と第6章に書かれているように、性、文化、年齢などが患者の痛みに影響を与えることがあり、これらの要因は医療者自身や医療者側の態度および行動にも影響を与えることがある。

女性、人種的な問題をもつ高齢者、社会経済的階級の低い高齢者では、痛みの治療を探し求めるについて不利な立場にあると言える。それはおそらく、さまざまな医療従事者が示す無意識の態度や信念に原因がある。そういう無意識からの偏見の影響を弱めるように診療を変えていくことは可能である。Rainvilleら（1995）は、痛みをもった人々に対する医療者の態度調査について報告している。この調査はその人自身がもつ固定観念と偏見において有用なものである。

問題があるということを認めることは、その問題を減らしていくことに大いに役立つものであり、自分自身の態度を見直すことが重要である。よく考えること、医療者として仕事をすることよりもまず自分自身の痛みの体験を思い出してみること、信頼できる仕事仲間から意見を聞いてみること、診療のガイドラインをつくり、どんな患者にもそれが通用するかどうかを比較することが大切である。それぞれの患者にとって、アセスメントは徹底したものであるべきであり、第一の情報源として考えられるのは患者の見解である。可能な限り常時、すべてのアセスメントは年齢や文化などが配慮されるべきで、通訳や性別を配慮することも必要である。

結論

この章では、患者の痛みのアセスメントと測定について医療者が考慮しなければならないことを論じた。基本的な前提として、使用する評価は患者の痛みのためにつくられたものであるべきである。患者による痛みの記述表現、痛みに対するその人の反応、その人の生活における痛みの影響を考慮したアセスメントモデルを使うことによって、適切な測定ツールを選ぶことができる。

臨床の場で扱いやすく、かつ妥当性と信頼性が認められている評価を選ぶべきであり、患者に注意を払い、その言葉に耳を傾け、行動や態度を観察して、治療方針の決定に役立つ情報を統合することが必要である。

学習問題・復習問題

1. 患者の痛みの問題について、どのような面を評価すべきか？
2. 痛みのアセスメントと痛みの測定の違いは何か？
3. 痛みの質の評価法を一つあげ、患者の痛みについてその評価票から得られるデータの種類を述べよ。
4. 痛みについて、患者自身の報告によるデータを得ることが必要である三つの理由を述べよ。
5. 患者の痛みの強さにおける信頼できる評価法は何か？
6. 患者の痛みと機能の関わり合いをどのように評価するか？

謝　辞

この章の一部はManual Therapy, 1999, 4：216-220（Strong 1999）に掲載されたものである。

参考文献

Abdel-Moty A R, Maguire G W, Kaplan S H, Johnson P 1996 Stated versus observed performance levels in patients with chronic low back pain. Occupational Therapy in Health Care 10: 3–23

Ahles T A, Ruckdeschel J C, Blanchard E B 1984 Cancer-related pain – II. Assessment with visual analogue scales. Journal of Psychosomatic Research 28: 121–124

Anand K J S, McGrath P J 1999 Pain in Neonates. Elsevier, The Netherlands

Bandura A 1977 Self-efficacy: toward a unifying theory of behavioral change. Psychological Review 84: 191–215

Barris R, Oakley F, Kielhofner G 1988 The role checklist. In: Hemphill B J (ed) Mental Health Assessment in Occupational Therapy: an integrative approach to the evaluation process. Slack, Thoroughfare

Beck A T, Ward C H, Mendelson M, Mock J, Erbaugh J 1961 An inventory for measuring depression. Archives of General Psychiatry 4: 5651–5671

Bergner M, Bobbitt R A, Carter W B, Gilson B S 1981 The Sickness Impact Profile: development and final revision of a health status measure. Medical Care 19: 787–805

Choinière M, Amsel R A 1996 Visual Analogue Thermometer for measuring pain intensity. Journal of Pain and Symptom Management 11: 299–311

Collins S L, Moore R A, McQuay H J 1997 The visual analogue pain intensity scale: what is moderate pain in millimetres? Pain 72: 95–97

Council J R, Ahern D K, Follick M J, Kline C L 1988 Expectancies and functional impairment in chronic low back pain. Pain 33: 323–331

Daniel D M, Stone M L, Riehl B, Moore M 1988 A measurement of lower limb function: The one leg hop for distance. American Journal of Knee Surgery, 1988. 1(4): 211–214

Deshields T L, Tait R C, Gfeller J D, Chibnall J T 1995 Relationship between social desirability and self-report in chronic pain patients. Clinical Journal of Pain 6: 189–193

Etscheidt M A, Steger H G, Braverman B 1995 Multidimensional pain inventory profile classifications and psychopathology. Journal of Clinical Psychology 51: 29–36

Fairbank J C T, Couper J, Davies J B, O'Brien J P 1980 The Oswestry Low Back Disability Questionnaire. Physiotherapy 66: 271–273

Fisher K, Johnston M 1997 Validation of the Oswestry Low Back Pain Disability Questionnaire, its sensitivity as a measure of changes following treatment and its relationship with other aspects of the chronic pain experience. Physiotherapy Therapy and Practice 13: 67–80

Fix A J, Daughton D M 1988 Human Activity Profile: professional manual. Psychological Assessment Resources Inc, Odessa, Florida

Flaherty S A 1996 Pain measurement tools for clinical practice and research. Journal of the American Association of Nurse Anesthetists 64: 133–140

Follick M J, Ahern D K, Laster-Wolston N 1984 Evaluation of a daily activity diary for chronic pain patients. Pain 19: 373–382

Fordyce W E 1976 Behavioural Methods for Chronic Pain and Illness. Mosby, St Louis

Fordyce W E, Lansky D, Calsyn D A, Shelton J L, Stolov W C, Ruck D L 1984 Pain measurement and pain behaviour. Pain 18: 53–69

Gage M, Polatajko H J 1994 Enhancing occupational performance through an understanding of perceived self-efficacy. American Journal of Occupational Therapy 48: 452–461

Gage M, Noh S, Polatajko H J, Kaspar V 1994 Measuring perceived self-efficacy in occupational therapy. American Journal of Occupational Therapy 48: 783–790

Gaston-Johansson F 1996 Measurement of pain: the psychometric properties of the Pain-O-Meter, a simple, inexpensive pain assessment tool that could change health care practices. Journal of Pain and Symptom Management 12: 172–181

Grönblad M, Napli M, Wennerstrand P, Järvinen E, Lukinmaa A, Kour J P 1993 Intercorrelation and test-retest reliability of the Pain Disability Index (PDI) and the Oswestry Disability Questionnaire (ODQ) and their correlation with pain intensity in low back pain patients. Clinical Journal of Pain 9: 189–195

Grönblad M, Jarvinen E, Hurri H, Hupli M, Karaharju E O 1994 Relationship of the Pain Disability Index (PDI) and the Oswestry Disability Questionnaire (ODQ) with three dynamic physical tests in a group of patients with chronic low-back and leg pain. Clinical Journal of Pain 10: 197–203

Guisch L R 1984 Occupational therapy for chronic pain: a clinical application of the model of human occupation. Occupational Therapy in Mental Health 4: 59–73

Guyatt G, Walter S, Norman G 1987 Measuring change over time – assessing the usefulness of evaluative instruments. Journal of Chronic Diseases 40(2): 171–178

Harding V R, Williams C de C A, Richardson P H, Nicholas M K, Jackson J L, Richardson I H, Pither C E 1994 The development of a battery of measures for assessing physical functioning of chronic pain patients. Pain 58: 367–375

Harper A C, Harper D A, Lambert L J, Andrews H B, Lo S K, Ross F M, Straker L M 1992 Symptoms of impairment, disability and handicap in low back pain: a taxonomy. Pain 50: 189–195

Hathaway S R, McKinley J C 1942 A multiphasic personality schedule (Minnesota): III The measurement of symptomatic depression. Journal of Psychology 14: 73–84

Herda C A, Siegerisk K, Basler H-D 1994 The Pain Beliefs and Perceptions Inventory: further evidence for a 4-factor structure. Pain 57: 85–90

Huskisson E C 1983 Visual analogue scales. In: Melzack R (ed) Pain Measurement and Assessment. Raven Press, New York

Jamison R N 1996 Psychological factors in chronic pain assessment and treatment issues. Journal of Back & Musculoskeletal Rehabilitation 7: 79–95

Jensen M P, Karoly P 1991 Control beliefs, coping efforts,

and adjustment to chronic pain. Journal of Consulting & Clinical Psychology 59: 431–438

Jensen M P, Karoly P, Braver S 1986 The measurement of clinical pain intensity: a comparison of six methods. Pain 27: 117–126

Jensen M P, Karoly P, Huger, R 1987 The development and preliminary validation of an instrument to assess patients' attitudes towards pain. Journal of Psychosomatic Research 31: 393–400

Jensen M P, Karoly P, O'Riordan E F, Bland F, Burns R S 1989 The subjective experience of acute pain. Clinical Journal of Pain, 1989; 5: 153–159

Jensen M P, Turner J A, Romano J M 1991 Self-efficacy and outcome expectancies: relationship to chronic pain coping strategies and adjustment. Pain 44: 263–269

Jensen M P, Turner J A, Romano J M, Fisher L D 1999 Comparative reliability and validity of chronic pain intensity measures. Pain 83: 157–162

Jerome A, Holroyd K A, Theofanous A G, Pingel J D, Lake A E, Saper J R 1988 Cluster headache pain vs other vascular headache pain: differences revealed with two approaches to the McGill Pain Questionnaire. Pain 34: 35–42

Jull G 2001 Deep cervical flexor muscle dysfunction in whiplash. Journal of Musculoskeletal Pain, In press

Keefe F J 1982 Behavioral assessment and treatment of chronic pain: current status and future directions. Journal of Consulting & Clinical Psychology 50: 896–911

Keefe F J, Block A R 1982 Development of an observation method for assessing pain behaviour in chronic low back pain patients. Behaviour Therapy 13: 363–375

Keefe F J, Dolan E 1986 Pain behavior and pain coping strategies in low back pain and myofascial pain dysfunction syndrome patients. Pain 24: 49–56

Kerns R D, Turk D C, Rudy T E 1985 The West Haven-Yale Multidimensional Pain Inventory (WHYMPI). Pain 23: 145–156

Kerns R D, Haythornthwaite J, Rosenberg R, Southwick S, Giller E L, Jacob M C 1991 The Pain Behaviors Checklist (PBCL): factor structure and psychometric properties. Journal of Behavioral Medicine 14: 155–167

Kielhofner G 1995 A model of human occupation: theory and application, 2nd Edn. Williams & Wilkins, Baltimore

Kielhofner G, Henry A 1988a The use of an occupational history interview in occupational therapy. In: Hemphill B J (ed) Mental Health Assessment in Occupational Therapy: an integrative approach to the evaluation process. Slack, Thoroughfare

Kielhofner G, Henry A 1988b Development and investigation of the occupational performance history interview. American Journal of Occupational Therapy 42: 489–498

Kielhofner G, Harlan B, Bauer D, Maurer P 1986 The reliability of a historical interview with physically disabled respondents. American Journal of Occupational Therapy 40: 551–556

Law M, Baptiste S, Carswell A, McColl M A, Polatajko H, Pollock N 1998 Canadian Occupational Performance Measure, 3rd edn. CAOT Publications ACE, Ottawa, Ontario

Lephart S M, Perrin D H, Fu F H, Minges K 1991 Functional performance tests for the anterior cruciate ligament insufficient athlete. Athletic Training 26(1): 44–45

Lephart S C, Perrin D H, Fu F H, Gieck J H, McCue F C, Irrgang J J 1992 Relationship between selected physical characteristics and functional capacity in the anterior cruciate ligament-insufficient athlete. Journal of Orthopaedic and Sports Physical Therapy 16(4): 174–181

Lowe N K, Walker S N, MacCallum R C 1991 Confirming the theoretical structure of the McGill Pain Questionnaire in acute clinical pain. Pain 46: 57–62

Main C J, Spanswick C C 1995a Personality assessment and the MMPI. 50 years on: do we still need our security blanket? Pain Forum 4: 90–96

Main C J, Spanswick C C 1995b 'Functional overlay' and illness behaviour in chronic pain: distress or malingering? Conceptual difficulties in medico-legal assessment of personal injury claims. Journal of Psychosomatic Research 39: 737–753

Main C J, Watson 1996 Guarded movements: Development of chronicity. Journal of Musculoskeletal Pain 4: 163–170

Main C J, Evans P J D, Whitehead R C 1991 An investigation of personality structure and other psychological features in patients presenting with low back pain: a critique of the MMPI. In: Bond M R, Charlton J E, Woolf C J (eds) Proceedings of the VIth World Congress on Pain. Pain Research and Clinical Management. Elsevier, Amsterdam, pp 207–217

Maitland G 1987 The Maitland concept: Assessment, examination and treatment by passive movement. In: Twomey L, Taylor J (eds) Physical Therapy of the Low Back. Churchill Livingstone, New York

Margolis R B, Tait R C, Krause S J 1986 A rating system for use with patient pain drawings. Pain 24: 57–65

Margolis R B, Chibnall J T, Tait R C 1988 Test-retest reliability of the pain drawing instrument. Pain 33: 49–51

Matsutsuyu J 1969 The interest checklist. American Journal of Occupational Therapy 23: 368–373

McGrath P J, Unruh A M 1999 Measurement of paediatric pain. In: Wall P D, Melzack R (eds) Textbook of pain, 4th edn. Churchill Livingstone, New York, pp 371–384

Melzack R 1975 The McGill Pain Questionnaire: major properties and scoring methods. Pain 1: 277–299

Melzack R 1987 The short-form McGill Pain Questionnaire. Pain 33: 191–197

Melzack R, Katz J 1994 Pain measurement in persons in pain. In: Wall P D, Melzack R (eds) Textbook of pain, 3rd edn. Churchill Livingstone, New York, pp 337–351

Milne J M 1983 The biopsychosocial model as applied to a multidisciplinary pain management programme. Journal of New Zealand Association of Occupational Therapists 34: 19–21

Moorhead L 1969 The occupational history. American Journal of Occupational Therapy 23: 329–338

Morley S, Wilkinson L 1995 The pain beliefs and perceptions inventory: a British replication. Pain 61: 427–433

Nicholas M 1994 Pain self-efficacy questionnaire (PSEQ): preliminary report. Unpublished paper, University of Sydney Pain Management and Research Centre, St. Leonards

Parker H, Wood R L R, Main C J 1995 The use of the pain drawing as a screening measure to predict psychological distress in chronic low back pain. Spine 20: 236–243

Patrick L, D'Eon J 1996 Social support and functional status in chronic pain patients. Canadian Journal of Rehabilitation 9: 195–201

Pilowsky I, Spence N D 1983 Manual for the Illness

Behaviour Questionnaire, 2nd edn. University of Adelaide Department of Psychiatry, Adelaide

Polatin P B, Mayer T G 1996 Occupational disorders and the management of chronic pain. Orthopedic Clinics of North America 27: 881–890

Price D D, Harkins S W 1987 Combined use of experimental pain and visual analogue scales in providing standardized measurement of clinical pain. Clinical Journal of Pain 3: 1–8

Rainville J, Bagnall D, Phalen L 1995 Health care providers' attitudes and beliefs about functional impairments and chronic pain. Clinical Journal of Pain 11: 287–295

Ransford A O, Cairns D, Mooney V 1976 The Pain Drawing as an aid to the psychologic evaluation of patients with low-back pain. Spine 1: 127–134

Richardson C, Jull G, Hodges P, Hides J 1999 Therapeutic Exercise for Spinal Segmental Stabilisation. Scientific basis and practical techniques. Churchill Livingstone, Edinburgh

Robinson M E, Myers C D, Sadler I J, Riley J L, Kvaal S A, Geisser M E 1997a Bias effects in three common self-report pain assessment measures. Clinical Journal of Pain 13: 74–81

Robinson M E, Riley J L, Myers C D, Sadler I J, Kvaal S A, Geisser M E 1996b. The Coping Strategies Questionnaire: a large sample, item level factor analysis. Clinical Journal of Pain 13: 43–49

Rosenstiel A K, Keefe F J 1983 The use of coping strategies in chronic low back pain patients: relationship to patient characteristics and current adjustment. Pain 17: 33–44

Rucker K S, Metzler H M 1995 Predicting subsequent employment status of SSA disability applicants with chronic pain. Clinical Journal of Pain 11: 22–35

Rucker K S, Metzler H M, Kregel J 1996 Standardization of chronic pain assessment: a multiperspective approach. Clinical Journal of Pain 12: 94–110

Schnurr R F, MacDonald M R 1995 Memory complaints in chronic pain. Clinical Journal of Pain 11: 103–111

Simmonds M, Harding V, Watson P, Claveau Y 2000 Physical therapy assessment: Expanding the model. In: Devor M, Rowbotham M, Wiesenfeld-Hallin (eds) Proceedings of the 9th World Congress on Pain. IASP Press, Seattle, pp 1013–1029

Stratford P, Levy D, Gauldie S, Levy K, Miseferi D 1987 Extensor carpi radialis tendonitis: A validation of selected outcome measures. Physiotherapy Canada 39(4): 250–255

Stratford P, Levy D, and Gowland C 1993a Evaluative properties of measures used to assess patients with lateral epicondylitis at the elbow. Physiotherapy Canada 45(3): 160–164

Stratford P, Solomon P, Binkley J, Finch E, Gill C 1993b Sensitivity of Sickness Impact Profile items to measure change over time in a low-back pain patient group. Spine 18: 1723–1727

Stratford P W and Balsor B E 1994 A comparison of make and break tests using a hand-held dynamometer and the Kin-Com. Journal of Orthopaedic and Sports Physical Therapy 19(1): 28–32

Strong J 1992 Chronic low back pain: towards an integrated psychosocial assessment model. Unpublished PhD thesis, The University of Queensland, Brisbane, Australia

Strong J 1995 Self-efficacy and the patient with chronic pain. In: Schacklock M (ed) Moving in on Pain. Butterworth-Heinemann, Melbourne

Strong J 1996 Chronic Pain: the Occupational Therapist's Perspective. Churchill Livingstone, Edinburgh

Strong J 1999 Assessment of pain perception in clinical practice. Manual Therapy 4: 216–220

Strong J, Cramond T O'R, Maas F 1989 The effectiveness of relaxation techniques with patients who have chronic low back pain. Occupational Therapy Journal of Research 9: 184–192

Strong J, Ashton R, Chant D 1991 Pain intensity measurement in chronic low back pain. Clinical Journal of Pain 7: 209–218

Strong J, Ashton R, Chant D 1992 The measurement of attitudes towards and beliefs about pain. Pain 48: 227–236

Strong J, Ashton R, Large R G 1994a Function and the patient with chronic low back pain. Clinical Journal of Pain 10: 191–196

Strong J, Ashton R, Stewart A 1994b Chronic low back pain: toward an integrated psychosocial assessment model. Journal of Consulting and Clinical Psychology 62: 1058–1063

Strong J, Large RG, Ashton R, Stewart A 1995 A New Zealand replication of the IPAM clustering model. Clinical Journal of Pain 11: 296–306

Sullivan M J L, Bishop S R, Pivik J 1995 The Pain Catastrophizing Scale: development and validation. Psychological Assessment 7: 524–532

Tait R C, Chibnall J T 1997 Development of a brief version of the Survey of Pain Attitudes. Pain 70: 229–235

Tait R C, Pollard A, Margolis R B, Duckro P N, Krause S J 1987 The Pain Disability Index: psychometric and validity data. Archives of Physical Medical Rehabilitation 68: 438–441

Tait R C, Chibnall J T, Krause S 1990 The Pain Disability Index: psychometric properties. Pain 22: 73–77

Turk D C 1996 Biopsychosocial perspective on chronic pain. In: Gatchel R J, Turk D C (eds) Psychosocial Approaches to Pain Management: a practioner's handbook. Guilford Press, New York, pp 3–32

Turk DC, Okifuji A 1999 Assessment of patients' reporting of pain: an integrated perspective. Lancet 353: 1784–1788

Unruh A M, Ritchie J A 1998 Development of the Pain Appraisal Inventory: psychometric properties. Pain Research and Management 3, 105–110

Vasuderan S V 1989 Clinical perspectives on the relationship between pain and disability. Neurological Clinics 7: 429–439

Verbrugge L M 1990 Disability. Rheumatic Disease Clinics of North America 16: 741–761

Vlaeyen J W S, Kote-Snijders A M K, Boeren R G V, van Eek H 1995 Fear of movement/(re)injury in chronic low back pain and its relation to behavioural performance. Pain 62: 363–372

Waddell G, Main C J 1984 Assessment of severity in low-back disorders. Spine 9: 204–208

Waddell G, Newton M, Henderson I, Somerville D, Main C J 1993 A fear avoidance beliefs questionnaire (FABQ) and the role of fear-avoidance in chronic low back pain and disability. Pain 52: 157–168

Watson P J 1999 Psychosocial assessment. Physiotherapy 85: 533–535

White J, Strong J 1992 Measurement of activity levels in patients with chronic low back pain. Occupational Therapy Journal of Research 12: 217–228

Wilk K E, Romaniello W T, Soscia S M, Arigo C A, Andrews J R 1994 The relationship between subjective knee scores isokinetic testing and functional testing in the ACL reconstructed knee. Journal of Orthopaedic and Sports Physical Therapy 20(2): 60–73

Williams D A, Thorn B E 1989 An empirical assessment of pain beliefs. Pain 36: 351–358

Williams D A, Robinson M E, Geisser M E 1994 Pain beliefs: assessment and utility. Pain 59: 71–78

Woolf C J, Decosterd I 1999 Implications of recent advances in the understanding of pain pathophysiology for the assessment of pain in patients. Pain Supplement 6: S141–S147

World Health Organization 1980 International Classification of Impairments. Disabilities and Handicaps. WHO, Geneva

World Health Organization 1999 ICIDH-2 International Classification of Functioning and Disability Beta-2 Draft Full Version. WHO, Geneva

（山口佳子）

セクションIII

痛みへの対応

本セクションの目次

8. 痛みの治療におけるすべての医療スタッフに通じる基本理念　177

9. 心理学に基づいた痛みのマネジメント　197

10. 徒手療法　219

11. 痛みのマネジメントにおける物理療法　241

12. 代替・補完療法　263

13. 運動と痛み　285

14. 復職に向けた再調整　309

15. 生活の管理　335

16. 痛み治療の薬理学　357

8

痛みの治療におけるすべての医療スタッフに通じる基本理念

Anita M. Unruh, Katherine Harman

本章の目次

概　要　177
　　学習の目的　177

痛み治療の基本理念　177

患者の痛みや苦悩の訴えを信じる　178

徹底的に急性痛を治療する　178

治療を計画する前に痛みと日常生活への影響を常に評価する　179

痛みの原因を心理的なものと安易に断定しない　180

治療の初期目標を決める：痛みの軽減か、それとも機能的な改善か　180

エビデンスに基づく診療　182

医学的、薬理学的、認知行動学的、作業療法学的、理学療法学的手法を組み合わせる　183

痛みの薬物療法と薬物依存の危険性に対する誤解を正す　184
　　鎮痛薬の使用法　184
　　薬物依存　186
　　痛みの薬物療法と非がん性慢性痛　186
　　痛みの薬物療法と緩和ケア　187
　　薬物の頓用投与　187

認知行動療法が有効だからといって、痛みの原因が心理的なものとは限らない　188

長期的に生活スタイルを変えることを考える　188

可能な限り患者の家族を治療に参加させる　189

二重の責任と義務を認識する　190

診療にあたって倫理的な配慮をする　191

患者の負担は最小限に　191

研究・教育・学会活動に参加する　191
　　研　究　192
　　教育とその他の専門的活動　192

結　論　193
　　学習問題・復習問題　193

概　要

他の章では、痛み特有の評価や治療のアプローチについて検討している。本章ではすべての医療スタッフに通じる痛みの診療における基本理念（Box 8.1参照）を述べていく。痛みに苦しむ患者にアプローチする方法として重要であり、基本理念やこれに関する議論はわれわれの診療や研究の経験によるものである。

学習の目的

1. 痛みに苦しむ患者の診療においてすべての医療スタッフに通じる基本理念。
2. これらの基本理念を用いて、いかに作業療法や理学療法を行うか。

痛み治療の基本理念

われわれは各自の専門的評価方法や理論から導き出された仮説を用いて痛みの診療にあたる。その他に、患者の目的を達成するためにすべての医療スタッフに通じる診療上の基本的理念がある。とりわけ慢性痛症の治療は一筋縄ではいかないため、痛みをもつ患者を治療する際には、これらの基本理念に対する配慮が重要である。心得ておかなくてはならな

> **Box 8.1　重要用語の定義**
>
> **通有性 generic**：通有性とは、何らかの事象がそれぞれの集団に共通して一般的に適用できることを指す。この章で通有 generic という語を用いて、この基本的理念がある一つの専門職だけでなく、その他の専門職にも重要であることを示している。またこの基本的理念は作業療法士や理学療法士に関連があり、痛みに関わるすべての医療スタッフにも適用できる。
>
> **ベースライン baseline**：ベースラインとは、治療前の状態を意味する。ベースラインを測定することにより、治療前後の比較ができる。
>
> **エビデンスに基づく診療 evidence-based practice: EBP**：EBPとは研究の知見に臨床経験、クリニカルリーズニングや患者の情報を組み合わせて、患者にとって最適な治療を行うことである（Egan et al 1998, Law & Baum 1988）。
>
> **薬物依存 addiction**：心理的高揚感を得るために、薬物を捜し求める行動（McGrath & Unruh 1987）。
>
> **偽薬物依存 pseudoaddiction**：心理的高揚感よりむしろ、痛みから解放されるために薬物を捜し求める行動（Weissman & Haddox 1989）。

> **Box 8.2　すべての職に共通する診療の心得**
>
> - 患者の痛みや苦悩の訴えを信じる
> - 徹底的に急性痛を治療する
> - 治療を計画する前に患者の痛みと日常生活への影響を評価する
> - 痛みの原因を心理的なものと安易に断定しない
> - 治療の初期目標を痛みの軽減にするか、機能的な改善にするかを決める
> - EBMに基づく診療を行う
> - 医学的、薬理学的、認知行動学的、作業療法学的、理学療法学的手法を組み合わせる
> - 痛みの薬物療法と薬物依存の危険性について理解し、誤解を正す
> - 認知行動療法が有効だからといって、痛みの原因が心理的なものとは限らないことを理解する
> - 長期的に生活スタイルを変えられるように患者を支援する
> - 可能な限り患者の家族を治療に参加させる
> - 二重の責任と義務を認識する
> - 治療効果を上げられる環境整備に努める
> - 診療にあたって倫理的な配慮をする
> - 研究・教育・学会活動に参加する

い基本理念をBox 8.2に要約する。

患者の痛みや苦悩の訴えを信じる

慢性痛症の患者は痛みを訴えても信じてもらえないことが少なからずあり、痛みが実際にあることを信じてもらえるように努力しなければならない。患者が痛みや苦悩 suffering を訴えた時には、その訴えを否定するのに充分な、よほどのエビデンスがない限り患者を信じなければならない。患者を疑っている限りは患者と信頼関係を構築できないし、患者にとって有意義な目標を達成することもできない。痛みに対して患者がどのように認識しているかは、評価や治療において重要である。治療チームは痛みの性質、日常生活への痛みの影響、痛みの多様性について充分に把握した上で治療方針を立てる。包括的な評価は、患者の痛みや能力低下に関わる要因をすべて考慮に入れ、効果的な治療計画を立てる際にきわめて重要である。

徹底的に急性痛を治療する

急性痛を我慢しても、生理学的にも心理学的にも何のメリットもない。小児の場合、痛みが病状を悪化させてしまい（Unruh & McGrath 2000）、新生児の場合には外科手術後の痛みによって死亡率が高まることが報告されている（Anand & Hickey 1987）。また、痛みによって免疫機構の働きが妨げられることが報告された（Liebeskind 1991）。さらに、痛みの発生によって神経生理学的、心理学的に感作された結果、ますます痛みに対して過敏になり、痛みを経験しやすくなることが明らかにされた（Grunau et al 1994, Harman 2000, Taddio et al 1995）。

臨床医や研究者の間では、急性痛を早期から徹底的に治療することが慢性痛の発症を食い止める、少

なくとも慢性痛がもたらす能力低下の程度を最小限に抑えることができると考えられている。今のところはこれを裏付ける決定的なエビデンスはなく、示唆的な研究があるだけである。しかし、痛みが持続すると生理学的（Liebeskind 1991）、心理学的に（Wall 1999）有害であるというエビデンスはある。痛みや痛みの末路への恐れから不安を募らせ、不安から患者の注意は痛みばかりに集中する（Wall 1999）。急性痛が続けば、能力低下や社会的不利を生じるリスクを高めることになる。急性痛を早期から徹底的に治療することが禁忌とした報告はない。

徹底的に治療すべき二つのフェーズある：急性痛が起こり出した時と慢性痛へ移行しそうな時である。痛みのタイプを考慮する必要は高いが、理学療法と組み合わせて、必要に応じて自助具を使用しながら、適切な薬物療法 pharmacological strategy を行うことが役立つ。急性痛が慢性化する、あるいは痛みのエピソードが繰り返されるような場合には、認知行動療法 cognitive-behavioural intervention (strategy) を組み合わせて治療を継続していくことが非常に重要になる（第9章参照）。

リラクセーション relaxation は筋緊張を低下させ、ストレスの軽減を促通することで痛みを和らげる。さらに、日常生活の中で定期的に休息を取り、ペース配分を心がける。痛みをそれ以上にも以下にも考えないようにして、痛みを自分の言葉でありのままに表現し、大げさな表現を使わないようにすることが重要である。患者は自分の痛みについて正しく理解していれば痛みとうまくつきあっていけるが、痛みへの理解が不充分だと痛みにうまく対処できないことが懸念される（Unruh & Ritchie 1998, Unruh et al 1999）。家族の理解と協力があれば、適切な支援が得られると同時に過度な依存を防ぐことができる。患者の元の職業を含め、生活における人間工学的 ergonomic な側面からの指導も早期から評価する必要がある。いずれにせよ、まず治療の順番待ちを減らさなければならない。

治療を計画する前に痛みと日常生活への影響を常に評価する

痛みに苦しむ患者を前にすると、すぐに治療にとりかかりたい気持ちに駆られるかもしれないが、痛みのパターンと日常生活への影響の評価を行わないと、せっかく治療しても効果があったか否かさえ的確に判断できない。リハビリテーションプログラムを行っているクリニックではプログラムをはじめる時に、まずベースライン baseline の評価を行う。スクリーニング的に簡易な診察や問診を行い、必要に応じて詳細に調べる。学際的プログラム multidisciplinary programme では、医療スタッフはそれぞれの専門分野での治療目標を設定し、必要な評価を行う。チームはそれをすり合わせることによって情報を共有し、治療計画や方針を立てる。

作業療法士や理学療法士が行う痛みの評価については、第7章の「痛みの評価」で詳しく述べた。他のスタッフが用いる初期評価方法をよく知っておくべきであり、それぞれの専門分野に関係するベースラインの情報を用いるのが望ましい。特に難治性で複雑な慢性痛症の場合、初期評価によって得られる情報が不充分で、ある領域の治療はできないということもある。急性痛、慢性痛を問わず、身体機能のベースラインがどれくらいあるかを測れば、適切な治療方法を決定し、治療の効果を判断するのに役立つ。作業療法や理学療法の治療目標に関係するベースラインの情報がなければ、治療終了後にどのくらい痛みが良くなったか、プログラムがどの程度有効であったかを判断することはできない。1週間毎日痛み日記をつけることで、痛みがどのように変化するか、身体機能とどのような関係があるか、どんな動作が痛みをひどくしたり軽くしたりするか、睡眠との関連はどうか、など多くの情報が得られる（Jensen & McFarland 1993）。

痛みが日常生活にどのような影響与えているかを理解すれば、痛みの変化を治療に役立てることができる。第7章で述べられているように、痛みはかな

り強烈なものである。日常生活への痛みの影響がわかれば、痛みの変化が身体機能にどのような影響を及ぼしているかがわかる。治療中や治療終了時点で評価を繰り返し行うことによって、治療方針を決めたり、治療の終了へ備えることができるのである。

痛みの原因を心理的なものと安易に断定しない

　組織損傷がないからといって、痛みの原因を心理的なものと決めつけるのは、もってのほかである（Patrick Wall 1984）。痛みが長引くと、痛みを増悪させるような心理、環境や行動などさまざまな面に影響を及ぼし、それらが組み合わさって痛みを増悪させ、その結果複雑な病態を呈してしまう（第4章参照）。こうも問題が深刻になると、痛みの管理が簡単にはいかなくなる。治療がうまくいかないのは要注意である。痛みの原因を心理的なものと決めつけてしまいがちであるが、ほとんどの場合そのようなエビデンスはない（Wall 1999）。実際に痛みが長く続き、QOL：quality of life（quality of everyday life）が痛みに左右されてしまうと、心理的、環境や行動上の問題を生じてしまい、さらに痛みを長引かせてしまうことになる。こういった理由から痛みの原因を身体的な側面と心理的な側面に分けても意味がない。痛みを長引かせている原因については包括的に評価を行い、学際的なアプローチの中で治療を行うべきである。他に明らかな原因がないから、心因性疼痛と診断を下すのは論理的に正しくない。診断というものは何らかのエビデンスに基づいて下されるものであり、そうでなければ原因不明としなければならない。

　痛みが原因となって心理面の問題が生じるのか、それとも心理面の問題が痛みに影響を及ぼしているのか、これらは別の問題である。痛みを心理的なものだと断定すると、たとえそのつもりがなくても、患者は痛みの原因が自分にあると非難されていると誤解してしまう。患者は非難されていると感じると、医療スタッフへの不信感、誰もわかってくれないといった孤独感を募らせてしまい、患者の協力は得られなくなってしまう。

　はっきりとした病理も認められないのに、痛みの原因を心理的なものと安易に断定してはいけないとはいっても、痛みの心理的要因を無視してよいといっているわけではない。実際に痛みの心理的な側面を無視して理学療法や薬物療法を行っても、慢性痛を持続させ、苦悩を増やし、能力低下 disability が進行してしまうばかりである。心理的要因と身体的要因が相互に影響を及ぼし合って痛みが長引くのである。これを理解することは患者にとって有益である。またメンタルコントロールにより痛みの感じ方を変化させ、痛みをコントロールできるようになるのも、患者にとって有益である。

治療の初期目標を決める：痛みの軽減か、それとも機能的な改善か

　治療の初期目標は大きく分けて、痛みの軽減か身体機能の改善かいずれかである。痛みの軽減を治療の初期目標とする場合、まず痛みの原因を診断し、それを取り除く。薬物療法（処方箋薬や市販の薬）や理学療法（温熱療法、TENS、バイオフィードバック、運動、ストレッチ、マッサージなど）は痛みを軽減させるために用いられる。痛みの軽減を目的とした治療が結果的に身体機能の改善につながる。たとえば、鎮痛薬 pain medication が効いて痛みが軽減している場合、他の原因がない限り、患者の身体機能は改善する。家族や誰かへの依存心が強く、患者が日常生活において自立できていないような場合には、痛みが軽減するだけでは不充分であり、さらなる能力低下を引き起こしてしまう。能力低下は身体機能を改善するための治療が同時に行われていない場合に生じる。さらに、過度の安静、薬物への依存は痛みを軽減させるかもしれないが、能力低下を進行させ、依存心もますます強くなるという代償を払うことになる。

　治療の初期目標が能力低下の改善ならば、自宅や職場を人間工学に基づいて評価したり、認知行動療

法やペーシング pacing※訳注26、仕事の簡素化 work simplification※訳注27 などを治療に用いるとよい。過度の痛み行動が現れ、それにうまく対処できず、能力低下が進行するならば、オペラント条件づけ operant conditioning による行動療法を用いて痛みから注意をそらすのが有用である（Fordyce et al 1985）。オペラント条件づけによる行動療法は特に能力低下の軽減に着目している。

痛み（慢性痛症）の治療として行う行動療法 behavioural methods は、古典的な意味で「痛みを治す」ことを意図しておらず、「痛み」を引き起こす傷害シグナルを生み出す侵害刺激の原因やそのメカニズムに注目している。行動療法を用いた痛みの治療では、痛み刺激の受容や伝達を直接ブロックしたり、今までの痛みの経験を直接修正することはないが、これらは痛みの行動療法に影響されることが非常に多い。むしろ身体機能を改善し、苦悩を和らげることを意図して、痛みの治療の際に行動療法を用いる。慢性痛患者の身体機能を改善し、元の状態に少しでも近づけることを治療の目標としている。（Fordyce et al 1985 p115）

治療によって身体機能が改善されてくると、患者の痛みの受け止め方が変わる（Fordyce et al 1985）。心理的に前向きに痛みを受け止められれば、活動性が高まる（Unruh & Ritchie 1998）。痛みの受け止め方が変われば、痛みは軽減する。身体機能が改善しても痛み自体はわずかしか軽減しない。しかし、オペラント条件づけによる行動療法が適切に行われなければ、身体機能や痛みはまったく改善されないし、痛みの訴えや行動を抑えつけてしまう。そういった場合、患者はいっそう自分が孤独に感じ、痛みに絶望してしまう。

認知行動療法を行うと、ストレスが軽減され気分が良くなり、痛みは軽くなる（Bradley 1996, McCaffery & Beebe 1989）。認知行動療法で痛みから注意をそらすことができ、患者は集中して身の回りのことや仕事ができる。痛みは軽減していないが、患者は痛みを自分でコントロールできるという自信にもつながる。このように身体機能の改善は認知行動療法が第一に目指すものである。

治療を進めるにあたり、何を第一目標にするのかを決めるのがむずかしい。患者と治療チームではそれぞれ見方が異なるからである。患者は、まず痛みを和らげてほしいと訴えるが、治療チームは身体機能の改善を第一に考える。治療をはじめる前に、これらの違いを考慮に入れておく必要がある。身体機能の改善を重点的に行うということは、痛みが慢性化することをある程度は認めていることになる。また、痛みの原因となっている環境因子、心理的因子を特定することになるのである。環境や心理状態が変わると、生活スタイルや習慣が変わる。患者が自分の痛みの治療は長期にわたるものだということを認識していないと期待した治療効果は得られない。

痛みを軽減することと身体機能を改善することのどちらを第一目標とするか、それらの治療方法の違いを患者に説明しなければ、患者はわれわれの意図を誤解してしまう。たとえば、われわれが身体機能を改善するために認知行動療法を提案し、一方で患者は痛みの軽減をまず望んでいる場合を考えることにする。認知行動療法を提案すると、われわれが痛みは心理的なもので実際には存在しないと思っていると誤解されてしまう。患者と話し合いの場を設けて誤解を解き、認知行動療法や他の身体機能の改善を目的とした治療の目的を充分に理解してもらうことが重要である。

患者とわれわれ医療者、両者の第一目標が一致してはじめて、患者にとって最善の治療法を決めることができる。患者が何を求め、何を目標としてあげているのかを配慮しつつ、痛みの性質はどうか、どれだけ生活に支障をきたしているのかまで考慮して治療法を決定する。

※訳注26　治療法の一種。痛みの具合と調子を合わせて生活すること。身体の活動性を維持するのに役立つ。
※訳注27　治療法の一種。効率よく仕事ができるようにやり方を考えたり、調整すること。体力を温存でき、趣味に打ち込めるようになる。

エビデンスに基づく診療

この10年以上の間に、エビデンスに基づく診療（EBM）をすべての治療に組み入れることが強く求められてきた。EBMとは、量的研究や質的研究から得られたエビデンスに基づいて、患者のニーズや目標、医療スタッフの臨床経験を踏まえて最適な医療を行うことである。患者は自分が何を求めていて、どんな治療を優先したいか充分にわかっている。われわれの専門家としての経験はとても重要であり、現時点で充分に研究し検証されていなくても、治療効果が得られる可能性はある。さまざまな治療法が研究し検証されてきてはいるものの、その質は均一ではない。研究の妥当性や信頼性は、どのくらいエビデンスとして有効であるかを確かめるのに重要である。反復ランダム化比較試験 repeated randomized controlled trial により治療効果が高く、まったく副作用がないか最小限であることが示されれば、他の治療法よりも有効であるというエビデンスとなる。質的研究ではグループ間の相違点を比較するのに限界があるが、治療計画を立てたり、どのような治療効果が得られるかについて有益な情報を与える（Ritchie for individual clients 1999）。

EBMのプロセスに慣れていないと萎縮してしまうかもしれないが、これを実践するにあたり、五つのステップ（Box 8.3）がある（Flemming 1998, Stewart 1999, Westmorland 1998）。

Box 8.3　EBMを展開する五つのステップ

1. 患者の病状、治療、予想される結果について疑問点を挙げ、仮説を立てる。
2. 文献からエビデンスを集める。文献検索の際にはデータベースと検索用語の選択が重要である。
3. 検索した研究の妥当性、信頼性や一般化可能性を検討する。
4. エビデンスと臨床経験、患者のニーズを組み合わせて、治療方針を立てる。
5. 治療効果を評価する。

Box 8.4　作業療法士や理学療法士のためのEBM参考資料

作業療法
- Canadian Journal of Occupational Therapy 1998, 65, special issue on evidence-based practice
- Canadian Association of Occupational Therapists, (1999) Joint position statement on evidence-based occupational therapy
- Evidence-based Practice column in Occupational Therapy Now (newsletter of the Canadian Association of Occupational Therapy)
- Letts et al (1999) A programme evaluation workbook for occupational therapists: an evidence-based practice tool
- Occupational Therapy Evidence based Practice Research Group (1999) at McMaster University, Canada (completed a critical review of the effectiveness of cognitive-behavioural interventions for people with chronic pain, review available from the website: http://www.fhs.mcmaster.ca/rehab)

理学療法
- Cole et al (1994) Physical rehabilitation outcome measures
- McIntyre et al (1999) Canadian physiotherapy reseach and evidence-based practice initiative in the 1900's
- Straker (1999) A hierarchy of evidence for informing physiotherapy practice
- Vanderkooy et al (1999) A clinical effort toward maximizing evidence-based practice

作業療法と理学療法
- Helewa & Walker (2000) Critical evaluation of research in physical rehabilitation: towards evidence-based practice

---

EBMのプロセスはかなりむずかしいが、作業療法士や理学療法士に有用な参考資料があり、EBMを展開する際に役立つ。これまでにエビデンスとして認められた参考資料をBox 8.4にあげる。

さらに大学院や学部の専門課程では、EBM関連の教科が必須科目、選択科目として設定されている。また学会などを通じて、EBMに関連するワー

クショップや教育セミナーが提供される。

　EBMを実践しようとしてもなかなかできない理由の一つは、研究を行ったり、そのエビデンスが信頼できるものかどうか充分に検証できないところにある。EBMに関する情報を提供している機関はいくつかあり、最も影響力があるのはコクラン共同計画 Cochrane Collaboration である。コクラン共同計画はEBMを推進するという公約の下、関係者や各機関を国際的な連携を目的とし、予防や治療に関するすべての研究を対象とした系統的レビューを行っている。(Hayes & McGrath 1998, Pollock 1998, Snider 1999, Stewart 1999)。

　コクランのグループは治療に関係する研究を徹底的に調査する。最も良い評価を得た研究の成果を検証し、そこから最善の治療法を選択する。コクランレビューは新しい研究報告が提出される度に更新されており、最新の情報が入手できるようになっている。コクランライブラリー Cochrane Library は最新のレビューを集めた電子版データベースであり、ほとんどの大学図書館や病院図書館を通じてアクセスできる。

　治療法の有効性に関してどのようなエビデンスがあるかを把握し、患者とともに治療法を検討しなければならない。その治療のエビデンスを患者と話し合った上で、治療は実施されるべきものである。エビデンスがごくわずかしかないような治療法を患者が選択することがあるが、その治療法を患者が充分に理解しているという前提が必要である。エビデンスの通りに治療効果があるか、副作用や合併症がないかに注目して治療の経過を診ていくことが重要である。患者に治療効果が見られれば、その治療法が有効であるというエビデンスになる。また、副作用に関する情報がなくても、想像もつかないリスクが生じる可能性がある。治療が有効であるという希望的観測ばかりに目が奪われるが、副作用も生じる可能性があるため、注意が必要である。

医学的、薬理学的、認知行動学的、作業療法学的、理学療法学的手法を組み合わせる

　慢性痛症の原因やその痛みを修飾する要因は多岐にわたる。したがって、一つの治療法だけでは満足のいく効果を得ることはむずかしいため、いくつかの治療法を組み合わせる必要がある。薬物療法である程度痛みをコントロールできるが、そこに別のアプローチを組み合わせて身体機能を改善し、活動性を高め、苦悩を軽減している (Polatin 1996)。急性痛や慢性痛が増悪した時にはホットパック、コールドパック、経皮的電気刺激法 (TENS) やマッサージなどの理学療法が有効なことがある (Gross et al 1996, Harding et al 1998, Minor et al 1989, van der Heijden et al 1997)。食生活の改善、運動、姿勢の矯正により全身の健康状態が向上し、痛みをもたらす要因を遠ざけることができる。職場や自宅の環境を工夫すれば、痛みを増悪させたり、組織損傷にまで至るのを防げる。認知行動療法は痛みの受け止め方を変えるのに役立ち、痛みを自分で何とかできる方法を見つけられるようになる (Bradley 1996)。バイオフィードバックやリラクセーションにより、痛みの元となる筋緊張やストレスが減れば、よい睡眠がとれるようになる (Arena & Blanchard 1996, Kerr 2000)。グループ治療に参加すれば、痛みに一人で悩み苦しんで孤独感を味わうこともなくなるだろう (Diamond & Coniam 1997, Keefe et al 1996)。

　現在までの研究成果では、慢性痛症に対する有効な治療法は学際的な治療アプローチである。専門チームにより多面的な評価を行った上で、集学的に治療を行う (Becker et al 2000, Flor et al 1992, Mason et al 1998, Russo & Brose 1998)。日ごとに変化する痛みに対して、その時々で必要な治療法を組み合わせることで相乗効果が期待できる。

　それぞれの分野の専門家がチームを組んで、学際的な痛み治療を行う必要がある。薬物療法を使えば、自分で痛みをコントロールできるレベルに抑え

ることができる。理学療法を使えば痛みの認知を変化させ、筋力をアップさせ、柔軟性を高めることで身体機能を改善する。姿勢を矯正し、職場や自宅の環境を負担の少ないように改良する。作業療法を使えば、痛みがあっても能率よく仕事ができ、充実した生活を送ることができる。心理療法は痛みの受容方法、コーピング（対処）法、痛み行動に焦点を当てる。

治療と同時に、患者教室や患者の会などを通じて患者教育を進めることが重要である。痛みについて、また痛みが生活にどんな影響を及ぼしているかについて患者の理解を深めていく。患者はさまざまな痛みの治療法を学び、治療効果を高めることができる。治療に関わるすべてのスタッフが身体機能を改善させ、痛みをもたらす要因を遠ざけるのに役立っている。

痛みの薬物療法と薬物依存の危険性に対する誤解を正す

薬物療法については第15、16章で詳述してある。薬物療法は痛みの治療に不可欠であるが、患者の多くは自分の薬については病院任せで詳しく知らないまま内服している。痛みを軽減すれば、身体機能、心理状態ともに改善し、創傷治癒にかかる時間も短縮される。痛みが長引くと、不安や抑うつ気分となり、心理的にも苦痛に感じてしまう。痛みを軽減すれば、これらの心理的負担も軽くなる。痛みが急性痛であれば、薬物療法を効果的に使い、慢性痛症への移行を食い止められる可能性がある。

痛みがあっても薬を飲まずに能率よく仕事ができ、充実した日常生活が送れていればそれでよい。しかし家事や仕事に集中できず、痛みを除こうとして1日の大半を認知行動療法、理学療法に費やしているならば、薬物療法を取り入れたほうがよい（McCaffery & Beebe 1989）。そうすればより多くの時間を有意義な生活を送るのにあてることができる。薬を飲んでも効果がない場合、副作用が強い場合、副作用と効果を天秤にかけて副作用が勝る場合

には、薬物療法は断念すべきである。そのためにも定期的に薬物療法の効果を判定する必要がある。

複数の薬剤を投与中の患者には注意が必要である。特に漢方や生薬などの併用には要注意である。その代わりにリラクセーション、ペーシング、バイオフィードバック、TENS、催眠療法、イメージ法などの非薬物療法と組み合わせるとよい。薬物療法を二者択一の選択肢ではなく、他の治療法を組み合わせると相乗効果となり、治療効果が上がることを患者にわかりやすく説明する必要がある。

鎮痛薬の使用法

薬物療法を選択するか否かの意思決定は、薬の飲み方や副作用などに関する疑問や薬への不安があっても、最終的には自らの判断で薬を飲むか飲まないかを決める、いわば患者の「モラル」に関わる問題をはらんでいる。この狭間にある不安や葛藤を理解し、それらに配慮することが重要であり、患者にも説明し納得してもらわなければ、この問題はクリアにならない。

子供や障害者、入院患者でなければ、薬の服用に対する責任は患者自身にある。薬局で購入した後にパッケージに書いてある服用量を勝手に変えて服用することがある。医師が服用方法を説明しても、指示通りに薬を飲まないこともよくある。担当医が痛みを専門にしていなければ、薬の効果や飲み方の説明が不適切なこともあるかもしれない。必然的に患者は自分の判断で勝手に薬を飲むようになってしまう。患者はまず次の五つを考える。

- どの薬を飲むべきか？
- いつから飲みはじめるのがよいか？
- 何錠飲むのがよいか？
- 飲まなくてもいい薬があるのではないか？
- 他の薬と組み合わせたほうがよいか？

これらの疑問に対して、自分の考えの他に家族や友人、同僚からのアドバイス、本やテレビから仕入れた情報、専門家による指導をもとに判断し、答えを導き出す。痛みの強さ、他の症状、薬の副作用、他

の治療法も意思決定の判断材料になる（Purdy et al 1997）。

　このように薬の飲み方を自分で判断して、痛みがうまく緩和されることはまずない。たとえば、生理痛に苦しむ若い女性は多いが（Unruh & Campbell 1999）、市販の鎮痛薬をパッケージの指示通りに飲んでいるとは思えない（Campbell & McGrath 1997）。

　薬を投与する際には副作用に注意を払わなければならない。副作用が出ないように、あるいは場合によっては副作用が出ても最小限に食い止めるように薬を服用しなければならないこともよくある。その一方で、薬を飲まないことによるデメリットは忘れがちである（personal communication, June 2000, Frank New）。飲み忘れや自分の勝手な判断による内服中止のせいで、能力低下は進行し、痛みも悪化してしまう。これも一種の副作用と言ってよい。薬を飲まないことによるデメリットは明らかな原因がないし、周囲からは見えにくいため無視されやすいが、薬による副作用は原因がはっきりしているのでわかりやすい。薬の服用で起こりうる副作用に注意した上で、薬を服用しないことによるデメリットも認識しておくことが重要である。

　中には痛みが酷くても、頑(かたく)なに鎮痛薬の服用を拒む患者がいる。薬を使うと痛みに「降参する」ことになる、自分の弱さを認めることになると考えているのである。また、ある意味で松葉杖が歩く時の支えとなるのと同じで、鎮痛薬という支えなしでは生きていけない、そんな弱い人間になってしまったというように考えてしまうのである。薬を早い段階から使ってしまうと、痛みがもっと酷くなった時に効かなくなってしまうのではないかと心配していることがある。また鎮痛薬に頼ってしまうと中毒や依存症になってしまうと怖がって飲まないことも多い。麻薬系鎮痛薬、オピオイドはもちろん、非ステロイド性抗炎症薬でさえも、服用の際にこういった恐怖心に苛(さいな)まれているのである。

　このような誤解は、鎮痛薬は痛みがあまりにも酷くてどうにも耐えられなくなった時に飲むものだ、という誤った認識がベースにある。薬を飲んでも痛みが取れなければ、その薬には治療効果がなく、患者は自分の判断で服用量を増やしたり、他の市販薬と組み合わせたりする。より痛みを和らげてくれる薬を求めてドクターショッピングする患者も珍しくない。このような無計画なやり方で薬を服用し続ければ、痛みの悪循環を断ち切れず、痛みを取ることはできない。

　複数の薬を無計画に飲んでも、薬剤間に相互作用が起こり、副作用が生じる原因となるだけである。薬を過剰に飲めば、痛みが引くどころか反対に痛みが増悪することさえある。効果が得られるように計画的に鎮痛薬を飲まないと、周囲からは中毒や依存症と誤解されかねない。ここで一番の問題は何かというと、正しい薬の使い方を充分に理解していないことである。

　薬の処方が適切でないと痛みが取れず、薬に本当に治療効果があるのか不安で痛みのことが頭から離れず、次の薬は何時にもらえるのか、時間ばかり気にする入院患者がよくいる（Cherny & Portenoy 1999, Twycross 1999）。薬物療法は治療アプローチの一つであるが、痛みの治療には薬物療法しかないと患者に思わせてしまい、集学的治療にならなくなってしまうことがよくある。これは偽薬物依存 pseudoaddiction といわれる状態である（Weissman & Haddox 1989）。こういった行動は薬に対する依存ではなく、痛みがうまくコントロールできていないことを示している。痛みを緩和できるように適切に処方すればこういった痛み行動はなくなるので、本物の薬物依存かどうかは大方は区別できる（Cherny & Portenoy 1999）。

　患者の家族が間違った知識であれこれ口出しすることがある。鎮痛薬を飲まないように説得したり、子供の親、高齢者や障害者の介護者の場合には、痛みが酷い時しか薬を与えないこともある。日帰り手術を受けた小児患者の場合、親は鎮痛薬の使い方を懇切丁寧に指導されているにもかかわらず、子供が痛がっても、退院後に家では適切に薬を与えていないと報告されている（Finley et al 1996）。家族が他の薬をいろいろもってきて飲ませているケースもあ

る。

　鎮痛薬は指示された通りに服用しなくてはならない。これはその薬が適切に処方されていることが前提となる。痛みが酷くならないうちに薬物療法を行うのが最も効果的である（Coderre & Melzack 1987）。薬物療法、理学療法、作業療法、認知行動療法、食事療法を組み合わせ、集学的な治療計画を綿密に立てることにより、痛みが酷くならないようにすべきである。薬剤によっては血中濃度を一定に維持することで効果が現れるものがある。たとえば、抗うつ薬がその例で、痛みのない時でも服用する必要がある。患者がこのことを理解していないと痛みが軽くなったら薬の服用を止めてしまう。すると結局痛みがまた現れてしまい、再び内服しなければならなくなる。

　オピオイドを使っている場合は、便秘予防のために食物繊維や水分を充分に摂取し、身体を積極的に動かすようにする。NSAIDsの場合は、胃潰瘍など消化器への負担を減らすため食後に服用すべきである。COX-2阻害剤はNSAIDsと比べて胃粘膜への刺激はかなり少ない。作業療法士や理学療法士も薬の副作用など（第15、16章で詳述）何か異常に気づいたらそのつどチームに報告し、対応策を検討する。患者が気づいたことや不安なことを担当医に遠慮なく話すことができる環境づくりに努めることも大切である。

薬物依存

　薬物依存に恐怖心を抱いている患者も少なくない。薬物依存は薬物耐性や身体依存と混同されることが多いが、その両方とも身体の生理的な反応である。

　耐性がある場合、ない場合と同じ程度の痛みを緩和させるためには投薬量を増やす必要がある。これまで耐性に関する研究は薬物依存症患者を対象に行ったものが多かったが、オピオイドの長期投与を受けていたがん患者を対象にした研究から、痛みにオピオイドを使ったことによる耐性は生じないことがわかった（Twycross 1999）。投薬量を増やす一番の理由は、薬への耐性ではなく病気の進行のせいである（Brescia et al 1992）。

　身体依存があると、薬を急に止めた時に発汗やふるえが生じる。投薬を中止する時は、急に止めるのではなく漸減することで身体依存を防ぐことができる。身体依存と薬物依存は別物であって、痛みを緩和するためではなく、精神的高揚感を得るために薬を欲しがる行為が薬物依存である。

　患者に説明する時には、痛みをスポンジにたとえるとわかりやすい。乾いたスポンジは水があると吸い上げるように、痛みがある時にはオピオイドを吸い上げる。痛みが緩和すれば、スポンジが濡れている時はそれ以上水を吸わないように、オピオイドを吸い取らない。患者に薬物依存、アルコール依存の既往歴がなければ、鎮痛薬で依存症になることはまずない。薬物依存の心配をするよりも、痛みを専門とする医師の処方通りに薬を飲むように気をつけることのほうが大切である。鎮痛薬を飲んで精神的高揚感、多幸感 euphoria を感じた患者は（痛みが取れて幸せに感じる、というのは別である）、そのことを医師に伝えるようにする。薬物依存の既往のある患者が、痛みに対してオピオイド投与を受け続けているケースでは、非常に注意深く経過観察する必要がある（McCaffery & Beebe 1989, Twycross 1999）。

痛みの薬物療法と非がん性慢性痛

　非がん性慢性痛症 chronic non-malignant pain に対する薬物療法は第16章で詳述している。オピオイドはがん性疼痛治療に重要な役割を担っている。臨床経験やいくつかの比較試験ではオピオイドが非がん性慢性痛にも有効であると報告しているが、実際に非がん性慢性痛へのオピオイドの使用に対しては今でも意見が分かれるところである（Fuch & Gamsa 1997, Portenoy 1990, 1996, Twycross 1999）。オピオイドは非がん性の痛みに有効であるが、慢性痛の場合は投与が長期にわたる可能性がある。オピオイドを長期にわたって投与した結果、身体にどのような影響を与えるのか明らかになっていない。

オピオイドを用いた非がん性慢性痛の治療ガイドラインが作成されたが、完全な合意を得るには至っていない。このガイドラインではオピオイドの投与期間は制限すること、どの程度の痛みの軽減を目指すのか、あらかじめ患者と治療目標を設定しておくこと、定期的な採血検査を行うこと、が推奨されている（Gourlay & Cherry 1991）。その他にも、以前に行って無効だった代替療法を再度行うこと、オピオイドで痛みが軽減しており、副作用も生じていないといった評価を行うこと、などが盛り込まれている。

痛みの薬物療法と緩和ケア

緩和ケア palliative care を受けている患者や家族は、先に述べたような薬物療法に対する間違った思い込み、不安や恐怖心を抱いていることが多い。終末期に痛みのコントロールが不充分な場合、自殺企図をもったり、安楽死や医師による自殺ほう助といった考えを抱かせてしまう（第1章参照）。

鎮痛薬の使い方や副作用について患者本人や家族に説明すべきである。薬を服用しない場合にはかえって苦悩を増やしてしまうことも考慮しておかなければならない。オピオイドを一度使うと副作用（たとえば呼吸障害）への耐性が高くなり、薬剤の投与量が増えても副作用のリスクは少なくなる（personal communication, Frank New June 2000）。

オピオイドは死期を早めるのではないか、と患者と家族が怖がっている場合がある。しかし、オピオイドを適切に使用して緩和ケアを行えば、痛みがなくなり、休息と睡眠が充分にとれるようになる。食欲も出てくるし、体力がつき、身体の活動性が高まる。この結果として寿命が延びる（Twycross 1999）。薬剤の量を増やそうとすると、痛みを軽くするためではなく、早く死なせようとしていると誤解されてしまうこともある（Twycross 1999）。患者や家族と充分にコミュニケーションをとり、率直に思ったことを話し合えば、そんな誤解を解くことができる（Saunders & Platt 1999）。

緩和ケアでは、特に倫理的、人道的な配慮をして痛みの治療を行うべきである。人は痛みに苦しみながら死ぬべきではない。人生の最後の時間を楽しみ、心穏やかに貴重な時間を過ごせるように、痛みを充分にコントロールしなければならない。薬の使い方を決める際には、患者の意思を反映させる必要がある。

薬物の頓用投与

頓用投与 pro re nata：PRN は薬物療法の際によく使う手である。頓用投与とは、患者が痛みを訴えた時に、必要に応じて鎮痛薬を使うことである。この頓用投与にはいくつか問題点がある。まず第一に、入院中の場合、薬をもらうためには忙しい看護師にいかに痛みに気づいてもらえるかにかかっている。鎮痛薬を飲まなくてはならないほど痛みが酷いことを看護師にわかってもらわなければならない。痛みに対する偏見があったり、コミュニケーションが充分にとれていないと実践しにくい。痛み行動は患者の年齢、性別、民族、人種、社会的地位などによって異なるため、少しの痛みでも薬を欲しがったり、かなりの痛みでも我慢したり、患者によって反応の個人差が大きいため対応がむずかしい。また、患者はわざわざ頼まなくても、自分が痛がっていることを看護師が思いやり、薬をもってきてくれると期待していることもある。自分で頼まないと薬は貰えないことを患者がわかっていないケースが多い。また、看護師とトラブルを起こしたくないため、よほど酷い痛みでない限り、我慢しなければならないと思っている患者もいる。

もう一つの問題点は、頓用投与では痛みのサイクルを崩すことができず、激しい痛みを取り除くことはできない、ということである。頓用投与は3〜6時間の間隔を空けるように指示されているが薬理学的なエビデンスはなく、無用な痛みで苦しむ時間をつくってしまうだけである。一方、定時投与すると血中の濃度が安定し、突発痛や激痛を減らすことができる。痛みを和らげるためには、過度に休息をとるよりも身体の活動性を高めたり、維持できるようにするのがよい。頓用投与には批判が多い（McCaffery & Beebe 1989）。

認知行動療法が有効だからといって、痛みの原因が心理的なものとは限らない

　認知行動療法によって痛みが軽減すると、痛みの原因は心理的なものであると短絡的な解釈をする医療スタッフがいる。たとえば、リラクセーションによって痛みが軽くなれば、痛みの原因はストレスであり、オペラント条件づけによって痛み行動が減れば、痛みは自分に注目してほしいという欲求が原因であると決めつける。心理療法が有効ならば痛みは心理的なもので、薬物療法が有効ならば器質的な異常が痛みの原因であるという意味ではない。注射をした時の痛みを思い浮かべてみよう。局所麻酔で痛みが軽くなる人もいれば、痛みに注意が向かないように意識を別のところに向けると痛みが軽くなる人もいる。このように同じ痛みであってもいろいろな方法で痛みを抑えることができる。

　患者の痛み行動や治療効果で痛みの原因がわかるほど、痛みは単純なものではない。治療効果はさまざまな要因が複雑に絡み合い、お互いに影響を及ぼし合うことで現れるものである。一つの要因でも変われば、その影響で身体の中の痛みをコントロールするメカニズム全体が変化してしまう。

長期的に生活スタイルを変えることを考える

　慢性痛症は長引くので、患者は長期間にわたり生活スタイルを変える覚悟をしなくてはならない。これには三つの重要なポイントがある。一つには気持ちのもち方、考え方を変える覚悟ができていること、次に身体的面の変化を受け入れる覚悟ができていること、最後に痛みと長い付き合いになると腹を括る覚悟ができていることである。今まで何人もの医者にかかり、いろいろな治療を試し、痛みが取れなくて失望してきた患者も多い。こういった患者は「痛みが減りますよ」、「人生が変わりますよ、楽に生活できますよ」と言われたところでにわかには信じられないかもしれない。あきらめの気持ちがあり、所作振舞いを変えようとすると痛みがまた出てくるのではないかという恐怖心、思い込みがあるため、生活スタイルを変えることに対して二の足を踏んでしまう。

　長期的な生活スタイルの変化を受け入れられるかどうかは、結局は医療に頼らず、自分で痛みをコントロールできるかどうかにかかっている。生活スタイルを変えた上に、必要に応じてそのつど治療を受けているようでは、痛みを自分でコントロールできなくなるのではないかと不安に思うかもしれない。大切なのは生活スタイルを変えようとする気持ちであり、それは自力で頑張ろうという覚悟ができていることを表す。最近の研究からも、自力で頑張ろうという患者の覚悟に対する指標が散見され、患者のやる気をどのように医療スタッフが支えていくか、その治療指針を明示している (Jensen et al 2000, Keefe & Caldwell 1997, Kerns & Rosenberg 2000, Kerns et al 1997)。

　慢性痛症に苦しむ患者はたいてい体力が低下しており、ほとんど1日中身体を動かさなかったり、下手に動いて痛みが酷くなってしまうことがよくある。そうこうしているうちに、身体を動かすことが怖くなり、身体を動かそうとすると緊張してしまう。痛みに対する閾値も下がり、すぐに痛みを訴えるようになってしまう、といった悪循環に陥る。治療によって痛みが前よりも酷くなっている患者を安心させるために、何かの病気があり、その病気が悪化しているせいで痛みが生じているのではないと充分に説明しなくてはならない。長期にわたり痛みと付き合っていかなくてはならないため、こういった誤解に配慮し、取り除いていくことが治療効果を上げるために必要である。

　慢性痛症は痛みがいったん取れたかに思えてもまたぶり返すことがよくある。腰痛症 back pain (low back pain) の初診患者を対象にした研究では腰痛症患者のほとんどは初発ではなく、過去に既往歴のある再発症例であったと報告している (von Korff & Saunders 1996)。治療開始から4週でかなりの

改善を認めるが、治療終了後患者の75％に軽い痛みが残っていた。1年後には患者の約33％にかなりの痛みが、間欠的ではあるが残っていた。患者が医師の指示を守らなかったとか、心理的な問題があったという理由では再発しないし、もちろん治療が失敗したからでもない。

再発予防に複数の治療法を取り入れるとよい。たとえば、実際に痛みがある時にもリラクセーションは有効だが、普段からリラクセーションを行うことで再発を防げる。職場や家庭の環境を工夫することで、痛みを減らし、再発のリスクを減らすことができる。充実した生活を送り、物事を前向きに考えることができれば、痛みを感じにくくなり、再発もしにくくなる。

可能な限り患者の家族を治療に参加させる

一言で「家族」といっても単純なものではない。家族構成が一見典型的な核家族（子供と親、夫婦のみ）だとしても、内実はかなり複雑であることがある。実の親が離婚し、再婚している場合、子供には二つの家族があることになる。両親、祖父母、兄弟姉妹などが一緒に住まう大家族のケースもある。パートナーが同性愛者のこともある。患者が家族よりも友人を信頼している場合もある。患者の視点から、家族、キーパーソンを特定するのが一番よい。

家族の治療参加の是非は一概には言えない。小児患者の場合、親がそばにいることがマイナスに働くこともある。夫あるいは妻が治療に熱心に関わり過ぎるのもよくない。家族は少しでも役に立ちたいと思っているが、何をどうすればよいのかわからないことが多い。患者が何でも自分でやってしまうと、かえって状態が悪くなってしまうのではないかと不安に思っている。その結果、家族はあれこれ世話を焼き過ぎてしまい、特に痛みが酷い時には、かえって邪魔になってしまう。

痛みが長引くと、患者のために何かしたいと思えば思うほど、家族はフラストレーションが溜まり、そのうち腹が立ってくる。これまで前向きに頑張ってきた気持ちはだんだん役割を失った虚しさや失望感に変わっていき、そういった気持ちで苦しむようになる。家族内での役割や責任の所在は変わってしまう。患者だけでなく、家族までもが生活の大半を痛みに振り回されているように感じる。この先どうなっていくのか、仕事ができなくなったり、収入が減ったりして生活していけるのか、などと将来が不安になる。そして、家族それぞれがストレスを抱えてしまう。

慢性痛症を抱えながら生活していくことで感じるストレスを治療で少しでも軽減することができれば、患者だけでなく、家族にとっても非常に有益である（Kerns & Payne 1996）。痛みとはどのようなものか、患者に何をしてあげたらよいかを家族に充分に説明する必要がある。家族が慢性痛症とはどんな病態であるのかを誤解している場合がある。どの程度まで世話をすればよいかわかっていないことも多い。家族が、世話は自分の責任であると思い込み、何から何までやってしまうが、実際には患者本人がある程度は自分でやったほうがよい。

家族が患者の前で痛みのことを口にしてよいのか悪いのか、そのタイミングがわからないため、ガイドラインが必要である。痛みの訴えを無視してしまうと、患者は孤独感を募らせ、なぜ話を聞いてくれないのかと不満に思ってしまう。かといって、痛みばかりに囚われていても、家族は疲れ果て、本人は何もしなくなってしまい、能力低下を助長してしまう。毎日15分と決めて痛みのことを話し合うようにすれば、家族と患者にとって無理なくコミュニケーションがとれ、お互いの日頃のストレスを癒してくれる。

家族行事の予定を立てる時にも約束事を決めておくとよい。痛みは突然やってくるため予期できないことが多い。痛みが急に酷くなった時に、どの程度の痛みなら本人抜きで予定通り外出するかをあらかじめ話し合って決めておくとよい。

家族にも患者の痛みがどういった性質のものであるかをよく理解してもらう必要がある。家族がわれ

われ医療スタッフに患者の痛みのことを聞く機会はほとんどない。本当に痛いのか、痛いふりをしているだけではないかと家族が疑っていることさえある。あるいは、何か別の悪い病気に罹っているのではないか、精神的に問題があるのではないかと心配していることもある。夫婦の場合には、痛みが原因でセックスができず悩んでいる場合もある。体位を変えてみたり、枕を使ってみたりして工夫すると解決できることがある。慢性痛症のせいで夫婦間の溝、以前家族の中で燻（くすぶ）っていた心理的、社会的な問題が深刻になってきた時には、カウンセリングや家族療法が有効となる。

家族の治療参加の是非は一概には言えないと先ほど述べたが、プラスに作用するというエビデンスがある。痛みを伴う治療の際には、子供は親の付き添いを望む（von Baeyer 1997）。しかし、ただ付き添っているだけでは不充分で、医療スタッフが積極的に親に声をかけ、どうすればよいのかを指示することで、親の治療参加が有益なものとなる（von Baeyer 1997）。

患者が家族の治療参加を望まなかったり、逆に家族の方が躊躇する場合がある。無理強いはできないが、家族の協力で少しでも回復が期待できる場合には、繰り返し話し合い説得してみる必要はある。患者と直接向かい合っての治療に参加することに抵抗があっても、家族向けの教育プログラムは受け入れてくれることがある。家族の間に積年の問題があれば、家族療法を集中的に行う必要があるだろう。

二重の責任と義務を認識する

われわれの診療の基本は患者第一ということである。患者中心は、患者が何を必要としているか、何を不安に思っているか、何を期待しているかを酌んで治療を行うということである（Gerteis et al 1993, Law 1998）。適切な医療を提供するのはわれわれの責任と義務である。しかし、われわれは医療施設、組織に雇われており、そこでの方針がある。一医療者として患者への義務を果たしても、雇用主の期待に添えないこともある。

慢性痛症の治療に携わっていると、こういったジレンマに必ずぶつかる。すべての患者が自分の痛みのこと、痛みが日常生活にどんな影響を及ぼしているかを正直に話してくれると思い込んでいる。しかし、賠償問題や訴訟など疾病利得に関係のある患者の場合には要注意である。仮病や治療の必要性がない患者を見極めなくてはならない。適応のない患者に対して保険金は支払えないし、高額医療は提供しないという原則に則って、われわれは医療を請け負っているからである。時にわれわれは雇用主から必要な治療はすべて行うように言われたり、報告書のコピーを提出するように求められることがある。患者の治療経過に関して法的な書類の作成を求められることもある。

われわれの仕事のパートナーは一方は患者、一方は自分の雇用主、あるいは保険会社であり、それぞれの利害が一致する時は良いが、一致しないことが時々ある。一致しないのが問題なのは、患者のニーズよりも雇用主や保険会社の方針を優先することがありうるからである。

保険会社の目的は、被保険者が治療を受けることで健康を取り戻し、職場復帰することにある。もちろん被保険者もそれを望んではいるが、それ以上に痛みを取ってほしいと考えている。保険会社から治療費を引き出すために、病院側は痛みを取ることよりも機能回復を優先する治療プログラムを組むことになる。実際に、機能回復と痛みを取るという二つの目的は両立せず、治療プログラムを立てる際にはどちらか一つに絞らなければならない。アメリカでは行動療法に則ったプログラムがかなり流行しているが、それは単にプログラムが優れているという理由だけではない。病院側にとって、保険会社の意向を組み入れた治療であれば治療費支払いの交渉を進めやすいということにも関係がある。（Merskey 1999 p941）

保険会社や賠償基金などの第三者支払い機関を相手に、職場復帰、職能訓練プログラム work-hardening programme に携わる作業療法士や理学療法士がこういった葛藤に悩むことが多い。

答えは一つではない。患者一人ひとりに注意深く向き合い、それぞれ答えを見つけ出す必要がある。われわれの行っている医療は治療効果がなく、非生

産的、反医療的なものとなる可能性があり、そのせいで仮病ではないかとすべての患者を疑ってしまうことになる。

　患者は自分が優先されて当たり前だと思い込んでいることがあるが、保険の契約条件によって優先順位が患者、保険会社どちらにあるのかを認識しておかなければならない。患者と保険会社それぞれに対して、どこまでの情報を、誰に、どういった条件の下で明らかにしてよいのかをスタッフ間で明確にし、統一しておかなければならない。

診療にあたって倫理的な配慮をする

　痛みの治療に際しての倫理的配慮の重要性は第1章で述べている。さらに、われわれと患者とでは立場が対等ではないことを認識しなくてはならない。われわれは痛みの専門家と思われており、治療方針を決めるにあたって患者に与える影響は大きい。賠償や訴訟に関わらざるをえないケースも生じてくる。また、われわれは患者の個人情報やプライベートに触れる機会が多い。本書中に繰り返し述べている通り、誤解や偏見によってせっかくの治療が台無しになってしまうことがある。痛みは主観的なもので多面性があるのと同時に、なぜその治療が行われることになったのかという社会的背景にも影響されてしまうため、治療を受けてもかえって悪化してしまうことさえある。

　一方、実際に治療を受けるか受けないかは、患者が判断して決める。こちらがいくら勧めたところで患者が同意しなければ治療はできない。治療を開始するにあたり、医療者側と患者との信頼関係が重要となる。

　患者と医療者がお互いの権利と責任を理解し、尊重し合って、協力的な信頼関係を構築しなくてはならない。人種、民族、出自の異なる患者には偏見をもたないように配慮することが大切である。特別に時間をかけて丁寧に治療を進めていく必要がある患者に対しても同様の配慮が必要である。診療する際にはしっかりとした診断根拠をもち、患者と協力し合って最も適した治療を行っていることを繰り返し検証すべきなのである。

　倫理的問題が一度発生すると、それを一人で対処しようとしても簡単には解決できない。まずは上司、同僚などに相談し、問題の核心は何であるのかを話し合うとうまくいく場合がよくある。さまざまな意見を広く聞き入れてから、問題の全体像を把握するように心がけなければならない。各種専門家が集まって意見を交換すれば、特殊なケースにも適用できる診療標準ができ上がる。すでに倫理委員会が設けられている場合には、そこに報告、相談するとよい。

患者の負担は最小限に

　治療が無効な場合、時間と経済的な無駄を生じていることになり、患者にとってはまったくのマイナスである。治療の際に、われわれが痛みや障害の原因を無意識的につくり出している可能性があることを忘れてはならない。あるいは、回復してきたと思って身体を動かしたら、デコンディショニング de-conditioning[訳注28]により、かえって痛みが出てくることがある。これらのことをあらかじめ患者に説明し、インフォームドコンセントを取っておく必要がある。いかに安全を確保しながら治療を進めるかについては第9章から第16章で述べている。治療してもらったはずなのに新たに障害や痛みが生じた場合、患者は恐怖心や不安をもつようになり、患者と医療者の間の信頼関係が壊れてしまうこともある（Madjar 1998）。

研究・教育・学会活動に参加する

　痛みはありふれたものであるが、実は複雑で非常に奥の深い問題である。痛みの研究は日々進展して

※訳注28　身体が本来備えているさまざまな機能が長期安静後などに低下してしまうこと。

いる。常に最新の研究成果や情報にアンテナを張り巡らせ、患者に最善の医療を提供するよう努力しなければならない。研究、教育、学会活動を通じて、痛みに関する知識を更新し続けることが大切である。

研 究

　痛みの研究の重要性を認識し、臨床に取り入れなければならない。作業療法、理学療法、リハビリテーション関連の雑誌にも痛みの研究が発表されている。小児、高齢者医療、婦人科、疾患別の雑誌にも痛みに関する論文が掲載されている。痛みを専門とした医学雑誌には、『Pain』、『Clinical Journal of Pain』、『Journal of Pain』、『Journal of Pain and Symptom Management』、『Pain Research & Management』、『European Journal of Pain』などがある。痛み関連の文献を読むことによって、治療に役立つ新しい情報や論議を呼んでいる考え方を知ることができる。

　大学院に進学する作業療法士や理学療法士の数が増え、痛みを含む各種分野で研究に従事するようになった。リハビリテーションに関わる痛みの研究を発展させていくためには、われわれが中心となって研究を進めるか、少なくとも共同研究員、研究協力者として参加することが不可欠である。

　リハビリテーション分野の評価法や治療法の中には充分に研究し検証されないままに用いられているものがある。たとえば、職能訓練プログラムで用いられる機能評価法の多くは、その信頼性、妥当性について調べたデータがない。治療法についても、さまざまな症状を呈している患者に対して用いた時にどんな効果が得られるのか充分に検証されていない。EBMを実践するためにも、こういった領域の研究は不可欠である。リハビリテーション分野の研究は理学療法士、作業療法士以外の医療関係者に任せっきりの状態である。このことは理学療法、作業療法に関する研究がほとんど行われていないことを示している。さらに、われわれが参加して学際的 interdisciplinary（multidisciplinary）に研究を進めていくことで痛みの理解を深め、より効果的な診療を行うことができる。

教育とその他の専門的活動

　質の高い医療を提供するには痛みに関する研究を行ったり、学会や研究会に参加して自己研鑽に努めることが必要である。

　国際疼痛学会（IASP）は20職種以上、90か国以上の会員からなる学際的な組織である。IASPでは、会員向けに学会誌『Pain』を年15号発行している。その他にも『IASP Newsletter』、『Clinical Updates』を発行している。『IASP Newsletter』は学会からの連絡事項、最新ニュース、学会予告や最近の刊行物などを掲載している。『Clinical Updates』は臨床に役立つ研究サマリーを中心とした記事を掲載している。『Clinical Updates』の1998年11月号では慢性痛に対する理学療法を特集している（Harding et al 1998）。IASPは3年ごと（訳注：2008年より2年ごと）に世界学術総会を開催しており、2002年にはカリフォルニア・サンディエゴで、2005年にはオーストラリア・シドニーで開催される。各国にIASPに加盟する疼痛学会があり、毎年学術集会を開催している。

　IASPの下部組織としてSpecial Interest Groups（SIGs）がある。SIGsは多職種のメンバーからなり、特定の分野を取り上げたグループである。現在「小児の痛み」、「痛みと交感神経系」、「痛みに関わる法律上の問題」、「リウマチによる痛み」、「痛みの系統的レビュー」、「プラシーボ」、「性差」、「ジェンダーと痛み」などのSIGsが存在している。リハビリテーションにおけるSIGsの設立準備が現在進行中である。

　IASPの後援で国際的、学際的にメンバーが集められ、作業部会や専門委員会が設立される。そこでは特定の分野に関する調査、研究が行われる。研究成果はIASP評議会の承認を受けた後、『IASP Newsletter』や書籍として公表される。その内容はタイムリーで重要な情報を与えるが、それ故に論争を引き起こすことがある。たとえば、ある作業部会から発表された『Back Pain in the Workplace：職

> **Box 8.5** IASPの連絡先
>
> International Association for the Study of Pain
> 111 Queen Anne Ave N, Suite 501
> Seattle, WA 98109-4955
> USA
> Telephone: +1-206-283-0311
> Fax: +1-206-283-9403
> Website: http://www.iasp-pain.org
> Email: IASPdesk@iasp-pain.org

場で生じる腰痛』(Fordyce 1995) は主に行動学的観点から考察されたものであったが、それまでに報告されていた数多くの反論をまったく無視するものであったため痛烈に批判された (Teasell 1977, Teasell & Merskey 1997, Thompson 1997)。カナダ疼痛学会には支持されなかったが、こういった激しい議論の応酬のおかげで臨床上非常に重要な問題である腰痛に注目が集まり、深く考察される結果となった。

現在IASPに所属している作業療法士は19名のみである。一方、理学療法士の会員数はここ数年で劇的に増加し、約200名である。さらにワークショップや研究発表に参加する会員が増えれば、作業療法士や理学療法士、患者に関わる問題が研究テーマとして取り上げられるようになる。作業療法士や理学療法士が痛みの治療の新たな知見を生み出し、情報発信していくことが重要である。IASPと関連団体に関する情報はBox 8.5に示している。

結論

痛みの治療において、作業療法士や理学療法士には果たすべき役割と責任があるが、重複した部分もある。本章では作業療法士と理学療法士に共通し、痛みの診療に従事するすべての医療スタッフが共有すべき基本理念とその背景について述べた。

学習問題・復習問題

1. なぜ患者の家族の治療参加が重要なのか?
2. 薬物療法に対する誤解は何か?
3. EBMの一番の特徴は何か?
4. 長期的な生活スタイルの変化がなぜ重要なのか?
5. 急性痛を集中的に治療することで患者はどんな効果が得られるか?

謝 辞

著者はMs Jennifer Landry (作業療法士)、Drs Allen Finley (麻酔医)、Patrick McGrath (心理学者)、Frank New (精神科医)、Stephan Schug (麻酔医) が本章を論評してくれたことに感謝の意を表している。

参考文献

Anand K J S, Hickey P R 1987 Pain and its effects in the human neonate and fetus. New England Journal of Medicine 317: 1321–1329

Arena J G, Blanchard E B 1996 Biofeedback and relaxation therapy for chronic pain disorders. In: Gatchel R J, Turk D C (eds) Psychological Approaches to Pain Management: a practitioner's handbook. Guildford Press, New York, pp 179–130

Becker N, Sjogren P, Bech P, Olsen A K, Eriksen J 2000 Treatment outcome of chronic non-malignant pain patients managed in a Danish multidisciplinary pain centre compared to general practice: a randomised controlled trial. Pain 84: 203–211

Bradley L A 1996 Cognitive–behavioral therapy for chronic pain. In: Gatchel R J, Turk D C (eds) Psychological Approaches to Pain Management: a practitioner's handbook. Guildford Press, New York, pp 131–147

Brescia F, Portenoy R, Ryan M, Krasnoff L, Gray G 1992 Pain, opioid use, and survival in hospitalized patients with advanced cancer. Journal of Clinical Oncology 10: 149–155

Campbell M A, McGrath P J 1997 Use of medication by adolescents for the management of menstrual discomfort. Archives of Pediatric Adolescent Medicine 151: 905–913

Canadian Association of Occupational Therapists 1999 Joint position statement on evidence-based occupational therapy. Canadian Journal of Occupational Therapy 66: 267–272

Cherny N I, Portenoy R K 1999 Practical issues in the management of cancer pain. In: Wall P D, Melzack R (eds) Textbook of Pain, 4th edn. Churchill Livingstone, Edinburgh, pp 1479–1522

Coderre T J, Melzack R 1987 Cutaneous hyperanalgesia: contributions of the peripheral and central nervous systems to the increase in pain sensitivity after injury. Brain research 404: 95–106

Cole B, Finch E, Gowland C, Mayo N 1994 Physical Rehabilitation Outcome Measures. Canadian Physiotherapy Association, Toronto

Diamond A, Coniam S 1997 The Management of Chronic Pain, 2nd edn. Oxford University Press, Oxford

Egan M, Dubouloz C-J, von Zweck C, Vallerand J 1998 The client-centred evidence-based practice of occupational therapy. Canadian Journal of Occupational Therapy 65: 136–143

Finley G A, McGrath P J, Forward S P, McNeill G, Fitzgerald P 1996 Parents' management of children's pain following 'minor' surgery. Pain 64: 83–87

Flemming K 1998 Asking answerable questions. Evidence-Based Nursing 1(2): 36–37

Flor H, Fydrich T, Turk D C 1992 Efficacy of mulidisciplinary pain treatment centres: a meta-analytic review. Pain 49: 221–230

Fordyce W E (ed) 1995 Back pain in the workplace. IASP Press, Seattle

Fordyce W E, Roberts A H, Sternbach R A 1985 The behavioral management of chronic pain: a response to critics. Pain 22: 112–125

Fuchs P N, Gamsa A 1997 Chronic use of opioids for nonmalignant pain: a prospective study. Pain Research & Management 2: 101–107

Gerteis M, Edgman-Levitan S, Daley J, Delbanco T L (eds) 1993 Through the Patient's Eyes. Understanding and promoting patient centered care. The Jossey-Bass Health Series, San Francisco

Gourlay G K, Cherry D 1991 Response to controversy corner: 'Can opioids be successfully used to treat severe pain in nonmalignant conditions?'. Clinical Journal of Pain 7: 347–349

Gross A R, Aker P D, Goldsmith C H, Peloso P 1996 Conservative management of mechanical neck disorders. A systematic overview and meta-analysis. Online Journal of Current Clinical Trials, Doc No 200–201: 34457

Grunau R V E, Whitfield M F, Petrie J H, Fryer E L 1994 Early pain experience, child and family factors, as precursors of somatization: a prospective study of extremely premature and full-term children. Pain 56: 353–359

Harding V R, Simmonds M J, Watson P J 1998 Physical therapy for chronic pain. Pain Clinical Updates VI(3): 1–4

Harman K 2000 Neuroplasticity and the development of persistent pain. Physiotherapy Canada 52: 64–71

Hayes R, McGrath J 1998 Evidence-based practice: The Cochrane Collaboration and occupational therapy. Canadian Journal of Occupational Therapy 65: 144–151

Helewa A, Walker J M 2000 Critical Evaluation of Research in Physical Rehabilitation: towards evidence-based practice. WB Saunders Company, Philadelphia

Jensen M, McFarland D 1993 Increasing the reliability and validity of pain intensity measurement in chronic pain patients. Pain 55: 195–203

Jensen M P, Nielsen W R, Romano J M, Hill M L, Turner J A 2000 Further evaluation of the pain stages of change questionnaire: the transtheoretical model of change useful for patients with chronic pain? Pain 86: 255–264

Keefe F J, Caldwell D S 1997 Cognitive behavioral control of arthritis pain. Medical Clinics of North America 81: 277–290

Keefe F J, Beaupré, Gil K M 1996 Group therapy for patients with chronic pain. In: Gatchel R J, Turk D C (eds) Psychological Approaches to Pain Management: a practitioner's handbook. Guildford Press, New York, pp 259–281

Kerns R D, Payne A 1996 Treating families of chronic pain patients. In: Gatchel R J, Turk D C (eds) Psychological Approaches to Pain Management: a practitioner's handbook. Guildford Press, New York, pp 283–304

Kerns R D, Rosenberg R 2000 Predicting responses to self-management treatments for chronic pain: application of the pain stages of change model. Pain 84: 49–55

Kerns R D, Rosenberg R, Jamison R N, Caudill M A, Haythornwaite J 1997 Readiness to adopt a self-management approach to chronic pain: the Pain Stages of Change Questionnaire (PSOCQ). Pain 72: 227–234

Kerr K 2000 Relaxation techniques: a critical review. Critical Reviews in Physical and Rehabilitation Medicine 12: 51–89

Law M (ed) 1998 Client-centered occupational therapy. Slack, Thorofare, New Jersey

Law M, Baum C 1998 Evidence-based occupational therapy. Canadian Journal of Occupational Therapy 65: 131–135

Letts L, Law M, Pollock N, Stewart D, Westmorland M, Philpot A, Bosch J 1999 A programme evaluation workbook for occupational therapists: an evidence-based practice tool. Canadian Association of Occupational Therapy, Ottawa, Ontario

Liebeskind J C 1991 Pain can kill. Pain 44: 3–4

Madjar I 1998 Giving comfort and inflicting pain. International Institute for Qualitative Methodology, Edmonton, Alberta

Mason L W, Goolkasian P, McCain G A 1998 Evaluation of multimodal treatment program for fibromyalgia. Journal of Behavioral Medicine 21: 163–178

McCaffery M, Beebe A 1989 Pain – clinical manual for nursing practice. CV Mosby, St. Louis

McGrath P J, Unruh A M 1987 Pain in Children and Adolescents. Elsevier, Amsterdam

McIntyre D L, McAuley C A, Parker-Taillon D 1999 Canadian physiotherapy research and evidence-based practice initiative in the 1990s. Physical Therapy Reviews 4: 127–137

Merskey H 1999 Pain and psychological medicine. In: Wall P D, Melzack R (eds) Textbook of Pain. Churchill Livingstone, Edinburgh, pp 929–949

Minor M A, Hewett J E, Webel R R 1989 Efficacy of physical conditioning exercise in patients with rheumatoid arthritis or osteoarthritis. Arthritis & Rheumatism 32: 1397–1405

Occupational Therapy Evidence-based Practice Research Group 1999 The effectiveness of cognitive–behavioural interventions with people with chronic pain. A critical review of the literature. Available at http://www.fhs.mcmaster.ca/rehab

Polatin P B 1996 Integration of pharmacotherapy with psychological treatment of chronic pain. In: Gatchel R J, Turk D C (eds) Psychological Approaches to Pain Management: a practioner's handbook. Guildford Press, New York, pp 305–328

Pollock N 1998 The Cochrane Collaboration. Canadian Journal of Occupational Therapy 65: 168–170

Portenoy R K 1990 Chronic opioid pain in nonmalignant pain. (Review) Journal of Pain & Symptom Management

Portenoy R K 1996 Opioid therapy for chronic nonmalignant pain. Pain Research & Management 1: 17–28

Purdy A, McGrath P J, Cambell M A, Hennigar A W 1997 Decision-making in patients using sumatriptan. Headache 37: 327

Ritchie J E 1999 Using qualitative research to enhance the evidence-based practice of health care providers. Australian Journal of Physiotherapy 45: 251–256

Russo C M, Brose W G 1998 Chronic pain. Annual Reviews of Medicine 49: 123–133

Saunders C, Platt M 1999 Pain and impending death. In: Wall P D, Melzack R (eds) Textbook of Pain, 4th edn. Churchill Livingstone, Edinburgh, pp 1113–1122

Snider L 1999 Practice makes perfect. Occupational Therapy Now March/April: 11–12

Stewart D 1999 Evidence for occupational therapy – the process of critical review. Occupational Therapy Now July/August: 17–19

Straker L 1999 A hierarchy of evidence for informing physiotherapy practice. Australian Journal of Physiotherapy 45: 231–233

Taddio A, Goldbach M, Ipp M, Stevens B, Koren G 1995 Effects of neonatal circumcision on pain response during vaccination in boys. Lancet 1(345): 291–292

Teasell R W 1997 The denial of chronic pain. Pain Research & Management 2: 89–91

Teasell R W, Merskey H 1997 Chronic pain disability in the workplace. Pain Research & Management 2: 197–205

Thompson E 1997 Back pain: bankrupt expertise and new directions. Pain Research & Management 2: 195–196

Twycross R G 1999 Opioids. In: Wall P D, Melzack R (eds) Textbook of Pain, 4th edn. Edinburgh, Churchill Livingstone, pp 1187–1214

Unruh A M, Campbell M A 1999 Gender variations in children's pain experiences. In: McGrath P J, Finley G A (eds) Chronic and Recurrent Pain in Children and Adolescents. IASP Press, Seattle

Unruh A M., McGrath P J 2000 Pain in children: psychosocial issues. In: Melvin J L, Wright F V (eds) Pediatric Rheumatic Diseases, Rheumatic Rehabilitation Series, Vol. 3. American Occupational Therapy Association, Bethseda, Maryland, pp 141–168

Unruh A M, Ritchie J A 1998 Development of the Pain Appraisal Inventory: psychometric properties. Pain Research and Management 3: 105–110

Unruh A M, Ritchie J A, Merskey H 1999 Does gender affect pain appraisal and coping strategies? Clinical Journal of Pain 15: 31–40

van der Heijden G J, van der Windt D A, de Winter A F 1997 Physiotherapy for patients with soft tissue shoulder disorders: a systematic review of randomised clinical trials. British Medical Journal 315: 25–30

Vanderkooy J, Bach B, Gross A 1999 A clinical effort toward maximizing evidence-based practice. Physiotherapy Canada 51: 273–279

von Baeyer C L 1997 Presence of parents during painful procedures. Pediatric Pain Letter 1: 56–59

von Korff M, Saunders K 1996 The course of back pain in primary care. Spine 21: 2833–2837

Wall P D 1984 Introduction. In: Wall P D, Melzack R (eds) Textbook of Pain, 1st ed. Churchill Livingstone, Edinburgh, pp 1–16

Wall P D 1999 Introduction. In: Wall P D, Melzack R (eds) Textbook of pain, 4th ed. Churchill Livingstone, Edinburgh, pp 1–16

Weissman D, Haddox J 1989 Opioid pseudoaddiction: an iatrogenic syndrome. Pain 36: 363–366

Westmorland M 1998 Five steps to developing an evidence-based practice. The National: The Newsletter of the Canadian Association of Occupational Therapists 15(1): 5–7

（山川路代、熊谷幸治郎）

9

心理学に基づいた痛みのマネジメント

Jenny Strong, Anita M. Unruh

本章の目次

概　要　197
　　学習の目的　199

痛み行動と疾病行動　199

痛みのマネジメントにおける心理学的アプローチに
共通する特徴　200

行動モデルと心理学的に基づいた介入　201
　　オペラント条件づけ　201
　　　安全への配慮　205
　　　望ましい適用および現時点でのエビデンス　206
　　認知行動療法アプローチ　207
　　　認知行動療法アプローチの原則　207
　　　安全への配慮　208
　　　望ましい適用および現時点でのエビデンス　208

スキル（技能）の開発　209
　　予期と自己効力感　209
　　目標設定　210
　　痛みと再受傷への恐怖　210
　　コーピング（対処）　211
　　グループ療法　212
　　患者教育　213
　　自尊心の構築　213
　　心理療法　214
　　催眠法　214

学際的診療に心理学に基づいた痛みのマネジメント
を組み入れる　214

配慮すべき問題　215
　　特殊な方法の適用　215
　　患者との関係　215
　　治療の相互関連　216
　　他専門職への紹介　216

結　論　216
　　学習問題・復習問題　216

概　要

　痛みは身体的な現象であり、そのコントロールには、主に身体的な方法が必要であると考えられていることが多い。また、心理学に基づいた痛みのマネジメントは、心理に起因した痛みであると考えられる患者に対してアプローチするものであると思われている。しかし、第1、4、5、6、8章でみられるように、パーソナリティ、環境、文化、生い立ちなどの痛み以外の要素がその人の痛みの体験や表現に影響を与える。痛みというものは、明らかに心理的であり身体的である現象であり、介入によって効果が得られるものである。

　痛みの心理的マネジメントで注意しなければならないことは、痛みの身体的マネジメントと関連して行うべきであるということである。つまり、どんな介入においてもそれと同時に心理的な効果をもつことを行う必要があるということであり、心理学に基づいたマネジメント法を理解した上で行った介入は、より有益な影響が生じやすい。物理療法などの身体的な治療をしたり補装具を提供したりする場合においても、心理面の背景を考慮しなければ、その患者にとって最も効果のある介入ができない可能性がある。介入における心理的側面は、すべての患者において重要であり、スポーツ傷害後の急性損傷を

> **Box 9.1 重要用語の定義**
>
> **オペラント条件づけ operant conditioning**：表われる行動は、その行動の成り行きとその行動が生じる背景によって著しく影響されるという理論的モデル (Sanders 1996)。
>
> **痛み行動 pain behaviors**：痛みをもつ人が、痛みがあり苦しんでいることを他者に伝えるために普通に用いる一連の行動。
>
> **疾病行動 illness behavior**：自分なりに症状を解釈し、その人特有の性質に基づいてその人自身のやり方で振舞うこと (Mechanic & Volkart 1960)。
>
> **異常な疾病行動 abnormal illness behavior**：医療者によってその状態を明確に説明されているにもかかわらず、その人の健康状態に合わない行動が持続すること (Pilowsky 1978)。
>
> **回避 avoidance**：嫌な（不愉快な）ことをするのを先延ばしにしたり、避けたりする行動を起こすこと、またはそうした方策を練ること。
>
> **痛み恐怖 fear of pain**：痛み恐怖は、恐怖回避モデルによって巧みに説明されている。「害悪を予期してそれに恐怖を感じることは、害悪それ自体よりもずっと悪いことである」(Crombez et al 1999)。恐怖というものは、脅威の対象から逃げることを急き立て、回避行動を駆り立てる。
>
> **動作／再受傷恐怖 fear of movement/re-injury**：再受傷してしまうと誤って思い込んでいる動作や身体活動への恐怖。
>
> **自己効力感 self-efficacy**：人生における出来事の成り行きに、自らが正の影響を与えることができるという信念、およびその信念に基づいて行動する能力。

もつ患者、手術などの医療処置による痛みをもつ患者、何らかの疾患から痛みをもつ患者など、明らかな組織損傷から痛みを起こしている患者においても重要である。

痛みの心理的、行動的、環境的な面については、第4章において説明されている。本章では、心理学に基づいた痛みのマネジメント法、およびそれらの原理と考え方に焦点を絞り、掘り下げて説明する。心理学に基づいた痛みのマネジメントには重要な二つのアプローチがあり、どちらも行動理論に由来するものである。

- オペラント条件づけ operant conditioning
- 認知行動療法 cognitive-behavioural therapy

その他の心理学的アプローチとしては次のものがあげられる。

- 心理療法 psychotherapy
- グループ（集団）療法 group therapy
- 催眠法およびイメージ（心像）法 hypnosis and imagery
- バイオフィードバックおよびリラクセーション biofeedback and relaxation
- 家族療法 family therapy

これらのアプローチのうち、いくつかのものは通常、心理学の専門家、精神科医、あるいはソーシャルワーカーによって行われる（たとえば、催眠法、心理療法、家族療法）。その他のアプローチは、広い範囲にわたった痛みのマネジメントプログラムに組み入れられるもので、作業療法士や理学療法士などによって行われる（たとえば、オペラント条件づけ、認知行動療法、リラクセーション、グループ療法）。リラクセーションとバイオフィードバックについては第15章にて詳細に取り上げているため、この章では取り上げないこととする。心理学的法則に従った評価が必要な介入における特殊なスキルについて、その概要を述べる。次に、患者教育、目標の設定、自尊心の回復、コーピング（対処）術のトレーニング、そして自己効力感を向上させること (Box 9.1参照) について深く考えていくことにする。セラピストが用いる心理学的方法の重要なものとしてペーシング pacing[※訳注29] というものがあり、それについては第15章にて取り上げている。特殊なタイプの痛みに対して最も有用とされる療法のガイ

ドラインをこの章の最後において提示する。

学習の目的
1. 痛みのマネジメントプログラムへの患者の積極的な参加を促すような介入法を知る。
2. 痛み行動の確立や持続について、条件づけ学習の効果を理解する。
3. 痛み行動や疾病行動が現われる経緯を理解する。
4. 痛みのマネジメントに対するオペラントアプローチの原理を知る。
5. 認知行動的な痛みのマネジメントの原則を知る。
6. 患者との関係が心理学的アプローチにどのような影響を及ぼすかを理解する。

痛み行動と疾病行動

痛み行動と疾病行動は、能力低下や苦悩の状態を悪化させ、機能回復やQOL：quality of life（生活の質）の向上の妨げとなりうるために、心理学に基づいた痛みのマネジメントプログラムでは共通したターゲットとなる。

痛み行動は、次のように分類できる。

- 痛みに対する口頭による反応（うめき声をだす、ため息をつく）
- 言葉によらない痛み行動（しかめっ面をする、さする、足を引きずる、スプリントなどをする）
- 全体的な活動のレベル（座っている、横になる）
- 鎮痛薬の使用（Sanders 1996）

ほとんどの痛み行動は、痛みに対する無意識の反応である。階段から転げ落ちた場合、うめき声を出したり座り込んだりしても、それは異常な反応ではない。その行動は痛みの表現であり、自分が痛みの状態にあることを他の人に何気なしに知らせているものである。スプリントなどを用いたり、鎮痛薬を服用したりするような行動は、意図的なものであり、また、誰かに勧められた可能性もある。

痛み行動というものは、たいていの人では、痛みの強さが小さく、動揺が少なく、障害の程度が低くなっていくに従って消えていくものである。長期にわたる痛み行動の持続は、その行動に対する不用意なオペラント条件づけが原因で起こることがあり、このような場合には、痛み行動そのものによって能力低下をもたらす可能性がある。オペラント条件づけについては次項にて説明する。

疾病行動は、その人特有の性質と経験によって何年もかかってつくり上げられてきた個人的なスタイル（やり方）の一つである。医療社会学者であるMechanicとVolkartは次のように語っている。

教育か、宗教か、それとも階級や職業的な地位のためからなのか、一体何のためからなのか、症状を軽く見て、無視をして、医療を求めることを避ける人たちがいる。一方、少しでも痛かったり不快だったりするとそれに反応して、利用できる医療をすぐに探し求める人たちもある。(Mechanic & Volkart 1960 p870)

疾病行動は次のようなやり方で痛みに影響を与えることがある。

- 症状をどのように受け止めるか（例：お腹のこの痛みは耐えられない）
- 症状の重大さの評価（例：この痛みからすると自分はがんを患ってしまった）
- 口頭および非言語的行動（例：大げさに足を引きずる）
- 自己医療（例：湯たんぽをして横になる）
- 受診行動（例：いくつもの病院を訪れる）
- 処置遵守（例：行動療法によるマネジメントプログラムをほとんど信用しない）
- 通常の役割と活動（例：いつもの役割を維持できない）

オーストラリアの精神科医Pilowskyの研究がきっかけとなり、異常な疾病行動に対する理解が深まっ

※訳注29　第8章の※訳注26（181頁）を参照。

てきた。異常な疾病行動とは、医師によって明確で適切な説明と治療プランが示されているにもかかわらず、その人の健康状態に合わない行動が続くことである（Pilowsky 1978）。この異常な疾病行動は、治療に対する患者の反応を妨げる可能性があり、心理的苦悩が関与していると考えられる。疾病行動は、その人の考え方、感じ方、および現われる行動を指しているため、痛みをもつ人の疾病行動を調べる場合には、それに関与するものとして、表面に現われている行動だけでなく、その人の認識の仕方や機能のレベルにも注目する必要がある（Pilowsky 1994）。正常な疾病行動は、次のように経験されていくものと考えられる。

1. 患者はある症状に**気づく**。
2. 患者はその症状を**報告する**。
3. 患者は特別な検査の必要性を受け入れる。
4. 患者は診断と勧められる治療に**耳を傾ける**。
5. 患者はその治療の勧めに応じるかどうかを**決める**。
6. 患者はその治療に**従う**。
7. 患者は良くなろうと**努力する**（Frank New, personal communication）

これらの行動が著しく多くなったり少なくなったりした時に異常な疾病行動が生じる。たとえば、整形外科医二人から明らかな所見はないと診断されているにもかかわらず、腰椎のMRIを撮って欲しいと言ってさらに4人の整形外科医を受診したり、また、突然ひどい胸痛が起こり、安静にしていても治まらないにもかかわらず、医療に助けを求めなかったりするようなことである。

疾病行動質問票 Illness Behaviour Questionnaire：IBQ※訳注30 は、異常な疾病行動の以下に示すような側面を判定する。

1. 一般的な心気症
2. 病気の確信
3. 心理的懸念 対 身体的懸念
4. 感情の抑制
5. 感情の混乱
6. 否定
7. 焦燥感（Pilowsky & Spence 1981）

慢性的な痛みをもつ多くの患者において、これらの面から評価する必要があり、痛みのマネジメントプログラムの結果に影響を与えるものとしてとらえなければならない。

Waddellら（1984）は疾病行動を「目立った、無視できないほどの振舞いで、健康状態が乱れているというその人自身の認識を表現して伝えるもの」と定義している。病気というものは、身体的な問題、心理的な苦悩、疾病行動という三つが混合したものであり、さらに、ある社会環境の中で起こることである。その社会環境が、病気の体験に強く影響を及ぼすことがある。疾病行動パターンの研究において、Waddellら（1984）は、妥当ではないすべての症状や徴候の共通した特徴は拡大であると提言している。異常あるいは妥当ではない疾病行動の指標として、次に示すことがあげられる。

- 解剖学的に合わない痛み部位の図示
- 感情的または評価的な言葉による痛みの記述表現
- デルマトームに対応しない触覚鈍麻
- 局所的でない全身性の痛み
- 皮膚の過敏
- 垂直荷重による腰痛
- 領域性の感覚徴候
- 領域性の運動徴候（Waddell et al 1989 p51）

痛みのマネジメントにおける心理学的アプローチに共通する特徴

TurkとHolzman（1986）は、痛みを抱える人々に用いられるさまざまな心理学的アプローチに共通した特徴を明らかにした。その七つの特徴を次に示す。

※訳注30　疾病行動質問票については第7章を参照。

- 再概念化：患者は、治療手段やマネジメント法に合わせた痛みの説明を受ける。たとえば、経皮的な神経刺激がどのようにして脊髄レベルの関門を閉じることができるのかという説明のためにゲートコントロール説※訳注31 を用いる
- 楽観主義を教え込み、士気喪失と闘う：患者に新しい治療法を提案し、それが何らかの助けになるだろうことをそれとなく示す。たとえば、新たなコーピング法を学ばせるために、あるグループへの参加を勧める場合、そういう特定のスキルがいかに日常生活上で助けになるか、例をもって示す
- 個々の患者に合わせた治療を行う：患者が必要としていることに合わせる。たとえば、学校の教師である患者が身体力学を学ぶグループ教育に参加している場合には、学校の教室における特有の動きについて取り上げる
- 治療に積極的に関わらせ、責任をもたせる：治療の中で患者に能動的な役割を与え、何らかの責任をもたせるようにする。治療プログラムで行う最適な日常活動を患者に決めてもらう
- 新たなスキルの習得に積極的に参加させる：現在行っている運動処方プログラムが一般的なフィットネスと同じならば、地域のスポーツジムに入会してそのクラブのレッスンに参加するよう患者自身にアレンジさせる
- 自己効力感を促す：日常課題の一つとして、10キロの物を持ち上げるようにと患者に言うのではなく、安全に行えるように監督し、成功した体験を味わわせるようにする
- 自分の成功に気づかせる：たとえば、ネックカラー、ロフストランドクラッチ、スプリントをつけて痛みのマネジメントプログラムに参加してきた患者が、装具なしに自力歩行でプログラムを終えた場合、その達成は医療者が成し遂げたのではなく、患者自身が成し遂げたものであることをわか

らせるようにする

これらの特徴を用いることによって、治療に対する患者の積極的な関わりを促すことができる。また、HardingとWilliams（1998）はこれらの特徴が痛みのマネジメントにおける理学療法診療において重要であることを証明している。

行動モデルと心理学に基づいた介入

主な行動モデルは四つあり、それらはオペラント条件づけモデル（based on the work of Skinner 1953, 1989）、古典的条件づけモデル（Pavlov 1927）、社会的学習モデル（Bandura 1969, 1986）、認知行動モデル（Cameron & Meichenbaum 1980）である。これらのモデルは、行動、認知、および情動の関係を理解するために、また、心理学に基づいた介入を展開させるために、多くの領域（痛みの領域を含む）で取り入れられてきている。

オペラント条件づけは、生活に支障をきたすほどになっている痛み行動の説明づけとその治療のために痛みの領域で広く用いられてきている。このことについては、次項にてより詳細に論じる。古典的条件づけモデルは、痛みと恐怖や回避との関係の説明に用いられてきたもので、この関係については第7章で述べられている。社会的学習モデルは、痛み反応と痛み行動が他者モデリングにどのように影響されるか、また、正のモデリングによっていかに変化しうるかを理解することに役立っており、グループ療法においてこのモデルを利用することが多い。認知行動モデルは、介入において認知行動療法を展開させるために広く用いられている。痛みのマネジメントにおいて最も多く使われている心理学的モデルとして、オペラント条件づけ、および認知行動モデルについて詳しく述べていく。

オペラント条件づけ

オペラント条件づけには、正の強化 positive re-

※訳注31 ゲートコントロール説については第4章74頁参照。

inforcement※訳注32、負の強化 negative reinforcement※訳注33、罰 punishment という三つの基本要素がある。ある行動が一つの強化因子※訳注34 によって系統立って起こる場合、その後の行動発生率は増加していく傾向にあり、強化因子が正と負のどちらの場合においても、行動はその強化の反応として増加する傾向にある。たとえば、周りからの気遣いという注目によって痛みの訴えが繰り返し起こるということがあり、その人にとってそのような注目が望ましいことであるならば、痛みの訴えは続く可能性がある。この場合では、気遣いという注目が正の強化因子となる。また一方、痛みを訴えている以外の時には、いつも何か激しい非難を受けているような患者では、非難という負の強化因子で痛みの訴えが増加する。

また別の例をあげると、洗濯物を外に干す仕事をし（楽しくない作業）、痛みのあった筋肉がさらにズキズキ痛んで痙攣（負の強化因子）を起こした場合では、その後、痛みを訴える時には嫌な作業を避けることができるため、痛みの訴えが増える可能性がある。痛みを訴えることが、罰を受けるというような意に添わない結果を招く仕組みになっている場合には、その行動は減少することが多い。行動パターンがどのように展開するかを理解すること、そしてその行動パターンを変えるようにプログラムを勘案すること、この両者において強化因子のタイミングがきわめて重要である。強化因子が効果的である場合には、初期の頃には強化因子は行動直後に付随するが、時が経つにつれて間が空いたり途切れ途切れになったりすることもある。

これまでにも述べたように、オペラント療法は痛み行動を減らすために用いられている。オペラント－行動用語において、痛みは、痛み行動によって他者に示される不快な経験であると考えられている。痛み行動は、口頭によるもの、非言語的なもの、あるいは活動における何らかの変化に関係したものであると言える。また、薬物の使用も一つの痛み行動と考えられることが多い。

痛みがあれば、ある程度の痛み行動は当然であるということを覚えておくことが肝要である。痛み行動の度が過ぎていて、それが能力低下の一因となることが何よりも重要なことである。たとえば、ある人が、ネックカラー、手首や膝にスプリントをつけて、クラッチを使い、友人に車椅子を押してもらってペインクリニックに来院し、紹介状には全身痛と書いてあったとする。このような場合、この人は度が過ぎた痛み行動をしていると考えられるであろう。

Eltonら（1983）は、慢性的な痛みにおける強化因子の記述モデルを提案した。Fig 9.1 にこのモデルを示す。Fig 9.2 は、慢性的な痛みにおけるオペラント条件づけの利用について、K夫人の症例に基づいて示したものである（Box 9.2）（K夫人の症例はStrong 1996 より転載許諾）。

K夫人の痛みの表向きの引き金は、家で掃除機をかけるために重い家具を持ち上げたことである。もう一つ可能性のある引き金として、K夫人に孫が誕生したことがあげられる。孫誕生の結果、娘は母親（K夫人）のためにあてる時間が少なくなってしまった。K夫人は左側の座骨神経痛を伴う腰痛を発症し、自分の身の回りのことをする日常生活動作 activities of daily living：ADL は行えるが、正常な手段的日常生活活動 instrumental activities of daily living※訳注35 には抑制がかかっている。痛みに耐えられないことが自分でわかっているため、週末に農場へ行くドライブのような嫌悪状況を避けるようになっている。K夫人は痛みによって病弱者となってしまっている。

K夫人の痛み行動の直接的な強化は、配偶者が気遣ってくれることから生じており、娘は心配して注

※訳注32　良い結果が生まれる。
※訳注33　悪い結果を回避する。
※訳注34　強化子または強化刺激ともいう。
※訳注35　日常生活関連活動と同義で、交通機関の利用、買物などの社会的生活行為を含むもの。

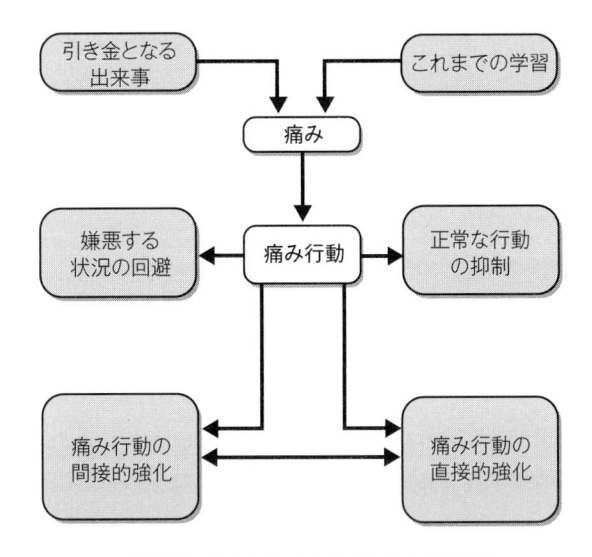

9. 心理学に基づいた痛みのマネジメント

Fig 9.1 慢性的に痛みを持続させる強化の相互作用 (from Elton et al 1983, Psychological control of pain. © Grune & Stratton, Sydney, with kind permission)

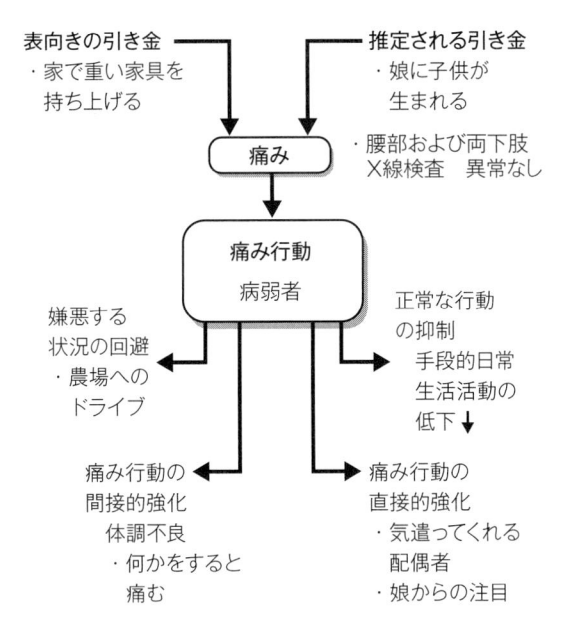

Fig 9.2 慢性的な痛みにおけるオペラント条件づけ（K夫人の場合）

意を向けることが多くなり、夫は自分も週末に農場で過ごすことを止めている。痛み行動の間接的な強化は、活動不足による急速な失調のために生じたもので、何かの活動をしようとすると痛むようになってしまっている。

オペラント行動療法プログラムは、その患者の適切な機能回復の目標を定めること、そして望ましい行動と望ましくない行動の適切な強化因子を決めることからはじまる。

このプログラムの原則には次のものがある。

- 患者と治療契約を結ぶ（Gotestam & Bates 1979）。この契約は、患者と治療者（その他、重要な人）で取り決められる。このように契約を結ぶことによって、治療の理論的根拠、取り組むべき問題、治療の方法とその目標が導き出されてくる（Gotestam & Bates 1979）
- 時刻を基準とした定期的な投薬スケジュールによる、薬物からの離脱または減薬。薬物のわずかな減量は、このようなスケジュールを用いて行われることが多い（Fordyce 1976）
- 身体活動のプログラムに患者を取り組ませる。そのプログラムは、入念に検討して割り当てたパフォーマンスに基づく。活動の持続時間（座ることなど）や反復運動に対する患者の限度を観察し、低めに割り当てを設定する
- 割り当てたパフォーマンスを達成させるために患者の正の強化を用い、徐々に割り当てを増やしていく。患者の成功に的を絞って注目する
- 痛みの訴えを無視することによって、嘆いたり、動かさなかったり、足を引きずったりするような痛み行動を完全に無くする。症例によっては、許可した短時間の間に限って痛みについての話をさせる（Keefe & LeFebvre 1994）

身体活動と運動は、「痛みを基準」にして痛みに応じて行うのではなく、「時間を基準」として決めた時間に取り組ませなければならない。活動の限度についてのベースラインを判定し、次に運動や機能的な活動をするスケジュールを組み立てる。そのスケジュールでは、割り当てが毎日増えていくようにし、休みの期間も設ける。そのようにすると、休みが常に報酬となる。

Box 9.2　K夫人の症例

病　歴
K夫人、58歳、女性
今回の入院の4年前、自宅で物を持ち上げて受傷し、後に腰痛および左側の座骨神経痛を発症。2年前にL5-S1椎間板切除術を受ける。このたびの二度目となる病院受診時の状態は、左殿部へ拡がる左側の座骨神経痛を伴った腰痛で、痛みは左の大腿後面そして下腿後外側から足首まで拡がっており、下腿後面と足部に局在のはっきりしない異常感覚を伴っていた。骨髄造影像の所見では、明らかな椎間板突出はなかった。

アセスメント
パフォーマンスに関する評価
痛み強度：チェック式尺度 Box Scale※訳注36 にて 8/10（0＝痛み無し、10＝最悪の痛み）。痛みの自己報告として高い値であった。
機能的能力／障害：痛みによる能力低下指数 Pain Disability Index：PDI※訳注36 は、25/70。低い値であった。
痛みの記述表現：マクギル疼痛質問票 McGill Pain Questionnaire：MPQ※訳注36（Melzack 1975）で選択された言葉は、灼けるような、蜂に刺されたような、うずくような、情けない、線状にひろがっていく、引きよせられるような、であった。

意志に関する評価
痛み態度調査票－改定版 Survey of Pain Attitudes-Revised：SOPA-R※訳注36
・気遣い　16/24
・医学的治癒　22/24
・感情的つながり　15/24
・障害　5/16
・服薬　12/16
・痛みのコントロール　11/36

これらのスコアは、痛みによる障害の度合いは低いけれども、医学的治癒に対する強い信念と自分の痛みには薬が助けになるだろうという信念、および、周りからの気遣いやサポートを必要としているということを示している。また、自分の痛みのコントロールに役立つことなら何でもできるという信念は弱い。

コーピング方略質問票 Coping Strategies Questionnaire：CSQ※訳注36
・注意をそらす　16/36
・痛み感覚の再解釈　8/36
・破局化の考え　14/36
・感覚の無視　17/36
・祈りまたは願い　23/36
・対処に対する自己報告　21/36
・行動的活動の増加　24/36
・痛みのコントロール　3/6
・痛みの軽減　3/6

ベック抑うつ尺度 Beck Depression Inventory：BDI※訳注36（Beck et al 1961）　10/63
KernsとHaythornthwaite（1988）の提案では、0～9点でうつ状態無し、10～17点で軽いうつ状態、18点以上でうつ状態を示すとされている。この基準を用いれば、K夫人は軽いうつ状態にあったということになる。

疾病行動質問票 Illness Behaviour Questionnaire：IBQ※訳注37　否認3
なお、アデレードの一般診療科における平均得点は2.91、またペインクリニック科における平均得点は3.88である（Pillowsky & Spence 1983）。

動作と痛み予測尺度 Movement and Pain Predictions Scale：MAPPS※訳注36　18/40
0は何の制限もなく動かせる能力を示し、40はその動作がまったくできないことを示す。K夫人は、痛みによってすべての動作が制限されていると報告した。

習慣に関する評価
職業的な役割：既婚、持ち家にて夫と暮らす。専業主婦。二人の娘があり、ともに既婚、地元在住。
興味：関心事はほとんど無いとのこと。夫婦して趣味で農場をもっているが、週末に農場へ行く長時間ドライブで、座っているのが困難になっている。

アセスメントのまとめ
K夫人は痛みによる機能障害は最小限であると述べているが、痛みは非常に強いと報告している。日常生活動作、特に自分の身の回りのことについてはすべて自立している。社会的活動と余暇活動についてはいくらかの制限があると述べている。身体的な可動性はきわめて良好であるが、痛みへの恐怖のためにいくつかの動作を行わない。苦痛無しに1時間は座ることができ、また30分程度は立っていることもできる。
K夫人は、自分の痛みの医学的治療を固く信じており、薬物が助けになるであろうと考えている。周りからの気遣いを強く望み、痛みをうまく扱う自分自身の能力をほ

※訳注36　質問票等については第7章参照のこと。
※訳注37　原著における文献記載は1983年とあるが、文献リストのPillowsky & Spence の1981年の論文であると思われる。

> **Box 9.2　K夫人の症例（続き）**
>
> とんど信じていない。自分の痛みに対処する試みとしてたくさんの方策を用いていると述べている。根底にある問題、すなわち、もし痛みがなかったら、自分の人生のすべてが素晴らしいものとなるだろうというような考えは何も無いと否認した。否認スコアは一般診療施設を受診している患者のものより高いが、ペインクリニックにおけるスコアより低い。
> 人生／生活における役割に関しては、現在二人の娘が結婚し独立しており、ある種の喪失感と役割喪失を感じているようである。喪失感のためにより強く痛みを感じている可能性があり、その痛みが注目や助けを得るための合法的な方法となっている可能性がある。このような感情の状態が身体化することは頻繁に起こることであり、所見のまとめとして、K夫人では身体化してしまっている可能性をあげる。薬物の助けと最愛の者からのサポートを受けたいがために強い痛みを訴えるが、特に痛みによる能力低下はない。痛みを自分ではほとんどコントロールできないと感じている。人生／生活における役割喪失に陥っているが、個人的な、あるいは感情的な問題は何も無いと否認する。痛み、機能、意志、習慣からK夫人の包括的なアセスメントが終了しているので、K夫人個人の必要性に合わせた治療プログラムを作成し、実施する。

医療者が示す積極的な注目もまた報酬となりうるが、それは痛みの側面とは合致しない。痛み行動を根絶させるためには、注目しないという方法を用い、治療中の痛み行動による表現を無視するようにする。理想的には、運動や機能的な動作における許容範囲が大きくなるということは、健康状態や可動性の改善が同時に起こっていることであり、つまり運動などは、痛みと苦悩に対する正のバッファーを提供することになる。

上述のことに加えて、オペラント行動療法プログラムでは、行動的なコーピング法をいくつか教える。たとえば、リラクセーション（バイオフィードバックを用いる場合と用いない場合がある）やペーシングであり、これらの詳細については第15章を参照されたい。

要約すれば、オペラント条件づけは、慢性的な痛みに関連した能力低下がいつまでも続いている場合、特に病者の役割 sick-role※訳注38 および回避行動 avoidance behavior が続いている時に重要である（Fordyce 1976）。オペラント条件づけを正しく理解することによって、不用意な痛み行動の強化を避けることができるようになり、痛み行動を積極的に減少させていくための枠組みを提供することができるようになる。思いやりのある気遣いを伝えることを目的とした振舞い（たとえば「今日の痛みはどう？」「良くなった？」など）の多くが、不幸にもますます痛みに注目させることになり、痛み行動を持続させてしまうことがある。オペラント条件づけに基づいた痛みのマネジメントプログラムは、「過度の能力低下および苦痛の表現を治療する」ために考案されたものであり（Fordyce et al 1985 p115）、痛みを取り除いたり、軽減したりするためにつくられたものではない。

安全への配慮

オペラント行動療法プログラムに患者を受け入れるにあたって、手術のような積極的な「治癒を目指した」医学的治療について、これまでに行ったものや検討中のものをすべて入念にアセスメントしなければならない。悪性腫瘍による痛み患者はこのプログラムから除外した方がよく、また骨粗鬆症による骨折を伴っている高齢で虚弱な患者もこういうプログラムには適さない。医療者は患者の痛み行動を「無視」し、痛み行動に対して積極的に応えること

※訳注38　Talcott Parsonsの概念であり、四つの側面から構成される。①社会的役割を免除される、②自分の置かれた立場などに責任をもたない、③早く回復しようと努力しなければならない、④専門的なサポートを求め、医師に協力しなければならない（野村一夫『社会学感覚（増補版）』文化書房博文社、1998、pp515-6）。同氏によるhttp://socius.jp/sociorium.html社会学感覚・社会問題論24社会学的患者論が参考になる。

をしないが、運動や活動のプログラム実行中には精神面に病的状態が生じないように注意深く観察するようにする。

プログラム中に薬物の中止ということが含まれている場合には、医師による慎重な管理が必要である。特に鎮痛薬とベンゾジアゼピンを併用している患者では、薬物離脱に伴う問題について注意深く観察していく必要がある。

望ましい適用および現時点でのエビデンス

通常、オペラント行動療法プログラムは、非がん性の慢性的な痛みをもつ患者、たとえば、原因が明らかでない腰痛をもつ患者などに用いられる。Slaterら（1997）は、背部痛（非がん性）をもつ17人の患者に対して個人別に用意された8時間のオペラント行動療法を施し、その臨床的有意性の評価を行った。整形外科を受診している患者を対照群として用いた。オペラント行動療法を受けた患者群ではその47％が、痛み、能力低下、うつ状態の結果判定のうちの少なくとも一つにおいて臨床的に有意な改善がみられた。対照群では一人も改善しなかったが、両群の差は統計的に有意ではなかった。

理学療法士であるLindstromら（1992）は、亜急性の腰痛患者を用いたランダム化前向き臨床試験で、オペラント条件づけパラダイムを活用して段階的に活動を増した群は、仕事への復帰がコントロール群に比べて有意に早いということを見出している。

Linton（1982, 1986）は、非がん性の慢性的な痛みをもつ患者に対するオペラント行動療法プログラムの有効性をサポートするエビデンスを早期から示している。彼はオペラント技法を用いた五つの研究を検討し、オペラント療法プログラムは活動レベルの増加と使用する薬物の減量に効果的であり、おそらく気分や痛みの改善にも効果的であると結論している。また、TurnerとChapman（1982）もこのようなプログラムに対してサポートを示している。慢性腰痛に対する行動的治療に関する最近のコクランレビュー（van Tulder et al 2000）は、この治療は効果的であるが、どのようなタイプの患者にどういう行動療法が最も有効であるのかはまだわかっていないとしている。このレビューにおいて注目すべきことは、行動的治療というものが環境に付随することへの修正と認知過程に対する修正の両方を指していることであり、つまり、認知行動療法と組み合わせて用いれば、オペラント療法は正の効果をあげる可能性がある。

短期間で行動的治療を受け入れて、従ってくるようにするには次のことが必要である。

- パフォーマンスを誘導しつつ指示を与え、必要ならばシェイピング shaping※訳注39 を行う
- 日課の中に活動をどう組み入れるかについて患者が案出するのを手助けする。患者一人で考え出すよう放っておくより手助けした方がよい
- 医療者と家族によって正のフィードバック positive feedback※訳注40 を与える

Cardenasら（1986）によるオペラント原理を用いた作業療法プログラムの症例があり、Strongら（1996 p61）によって記述されたものを転載する。

Cardenasら（1986）は、慢性的な痛みと右腕のヒステリー性麻痺をもつ37歳の女性に対して行動療法プログラムを用いたことを報告している。この患者の作業療法では、腕が使えるようになることを目標とし、右腕と右手の機能についてベースラインとなるデータをとり、毎日の手の運動療法プログラムをはじめた。そのプログラムは、運動の強度や量を細かく段階的に増加するように組まれたものであり、運動の増加や割り当てが達成されると、その一つひとつを褒めるようにした。1か月後に正常な手の機能のスコアが達成され、治療は終了したと報告されている。

オペラント行動療法プログラムの目標の一つは、痛

※訳注39　行動を形成するという意味で用いられ、簡単にできることからやっていくという手法で段階的に少しずつ目標としている行動に近づけていくという方法。うまくできた時には報酬を与えて反応を高めていく。
※訳注40　褒める、称賛するなど効果的に作用する働きかけのこと。

み行動を減らすことであるため、痛み行動が生じた時にはそれに注目しないという方法を用いて痛み行動をなくしていく。したがって痛みのアセスメントはあまり行わないようにする。痛みのアセスメントは、頻繁に行い過ぎると痛み行動を強化してしまう可能性があり、その代替手段として、痛みによって引き起こされている制限に密接に関連している機能の変化に対する目標を設定することが適していると考えられる。つまりアセスメントは、痛みそのものではなく、機能の変化に的を絞る。このことは痛みを絶対に評価すべきでないという意味ではなく、機能の変化に焦点を当て、痛みのアセスメントは二の次とするということである。

痛みのマネジメントプログラムにおいて、一般的には、純粋な行動療法アプローチを用いることはまれであり、包括的なプログラムの中に行動面を組み込んで用いる。行動療法アプローチの弱点は、人間というものは一人ひとりが考え、感じ、望むものであるということに対する認識がない点である。条件づけ要素だけでなく、人間の行動の認知的要素にも注目した治療プログラムが広まってきている。認知行動療法プログラムを魅力的で効果的なものにしているのは、このようなことからである。

認知行動療法アプローチ

認知行動療法アプローチは、Turkらによって痛みに適用され（Holzman et al 1986）、痛みのマネジメントにおける心理学的アプローチとして最も広く認められているものである。このアプローチは、学際的痛みセンターや学際的ペインクリニックにおいて一般的に用いられている。痛みを抱えた患者を対象とする作業療法士と理学療法士によって行われる認知行動療法の方法は、HardingとWilliams（1986）、KendallとThompson（1988）、Strong（1998）の論文に記載されている。

認知行動療法アプローチの原則

痛みのマネジメントにおける認知行動アプローチは、患者の考え方や感じ方、また信念や行動が重要であり、段階的な練習や再発予防のような行動治療的な方法が重要な治療法となるという前提に基づいている。このアプローチの強みは、患者（そして治療者）が自身の態度、信念、希望、恐怖を治療にもち込み、それらが治療成果に役立ったり妨げになったりする可能性があることを認めるところにある。

TurkとMeichenbaum（1994 p1338）は、認知行動アプローチにおける五つの前提を示している。

1. 人は、情報を能動的に処理するものであり、受動的に反応するものではない。
2. 考え方（たとえば、評価、期待、信念）は、気分を導き、それに影響を与え、また、生理的な作用にも影響を及ぼし、社会的な影響をもち、行動を推し進める力となりうる。その反対に、気分、生理的要因、環境的要因、および行動は、思考の過程における質と内容に影響を与えうる。
3. 行動は、個人と環境の両方の要因によって決められ、またそれら要因は、行動によって決められる。
4. 人は、考え方、感じ方、行動について、より適応できる方法を学習していくものである。
5. 人は、適応できない考え方、感じ方、行動を変えることに積極的で協力的であるはずである。

認知行動療法の枠組みにおいて、治療に携わる者は、「教師であり、コーチであり、トレーナーである」とみなされる（Turk & Meichenbaum 1994）。このような役目は、作業療法士や理学療法士の目的とぴったり合致する。

認知行動療法のプログラムでは次のようなことが行われる。

1. 自分の痛みの問題は、どうしようのないものではなく、自分でなんとかうまく扱えるものであると理解できるよう、患者を手助けする（再概念化）。
2. 積極的に治療に関わる必要性が理解できるよう、また治療プログラムの内容と自分の問題を

関連づけられるよう、患者に手を貸す。
3. 何も助けにならないという考え方を前向きな考え方に切り替える方法を患者に指導する。
4. その患者にふさわしいコーピングのスキルを教える。
5. 起こるかもしれない問題を予測する。患者は、再発防止策を用意されることで、受け身になって無力だと感じるのではなく、能動的になって自分でうまくやりくりできると感じるようになる (Jamison 1996, Turk & Meichenbaum 1994, Turk & Rudy 1988)。

認知行動療法は、治療をする者と患者がその治療状況に対する理解を共有し、ともに深めていくことを可能にしている。治療では次のことを行う。

1. 患者のアセスメント。
2. 患者の状況の再概念化。自分の痛みについて誰か他の人に何かをしてもらうことを待つのではなく、患者自身の能動的なマネジメントが必要であるとして、その状況の再概念化をする。
3. すでにもっているスキルや新たなスキルについて、その習得と練習。たとえば、前向きな思考法、リラクセーション、コンディショニング運動など。
4. 目標の設定。設定した状態にできるだけ到達できるような、スケジュールに基づいた目標の組み合わせを考案する。
5. 目標を達成するための段階を明確にする。これには、中間の細かい目標や習得する必要がある新たな能力が含まれる。
6. 治療の一般化と維持。これらに対する取り組みとしては、より機能に着目した目標を徐々に上げていくように設定すること、また、治療施設ではなく地域社会に密着した支援グループに参加すること、さらに、改善した機能よりも維持されている機能について評価する機会を設定す

ることがあげられる (Turk & Meichenbaum 1994)。

安全への配慮

認知行動療法では副作用のないことが知られている (Turk & Meichenbaum 1994)。認知行動療法プログラムは、オペラント行動療法アプローチと同様に、患者の痛みを必ず入念にアセスメントしてから開始する。このようなプログラムが慎重に実施されない場合には、患者に「失敗」が起こり、さらなる不信を感じさせてしまう可能性がある。

認知行動療法プログラムは通常、非がん性の慢性的な痛みをもつ患者に用いられるが、何らかの疾患に関連して生じる痛みに対して用いることも可能である。GoldenとGersh (1990) は、がん患者に対して認知行動療法を用いた（たとえば、痛みをうまく扱うことに役立つように自分の言動におけるコーピングを行う）。また、認知行動療法は子供や思春期におけるさまざまなタイプの痛みにも用いられており、効果を上げている (McGrath & Unruh 1987)。認知行動療法プログラムは、薬理学に基づいた包括的な痛みのマネジメントプログラムと併用することも可能である。

望ましい適用および現時点でのエビデンス

認知行動療法のアプローチは、非常に多くの研究と数々のメタアナリシスによってその妥当性が充分に確認されている (Flor et al 1992, Morley et al 1999, Morley et al 1999) ※訳注41。TurkとMeichenbaum (1994) は、慢性的な痛みをもつ患者に対する認知行動療法の有効性について100以上の研究があることを報告している。慢性的な痛み患者に対する認知行動療法プログラムの有効性をサポートするエビデンスとして、現在レベルIのものがある (Morley et al 1999)。

慢性的な痛みに対する認知行動療法アプローチの

※訳注41　原著ではMorley et al 1999が二重に書かれているが、文献リストにあるMolloy et al 1999の間違いではないかと推察される。

批判的な検討が、作業療法のエビデンスに基づく臨床研究グループによって行われており（Law et al 1999）、何も介入が行われていない群と比較した場合に認知行動療法は肯定的な結果をもたらすが、認知行動療法的な介入の質とその結果の有効判定は、研究によってかなりばらつきがあるということを指摘している。

セラピストに関係する心理学の重要な構成概念は、予期と自己効力感、痛みと再受傷への恐怖、そしてコーピングであり、これら構成概念は認知行動療法プログラムの要である。

スキル（技能）の開発

予期と自己効力感

ある活動で痛みを起こす可能性に対してそれまでにしてきた予測が正確であれば、どういうことが痛みを発症させたり増強させたりするのか、患者はある程度の予期 expectancy ができるようになる。一般的に予測というものは、経験によってより正確なものになっていくが、悪いことをそのことが判明するよりも低く予測していた人は、再び経験しようとする時にはより用心するようになるものである（Cipher & Fernandez 1997）。

たとえば、患者が今なら芝刈りすることができると確信して、700平方メートルの芝刈りを終え、その途端に苦痛のあまり倒れ込んでしまった場合、再びそのような活動をしようとは思わなくなるであろう。臨床におけるジレンマは、どのようにして患者自身による痛みの予測の精度を上げていくかにある。それは、より多くの活動に関わることができるようにするためであり、かつ、痛みが生じる程度に応じて対処する方法を自分で工夫できるようにするためである。患者が行いたいと望む活動に対して、喜びや満足感を得られるようにすることがその目的となる。

患者と一緒に作業をして、患者が芝刈り機を楽に押せる距離（Xメートルとする）を明確にすることが有用である。いったんこのようなベースラインが明確になったなら、次には1週間の芝刈りのスケジュールをつくるように患者に提案する。毎日同じ時刻に作業させるようにして、1日ごとにXメートルから1メートルずつ増やしていくように助言し、1週間が済んだところで患者の進捗状況を評価する。患者がXメートルに7メートルを足した分だけ楽に芝刈りができるようになっていたら、次には段階的にさらに距離を延ばすことを提案する。このようにして、患者は自分の痛みの限界内で作業するよう手助けされ、自分の目標に達したという満足感が患者に生まれる。

自己効力 self-efficacy の予期とは、ある特定の行動をうまくこなせると信じていること（信念）であり（Bandura 1977, 1982, Jensen et al 1991）、結果の予期とは、ある特定の行動は特定の結果をもたらすであろうと信じていることである（Bandura 1977）。特定の動きが特定の結果を招くだろうと信じているが、その動きをすることができるとは信じていない場合、これら二つの予期は異なっていると言える。患者のスキルレベルと治療施設外でのパフォーマンスが合わない場合、患者自身の自己効力に対する思い込みということをもって、ある程度の説明づけができることもある（Gage & Polatajko 1994, Strong 1995）。

Bandura（1977）の自己効力モデルでは、パフォーマンスの達成、間接的な体験、言葉による説得、および感情の喚起によって患者の自己効力の予期を完全に修正することができると仮定している。パフォーマンスの達成は、治療プログラムの中で毎日企画されるものであり、たとえばひと続きの階段を登ることや1時間のドライブで座り続けることなどのような活動をさせて、その活動に成功する機会を患者に与えるものである。そのような達成を通して、患者は克服と成功の感触をつかんでいくようになる。パフォーマンスの達成は、セラピストには特に関連の深いものである。

セラピストとして、もし、活動の達成という成功の経験を

患者に与えることができたとしたら、たとえば、（交感神経依存性疼痛のために6か月にわたって自分の腕を庇ってきた）患者が痛みの増強なしに誰にも頼らないで子供の世話をこなせるほどに自分の腕が使えるようになったとしたら、あるいは、（入院時には車椅子に「閉じ込められて」いた）患者が歩行のための障害物コースを完璧にこなすことができるようになったとしたら、次にはそのことだけでなく他のことに対する自己効力感も高まっていく可能性がある。(Strong 1995 p102)

また、高まった能力を患者自身に感じさせるために間接的な体験 vicarious experience ※訳注42 という方法を活用してもよい。患者が痛みのために自分には二度と再びすることができないだろうと考えている活動を他の人たちが行っているのを見たり聞いたりすることによって、つまりグループの中のいろいろな過程を用いることによってこの方法を行うことができる。もう一つの有力な方法として、痛み治療プログラムを卒業した元患者に来てもらい、上手に対処できるというお手本を示してもらうというものがある。

さらに、自己効力感を高める方法として言葉を用いる方法がある。この方法は、認知行動療法プログラムに通常組み込まれており、痛みにうまく対処できるようになることを患者に語りかける方法で行われる。同様に、ほとんどの痛みのマネジメントプログラムでは、患者の感情の高ぶりや回避行動を減らしていくためにリラクセーションのような方法を用いている（第15章参照）。

目標設定

慢性的な痛みを抱えた多くの患者にとって、最重要の目標は「この痛みを一掃すること」である。特に、何年間も常に痛みをもち続けてきた患者ではこの傾向があり、患者が価値ある人生目標を再び立て直すためにその手助けをすることが非常に有用である。たとえば作業療法士ならば、カナダ作業パフォーマンス評価 Canadian Occupational Performance Measure : COPM ※訳注43（Law et al 1994）や役割チェックリスト Role Checklist ※訳注44（Oakley 1982, cited in Barris et al 1988）のようなツールを用いて、患者とともにリハビリテーションを進める中で目標を設定することも可能である。役割チェックリストは、患者のその時点での生活／人生における役割とそれぞれ役割に対する価値、以前の役割とその価値、そして患者が望む将来の役割を探し出すために役に立つ。

そのようなアセスメントをきちんと終えることで、患者の望みである痛みの緩和よりももっと先の方にある、人生での他の重要なことを思い描かせることができ、このようなことが患者にとって大きな助けになると考えられる。くも膜炎を伴っている腰痛患者で、クリケットの速球投手であることがそれまでの人生における価値ある役割であった場合を例にあげる。この患者の今の身体状態にそのような活動が適切ではない場合、関連する他の活動を試してみるよう患者をサポートし、運営にあたったり、スコアをつけたり、コーチをしたりというように、あるチームに属して、競争好きの人間となって、クリケットを楽しむことができるような機会を用意するようにする。

重要なことは、患者が達成できると思われる目標に確実に到達できるように患者を支え、その過程にある中間目標を明らかにして患者を助けていくことである。このことは、患者の自己効力感を高めるために重要であり、また、そういうセラピストと組んで治療を続けていきたいという患者の意欲を高めるためにも重要である。失敗が自尊心や自己効力感を向上させることはほとんどなく、初期の重大な失敗を避けるように患者を導くことが最も重要である。

痛みと再受傷への恐怖

痛みに対する心理的な反応において、また、痛み

※訳注42　代理体験ともいう。
※訳注43　COPMについては第7章を参照。
※訳注44　役割チェックリストについては第7章を参照。

のマネジメントの心理学的アプローチにおいて考慮されるべき要素の一つに、痛みへの恐怖 fear of pain というものがある。この数年の間で、腰部損傷後の結果判定における痛みへの恐怖と恐怖回避 fear-avoidance の果たす役割についての関心が高まってきている。イギリスの整形外科医である Gordon Waddell らは、「痛みそのものよりも、痛みへの恐怖とわれわれが痛みに対して行うことへの恐怖が、より大きな障害を引き起こしている可能性がある」とコメントしている（Waddell et al 1993）。痛みに関連した恐怖と動作や動作後の再受傷への恐怖 fear of re-injury が、結果として生じる能力低下の度合いと痛みの強さとの相関を低くしている要因である可能性があると考えられている。

Lethem ら（1983）によって開発された恐怖回避モデルは、痛みに対する一連の適応的反応や非適応的反応に基づいて患者を評価するという点で有用であることが認められてきている。このモデルの主要な考え方は、対決あるいは回避の両方を用いることで痛みへの恐怖に対処するというものである。対決するという反応は、恐怖の減弱あるいは根絶をもたらし、認知的回避や行動的回避は、恐怖の持続あるいは増悪をもたらす。

痛みへの恐怖や再受傷への恐怖は、患者の予後に重要な関わりをもっていることが最近の文献によって強く裏付けされている。たとえば Crombez ら（1999）は、リハビリテーション治療やペインクリニック治療を探し求めている慢性腰痛患者104名において、痛みの強さや否定的な感情よりも痛みに関連した恐怖の方が予測に対する優れた判断材料となることを見出している。同様に Klenerman ら（1995）は、腰痛の急性発作後の患者において慢性化を予測させる調査を行い、結果判定に恐怖回避が最も影響していることを見出している。

恐怖感をもっている動作を再評価し、それを患者に認識させ、そのような動作が組織損傷や痛みの増強を招かないということをわからせるという方法で患者を助けていくことが可能である。

自己演習 9.1

ストレスを感じた時、自分にとってどのように対処するのが一番良いか、少しだけ考えてみてください。

- 忙しくして、そのストレスの要因について考えないようにしますか？
- 静かに自分だけの考えに引きこもり、そのストレスの要因に集中して、何らかの行動計画を立てますか？
- その問題について話し合う友人を探して、その友人からサポートしてもらうようにしますか？
- 行動を起こして、真っ正面からそのストレスの要因に取り組みますか？

自分がいつもやっている対処方法を振り返ってみたら、次に、注射や採血をされたり、歯科で治療をしてもらったりした時のことを思い出してみてください。

- その状況はストレスの多いものでしたか？
- 対処するために何をしましたか？
- うまく対処しましたか？
- もし特別な方法を使ったとしたら、その方法は他のストレス状況に対処する時にもよく使うものですか？　それとも、その状況にだけ適している状況特異的な方法ですか？
- どうしてその特別の方法を使ったのですか？

コーピング（対処）

非がん性の痛みをもつ患者に対する痛みのマネジメントプログラムの目標の一つは、どのように痛みに対処するかを教えることである（自己演習9.1参照）。したがって、コーピング coping の構成概念をある程度熟知しておくことが重要である。Jensen ら（1991）は、慢性的な痛みへのコーピングに関する文献を検討し、有用なレビューを著わしている。

コーピングとは、特定のストレス要因の負の影響に対処するための意図的な努力であると定義されてきている（Jensen et al 1991, Lazarus 1993）。ある研究では、痛みを抱える人の約1/3が生活／人生における一番のストレス要因は痛みであるとしていることが示されている（Turner et al 1987）。このようなことから、痛みに対処するための方法というものが、多くの人たちにとって重要となる。慢性腰痛

をもつ人々に用いられているコーピング法として、身体的、行動的、認知的のさまざまな方法が用いられていることがわれわれの調査によって明らかになった（Large & Strong 1997, Strong & Large 1995）。そのようなコーピング法は、状況特異的なものでなければならない。

治療としての意味合いは、痛みにうまく適応していくために、患者自身がコーピング法のレパートリーを広げていくことにある。日常生活におけるストレスへの対処方法について、その患者特有のそれまでのやり方を尋ね、患者の好みを考慮してコーピング法を選択するとよい。たとえば、ストレスと感じると、外出したり、庭仕事などの楽しめる仕事をしたりするような、常に行動指向的なコーピング法を用いていた患者では、痛み感覚を再解釈するような認知的な方法を用いても、あまり効果が得られない傾向がある。そのような患者には、シャワーにかかるなどのような行動指向的な方法がより有用であると考えられる。

痛みに対する反応である破局化 catastrophizing は、一種のコーピング法とも言えるが、常に悪い結果につながるものである（Turk & Rudy 1992）。破局化というものは、「痛みを感じると、痛みに圧倒されて、どんどんと耐えられなくなっていくのがわかる」というような言動でその特徴を表わすことができる。Turk と Rudy（1992）は、そのような負のコーピング法を用いるのを減らしていくよう注意を払うことが、正のコーピング法の習得を中心に進めていくよりも効果的であると提言している。われわれの研究においても、正の適応的な方法を用いることを増やし、負の破局化する方法を減らす、その両方をすることが重要であると示唆している。認知行動療法アプローチの適用を Box 9.3 に症例をもって示す。

認知行動療法アプローチ用いる場合、まずはじめに、D夫人の脊椎固定術についての誤った思い込み※訳注45に取り組むことになる。固定術とはどういう

> **Box 9.3　D夫人の症例**
>
> D夫人、58歳、女性
> ペインクリニックに紹介される2年前に、除圧のための椎弓切除術およびL5-S1固定術を受けている。元は活動的な主婦だったD夫人だが、手術後に自宅に戻ってからは、ベッドで横になっているか、テレビを見るためにラウンジチェアに座っているかで、それ以外にはほとんど何もしなくなった。誰かがぶつかってきて固定部を損なうことを恐れ、買物にも行かなくなった。また、もし背中を曲げたら固定部がポキッと折れると信じていたために、以前にしていた活動のほとんどを行っていない。この誤った思い込みの結果として、身体を曲げることに関連する活動をまったく行わなくなっている。

ものなのか、どのように施術されるのかについて、脊椎の模型や患者のレントゲン写真を使ったり話し合いをしたりして、D夫人に情報を与える。ペインクリニックの中にも、たとえばオークランド地方痛み施設 Auckland Regional Pain Service のように、放射線科の医師や技師が患者個別に対応して専門的な情報を与えるところがあり、固定術などを行った結果についての説明が行われる（McCallum & Large, personal communication）。このような機会は、誤った思い込みを拭い去るのに非常に有用である。セラピストはD夫人の行動に焦点を絞り、医師に相談しながら、D夫人が障害を起こすことなく背部を使うことができるような活動を提案する。

グループ療法

慢性的な痛みをもつ人々にグループ（集団）を用いた場合の有用性が、セラピストによって述べられている（e.g. Herman & Baptiste 1981, 1990, Subramanian 1991, Weinstein 1990）。たいていの慢性痛マネジメントプログラムは、内容の説明や教育、そしてサポートのためにグループという形態を活用しており、個人別のものは必要に応じて設けられている。痛みの問題を抱えているのは自分だけではない

※訳注45　心理用語としては、信念という言葉が使われることが多い。

ということを知り、支えとなってもらえる思いやりのある環境の中で痛みに対処することを学ぶために、グループが一つの手段として用いられている。Weinstein（1990 p63）は次のように述べている。

グループは、痛みを患っている者に共通する社会的孤立感および疎外感を改善させることに役立つ。そしてその者たちは、社会的に支えとなってもらえる状況の中で、自分たちの怒りの気持ち、無力感、自己コントロールの喪失について、公然と分かち合うことができる。

自分の行動を変えていくことを習得するには、このような環境が功を奏する。またこのようなグループでは、通常、望ましい行動が明確に規定されており、そのことがグループメンバーにとって安全な環境の推進に役立っている（Weinstein 1990）。グループ発足時には、秘密の尊重、休まずに参加すること、痛み行動に対処するための方法について話し合う。治療にあたる者は、集団力学（グループ・ダイナミクス）、集団過程（グループ・プロセス）、リーダーシップスタイル、グループ発達（集団発達）、集団規範、および集団終結について熟知しておく必要がある。この点における作業療法士向けのテキストとしては、Cole（1998）のものが有用である※訳注46。

患者教育

慢性的な痛みをもつ患者に対するリハビリテーションでは、患者の必要性と関心事に関連した介入ができるかどうかによって、また適切な情報を提供できるかどうかによって、成功と失敗の大部分が決まる。医療者が、「でも、患者さんにはそう言ったよ。なんで言った通りにしなかったんだろう？」と言うのをよく耳にする。患者が治療に対して受け身にしているのではなく、自分のリハビリテーションに能動的に参加できるようにするには、適切な教育ということが非常に重要である。良い教育とは、患者に何をすべきかを言うのではなく、患者の知らない方法を教え、それを習得できるように患者の手助けをすることである。Lorig（1996）は患者教育 patient education を、「患者の健康に関する行動や健康状態を改善するために案出され、計画された一連の教育的活動」と定義している（p xiii）。教育をする目的は、患者が自分自身で健康を維持し改善していけるようにすることである（Lorig 1996）。患者教育のスキルを上達させたい人にとっては、1996年にKate Lorigによって書かれた本が実用的で役立つ。

自尊心の構築

自尊心 self-esteem とは：

自分について自分自身で行う評価で、常に保持している評価。同意したり同意しなかったりする態度によって表現されるものであり、自分自身を、能力や存在意義や価値があり、うまくやる人間であると信じる程度を示すものである。要するに、自尊心とは価値に関するその人の個人的判断であり、その人が自分自身に対して抱いている考え方に表われるものである。(Coopersmith 1967 p iv)

慢性的な痛みをもつ患者の多くは、自尊心が低く、自分自身のことを失敗とみなしている。ペインクリニックでみられる「典型的な」患者について考えてみると、その典型例は、長期にわたって通ってきている背部痛をもった40代半ばの男性で、二人の子供があるというものである。職業は、通常、思い荷物を持ち上げたり運んだりし、機械を操作したりするなど、肉体労働に関係していることが多い。仕事中に背部痛がはじまり、仕事ができないような機能の状態になっているというのが典型的である。配偶者や子供をもつ人にとっての重要な人生の目標は、家族を養うための収入を得て、子供を学校に通わせて、子供と一緒にスポーツをして、家族に対して積極的な役割を果たすことであろう。しかし、こういう目標が困難なものになることが多く、患者は後に絶望しはじめ、家族の期待を裏切っているように感じるようになる。自尊心は急激に低下することがあり、患者は自尊心を取り戻す方法がわからなくなってしまうことがある。

※訳注46　集団療法および記載の用語については、インターネットにおいてかなり詳しく調べることができる。

治療では、患者に自尊心を取り戻させるよう手助けする。患者と協力し合い、現在の患者の体力を確認し、それを患者にわからせるようにして、その後に治療計画を立てる。その計画は、何らかの価値ある目標を達成するようなものとし、現実的なやり方を考案する（前述の目標設定と自己効力感を参照）。課題と活動をうまく達成できた場合、そのことが自尊心を強力に高めることになる。この理由により、運動や活動への患者の取り組みが慢性痛のリハビリテーションにおいて非常に有用となる。

前向きのことを自分自身に対して語りかけるという方法を患者に教えることもまた重要である。たとえば、「自分は二度と工場の技師として働けないだろう」というのではなく、前向きなことに的を絞って自分に自信を与えるように、「機械の知識はかなりあるから、技術学校の教員として活かせるかもしれない」と自分自身に語りかけるようにさせる。このような点に対しては、入念なアセスメントを行って、どの程度患者を支えていく必要があるのかを決めなければならない。

心理療法

心理療法は一般の理学療法士や作業療法士が行うものではなく、それを行うには、認定された卒後研修を受ける必要がある※訳注47。他の介入を行っても、なお慢性的な痛みに苦しみ続けている患者では、心理療法が有用である可能性がある（Grzesiak et al 1996）。通常、心理療法は、認知行動療法、また、医学的方法、薬理学的方法と一体化して用いられる。関心のある読者は、この領域への簡単な導入として、Pilowsky（1994）を参照されたい。

催眠法

催眠とは、ある誘導をもって成し遂げられるもので、注目を変化させた状態である（Elton et al 1983）。催眠法は、痛みの感覚を変化させたり、その人の注目を痛みからそらすように方向づけたり、痛みの緩和を暗示したりすることに有用である可能性があるが（Elton et al 1983）、専門的なトレーニングが必要であり、理学療法士や作業療法士が用いる術ではないため、この章においては詳しく取り上げない。このことに関する詳細は、Spanosら（1994）およびStanley（2000）を参照されたい。

学際的診療に心理学に基づいた痛みのマネジメントを組み入れる

学際的な観点をもつ診療では、認知行動療法アプローチが用いられることが多い。痛みのマネジメントは、単一診療科や一人の専門家によって行われるよりも、学際的なプログラムとして行われる方がより高い効果をもたらす（Flor et al 1992）。学際的なプログラムの目標は次の通りである。

- 痛みの軽減
- 身体的機能の向上
- 薬物の適切な使用
- 睡眠、気分、人間関係の改善
- 仕事や正常な日常生活への復帰
  （Jamison 1996）

学際的なプログラムに組み込まれた心理学に基づいた方法には、次のすべて、または一部が含まれている。

- 教育
- リラクセーショントレーニング
- グループ療法
- 家族療法
- 運動
- 職業カウンセリング
- 認知行動療法

※訳注47　国によって認定の方法は違うが、どの場合においても、心理学および心理療法の教育を受け、公認の資格をもった者しか行ってはいけない。

配慮すべき問題

痛み患者のマネジメントにおいて、心理学的アプローチを組み込む時期をよく検討する必要があり、また、患者との関係を意識しておく必要がある。治療を行っていく状況がこれらの点に影響を与えると考えられる。さらに、治療に携わる者は、他の医療専門家に患者を紹介すべき時期を判断できるようにならねばならない。

特殊な方法の適用

認知行動療法アプローチは幅広く受け入れられており、ほとんどの症例に対して適用可能である。このアプローチでは、異なった要素のバランスを患者に合わせて個別に調整することが可能である。たとえば、患者の中には、スケジュールに基づいた行動療法的な要素にはよく反応するが、周りから支えられるようなグループ認知療法には反応が悪いという人がいる可能性があり、また一方、グループ療法の要素に最もよく反応する人がいる可能性もある。

慢性痛症候群に共通してみられる心理社会的な問題がある場合には、痛みのマネジメントを導入する前に改善しておく必要があろう。慢性的な痛み状態があることを受け入れるに伴って強烈な喪失感が起こり、そのために患者は深い悲しみに陥ることがある (Cohen 1995)。

健康や完全であることを損なったために起こる深い悲しみというものは、悲しみや怒り、あるいは他の感情として表われてくることがある。深い悲しみに陥っている過程では、患者は失ったものやその打開策に集中しており、失われたものの修復を行うとか、前に進んだりするようなことが不可能な状態であるために、治療の進行を妨げる可能性がある。患者に深い悲しみの過程がみられる場合には、治療における信頼関係を通して、あるいは個別やグループによる心理療法を通して、患者をサポートする。そうした結果、痛みのマネジメントの進行が可能になる。時として、他の痛みのマネジメントアプローチを成功させるために、その前に個別あるいはグループ療法が必要であることがある。

医療者は、自分の患者が専門的な心理的療法の助けを必要とする時期を明確にして、適切な時期に紹介する必要がある。場合によっては、その患者の状態が精神疾患の特徴を示している可能性もある。慢性的な痛みにおける精神医学的側面については、第22章にて詳細に論じられている。

患者との関係

患者との関係をうまく保っていくための原則は数多くあり、それらは、前述したような学習理論の構築、自己効力感、予期の影響に対する理解から生まれたものである。患者との関係において忘れてならないことは、その関係は友好的で形式ばらないものであっても良いが、常に職業上の関係であるべきで、目標を目指すものでなければならないということである。その関係の中で医療者が行う提案は、直感的なものではなく、よく考えられたものでなければならず、また、その場その場で反応するものではなく、計画されたものでなければならない。

治療上のコミュニケーションの原則は、有意義な情報を提供することである。情報は不安を低減させ、また、患者が必要としていることや関心のあることに関連した情報は患者を安心させるものである。治療中の「間」を埋めるためや、患者の苦痛に応えるために、当たり障りのない元気づけの言葉をかけたくなるかもしれないが、そのような元気づけは不安を増大させる可能性がある。

治療上の信頼関係は、治療に対する患者の動機付けや治療への関わり方に、また介入の継続に非常に強く影響を及ぼす。また、痛みの増強が活動を止める目安となっている患者では、動機付けや継続がむずかしいと考えられる。痛みの限界まで動かすのではなく、運動と機能の向上に的を絞ったアプローチでは、治療における信頼関係の質に左右される面がある。

患者がより活動的な生活スタイルを獲得できるようにするためには、患者の立場を考慮して詳しく調

べる必要がある。また、患者は自分のパフォーマンスについて積極的で正確なフィードバックを要求するものである。隠し立てのないコミュニケーションを促し、明確な目標へと後押しするような関係をつくることによって、患者は応諾し指示を守るようになる。そのためには、患者との協力関係を築き、痛みのマネジメントプログラムにおける問題を患者自身が分析し解決できるように手助けしていくことが重要である。

セラピストは、患者の自己効力感を育てていく責任があり、患者には自分の改善がセラピストの努力以上に自分自身の努力の結果であると理解してもらわなければならない。また、セラピストにとっては柔軟性というものが重要であり、一人前のセラピストとなったならば、いつも使うアプローチや好みの理論以外の治療法をも提案でき、患者の利益となるような補助的な方法の利用をもサポートできなければならない。このように、治療における信頼関係を築くには、患者のもつ必要性と好みに確実に沿うようにしていくことである。

治療の相互関連

セラピストは、自分の属する施設で主に使われている心理学的な実践モデルに精通し、それに調和させるようにしなければならない。根本的な考え方において互いに調和のある介入が、有益な効果をもたらす傾向が強い。大きく異なる方法や意見の分かれる方法によるアプローチを複数用いた場合には、患者や治療チームが混乱することがある。

他専門職への紹介

根底にある心理的な問題が深刻な患者の場合には、より専門的な診療が必要である。そのような場合には、心理学の専門家、精神科医、ソーシャルワーカーへの紹介を検討すべきである。

結 論

患者の痛みは身体的かつ心理的な体験であることを忘れてはいけない。そして患者の状態に応じて痛みのマネジメントを計画する必要がある。痛みのマネジメントに対する心理学的アプローチには、その最も優れたものとして二つのアプローチがあり、それらはオペラント行動療法と認知行動療法である。これらのアプローチのさまざまな側面を活用することで、痛みの問題を抱える患者に対するより効果的な治療を行うことができる。

学習問題・復習問題

1. 痛みに対するオペラント行動療法の根底にある仮定とは何か？
2. 痛みに対する行動療法の根底にある仮定とは何か？
3. オペラント行動療法では、その焦点は、痛みの軽減か？ 機能の改善か？
4. オペラント行動療法の弱点となる可能性のあることは何か？
5. 痛みに対する認知行動療法の根底にある仮説とは何か？
6. 患者の積極的な治療への関わりを促すために、セラピストができることは何か？
7. 患者の自己効力感を向上させるためにどのような方法を用いるか？
8. 再受傷への恐怖が患者の重要な問題である場合、どのように治療に取り組むか？

謝 辞

本章執筆にあたりご助力いただいたDr. Frank New（精神科医）およびJennifer Sturgess（作業療法士）に感謝する。

参考文献

Bandura A 1969 Principles of behavior modification. Holt, Rinehart & Wilson, New York

Bandura A 1977 Self-efficacy: towards a unifying theory of behavioral change. Psychological Review 84: 191–215

Bandura A 1982 Self-efficacy mechanisms in human agency. American Psychologist 37: 122–147

Bandura A 1986 Social foundations of thought in action: a social cognitive theory. Prentice-Hall, Englewood Cliffs, New Jersey

Barris R, Oakley F, Kielhofner G 1988 The role checklist. In: Hemphill B J (ed) Mental Health Assessment in Occupational Therapy: an integrative approach to the evaluation process. Slack, Thoroughfare

Beck A T, Ward C H, Mendelson M, Mock J, Erbaugh J 1961 An inventory for measuring depression. Archives of General Psychiatry 4: 5651–5671

Cameron R, Meichenbaum D 1980 Cognition and behaviour change. Australia and New Zealand Journal of Psychiatry 14: 121–125

Cardenas D D, Larson J, Egan K J 1986 Hysterical paralysis in the upper extremity of chronic pain clients. Archives of Physical Medicine & Rehabilitation 67: 190–193

Cipher D J, Fernandez E 1997 Expectancy variables predicting tolerance and avoidance of pain in chronic pain clients. Behaviour Research Therapy 35: 437–444

Cohen M J 1995 Psychosocial aspects of evaluation and management of chronic low back pain. Physical Medicine and Rehabititation 9: 725–746

Cole M B 1998 Group Dynamics in Occupational Therapy. The theoretical basis and practice application of group treatment, 2nd edn. Slack, Thoroughfare

Coopersmith S 1967 The antecedents of self-esteem. Freeman and Co, San Francisco

Crombez G, Vlaeyen J W S, Huets P H T G, Lysens R 1999. Pain-related fear is more disabling than pain itself: evidence on the role of pain-related fear in chronic back pain disability. Pain 69: 231–236

Elton D, Stanley G, Burrows G (eds) 1983 Psychological control of pain. Grune & Stratton, Sydney

Flor H, Fydrich, T, Turk D C 1992 efficacy of multidisciplinary pain treatment centres: a metaanalytic review Pain 49: 221–230

Fordyce W E 1976 Behavioral Methods for Chronic Pain and Illness. Mosby, St Louis

Fordyce W E, Roberts A H, Sternbach R A 1985 The behavioral management of chronic pain: a response to critics. Pain 22: 113–125

Gage M, Polatajko H 1994 Enhancing occupational performance through an understanding of perceived self-efficacy. American Journal of Occupational Therapy 48: 452–461

Golden W L, Gersh W D 1990 Cognitive–behaviour therapy in the treatment of cancer clients. Journal of Rational-Emotive & Cognitive-Behavior Therapy 8: 41–51

Gotestam K G, Bates S 1979 Behavioral contracting – principles and practice. Behaviour Analysis Modification 3: 126–134

Gotestam K G 1980 A behavioral approach to drug abuse. Drug & Alcohol Dependence 5: 5–25

Grzesiak R C, Ury G M, Dworkin R H 1996 Psychodynamic psychotherapy with chronic pain problems. In: Gatchell R J, Turk D C (eds) Psychological Approaches to Pain Management: a practioner's handbook. The Guilford Press, New York, pp 148–178

Harding V R, Williams A C de C 1998 Activities training: integrating behavioral and cognitive methods with physiotherapy in pain management. Journal of Occupational Rehabilitation 8: 47–60

Herman E, Baptiste S 1981 Pain control: mastery through group experience. Pain 10: 79–86

Herman E, Baptiste S 1990 Group therapy: a cognitive behavioural model. In: Tunks E, Bellissimo A, Roy R (eds) Chronic Pain: psychosocial factors in rehabilitation, 2nd edn. Krieger, Melbourne

Holzman A D, Turk D C, Kerns R D 1986 The cognitive-behavioral approach to the management of chronic pain. In: Holzman A D, Turk D C (eds) Pain Management: a handbook of psychological treatment approaches. Pergamon Press, Elmsford, New York, pp 31–50

Jamison R N 1996 Psychological factors in chronic pain assessment and treatment issues. Journal of Back & Musculoskeletal Rehabilitation 7: 79–95

Jensen M P, Turner J A, Romano J M, Karoly P 1991 Coping with chronic pain: a critical review of the literature. Pain 47: 249–283

Keefe F J, LeFebvre S C 1994 Behaviour therapy In: Wall PD, Melzack R Textbook of Pain, 3rd edn, pp. 1367–1380. Churchill Livingstone, Edinburgh

Kendall N A S, Thompson B F 1998 A pilot programme for dealing with comorbidity of chronic pain and long-term unemployment. Journal of Occupational Rehabilitation 8: 5–26

Kerns Haythornthwaite 1988 Depression among chronic pain patients: cognitive–behavioural analysis and effect on rehabilitation outcome. Jownal of Consulting Clinical Psychology 5: 870–876

Klenerman L, Slade P D, Stanley I M, Pennie B, Reilly J P, Atchison L E 1995 The prediction of chronicity in clients with an acute attack of low back pain in a general practice setting. Spine 20: 478–485

Large R G, Strong J 1997 The personal constructs of coping with chronic low back pain. Pain 73: 245–252

Law M, Baptiste S, Carswell A, McColl M A, Polatajko H, Pollock N 1994. Canadian Occupational Performance Measure, 2nd edn. CAOT Publications Ace, Toronto, Ontario

Law M, Stewart D, Pollock N, Letts L, Bosch J, Westmorland M, Philpot A 1999 The Effectiveness of Cognitive–behavioural Interventions with People with Chronic Pain. A critical review of the literature by the Occupational Therapy Evidence-Based Practice Research Group (www-fhs.mcmaster.ca/rehab/ebp)

Lazarus R S 1993 Coping theory and research; past, present, and future. Psychosomatic Medicine 55: 234–247

Lethm J, Slade P D, Troup J D G, Bertley G 1983 Outline of a fear-avoidance model of exaggerated pain perception-I. Behavior Research Therapy 21: 401–408

Lindstrom I, Ohlund C, Eek C, Wallin L, Peterson L-E, Fordyce W E, Nachemson A L 1992 The effect of graded activity on clients with subacute low back pain: a randomised prospective clinical study with an operant-conditioning behavioral approach. Physical Therapy 72: 279–290

Linton S J 1982 A critical review of behavioral treatments for chronic benign pain other than headache. British Journal of Clinical Psychology 21: 321–337

Linton S J 1986 Behavioral remediation of chronic pain: a status report. Pain 24: 125–141

Lorig K 1996 Patient education: a practical approach, 2nd edn. Sage, Thousand Oaks, California

McGrath P J Unruh A M 1987 Pain in Children and Adolescents. Elsevier, Amsterdam

Mechanic D, Volkart E H 1960 Illness behaviour and medical diagnosis. Journal of Health & Human Behaviour 1: 86–94

Melzack R 1975 The McGill Pain Questionnaire: major properties and scoring methods. Pain 1: 277–299

Molloy A R, Blyth F M, Nicholas M K 1999 Disability and work-related injury: time for a change? Medical Journal of Australia 170: 150–151

Morley S, Eccleston C, Williams A 1999 Systematic review and meta-analysis of randomised controlled trials of cognitive behaviour therapy and behaviour therapy for chronic pain in adults, excluding headache. Pain 80: 1–13

Pavlov I P 1927 Conditioned Reflexes. Oxford University Press, London

Pilowsky I 1978 A general classification of abnormal illness behaviours. British Journal of Medical Psychology 51: 131–137

Pilowsky I 1994 Pain and illness behaviour: assessment and management. In: Wall P D, Melzack R (ed) Textbook of Pain, 3rd edn. Churchill Livingstone, Edinburgh, pp 1309–1319

Pilowsky I, Spence N 1981 Manual for the Illness Behaviour Questionnaire. University of Adelaide, Adelaide

Pilowsky I, Spence N 1981 Manual for the Illness Behaviour Questionnaire, 2nd Edn. University of Adelaide Department of Psychiatry, Adelaide

Sanders S H 1996 Operant conditioning with chronic pain: back to basics. In: Gatchell R J, Turk D C (eds) Psychological Approaches to Pain Management: a practioner's handbook. The Guilford Press, New York, pp 112–130

Skinner B F 1953 Science and Human Behavior. MacMillan, New York

Skinner B F 1989 Recent issues in the analysis of behavior. Charles E Merrill, Columbus, Ohio

Slater M A, Doctor J N, Pruitt S D, Atkinson J H 1997 The clinical significance of behavioural treatment for chronic low back pain: an evaluation of effectiveness. Pain 71: 257–263

Spanos N P, Carmanico S J, Ellis J A 1994 Hypnotic analgesia. In: Wall P D, Melzack R Textbook of Pain, 3rd edn. Churchill Livingstone, Edinburgh, pp 1349–1366

Stanley R 2000 Clinical hypnosis in the management of pain. Abstracts of The Progress of Pain Before, Betwixt & Beyond. Annual Scientific Meeting of the Australian Pain Society p 40

Strong J 1995 Self-efficacy and the client with chronic pain. In: Schacklock M (ed) Moving in on Pain. Butterworth Heinemann, Melbourne, pp 97–102

Strong J 1996 Chronic Pain Management: the occupational therapist's perspective. Churchill Livingstone, Edinburgh

Strong J 1998 Incorporating cognitive-behavioural therapy with occupational therapy: a comparative study of clients with low back pain. Journal of Occupational Rehabilitation 8: 61–71

Strong J, Large R G 1995 Coping with chronic low back pain: an idiographic exploration through focus groups. International Journal Psychiatry in Medicine 25: 361–377

Subramanian K 1991 Structured group work for the management of chronic pain: an experimental investigation. Social Work Practice 1: 32–45

Turk D C, Holzman A D 1986 Commonalities among psychological approaches in the treatment of chronic pain: specifying the meta-constructs. In: Holzman A D, Turk D C (eds) Pain Management: a handbook of psychological treatment approaches. Pergamon Press, New York, pp 257–267

Turk D C, Meichenbaum D 1994 A cognitive-behavioural approach to pain management. In: Wall P D, Melzack R (eds) Textbook on Pain, 3rd edn. Churchill Livingstone, Edinburgh, pp 1337–1418

Turk D C, Rudy T E 1988 A cognitive-behavioral perspective on chronic pain: beyond the scapel and syringe. In: Tollison C D (ed) Handbook of Chronic Pain Management. Williams & Wilkins, Baltimore, pp 222–236

Turk D C, Rudy T E 1992 Cognitive factors and persistent pain: a glimpse into Pandora's Box. Cognitive Therapy and Research 16: 99–122

Turner J, Chapman C R 1982 Psychological interventions for chronic pain: a critical review. I. Relaxation training and biofeedback. Pain 12: 1–21

Turner J A, Clancy S, Vitaliano P P 1987 Relationships of stress, appraisal and coping to chronic low back pain. Behaviour Research Therapy 25: 281–288

van Tulder M W, Ostelo R W J G, Vlaeyen J W S, Linton S J, Morley S J, Assendelft W J J 2000 Behavioural treatment for chronic low back pain (Cochrane Review). In: The Cochrane Library, Issue 3. Update Software, Oxford

Waddell G, Bircher M, Finlayson D, Main C J 1984 Symptoms & signs: physical disease or illness behaviour? British Medical Journal 289: 739–741

Waddell G, Pilowsky I, Bond M R 1989 Clinical assessment and interpretation of abnormal illness behaviour in low back pain. Pain 39: 41–53

Waddell G, Newton M, Henderson I, Somerville D, Main C J 1993 A Fear-Avoidance Beliefs Questionnaire (FABQ) and the role of fear-avoidance in chronic LBP and disability. Pain 52: 157–168

Weinstein E 1990 The role of the group in the treatment of chronic pain. Occupational Therapy Practice 1: 62–68

（山口佳子、水谷みゆき）

本章の目次

概　要　219
　学習の目的　221

メタアナリシスとランダム化比較試験　221
　モビライゼーションとマニピュレーションに関するメタアナリシスの概略　221
　マッサージ療法のメタアナリシスの概略　225

徒手療法研究におけるプラシーボの役割　225

徒手療法の痛みの軽減効果　226
　モビライゼーションが痛みへ及ぼす影響　226
　マニピュレーションが痛みへ及ぼす影響　228

徒手療法が交感神経系へ及ぼす影響　230
　モビライゼーション　230
　カイロプラクティックとオステオパシー・マニピュレーション　232

徒手療法が運動系へ及ぼす影響　233
　モビライゼーション　234
　マニピュレーション　234

徒手療法が関節系へ及ぼす影響　235

結　論　236

10

徒手療法

Bill Vicenzino, Anthony Wright

概　要

　本章では痛みのマネジメントとコントロールにおけるモビライゼーションやマニピュレーション、そしてわずかであるがマッサージ（Box 10.1参照）などの徒手療法の役割を取り上げる。徒手療法は痛みを軽減させ、臨床的にそれが筋骨格痛の障害をもつ患者に有益である。最近増加しているこれらに関する知見について概説し、さらにその効果における内因性痛覚抑制系の役割を簡単に論じる。

　また、徒手療法は痛みの直接的なコントロールだけでなく、他にもいくつかの効果をもたらすようである。たとえば近年では、徒手療法は運動器や関節、交感神経系などに影響することが知られてきている。このような付加的な効果の中には予備的研究によって痛みの軽減効果が示されているものもあり、今後明らかとされていくだろう。

　筋骨格痛症候群のマネジメントにおいて、現行の理学療法で最良といえる臨床とはクリニカル・リーズニング clinical reasoning の技能に重点を置いたものである。クリニカル・リーズニングにより治療を行うにあたり、セラピストは関連する理論的知見から患者が示す徴候や症状を評価し、治療プログラムを作成する。セラピストには実際に臨床で用いる治療手段を具体化することが求められている。これ

> **Box 10.1　重要用語の定義**
>
> **モビライゼーション mobilization とマニピュレーション manipulation**：モビライゼーションとマニピュレーションという二つの単語は、関節を対象とした２種類の徒手療法を示している。その特徴としてモビライゼーションは反復性の振幅であるが、マニピュレーションは高速かつ低振幅のスラスト（p233※訳注51参照）を１回だけ行うことが多い。また、モビライゼーションは関節内やその周辺を圧迫または持続的に伸張する。高速マニピュレーションはたいてい、カチッ、ポン、パリッなどの音を伴い、患者の防御反応が間に合わないようなスピードで行われる。モビライゼーションは通常音を伴わず、患者が必要に応じてある程度防御することが可能である。
>
> **マッサージ massage**：マッサージという言葉はアラビア語で触れることを指す「mass」やギリシャ語で練ることを示す「massein」、ラテン語で手を意味する「manus」に由来していると言われている。マッサージは身体組織への機械的なマニピュレーションであり、軟部組織（筋や結合組織）に対して患者自身やセラピストによって行われる。ほとんどの場合手により行われるが、足、肘、前腕などの他の身体部位や、機械的・電気的刺激を加える機器が用いられる。マッサージの歴史について書かれたものは多く、その起源は紀元前8000年にまで遡る。マッサージの効果が科学的に実証されていないにもかかわらず、今日まで引き継がれ一般的なものとなっていることは、社会的に価値があると認められている証といえる。

にはエビデンスに基づいた治療アプローチが必要であることを理解しておかなければならない。

　徒手療法に関して、セラピストの意思決定の基盤となる情報源は数多くある。最高水準のエビデンスとして位置付けられているのが、多くのランダム化比較試験をまとめた系統的レビューやメタアナリシスである。適切な研究が不足しているなどの理由で求めるメタアナリシスが存在しない場合は、個々の臨床試験が意思決定の基盤となる。もしこれら二つの情報源からエビデンスを得ることができない場合、充分とはいえないが以下の方法が残されている。まず、治療アプローチに関して信頼できる科学的研究（たとえばプラシーボ対照群を設定している研究や検者・被験者への盲検法を行った研究）からエビデンスを検索することである。そうでなければ、治療アプローチの基礎を得るために単一症例研究、症例シリーズおよび臨床メモを検索する必要がある。

　もし、上述した文献的なエビデンスに基づいた治療アプローチで効果が得られない場合は、治療プログラムの作成はセラピストのクリニカル・リーズニングによるしかない。この場合、セラピストは臨床試験の結果や科学的文献（たとえば解剖学や生体力学、生理学、病理学など）に関連した情報を意思決定の基盤とするとすることが好ましく、エビデンスに基づく臨床として最低限求められるものである。しかし、ほとんどの治療法が最新の研究成果を待ち望んでいる状況であるため、筋骨格痛のマネジメントは臨床が基盤となっている。クリニカル・リーズニングに基づいた治療は、高水準なエビデンスが存在しない場合にのみ行われるわけではなく、臨床で徒手療法を適用するすべての状況で重要である。

　本章は、筋骨格痛を適切にマネジメントするために医師が求めるようなクリニカル・リーズニングや臨床経験によるさまざまな技術（熟練した手の器用さと技術が求められるような技術）についての記載を目的としたものではない。理学療法におけるクリニカル・リーズニングの詳細については、本書以外の権威ある教科書やプログラムを参考にして頂きたい。

　本章では、高水準のエビデンスから検索することによって診療へつなげることを考える。徒手療法は臨床試験の質が低く、セラピストにとって治療アプローチの基礎となるための充分な情報源とはなっていない。それゆえ、本章では徒手療法の臨床効果を評価した研究を検討し、われわれがその治療アプローチを理解する上でこれらの研究がもつ意味を概説する。そして筋骨格痛のマネジメントにおいて徒手療法を行うまでの過程における基本的事項を提供する。

学習の目的

1. 徒手療法の臨床効果を裏付けるエビデンスのレベルと質。
2. 徒手療法を調査したエビデンスの水準を判断する際に考慮されるべき項目。
3. 徒手療法による痛みの軽減効果。
4. 治療アプローチの中で直接的な痛みのコントロールのみならず相補的な役割をもつ徒手療法の効果。
5. 徒手療法が示す有効な臨床効果について提唱されているメカニズム。

Box 10.2　構造的な再検討またはメタアナリシスを行う際の手順

1. コンピュータでの検索や他の検索手段(たとえば書物による検索、または他者からの情報収集など)によって、関連するすべての文献を検索する。
2. 報告されている研究を臨床的意義によってグループ化する。
3. これまでに認められている基準に基づいて、確認した研究の質と妥当性を評価する。
4. 徒手療法と対照に用いた介入(他の治療法、非治療、プラシーボなど)との違いを明瞭に示すために、研究結果の統計処理を行う。

(Anderson et al 1992, Assendelft et al 1996, Naylor 1989, Shekelle 1996)

メタアナリシスとランダム化比較試験

近年、脊髄由来の痛みに対する徒手療法の臨床効果に高い関心が寄せられている。背部痛へのあらゆる治療手段の中で、最も評価されてきたのがマニピュレーションであることは、この話題の中でも興味深いことである(Meeker 1996)。このような健康関連の介入における臨床効果を検証するため、最も基本となる研究デザインとしてランダム化比較試験が取り上げられるようになり、筋骨格系障害の臨床研究において支持されている(Deyo 1993)。徒手療法の系統的レビューで、Koesら(1996)は腰部痛に対する徒手療法と他の治療との効果を比較した36のランダム化臨床試験、また、Hurwitzら(1996)は頸部痛に対する14のランダム化臨床試験が存在することを報告している。このように多くの臨床試験が存在することはメタアナリシスのような系統的な検討ができることを示している。

メタアナリシスはBox 10.2で示したような4段階の骨子で構成される。メタアナリシスの基本的特徴は、施行ごとに系統的かつ無作為に利用可能なすべての文献へアクセスし、そして適当な研究を抽出した後に、臨床的意義に沿ってそれらを分類し、信頼性と妥当性を解析する。最近報告された、ランダム化比較試験の信頼性および妥当性を評価するためのいくつかの尺度をTable 10.1に挙げ、簡単に説明する(Gross et al 1996, Koes et al 1991a)。系統的な検討を行うにあたって、研究の信頼性と妥当性はその結論から引き出される臨床推論に影響するだけでなく、治療における今後の検討課題までも導き出す。信頼のおけるメタアナリシスの方法(Hurwitz et al 1996)、もしくは同様な方法によって多くの研究結果を統計学的に共有することは、徒手療法の効果サイズ effect size を示し、最終的には、まさに求められている「徒手療法は有効か」という問いの答えを導くことになる。

モビライゼーションとマニピュレーションに関するメタアナリシスの概略

この項では頸部治療のメタアナリシスについて論じることとし、他の身体部位に関する文献は自己演習で検討する。これまでに頸部痛に対する徒手療法の臨床試験をまとめたメタアナリシスは二つ実施されている。一つはカリフォルニアのRAND研究所(Hurwitz et al 1996)、もう一つは主にMcMaster大学(Aker et al 1996, Gross et al 1996a, 1996b, 1997)を中心としたカナダのグループによる研究である。これらの論文では、研究結果の解釈に影響する研究方法論と、さらには頸椎への徒手療法の効果を判断するための重要な項目が示されている。

Hurwitzら(1996)は頸椎へのマニピュレーショ

Table 10.1 脊椎治療における臨床試験の質や妥当性を評価するための研究特性や判定基準の概要
研究の質の評価尺度（Koes et al, 1991, 1996）

研究特性	判定基準	記述	項目[1]
研究対象集団	1. 均質性	対象集団への包含と除外の基準を定める	I
	2. 各群間の同等性	各群間において罹病期間や治療前の判定値、年齢、再発、病歴（症候学参照）などに同等性をもたせる	V
	3. ランダム割り付け	バイアスを除くためにランダムに割り付けを行う	V
	4. フォローアップ失敗理由	すべての群（たとえば治療群や対照群など）において脱落した被検者の情報を追跡する	I
	5. フォローアップ失敗の数	割り付けされた全被検者の中で脱落した被験者の割合を示す	V
	6. 被験者数	割り付け後の最小群の人数	P
介入	7. 記述	徒手療法の手段および対照に用いた介入について明確に記述する（たとえば介入期間や治療した脊椎部位、治療手段など）	I
	8. 実用的な研究	確立されている治療法を対照として比較する	I
	9. 並行して行われる介入	他の治療（運動や電気療法、薬物療法など）を回避する、もしくは標準化する	V
	10. プラシーボ対照	適当なプラシーボとの比較を行う	I
	11. 医療者の技術レベル	資格制限や経験水準について言及する	I
効果	12. 被検者に対する盲検化	プラシーボ研究：被験者にはプラシーボ状態にあることを隠し、プラシーボの成功度合いを評価する。実用的な研究：治療手段についての知識に正しい被験者を用い、その程度と研究の設定の成功度合いを評価する	V
	13. 効果判定	妥当性の高い効果判定に指標として、痛み、改善についての包括的な判定、機能状態、脊椎の可動性、薬剤や医療サービスの利用を評価する	I
	14. 効果判定の盲検化	医療者および被験者には効果判定の結果は知らせない	V
	15. 適切なフォローアップ期間	治療直後から少なくとも6か月後までフォローアップを行う	I
データ処理	16. intention-to-treat解析	フォローアップ失敗の割合が10%以下の時：欠損値を除く、割り付けられたすべての被験者を対象に、被験者が医師の指示に従わないことや並行して行われているか人に関係なく、主な効果判定を分析する。フォローアップ失敗の割合が10%以上の時：割り付けられた治療から脱落した被験者をもすべて含めて解析するintention to treat解析と、割り付けによって欠損値によって欠損値を計上する	V
	17. 提示	すべての群でのすべての測定について、主となる効果判定の頻度や詳細を述べる	I

[1] レビューを行う際に批判的に評価されている項目は、研究の妥当性（V）、感度分析と一般化可能性の評価を行う際に必要である情報（I）、個々の研究の量的見積もりの正確さの評価（P）に分けられる（Koes et al 1996）

> **自己演習 10.1**
>
> - 興味のある分野（たとえば腰痛や頚部痛、肩や膝の痛みなど）における徒手療法のランダム化比較試験を見つけ、Table 10.1に記載された判断基準に沿って批判的に評価してみましょう。研究検索には下記のデータベースを用いるとよいでしょう。
>   —MEDLINE (http://www.ncbi.nlm.nih.gov/entrez/query.fcgi?db=PubMed)
>   —ISI Web of Science (http://wos.isiglobalnet.com)
>   —Pedro (http://ptwww.cchs.usyd.edu.au/pedro/)
>
> - 下記のメタアナリシスをいくつか読み、それらの結論が臨床と臨床研究に及ぼす影響について、経験のある臨床家と議論してみましょう。
>   治療手段に関する情報が不足であると判断されることがわかっていながら、徒手療法としてたった一つの治療アプローチしか評価されていない場合や、時に記述に含まれない場合がなぜあるのかに注目してください。
>   —腰椎（Koes et al 1996）
>   —外側上顆（Labelle et al 1992）。このメタアナリシス以来、この症状に対する運動以外の従来からの治療を調査する臨床試験が求められてます（たとえばPienimaki et al 1996）。
>   —一般的な理学療法（Beckerman et al 1993）
>   —肩（van der Heijden et al 1997）注：British Medical Journalでの後追い検討（Saunders 1998, van der Heijden et al 1998）を読んでください。
>
> - また興味のあるメタアナリシスや系統的レビューを見つけ、この自己演習で要求されたことを行ってみましょう。

ンとモビライゼーションに関する文献を系統的に検討し、この話題に関して14の研究がランダム化比較試験を行っていることを報告している。その中で三つの研究が治療効果を統計処理し、その結果を数値的な指標で表わすことにふさわしいと考えられた（三つの研究のうち二つはマニピュレーションのみ、残りはマニピュレーションとモビライゼーションの組み合わせについて）。

McMasterの研究では機械刺激によって誘発される頚部痛への保存療法に関してメタアナリシスを行った。ここでは徒手療法だけでなく安静や薬物療法、理学療法（運動療法やネックカラー型装具、電気療法など）を含んでいる。これはHurwitzら（1996）のものと若干異なる方法である。彼らは徒手療法に関する研究として、徒手療法と他の保存療法を組み合わせた八つの研究を取り上げた。そのうち五つはメタアナリシスによって統合することにふさわしいと考えた。三つはモビライゼーション、他の二つはモビライゼーションに加えてマニピュレーションを行っている。これら五つの研究の中には頭痛に関する研究を行ったもの（Jensen et al 1990）があるが、Hurwitzら（1996）はこれを別個に分析している。

Table 10.2では、上記の2グループで頚部痛への徒手療法に関するメタアナリシスに適当であるとされた研究について概説する。効果サイズを統合した結果を100mm視覚的アナログスケール VAS：visual analogue scale で表現した場合には、Hurwitzら（1996）では12.6mmの改善（95％信頼区間：−0.15mm〜25.5mm）、McMasterの研究（1996）では16.2mmの改善（95％信頼区間：6.9mm〜23.1mm）がみられた。一つの研究（Table 10.2. Koes et al 参照）に注目した際に、その結果が両グループで驚くほど類似しているということは、効果判定の指標の検討方法が共通していたということである。これは治療効果が確かであることを示している。

これらの結果にはもう一つ面白い特徴がある。マニピュレーションのみを調査した二つの研究（Howe et al 1983, Sloop et al 1982）は、Hurwitzら（1996）の研究でしか検討されていない。Grossらはこれらの研究から効果サイズを抽出することはできないと報告している。どちらにせよ、両メタアナリシスの結果は、モビライゼーションおよびマニ

Table 10.2 Hurwitzら(1996)とMcMaster研究(Gross et al 1996)が実施したメタアナリシスにて効果サイズを計算するために用いられた無作為化比較試験のまとめ

治療	被験者の状態	質の評価[1]	妥当性の評価[2]	含まれる研究	結果[3]
徒手療法、徒手療法以外の理学療法、医師による治療、プラシーボ (Koes et al 1991a, 1992a, 1992b, 1993)	可動性低下を伴った非特異的な頚部痛 (6週以上)	73	4	両者	効果サイズ値域：0.1～0.6
徒手療法 vs コールドパック (Jensen et al 1990)	外傷後の頭痛 (慢性：1年以上)	52	3	McMaster study (1996)	効果サイズ：0.7
徒手療法とジアゼパムの併用 (Sloop et al 1982)	非特異的な頚部痛と放射線療法を実施していない頚椎症 (亜急性から慢性：1か月から30年)	49	2	Hurwitzら (1996)	VASで18mm改善（ジアゼパムで5mm改善に対して）
モビライゼーション vs ネックカラー型装具とTENSの併用 (両者とも痛みの軽減効果あり) (Nordemar & Thorner 1981)	放射線療法を行っていない頚部痛 (急性：3週以前)	44	3	McMaster study (1996)	効果サイズ：0.5
回旋マニピュレーションとアザプロパゾンの併用 vs 回旋マニピュレーションのみ (Howe et al 1983)	頚部と上肢の痛みの両方または一方 (急性：4週以前)	42	—	Hurwitzら (1996)	マニピュレーション群で68%、対照群で6%から改善が報告
モビライゼーションと物理療法の併用 vs 安静または教育 (両者とも痛みの軽減効果あり) (McKinney 1989, McKinney et al 1989)	骨折を伴わない急性のむち打ち症 (急性：明白な状態)	38	2	McMaster study (1996)	効果サイズ：0.6
モビライゼーションと理学療法の併用 vs 安静、ネックカラー型装具使用および治療者からの指導 vs 対照 (すべてで痛みの軽減効果作用あり) (Mealy et al 1986)	骨折や転位、症状を有する変性疾患を伴わない急性の屈曲−伸展捻挫 (急性：3日以前)	33	3	McMaster study (1996)	効果サイズ：0.8

[1] 100点中の質の評価 (Koes et al 1991b)
[2] 5点中のMcMaster validity score
[3] McMasterの研究における結果は効果サイズとして提示されている。正の効果サイズは痛みの軽減や状態の改善を示している (Aker et al 1996)。McMasterの研究ではSloopら(1982)の研究から効果サイズを抽出することはできないとし、さらに、Howeら(1983)の研究を評価しなかったことには注意すべきである。効果サイズは統合された治療群と対照群との平均値の差を標準偏差で割ることで計算される。

ピュレーションともに頚部痛に対して短期間（3〜4週間）の治療効果をもたらしたことを示している。痛みへの長期的な治療効果を証明した有力な研究はほとんどない。

臨床において、頚部痛に対してはマニピュレーションではなくモビライゼーションが行われるべきであることを多くの著者が提案している。これは頚部に対するマニピュレーションはモビライゼーションより明らかな治療効果が期待できず、たとえ低い頻度であったとしても重大な危害を引き起こすリスクがあるからである（Barr 1996, Di Fabio 1999）。

治療効果を統計的にまとめた結果から徒手療法の効果を判断することは、そのもととなる個々の臨床試験の質と妥当性のばらつきを覆い隠してしまう。MacMasterスケールに基づいて臨床試験にスコアを付けた場合、研究の質は33〜77点（100点中）、研究の妥当性は2〜4点（5点中）となった（Table 10.2）。70％以上であれば質の高い研究といえるだろう。研究の質からみた場合、スコアが50点以下の母集団は頚部痛や腰痛である場合が多く、メタアナリシスの結果を解釈する際には注意が必要である。

マッサージ療法のメタアナリシスの概略

マッサージ療法は痛み、特に筋骨格痛に対するマネジメントとして頻繁に用いられている。最近、マッサージ療法のランダム化比較試験を評価した二つのメタアナリシスが行われた（Ernst 1998, 1999）。Ernst（1999）は腰痛に対して単独で行われたマッサージ療法に関する文献を系統的に検討し、確認された四つのランダム化比較試験（Godfrey et al 1984, Hoehler et al 1981, Hsieh et al 1992, Konrad et al 1992）のすべてに方法論的な誤りがあり、腰痛へのマッサージの効果を適切に評価できていないと報告した。興味深いことに、これらの試験以外で、脊椎由来の痛みへのマニピュレーションや治療的な運動の効果を調査した研究において、マッサージ療法がコントロール群もしくは消極的治療群に用いられていることがある（Hsieh et al 1992, Kankaanpaa et al 1999, Konrad et al 1992, Manniche et al 1991, Nilsson 1995, Pope et al 1994, Werners et al 1999）。これらの研究結果は統合され、脊椎由来の痛みの治療法としてマッサージの可能性が示された（Ernst 1999）。

また、マッサージ療法は激しく不慣れな活動によって起こる遅発性筋痛の治療としてしばしば用いられている。Ernst（1998）は遅発性筋痛に関する文献を系統的に検討し、七つのランダム化比較試験を報告したが、それらすべてに方法論的な大きな誤りがみられた。このため、筋や脊椎に由来する痛みへのマッサージ療法の効果を早急に究明することが求められている。マッサージ療法を調査した研究を多く見つけることはむずかしいため、これ以上の議論はできない。マッサージについてさらに詳しい情報を提供している、メタアナリシスやデータベースにアクセスすることをお勧めする。

徒手療法研究におけるプラシーボの役割

プラシーボとは従来から医学と結び付き、「喜ばせる」という意味をもつ語である（Simmonds & Kumar 1994, Straus & Ammon Cavanaugh 1996, Wall 1994）。過去数十年にわたりプラシーボにまつわる話題はさまざまであり、それらは特に徒手療法に関するものが多い。というのも、徒手療法に按手[※訳注48]の意味が含まれるようになって以来、プラシーボは徒手療法がもたらす痛みの軽減の有力なメカニズムとみなされてきたからである（Curtis 1988, Farfan 1980）。

最近まで、プラシーボは暗示をかけることが目的とされてきた（Oh 1991）。その原因の一つは、プラシーボの効果は非特異的なものとして概念化されてきたことである。これは徒手療法に内因的かつ特

※訳注48　按手とは、キリスト教で、人の頭の上に手を置いて祝福し、また霊的力の授与を神に乞う振舞い。

異的な生理的根拠がないことを示している。しかしながら、第5章で述べたようにプラシーボへの反応ははるかに複雑である（Ochoa 1993, Wall 1994）。とはいえ、どんな治療の評価においても適当なプラシーボ対照群は必須であり（Svedmyr 1979）、特に慢性痛に対する治療など、徒手療法による治療手段を調査する場合には含まれるべきである（Ochoa 1993）。慢性的な痛みの治療におけるプラシーボ状態とは、患者の期待とセラピストによる行動および実演（徒手療法の手段とほとんど類似した行動を伴うが、治療効果を目的としないもの）によって成り立つ。これが現在の徒手療法の研究枠組み内におけるプラシーボの情報である。

徒手療法の痛みの軽減効果

筋骨格痛はあらゆる国で医療費の高騰につながっており、患者が徒手療法を行う医療機関へ足を運ぶ主な原因となっている（Zusman 1984）。これまで徒手療法の痛みの軽減効果は限られた状況の中で調査されてきた（すなわち限られた治療手段や効果判定、痛みの状態など）。以下ではモビライゼーションとマニピュレーションの痛みの軽減効果を調査した研究を検討する。文献の簡単な概要はBox 10.3に示す。

モビライゼーションが痛みへ及ぼす影響

急性痛に対するモビライゼーションの痛みの軽減効果はこれまでに数多く研究されてきている。これらの研究では脊椎の治療手段として脊柱の側方および後方-前方滑り法、交感神経スランプ法や脊椎の複合運動などを評価したものが圧倒的に多い（Buratowski 1995, Giebel 1995, Slater & Wright 1995, Sterling et al 2000, Vicenzino 2000, Vicenzino et al 1996, 1998a, Wright & Vicenzino 1995, Zusman et al 1989）。これらの研究のうち、Zusmanら（1989）を除く研究者らは、治療による痛みの軽減効果を被験者内においてプラシーボ状態と非治療状態で比較した。Zusmanら（1989）は、モ

Box 10.3 モビライゼーションとマニピュレーションが痛みへ及ぼす影響について、研究のまとめ

モビライゼーション

- モビライゼーションによって身体的検査で顕在化した痛みは改善するが、安静時の痛みの度合いは改善しない
- 健常者および症状（慢性の外側上顆の痛みと頚部痛）を有する被験者において、モビライゼーションによって圧痛閾値は改善するが、温熱痛閾値は改善しない
- モビライゼーションがもたらす痛みの軽減はナロキソンで拮抗されないことから、オピオイドを介さないメカニズムの関与が示されている

マニピュレーション

- マニピュレーションの痛みへの影響は明らかではない
- 慢性的な頚部痛に対する頚部マニピュレーションによって圧痛閾値の上昇がみられるが、慢性的な腰痛に対する腰部マニピュレーションではみられない
- 胸椎マニピュレーションによって、電気刺激に対する皮膚の耐痛限度は圧痛閾値より大幅に上昇する
- 血漿中βエンドルフィンは、四つの研究のうち三つで上昇がみられなかった。しかし、これらの三つの研究のうち、二つは痛みを測定していなかった

ビライゼーションがもたらす痛みの軽減にナロキソンおよび生理食塩水（プラシーボ）注射が及ぼす影響を被検者間で検討するという明確な目的のもとに研究を行った。四肢の関節へのモビライゼーションによる痛みの軽減効果についても予備的実験が行われている（McDonald 1995, O'Brien & Vicenzino 1998, Vicenzino & Wright 1995）。

Vicenzinoら（1996, 1998）は慢性の外側上顆部の痛みがある被検者の頚椎への側方滑り法を行い、その痛みの軽減効果を調査した。この研究はプラシーボ対照群による二重盲検法を用い、反復測定による研究デザインにより行った。その痛みの効果判定には痛みを感じるまでの握力（Haker 1993, Stratford et al 1993）や上肢伸張試験2b upper limb tension test 2b（Wright et al 1994, Yaxley & Jull 1993）、圧痛閾値および温熱痛閾値（Vicenzino et al 1996, 1998a, Wright et al 1994）などが用いられている。

側方滑り法による治療群は温熱痛閾値以外のすべての指標でプラシーボおよび非治療群に比べて有意な改善を示した（Vicenzino et al 1996, 1998a）。一方、温熱痛閾値のみ改善はみられなかった（Vicenzino et al 1996, 1998a, Wright et al 1994）。痛みを感じるまでの握力は約12～30％、上肢伸張試験は約22～43％、圧痛閾値は約25～30％の改善がみられた。

被検者の症状の有無にかかわらず、頸椎の側方および後方－前方滑り法によって圧痛閾値は上昇するが温熱痛閾値は変化しないことが明らかとなってきた（Sterling et al 2000, Vicenzino et al 1995 1998a, Wright & Vicenzino 1995）。側方滑り法によって、健常者および慢性の外側上顆部の痛みをもつ被検者の外側上顆で、24％以上の圧痛閾値の上昇がみられた（Vicenzino 2000, Vicenzino et al 1995, 1998a）、さらに後方－前方滑り法によって健常者で15％、慢性的な頸部痛をもつ被検者で23％と、ほぼ同程度で局所の圧痛閾値の上昇がみられた（Buratowski 1995, Sterling et al 2000）。

健常者および痛みのある被検者の両方における圧痛閾値と温熱痛閾値への効果の違いは、徒手療法がその様式に特異的な効果をもつことを示す予備的証拠と考えられており、モビライゼーションがもたらす効果のメカニズム解明へつながる可能性がある（Vicenzino 2000）。このような感覚の種類に特異的な効果は、カウザルギーに対するTENSの効果を調査した報告とは異なっており、TENSでは温熱痛閾値は改善がみられ、圧痛閾値は変化がみられなかったことが報告された（Somers & Clemente 1996, 1998）。機械的刺激および熱的刺激に対する痛みの調節系は神経解剖学的・薬理学的・生理学的に異なる特徴をもつことが証明されている（Kuraishi et al 1985, Sawynok 1989）。機械的刺激による痛みは、選択的に橋の背側領域にみられるようなノルアドレナリン作動性の核や経路を辿り、熱的刺激による痛みは正中縫線核などの延髄正中の部位を介したセロトニン作動性のメカニズムと関連している（Giordano 1991）。これらのメカニズムについては第3章で詳しく述べている。

このような研究は徒手療法のメカニズムについての理解を深めるだけでなく、臨床に直接有益であり、研究が進むことで、治療を選択する際に基盤となる根拠が深まる。たとえば、機械もしくは熱的刺激に対する感覚の機能障害がある筋骨格痛への治療は、その手段による特異的な効果を考慮した上で選択されることになる。つまり、その治療法は治療対象となる痛みに適応したものといえる。

Zusmanら（1989）は徒手療法がもたらす痛みの軽減効果についてオピオイドペプチドを介する内因性痛覚抑制系を提唱している（Zusman et al 1989）。脊椎由来の痛みをもつ患者に対して、そのうち10人にナロキソン、11人に生理食塩水（プラシーボ）を治療直後に注射した。治療には複合運動モビライゼーションとマニピュレーションを組み合わせたもの（Edwards 1992, Zusman et al 1989）を、徒手療法専門のセラピストが行った。ある介入による痛みの軽減効果がナロキソンによって打ち消される場合、オピオイドを介した痛みの軽減として判断するための重要な基準となる（ただし、それが唯一の基準ではない）（Sawynok et al 1979）。痛みの軽減効果の判定には、複合運動を伴う身体検査中に最も痛みが誘発される動作における痛みの度合いをVASによって測定した（Edwards 1992）。治療前から比べて治療後では平均約50％の痛みの改善がみられ、その効果はナロキソン注射で19％、生理食塩水注射で26％拮抗された。生理食塩水注射での変化も統計学的に有意であった。しかし、この結果から立てられた、治療後の痛みの軽減効果はナロキソンによって拮抗されないという仮説には、否定的な見解もある。その理由としては使用されたナロキソンが比較的少量であったこと、治療後に注射を行ったことおよび被験者数が小さかったことが挙げられる。

近年、Vicenzinoら（2000）は慢性の外側上顆部の痛みをもつ患者へ頸椎の側方滑り法を行った時の痛みの軽減効果に対して、ナロキソンの影響を調査した。彼らはプラシーボ対照群（生理食塩水注射

を用いた二重盲検法によって、反復測定による研究を行い、Zusmanら（1989）らの研究と類似した結果を報告した。つまり、モビライゼーションが引き起こす痛みの軽減効果はナロキソン注射では拮抗されず、オピオイドを介した内因性痛覚抑制系は関与していないとされた（Vicenzino et al 2000）。これらのデータの解釈を有効なものと判断するためにはさらなる研究が必要である。

モビライゼーションが引き起こす痛みの軽減についての研究はまだ初期段階であり、注目していく必要がある。今後の研究では選択する効果判定と治療手段に注意を払い、特に治療手段は臨床的に承認されたものを慎重に選ぶべきである。

マニピュレーションが痛みへ及ぼす影響

モビライゼーションとは違い、マニピュレーションが痛みへ及ぼす影響についてはこれまでにさまざまな方法で研究されてきた。痛みの定量的な感覚試験（Boivie et al 1994）やVASを実施した研究を含んでいる。さらに、オピオイドを介した内因性痛覚抑制系やわずかではあるがオピオイドを介さない系の役割も検討されてきた。

圧痛閾値は、回旋運動マニピュレーションの効果を判定する客観的尺度として使用されてきた（Cote et al 1994, Vernon et al 1990）。Vernonら（1990）はカイロプラクティック治療を受けている慢性頚部痛患者に対し、回旋運動マニピュレーションとモビライゼーションの効果の差について研究した。脊椎の治療部位を標準化し、その傍脊椎部位の圧痛閾値を介入の割り付け内容について何も知らされていない術者が測定した。測定はマニピュレーションまたはモビライゼーション（対照群）の治療の前後で行った（Vernon et al 1990）。モビライゼーション群では圧痛閾値に変化がなかったのに対して、マニピュレーション群では平均45％上昇し、マニピュレーションが侵害受容系に対して効果的な作用をもっ

ていることを示した。しかし、このモビライゼーション群での結果は、治療効果の有無よりも被検者を選択した基準が反映されたものであったかもしれない。被検者は研究に参加する直前までカイロプラクティック治療を受けており、もともと対照群と同様の状態にあったと判断することもできる。特に調査後の質問では、マニピュレーション群の被験者5名全員が（研究者による分類で）「真の」治療としたのに対して、対照群であるモビライゼーション群では被検者4名全員が「真の」治療ではないと回答した（Vernon et al 1990）。圧痛閾値の測定者に対して介入方法は隠されていたが、被検者の徒手療法に対する予備知識が結果への先入観をもたせた可能性がある。これを防ぐためには、マニピュレーションやモビライゼーションに詳しくない被検者を用いるべきであろう。

フォローアップ研究では、Coteら（1994）が30名の慢性腰痛患者を対象に回旋運動マニピュレーションが及ぼす効果を、標準化した筋膜部位の圧痛閾値を指標に調査した。対照群には骨盤や下肢の動きを介した腰椎屈曲を他動的に3秒間持続して行った。被検者はマニピュレーション群16名、対照群14名である。Coteら（1994）は両群での圧痛閾値に有意な差はなかったと報告している。臨床的にみた問題部位（圧痛や症状のある部位）ではなく標準化した部位の圧痛閾値を測定したことが、かえってマニピュレーションの積極的な効果を表わしにくくした可能性がある。さらにCoteら（1994）とVernonら（1990）では、圧迫の程度が大きく異なっている（10倍の違いがある）。圧痛閾値は圧迫刺激の負荷率の違いに敏感であるため、これも二つの研究結果が異なっている原因であると考えられる（List et al 1991, McMillian 1995）。

TerrettとVernon（1984）は健康な男性（カイロプラクティック大学の学生）50名に対して胸椎マニピュレーション（交叉両側アジャストメント[※訳注49]）

[※訳注49] アジャストメントとは調節された力、てこ作用、方向、振幅、速度によって特定の関節および隣接する組織に直接働きかける手段。ここでは前腕を交叉させ、手掌を用いてアジャストメントを行う。

の効果を傍脊椎皮膚の耐痛限度を指標に評価した。電気刺激（60Hz・110V）を用いて傍胸椎で症状が誘発される部位を検出し、電気的に誘発された耐痛限度を治療の前後で測定した。治療効果の比較のため、被検者の半数を非治療群とした。耐痛限度はマニピュレーション群では有意な上昇を示し（約140％）、非治療群では変化しなかった（Terrett & Vernon 1984）。著者らの報告によると、すべての被検者（カイロプラクティック大学の学生）が脊椎マニピュレーションに気づき、マニピュレーションを受けたことを察知していた。そのため、必要以上に被検者が実験結果を推測してしまったと同時に、耐痛限度に影響した可能性があり、これらの結果の価値を損ねている。

電気刺激を効果判定として用いたTerretとVernon（1984）による研究では圧痛閾値よりもはるかに大きい割合で耐痛限度の上昇が得られたことを報告している（Vernon et al 1990）。この結果には耐痛限度と圧痛閾値の違いや刺激が入る組織（電気刺激は皮膚組織に、圧迫刺激は表面と深部の組織に）などの試験間の違いが影響していることが考えられる。脊椎マニピュレーションを行った部位もまた、結果の違いを生んだと推察される。

VASは患者が感じた痛みの程度を測定する手段として認められるようになってきた。このような主観的な痛みに対するマニピュレーションの効果はこれまで評価されてきた（Cassidy et al 1992a, 1992b, Sanders et al 1990）。Cassidyら（1992b）が慢性の頚部痛を有する被検者50名に対して行った予備的実験（対照群は用いていない）では、101点尺度 101-point scale において平均12点の痛みの軽減がみられた。マニピュレーション群（n = 52）とマッスルエナジー・モビライゼーション法（n = 48）とを比較したフォローアップ実験では、Cassidyら（1992a）はモビライゼーション群では平均11％の改善であったのに対して、マニピュレーション群で

は平均17％の有意な改善がみられたと報告している。興味深いことに、治療前の主観的な痛みの程度はマニピュレーション群の方が約7％高かったが、治療後ではほぼ同程度となっている。頚椎のマニピュレーションとモビライゼーションによって主観的な痛みの程度は変化するが、その効果には上限があり（痛みの軽減には限界があり）、それは治療によって異なると考えられる。

Sandersら（1990）は腰椎マニピュレーション群（n = 6）とシャム（sham）※訳注50マニピュレーション群（軽い身体的接触、n = 6）、対照群（n = 6）で主観的な痛みの程度を5点満点のVASで測定した。マニピュレーション群のみでわずかであるが有意な痛みの軽減がみられた。さらに彼らはβ-エンドルフィンの量に変化はなかったと報告している（Sanders et al 1990）。Sanderら（1990）の研究はマニピュレーションが内因性オピオイドの量に及ぼす影響に注目した数ある研究のうちの一つである（Christian et al 1988, Richardson et al 1984, Vernon et al 1986）。驚くべきことに、Sandersら（1990）の研究以外で痛みの度合いを明確な方法で測定しているものはない。

Christianら（1988）は40名の被検者（頚椎もしくは胸椎に症状のある20名と無症状の20名）に対するマニピュレーションとシャムマニピュレーション群に対する効果を評価した結果、β-エンドルフィンの量に変化はみられなかったと報告している。Richardsonら（1984）は健常者に対してマニピュレーションを行ったところ、その治療前後で内因性オピオイドの量に有意な変化はみられなかった。対照群（n = 11）も同様の反応を示した（Richardson et al 1984）。これらの研究では治療による痛みの軽減については論じておらず、適切な尺度による痛みの測定（たとえばVASによる痛みの知覚、定量的感覚試験など）が行われていないことはこれらの研究結果を解釈しにくくしている。痛みが軽減された

※訳注50　シャムとはランダム化比較試験における対照群の介入法として、それ自体は生物学的活性をもたないとみなされるもの。

状況下において血漿内のβ-エンドルフィンが上昇していないことを証明すれば、マニピュレーションがもたらす痛みの軽減にオピオイドを介したメカニズムが関与しないことを示す有力なエビデンスとなる。

マニピュレーションにおけるオピオイドペプチドの役割についての報告とは異なり、Vernonら（1986）は頚椎への回旋マニピュレーションを1回行った群をシャムマニピュレーション群と比較し、わずかではあるが有意なβ-エンドルフィンの上昇を報告した。健常者を被験者とした研究であるため、内因性オピオイドの循環量と侵害受容系（VASで測定した主観的な痛み）との関連を明らかにすることはできなかったが、定量的感覚試験であれば、実施することは可能であったと考えられる。

要約すれば、髄液中では不明であるが、血液サンプルから測定したオピオイドペプチドの循環量はマニピュレーションでは上昇しない。しかしながら、徒手療法における神経ペプチドの役割が否定されたわけではなく、それには以下の二つの因子が関係している。一つは、神経ペプチドの循環量は中枢神経系や髄液中での量を正確に反映しているわけではない（Baker et al 1997, Spaziante et al 1990）。マニピュレーション後に起こる痛みの軽減効果がオピオイドを介するとすれば、おそらく脊髄や中枢で変化がみられると考えられる（Zusman et al 1989）。他に、基質特異性の低いペプチターゼによってこれらの神経ペプチドが急速に破壊され（Barker 1991）、マニピュレーション後の測定ではその量が減少した可能性がある。さらに、細胞外で起こった変化（Sandin et al 1998）を受け、免疫学的手法によって血漿中β-エンドルフィンの量の回復に注目することが重要である。マニピュレーションがもたらす痛みの軽減効果においてオピオイドの役割を探求するためには、適切な方法によるさらなる研究が必要である。

Box 10.4 モビライゼーションとマニピュレーションが及ぼす交感神経系への影響について研究のまとめ

モビライゼーション
- 頚椎の振動法によるモビライゼーションは交感神経興奮を生む
- 振幅頻度はその効果に影響する
- 交感神経スランプでも同様の傾向を示し、さらに大きな効果をもたらす
- 静的なスランプストレッチ法は下肢に対しては異なった効果を示す
- 治療法（間欠的または持続的）や身体部位（皮膚有毛部または無毛部、上肢または下肢）は、その反応に影響を及ぼす
- 症状の有無はこれらの効果に影響を及ぼさない
- 研究の特徴として、対照群およびプラシーボ群を用いている、介入がランダムに割り付けられている、検者が介入の割り付け内容を知らない、被験者が治療についてよく知らないなどが挙げられる
- 治療法は詳細に記述されている

マニピュレーション
- マニピュレーションがもたらす変化は多様で複雑であり、興奮や抑制といった包括的な記述ができないことが特徴である
- 皮膚温の変化は治療する脊椎部位や治療前の状態（たとえば上肢の感覚異常など）によって、さまざまに左右される
- 多くの研究で対照群およびプラシーボ群の欠如、被験者が治療内容をよく知っている、検者が介入の割り付け内容を知っている、治療法の詳細な記述がないなどが特徴として挙げられる

徒手療法が交感神経系へ及ぼす影響

交感神経系と侵害受容系との関係に注目することは、徒手療法の痛みの軽減効果における内因性痛覚抑制系の役割を考えるきっかけとなる。徒手療法が交感神経系へ及ぼす影響についての研究結果はBox 10.4に要約する。

モビライゼーション

モビライゼーションによる交感神経系への影響について、頚椎滑り法（側方および後方-前方）、交感神経スランプ法、標準スランプ法および肩関節の

後方-前方滑り法が検討されてきた（Kornberg & McCarthy 1992, McDonald 1995, McGuiness et al 1997, Petersen et al 1992, Slater & Wright 1995, Slater et al 1994, Sterling et al 2000, Vicenzino 2000, Vicenzino et al 1998a, 1998b）。交感神経機能としては発汗、皮膚血管運動および心肺機能を指標としている。

交感神経系への影響を調べる際には、第5頚椎への側方および後方-前方滑り法（GradeⅢ）が用いられている。指標とした交感神経機能は、手の皮膚無毛部の発汗活動および血管活動や肘の皮膚有毛部の血管活動、脈拍、血圧、呼吸数である（McGuiness et al 1997, Petersen et al 1992, Sterling et al 2000, Vicenzino 2000, Vicenzino et al 1998a, 1998b）。痛みへの影響を検証するために、これらの研究者らはランダム化二重盲検法によって、プラシーボ対照群を用いて被験者内での研究を行った。これらの研究結果からは発汗活動や皮膚無毛部の血管運動活動、脈拍、呼吸数、血圧の著しい亢進または上昇、皮膚有毛部の血管運動活動の抑制がみられ、これらの反応は交感神経興奮を示している。その上昇反応は治療中から治療終了まで続き、対照状態に比べ有意に大きかった。その上昇のおよその程度は、発汗活動で60～100％、皮膚血管運動活動で20～30％、呼吸数で35％、心肺指標で15％であった（McGuiness et al 1997, Petersen et al 1992, Sterling et al 2000, Vicenzino 2000, Vicenzino et al 1998a, 1998b）。

側方滑り法を用いたその後の研究ではデータの確証的因子分析が行われ、痛みの軽減メカニズムの解釈に重要であろう関連因子が示されてきた（Vicenzino 2000, Vicenzino et al 1998a, Wright 1995, Wright & Vicenzino 1995）。治療による交感神経興奮と痛みの軽減とに強い相関がみられた（Vicenzino 2000, Vicenzino et al 1998a）。さらに、痛みと交感神経機能の検査を組み合わせて行うことが徒手療法による痛みの軽減および交感神経の興奮の両者を最もよく表わすことができるとされた。神経生物学研究分野において刺激誘発性鎮痛とストレス誘発性鎮痛の概念が生み出されたことに伴い、徒手療法の研究結果はその効果に下行性痛覚抑制系が関与するものとして解釈されるようになった。

現段階では下行性痛覚抑制系の中枢は中脳中心灰白質、とりわけその外側にあると言われている（Vicenzino 2000, Vicenzino et al 1998a, Wright 1995, Wright & Vicenzino 1995）。中脳中心灰白質の外側への刺激で感覚、運動および交感神経の協調的な反応が引き起こされ、それらは主に鎮痛、交感神経や運動神経の興奮として現れる（Bandler & Keay 1996, Bandler & Shipley 1994）。それらすべてが吻側髄質に別々の中枢をもっており（McAllen et al 1995）、このような交感神経機能の広域スペクトルにわたる興奮から、徒手療法による痛みの軽減効果にはさらに橋髄・中脳レベルでの協調的なメカニズムが関与している可能性が示される（Vicenzino 2000, Vicenzino et al 1998a）。

治療法の振幅 oscillation の頻度は交感神経系の反応に影響しているようである（Chiu & Wright 1996）。ChiuとWright（1996）は2Hzで後方-前方滑り法による振幅を行った場合には交感神経の興奮が観察されたが、5Hzでは得られなかったことを示した。頚椎の側方滑り法は1.3Hzで行われた（Vicenzino et al 1999）。振幅の変化率の違いによるその治療効果の違いは研究されてきていない。

2種類の神経モビライゼーションの効果も詳しく調査されてきている（Kornberg & McCarthy 1992, Slater & Wright 1995, Slater et al 1994）。Slaterら（1994, 1995）は被験者にもたれかかった座位を長時間とらせ、片側の後方-前方モビライゼーション（GradeⅣ）を第6胸椎の右肋椎関節へ行った。実験は健常者および症状（凍結肩）のある被験者に対して行われた（Slater & Wright 1995, Slater et al 1994）。症状のある被験者に対する実験では、治療により手の発汗活動亢進と皮膚温低下の大幅な変化（約300％）が有意に示され、症状のある肩では変化は見られなかった。この結果は頚椎への治療テクニックと同様の傾向を示しており、交感神経の興奮によるものと考えられた。

KornbergとMcCarthy（1992）は、Slaterらとは

異なる神経モビライゼーションである、持続的スランプストレッチ法（7秒間）（Butler 1991）を行った。その治療法はハムストリングスのグレードⅠの挫傷（軽微）に有効であることが示された（Kornberg & McCarthy 1992）。赤外線テレサーモグラフィーで後下腿部に加えて、後大腿部における皮膚温の変化を測定した。治療の結果、対照である非治療側ではわずかに皮膚温の下降がみられたのに対して、治療側では上昇した（Kornberg & McCarthy 1992）。著者らはこの交感神経の興奮の所見を、頚椎への治療テクニックや交感神経スランプ法とは異なったスランプストレッチ法の効果と考えている。このように結果が異なった理由はいまだ追究されていないが、皮膚温の測定方法に加えて、複雑に調節される皮膚無毛部および有毛部の血管活動の測定方法や治療を行った部位などが関係していることが考えられる。さらに、間欠的または持続的な治療法および関節または神経に特異的な治療法など、モビライゼーションの種類も結果の違いに影響している可能性がある。

カイロプラクティックとオステオパシー・マニピュレーション

カイロプラクティックおよびオステオパシー・マニピュレーションの交感神経機能への影響を探ることは研究として妥当性が高い。これらの研究は、これまで研究されてきた皮膚電位、皮膚温、脈拍および血圧などの交感神経機能をもとに分類できる。

これまでマニピュレーションが皮膚電位へ及ぼす影響は健常者（Clinton & McCarthy 1993）および症状がある被験者（Ellestad et al 1988）に対して検討されてきた。ClintonとMcCarthy（1993）は第1肋骨の可動性減少を訴える20名のカイロプラクティックの学生に対して、第1肋骨のマニピュレーション、シャムマニピュレーション（プラシーボとして三角筋の軟部組織圧迫）、片側マニピュレーションの直前までの行動（セットアップ）および聴覚に衝撃を与えることによる影響を調査した。実験はすべて同様の過程で行った。手の発汗活動がすべての条件で記録され、条件間で有意差はなかった。

Ellestadら（1988）はマニピュレーション（大腿筋、骨盤、仙椎、腰椎、胸腰椎、胸椎、肋骨、頚椎に対する）後に、第2腰椎棘突起から両方向2cmの位置での皮膚抵抗を測定した。腰痛患者20名、健常者20名の計40名の被験者がこの研究に参加した。20名のそれぞれ集団の中で10名をマニピュレーションによる治療群、10名を非治療の対照群とした。結果はどちらの集団でも治療群では皮膚抵抗の減少、すなわち皮膚の伝導性の上昇がみられた（Ellestad et al 1988）。非治療群では皮膚の電気的性質に変化はなかった。徒手療法は発汗活動に影響を与えるようであるが、マニピュレーションの型によって引き起こされる変化の程度や方法に違いがあると考えられる。

皮膚温の変化もまたマニピュレーションによる二つの症例研究で証明されている（Harris & Wagnon 1987, Kappler & Kelso 1984）。HarrisとWagnon（1987）はカイロプラクティック・クリニックの患者196名（症状は特記されていない）を対象に研究を行った。治療中に最初のマニピュレーションが行われた後、皮膚接触型サーミスターによって指先の皮膚温の変化を記録した。プラシーボおよび対照群は設定しなかった。治療が行われた脊椎部位以外に、詳しい治療の内容については述べられていない。マニピュレーションがすべての脊椎に行われたとすれば、指先の皮膚温の変化は有意なものではないが、交感神経領域とその他の領域という違いからみると、その効果は有意なものであった。第1～7頚椎と第4～5腰椎にマニピュレーションを行った場合には指先の皮膚温の約0.42°F（0.23℃）の上昇、胸椎と上部腰椎の場合には約0.25°F（0.13℃）の低下が記録された（Harris & Wagnon 1987）。これらの変化は比較的小さく、一時的であったことは特に言及しておく必要がある。

KapplerとKelso（1984）は片側上肢に異常感覚を呈する15名の患者に対してオステオパシー・マニピュレーションを行い、皮膚温の変化をサーモグラフィーで記録した。第2～5胸椎に行われたマニ

ピュレーションは、セラピストの経験をもとに選択された（つまり、治療法は標準化されていない）。プラシーボおよび対照は用いていない。治療前、患者15名中6名には上肢および体幹に異常な皮膚温低下がみられたが、治療後、急速に上昇した（Kappler & Kelso 1984）。

HarrisとWagnon（1984）、およびKapplerとKelso（1984）による研究には徒手療法の調査の方法に不備が多く、これらは今後避けるべき研究デザインといえる。これらの研究ではプラシーボ反応や医療者および患者に対する潜在的バイアスが除かれておらず、治療による経時的な改善によるものか、患者の状態のばらつきによるものかは判別できない。つまり、治療が行われずに時間が経過したとしても測定値が変化することが考えられ、この集団からは何の情報も得ることができないこととなる。

脈拍や血圧などの心血管系機能に対するマニピュレーションの効果も、健常者（McKnight & DeBoer 1988, Nansel et al 1991）と症状のある被験者（Rogers et al 1986, Yates et al 1988）で検討されてきた。McKnightとDeBoer（1988）による初期の研究では、75名のカイロプラクティック学生に対して頸椎マニピュレーションによる収縮期および拡張期血圧への効果を調査している。すべての被験者が健康で正常血圧であった。この学生集団は治療群（n＝53）、非治療群（n＝22）の2群に割り付けられ、治療群はマニピュレーションに敏感に反応しそうな頸椎の異常をもつ被験者で構成された（McKnight & DeBoer 1988）。この研究では治療群においてわずかではあったが有意な血圧下降（収縮期＝平均2.8mmHg下降、拡張期＝平均2.6mmHg下降）がみられ、非治療群においては有意な変化はみられなかった（収縮期＝平均1.6mmHg下降、拡張期＝平均0.2mmHg下降）。McKnightとDeBoer（1988）によるフォローアップデータ解析によれば、臨床的に有意義な8～22mmHgの変化がみられたのは治療群では14名（26％）、非治療群では1名（5％）であった。これらの結果は、治療の心血管系への影響が被験者（本研究では被験者にみられた頸椎分節の可動性減少など）や他の因子に影響されたことを示している。この研究では対照群が設定されているにもかかわらず、それはプラシーボ効果を含んでいない。

Nanselら（1991）はスラスト[※訳注51]によるマニピュレーションとシャムマニピュレーション（プラシーボとして見せかけの高速スラスト）が脈拍や血圧、ノルアドレナリン、アドレナリンおよびドパミンの循環量に及ぼす影響を調査した。24名の被験者（各治療群に12名ずつ）が本研究に参加した。効果判定の測定は治療前と治療後5、30、60、120、240分後に行った。この研究からはシャム群だけでなくスラストによるマニピュレーションも脈拍や血圧、循環量への影響はないことが証明された（Nansel et al 1991）。徒手療法の心血管系への影響を検討したこれら二つの研究は反対の結果となった。

マニピュレーションによる交感神経系への影響を調査した研究をみると、その影響はマニピュレーションを行った脊椎部位や被験者の症状の有無、徒手療法の手段などによってある程度決定されるような複雑な側面をもっている。しかしながら、これらの推論は、研究の中で交絡因子やバイアス因子が適切に除かれていないことで価値が損なわれている。これらに関する研究の多くがこのような特徴をもっている。

徒手療法が交感神経機能へ及ぼす影響から、中枢神経系にまで影響を及ぼし、さらに痛みの軽減へとつながっている可能性が考えられる。特に治療による初期の痛みの軽減効果は大部分が神経生理学的現象と考えられる。

徒手療法が運動系へ及ぼす影響

筋骨格系のクリニックに通う患者の大半は、痛み

※訳注51　スラストとは、患者の人体の適切な部位（主に関節）に調節された一定方向の力を手で素早く加えること。

> **Box 10.5　モビライゼーションとマニピュレーションが及ぼす運動系への影響について研究のまとめ**
>
> **モビライゼーション**
> ・頚部モビライゼーションによって深部の頚部屈筋群の活動が改善されたことが、筋電図と段階的に圧迫を行うバイオフィードバック試験から示された
>
> **マニピュレーション**
> ・運動機能は筋の電気的活動や徒手筋力検査など多くの方法で研究がされた。徒手筋力検査では治療効果は示されなかった
> ・マニピュレーションは隣接した筋において初期の筋活動上昇を引き起こしたが、それは力の大きさやポンッという音ではなく、速度が影響していた

と同時に運動機能障害をもつ。このような運動機能障害は感覚、交感および運動系などの多くの系が絡み合ったものであると考えられる。ここ20年で多くの身体部位、たとえば膝や腰椎、頚椎で損傷や痛みに続発する運動系の機能障害が明らかになってきた。(Jull 2000, Jull & Richardson 2000, Richardson et al 1999, Suter et al 1998)。徒手療法による運動系への影響について研究は遅れている。これらの情報は、運動機能障害への治療として裏付けるだけでなく、さらにその基盤となるメカニズムの解明につながる。

中脳中心灰白質の外側を介する下行性痛覚抑制系は痛みの軽減と運動および交感神経系の興奮を同時に起こす。もしこの系を介して徒手療法の痛みの減弱効果が現れるとしたら、徒手療法の結果として運動機能向上も期待できる。徒手療法が運動系へ及ぼす影響について概略をBox 10.5に示す。

モビライゼーション

運動機能を直接示す指標を用いてモビライゼーションの影響を報告したものは、これまでない。しかしながら、徒手療法の治療手技直後に起こる運動系の興奮に関しては若干であるが証明されている。予備的に行ったあるランダム化比較試験では、頭頚部の屈曲テスト(Jull 2000)中に活動が増加した頚部屈筋群に対して頚椎の後方－前方モビライゼーションを行ったところ、表層の頚部屈筋群の活動が有意に減弱された(Sterling et al 2000)。頭頚部の屈曲テスト中に表層の頚部屈筋活動が減弱したことは、深層の頚部屈筋が促通されたことを示している(Jull 2000)。このような結果は、徒手療法の手技によって中脳中心灰白質の外側に位置する内因性痛覚抑制系を活性化し、痛みの減弱効果が得られるという仮説を間接的に支持する結果となった。

マニピュレーション

マニピュレーションが運動系へ及ぼす影響はさまざまな方法で検討されており、中でもマニピュレーションを行った部位の筋活動電位 electromyographic activity を測定する方法が最も頻繁に用いられている (Boesler et al 1993, Herzog 1995, Triano & Schultz 1990)。その他には、徒手筋力検査で筋力の変化を調査した研究もある (Haas et al 1994)。

頚椎マニピュレーション(横突起法)の予備的研究で、TrianoとSchultz (1990)はマニピュレーションを第2頚椎に対して行い、周辺の八つの筋(左右の胸鎖乳突筋、僧帽筋、半棘筋、頭長筋)の筋活動を評価した。最大出力の18～54%程度の筋の電気的活動がマニピュレーション施行時に発生したと報告している。この値は、マニピュレーション前後に計測した標本の、安静時の電気的活動と比べてほぼ3～4倍であった (Triano & Schultz 1990)。施術者の手の内に保持されている頭半棘筋の特に強い反応が、動きによるアーチファクトやクロストークとして記録され、筋活動に影響していることもある。自然と動きを伴う頚椎マニピュレーションは筋電図記録でアーチファクトを制御することがむずかしい。胸椎マニピュレーション時(特に腹臥位実施による場合)でははるかに動きは小さく、より適切であると考えられる。

Herzog (1995)とSuterら(1994)は、それぞれ第3、7、9胸椎および第3、6、9胸椎に対する片側性後方－前方スラストについて調査している。高速および低速マニピュレーション(それぞれピーク負荷まで約100～150ミリ秒および2～4秒)で

の筋の電気的活動発生時の活動電位の大きさを比較した（Herzog 1995, Suter et al 1994）。高速マニピュレーション開始から50〜100ミリ秒（Herzog 1995）および50〜200ミリ秒（Suter et al 1994）の間には、反対側傍脊椎筋の筋電図活動が観察されたが、低速マニピュレーションではみられなかった。高速および低速マニピュレーションから得られたこれらの結果は、同時発生するポキッという音 cracking と関連はなかった。つまりマニピュレーションの力の大きさやポキッという音の有無ではなく、速度が筋活動誘発を決定していた（Herzog 1995, 1996, Suter et al 1994）。

先行研究は健常者を被検者として行われている。症状のある被験者に対するマニピュレーションの運動系への影響は、二つの研究で調査されている。Boesler ら（1993）は月経困難症の被験者12名に対し、オステオパシー・マニピュレーション治療後の傍脊椎腰部筋の筋電図活動を調査した。ここではマニピュレーションの方法は一定ではなかった（さまざまな脊椎部位に対しさまざまな治療が行われた）が、対照状態として非治療期間を設けている。筋の電気的活動は、腹臥位で体幹の自動伸展時および中間立位から体幹屈曲位・体幹屈曲位から中間立位の運動時に計測した。痛みの知覚に関するデータはないが、マニピュレーションによって腰痛の軽減と同時に、筋活動の減少が起こったと述べている。加えて、筋電図データは標準化されていない。

Thabe（1986）は、上部頸椎と仙腸関節に急性の機能障害のある被験者20名を対象に調査を行った。しかし、評価したマニピュレーションとモビライゼーションについては明確な記述がなく、研究方法には不備が多く、また研究結果も充分に述べられていない。たとえば、評価した筋活動（主に斜角筋と多裂筋の活動）が標準化されていないこと、脊椎機能障害についての記述がないこと、およびいくつかの筋電図の原波形だけが結果として表記されていることである。ここでは、運動機能障害のある分節に関連した筋の連続的な自発活動がマニピュレーションにより即時に減少されたこと、さらにモビライゼーションでは電気的活動が低下してもマニピュレーションのように自発活動への影響はなかったことを報告している（Thabe 1986）。しかし、この結果が得られた研究は方法論的に不備があり、内容も充分に述べていないことに注意しなければならない。徒手療法が運動系へ及ぼす影響を調査するためには、信頼できる研究方法に基づくさらなる研究が必要である。

筋力検査は筋骨格系障害の理学的検査で頻繁に用いられているが（Hutchinson & Oxley 1995）、驚くことにマニピュレーションが筋力へ及ぼす影響を調査している研究は一つしかない。Haas ら（1994）は高速マニピュレーション、低振幅マニピュレーション、シャムマニピュレーションおよび対照群（非治療）による影響を評価するため、梨状筋の筋力を徒手筋力検査によって測定した。彼らは治療群でも、シャムおよび対照群でも筋力に変化はなかったことを示した（Haas et al 1994）。

現段階ではマニピュレーションが運動系へ及ぼす影響はほとんど明らかとなっていない。これまでのこの領域における調査から、マニピュレーションに誘発される変化に対して、敏感かつ特異的な運動機能の効果判定を慎重に選択する必要があることがわかる。

徒手療法が関節系へ及ぼす影響

徒手療法がもつ関節やその他の構造への生体力学的な影響を調査した重要な研究がある（Herzog 2000, Lee et al 1996, Vicenzino 2000）。現在までのところ徒手療法の生体力学的な影響と痛みの軽減効果とを直接関連づけた研究はほとんどなく、また、痛みの軽減効果を起こす徒手療法の手技の指標はほとんど明らかになっていないままである。徒手療法は痛みの減弱効果に加えて、筋骨格痛をマネジメントするような力学的効果があることを認識することが大切である。

> **自己演習 10.2**
>
> 1. 徒手療法が痛みや運動、交感、関節系へ及ぼす影響についてのどのように研究が行われるべきでしょうか。
>   - 診療と治療方針決定までの過程に関しては？
>   - 徒手療法のランダム化比較試験から得られた結果とその後の研究計画に関しては？
>   - 徒手療法の調査に関しては？
>
> 2. 徒手療法が痛みや交感、運動および関節系に及ぼす影響に関与している因子を挙げ、その役割があるレベル以上のエビデンスとして証明されているものに注目してみましょう。
>
> 筋骨格系の痛みのマネジメントで治療法を選択する際の参考になったでしょうか。

結論

　エビデンスに基づく徒手療法には二つのカテゴリーが考えられる。一つはランダム化試験によって証明された臨床効果、そしてその効果の作用メカニズムの研究である。ランダム化試験では主に「徒手療法は有効か」という視点に立つが、徒手療法の効果とメカニズムの研究では「徒手療法では何がどのように作用するのか」を論じることになる。

　近年では特に社会経済的な懸念を受けて、ランダム化試験へ関心が集まっている。それは、求められるさまざまな治療法、最も効果的な治療、および地域社会の損失などに関する有益な情報を得る手段となるからである。しかし、この視点からの取り組みではどのような治療を行うか（その効果）、どのように治療が有効となるか（その作用とメカニズム）という実態を知ることはできない（Zusman 1992）。治療手段の効果およびメカニズムを知っていることは、臨床において科学的な原理に基づく効果的な治療プログラムを立てる手助けとなる。また、治療法を改良する機会にもつながる。最も重要なことは臨床的な意義とエビデンスの高いランダム化比較試験に基づいた治療を行うということである。

　本章で提供した知見を思い返すために自己演習10.2に取り組み、文献から得られるエビデンスを臨床での実践およびこれから必要とされる臨床研究に結び付けていくことが求められる。

参考文献

Aker P D, Gross A R, Goldsmith C H, Peloso P 1996 Conservative management of mechanical neck pain: systematic overview and meta-analysis. British Medical Journal 313: 1291–1296

Anderson R, Meeker W C, Wirick B E, Mootz R D, Kirk D H, Adams A 1992 A meta-analysis of clinical trials of spinal manipulation. Journal of Manipulative and Physiological Therapeutics 15: 181–94

Assendelft W J, Koes B W, van der Heijden G J, Bouter L M 1996 The effectiveness of chiropractic for treatment of low back pain: an update and attempt at statistical pooling. Journal of Manipulative Physiological Therapeutics 19: 499–507

Baker D G, West S A, Orth D N, Hill K K, Nicholson W E, Ekhator N N, Bruce A B, Wortman M D, Keck P E Jr, Geracioti T D Jr 1997 Cerebrospinal fluid and plasma beta-endorphin in combat veterans with post-traumatic stress disorder. Psychoneuroendocrinology 22: 517–529

Bandler R, Keay K A 1996 Columnar organization in the midbrain periaqueductal gray and the integration of emotional expression. Progress in Brain Research 107: 285–300

Bandler R, Shipley M T 1994 Columnar organization in the midbrain periaqueductal gray: modules for emotional expression? Trends in Neuroscience 17: 379–389

Barker R 1991 Neuroscience: an illustrated guide. In: Turner A (ed.) Ellis Horwood Series in Neuroscience. Ellis Horwood, New York, pp 285

Barr J 1996 Point of View: Manipulation and mobilization of the cervical spine. A systematic review of the literature. Spine 21: 1759–1760

Beckerman H, Bouter L M, Vanderheijden G, Debie R A, Koes B W, 1993 Efficacy of physiotherapy for musculoskeletal disorders – what can we learn from research? British Journal of General Practice 43: 73–77

Boesler D, Warner M, Alpers A, Finnerty E, Kilmore M 1993 Efficacy of high-velocity low amplitude manipulative technique in subjects with low-back pain during menstrual cramping. Journal of the American Osteopathic Association 93: 203–14

Boivie J, Hansson P, Lindblom U 1994 Touch, temperature, and pain in health and disease: mechanisms and assessments, Vol. 3. IASP Press, Seattle

Buratowski S 1995 The Effect of a Cervical Mobilisation on Pressure Pain Thresholds in Normals. Physiotherapy Department, University of Queensland, Brisbane, pp 70

Butler D 1991 Mobilisation of the Nervous System, Churchill Livingstone, Melbourne

Cassidy J D, Lopes A A, Yonghing K 1992a The immediate effect of manipulation versus mobilization on pain and range of motion in the cervical-spine – a randomized controlled trial. Journal of Manipulative and Physiological Therapeutics 15: 570–575

Cassidy J D, Quon J A, Lafrance L J, Yonghing K 1992b The effect of manipulation on pain and range of motion in the cervical-spine – a pilot-study. Journal of Manipulative and Physiological Therapeutics 15: 495–500

Chiu T, Wright A 1996 To compare the effects of different rates of application of a cervical mobilisation technique on sympathetic outflow to the upper limb in normal subjects. Manual Therapy 1: 198–203

Christian G, Stanton G, Sissons D, How H, Jamison J, Alder B, Fullerton M, Funder J 1988 Immunoreactive ACTH, β-endorphin, and cortisol levels in plasma following spinal manipulative therapy. Spine 13: 1411–1417

Clinton E, McCarthy P 1993 The effect of a chiropractic adjustment of the first rib on the electric skin response in ipsilateral and contralateral human forelimbs. Complementary Therapies in Medicine 1: 61–67

Cote P, Mior S A, Vernon H, 1994 The short-term effect of a spinal manipulation on pain/pressure threshold in patients with chronic mechanical low back pain. Journal of Manipulative and Physiological Therapeutics 17: 364–368

Curtis P 1988 Spinal manipulation: does it work? Occupational Medicine 3: 31–44

Deyo R A 1993 Practice variations, treatment fads, rising disability. Do we need a new clinical research paradigm? Spine 18: 2153–2162

Di Fabio R 1999 Manipulation of the cervical spine: risks and benefits. Physical Therapy 79: 50–65

Edwards B 1992 Manual of Combined Movements: their use in the examination and treatment of mechanical vertebral column disorders. Churchill Livingstone, Edingurgh

Ellestad S, Nagle R, Boesler D, Kilmore M 1988 Electromyographic and skin resistance responses to osteopathic manipulative treatment for low-back pain. Journal of the American Osteopathic Association 88: 991–997

Ernst E 1998 Does post-exercise massage treatment reduce delayed onset muscle soreness? A systematic review. British Journal of Sports Medicine 32: 212–214

Ernst E 1999 Massage therapy for low back pain: A systematic review. Journal of Pain and Symptom Management 17: 65–69

Farfan H 1980 The scientific basis of manipulative procedures. Clinics in Rheumatic Disease 6: 159–77

Giebel A 1995 The Effect of a Cervical Mobilisation Technique on Thermal Pain Thresholds in Normal Painfree Subjects. Physiotherapy Department, University of Queensland, Brisbane, pp 59

Giordano J 1991 Analgesic profile of centrally administered 2-methylserotonin against acute pain in rats. European Journal of Pharmacology 199: 233–236

Godfrey C, Morgan P, Schatzker J 1984 A randomized trial of manipulation for low-back pain in a medical setting. Spine 9: 301–304

Gross A R, Aker P D, Goldsmith C H, Peloso P 1996a Conservative management of mechanical neck disorders. A systematic overview and meta-analysis. Online Journal of Current Clinical Trials, Doc No 200–201

Gross A R, Aker P D, Quartly C 1996b Manual therapy in the treatment of neck pain. Rheumatic Disease Clinics of North America 22: 579–598

Gross A, Hondras M, Aker P, Peloso P, Goldsmith C 1997 Manual therapy for neck pain [protocol]: conservative management of mechanical neck disorders. Part one: manual therapy. In: Brooks P, Bosi-Ferraz M, de Bie R, Gillepsie W, Tugwell P, Wells G (eds), Musculoskeletal Module. The Cochrane Collaboration, Oxford

Haas M, Peterson D, Hoyer D, Ross G 1994 Muscle testing response to provocative vertebral challenge and spinal manipulation: a randomized controlled trial of construct validity. Journal of Manipulative and Physiological Therapeutics 17: 141–148

Haker E 1993 Lateral epicondylalgia: Diagnosis, Treatment and Evaluation. Critical Reviews in Physical and Rehabilitative Medicine 5: 129–154

Harris W, Wagnon J 1987 The effects of chiropractic adjustments on distal skin temperature. Journal of Manipulative and Physiological Therapeutics 10: 57–60

Herzog W 1995 Mechanical and physiological responses to spinal manipulative treatments. Journal of the Neuromusculoskeletal System 3: 1–9

Herzog W 1996 On sounds and reflexes. Journal of Manipulative and Physiological Therapeutics 19: 216–218

Herzog W 2000 The mechanical, neuromuscular and physiologic effects produced by spinal manipulation. In: Herzog W (ed) Clinical Biomechanics of Spinal Manipulation. Churchill Livingstone, New York, pp 191–207

Hoehler F, Tobis J, Buerger A 1981 Spinal manipulation for low back pain. Journal of the American Medical Association 245: 1835–1838

Howe D H, Newcombe R G, Wade M T 1983 Manipulation of the cervical spine – a pilot study. Journal of the Royal College of General Practitioners 33: 574–579

Hsieh C Y J, Phillips R B, Adams A H, Pope M H 1992 Functional outcomes of low back pain: comparison of four treatment groups in a randomized controlled trial. Journal of Manipulative and Physiological Therapeutics 15: 4–9

Hurwitz E L, Aker P D, Adams A H, Meeker W C, Shekelle P G 1996 Manipulation and mobilization of the cervical spine. A systematic review of the literature. Spine 21: 1746–1759

Hutchinson M, Oxley J 1995 Principles of assessment. In: Zuluaga M, Briggs C, Carlisle J, McDonald V, McMeeken J, Nickson W, Wilson D, Woolf L (eds) Sports Physiotherapy: The Science and Practice. Churchill Livingstone, Melbourne, pp 131–146

Jensen O K, Nielsen F F, Vosmar L 1990 An open study comparing manual therapy with the use of cold packs in the treatment of post-traumatic headache. Cephalalgia 10: 241–250

Jull G 2000 Deep cervical flexor muscle dysfunction in whiplash, Journal of Musculoskeletal Pain (in press)

Jull G A, Richardson C A 2000 Motor control problems in patients with spinal pain: A new direction for therapeutic exercise. Journal of Manipulative and Physiological Therapeutics 23: 115–117

Kankaanpaa M, Taimela S, Airaksinen O, Hanninen O 1999 The efficacy of active rehabilitation in chronic low back pain – Effect on pain intensity, self-experienced disability, and lumbar fatigability. Spine 24: 1034–1042

Kappler R, Kelso A 1984 Thermographic studies of skin temperature in patients receiving osteopathic manipulative treatment for peripheral nerve problems. Journal of the American Osteopathic Association 84:

126–127

Koes B W, Bouter L M, Knipshild P G, Van Mameren H, Essers A, Houben J P, Verstegen G M, Hofhuizen D M 1991 The effectiveness of manual therapy, physiotherapy and continued treatment by the general practitioner for chronic nonspecific back and neck complaints: design of a randomized clinical trial. Journal of Manipulative and Physiological Therapeutics 14: 498–502

Koes B W, Bouter L M, van Mameren H, Essers A H, Verstegen G M, Hofhuizen D M, Houben J P, Knipschild P G 1992a A blinded randomized clinical trial of manual therapy and physiotherapy for chronic back and neck complaints: physical outcome measures. Journal of Manipulative and Physiological Therapeutics 15: 16–23

Koes B W, Bouter L M, van Mameren H, Essers A H, Verstegen G M, Hofhuizen D M, Houben J P, Knipschild P G 1992b Randomised clinical trial of manipulative therapy and physiotherapy for persistent back and neck complaints: results of one year follow up. British Medical Journal 304: 601–615

Koes B W, Bouter L M, van Mameren H, Essers A H, Verstegen G J, Hofhuizen D M, Houben J P, Knipschild P G 1993 A randomized clinical trial of manual therapy and physiotherapy for persistent back and neck complaints: subgroup analysis and relationship between outcome measures. Journal of Manipulative and Physiological Therapeutics 16: 211–219

Koes B, Assendelft W, van der Heijden G, Bouter L 1996 Spinal manipulation for low back pain. An updated systematic review of randomized clinical trials. Spine 21: 2860–2871

Konrad K, Tatrai T, Hunka A, Vereckei E, Korondi I 1992 Controlled trial of balneotherapy in treatment of low-back-pain. Annals of the Rheumatic Diseases 51: 820–822

Kornberg C, McCarthy T 1992 The effect of neural stretching technique on sympathetic outflow to the lower limbs. Journal of Orthopaedic and Sports Physical Therapy 16: 269–274

Kuraishi Y, Hirota N, Satoh M, Takagi H 1985 Antinociceptive effects of intrathecal opioids, noradrenaline and serotonin in rats: mechanical and thermal algesic tests, Brain Research 326: 168–171

Labelle H, Guibert R, Joncas J, Newman N, Fallaha M, Rivard C 1992 Lack of scientific evidence for the treatment of lateral epicondylitis of the elbow: An attempted meta-analysis. Journal of Bone and Joint Surgery 74B: 646–651

Lee M, Steven G, Crosbie J, Higgs R 1996 Towards a theory of lumbar mobilisation – the relationship between applied manual force and movements of the spine. Manual Therapy 2: 67–75

List T, Helkimo M, Karlsson R 1991 Influence of pressure rates on the reliability of a pressure threshold meter. Journal of Craniomandibular Disorders 5: 173–178

Manniche C, Lundberg E, Christensen I, Bentzen L, Hesselsoe G 1991 Intensive dynamic back exercises for chronic low-back-pain – a clinical trial. Pain 47: 53–63

McAllen R M, May C N, Shafton A D 1995 Functional anatomy of sympathetic premotor cell groups in the medulla. Clinical and Experimental Hypertension 17: 209–221

McDonald R 1995 An investigation of the effects of peripheral mobilisation at the shoulder on range of motion, sympathetic nervous system activity and pressure pain thresholds in asymptomatic subjects: An impingement model. Physiotherapy Department, University of Queensland, Brisbane, pp 79

McGuiness J, Vicenzino B, Wright A 1997 The influence of a cervical mobilisation technique on respiratory and cardiovascular function. Manual Therapy 2: 216–220

McKinney L A 1989 Early mobilisation and outcome in acute sprains of the neck. British Medical Journal 299: 1006–1008

McKinney L A, Dornan J O, Ryan M 1989 The role of physiotherapy in the management of acute neck sprains following road-traffic accidents. Archives of Emergency Medicine 6: 27–33

McKnight M E, DeBoer K F 1988 Preliminary study of blood pressure changes in normotensive subjects undergoing chiropractic care. Journal of Manipulative and Physiological Therapeutics 11: 261–266

McMillan A S 1995 Pain-pressure threshold in human gingivae. Journal of Orofacial Pain 9: 44–50

Mealy K, Brennan H, Fenelon G C 1986 Early mobilization of acute whiplash injuries. British Medical Journal Clinical Research Edition 292: 656–657

Meeker W 1996 Point of View: Spinal manipulation for low back pain. An updated systematic review of randomized clinical trials. Spine 21: 2873

Nansel D, Jansen R, Cremata E, Dhami M S, Holley D 1991 Effects of cervical adjustments on lateral-flexion passive end-range asymmetry and on blood pressure, heart rate and plasma catecholamine levels. Journal of Manipulative and Physiological Therapeutics 14: 450–456

Naylor C D 1989 Meta-analysis of controlled clinical trials. Journal of Rheumatology 16: 424–426

Nilsson N 1995 A randomized controlled trial of the effect of spinal manipulation in the treatment of cervicogenic headache. Journal of Manipulative and Physiological Therapeutics 18: 435–440

Nordemar R, Thorner C 1981 Treatment of acute cervical pain: A comparative group study. Pain 10: 93–101

O'Brien T, Vicenzino B 1998 A study of the effects of Mulligan's mobilization with movement treatment of lateral ankle pain using a case study design. Manual Therapy 3: 78–84

Ochoa J 1993 Essence, investigation, and management of 'neuropathic' pains: Hopes from acknowledgement of chaos. Muscle and Nerve 16: 997–1007

Oh V M 1991 Magic or medicine? Clinical pharmacological basis of placebo medication. Annals of the Academy of Medicine, Singapore 20: 31–37

Petersen N, Vicenzino B, Wright A 1992 An evaluation of the influence of a grade III postero-anterior central vertebral pressure on sympathetic nervous system activity in the upper limb. Proceedings of the International Federation of Orthopaedic and Manipulative Therapists, Colorado, USA

Pienimaki T, Tarvainen T, Siira P, Vanharanta H 1996 Progressive strengthening and stretching exercises and ultrasound for chronic lateral epicondylitis. Physiotherapy 82: 522–530

Pope M H, Phillips R B, Haugh L D, Hsieh C Y J, Macdonald L, Haldeman S 1994 A prospective randomized 3-week trial of spinal manipulation, transcutaneous muscle stimulation, massage and corset in the treatment of subacute low-back-pain. Spine 19: 2571–2577

Richardson D, Kappler R, Klatz R, Tarr R, Cohen D, Bowyer R, Kistling G 1984 The effect of osteopathic manipulative treatment on endogenous opiate concentration. Journal of the American Osteopathic Association 84: 127

Richardson C, Jull G, Hodges P, Hides J 1999 Therapeutic Exercise for Spinal Segmental Stabilisation. Scientific basis and practical techniques. Churchill Livingstone, Edinburgh

Rogers F, Glassman J, Kavieff R 1986 Effects of osteopathic manipulative treatment on autonomic nervous system function in patients with congestive heart failure. Journal of the American Osteopathic Association 86: 122

Sanders G E, Reinert O, Tepe R, Maloney P 1990 Chiropractic adjustive manipulation on subjects with acute low back pain: visual analog pain scores and plasma beta-endorphin levels. Journal of Manipulative and Physiological Therapeutics 13: 391–395

Sandin J, Nylander I, Silberring J 1998 Metabolism of beta-endorphin in plasma studied by liquid chromatography electrospray ionization mass spectrometry. Regulatory Peptides 73(1): 67–72

Saunders L 1998 Physiotherapy for soft tissue shoulder disorders – Authors of systematic review misreported one trial that did give significant results. British Medical Journal 316: 555–556

Sawynok J 1989 The 1988 Merck Frosst Award. The role of ascending and descending noradrenergic and serotonergic pathways in opioid and non-opioid antinociception as revealed by lesion studies. Canadian Journal of Physiology and Pharmacology 67: 975–988

Sawynok J, Pinsky C, LaBella F 1979 Minireview on the specificity of naloxone as an opiate antagonist. Life Sciences 25: 1621–1632

Shekelle P 1996 Point of View: Spinal manipulation for low back pain. An updated systematic review of randomized clinical trials. Spine 21: 2872

Simmonds M J, Kumar S 1994 Pain and the placebo in rehabilitation using TENS and laser. Disability and Rehabilitation 16: 13–20

Slater H, Wright A 1995 An investigation of the physiological effects of the sympathetic slump on peripheral sympathetic nervous system function in patients with frozen shoulder. In: Shacklock M (ed) Moving in on Pain. Butterworth-Heinemann Adelaide pp 174–184

Slater H, Vicenzino B, Wright A 1994 'Sympathetic Slump': The effects of a novel manual therapy technique on peripheral sympathetic nervous system function. Journal of Manual and Manipulative Therapy 2: 156–162

Sloop P, Smith D, Goldengerg E, Dore C 1982 Manipulation for chronic neck pain: A double-blind controlled study. Spine 7: 532–535

Somers D, Clemente F 1996 Treatment of causalgia with nerve stimulation. Physical Therapy Reviews 1: 1–12

Somers D, Clemente F 1998 High-frequency transcutaneous electrical nerve stimulation alters thermal but not mechanical allodynia following chronic constriction injury of the rat sciatic nerve. Archives of Physical Medicine and Rehabilitation 79: 1370–1376

Spaziante R, Merola B, Colao A, Gargiulo G, Cafiero T, Irace C, Rossi E, Oliver C, Lombardi G, Mazzarella B 1990 Beta-endorphin concentrations both in plasma and in cerebrospinal fluid in response to acute painful stimuli. Journal of Neurosurgical Sciences 34: 99–106

Sterling M, Jull G, Wright A 2000 Cervical mobilisation: Concurrent effects on pain, sympathetic nervous system activity and motor activity in press

Stratford P, Levy D, Gowland C 1993 Evaluative properties of measures used to assess patients with lateral epicondylitis at the elbow. Physiotherapy Canada 45: 160–164

Straus J, Ammon Cavanaugh S 1996 Placebo effects: Issues for clinical practice in psychiatry and medicine. Psychosomatics 37: 315–326

Suter E, Herzog W, Conway P, Zhang Y 1994 Reflex response associated with manipulative treatment of the thoracic spine. Journal of the Neuromusculoskeletal System 2: 124–130

Suter E, Herzog W, De Souza K, Bray R 1998 Inhibition of the quadriceps muscles in patients with anterior knee pain. Journal of Applied Biomechanics 14: 360–373

Svedmyr N 1979 The placebo effect. Scandinavian Journal of Rehabilitation Medicine 11: 169

Terrett A C, Vernon H 1984 Manipulation and pain tolerance. A controlled study of the effect of spinal manipulation on paraspinal cutaneous pain tolerance levels. American Journal of Physical Medicine and Rehabilitation 63: 217–225

Thabe H 1986 Electromyography as tool to document diagnostic findings and therapeutic results associated with somatic dysfunctions in the upper cervical spinal joints and sacroiliac joints. Manual Medicine 2: 53–58

Triano J, Schultz A 1990 Cervical spine manipulation: applied loads, motions and myoelectric responses. Proceedings, 14th Annual Meeting of the American Society of Biomechanics, Miami

van der Heijden G, van der Windt D, de Winter A F 1997 Physiotherapy for patients with soft tissue shoulder disorders: A systematic review of randomised clinical trials. British Medical Journal 315: 25–30

van der Heijden G, van der Windt D, de Winter A F 1998 Physiotherapy for soft tissue shoulder disorders – Authors of systematic review misreported one trial that did give significant results – Reply. British Medical Journal 316: 556

Vernon H T, Dhami M S, Howley T P, Annett R 1986 Spinal manipulation and beta-endorphin: a controlled study of the effect of a spinal manipulation on plasma beta-endorphin levels in normal males. Journal of Manipulative and Physiological Therapeutics 9: 115–123

Vernon H T, Aker P, Burns S, Viljakaanen S, Short L 1990 Pressure pain threshold evaluation of the effect of spinal manipulation in the treatment of chronic neck pain: a pilot study. Journal of Manipulative and Physiological Therapeutics 13: 13–16

Vicenzino B 2000 Physiological correlates of manipulation induced hypoalgesia. Physiotherapy Department, University of Queensland, Brisbane, p 413

Vicenzino B, Wright A 1995 Effects of a novel manipulative physiotherapy technique on tennis elbow: a single case study. Manual Therapy 1: 30–35

Vicenzino B, Gutschlag F, Collins D, Wright A 1995 An investigation of the effects of spinal manual therapy on forequarter pressure and thermal pain thresholds and sympathetic nervous system activity in asymptomatic subjects: A preliminary report. In: Shacklock M (ed) Moving in on Pain. Butterworth-Heinemann, Adelaide, pp. 185–193

Vicenzino B, Collins D, Wright A 1996 The initial effects of a cervical spine manipulative physiotherapy treatment on the pain and dysfunction of lateral epicondylalgia. Pain 68: 69–74

Vicenzino B, Collins D, Benson H, Wright A 1998a An investigation of the interrelationship between manipulative therapy induced hypoalgesia and sympathoexcitation. Journal of Manipulative and Physiological Therapeutics 21: 448–453

Vicenzino B, Collins D, Cartwright T, Wright A 1998b Cardiovascular and respiratory changes produced by lateral glide mobilisation of the cervical spine. Manual Therapy 3: 67–71

Vicenzino B, Neal R, Collins D, Wright A 1999 The displacement, velocity and frequency profile of the frontal plane motion produced by the cervical lateral glide treatment technique. Clinical Biomechanics 14: 515–521

Vicenzino B, O'Callaghan J, Kermode F, Wright A 2000 The Influence of Naloxone on the Initial Hypoalgesic Effect of Spinal Manual Therapy. In: Devor M, Rowbotham M, Wiesenfeld-Hallinz (eds) Proceedings of the 9th World Congress on Pain, Vol. 16. IASP Press, Seattle, pp 1039–1044

Wall P 1994 The placebo and the placebo response. In: Wall P, Melzack R (eds) Textbook of Pain. Churchill Livingstone, Edinburgh, pp 1297–1308

Werners R, Pynsent P B, Bulstrode C J K 1999 Randomized trial comparing interferential therapy with motorized lumbar traction and massage in the management of low back pain in a primary care setting. Spine 24: 1579–1584

Wright A 1995 Hypoalgesia post-manipulative therapy: a review of a potential neurophysiological mechanism. Manual Therapy 1: 11–16

Wright A, Vicenzino B 1995 Cervical mobilisation techniques, sympathetic nervous system effects and their relationship to analgesia. In: Shacklock M (ed) Moving in on Pain. Butterworth-Heinemann, Adelaide, pp 164–173

Wright A, Thurnwald P, O'Callaghan J, Smith J, Vicenzino B 1994 Hyperalgesia in tennis elbow patients. Journal of Musculoskeletal Pain 2: 83–97

Yates R G, Lamping D L, Abram N L, Wright C 1988 Effects of chiropractic treatment on blood pressure and anxiety: a randomized, controlled trial. Journal of Manipulative and Physiological Therapeutics 11: 484–488

Yaxley G, Jull G 1993 Adverse tension in the neural system. A preliminary study in patients with tennis elbow. Australian Journal of Physiotherapy 39: 15–22

Zusman M 1984 Spinal pain patients' beliefs about pain and physiotherapy. Australian Journal of Physiotherapy 30: 145–151

Zusman M, Edwards B, Donaghy A 1989 Investigation of a proposed mechanism for the relief of spinal pain with passive joint movement. Journal of Manual Medicine 4: 58–61

Zusman M 1992 Central nervous system contribution to mechanically produced motor and sensory responses. Australian Journal of Physiotherapy 38: 245–255

(森本温子)

本章の目次

概　要　241
　学習の目的　243

治療原理　243
　物理療法：作用機序　243

温熱・寒冷療法：皮膚への温熱と冷却　244
　適用原理　245
　　ホットパック　245
　　赤外線療法　245
　　アイスパック　245
　　安全への配慮　246
　　作用機序　246
　　推奨される適用と最近のエビデンス　247

電気刺激療法　247
　経皮的電気刺激　247
　　適用原理　248
　　安全への配慮　249
　　作用機序　249
　　推奨される適用と最近のエビデンス　250
　干渉波療法　250
　　適用原理　250
　　安全への配慮　252
　　作用機序　252
　　推奨される適用と最近のエビデンス　252
　その他の電気刺激法　253

代替エネルギーを用いた物理療法　253
　レーザー療法　253
　　適用原理　253
　　安全への配慮　254
　　作用機序　254
　　推奨される適用と最近のエビデンス　255
　超音波療法　255
　　適用原理　255
　　安全への配慮　256
　　作用機序　256
　　推奨される適用と最近のエビデンス　257
　短波と極超短波ジアテルミー療法　258
　　適用原理　258
　　安全への配慮　258
　　作用機序　259
　　推奨される適用と最近のエビデンス　259

結　論　260
　学習問題・復習問題　260

11

痛みのマネジメントにおける物理療法

G. David Baxter, Panos Barlas

概　要

　さまざまなタイプの電気・物理的エネルギーを用いた療法（物理療法）は、2000年以上前から痛みの軽減に用いられているが、これは電気が鎮痛に適用できるという最初の報告（Walsh 1997）より前のことである。最新技術の進歩によりBox 11.1に示すような物理療法が利用しやすくなり、このような物理療法手段の使用はさらに広がり、物理療法機器を置いていない理学療法科やリハビリテーション部はほとんどない。

　このような物理療法は以下のように大きく三つに分類できる。すなわち組織表面に直接当てて温めたり冷やしたりする（通常伝導法という）温度を利用した温熱・寒冷療法、患者に電極を用いて種々の電気刺激を与える電気刺激療法、そして超音波や電磁波エネルギーなど他のタイプのエネルギーを患者の組織に与える方法である。これら3種類の物理療法をグループ別にBox 11.2にまとめた。

　最初のグループは、シンプルなホットパックやアイスパックから赤外線ランプまでの治療方法である。二つ目のグループでは、経皮的電気刺激（一般的にTENSあるいはTNSと略される）が痛みを軽減させるための治療として最も広く知られ（使われ）ている。しかし、この言葉は、小型でポータブ

Box 11.1　重要用語の定義

寒冷療法　cryotherapy：寒冷療法は、治療手段に冷却刺激を用いる時に使われる語。痛みのマネジメントに使用する寒冷療法は、アイスパックやvapocoolant spray（※訳注52　エチルクロライド）が一般的である。

電気刺激　electrical stimulation/electrostimulation：最もシンプルな電気刺激（時にelectrostimと省略する）は、生理作用を引き起こすために生体に電流を流す（たとえば筋への刺激は不随意収縮を起こす）ことを指す。痛みの軽減のための電気刺激は通常末梢神経に求心性に与えられ、その後に痛みが軽減する。

電気的鎮痛　electroanalgesia：痛みの軽減が電気刺激を用いて引き起こされること。

電気物理（療）法　electrophysical agent/electrophysical modality：生体にエネルギー、すなわち電気エネルギー、電磁波エネルギー、熱エネルギーを与えて治療する方法である。厳密に電流を使った治療だけに適用される電気療法（下記参照）よりもっと包括的な語として使われる。

電気療法　electrotherapy：一般的にパックを用いた表層の温熱療法と寒冷療法を除外した物理療法に用いられるが、電気療法という語は治療の意味として文字通り電流を用いる。

赤外線療法　infrared therapy：赤外線療法（IRもしくはIR療法と略す）は、治療に赤外線光源（通常はランプ）を用いたものである。

干渉波療法　interferential therapy：二つの中周波電流を組織内で干渉させ、低周波電流を生じさせる。通常の低周波電気刺激では皮膚抵抗の高さが問題となるが、この方法ではその問題を解消した低周波が加えられる。

レーザー療法　laser therapy：治療に使われるレーザー（低出力レーザー療法 low-intensity laser therapyの頭文字でLILT、もしくはlow level laser therapyの頭文字でLLLTとも呼ばれる）は、通常、可視光線と赤外線領域内の相対的に低出力（非熱性）で人工の光線を指す。

極超短波ジアテルミー　microwave diathermy：電磁波を使って組織を温めて治療するジアテルミーである。極超短波ジアテルミーは、極超短波（高周波）の電磁波を用いて深部組織を加温する治療法である。

短波ジアテルミー　shortwave diathermy：（極超短波ジアテルミー参照）。超短波ジアテルミーは深部組織を加熱するために27.12MHzの電磁波が用いられる。

皮膚検査　skin testing：皮膚検査は特定の物理療法を行う前に必ず実施する安全のための検査である。主に温熱療法もしくは温熱の可能性のある治療法では、温熱感覚と冷却感覚を識別する検査が必要である。そして、電気刺激療法においては感覚の強さ（鋭さと鈍さ）が通常検査される。

温熱（療）法　thermal agent：組織温度に変化を与える物理療法は温熱療法である。寒冷療法は定義的には温熱療法であるが、この語は加温する方法、たとえばホットパック、赤外線治療、ジアテルミーなどに最もよく使われている。

経皮的電気刺激　transcutaneous electrical nerve stimulation：経皮的電気刺激（TENSあるいはTNSと略される）は、あらゆる感覚の神経を刺激するために電流を流す。しかしながらこの語は、もっぱら痛みの治療のために小型で携帯できる電気刺激方法にのみ使われている。

超音波療法　ultrasound therapy：超音波療法（もしくは治療のための超音波 therapeutic ultrasound、時にUSと略す）は、人間に聞こえる域を超えた周波数である「音波」エネルギーを治療に利用したものである。物理療法で一般的に用いられ、痛みの軽減に対する効果については継続中の検討事項である。

ルなバッテリー電源による、末梢神経の走行に沿って二相性の電気刺激を行う（患者自身による使用に限らず一般的に）場合のみに使われるべきであるが、困ったことに表面電極（たとえば皮膚に傷をつけない非侵襲的な電極）を使用したさまざまなタイプの電気刺激時にも用いられている。

その他、痛みを軽減させるために通常使われている電気刺激療法は、干渉波療法と呼ばれるものである。これは、二つの中周波電流（キロヘルツの範囲）を用いて患者の組織中で「干渉」させることにより皮膚の電気抵抗を低く抑えて低周波電流をつくり出している。

その他の電気刺激療法もまた、痛みを軽減させるための手段として使われている。それらのいくつかは筋を刺激することで鎮痛を図っている（そのため神経を刺激するTENSの作用とは異なっている）が、それらは各機器によってつくり出される特異的な波形により特徴付けられており、しばしばその治

> **Box 11.2　物理療法に用いられる手段**
>
> **温度刺激によるもの　thermal modalities**
> - 加熱
> - 冷却
> - 赤外線ランプ
>
> **電気刺激によるもの　electrical stimulation**
> - TENS
> - 干渉波療法
> - その他の電気刺激
>
> **その他のエネルギーの使用によるもの　use of other form of energy**
> - ジアテルミー
> - 超音波
> - レーザー療法

療法（あるいは装置）の名前に付けられている。たとえば、「H波療法」がそれである。電気療法として通常記載されている物理療法の最後のグループはジアテルミー（短波と極超短波）療法、超音波療法、そしてレーザー療法である。

　治療原理と作用機序の簡単な概要に続いて、本章ではこれら三つに分類された主な物理療法の使用方法について説明する。提示する各物理療法について、適用原理を概説し使用上の安全の配慮について示した後、作用機序について述べる。最後に推奨される適用の簡単な要約と最近のエビデンスについて述べる。治療における痛みのマネジメントの簡単な特徴について説明する上で本章に与えられたスペースは限られているので、これら痛みの軽減に用いられるすべての物理療法に対する詳細な使用方法、関連する理論、そして最近のエビデンスについて議論することは不可能である。むしろ本章では、すべての治療者が利用しやすいレベルで最も一般的な使用方法を知ることができるように、それら物理療法の概要を述べる。各物理療法の詳細な説明は、現在入手できる電気療法のテキストブックの一つをご覧いただきたい（e.g. Kitchen & Bazin 1996, Lehmann 1982, Low & Reed 2000, Wadsworth & Chanmugan 1980）。

学習の目的

1. 痛みのマネジメントにおける物理療法の役割と適用原理を理解する。
2. このような機器の使用上の利点、危険性、そしてこれら機器の使用に関連した安全性を理解する。
3. ここに概説した物理療法の痛みを軽減させる作用機序を理解する。
4. これらの物理療法の臨床適用を支持する最近のエビデンスを理解する。

治療原理

　多くの場合で、物理療法は痛みのマネジメントの包括的な取り組みの一つとして他の治療とともに用いられている。特定の目的をもったTENSを除いて、物理療法は、どれ一つとして単独で使用されることはなく、運動や徒手療法や標準的なアドバイスなどの介入を補完するために用いられる。

　物理療法は本質的に安全であるものの、正しい使い方をしなければ、生体を傷つける可能性があるということを強調しておくことも重要である。この正しい使い方の中には、治療に適したパラメータの使用と、特に必要な検査の実施や禁忌の患者を除外するなどの適切な安全対策が含まれている。

物理療法：作用機序

　物理療法はさまざまなメカニズムによって痛みを軽減すると考えられている。それらは末梢、脊髄、脊髄より上位レベルの中枢、および大脳皮質の四大レベルで有効に作用していると考えられる（Walsh 1997）。末梢レベルでは、物理療法で使用するエネルギーによる一連の生理学的効果が、侵害刺激あるいは末梢侵害受容器の活動を制限あるいは減弱させていると考えられる。いくつかの物理療法の手段（主に温度刺激によるもの）の局所的な効果は、血流の変化（傷害の急性期では減少、亜急性期や慢性期には増加）、ブラジキニンと他の発痛物質の産生

（もしくは濃度）の減少、そして求心性神経の伝導を変化あるいは遮断することである。これにもかかわらず、電気刺激でも類似した効果のエビデンスがある（Jansen et al 1989, Lundberg 1993）。この発見の臨床的な意義は、電気刺激の効果は痛みの軽減だけでなく治癒促進にも用いることができるということである（Lundeberg 1993）。

脊髄分節レベルでは、物理療法で利用するエネルギーが太径求心性神経を刺激し「痛みのゲートを閉じる」ことによって、もしくは内因性オピオイド類の放出を介して、脊髄後角で侵害情報を減衰させ、痛みの軽減をもたらすと考えられている。中枢神経系のさらに吻側、すなわち脊髄より上位レベルの中枢と大脳皮質レベルでは、高い強度あるいは適切なパラメータで機器から与えられた刺激が、下行性抑制系を刺激すると考えられている。

しかし、このような効果は使用方法や刺激のパラメータに非常に影響を受ける点に注意しなければならない。特に電気刺激療法においてオピオイド系を刺激する周波数は明らかとなっており、多くの実験と臨床研究によって支持されている（Han & Terrenius 1982, Johnson et al 1991, 1992, Thomas & Lundeberg 1994）。

一般的に、低周波電流（1～4Hz）はβ-エンドルフィンとエンケファリンによる内因性の鎮痛メカニズムを刺激する。一方、高周波電流（40～200Hz）は鎮痛の一次物質であるダイノルフィンを含んだ機序を刺激する（Han & Wang 1992）。より高周波（200Hz以上）の電気刺激では、セロトニン（5HT）やノルアドレナリンという主要な神経伝達物質が鎮痛に関与している（Han & Terrenius 1982, Han & Wang 1992）。治療者によって通常よく使用されているいくつかのタイプの電気刺激療法は、なぜかわからないが効果を示さない。しかしその一方で、TENSと電気鍼（すなわち鍼を介して電気刺激を行う）による場合においてのみ効果が報告されている。干渉波（IFT）療法や電流療法（後述）のような他の電気刺激療法には同様の報告がないために、これらの領域でのさらなる研究が必要である。

電気刺激療法が鎮痛に役立つことは明らかになってきている。その効果に影響を与える主な因子には、痛みのタイプによって推奨される機器と刺激に使うパラメータがある。現在の問題は、治療結果を考える上で重要な周波数、強度、および電極配置の課題に取り組んでいないことである。実際、研究のエビデンスは周波数の問題に集中している。治療効果に影響のありそうな電極配置や強度に関する報告はほとんどない。

日常の臨床業務の中で痛みを軽減させる治療の重要な機序として、プラシーボ効果があることを認識することも重要である。この効果は神経系のより高位のレベルで制御している機序によるものと考えられる。プラシーボ効果は他の章で詳細に検討されている（5章参照）が、印象的な名前で、ハイテクを感じさせる操作パネルの付いた治療機器に対する患者の反応を認識することは重要である。

要約すると、痛みの軽減のために物理療法を利用する際は、利用しようとしている物理的手段の既知の作用機序のみならず、本当に重要なことは、治療に使用する機器と刺激パラメータの選択によりどのような生理学的効果が示され、そしてどのような期待される痛みの軽減を引き起こすことができるかである。

温熱・寒冷療法：皮膚への温熱と冷却

記録に残っている以前から、温熱や冷却を治療（あるいは実際は慰安）目的に使用している。温浴やアイスパックは簡便でよく知られた温熱・寒冷療法であるが、現在の治療現場における温熱・寒冷療法にはホットパック、パラフィン浴やパラフィンパック、赤外線と加熱ランプ（e.g. Lehmann & de Lateur 1982, Palastanga 1988）、その他にアイスマッサージとコールドスプレーがある。これらに加えて治療上の効果として組織への加温が期待できる他の方法には、短波と極超短波ジアテルミー療法、そして超音波療法（使用する強度に依存する）があるが、これらの機器については後で検討する。これら

の機器は今まで利用されてきた温熱もしくは冷却方法を超える、飛躍的な技術の進歩（特に温度制御に関係した部分と適用の簡便さ）によって説明されているが、温度が作用する生理学的機序に変わりはない。

これらの温熱・寒冷療法は有効性が広く、よく利用されているにもかかわらず、温熱による治療は、患者に共通した傷害（すなわちやけど）を引き起こす原因の一つであり、これにより患者が告訴することがあるので注意しなければならない。したがって、このような方法を利用する時には特に注意すべきであり、リスクを最小限に止めるように適切な予防措置、特に治療に先立って、すべての患者に適切な感覚検査を確実に実施しなければならない。

適用原理

ほとんどの場合において、痛み治療の一つとしての組織の加温や冷却は熱伝導によってなされる。すなわち「熱い」刺激や「冷たい」刺激は治療したい組織に加えられ、温度変化は主に伝導によって生じる。ホットパック、アイスパック、パラフィンワックスパックは、このタイプの最も良い例である。赤外線ランプを使用する時、加温の主な形態は体表から照射された赤外線エネルギーが、組織内へ吸収されることによる熱変換と考えられている。

ホットパック

ホットパックはさまざまな大きさのものが販売されていて、通常当てたい部位に合わせて大きさを選ぶ。パックは耐熱性の高い材質で、長期間高温に耐えられるように考慮されている。臨床で使われるパックの多くは使用する前に煮沸器か加熱タンク内で温められるが、最近増加している家庭用のものも含め、加温器で温めるタイプに代わるものとして、電子レンジで加熱できるものがある。電子レンジで加温するパックの使用は、その簡便さ以外に熱湯を使用する必要がないので安全面からも優れている。代替品として電気加熱パッドが使われる場合もある。

どのタイプを使用するかに関係なく、パックは正常な感覚の皮膚にのみ当てる。もし患者が冷たさと熱さを区別できないなら治療は禁忌である（すなわち皮膚感覚検査が必要である）。治療部位を注意深く観察し、患者にやけどの危険性、副作用および痛みを感じたらすぐに治療者に言うように伝える。パックは痛みのある部位か関連のある部位に直接当て、20～30分置く。発赤や紅斑の出現が予想される時間間隔で、その部位をチェックすべきである。

赤外線療法

赤外線療法は（広帯域の）赤外線の電磁波（3000～5000nm）を放射するランプを使って行われる。電磁波には光を発するもの、もしくは光らないもの（すなわち赤く発光して見えるものと見えないものがある）がある。赤外線ランプは通常、出力を調整するための基盤制御装置を台にして、調節可能なアームの先端に放熱体と反射体を組み込んだ床に置くタイプである。ホットパックと同様に、赤外線治療部の皮膚検査が必要である。治療に際しては、対象部位を露出し赤外線が標的組織に垂直に照射されるように、また反射を最小限にするために患者の姿勢は反射体に相対するようにする。

治療時間はほとんどの場合は20分以内であるが、装置の出力を含むさまざまな因子に影響される。多くのリハビリテーション施設では赤外線治療器を少なくとも1台はもっているが、より簡便な他の温熱機器の使用の増加により、以前ほどは使用されていない。赤外線療法に関するさらなる検討には、すでに示した電気療法テキストブックの一つをご覧いただきたい（Kitchen & Bazin 1996, Wadsworth & Chanmugan 1980）。

アイスパック

アイスパックには、製氷機でつくった氷を満たしたプラスチックバッグか同様の容器を用いる。ホットパック（上記参照）を使用する時と同様に、アイスパックを行う前に治療部位の皮膚検査をすべきである。皮膚にオイルを塗ると、急速な冷却による低温やけどの可能性が減少する。パックは通常、タオ

ルで包むので患者が低温やけどを起こす危険性は減るが、痛みを感じたら治療者に知らせることが重要である。アイスパックは、組織の反応と患者が我慢できる時間を見ながらたいていの場合20分以上実施する。vapocoolant spray※訳注53を使った治療は、特にスポーツセラピーの中で、ピッチで比較的簡単にすぐ行える冷却療法として人気が高い。スプレーは刺激性があるので開放創や眼に入る可能性のある部位へスプレーすることは避け、たとえば、窓を閉めた室内でのスプレー剤の吸入を最小限にするように注意しなければならない。

安全への配慮

温熱・寒冷療法における主なリスクはやけどである。このリスクを軽減させるために、すべての患者で治療前に冷たさや熱さの区別ができるかどうか温度感覚検査をすべきで、患者にやけどに特に注意するように言う。さらに、一時的に患者から離れる場合には、治療中の患者を定期的にチェックすべきで、患者には治療者を呼ぶ方法について伝えなければならない。寒冷療法における温度感覚検査は意味がないといわれている（Low & Reed 2000）が、治療者は患者の感覚が変化したかどうかに注意する癖をつけるために、このような状況での検査は重要だと思われる。もし患者がやけどを知らせたら、その部位をただちに冷水に浸けて（「低温やけど」の場合はその部位を温水に浸ける）タオルでくるむ。

以下は、寒冷療法に対する一般的な禁忌である。

1. 血管痙攣（たとえばバージャー病やレイノー現象の見られる部位）
2. 寒冷蕁麻疹。寒冷蕁麻疹はミミズ腫れや紅斑のような局所反応に限定される場合もある。全身性の反応には低血圧症と頻脈が含まれる。

これらに加えて、循環器疾患（高血圧を含む）の治療をしている患者にも配慮が必要である。まれな事例では、クリオグロブリン血症※訳注54（関節リウマチと関連する）の患者は、冷却刺激に対する反応で局所的に虚血が生じる（Low & Reed 2000）。vapocoolant sprayの使用に関連したリスクはすでに示している。

温熱療法の主要な禁忌は以下の通りである。

1. 治療部位の皮膚感覚欠如。
2. 全身性もしくは局所性循環器疾患、たとえば高血圧症と動脈硬化症。
3. 局所のやけど、創傷あるいは浮腫。
4. 皮膚炎と湿疹を含む皮膚科疾患。これらの病気は温熱、特にパラフィン浴によって悪化することがある。加えて電離放射線（たとえば放射線治療）によって皮膚が傷ついた部位への温熱療法は実施すべきではない。
5. 急性発熱。熱があると温熱療法は禁忌である。

これらの他に急性の筋骨格系の傷害は、温熱が傷害部位の反応（特に炎症反応）を悪化させることがあるので、温熱療法の禁忌と考えられている。赤外線ランプを使う部位は、熱源をじっと見ないようにさせ、患者が反射板に接触したり落下させたりしないように、反射板の位置を注意して決める。

作用機序

温熱や冷却刺激に対する第一の生理学的反応は末梢神経線維の刺激、そして局所的な血流と代謝活動（これらはともに温熱に伴って増加し、冷却に伴って減少する）の変化である。傷害の急性期では、寒冷療法の適用が浮腫形成と発痛物質（たとえばキニン類とヒスタミン）の放出を抑える。寒冷療法の短期的な効果には神経線維の活動性の抑制も含まれ、一番細い神経線維が最初に影響を受け、次に太径神経線維が影響を受ける（Douglas & Malcolm 1955）が、この太径神経線維は組織の冷却に伴って起こる「触覚鈍麻」というよく経験する感覚を伝える※訳注55。

※訳注53　エチルクロライド。
※訳注54　原著ではcryoglobinaemiaとなっているが、cryoglobulinemiaが正しい表記であると思われる。

このような損傷部の神経に対する直接効果は後角への最初の求心性神経の連続発火を抑制し、その結果、侵害刺激ひいては痛みを減少させることに役立つ。

温熱療法に関連した痛みを軽減する機序はもっと複雑である（Lehmann & de Lateur 1982, Palastanga 1988, Low & Reed 2000）。最初の例は、皮膚の熱受容器への刺激が脊髄分節機序を介して痛みを軽減するというもので、この効果は局所血流の増加によって拡大する。細胞代謝の増加はむしろ組織修復を促進し、その結果、最初の傷害と痛みの源が消滅する。

温熱刺激が痛みの軽減に関与するその他の生理学的効果の可能性には、筋スパズムの減少（Lehmann & de Lateur 1982）とコラーゲンの伸展性の拡大による関節の可動性が増大すること（Lehmann et al 1970）がある。温熱療法のこのような効果は、慢性の筋骨格系の痛みのマネジメントに特に有益である。冷却による反応とは対照的に、温熱刺激の治療への適用はリラクセーション、温感、鎮痛感といった痛みの軽減を示す心理的な反応を引き起こす（Lehmann & de Lateur 1982）。

推奨される適用と最近のエビデンス

寒冷療法は超急性期もしくは急性期の筋骨格系の傷害 musculoskeletal injuries、たとえば足関節捻挫、筋の外傷性傷害など（Lehmann & de Lateur 1982, Low & Reed 2000, Palastanga 1988）の治療に主として用いられている。このような場合によく目にする処置は、筋骨格系の傷害の初期のマネジメントとして頭文字からとったRICE（rest 安静、ice 冷却、compression 圧迫、elevation 挙上）である。ほとんどのテキストでは、そのような急性期の使用が認められていると同時に、比較臨床試験から得られた数少ないエビデンスからも認められているけれども、慢性関節痛 chronic arthralgia や会陰痛 perineal pain を含む他の痛み状態に対するその潜在的効果も記されている（Ernst & Fialka 1994, Hay-Smith & Reed 1997, Palastanga 1988）。

温熱療法は、腰痛、リウマチの痛みおよび関節痛を含むさまざまな原因による亜急性期と、特に慢性の筋骨格系の痛みのマネジメントに（患者と治療者の両方で）広く使われている。温熱療法は、運動とモビライゼーションテクニックのような他の介入に先駆けて、日常的な治療の一部として一般的に使われている。温熱療法の利用はいくらか下降気味であるが、単純で痛みの軽減に効果がある治療法である。

電気刺激療法

経皮的電気刺激

すでに示したように経皮的電気刺激（TENS）は、たぶん最も広く使われ（そして最も知られ）ている、電気を利用した鎮痛手段の一つである（Pope et al 1995）。これは痛みの軽減のために痛みのある部位あるいは末梢神経の走行上に、小型バッテリーの携帯用電気刺激装置を使って、低周波の二相性電流パルスで使用することが定められている（Walsh 1997）。

TENSは一般的に治療者や医者による初期評価の後、家庭で使用するように患者に提供されるが、ある地域では薬剤師やメールオーダーによるものを含め、他の供給先からも入手可能である。TENSは慢性痛の（唯一の）治療方法として臨床家に広く注目されており、急性痛のマネジメントでは、たとえ他の電気刺激機器が日常的に使用されていても、TENSの使用はまれである。慢性であることは刺激

※訳注55　この太径神経線維と組織の冷却に伴って起こる「触覚鈍麻」の関係を示すために必要なことは、引用されているDouglas & Malcolmの論文において、ここには引用されていない部分である。冷却によってA線維の伝導がC線維よりも先に止まることという実験結果である。著者が本文中に引用している「一番細い神経線維が最初に影響を受け、次に太径神経線維が影響を受ける」という記載は、A線維の中でのブロックが起きる順位についての実験結果であり、不用意な誤解を招く引用である。

パラメータを選ぶ上では重要な因子であるかもしれないが、治療する痛みが急性痛か慢性痛かにかかわらず、TENSは、ほとんどのタイプの痛みに効果的であることを強調することが重要である。

適用原理

　TENSは痛みの日常的なマネジメントの一つとして他の物理療法と同様に治療者が取り付けて使用させるが、詳細な説明と適合性を調べた後、使用説明書に従って患者が自分で実施できる典型的なものである。最近の機器は電池式の携帯型で患者が使う前に治療者がTENSの刺激パラメータをセットして使用を許可する（本質的には「処方する」）。一つのTENSは1チャンネルか2チャンネルあり、各チャンネルは陽極と陰極（通常はカーボンゴムか使い捨てのゲル基質でできている）1対の電極で構成されている。TENS刺激はさまざまな部位、すなわち痛みのある部位、神経幹や神経根上、もしくは特有のトリガーポイントや経穴で効果的に使われている。2チャンネルの有用性は、痛みのある部位の2か所（たとえば関節リウマチの両側の関節痛）や広範囲の痛み（たとえば腰痛）の治療、あるいは経穴と痛みの部位や神経根と神経幹などの刺激を同時にできることである。

　TENSの処方を決める電気刺激パラメータは以下の通りである。

1. **パルス周波数**—これは1秒間に機械から発せられるパルスの数であり、ヘルツで明記する。代表的な範囲は2〜250Hzで、一般的に10Hz以下の低周波が（より高い強度で）より慢性的な痛みの治療に用いられ、およそ100Hzより高い周波数は亜急性期の痛みの治療に用いられる。周波数域やパラメータの組み合わせが違えば、作用機序は違うはずである（以下参照）。

2. **パルス持続時間**（パルス幅とも呼ばれる）—電気刺激の各パルスの持続時間はマイクロセカンド（μs）で表記される。このパラメータの代表的な値は50〜1000μsである。より長い持続時間のパルスは、より強い刺激を加えるのに役立つと考えられているが、より短い持続時間は（筋収縮を起こさないので）一般的に患者にとってはより苦痛が少ないと考えられている。

3. **刺激強度**—強さは通常スライド式か丸いつまみを介して制御され、電流何mAとしては、ほとんど表記されない。通常、装置には1回の治療から次回までの刺激を一定にするために任意のスケール（たとえば0〜10）が付いている。これにもかかわらず、TENSの刺激強度は患者が感じる感覚から決められることを強調しておくことは重要である。いわゆる従来型のTENSの治療強度は患者が最初にちくちく感を伝えるまで上げられ、そしてその後この感覚が「強いけど気持ちよい」という感覚になるまで上げていく。刺激に順応するため、患者の感覚を定期的な間隔（2〜3分）で再評価し、たとえば患者が感覚の低下を伝えた時には必要に応じて刺激強度を増加させる。

4. **刺激モード**—Walsh（1997）はTENSの刺激パラメータ（すなわちパルス持続時間、パルス周波数、そして強度）の特有な組み合わせにより、以下の四つの基本的なモードについて述べている。従来型のTENSは急性期の局所的な鎮痛のために、比較的短いパルス持続時間（50〜100μs）と高周波数（100Hz以上）を組み合わせた高頻度刺激型で最もよく使われている。比較的低い刺激強度は最も気持ちよいTENS刺激モードとみなされている。これに対して「鍼刺激様TENS」は、低周波数（4Hz以下）と長持続時間パルス（200μs）を組み合わせた、筋収縮を得るのに充分な高い強度の電気刺激の使用を目標にしている。このような刺激は、従来型のTENSに比べ効きはじめるまでの潜時も長いが鎮痛が長く続く。しかしながら筋収縮のために、このタイプの刺激になかなか耐えられない患者がいる。高周波数（100Hz以上）と長持続時間パルス（150μs以上[※訳注56]）を組み合わせた「短/強度TENS」は、患者が耐えることが

できる最も強い強度で使用される。このTENSの刺激モードは、その名前が示すように比較的短い時間（最大で10〜15分）でのみ刺激することができるが、逆作用効果として用いられる。最後に、いわゆる「バースト波TENS」は、高周波数のバースト刺激（約100Hz）とより低い周波数（4Hz以下）で刺激する、従来型と鍼刺激型のモードの組み合わせである。この刺激モードはErikssonとSjolund（1976）によって、実際に電気鍼（針）を使って慢性痛患者を刺激した結果をもとに独自に開発されたが、これはすでに述べた鍼刺激様TENSより容易に痛みに耐えられるものである。

5. 治療部位—TENSは痛みのある部位に直接与えるか、痛みのある部位を支配している神経幹や神経根の走行の上に与える。電極は経穴やトリガーポイント上に置くこともあるが、これは治療者のおかれている環境やトレーニングの程度に影響される。

6. 治療形態—TENSは時間を延長して行うことができるが、一つの治療部位での刺激時間は一般的に皮膚が過敏になる限界と都合のよいところで1時間以内にしている。必要なら治療は家や使用が許可された場所で、1日に2〜3回実施できるように処方する。最もよい効果を得るために、もう一つの方法として刺激時間の延長（8〜10時間）が推奨されている（Walsh 1997）。診療所での使用は必然的に外来日と時間に制約される。

安全への配慮

TENSは比較的安全な機器と考えられているが、以下の点を禁忌として考えなければならない。

1. 妊婦の子宮への治療。ほとんどの物理療法機器で禁忌であるが、妊婦でも他の部位の治療にTENSを使用することが認められていることは、とても重要である。

2. 異常感覚あるいは感覚脱失部位への治療。このようなケースでは皮膚の炎症や（化学的な刺激による）やけどの危険性からTENS治療を行わない。しかしながら、近位の正常な感覚の領域に刺激を与えることは可能である。

3. 頸動脈洞（頸部の前面）への使用。

4. 心臓にペースメーカーを埋め込んでいる患者の治療。数人の研究者たちがこれらの患者を除外しないように求めたが（Rasmussen et al 1988）、禁忌とみなす状態が万全を期して続けられている。

5. 信頼できないあるいは認知に問題のある患者（特に家での使用を考えている場合）への治療。

6. 眼や生殖器への直接治療。

7. 診断されていない痛みの治療。

これらの状況の他に、少数ではあるが過敏な皮膚反応を示す場合があるので、治療者は治療による皮膚反応も注意深く評価すべきである。

作用機序

TENSの主な刺激方法で痛みを軽減させる神経生理学的の機序は、各刺激パラメータによって違うと考えられている（Low & Reed 2000, Bowsher 1988）。特に扱う刺激パラメータの組み合わせが、電気刺激に対する生理学的効果に重要な意味をもつ（Johnson et al 1992, Kishioka et al 1994, Walsh 1997）。

従来型TENSは急性の局所的な鎮痛に使用されるが、作用は主に低閾値である有髄のAβ機械受容線維の直接刺激による髄節性の抑制（もしくは関門説）と、ダイノルフィンのようなオピオイドの中枢神経系からの放出が考えられている（Han & Wang 1992）。

一方、鍼刺激様TENSとバースト波TENSは、下行性疼痛抑制系を刺激することで鎮痛効果が得られると考えられている（Chen & Han 1992）。脊髄と脊髄より上位レベルの中枢でのオピオイドを介した

※訳注56　原著ではHzとなっていたが単位間違いと思われる。

この系は、高閾値の細径有髄求心性神経（Aδ線維）の選択的刺激によって引き起こされる。50Hz以上の比較的高周波数のTENS刺激を末梢神経の走行上に与えた場合は、特に侵害性求心性神経の局所的伝導ブロックも生じる。これら求心性神経は、繰り返し刺激に対する反応性が低下するようである。

最後に、今まであまり調べられていないことであるが、TENSは自律神経系への直接効果もある（Han & Wang 1992, Uvnas Moberg et al 1993）。これは、反射性交感神経性デジィストロフィー（複合性局所疼痛症候群）のような「交感神経依存性」疼痛と呼ばれるものの治療に特に適している。この直接効果は睡眠パターンや血圧に対して効果が示されている。TENS刺激はこのような直接的な神経生理学的効果の他に、血流、特に局所的な血管拡張にも影響を及ぼす。これは、（慢性の）筋骨格系の痛みや虚血性の痛みの治療に役立てることができる（Lundeberg 1993）。

推奨される適用と最近のエビデンス

TENSはさまざまなタイプの痛みに対する非薬物的なマネジメントとして推奨できる。TENSはその特有の簡便性や安全性と認められている効果から、治療者にとって不可欠な道具となっているが、その一般的な使用場所は家庭で、かつ慢性痛状態の患者自身の使用によるものである。TENSはさまざまな原因の筋骨格系および神経原性の痛み neurogenic pain のマネジメントに最もよく用いられるけれども、末期患者（Urba 1996）の痛みの軽減と同様に、分娩の痛み（Kaplan et al 1997）や、やけどによる痛み（Lewis et al 1990）、狭心痛（Borjesson 1999, Orwin 1998）を含む他のさまざまな痛みの軽減効果も認められている。適用範囲は明らかに広いにもかかわらず、複数の著者らはいくつかの状況におけるTENSの臨床的な効果のエビデンスを疑問視している（Carroll et al 1997, McQuay et al 1997）。

TENSは痛みの種類に関係なく、最も効果的な鎮痛を目的として使用する。治療者は痛みの軽減を求めている患者の特異的な徴候に対する刺激の周波数、強度およびパルス持続時間のように大きく影響する因子に考慮した刺激条件を考えるべきである。臨床における効果のエビデンスは実験系に比較して欠如しているが、実験的な動物やヒトモデルにおける痛みの研究では、TENSによる鎮痛を一貫して証明している。

干渉波療法

干渉波を利用した治療は皮膚表面に2種類の中周波（すなわちkHzの範囲）電流を与えることによって行われる。これは二つのより高い周波数の干渉によって深部の標的組織内で低周波電流を発生させることを狙っている。この電気刺激方法は1950年代に最初に発達した。低周波電気刺激では皮膚抵抗はより高くなるが、この刺激方法は皮膚抵抗を抑えるのに必要な高い電流を流さずにすむ（Nelson & Currier 1991）。干渉波療法はイギリスで、通常の臨床業務の中で最も広く用いられている電気治療の一つとして報告されている（Pope et al 1995）。そして、腰痛 low back pain の治療に最も一般的に使われている電気療法であり、その使用頻度はTENSよりも多い（Foster et al 1999, Gracey et al 2001）。

適用原理

干渉波療法（IFT）は通常2対の電極（すなわち、四電極もしくは「四極」法）を使って行われるが、電極の各ペアは2種類の中周波電流のそれぞれ一つを流す。治療には標準カーボンラバー電極を使用するが、丸い吸引電極は特別な吸引ユニットと連結して用いられ、電極と皮膚の接触を強化したい場合に使われる。

IFT治療器は、一般的に主電源の基本ユニットと、使用者による強さ、時間、出力などの制御を制限した比較的簡単な部分から、種々の周波数と波形を組み合わせて、事前にプログラムされた治療プロトコルを選択する高度で複雑な部分まで、複雑さの異なるユニットからなる。

ごく最近TENSに似た複数の携帯型機器が利用できるようになってきた。ただ、通常のものと比較

すると刺激パラメータの使用範囲が制限されている。痛みの治療に用いる場合の適用部位は、痛みのある部位もしくは関連のある神経幹や神経根（脊椎疾患の場合に使用する）の上である。

IFTを行う時に決めるパラメータは以下の通りである。

1. **パルス周波数**—周波数の振幅変調（AMF）は「ビート」周波数とも呼ばれる。AMFは二つの中周波電流の干渉による結果で、およそ2000～4000Hzの周波数を与えて干渉させると通常2～250Hzの幅になる。この周波数の幅は、TENSと本質的に一致する。すなわち、より慢性的な痛みの治療には10Hz以下の低周波が一般的に使われ、急性もしくは亜急性期の痛みの治療には100Hz以上の高周波が使われる。

2. **掃引周波数**—TENSと対照的に、干渉波治療器は、時間とともに事前に決めたパルス周波数の範囲を超える変更操作が可能である。この「範囲」は通常、掃引周波数と呼ばれ、Hzで明記する。50Hzの基本周波数とともに20Hzの「掃引」周波数を操作者が選ぶと、あらかじめ選択された治療周期が50～70Hzに変化する。これの代わりにいくつかの機器では周波数の「基準値」と「上限値」の設定に幅をもたせているが、出力の点から見ると最終的な結果は同じである。ほとんどの機器は周波数変化の速度（すなわち、「掃引」周波数の波形の上限から下限までの速度）、あるいは掃引周期時間の選択ができるようになっている。容易に行える掃引の妥当性は、このパラメータを体系的に評価した研究がほとんどないので明らかではない。これにもかかわらず、時間とともに変化する周波数（特に掃引周波数が大きい場合）は、一つの周波数で刺激する場合よりも広くさまざまなタイプの神経を刺激することができ、神経の慣れが生じる可能性も抑えることができる（Low & Reed 2000, Martin 1996）。掃引周期の長さの妥当性は同様に難解である。しかしながら短い周期（すなわち波形の両端間の速度がより速い掃引）はより強い刺激となる一方、長い周期は患者にとって、より快適な刺激となることは明らかである。

3. **ベクトル**—組織内での二つの中周波電流の干渉パターンは、二次元のクローバーの葉に似た形になると考えられている。いくつかの機器は「回旋ベクトル」、「スキャンニング」、「ダイナミック干渉」もしくは「ベクトル掃引」などの名で知られている付加的な調整の選択が可能である。この特性を生かして、組織内の干渉領域を効果的に「回旋」させ、1対の電極の電流強度を体系的に変化させることができ、標的組織のより広い領域を刺激することができる。

4. **刺激強度**—TENSと同様に、強度は通常患者の主観的な報告に基づいて設定される。TENSより周波数が高いので、刺激強度は患者が「強いけど気持ちいい」という感覚まで出力を上げるべきである。低頻度刺激では、特に筋収縮させたい部位での刺激レベルが快適なレベルに達しない。掃引周波数を用いた場合の刺激強度は、干渉周波数範囲の適切な設定が確実に行えるように注意して選択すべきである。

5. **電極の位置**—最もよく使われる電極は2対の電極を1セットとして、2セット使用する四極法で、干渉波が標的組織を確実に覆うように配置する。たとえば、膝関節炎の痛みの治療には、電極は膝の上と下、および関節の内側面と外側面というように各ペアが関節を横断するように当てる。二極法と呼ばれる方法も治療部で選択することができる。制御部は両方の中周波電流を流すため、1対の電極の使用を基準にしている。二極法の場合には、干渉パターンは2極間に完全に挟まれている組織で生じる。この配置を使って刺激する場合、治療効果部位は4極使用の時よりもっと表層になる。そのため、標的組織によって電極の配置に注意する必要がある。

6. **電極のタイプ**—いくつかのタイプの電極が干渉波療法に使われている。最も一般的なのは、カ

ーボンラバーか生理食塩水に浸したスポンジで金属を覆ったタイプである。このような電極は治療部位の特徴に合うようにさまざまな大きさがあり、通常はバンドでとめる。あるいはいくつかの機器では真空吸引部が備えられ、特別にデザインされたラバー電極が取り付けられている。この真空ユニットは、刺激する部位の皮膚に電極下で生じる陰圧を利用して取り付けられる。吸引部位は電極下の陰圧が強いため、傷害部を避けて用いなければならない。このような危険性を減らすために、たいていの機器は治療中の吸引レベルが変えられる。

7. **治療部位**―TENSと同様に、干渉波療法を行う主な部位は、直接痛みのある部位もしくはそれに関連した神経幹の上か痛みのある部位を支配している神経根である。四極法でより大きな電極を使用した干渉波電流は、より広く、より深部の組織に対する治療に効果的である。

8. **治療形態**―TENSと対照的に、干渉波療法は刺激時間が1か所で通常30分までに制限されている。家庭での実施や患者自身の使用を進めるためにより小型の機器がつくられてきたが、干渉波療法は多くの場合、来院中に治療者によって実施され、そのため治療頻度が来院日数で制限される。

現在の機器は、効果の状態や要望に基づいて選択可能な「内蔵」された治療プログラム（たまに100種以上用意されている）を基本にしている。このようなプログラムは、ここで述べたパラメータの組み合わせによって作成されている。

安全への配慮

干渉波療法の安全への配慮は、すでにTENSで述べたものと同様である。追加として吸引を使用する場合は、陰圧が損傷やあざの原因にならないように配慮しなければならない。

作用機序

痛みの軽減効果の他に、干渉波電流は筋収縮刺激にも使われ、血流の増加と組織の治癒を促進させる（De Domenico 1982, Martin 1996）。しかし、これらの効果のエビデンスははっきりしていない。もし本当なら、このように推測されている効果は侵害受容性疼痛の第一の問題であるさまざまな状態、たとえば創傷や筋骨格系傷害による痛みのマネジメントに役立つだろう。

特に痛みの軽減に使用される場合の干渉波療法は、TENS（上述参照）と同様の作用が考えられる。すなわち、高周波刺激は分節性の抑制によって、低周波刺激は下行性抑制系の刺激によって痛みの軽減をもたらす。TENSと共通しているこのようなメカニズムとは別に、干渉波療法による吸引電極の使用は別のタイプの感覚刺激を加えている。リズミカルに変化する陰圧は、ほとんどの患者がリラックスもしくは「ほぐれた」と表現するような「マッサージ様」効果を生み、さらに太径求心性神経を刺激し、脊髄分節レベルでの疼痛抑制効果を拡大させる。

推奨される適用と最近のエビデンス

すでに述べたように、干渉波療法は腰痛のマネジメントで最も一般的に使われている物理療法の一つである（Foster et al 1999, Gracey et al 2001）。しかし古くから使用され、理学療法の中では日常的な利用が推奨されているにもかかわらず（Belcher 1974, De Domenico 1982, Willie 1969）、この機器の鎮痛効果を認めるエビデンス（すなわち比較臨床試験）は事実上存在していない（Low & Reed 2000, Martin 1996）。鎮痛を引き起こしたTENSによる比較臨床試験からのエビデンスは、さまざまな状態における干渉波療法の効果の可能性を支持することが、刺激パラメータのいくつかの危険性と妥当性の充分な確認とともに推測されるが、TENSでは調べられないIFT電流の利点は比較臨床試験ではまだ証明できていない。差しあたりさらなる議論はいくつかのセンター（たとえばウルスター大学での干渉波療法とマニピュレーションを使った北アイルランド腰痛マネジメントの臨床試験）で進行中の研究の結果が待たれる。その間に実験的な痛みの研究が、

IFTの適した刺激パラメータを用いた効果の可能性を示してくれるだろう（Noble 2000, Stephenson & Johnson 1995）。

その他の種類の電気刺激法

その他のさまざまな電気刺激電流療法は、痛みのマネジメントに効果があると報告されている。これらには誘導電流と正弦波電流のように古くから定着した（しかし衰退している）タイプや、ダイアダイナミック電流療法※訳注57、レボックス※訳注58、H波療法、活動電位刺激、そして経皮的脊髄電気鎮痛と呼ばれるような新しい種類の電気刺激様式があるが、それだけとは限らない。これらの電流療法をそれぞれ詳細に分析することを妨げるものはないが、これらの療法の生理学的効果と鎮痛効果の詳細な比較調査をすることがとても大事であるという認識が、常に欠けている。「新しい」治療法の有効性を主張している原著論文は開発者や発明者によって書かれており、公に認められた論文なので、客観的に質問を公開しているようなものである（が認識されていない）。もっと広範囲の調査結果が出てくるまでは、このような電流療法より、作用機序がはっきりしているTENSを優先的に使用すべきである。

代替エネルギーを用いた物理療法

レーザー療法

レーザー療法という言葉は、組織修復 tissue repair と創傷治癒 wound healing 過程を促進するため、および痛みを軽減するために、温熱刺激にはならない強さの可視光線もしくは近赤外線の電磁波エネルギーを使用したものと記載されている（Baxter 1994）。低レベルのレーザー療法、低出力レーザー療法、冷レーザー療法、もしくはレーザーフォトバイオ刺激などのレーザーを指す代替エネルギーという用語は、医療用の高強度レーザー（たとえば手術ではレーザーメスとして）、あるいはより強い出力の照射による組織への作用のあるレーザーとは区別して使われている。創傷治癒の促進のために、日常の臨床診療で昔からよく使われている物理療法の一つである（e.g. Baxter et al 1991）が、その鎮痛を引き出す手段としての使用には異論が多い（Devor 1990）。

適用原理

レーザー療法は一般に発光源を使用するが、二極管を一つ使う単独型か、2から100以上の二極管を組み込んだ複数型の発光源がある。単独型は治療点（たとえば神経の走行上）で用いるのが最も有効であるが、複数型はより広い外傷部や痛みのある部位を治療するのに優れている。また、発光源に代わるものとしてガスをベースにしたさまざまなレーザーもレーザー療法に使用されている。このような治療装置にはヘリウム－ネオン（He-Ne）レーザー（ミリワット程度の出力で赤い可視光線を出す）や、より高い出力の二酸化炭素ガス（CO_2）やネオジム－イットリウム－アルミニウム－ガーネット（Nd：YAG）（ワットを超える出力で近赤外線をつくり出すが、安全な強さにするために組織表面で焦点が合わないようにしている）を発光源とするものが組み込まれている。

その他の代替エネルギーを用いた物理療法と比較して、レーザー療法は比較的安全であるが、集光性が高い光線によって眼が傷つけられる危険性がある。レーザー療法によるやけどの危険性は無視してよく、二極管を光源とした機器ではまったく影響なく、治療で最も一般的に用いられている。治療に使用する出力は最近の10年間で着実に増加しているが、圧倒的多数の治療機器がクラスⅢB（500mW）として分類される上限までの範囲内である。この出力制限はシングルレーザー光源に対するものであ

※訳注57　周波数変調の低周波電流。
※訳注58　微小電流刺激。

り、複数光源の総出力は1ワットを超えてもよいことを覚えておくことは重要である。

痛みの治療に用いるレーザー療法は、痛みのある各部位に個別に行うか、組み合わせて数か所に対して行う。レーザーを照射する部位は、外傷や痛みのある部位、経穴やトリガーポイント部、もしくは関連した末梢神経や脊髄神経根である。照射中、レーザー治療器のヘッドは密着法と呼ばれる手法で標的組織の皮膚上にあて、患者が痛みに耐えられるくらいの圧でヘッドを固定する。治療は波長（ナノメーター nmで表現される）と、機器の出力（ミリワット mW）および治療点や治療部位に対する吸収量に規定されている。光量はエネルギー供給（治療点あるいは総治療点に対する割合）に対してジュール（J）で表現される。もしくは放射露光やエネルギー密度として（1 cm^2 あたりのジュール J/cm^2）、より正確に表現することができる。その他、レーザー光線にも波動があり、このことは治療の生理学的および臨床的な効果に重要である。さまざまなパラメータの典型的な範囲を以下に示す。

1. 波長は630～904nmが一般的である（CO_2とNd：YAG系の波長はこれよりも長い）。
2. 通常の診療に用いられているほとんどの治療器は、5～200mWの間で使用されているようであるが、分類上の出力は数mWから上限500mWまでの範囲である。二極管を複数配列した複合型の出力は、それよりも高い。
3. 1点あたりのエネルギーは、わずか1Jから10J以上までとさまざまである。筋骨格系の治療では外傷のない皮膚に照射し、エネルギーは通常よりもやや高く、一般的には1J以上になる傾向にある。
4. 連続波やパルス波モードが使用される。パルス波モードでは、繰り返しパルスの割合は一般的には低く抑えられる（すなわち100Hz以下）が、良好な結果はより高いパルス割合の時に報告されている。

安全への配慮

レーザー治療に対する主な禁忌を以下に示す（Baxter 1994）。

1. 上皮性悪性腫瘍の存在あるいはその疑い（ただし、ホスピスケアの場合には倫理的な考えが違う）。
2. 眼への直接照射は網膜上で光線の焦点が合うと眼を傷つける危険性がある。患者はゴーグルを着用し、治療者はレーザー光を見ないように注意しなければならない。
3. 認知に問題がある、あるいは信頼できない患者。
4. 光に対する感受性が高い（すなわち感光性の薬を使用している部位）。
5. 妊婦の子宮上への照射。

治療に対する絶対的な禁忌ではないが、以下の場合も配慮すべきである。

1. 性腺への照射。
2. てんかんの既往のある患者への治療。
3. 皮膚感受性が変化している部位への照射。

レーザー療法は本質的に非熱性の物理療法であり、そのため傷害や外傷後の早期に使用することができるということを覚えておくべきである。

作用機序

レーザー照射の主な、そして最も理解されている効果は細胞レベルにおいてである（Karu 1998）。この療法は傷の修復が遅い場合や中途半端な修復状態の治療に主に使用され、その効果は理論的に支持されている。したがって、レーザー療法は超音波療法（後の項参照）と同様に、腫脹をより早く消散させたり、創傷治癒を促進させることによって補助的に痛みを軽減させる。これ以外に、レーザー療法が創傷治癒という生体刺激効果と比較して、痛みを軽減させる特別な手段として用いられる根拠はなく、この特別な適用に関して議論されているものの鎮痛効果のメカニズムはほとんど理解されていない。CO_2やNd：YAG系を用いた照射で温感があるにも

かかわらず、太径求心性神経刺激による脊髄分節性抑制を鎮痛の単純な機序とするには、その神経生理学的効果を引き起こす刺激となるものの欠如や、レーザー照射中の感覚に関連していないといった本質的な問題があることは確かである（Wu et al 1987）。

しかしながら、他の可能性のある（よりそれらしい）作用機序としては、末梢神経の伝導への直接効果（Baxter et al 1994）、レーザー照射の結果として細径求心性神経の興奮性の選択的抑制（Wesselmann et al 1990）、そしてさまざまな内因性オピオイド様物質の代謝の変化（Wedlock & Shephard 1996）が考えられる。

レーザー照射が選択的に血流に影響を及ぼすというエビデンスは、治療部の血液の病理状態や血流状態からも示されている。充血に注目したことから発見されたレーザーによる血流減少（Lowe et al 1997）と、実際の非熱伝導タイプの物理療法の生体刺激効果から、傷害の超急性期における代替エネルギーを用いた物理療法の使用は適さないことが示されている。

推奨される適用と最近のエビデンス

レーザー療法は筋骨格系や関節原性、神経原性の痛みを含むさまざまな原因の痛みの治療で効果があると報告されている（Baxter 1994, Tuner & Hode 1999）。筋骨格系の痛みはたぶん最も一般的に治療される痛みである。腱損傷（England et al 1989）、外側上顆炎（Simunovic et al 1998）、腰痛（Basford et al 1999）の治療で有意な改善の報告がある。優れた効果の報告がある一方、論文と研究による一般的な刺激条件の基準は、この研究の質がここ数年ずっと良くなっていると認められながらも、数人の著者らによって批判されている（e.g. Basford 1995）。de Bieら（1998）の系統的レビューによる最近の基準は、たとえば腱損傷や膝関節痛の治療には904nmのレーザーの使用が、いくつかの限られたエビデンスによって示されている。しかし、他の疾患（たとえば関節リウマチ）における効果のエビデンスは不足している。この手のより詳細な系統的レビューは他の波長について調べている最中であるが、過去の体験談や公表されたレビューでは、ヘルペス後神経痛を含む神経原性の痛みの軽減に最も有効なエビデンスが示されており、そこでは赤外線波長が使われている（Baxter 1994, Walker 1988）。比較的高い出力と高いエネルギーで使用した時に有効な結果を伴うことがわかってきている。

超音波療法

超音波療法は、理学療法の中で最も広く使用され続けている物理療法の一つである（tea Haar et al 1985）。超音波療法の主な適用は通常、痛みのマネジメントよりもむしろ軟部組織損傷 soft tissue injury や慢性的な創傷と潰瘍の治癒repair過程の促進である。実際、超音波に関する標準的なテキストにはこの方法による痛みの軽減効果について書かれておらず、忘れられているか無視されている（Kahn 1987, Young 1996）。この他、超音波療法が関節リウマチ rheumatoid arthritis や他の関節痛 arthorogenic pain（Clarke & Stenner 1976, De Preux 1952）、ヘルペス後神経痛 neuralgia（Jones 1984, Payne 1984）および腰痛 low back pain（Patrick 1978）を含むさまざまな痛みの状態に対して効果的であることの報告がある。

他の「電気治療」法とは対照的に、超音波は組織に電磁波エネルギーというよりは音波エネルギーを与えている。音波は縦波なので媒質が疎と密になる作用をもっているが、この作用は治療に用いる上で重要な因子となる。音波は、光線と違って真空中を伝播することはできず、組織に音波を伝えるためにカップリング剤（通常は水溶性のゲルか水）が必要である（下記参照）。

適用原理

超音波治療器は圧電性の水晶を組み込んでいる治療ヘッドと、主電源部や制御部から構成される。機器から照射される超音波エネルギーの周波数は、逆圧電効果を利用して作用する治療ヘッドの水晶の振

動によって決められる。本体もしくはコントローラーは通常出力強度の選択と同様にパルス波と持続波モードの選択があり、タイマーとon-offスイッチも付いている。超音波の周波数はメガヘルツの範囲内（すなわち1秒間に100万波）で、通常は0.5～3MHzの間である。そして「超音波」の名前が示すようにあまりにも高周波であるため、ヒトの耳には聞こえない。

すでに示したように超音波は空気中をほとんど伝播しないので、超音波療法ではカップリング剤が必要である。カップリング剤は治療部位によって異なる。たとえば痛みのある筋を治療する時は水溶性のゲルで、たとえば手の小関節の関節炎を治療する時は、洗面器やタンクに入れた水の中に治療したい身体の部分を入れる。

不安定なキャビテーション（空洞現象）、超音波強度の不均等性 standing wave formation※訳注59、そして過度の組織加熱（下記参照）などの問題が起こらないように、超音波治療ヘッドは通常超音波照射中に治療する皮膚領域を横切るように往復させたり、あるいは弧を描くように、もしくは丸く「磨き上げる」ように移動させる。このような動きは、超音波照射による痛みの軽減効果を増すような、「マッサージ様」の刺激がさらに加わると言われている。

治療に用いる強度は通常0.1～3W/cm²であるが、より低い強度（すなわち非熱性）の使用は主にイギリスで人気があり、より強く熱い刺激は北米で一般的に使われている（Young 1996）。

治療時間は2～10分が最も一般的であるが、通常急性期か慢性期かということと、治療部位の大きさによって規定され、およそ1～20分まで変動させることができる。温熱効果を与える場合には、超音波を使用する前に患者に温冷感覚弁別の皮膚検査をすべきである。そのほか超音波療法で骨の近くへ当てる時は、特に骨の突起周囲、たとえば上顆部ではエネルギーの集中が起こり、骨膜に痛みが生じることがある。金属挿入による同様のエネルギーの集中は、組織の痛みややけどの原因となりうる。そのためすべての患者に治療部位の近くに金属挿入物がないかを調べ、また治療部位の近くに骨がある場合には特に配慮すべきである。

安全への配慮

以下は超音波療法に関する主な禁忌と安全のための注意点である（Dyson 1988参照）。

1. 皮膚異常感覚（患者の皮膚感覚を検査すべきである）
2. 敏感な部位すなわち眼、頭蓋、星状神経節、性腺
3. 妊婦の子宮
4. 上皮性悪性腫瘍あるいはその疑いのあるもの、放射線治療を受けている部位
5. 血管の異常（たとえば深静脈血栓症）、慢性心疾患
6. 骨の突出部
7. 金属挿入物
8. 急性感染

作用機序

超音波療法の主な臨床効果は、創傷治癒と組織修復の促進である。急性の筋断裂であろうと慢性の潰瘍であろうと、修復機序を促進させることが治療の第一目標であり、この場合痛みの軽減は修復経過に付随して起こる。すなわち、患者の痛みは回復過程が進むにつれて減る。

非温熱刺激で組織修復に効果的な超音波療法の二つの主なメカニズムは、「キャビテーション」（組織内で気泡ができること）と「音波の伝播」（超音波による体液組織とイオンの動き）である。これら超音波の生み出す物理的効果は、膜の透過性の変化、

※訳注59　超音波照射のエネルギー強度は導子面上で均一ではなく、中心軸に近い部分が最大強度になるような波立ち波形となることを指している。

カルシウムの取り込み増加、そしてマクロファージによる栄養因子の産生といった、さまざまな細胞レベルの一連の変化が生じることである（Dyson 1982, 1985, Mortimer & Dyson 1988, Young & Dyson 1990）。非温熱刺激の超音波照射によって生じる細胞反応のカスケードは、最後に創傷治癒や組織修復を促進し、これと一緒に痛みを軽減させる。

痛みの軽減に関係しそうな超音波の他の生理学的効果は、局所血流や酸素分圧（Dyson & Pond 1973, Hansen & Kristensen 1973, Hogan et al 1982, Rubin et al 1990）、そして末梢神経機能（Cosentino et al 1983, Hong 1991、Moore et al 2000）の変化などである。虚血に陥った筋や四肢の痛み（Hogan et al 1982）の軽減に対する適用の他、超音波照射による温熱効果の結果として生じる血流増加は、亜急性あるいは慢性の筋骨格系の痛みを治療する時に有用である。その上、超音波照射後の神経の伝導の変化（Hong 1991, Moore et al 2000）は、たとえ痛みの軽減効果との正確な関連のすべてが明らかでなくても、末梢神経機能への直接的な神経生理学的効果の可能性を示唆している。

比較的高い強度での超音波照射は、音波エネルギーの吸収が組織の加熱を導くので、組織の加温反応に優れている。すでに述べたが、組織加温による生理学的効果は、より高い出力レベルにおける痛みの軽減の機序を説明する重要なものである。しかしながら、超音波照射強度の増加に伴って、逆に危険性が増えることも認識しなければならない。このような副作用（フリーラジカルの大量産生と局所的な組織破壊が含まれる）は、超音波の不安定なキャビテーションと強度の不均等性という二つの潜在的な効果と主に関係している。不安定なキャビテーションの例として、超音波によってつくられる正常では安定している気泡がつぶれ形を変えると、その過程で局所的損傷を引き起こす可能性が高くなる。強度の不均等性は、超音波の入射がつくり出す「固定された」波と比較的密度の高い組織（たとえば骨）表面から反射した波の干渉により、組織内で焦点の合った部位にエネルギーを集中させてしまう。これは不安定なキャビテーションとともに生じるので、組織損傷はこのような状況で起こりうる。超音波の温熱刺激は北米やイギリスで一般的に使用されているが、このような副作用は連続波よりむしろ低出力とパルス波を用いる場合に生じる。

この他、治療中に組織上で超音波導子を動かすことによって生じる「機械的」刺激との関連性を認識することも重要である。この組織の「マッサージ」は選択的に低閾値機械受容器を刺激しており、それで太径求心性神経の活動性が高まって脊髄分節性メカニズムの作用が生じる。超音波による痛みの軽減メカニズムの可能性として必ずしも認められているわけではないが、「プラシーボ」や比較試験（Van der Windt et al 1999, 2000参照）での超音波非照射群で報告される痛みの軽減は、超音波治療の「マッサージ」的な効果の可能性を強く示唆している。

最後に記載すべきこととして、超音波は治療部位の組織に作用させたい薬剤（たとえばNSAID）の作用を補助するために、さまざまなゲル（時にはクリーム）とともに用いられている。このフォノあるいはソノフォレーシス効果 sonophoresis は痛みの軽減効果とともに、いくつかの総合施設で調べられている（Ciccone et al 1991, Shin & Choi 1997, Klaiman et al 1998）。それにもかかわらず、この方法で痛みが軽減されるメカニズムは、超音波の特異的な効果というよりはむしろ薬剤によるものとみなされていることを覚えておくことは重要である（Kanikkannan et al 2000）。

推奨される適用と最近のエビデンス

すでに述べたように、超音波療法は筋骨格系（Clarke & Stenner 1976, De Preux 1952, Patrick 1978）や神経原性の痛み（Jones 1984, Payne 1984）を含むさまざまな痛みのマネジメントに効果的であることが報告されている。それにもかかわらず、この領域での最近の総説では超音波の痛みの軽減効果のみに限ってエビデンスが示されているが、他の効果について、さらに明確にしていくためには、さらなる比較臨床試験を行うことが必要である。

短波と極超短波ジアテルミー療法

すでに述べた体表面を直接温める方法とは別に、より深い組織を温めるために高周波電流を用いたジアテルミー療法が、この数十年間ずっと普及している。主に、そして最も続いているタイプは、27.12Hzの電磁波の使用による短波ジアテルミー療法と呼ばれるものである。最近では、さらに433.9、915、もしくは2450MHzの高周波の電磁波による極超短波ジアテルミー療法も紹介されている。

適用原理

短波ジアテルミーは基本ユニット（主電源、周波数発生装置、発振器や共振装置と同様の増幅器）と可動アームの端に取り付けられたいくつかのタイプの電極を使って照射される。治療にはいくつかの方法のうちの一つが使用される。通電方法は、通常「アーム」の端に取り付けられた1対の剛体の電極を用いるが、治療部位の皮膚と電極の間を離して取り付けるか、皮膚と電極の間に絶縁媒体を挟んで取り付ける。

治療部位を覆う絶縁ケーブルもしくはケーブルのような「コイル」を使用する誘導法は、まれである。このケーブルは治療者によってつくられるか、モノード電極として治療ヘッド内に組み込まれている。効果的な治療を行うために、適用方法の選択は組織を最大限に温める深さと部位を決める上で非常に重要である。たとえば、手足のどちらかを1対の剛体電極で両側から挟み込む対面電極配置法と呼ばれる方法は、最も深部を温めるが、この場合に最も温められるのは脂肪組織である。これに対し、一側から当てる同側面電極配置法、たとえば二つの電極を痛みのある腰部の治療のために患者の腰に並べて使用することは、対面電極法より少し表層の筋組織を温めるのに優れている。適用方法の利点の詳細な議論に関しては、LowとReed（2000）を直接見ていただきたい。

極超短波ジアテルミーにおける治療は、マグネトロンと呼ばれる特別の発生器と、それに関連した電源供給部と極超短波アンテナと結合している照射導子を取り付けた制御部からなる機器によって行われる。エミッターとも呼ばれる照射導子は生体から離して取り付けられるか、デザインによっては皮膚に当てるが、治療者は反射を制限するために治療組織に対してエミッターが垂直になるように注意する。

両方のジアテルミーで主な治療パラメータ（ジアテルミーの種類と治療部位以外で）は、治療時間と強度である。極超短波ジアテルミーで深部組織の温度を充分に上昇させるための治療時間は、通常20分以上である。一方、短波ジアテルミーでの治療時間は30分以上必要である。

治療強度は制御部の任意の目盛りが付けられているつまみよりも、TENSのように、むしろ患者の言う感覚によって決められる。患者の言う言葉のスケールは、ジアテルミーによる温かさの強度を分類するのに効果的に利用できる。すなわち「温かさをちょっと感じた」は最小限の加温強度に一致し、軽度の加温は「ほんのり温かい」、中等度の加温は「ちょうどよい温かさ」に一致する（Low & Reed 2000）。すべての場合において、たとえ最も強いレベルであっても、ちょうどよい温かさではない加温は決してすべきではない。そのちょうどよい状態を超えた過度の加温には、まったく治療効果がないことに注意すべきである。

安全への配慮

短波と極超短波ジアテルミーに共通した治療上の加温についての安全対策は、すでに概略を述べた。特に温熱療法がやけどを引き起こす可能性について、繰り返し述べることは大事であり、治療前にこのような危険を患者に注意するとともに皮膚検査を必ずすべきである。さらに、じっとしていることや、加温状態がちょうどよい状態でない場合は、そのことを患者に伝えてもらうため、非協力的あるいは認知に問題のある患者に対する治療は除外する。

これ以外は、以下がどちらのジアテルミーに対しても禁忌となる。

1. **挿入された金属物**—治療者は治療部に金属の挿入物（たとえば固定具、ピンなど）がないか調べなければならない。これら金属はエネルギー集中の原因となり、その結果やけどすることがある。
2. **心臓ペースメーカー**—短波ジアテルミーや極超短波ジアテルミーによって発生する電磁場がペースメーカー作動に悪影響を与える。これらは禁忌として認識するだけでなく、短波ジアテルミーの使用場所に適切な警告文も掲示すべきである。
3. 深部の加温処置はむしろがん性変化を促進する可能性があるので、**上皮性悪性腫瘍の存在あるいはその疑いのある部位**。
4. 妊婦の子宮の上や、そこを照射するような治療は避けるべきである。これはすべての電気治療において一般的に禁忌である。
5. **循環器疾患**—虚血は加温に反応するため組織が損傷することがあるので、虚血組織はジアテルミーで治療すべきでない。このような場合には近位組織への適用が有効である。発症からまもない血栓部への治療は避けるべきである。虚血性の組織あるいは出血性の部位は、血液不足が悪化する可能性があるので、ジアテルミーによる治療はすべきではない。
6. **感染部**—感染を拡大させるので、感染部への治療はすべきでない。ジアテルミーは発熱時にも使用すべきでない。

さらに、どちらのジアテルミーであっても、特に短波ジアテルミーを使う場合、患者は服を脱いで治療部を充分出す。特に人工物は静電気の蓄積や熱集中の原因となるので、治療部から取り除くべきである。衣服にも金属ファスナーやフックやクリップ（たとえばブラ、コルセット、ズボンやスカート）が付いており、これらは電磁波エネルギーを集中させたり反射させたりし、それで治療部が熱くなるので、やけどをしないようにするために、治療部から外さなければならない。最後にジアテルミーは水中で最も大きな熱を出すので、治療する前に皮膚が乾燥しているかどうか確かめるべきである。

作用機序

ジアテルミー療法が痛みを軽減させる効果の生理学的機序は、ホットパックや赤外線ランプを使った温熱療法ですでに述べた通りである。しかしながら、短波と極超短波ジアテルミーが組織で熱を産生し、その熱（特に短波で）の深さは伝導による熱の場合（もしくは赤外線の場合）よりも深いということを認識することは重要である。

ジアテルミーが熱を発生させる主なメカニズムは電磁場の迅速な変化であり、これは治療組織内で帯電したイオンがあちこちに迅速に動くことである。両タイプのジアテルミーで最大の加温は通常、最も多く水分を含んだ組織と特に筋である。短波療法を対面電極配置法で用いると、対象組織で熱産生される（脂肪組織で最も多い）が、モノード電極の場合や極超短波の場合には、加温される組織の深さは皮膚や筋の浅層に限定されることを強調しておく。

短波と極超短波ジアテルミーでは、電磁波の発熱効果とそれによる組織のやけどや急性期症状の悪化の危険性を避けるためにパルス照射とする。このような場合における、少なくとも痛みを軽減する治療効果の機序は明らかではない。

推奨される適用と最近のエビデンス

すでに述べた他の温熱療法と同様に、ジアテルミーはさまざまな筋骨格系の痛みのマネジメントに推奨される。しかしながら、比較的大きな効果が深部に与えられるジアテルミー（特に対面電極配置法を用いた短波）は、より深部に生じた外傷 deeper-seated lesion やその状態に関連した痛みの軽減に役立つ。たとえば、極超短波ジアテルミーは関節痛に効果があることがわかっている（Weinberger et al 1989）。

一方、短波ジアテルミーの鎮痛効果に関する臨床試験はほとんどない。パルス刺激の短波療法（パルス刺激の電磁波エネルギーやPEMEとも呼ばれる）

の効果はさまざまな痛みの状態で、さまざまな結果（たとえば有効なものと無効なものの両方）が報告されている（Foley-Nolan et al 1990, Klaber Moffett et al 1996, Wagstaff et al 1986）。この領域でのさらに進んだ研究は、より明確な効果から示されるであろうが、どんな鎮痛効果も用いられた治療パラメータに強く依存していることは明らかである（Low 1995）。

結論

痛みのマネジメントに主に用いられている物理療法には以下のものが含まれている。

1. ホットパックやコールドパックを用いて、組織の表層を温めたり冷やしたりする温熱・寒冷療法。
2. 通常は、末梢神経に電流を流すことによる電気刺激療法（主にTENSとIFT）。
3. ジアテルミー療法やレーザー療法を含む電磁波エネルギーによる療法や超音波療法。

この章では、物理療法を用いた痛みの治療原理の概要と作用機序を示した。さらに、主要な物理療法を取り上げ、それぞれの適用原理の概略（関連する安全への配慮を含む）と推奨される適用と最近のエビデンスの簡単な要約を示した。

この章で取り上げた物理療法手段に対する知識は、痛みのマネジメントにおける物理療法の役割を理解する上で治療者が身に付けておくものであり、最終的に痛みをもつ患者の状態を改善させるために役立つだろう。

学習問題・復習問題

1. 侵害情報がCNSの最も吻側レベルに到達する前に、温熱刺激が侵害情報を変調させる主な機序は何か？
2. 痛みを軽減させるための電気刺激療法（たとえばTENS）はどのような状態での使用が禁忌となるか？
3. 妊婦の腰痛のマネジメントで適用可能な物理療法を答えよ。
4. 亜急性期の筋痛を軽減する超音波療法の機序はどのようなものか？
5. 痛みの軽減に対するレーザー療法の主な適応症は何か？

参考文献

Basford J R 1995 Low intensity laser therapy: still not an established clinical tool. Lasers Surgery Medicine 16: 331–342

Basford J R, Sheffield C G, Harmsen W S 1999 Laser therapy: a randomised controlled trial of the effects of low intensity N:YAG laser irradiation on musculoskeletal pain. Archives Physical Medicine and Rehabilitation 80: 647–652

Baxter G D 1994 Therapeutic lasers: theory and practice. Churchill Livingstone, Edinburgh

Baxter G D, Bell A J, Allen J M et al 1991 Low level laser therapy: current clinical practice in Northern Ireland. Physiotherapy 77: 171–178

Baxter G D, Walsh D M, Allen J M et al 1994 Effects of low intensity infrared laser irradiation upon conduction in the human median nerve in vivo. Experimental Physiology 79: 227–234

Belcher J 1974 Interferential therapy. New Zealand Journal of Physiotherapy 6: 29–34

Borjesson M 1999 Visceral chest pain in unstable angina pectoris and effects of transcutaneous electrical nerve stimulation (TENS): a review. Herz 24: 114–125

Bowsher D 1988 Modulation of nociceptive input. In: Wells P, Frampton V, Bowsher D (eds) Pain: Management and Control in Physiotherapy. Heinemann, London

Carroll D, Tramer M, McQuay H et al 1997 Transcutaneous electrical nerve stimulation in labour pain: a systematic review. British Journal of Obstetrics Gynaecology 104: 169–175

Chen X-H, Han J S 1992 All three types of opioid receptors in the spinal cord are important for 2/15Hz electroacupuncture analgesia. European Journal of Pharmacology 211: 203–210

Ciccone C D, Leggin B G, Callamara J J 1991 Effects of ultrasound and trolamine salicylate phonophoresis on delayed onset muscle soreness. Physical Therapy 71: 666–675

Clarke G R, Stenner L 1976 Use of therapeutic ultrasound. Physiotherapy 62: 185–190

Cosentino A B, Cross D L, Harrington R J et al 1983 Ultrasound effect on electroneuromyographic measures in sensory fibers of the median nerve. Physical Therapy 63: 1788–92

De Bie R A, de Vet H C W, Lenssen A F et al 1998 Efficacy of 904nm laser therapy in the management of musculoskeletal disorders: a systematic review. Physical Therapy Reviews 3: 59–72

De Domenico G 1982 Pain relief with interferential current. Australian Journal of Physiotherapy 28: 14–18

De Preux T 1952 Ultrasonic wave therapy in osteoarthritis of the hip joint. British Journal of Physical Medicine 15:

14–19

Devor M 1990 What's in a laser beam for pain therapy? Pain 43: 139

Douglas W W, Malcolm J L 1955 The effect of localised cooling on cat nerves. Journal of Physiology 130: 53

Dyson M 1982 Nonthermal cellular effects of ultrasound. British Journal of Cancer 45 (Suppl V): 165–171

Dyson M 1985 Therapeutic applications of ultrasound. In: Nyborg W L, Ziskin M C (eds) Biological Effects of Ultrasound. Churchill Livingstone, Edinburgh, pp 121–133

Dyson M 1988 The use of ultrasound in sports physiotherapy. In: Grisogono V (ed) Sports Injuries. Churchill Livingstone, Edinburgh

Dyson M, Pond J B 1973 The effect of ultrasound on circulation. Physiotherapy 59: 284–287

England S, Farrell A J, Coppock J S et al 1989 Low-power laser therapy of shoulder tendonitis. Scandanavian Journal of Rheumatology 18: 427–431

Eriksson M, Sjolund B 1976 Acupuncture-like electroanalgesia in TNS-resistant chronic pain. In: Zotterman Y (ed) Sensory Function of the Skin in Primates. Pergamon Press, Oxford

Ernst E, Fialka 1994 Ice freezes pain? A review of the clinical effectiveness of analgesic cold therapy. Journal of Pain Symptom Management 9: 56–59

Foley-Nolan D, Barry C, Coughlan R J et al 1990 Pulsed high frequency (27 MHz) electromagnetic therapy for persistent neck pains. Orthopedics 13: 445–451

Foster N E, Thompson K A, Baxter G D, Allen J M 1999 Management of nonspecific low back pain by physiotherapists in Britain and Ireland. Spine 24: 1332–1342

Gracey J, McDonough S, Baxter G D 2001 A questionnaire survey of physiotherapists treating patients with low back pain. Spine in press

Han J S, Terrenius L 1982 Neurochemical basis of acupuncture analgesia. Annual Reviews in Pharmacology and Toxicology 22: 193–220

Han J S, Wang Q 1992 Mobilization of specific neuropeptides by peripheral stimulation of identified frequencies. News in Physiological Sciences 7: 176–180

Hansen T I, Kristensen J H 1973 Effect of massage, shortwave diathermy and ultrasound upon ^{133}Xe disappearance rate from muscle and subcutaneous tissue in the human calf. Scandanavian Journal of Rehabilitation Medicine 5: 179–82

Hay-Smith E J, Reed M A 1997 Physical agents for perineal pain following childbirth: a review of systematic reviews. Physical Therapy Reviews 2: 115–121

Hogan R D, Burke K M, Franklin T D 1982 The effect of ultrasound on microvascular hemodynamics in skeletal muscle: effects during ischaemia. Microvascular Research 23: 370–379

Hong C Z 1991 Reversible nerve conduction block in patients with polyneuropathy after ultrasound thermotherapy at therapeutic dosage. Archives of Physical Medicine Rehabilitation 72: 132–137

Jansen G, Lundberg T, Kjartansson J, Samuelson U E 1989 Acupuncture and sensory neuropeptides increase cutaneous blood flow in rats. Neuroscience Letters 97: 305–309

Johnson M I, Ashton C H, Thompson J W 1991 An in-depth study of long term users of transcutaneous electrical nerve stimulation (TENS). Implications for clinical use of TENS. Pain 44: 221–229

Johnson M I, Ashton C H, Marsh V R et al 1992 The effect of transcutaneous electrical nerve stimulation (TENS) and acupuncture on concentrations of betaendorphin, met-enkephalin and 5HT in the peripheral circulation. European Journal of Pain 13: 44–51

Jones R J 1984 Treatment of herpes zoster using ultrasonic therapy. Physiotherapy 70: 94–96

Kahn J 1987 Principles and practice of electrotherapy, 3rd Edn. Churchill Livingstone, New York

Kanikkanan N, Kandimalla K, Lamba S S et al 2000 Structure-activity relationship of chemical penetration enhancers in transdermal drug delivery. Current Medicine Chemistry 7: 593–608

Kaplan B, Rabinerson S, Pardo J et al 1997 Transcutaneous electrical nerve stimulation (TENS) as a pain-relief device in obstetrics and gynaecology. Clinics Experiment Obstetrics Gynaecology 24: 123–126

Karu T 1998 The Science of Low Power Laser Therapy. Gordon & Breach/OPA, Amsterdam

Kishioka S, Miyamoto Y, Fukunaga Y et al 1994 Effects of a mixture of peptidase inhibitors (amastatin, captopril and phosphamidon) on met-enkephalin, β-endorphin, dynorphin (1-13) and electroacupuncture induced antinociception in rats. Japanese Journal of Pharmacology 66: 337–345

Kitchen S, Bazin S 1996 Clayton's Electrotherapy, 10th Edn. W B Saunders, London

Klaber Moffett J A, Richardson P H, Frost H et al 1996 Placebo controlled, double blind trial to evaluate the effectiveness of pulsed shortwave therapy for osteoarthritic hip and knee pain. Pain 167: 121–127

Klaiman M D, Shrader J A, Danoff J V et al 1998 Phonophoresis versus ultrasound in the treatment of common musculoskeletal conditions. Medical Sciences Sports Exercise 30: 1349–1355

Lewis S M, Clelland J A, Knowles C J et al 1990. Effects of auricular acupuncture-like transcutaneous electrical nerve stimulation on pain levels following wound care in patients with burns: a pilot study. Journal of Burn Care Rehabilitation 11: 322–329

Lehmann J F (ed) 1982 Therapeutic Heat and Cold. Williams & Wilkins, Baltimore

Lehmann J F, de Lateur B J 1982 Therapeutic heat. In: Lehmann J F (ed) Therapeutic Heat and Cold. Williams & Wilkins, Baltimore

Lehmann J F, Mastock A J, Warren C G et al 1970 Effect of therapeutic temperatures on tendon extensibility. Archives physical Medicine Rehabilitation 51: 481–487

Low J 1995 Dosage of some pulsed shortwave clinical trials. Physiotherapy 81: 611–616

Low J, Reed A 2000 Electrotherapy Explained, 3rd Edn. Butterworth Heinemann, Oxford

Lowe A S, Walsh D M, Baxter G D and Allen J M 1997 Low-intensity laser irradiation (830 nm) reduces skin blood flow in humans. Lasers in Medical Science 10: 245–251

Lundeberg T 1993 Peripheral effects of sensory nerve stimulation (acupuncture) in inflammation and ischemia. Scandinavian Journal of Rehabilitation Medicine (Suppl 29): 61–86

McQuay H J, Moore R A, Eccleston C et al 1997 Systematic review of outpatient services for chronic pain control. Health Technology Assessment 1: 1–135

Martin D 1996 Interferential therapy. In: Kitchen S, Bazin S 1996 Clayton's Electrotherapy, 10th Edn. W B Saunders, London, pp 306–315

Moore J H, Gieck J H, Saliba E N et al 2000 The biophysical effects of ultrasound on median nerve distal latencies. Electromyography and Clinical Neurophysiology 40: 169–180

Mortimer A J, Dyson M 1988 The effect of therapeutic ultrasound on calcium uptake in fibroblasts. Ultrasound Medicine Biology 14, 499–506

Nelson R M, Currier D P 1991 Clinical Electrophysiology, 2nd Edn. Appleton & Lange, California

Noble G 2000 Doctoral Thesis, University of Ulster, Jordanstown, UK

Orwin R 1998 A non-pharmacological approach to angina. Professional Nurse 13: 583–586

Palastanga N P 1988 Heat and Cold. In: Wells P, Frampton V, Bowsher D (eds) Pain: Management and Control in Physiotherapy. Heinemann, London

Patrick M K 1978 Applications of therapeutic pulsed ultrasound. Physiotherapy 64: 103–104

Payne C 1984 Ultrasound for postherpetic neuralgia. Physiotherapy 70: 96–97

Pope G D, Mockett S P, Wright J P (1995) A survey of electrotherapeutic modalities: ownership and use in NHS in England. Physiotherapy 81: 82–91

Rasmussen M J, Hayes D L, Vlietstra R E et al 1988 Can transcutaneous electrical nerve stimulation be safely used in patients with permanent cardiac pacemakers? Mayo Clinic Proceedings 63: 443–445

Rubin M J, Etchinson M R, Condra K A et al 1990 Acute effect of ultrasound on skeletal muscle oxygen tension, blood flow and capillary density. Ultrasound Medicine Biology 16: 271–7

Shin S M, Choi J K 1997 Effect of indomethacin phonophoresis on the relief of temperomandibular joint pain. Cranio 15: 345–348

Simunovic Z, Trobonjaca T, Trobonjaca Z 1998 Treatment of medial and lateral epicondylitis – tennis and golfer's elbow – with low level laser therapy. Journal of Clinical Laser Medicine & Surgery 16: 145–51

Stephenson R, Johnson M 1995 The analgesic effects of interferential therapy on cold-induced pain in healthy subjects: a preliminary report. Physiotherapy Theory Practice 11: 89–95

ter Haar G, Dyson M, Oakley, E M 1985 The use of ultrasound by physiotherapists in Britain. Ultrasound Medicine Biology 13: 659–663

Thomas M, Lundeberg T 1994 Importance of modes of acupuncture in the treatment of chronic nociceptive pain. Acta Anaesthesiologica Scandinavica 38: 63–69

Tuner J, Hode L 1999 Low Level Laser Therapy. Clinical Practice and Scientific Background. Prima Books, Grangesberg, Sweden

Urba S G 1996 Nonpharmacologic pain management in terminal care. Clinics in Geriatric Medicine 12: 301–311

UvnasMoberg K, Bruzelius G, Alster P et al 1993 The antinociceptive effect of non-noxious sensory stimulation is mediated partly through oxytocinergic mechanisms Acta Physiologica Scandinavica 149: 199–204

Van der Windt DAWM, Van der Heijden GJMG, Van den Berg S G M et al 1999 Ultrasound therapy for musculoskeletal disorders: a systematic review. Pain 81: 257–271

Van der Windt D A, Van der Heijden GJMG, Van den Berg S G M et al 2000 Ultrasound therapy for acute ankle sprains. Cochrane Database of Systematic Reviews 2: CD001250

Wadsworth H, Chanmugan A P P (1980) Electrophysical agents in physiotherapy. Science Press, Marrickville

Wagstaff P, Wagstaff S, Downey M 1986 A pilot study to compare the efficacy of continuous and pulsed magnetic energy (short wave diathermy) in the relief of back pain. Physiotherapy 72: 563–566

Walker J B 1988 Low level laser therapy for pain management: a review of the literature and underlying mechanisms. In: Ohshiro T, Calderhead R G (eds) Low Level Laser Therapy: a practical introduction. Wiley, Chichester

Walsh D M 1997 TENS: Clinical Applications and Related Theory. Churchill Livingstone, Edinburgh

Wedlock P M Shephard R A 1996 Cranial irradiation with GaAlAs laser leads to naloxone reversible analgesia in rab. Psychological Reports 78: 727–731

Weinberger A, Fadilah R, Lev A et al 1989 Treatment of articular effusions with local deep microwave hyperthermia. Clinic Rheumatology 8: 461–466

Wesselmann U, Rymer W Z, Lan S-F 1990 Effect of pulsed infrared lasers on neural conduction and axoplasmic transport in sensory nerves. In: Joffe S N, Atsumi K (eds) 1990 Laser Surgery: advanced characterisation, therapeutics and systems II. Progress in Biomedical Optics, SPIE Volume 1200. International Society for Optical Engineering

Willie C D 1969 Interferential therapy. Physiotherapy 55: 503–505

Wu W-H, Ponnudurai R, Katz J et al 1987 Failure to confirm report of light-evoked response to low-power helium-neon laser light stimulus. Brain Research 401: 407–408

Young S 1996 Ultrasound therapy. In: Kitchen S, Bazin S (eds) Clayton's Electrotherapy, 10th Edn. W B Saunders, London, pp 243–267

Young S, Dyson M 1990 Macrophage responsiveness to therapeutic ultrasound. Ultrasound Medicine Biology 16, 809–816

（肥田朋子）

本章の目次

概　要　263
　学習の目的　264

代替・補完療法（ACT）とは何か　264
　痛みのための代替・補完的アプローチの分類　265
　ACTの利用　266
　なぜACTが注目されるのか　266
　ACTについての医療者の認識　267
　ACTに関する情報へのアクセス　268

ACTの有効性と限界　270
　有効性　270
　危険性　271

痛みに用いられている一般的なACTの有効性と有害性についての科学的エビデンス　273
　心身的アプローチ法　273
　代替医療システム　273
　生物学的療法　275
　マニピュレーションおよび身体的システム　276
　生体エネルギー療法　277
　生体電磁気療法　278

医療者への示唆　278

結　論　280
　学習問題・復習問題　280

12

代替・補完療法

Anita M. Unruh, Katherine Harman

概　要

　現代医療が痛みをもつ患者からの要求に常に応えているわけではない（Box 12.1参照）。治療の甲斐もなく患者の苦しみが続いている場合には、痛みのマネジメントのためや痛みと関係する症状や疾患を治療するために多くの人が代替・補完療法 Alternative and Complementary Therapies：ACT を試す。いわゆる一般的な理学療法や作業療法による介入とACTとの間に明確な線引きをすることはできない。なぜなら、理学療法と作業療法は基本的には現代医療を補完するための療法として認識されているからである。

　ACTは現代医療のモデルにそのまま適合しないことから、あくまでも「代替的」手段であると言える。ACTは健康に対する常識的な理解とはかけ離れた人体生理学を基盤としている。健康をもたらすメカニズムは理解されておらず、その有効性を示す科学的エビデンスは乏しく、起こりうる危険性については充分な対応がされているとは言い難い。しかし、それにもかかわらずACTの利用は増加している。

　この章では、ACTの魅力、ACTについての情報源、ACTに関して考えられる有効性と危険性、痛みに対して一般的に使用される療法のエビデンスの

> **Box 12.1　重要用語の定義**
>
> **全人的　holistic**：特定の部分に焦点を当てるのではなく人間全体を観ること。全人的観点では個々の構成部分がお互いに影響し合って全体をつくり上げると仮定している。
>
> **現代医療　conventional healthcare**：「西洋医学」の医療者により使用される理論的アプローチ、診断法、介入方法のこと。これらの医療者とは、作業療法士、理学療法士、看護師、ソーシャルワーカー、栄養士、言語療法士、聴覚士、心理士、医師である。現代医療は伝統的または現代医学と呼ぶ場合もある。われわれが、伝統的という用語を用いなかったのは、これが民間療法を意味する場合があるからである。また、医療という用語を用いた理由は、医師のみならず他の医療者も行っているという意味を含んでいるからである。
>
> **代替的　alternative または補完的　complementary**：代替療法と補完療法という用語は同じ方法を用いているという理由でしばしば同じ意味で使われる。しかし、これらの用語はこれらの療法の使い方を意味している。現代医療におけるアプローチと併用する場合には「補完療法」の方が好ましい。ある慢性腰痛の患者は理学療法士とレイキの達人からの治療を同時に受けている。すべての関係者は使われているそれぞれの介入について意識し、その療法が禁忌でないこととそれぞれの治療による効果を妨げないことを確認すべきである。ある人は、代替療法をひいきにして現代医療を受け付けないかもしれない。たとえば、がんを再発した人は化学療法や放射線療法の代わりにナチュロパシーをうける決断をし、ナチュロパシーだけに信頼を寄せるかもしれない。この場合にはナチュロパシーは補完療法というより代替療法として使われることとなる。もし現代医療的治療が有効であることがわかっているような状態であったなら、代替療法はより多くのリスクを負うこととなる。

程度について考える。医療者はACTに関する情報をどのように収集し、それらの有効性と考えられる危険性について決定する必要がある。さらに、患者が選択したACTと理学療法ならびに作業療法における介入との相補性について判断する必要がある。また、患者がACTを利用するにあたってアドバイスや指示を求めるかもしれない。

この章では医療者のための示唆に富んだ議論を行っていく。

学習の目的

1. 現代医療とACTの違いについて理解する。
2. 痛みのマネジメント法としてのACTの役割について理解する。
3. ACTの有効性と危険性について理解する。
4. 痛みに対する一般的な治療例。
5. 医療者に対する示唆。

ACTとは何か？

ACTは広い範囲の哲学、アプローチ、治療法からなり、それらは通常、正統な医療あるいは現代医療とは関係なく発展し提供されてきた（National Center for Complementary & Alternative Medicine：NCCAM 1999a）。これらは異端の療法、つまり現代医療と比べると正当な地位にあるとは言い難い。

Box 12.1で示したように、ACTは時として「全人的療法」とみなされるが、それはACTが個人の身体的、精神的、感情的、霊的な要求まで取り扱い、また病気の治療よりもその予防に力点を置くからである（NCCAM 1999a）。

過去においては、これらの療法について医学部や医療専門職の養成校で通常教えられることはなく、また一般に政府の健康保険や保険会社からの医療費払い戻しの対象にはならなかった。しかし、ここ10年あまりの間に鍼灸が、理学療法学部や医学部の教育カリキュラムおよび卒後教育プログラムに取り入れられてきている。

次に痛み対するACTの項で明らかとなるが、現代医療による介入とACTはある程度オーバーラップする部分がある。たとえば、催眠療法や視覚化はACTと同じく現代医療とみなされている。介入が（ACTと現代医療の）どちらであるか判断するため

にいくつかのポイントがある。介入が現代医療に沿って行われているのか、あるいは現代医療には一般に受け入れられない目的、もしくはそれを専門としない人が行うかにより適切に分類できる。

たとえば、催眠療法や視覚化は痛みの治療のための従来からの介入法と考えられるが、夜尿症のための代替療法としても用いられている。場合によっては、催眠療法や視覚化などの療法は、たとえ痛みの治療を目的としていても、これを行う人が医療者でなければ代替療法である。この場合、催眠療法あるいは視覚化を行うACTの施術者は現代医療とは異なる手法で痛みを治療しようとする。

アレキサンダーテクニック Alexander technique、フェルデンクライス Feldenkrise、セラピューティックタッチなど、他の療法は、その背景にある理論的エビデンスが不明であり、現代医療で認められていないことから、理学療法士、作業療法士、看護師などの医療者が行う場合であってもACTとして広く認識されている。また、ある介入については一つの専門的グループが現代医療から容認されていると思っていても、他の医療者はそう思っていない場合もある。

異なる療法が現代医療により認知されているかどうかは、国もしくは施設によっても違ってくる。つまり、介入の有効性がよくデザインされた研究により認められ、リスクが低いことがわかれば、これらの介入はこれまで以上に現代医療に受け入れられるであろう。現代医療において、科学的エビデンスに基づく臨床の重要性が高まっている中で、介入がACTとして、あるいは現代医療の一部として受け入れられるかどうかは、有効性の程度が重要な決定条件になるであろう。

痛みのための代替・補完的アプローチの分類

痛みに用いられる最も一般的なACTは以下のものである。

1. 心身的アプローチ mind-body approaches（視覚化 visualization、リラクセーション法 relaxation、バイオフィードバック biofeedback、催眠療法 hypnosis、瞑想 meditation などの認知行動療法など）。
2. 代替医療システム alternative medicine systems（鍼灸 acupuncture など）。
3. 生物学的療法 biologically-based therapies（薬草療法 herbal remedies、アロマセラピー aromatherapy、ハチ針療法 bee-stings）。
4. マニピュレーションおよび身体的システム manipulative and body-based systems（ボディーワーク body works、カイロプラクティック chiropractic、TENSなど）。
5. 金属を用いた生体エネルギー療法 biofield therapies using metals（キレート療法 chelation、銅製のブレスレット copper bracelet、硬貨による摩擦療法 coin rubbing など）、あるいは生体エネルギー場に基づいた療法（レイキ Reiki、セラピューティックタッチ therapeutic touch、振動療法 vibrational medicine など）。
6. 生体電磁気療法 bioelectromagnetics（磁気療法 magnetic therapy など）。

このリストは米国立補完・代替医療センター National Center for Complementary & Alternative Medicine：NACCAM（1999b）で作製されたものである。リストにあるいくつかの療法は、代替・補完的介入であると同時に、痛み治療に用いられる現代医療の中で重要な位置を占めている。痛みの治療として、鍼灸、脊椎マニピュレーション、マッサージ、催眠療法、イメージ療法、リラクセーションなどの療法は、ホメオパシー療法、キレート療法、エネルギー療法、セラピューティックタッチ、ハチ針療法などに比べると広く認められている（Ernst et al 1995）。現代医療による心身への介入は作業療法士、心理学者そして多くの理学療法士が使っている。TENSをはじめとした療法は、一般的に多くの理学療法士が使用している（11章参照）。

いくつかのACTは、その方法に関して知識のある医療者から受けることができる。カイロプラクティック、鍼灸、催眠療法は特定のトレーニングや認

定資格が必要となるが、ハーブ療法や食事療法は、医療者や代替療法の専門家でなくても簡単に受けることができる。これらの違いがACTの多様性や潜在的な有効性と危険性に関係している。

ACTの利用

　ACTは広く利用されている。現代医療はある健康上の問題については解決できるが、しばしば他の問題を生じさせ、これが患者のフラストレーションとなり、失望につながる（Berman et al 1998）。慢性的あるいは進行中の健康上の問題、特に痛みや気分障害がある患者はACTに救いを求める可能性が増大する（Eisenberg et al 1993）。Kraussら（1998）の報告を例に取ると、身体的障害を抱えてACTを利用する国民の割合は37％だが、これを成人でみると57％になる。ACTを選択した一番の理由が痛みの軽減であり、次に憂うつや不安の軽減をあげている。

　約31〜94％の成人関節炎患者も何かしらのACTを受けている（Southwood et al 1990）。Raoら（1999）は、6か所のリウマチ専門クリニックの患者の2/3がこれらの療法を受けていることを報告している。また、ACTの利用頻度は教養の高さと関係している（Eisenberg et al 1993, Warrick et al 1999）。これはおそらく、より高い教育を受けている患者はインターネットから医療情報を検索し、ACTに関する情報を簡単に入手するのであろうが、得た内容と正確性に関してはかなりの差がある。

　がん患者もまたACTをよく利用しているが、その7〜64％が一つ以上のACTを利用している（Cassileth 1999）。37％のがん外来患者が痛みと症状緩和のためにクリニックに通い（Onéschuk et al 1998）、頭頸部のがん患者の22％がACTを利用している（Warrick et al 1999）。Namら（1999）によると、前立腺がんの25〜80％の患者がACTを利用している。痛みと生命の危機にさらされているがん患者が、ACTに緩和や治癒の可能性を求めることは仕方がないことかもしれない。

　ACTの最大の利用者層は成人であるが、子供たちにも頻繁に受けさせていることは注目に値する。自分の健康管理にACTを利用している親の69％が、彼らの子供の健康上の問題にもACTを受けさせている（Spigelblatt et al 1994）。親が子供に受けさせるさまざまなACTの数は子供の年齢に伴い増加している（Southwood et al 1990）。一般小児病院に通っている2055人の子供に対して行ったカナダの調査では、34％の子供がかつてACTを利用した経験があり、その中の1/3が代替療法の施術者からの治療を受けている（Spigelblatt al 1994）。スウェーデン、オーストラリア、ニュージーランドあるいはカナダの関節炎を患っている小児患者の39〜86％が、症状のマネジメントのためにACTを利用している（Hoyeraal et al 1984, Southwood et al 1990）。

なぜACTが注目されるのか

　われわれの臨床で出会う患者の多くが自己演習12.1にあるような状況に直面している。

　多くの場合において、患者はすべての持続性の痛みや進行性の健康問題について、現代医療による治療が効果的でないことを知っている。たとえば、関節リウマチでは増悪と寛解といった劇症経過がしばしば見られる。薬物療法により好転する場合もある一方で、病態の進行を遅らせないばかりか深刻な副作用を起こす場合もある。患者はこの不規則で予測不可能な病態の進行により医療が無効であると感じ、症状のより良いコントロールと寛解を求めてACTを志向するのであろう。現代医療に対する不満、進行する病状そして簡単に試せる状況が、ACTを志向する動機となっている。

　ACTが自然志向であることも魅力の一つであり、特に現代医療で深刻な副作用を経験した患者にとっては、より自然で安全であると感じられるようである。たとえば、モルヒネの服用で頻繁に発生する厄介な副作用は便秘である。また、多くの人は鎮痛薬への依存を心配する。がん患者は化学療法や放射線療法による副作用について心配する。このような経験がACTをより魅力的にする。

> **自己演習 12.1**
>
> 自分はよく腹痛を起こしているとしましょう。そういう場合にはホームドクターの診察を受け、ストレスと食事についてのいくつかのアドバイスをもらっていました。それでも痛みは厄介なものであり、良くなる気配はありませんでした。ドクターが自分のことを単に不平を言っていると考えているのではないかと不安になりました。
> 仲のいい友達から痛み全般を和らげる効果のあるACTの製品を使っていることを聞きました。あなたはこれを試しますか。この製品について自分が知りたい情報を考えてみましょう。

大部分のACTが全人的見地からの健康を促進しようとし、健康そのものあるいは健康な状態にあるために積極的に関わり、心身の結合の強化を促進しようとしている。心身の結合を強くすることにより、人それぞれに新しい期待感が高まり絶望感が減少し、症状のコントロールと軽減を得やすくなる。医療者もまた積極的に関与し全人的に指導しようとするが、ACTの施術者は現代医療の枠組みの外にいるために、これらのことをより簡単に成し遂げることができる。

多くのACTが患者と施術者間の対人関係の重要性について強調している。結果的に、患者はよりよく理解できたと感じ、患者の健康と生活の質全体がACTの施術者にとって重要であると感じるようになる。この点は慢性痛患者にとって特に重要となる。現代医療では痛みのある患者は痛みの妥当性について大きな疑念を抱いている。そして、痛みのある状態から回復するよりも、むしろ痛みが存在していることを証明するためにより多くのエネルギーを消費するようになる。通常、ACTの施術者は患者にとって最も重要な問題から手をつけ、痛みには意味があることを確信し、患者を快方に向かわせようとする（Kenny & Guy 2000）。

ACTにより自分の症状が改善した人は、同様の問題を抱えている他の人にもしばしばACTを勧めるようになる。理解するのがむずかしい方法論や統計による多くの技術的文献からなる研究成果から、他の人が同じような問題を特定のACTで克服あるいは治したと聞くと大いに興味がわくのである。経験による説得力は、両親による代替療法の利用に関するアンケートの中に見ることができる（Spigelblatt 1995）。両親が子供にACTを受けさせる最も一般的な理由は口コミによるものである。

最後に、ある人はACTを痛み、うつ状態、不安感の軽減あるいは病気の治療ではなく、健康への取り組みの一つとして補助的に利用している。ビタミンやハーブ療法はしばしばこのような健康増進の手段として使われている。これは健康問題が悪化した場合に、他のACTをごく自然に試そうとすることからも理解できる。ACTの利用はおそらく個人の考え方と過去の経験によるものである。

ACTが魅力的であることを示す明らかな理由がある。持続する痛みから解放されるために、すべての選択肢について考えることは当然である。ACTはその機会を一般的に少ない費用と低いリスクで提供する（Boisset & Fitzcharles 1994, Eisenberg et al 1933）。この章の後半では、一般に痛みに対して行われているACTの有効性と危険性についてどれくらい理解されているか検討する。

ACTについての医療者の認識

現代医療ではマネジメントすることがむずかしい複雑な健康問題に対する革新的な対処法として、理学療法と作業療法という二つの医療専門職が発展してきた。リハビリテーションで使用される有用な多くのテクニックは、ある時点では「代替」であると認識されていた。

理学療法の例としては、下肢の感染症後に循環系の合併症を起こしたドイツの理学療法士、Elizabeth Dickeの例がある。彼女はベッドの中で、腰痛、一側下肢の壊疽の危険性と切断の可能性にさいなまれながら、腰への深部マッサージが結果として足の循環を改善することを発見した。切断は回避され、結合組織マッサージ connective-tissue massage が誕生した（Gifford & Gifford 1994）。

米国の作業療法士であるJean Ayresにより開発

された感覚統合 sensory integration は、学習障害のある小児を治療するためのアプローチ法である（Spitzer et al 1996）。感覚統合は学習障害のみならず、あらゆる問題に対して広く使われている。

しばしば医療者は、患者が自身の健康問題とうまく付き合いながら生活していけるように、革新的なアプローチ法を考え出さなければならない。彼らの目指すものは、病気を治すとか症状の軽減を第一の目的とする医療とはきわめて異なるものである。このような理由から、場合によっては、理学療法士、作業療法士、看護師といった医療者はACTをさらに認めるようになり、いくつかのACTについて現代医療としてみなすようになる。

いくつかのACTに対する医療者の認識は増加している。たとえば、腰痛専門の医療者へのACTに関するアンケートによると、彼らはオステオパシー osteopathy とカイロプラクティックが合併症を伴わない急性腰痛に、鍼灸が合併症を伴わない慢性腰痛にそれぞれ有効であることを評価する一方で、ホメオパシーやハーブ療法は無効であると考えている（Ernst& Pittler 1999）。

カナダでの調査によると、ホームドクターは筋骨格系障害、慢性痛、慢性病に代替療法が有効であると認識していた（Verhoef & Sutherland 1995）。同じ調査で、カイロプラクティック、催眠療法、鍼灸は慢性痛に有効であると報告された。医師のあり方に関するメタアナリシスにより、Ernstら（1995）は、大多数の医師がマニピュレーションと鍼灸は中程度に実用的である、あるいは有効であると考えているという結論に至った。

すでに述べたように、現代医療に好意的に受け止められているACTに関しては、現行の医療体制により簡単に導入できる。たとえば、認知行動療法、リラクセーション、催眠療法は違和感なく現行のペインマネジメントプログラムに導入でき、一般には誰もACTとは考えない。しかしながら、MelzackとWall（1965）による痛みのゲートコントロール理論が唱えられる以前には、これらの療法は認められていなかった。ゲートコントロール理論により、これらの療法がいかに痛みに対して有効であるのか説明されたのである。

他の療法、特にマッサージについては、多くの医療者が個人的レベルでマッサージによるリラクセーション効果を体験していることから、直感的に受け入れられると思われる。脊柱マニピュレーションと鍼灸に関しては医療者すべてから受け入れられてはいないが、これらには長い歴史があり、有効性に関する科学的エビデンスも多数ある。比較的新しいACTや理論的に現代医療からかけ離れている場合には懐疑的に見られてしまう。たとえば、目に見えない管の中にある感知できないエネルギーの変化を基盤としている方法（振動医学など）は、簡単に受け入れられるものではない。

ACTに関する情報へのアクセス

どのようなACTであっても、それらに関する正確な情報を得ることは簡単でない。このような療法は現代医療とかけ離れたものであると思われていた。これまでにこれらの療法に関して満足な研究はなく、また査読システムのある医療系学術誌にも掲載されていなかった。議論といっても、そのほとんどが健康やウエルネス関係の書籍や健康関連の雑誌にあるだけで、これもACTの団体や関連した会社によるものであった。

この10年間に、コンピュータへのアクセスを通じて二つの強力で効果的な情報収集が可能となった。一つの方法は電子版データベースからのコンピュータ検索による情報収集である（コクランライブラリー Cochrane Library、メドライン Medline、シナール CINAHL）。これらの検索は大学や病院の図書館から行うことができる。もう一つの方法は、インターネットの検索ソフトを利用した特定の療法に関する情報収集である。検索情報の種類を決定するものは、情報検索する方法ならびに検索理由であることを理解しておくことが重要である。

メドラインやコクランライブラリーなどの電子版データベース検索では、文書や査読システムのある医学雑誌の研究論文を検索できる。コクランライブ

ラリーのデータベースは実証的研究に焦点を置いている。メドラインでは臨床ならびに基礎研究を同一に扱っている。

インターネット検索により多くの可能性が生まれる。検索サイト、広告、メールリスト、センター、開業医、詐欺師あるいはそのグループなど、ここにはすべてがある。ACTに関する正確な情報は、伝統医学や健康関連の学術誌データベースならびにインターネットの両方にあるが、両者にも潜在的なバイアスが存在する。従来の文献は、ACTに関する有効性よりも確認されている危険性についてのものが多い。これとは対照的に、ACTの施術者や関係者から発表される論文は、バイアスにより最小限の危険性はあるが有効性の方を示している。さらに検索理由は、検索情報のタイプや検索方法に影響を与える。患者が求めている情報の多くが緊急を要するものであり、医療者による検索に比べると個人的な因果関係が強くなる。医療者はACTに関する理解を助け、深めるために情報検索を行う。

自己演習12.2と12.3に、ACTに関する患者および医療者の立場を想定した二つのシナリオを示した。12.2は医療者向けであり、12.3は患者の立場に立ったシナリオである。

自己演習12.2と12.3ではハチ針療法を取り上げている。著者（A.U.）の一人は、大きなコミュニティーで最近行われた痛みへの対処法に関する聞き取り調査で、痛みのためのハチ針療法のことを耳にした。数人の回答者が慢性痛を軽減するためにハチ針療法を行っていると自分からコメントした。痛みに対してハチ針療法がどれくらい普及しているかは不明であり、医療者にはそれほど知られていないが、慢性痛を経験した人には知られているACTのよい例である。

痛みのためのハチ針療法について検索できる情報について考えてみよう。われわれはシナール、メドラインおよびインターネットによる検索を試みた。シナールとメドラインではハチ針療法に関する二つの論文が検索された。これらの論文の参考文献から新たな論文を1編探すことができた。最初の論文は

自己演習 12.2

Joan Smithは自分の患者の一人です。彼女は2年前に多発性硬化症と診断されました。彼女は積極的に治療を受けていましたが、彼女の意欲にかかわらず、予期せぬ発作的な痛みと疲労感が治療に関する進展とやる気を妨げていました。

彼女は、自立支援グループのメンバー数人が痛みと疲労感を取るためにハチ針療法を受けていることを聞きました。Joanはこの治療法について、これは単に常軌を逸したものなのか、それとも効果についてのエビデンスがあるのかどうかあなたに質問してきました。あなたは痛みを軽減するというハチ針療法について今まで聞いたことがありません。

- どのような方法で情報を探しますか。実際に行ってみましょう
- どのようなアドバイスをJoanに与えるべきでしょうか

自己演習 12.3

2年前にあなたは多発性硬化症と診断されました。診断は自分の症状についての説明がついたという点ではよかったのですが、かなり動揺しました。特に、突発的ではないが、頻回に起こる痛みと疲労感に対して悩まされていました。

最近になって、自立支援グループに参加しました。何人かが痛みの軽減のためにハチ針療法を行っており、非常に効果的であることがわかりました。このハチ針療法の考え方は魅力的ではありませんでしたが、これ以上この病気のコントロールは望めないと感じていました。地方の図書館にインターネットでアクセスし、この療法についてより多くの情報を探すことにしました。実際にインターネットで検索してみましょう。得られた情報で痛みの軽減のためにハチ針療法を試す気になりますか。

編集者へのレターで、著者の母国（イタリア）でのハチ針療法に対する危惧が増大していること、つまり体内に残ってしまったハチの針の小片が引き起こす肉芽腫とアナフィラキシーショックの危険性について説明したものであった（Altomare & Capella 1994）。二つ目は、65歳になる男性の有痛性結節病変に関するものであった（Veraldi et al 1995）。彼は脊椎の関節症に由来する痛みのために、1か月の

間ハチ針療法を受けていた。病変の治療には現代医療が行われていたが、1年のフォローアップでは限局した部位でのみ回復が認められた。3番目の論文は、蕁麻疹、全身性の浮腫、限局した浮腫、ショックによる卒倒、喉頭部の浮腫、気管支の痙攣、血管神経性浮腫、部分的あるいは完全な昏睡状態、発疹、脱力、顔面の腫れ、嘔吐、チアノーゼなどハチ針療法により引き起こされる反応についてのものであった（Ordman 1968）。

これらの反応はハチに刺された場合やハチ毒を注射した場合でも起こる。また、Ordman（1968）はハチ毒に曝露する頻度が多くなるほど感受性が高まり、さらに副作用やその危険性が高まる確率は増加すると述べている。これらの論文はハチ針療法（アピセラピーapitherapyと呼ばれる場合もある）が危険な療法であり、かつては関節症、リウマチ性疾患、座骨神経痛における一般的な治療法であったが、現在では使われていない（おそらくイタリア以外では）という印象を与えている。

これとは対照的に、インターネットでは10分間で二人のアピセラピスト、5冊のハチ毒療法に関する書籍、二つの電子討議リスト、アメリカアピセラピー協会、四つのアピセラピーの有効性に対する賞賛の言葉が検索できた。これらはアピセラピーを行う際のアレルギーテストの必要性については強調していたが、他の副作用やこの療法を繰り返し行った場合の感受性の増加についてはまったく触れていなかった。有効性についての証明はあくまでも事例に基づいたものであった。療法が無効であった場合や有害であった場合には誰も注目しない。アピセラピストは自分たちのことを他人の福祉に寄与している者であると位置付け、ハチ針療法が多くの問題に対して有効な療法であることを説いていた。

これら二つの検索に関わった医療者は、ハチ針療法とは一般的ではなく、一連の危険性を伴い、そして有効性に関する科学的エビデンスがまったくないと結論付けるかもしれない。これとは対照的に、関節炎、多発性硬化症、座骨神経痛による痛みに苦しんでいる患者は、現代医療にはハチ針療法に関する知識がほとんどなく、危険性といってもおそらく誇張されたものでまれにしか発生せず、このような疾患を患っている人々への助けとなると結論付けるであろう。

医療者と患者にとって、有効性に関してはバランスのよい総合的な見解、そして健康のためのあらゆる手段についての限界と潜在的な危険性について、現代医療と代替的手段の両方で検索することが必要である（Newall et al 1996）。

非常に多くの場合、ACTはその創始者や達人と呼ばれる指導者による理論的基礎の上に成り立っており、基本的な出版物は有益な情報源となるであろう。ACTによるアプローチが決して現代医療や健康法に取って代わるものではないことを明確に記すべきである。また、潜在的な危険性と副作用への配慮についても注意を促すべきである。また、研究による有効性の証明を要求する場合には慎重になるべきである。臨床報告や相関性の研究は説得力のあるエビデンスとは言えない。次の項でこの問題について考える。

ACTによる有効性と限界

代替的あるいは補完的介入は現代医療で用いられている介入と同様に有効、無効、あるいは危険なものがある。この項ではACT的アプローチの潜在的な有効性と危険性について検討し、さらに次の項で、痛みに用いられる非常に一般的なACTに関するデータについて検討する。

有効性

ACTの潜在的な有効性はいくつもある。これらの有効性のいくつかは心理学的なものであり、残りは生理学的なものである。多くの場合、心理学的な有効性は心と身体の相互作用に関わるものである。心身医学的アプローチは無力感を軽減させ、痛みからの回復について楽観性と希望をもたせることができるようだ。施術者と患者との相互関係を重要視することにより、患者はより深い思いやりと理解のも

とで治療されていると感じるようになる。さらに患者は、自身の健康管理が行き届いているという認識をさらに深めるようになる。これらの療法の多くは現代医療よりも自然志向であり、この認識が最低でも危険性がない限りは信頼できるという確信につながっている。直接的であれ間接的であれ、これらの三つの要因はプラシーボ効果を高めている（この詳細については5章を参照）。

いくつかのACTには、痛みを軽減させるための生理学的に優れた点がある。これらの有効性のいくつかは、痛みを増悪させるストレスの軽減、筋のリラクセーション、環境や生活習慣因子への配慮である。他にも直接的に痛みを軽減させる生理学的効果がある。たとえば、鍼がある種の痛みを軽減させる効果があることを示す充分な研究結果がある（Alltree 1994, Baldry 1989, Gadsby & Flowerdew 1997, 1999, Patel et al 1989, Pomeranz 1995, Ter Reit et al 1990, Winlentz 1998）。

残念なことに、他のACTでは療法の有効性を示す研究結果は充分に得られていない。療法に関する根拠の多くは症例検討レベルのものしかない。多くの場合、製品を販売するために症例検討の内容にはバイアスがかかっている。いくつかの療法は、製品あるいは療法と痛みの軽減などの治療結果との間に相関関係があることをその根拠とする。しかし、相関性の研究では、ACTの使用が痛みを軽減したという証明にはならない。ACTによる有効性は、もしかしたらACTと同時に行っているもの、あるいは他の要因など別の何かによるものかもしれない。科学的エビデンスに基づく臨床の重要性が高まる中で、ACTの有効性評価のための多くの研究が今後数年の間に増加すると思われる。

痛みに対する直接的な治療（心理学的・生理学的）効果はさておき、ACTによる全人的アプローチでは、座りがちな生活習慣、喫煙、高脂肪食の摂取など、不健康な習慣の改善と同時に、栄養学的にバランスのとれた食事と活動的なライフスタイルへの参加を奨励している。これらの変化は全体的な健康の改善につながる。この健康に関する積極的変化は療法により与えられる唯一の効果かもしれないが、これがおそらく痛みに対する効果的な対処法を消費者に身に付けさせている。対処法の向上は重要で積極的な効果である。

危険性

ACTが有害になる場合が多くある。そのいくつかは、ACTを補完療法としてではなく、代替療法として使う場合に直接的な危害が生じるようである。また、製品の使用法に問題がある場合、明らかな自然成分による製品は本質的に安全であるという思い込み、費用の問題、未熟な施術者による正しくない治療など、結果として危険性が生じる場合もある。

代替療法としてACTを使う場合には、ある種の痛みや他の症状を軽減させたとしても痛みを起こしている原因を悪化させてしまう場合がある。これは、関節炎、嚢胞性線維症、糖尿病、がんやその他の疾患にとっては重要な問題となる可能性がある。もちろん、これらは現代医療でも起こるだろうが、ACTの施術者は悪性度や潜在的な問題を判断するためのトレーニングを受けていない可能性がある。さらに、現代医療を受けないために患者の病状が悪化するかもしれない。いくつかの慢性あるいは生命を脅かす疾患（関節リウマチ、病的肥満、がんなど）については、副作用や病態をさらに複雑にさせないための効果的な介入の時期が重要となる。

不幸にも、代替療法的手段を選んだ患者（つまり現代医療を選択しなかった患者）は、病気の悪化に気づく場合もある。いくつかの例では（患者が代替療法から現代医療へ治療手段を戻した場合）、疾患と関係する生理学的変化により、現代医療による治療効果が期待できなくなる程度にまで、疾患が進行している場合もある。

生理学的な危険性は特に子供に発生する可能性が高く、発達段階にある神経系はリスクをより負いやすくなっている。子供の一般的な痛みの問題で、両親がACTを受けさせている疾患として若年性関節炎がある（患者の70％との報告がある）（Hoyeraal et al 1984, Southwood et al 1990)。関節炎のマネジメントやコントロールの悪化、成長遅延、非常に早い思春期への移行、生命を脅かす飢餓などが、代替・補完的な食事療法や薬物療法の結果として生じると報告されている（Southwood et al 1990, Spigelblatt 1995）。先天性側弯症の生後4か月の子供に対するカイロプラクティックマニピュレーションで四肢麻痺が発生した例がある（Shafrir & Kaufman 1992）。小児へのホメオパシー homeopathy により、水銀中毒、低ナトリウム血症、浮腫、重度の掻痒感、蕁麻疹が発生したと報告されている（Spigelblatt 1995）。有効性と可能性のある副作用についての注意深い観察により、特に現代医療の医療者が小児の治療に携わっている場合には、療法の効果が最大限になると思われる。

いくつかのACTに関しては法的整備が不充分である。生物学的療法の多くは、公に出回る前に系統立てたテストを行わず、有効性と危険性について公に監視するシステムがない。棚にある製品、あるいはインターネットやメールオーダーで手に入れられる製品が有効成分を含有しているかどうか、法的に保証する制度はない。製品の品質保持期間を規制していないことから、有効性が既知の製品であっても、買った時点ですでに効果がないという事態になりかねない。消費者に対して起こりうる副作用について、ラベルに記して注意を促す必要もない。ACTについての最近の関心は、このような治療法に対する規制の大幅な見直しと消費者の保護を充実させることである。

ハーブ療法、健康補助食品、軟膏、ホメオパシー療法など多くの代替療法は、代替療法や現代医療の専門家の指示なしで個人的に行うことができる。このような方法で療法を利用している人々はその効果の出現に対して敏感であるが、これは製品が自然由来であるがために安全であると考えていることにもよる。好ましくない結果は表面に出てくるまでに数日かかる。利用者は、療法と好ましくない結果との間には関連がないと考えているようである。

いくつかの療法はプライベートな問題に関わる可能性がある。リラクセーション、催眠療法、マッサージのような身体的接触を含んだ療法は、患者に多大な感情的解放を引き起こす場合がある。このような療法を行う場合、その可能性が起こることを認識し、その発生に対する正しい対処の仕方について考えておくべきである。このような経験がある患者は療法を試す前に、施術者側に配慮と高度の専門性を問うべきである。

ACTは政府や民間会社による保険が適用されない場合が多い。たとえ療法が有効であることが知られており、料金が適当であったとしても、それは多くの人にとって個人が出費する額を超えている。効果について不明あるいは疑問の残るACTに対して、新たに出費をすることは避けるべきである。

残念ながら、多くのACTに関して法的規制のないことが、利益を上げるためだけに他人から搾取することを目的とした輩の業界への参入を簡単にしている。消費者のための医療過誤発生時の罰則に関する情報源は非常に少ない。搾取の可能性も、患者と詐欺師の両者がインターネットに簡単にアクセスできることから増加している。詐欺的なものから有用な情報を区別することは困難な場合が多い。

要約すれば、ACTは患者にとって有効にも有害にもなる。このことは、現代医療で行われている痛み治療にも当てはまる。たとえば、腰痛に対する外科手術はしばしば痛みを悪化させるが、ある研究によると15％の患者に脊椎手術後に悪化が認められている（Waddell et al 1979）。多くの情報源を探すこと、有効性と潜在的な危険性に目を向けること、医療者およびACTの施術者との相談、搾取を回避するための適切な注意を怠らないことなどが、患者のインフォームドチョイス informed choice[※訳注60]を簡単にする。

※訳注60　インフォームドコンセントと同義であるが、より患者が主体的に選択すること。

痛みに用いられている一般的なACTの有効性と有害性についての科学的エビデンス

ここではコクランレビューCochrane review、メタアナリシス、系統的な総説ならびに科学的エビデンスに関するその他の情報源をもとにして、痛みに対してよく知られているACTの有効性と有害性について検討していく。

心身的アプローチ法

痛みに対して最も一般的に用いられる二つの心身的アプローチ法として、催眠療法と認知行動療法 cognitive-behavioural therapy がある。催眠療法は、指示を通して心身の相互関係に影響を及ぼそうとするものであるが、非常に長い歴史がある。催眠療法による痛みの知覚に関する素晴らしいエビデンスがある（Hilgard & Hilgard 1983, Hilgard & LeBaron 1984, Nickelson et al 1999, Simon & Dahl 1999）。実験的研究によると、催眠療法を受けた被検者間では、受けなかった者と比較した場合に痛みの知覚が低下することが示された（Hilgard & Hilgard 1983）。

最近、Rainvilleら（1999）は催眠療法が痛みの知覚を変調させることに成功したと報告した。催眠療法は、他のほとんどの治療がよい効果を示さなかった線維筋痛症 fibromyalgia の患者に対して、理学療法よりも優れた効果を示した（Haanen et al 1991）。

認知行動療法は、病気に対する行動反応が正および負の強化により影響を受けているという前提に立ち、マネジメント法と対処法を向上させることを治療目的としている。認知行動療法と催眠療法は、骨髄穿刺時の小児の痛みと痛み関連の不安感を減少させる（Liossi & Hatira 1999）。51の研究に対するメタアナリシスでは、認知対処法が慢性痛の痛みを減少させることを証明している（Fernandez & Turk 1989）。

他のACTとして、イメージ療法はすべての感覚を使い、患者の症状に対する受け止め方について良いイメージをもつようにさせる。イメージ療法は交感神経系に影響を及ぼすと考えられている（Hawk 2000）。イメージ療法は痛みを変調あるいは軽減させるために利用され（Roberto 1994）、通常は単独ではなくリラクセーション法と組み合わせて行われる。リラクセーション法は医療者に広く使われている。リラクセーション法に関する批判的な総説において、Kerr（2000）は、リラクセーション法（身体的、非身体的手段を含む）はストレスを示す生理学的（心拍と血圧）および心理学的指標に対して肯定的な影響を示したと結論付けている。

心身的アプローチは人々の考え方、感じ方ならびに行動に影響を与える。ある人が自ら暗示の影響下にあれば、傷つきやすい状態にあるため、適切なトレーニングと倫理的な対応は必要であり基本となる。

代替医療システム

鍼は中国では3000年以上前から知られており、最初に西洋で知られたのはおよそ300年前である（Baldry 1989）。鍼は中国伝統医学の一つであり、健康的な心と身体を維持するための最適なエネルギーを保つために、陰と陽という相反する力のバランスをとることをその理論としている。中国伝統医学は多くの系（聞診、皮膚、脈、耳介、舌）を含む複雑な評価によりバランス状態を診断する。治療には鍼と漢方薬があり、ホメオスタシスの維持、免疫反応の向上、患者の鎮静化などを目的としている。

中国伝統医学は、広範囲に及ぶトレーニングと人体の機能について、西洋医学とはまったく異なる解釈を必要とするが、治療の手段として刺鍼術だけを習得することは可能で、西洋的思考体系に当てはめてから西洋医学に組み込む必要はない。

大多数の西洋人が痛みの治療に鍼を使うのは筋骨格系に対するアプローチであり、圧痛がある経穴 acupuncture point（阿是穴）を刺激するもので、これは筋・筋膜性のトリガーポイント trigger pointと高い相関を示す（Chaitow 2000, Melzack et al 1977）。経穴は、発汗が促進あるいは発汗神経活動が亢進している表在性の神経終末部、筋腱移行部、筋中あるいは内臓にある神経終末部と関係しているため、皮膚の伝導度を測定する機器により探すことができる（Gunn et al 1976, Liu et al 1975, Wu 1988）。

トリガーポイントへのdry-needle※訳注61は、鍼灸師やその他の医療者（そのほとんどが理学療法士、医師、歯科医師）により広く用いられている。トリガーポイントは中国伝統医学の診断法によらなくとも、症状のパターンや触診により探せるため、医療者が学ぶことは簡単である。鍼は簡単に手に入れることが可能で、どのように鍼を刺入するかを教えてくれる週末セミナーが開催されている。経穴はマッサージ（指圧）、TENS、レーザー、超音波などで非侵襲的に刺激することもできる。

米国立衛生研究所の委員会は、歯科領域の術後痛と他の痛みと無関係な疾患に対して、鍼単独あるいは現代医療との併用による効果について強力な科学的エビデンスがあると結論した（Wilentz 1998）。また、委員会は鍼が頭痛、月経痛、線維筋痛症、テニス肘、手根管症候群、腰痛などに効果がある可能性を示唆した。しかしながら、これらのタイプの痛みに対するデータは充分な説得性があるものではなかった。

いくつかの研究では、鍼が急性、慢性痛を緩和することが示されているが、効果がまったくないとの報告もある（Ter Reit et al 1990）。コクランレビューでは、鍼が腰痛に有効であるというエビデンスは現時点で認められないとしている（van Tulder et al 1999）。しかしながら、慢性腰痛に鍼が有効であることを示した信頼できる研究が二つだけある。Ezzoら（2000）は、2,423人の患者における種々の慢性痛に対する鍼効果についての51のランダム化比較試験について調査した。

慢性痛に対する鍼は、何もしないよりもましであることを示すエビデンスはわずかであった。また鍼がプラシーボ、偽鍼あるいは通常のケアよりも有効であるという決定的なエビデンスはなかった。（Ezzo et al 2000 p217）

調査した研究報告の中で、6編は方法論的に信頼できたが、この中で有効であることを示したものは1編だけだった。Deluzeら（1992）は鍼が線維筋痛症に有効であることを確認した。他の2編の研究は方法の信頼度が高く（Deluzeらほどではなかったが）、それぞれ頭痛（Hansen & Hansen 1985）と顔面痛（Hansen & Hansen 1983）に有効であると報告している。

Ezzoら（2000）とvan Tulderら（1999）によると、信頼性の低い研究では有効性があることを有意に示し、悪い研究では結果に対してバイアスがかかり、その効果について過大に評価し過ぎるという点で、意見が一致していることに注意すべきである。

鍼灸師の経験やトレーニング内容、経験年数、行った鍼治療のタイプや期間が、鍼の有効性を検討した研究結果に影響を与えるのかもしれない。プラシーボ用の鍼が最近開発されるまで、対照試験で被検者にブラインドすることは不可能であった（Streitberg & Kleinhertz 1998）。偽の経穴を決定し、被検者にブラインドをかけようとしても、この方法では刺入した鍼の刺激（おそらくこれも効果がある）による影響を除くことはできない（Ezzo et al 2000）。これらの問題は研究の比較可能性を低下させ、有効性を示す結果をわかりにくくする。

鍼に関係する危険性もいくつかある。鍼の滅菌を適切に行わない場合には感染症を引き起こし、それを蔓延させる可能性がある。未滅菌の鍼の使用により、HIV感染、肝炎、亜急性細菌性心内膜炎が起こっている（van Tulder et al 1999）。ディスポーザブル鍼の入手が簡単になり、多くの国でこのリスクが減少した。鍼が正しく刺入されない場合にはひりひりするような感覚や痛みを生じ、場合によってはより深部組織の損傷、内臓（肺、腸、膀胱など）の

※訳注61　鍼あるいは注射針の刺入だけで局麻薬は注入しない。

穿孔あるいはてんかん発作を引き起こす。また、誤った挿入による切鍼も発生する。鍼恐怖症の人々にとっては、事前に鍼治療を経験していない限り、鍼の適応性は低い。施術者が鍼灸師として正規のライセンスをもっている場合、鍼治療により悪影響が起こることはまれである。

世界保健機関は鍼の施術者は安全性と適正を確実にするため、診断と治療における適切なトレーニングを受けなければならないという見解を示している（Alltree 1994 p100）。鍼を治療に組み込むことを考えているならば、ライセンスについての情報を得るために地域の規制機関に問い合わせる必要がある。どのような人が鍼を行えるか、どのような症状が適応なのかについて、それぞれの管轄でかなりの違いがある。

生物学的療法

ハーブ療法は、栄養補助食品としても知られ、豊富な選択肢の中から組み合わせて用いられるが、ハーブ療法についての認識の増大は、痛みに対する製品の有効性に関するケーススタディの急増につながった。残念なことに、TowheedとAnastassiades（2000）が書いているようにハーブ療法はラベルに書かれている内容より効果が少ないことがよくある。

最近、治療困難な疾患ではなく一般的な疾患に対して絶大な効果があると謳っている多くの栄養補助食品のように、熱心な販売促進活動が臨床医薬をサポートしている科学的エビデンスをはるかに超えてしまっている場合がよくみられる。（Towheed & Anastassiades 2000 p1470）

おそらく薬剤師はACT製品について充分な知識をもっていないだろう。

ChrubasikとRoufogalis（1999）は、痛みに対する生物学的療法の製品として、デビルズクロー、イラクサ、ヤナギの樹皮、クロフサスグリの葉、フロフサスグリの種子、月見草の種子、ルチジサの種子、アキノキリンソウのハーブ、アスペンとセイヨウトリネコの樹皮、唐辛子、アルニカの花、ヒレハリソウのハーブと根、白ガラシの種子、スイートクローバーのハーブ、ティーツリーオイル、ナツシロギク、フキ、ペパーミントオイル、セントジョーンズワート、カバカバをリストにあげている。ChrubasikとRoufogalis（1999）は、多くの臨床研究において、ハーブ製品による副作用は現代医療の鎮痛薬より低い頻度で発生し、プラシーボより絶大な効果を示すと述べている。

最近になり、これらのハーブ製品の中でセントジョーンズワートのみがコクランレビューで検討されている。このハーブはうつに対して強力な効果を有している。これは痛みの寛解に直接的に有効であるかもしれないが、研究は充分でなく副作用もいくつかある。

特記すべき化合物がいくつかある。セレン欠乏はおそらく線維筋痛症の筋痛を引き起こす（van Rij 1979）。二重盲検法において、セレンのサプリメントを12週間摂取した被検者の60％近くに改善がみられた（Robinson et al 1981）。

カフェインは店頭で手に入れることができる多くの鎮痛薬の成分であり、一般的な飲み物や食品を通して簡単に摂取されている。痛みに対するカフェインの効果について多くの臨床研究がなされており、摂取量65mg以上から有効性を示す（Wallenstein 1975）。カフェインの摂取量は200mgを超えない範囲で、3～4時間以上の間隔を取ることが推奨されている（米国食品医薬品局1975）。

グルコサミン硫酸とコンドロイチン硫酸は一般市民や研究者から注目を浴びている。変形性関節炎による痛みは、その一部が軟骨の減少によるものであり、これらの化合物の研究より、軟骨の再生と修復を促すと結論付けられている（Burkhardt & Ghosh 1987, Leffler et al 1999）。また、これらは抗炎症作用を示すようだ（Ronca et al 1998, Towheed & Anastassiades 2000）。McAlindonら（2000）は、グルコサミンとコンドロイチンによる変形性関節炎の治療について包括的なメタアナリシスを行い、症状は中程度改善されたが宣伝広告のような効果は得られなかったと結論している。

多くの慢性痛患者が、マリファナは痛みに対して

効果的で安眠に有効であると報告している。臨床研究はカンナビノイドの鎮痛効果を認めているが、その一方で副作用（眠気、低血圧、徐脈）も頻発している（Herzberg et al 1997）。これらの物質はほとんどの国で、処方箋を手に入れることが不可能であるが、患者は非合法に「ストリート」マーケットで手に入れている（1回の服用量は法規制されていないハーブ療法よりも、非合法マーケットのマリファナの方がさらに不透明である）。近年、薬理学的研究によりカンナビノイドの成分を含んだ鎮痛化合物が開発されている（Howlett et al 1990）。

アロマセラピーではハーブ、植物および花から抽出したエッセンシャルオイルを使って痛みを軽減している（Urba 1996）。オイルを皮膚へ直接塗るかアロマを吸引する方法がある。関節炎の痛み（Brownfield 1998）、がん性疼痛（Urba 1996）、慢性痛（Buckle 1999）にはしばしばマッサージとの併用で用いられる。また、アロマセラピーは嘔気、嘔吐、分娩痛を治療するため、また労働中の気分を高揚させるためにも使われている（Burns & Blamey 1994）。アロマセラピーが痛みや睡眠に効果的であることを示すエビデンスはほとんどないが、マッサージとの併用により、満足感という主観的な感覚を向上させる（Brownfield 1998）。

マニピュレーションおよび身体的システム

触るという行為は人間の健康と満足感のために多大な貢献をしている（Montague 1971）。「ボディーワーク」とは、感情的および身体的なストレス要因が合わさることで、神経筋骨格系の構造に長期にわたる変位が引き起こされるという仮説に基づく療法である。これらのアライメントおよび姿勢の変位がさらなるストレス、痛み、関節可動域制限、不快感、疲労を生むこととなり、新たな変位の引き金となる。ボディーワークでは、自己への意識を高めながら外部からの徒手による手法を用いることにより、姿勢バランス、柔軟性、強固な身体的アライメントの獲得を目的とする（McPartland & Miller 1999）。

ボディーワークの数は急速に増加しており、米国内に限らず197ものテクニック名が存在する（McPartland 1992）。これらの療法に対する共通した命名法はない。たとえば、レイキは「ボディーワーク」だと考えられるが、「生体エネルギー」に基づいた療法でもある。療法の目的と用いられる物理的力は、禁忌を考える上で重要となってくる（つまり、骨粗鬆症の人の特に骨や関節には強い力がかかるような療法を行うべきではない）。

ボディーワークで見られるテクニックの狙いは実にさまざまである。バランスのとれたエネルギーの流れはこれらの療法に共通した目的であり、これを達成するためのテクニックは穏やかである。頭蓋仙骨療法などいくつかのテクニックは、脳脊髄液のような体液の循環に重きを置いている。その他のテクニックでは筋、靭帯、筋膜を対象にしているが、これらと理学療法との間に密接なオーバーラップがある。指圧、筋膜リリース、ロルフィングなど多くの種類のマッサージはこの分類に当てはまる。上述した後半のテクニックでは、直接的に骨や関節を動かすマニピュレーションを行う場合もある。にもかかわらず、マッサージを除くこれらの療法の有効性に関する実験的研究による説得力あるエビデンスは存在しない。

施術者により加えられる力の強さはテクニックにより異なっている。一般的には、エネルギーや脳脊髄液に影響させようとするテクニックの強さはより軽く、結合組織に対して行う場合は強くなる。関節マニピュレーションは大きな力が必要とされるが、特定の関節構造体に対して限局した力が加わるようにコントロールされている（これらのテクニックに関するより詳細な説明が10章にある）。

頭蓋仙骨療法は、論証はないが施術者が脳脊髄液の波動を触知でき、わずかな頭蓋骨の動きがその循環に影響するという理論に基づいている。脳脊髄液の流れと頭蓋仙骨リズムを触知する施術者の能力を測定しようという試みは行われているが、成功していない（Hanten et al 1998, Rogers et al 1998）。頭蓋仙骨療法は、対象の実態がつかみづらく、測定が

困難なために、効果についての報告は注意して検討する必要がある。

筋膜リリースは障害や姿勢不良により短縮した筋膜を対象として、姿勢の改善、ストレッチ、深部マッサージを行う。HantenとChandler (1994) は、股関節の可動域増大を指標にし、徒手による等尺性収縮－リラックス法と筋膜リリース法（下肢牽引法）とを比較した。どちらの方法も効果的であったが、筋膜リリースに比べて等尺性収縮の方がより有効であった。つまり、股関節の可動域増大という点では、理学療法の方が筋膜リリース法より効果があるという結果になった。筋膜リリース法は部分的に行うのでなく身体全体の筋膜が対象となっている。理学療法ではおそらく短縮した股関節伸展筋を選び出し、これのみを治療対象としている。関節可動域は障害された特定の筋群に対して治療した方が改善されやすい。

マッサージはストレスを軽減させ、筋骨格系の痛み、腰痛、頭痛などを楽にするために頻繁に用いられている。現時点において、痛みに対するマッサージについてのコクランレビューはないが、重要な研究がいくつかある。腰痛に対するマッサージの効果に関する系統的な総説によると、マッサージは腰痛に対する治療として有用であるようだが、既存の研究ではその有効性または無効性を論じるだけのエビデンスを示すには、多くの重大な方法論的不備があるとしている（Ernst 1999）。

他の総説において、Ernst（1998）はマッサージが運動後の筋肉痛に有効である可能性があることを示した。しかし残念ながら、この総説にある研究は多くの方法論的問題を抱えていた。また、がん性疼痛に対する非薬物療法の総説の中でマッサージが取り上げられているが、ここではマッサージの痛みに対する軽減効果は認められていない（Sellick & Zaza 1998）。

背中のマッサージは出産による腰痛に対する入浴やモビライゼーションに取り入れられているが、この介入は痛みの強さと痛みからくる不快感を軽減させるために用いられる皮下の蒸留水注射よりも効果がない（Labrecque et al 1999）。興味深いことに、水の注入は有意に痛みの軽減をもたらしたが、このグループの数人の女性は次の出産時に腰痛が出現した場合にマッサージを選択することを示唆した。

病院の職員に対して、職場における15分間のマッサージと短時間の座位による休息とを無作為に比較した（Katz et al 1999）。スウェーデン式マッサージを資格のあるマッサージ師が行った。介入前と参加中に測定した変数についてグループ間に差がなかった。マッサージを受けた参加者は有意な痛み（頭、頸、肩の痛み）の軽減と緊張の緩和を経験し、よりリラックスした気分になり、やる気が出てきたことを報告した。参加者の70％において、痛みの軽減、緊張の緩和、リラクセーションが、その日1日あるいはそれより長い間持続した。この研究により、マッサージには職場でよく起こる一般的な痛みを軽減する効果がおそらくあり、また、緊張を緩和し、やる気を起こさせることが示された。

マッサージによる痛みの軽減効果については、これまでのところ、ごく限られたエビデンスしか示していない。しかし、マッサージがうつ、不安、疲労、混乱に有効であることは他の研究で明らかとなっている（Field 1998, Field et al 1996, 1997）。気分を改善することは、慢性痛患者が日常生活に復帰し、持続痛をマネジメントしながらより良いQOLを続けるために重要と思われる。これらの研究ではマッサージについての否定的な効果は示されていないが、肉体的あるいは性的虐待を受けたことのある患者や、この程度の身体的接触でも不快感を示す患者には禁忌となる。

生体エネルギー療法

この分類には振動医学の領域が含まれ、多くの種類の療法を網羅している。エネルギーバランスの概念は明らかに中国伝統医学の影響を受けている。さらに、精神性といかに身体が機能するかというユニークな考え方との間に交点が存在する。研究領域の基礎はアインシュタインのパラダイムであり、そのパラダイムとは「人間とは身体あるいは細胞システ

ムが互いに結び付く複雑なエネルギー場のネットワークそのものである」と考えている（Gerber 1988 p39）。このエネルギーの流れは健康でいるための本質であると認識されている。エネルギーの流れの停滞や変化は病気を引き起こし、これを正常化させることによりバランスと健康を取り戻す。

セラピューティックタッチはよく知られた生体エネルギー場を用いた方法で、ある種の医療者、特に看護師の間ではある程度認知されている（Gordon et al 1998）。この方法は、患者に一切触れずに、特定の部位に手をかざし、撫でるようにすることで人間のエネルギー場を操作し、バランスを向上させる。患者に対するセラピューティックタッチの効果は不明であるが、しばしば人々はよりリラックスすると感じている。予備的実験では、セラピューティックタッチが入院患者の不安感を軽減させる効果があり（Quinn & Strelkauskas 1993）、また変形性膝関節症患者の痛みと機能をある程度改善する可能性が示されているが（Gordon et al 1998）、これまでに明らかな有効性を示す説得力のあるエビデンスはない。

他にもエネルギーの流れを基盤とした療法がいくつかある。レイキは2500年前から行われ、もともとはチベットで起こったと考えられている。レイキとは「無限と宇宙」（日本語の「霊」）と「生命力と活力」（日本語の「気」）を意味している。この方法は、施術者が患者の身体に軽く手を触れ、12の部位に対してヒーリングエネルギーを操作する。

ポラリティーセラピーでは、中国伝統医学の経絡に類似するチャネルを流れるプラーナ（エネルギー）の循環のバランスを、マッサージによって探る（McPartland & Miller 1999）。

この項で紹介した介入は、いずれもランダム化比較試験により検討されたものではない。これらの効果やリスクについても同様に不明である。

生体電磁気療法

磁気療法は15世紀のパラケルススにはじまる（Livingston 1998）。パラケルススは磁石が鉄を引き付けるのと同じように、磁石により病気も身体から取り出すことができると主張した。Franz Anton Mesmer（1734－1815）は、現代催眠療法の基礎を築いたことで有名である。彼の治療では、患者は水と鉄屑で満たされた風呂桶の周りに座り、催眠効果が身体に届くように鉄の棒をもった。そしてMesmerは患者に対して催眠療法のためのパワーを送った（Hilgard & Hilgard 1983）。磁気療法の人気は何世紀にもわたり盛衰を繰り返しているが、疾病や不健康な状態を身体から取り除くために多様な方法で使用されている。

現在、磁石は治療を目的として、バンドエイド様のパッチ、ベルト、身体を覆うための布、インソール、ヘッドバンド、イヤリング、ネックレス、ブレスレット、クッション、枕、マットレスとして売られている（Livingston 1998）。いくつかの製品は多極性となっているが（これらは極性を変えられる磁石を使っている）、もちろん単極性のものもある。総論的には磁石療法の痛みに対する有効性を示した研究はない。ただ、最近行われたランダム化二重盲検法によるポリオ後の痛み軽減に対する磁石療法と偽磁石との比較では、磁石療法に相当有意な鎮痛効果が認められた（Vallbona et al 1997）。ただ、この研究にはいくつかの重要な制限があり、ポリオ後の痛みあるいは他の痛みに対する磁石療法の有効性を決定するには多くの研究が必要となる。

医療者への示唆

医療者にとってACTに関して考慮すべき重要な事項が二つある。

最初に、医療者は痛みを有する患者の治療の一部にACTを取り入れることに興味をもつであろう。介入が現代医療あるいはACTのどちらにせよ、医療者は患者に提供する介入の有効性と関連する危険性に関するエビデンスの程度を理解しておく必要がある。すでに述べたように、認知行動療法、カイロプラクティック、鍼などのACTは有効性と有資格者が行う場合に発生する最小限の副作用に関してあ

> **Box 12.2　ACTの消費者のための助言（adapted from the NCCAM, National Institute of Health 2001）**
>
> **療法についての実用性、安全性、効果の評価**
> - インターネットで情報を探す。メドライン、シナール、コクランライブラリーのような電子化データベースも用いて、その療法が有効であるというエビデンスを検索する
> - 図書館員に手伝ってもらえるように依頼する
> - メリット、デメリット、危険性、副作用、期待できる効果について確認する。治療にはどれくらいの期間が必要か
> - 療法は自分の健康上の問題の一つに対して適応となるのか、では他の問題にはどうか
> - 療法に対する要求は妥当なものか、また回復の保証はまゆつばではないか
> - 有効性が危険性を上回っているか
> - 要求を支持する研究結果があるか
> - 医療者からアドバイスを受ける
> - ACTの施術者からアドバイスを受ける
> - 情報に通じた消費者になり、情報収集を継続する
>
> **代替療法を試す場合の施術者の専門性の確認**
> - 自分が受けようと考えている施術者の適性、能力、研修、免許を調べる
> - この施術者から治療された経験のある人と話をする
> - 施術者と話し合う。施術者は広く受け入れる姿勢をもち、質問に対する受容力がなければならない
> - 施術者は自分にとって落ち着ける存在であるべきである
>
> **サービスの検討**
> - どのような条件でどのような療法を行うのか
> - 施術者を訪れて1日に何人の患者が来るのかを聞いてみる
> - 環境は清潔で安全か
>
> **料金の検討**
> - 代替療法は一般に健康保険で払い戻しされない。料金は妥当で許容できる範囲にあるか
> - 同じ内容の治療にかかる料金を何人かの施術者で調査する
>
> **ACTの利用**
> - 内在する症状、疾病あるいは機能不全により現代医療による治療を受けている場合には、これらの医療専門家に自分が行おうとしていることについてアドバイスを求める
> - 考慮中のACTと現在行っている現代医療的治療との間に有害な相互作用がないかどうかを確認する
> - 内在する症状や疾病を治療するためにACTを優先し、現代医療的介入を否定する場合には特別の注意が必要である
> - 代替療法を行っている期間の健康状態を観察し、健康のプラス面とマイナス面に注意を払う
> - 自分が治療を受けている医療者と代替療法の施術者に、困っている症状についてどんなことでも報告する

る程度のエビデンスがある。また、これらの療法は現代医療においても一般によく知られている。しかし、生体エネルギー場や生体電磁気を利用した介入についてのエビデンスはほとんどない。

次に、医療者は痛みのためにACTを利用している患者を担当する可能性がある。たいていの場合、医療者がこの情報を知りえた際に、これらのACT療法は医療者による介入や他の現代医療を補完する立場となる。しかし、患者が代替療法を強く望む場合には現代医療による治療を止めてしまうかもしれない。患者がこのことについて医療者に相談する時には、直接的に医療者の意見や現代医療による治療を止めた場合に考えられる可能性について聞いてくる。患者には一番興味のある治療法を選ぶ権利がある。それでも知識がほとんどない治療法や、専門としていない治療法を医療者が保証するような行為は避けるべきである。医療者は患者が正確な情報を得られるようにしなければならない。

NACCAMは、患者と医療者の両者にとって、ACTに関する適切な情報源である（http://nccam.nih.gov）。この分野は急速に変わるので、興味ある患者や医療者はメドライン、シナール、コクランライブラリーなどのデータベースを定期的に検索し、療法の有効性に関する最近の研究を調べる必要がある。患者にとって、信用できるACTの施術者とACTに関する情報を調べる助けにもなるであろう。Box 12.2にNCCAMによる消費者のための助言（1999, 2001）を載せてある。

医療者は患者の決定にいつも同意するわけではなく、補完的手段よりも代替的手段を患者が選択した

場合にはこれが顕著になる。患者が充分に説明を受けた後に決断したと考えられる限り、患者には最も興味があるものを決める権利と責任が生じる。しかし、患者が小児の場合には状況が異なってくる。小児の健康管理はその子供に代わって世話を行っている人が普通は決めている。時々子供が自分で選択することもあるが、それについても、子供が自分自身の健康管理に関する同意書を本当に提出できるのかという疑問がわき上がってくる。子供、両親ならびに医療者の間で起こる介入についての対立には、医療施設の倫理委員会、子供の保護施設、訴訟などが関わってくる可能性がある。これらの問題は、子供、両親、医療者がすべての可能性について考慮し、妥協する点は妥協することで互いに合意することで解決でき、葛藤も少なくなる。

結　論

ACTの人気は増加し続けている。痛みの軽減は、これらの療法を人々が利用する最も一般的な理由である。いくつかの治療法については、医療者とACTの専門家のどちらも使うために、ACTと現代医療による治療の境界が時として不明確になる。

ACTの魅力の一つとして、これらは自然なものであり有害であることが少ないという認識がある。ACTは注意深く監視されているわけでなく、厳格に研究もされていないので、それらの有効性と潜在的な危険性についてはほとんど知られていない。鍼、カイロプラクティック、マッサージに関しては、あるタイプの痛みには有効な結果を示す新しいエビデンスがある。しかし、その他の多くのACTに関するエビデンスはまったくないか、あっても弱い。

これらの療法に対する消費者の興味の増加は、痛みに対するACTの研究の質を高め、有効性と有害性についての知識も向上させるであろう。究極的には、最も興味あるものを選択する必要があるのは患者自身である。

学習問題・復習問題

1．代替療法と補完療法との違いを述べよ。
2．患者が持続痛のためにACTを選択する理由を五つあげよ。
3．代替療法に特化した危険性は何か。
4．ACTについての出版物につきもののバイアスは何か。

参考文献

Alltree J 1994 Acupuncture. In: Wells P, Frampton V, Bowsher D (eds) Pain Management by Physical Therapy, 2nd Edn. Butterworth-Heinemann Ltd, Oxford

Altomare G F, Capella G L 1994 'Bee sting therapy': the revival of a dangerous practice. Acta Dermato Venereologica 74: 409

Baldry P 1989 Acupuncture, Trigger Points and Musculoskeletal pain. Churchill Livingstone, New York

Berman B M, Jonas W, Swyers J P 1998 Issues in the use of complementary/alternative medical therapies for low back pain. Physical Medicine and Rehabilitation Clinics of North America 9: 497–513

Boisset M, Fitzcharles M A 1994 Alternative medicine use by rheumatology patients in a universal health care setting. Journal of Rheumatology 21: 148–152

Brownfield A 1998 Aromatherapy in arthritis: a study. Nursing Standard 13(5): 34–35

Buckle J 1999 Use of aromatherapy as a complementary treatment for chronic pain. Alternative Therapies in Health and Medicine 5(5): 42–46, 48–51

Burkhardt D, Ghosh P 1987 Laboratory evaluation of antiarthritic drugs as potential chrondroprotective agents. Seminars in Arthritis and Rheumatism 17 (2 Suppl 1): 3–34

Burns E, Blamey C 1994 Using aromatherapy in childbirth. Nursing Times 90(9): 54–58

Cassileth B 1999 Complementary therapies: overview and state of the art. Cancer Nursing 22: 85–90

Chaitow L 2000 Fibromyalgia Syndrome: a Practitioner's Guide to Treatment. Churchill Livingstone, New York

Chrubasik S, Roufogalis B 1999 Herbal medicinal products for the treatment of pain. Rheumatic Pain, Newsletter of the IASP Special Interest Group on Rheumatic Pain, November: 1–4

Deluze C, Bosia L, Zirbs A, Chantraine A, Vischer T L 1992 Electroacupuncture in fibromyalgia: results of a controlled trial. British Medical Journal 305: 1249–1252

Eisenberg D, Kessler R, Foster C, Norlock F, Calkins D, Delbanco T 1993 Unconventional medicine in the United States. New England Journal of Medicine 328: 246–252

Ernst E 1998 Does post-exercise massage treatment reduce delayed onset muscle soreness? A systematic review. British Journal of Sports Medicine 32: 212–214

Ernst E 1999 Massage therapy for low back pain: a

systematic review. Journal of Pain and Symptom Management 17: 65–69

Ernst E, Pittler M H 1999 Experts' opinion on complementary/alternative therapies for low back pain. Journal of Manipulative Physiological Therapy 22(2): 87–90

Ernst E, Resch K-L, White A R 1995 Complementary medicine – What physicians think of it: a meta-analysis. Archives of Internal Medicine 155: 2405–2408

Ezzo J, Berman B, Hadhazy V A, Jadad A R, Lao L, Singh B B 2000 Is acupuncture effective for the treatment of chronic pain? Pain 86: 217–225

Fernandez E, Turk D 1989 The utility of cognitive coping strategies for altering pain perception: a meta-analysis. Pain 38: 123–135

Field T M 1998 Massage therapy effects. American Psychologist 53: 1270–1281

Field T, Grizzle N, Scafidi F, Schanberg S 1996 Massage and relaxation therapies' effects on depressed mothers. Adolescence 31: 903–911

Field T, Quintino O, Henteleff T, Wells-Keife L, Delvecchio-Feinberg G 1997 Job stress reduction techniques. Alternative Therapies and Health Medicine 3: 54–56

Food and Drug Administration 1975 Advisory Review Panel on OTC Sedative, Tranquilizer, and Sleep-Aid Drug Products (40FR57292). Fed Reg 42: 35482–85

Gadsby G, Flowerdew M 1997 Nerve stimulation for low back pain – a review. Nursing Standard 16: 11(43): 32–33

Gadsby J G, Flowerdew M W 1999 Transcutaneous electrical nerve stimulation and acupuncture-like transcutaneous electrical nerve stimulation for chronic low back pain. Cochrane Library, Issue 4: 33 pages

Gerber R 1988 Vibrational Medicine: New Choices for Healing Ourselves. Bear & Company, Santa Fe

Gifford J, Gifford L 1994 Connective tissue massage. In: Wells P, Frampton V, Bowsher D (eds) Pain Management by Physical Therapy, 2nd Edn. Butterworth, Oxford

Gordon A, Merentstin J, D'Amico F 1998 The effects of therapeutic touch on patients with osteoarthritis of the knee. Journal of Family Practice 47: 271–277

Gunn C, Ditchburn F, King M, Renwick G 1976 Acupuncture loci: a proposal for their classification according to their relationship to known neural structures. American Journal of Chinese Medicine 4: 183–195

Haanen H, Hoendrerdos H, van Romunde L, Hop W, Mallee C, Terwiel J, Hekster G 1991 Controlled trial of hypnotherapy in the treatment of refractory fibromyalgia. Journal of Rheumatology 18: 72–75

Hansen P E, Hansen J H 1983 Acupuncture treatment of chronic facial pain – a controlled cross-over trial. Headache 23: 66–69

Hansen P E, Hansen J H 1985 Acupuncture treatment of chronic tension headache – a controlled crossover trial. Cephalgia 1985: 137–142

Hanten W, Chandler S 1994 Effects of myofascial release leg pull and sagittal plane isometric contract-relax techniques on passive straight-leg raise angle. Journal of Orthopedic Sports Physical Therapy 20: 138–144

Hanten W, Dawson D, Iwata M, Seiden M, Whitten F, Zink T 1998 Craniosacral rhythm: reliability and relationships with cardiac and respiratory rates. Journal of Orthopaedic and Sports Physical Therapy 27: 213–218

Hawk C 2000 (personal communication) http://www.therapeutictouch.com/crystal.html

Herzberg U, Eliav E, Bennett G, Kopin I 1997 The analgesic effects of R(+)-WIN 55,212-2 mesylate, a high affinity cannabinoid agonist, in a rat model of neuropathic pain. Neuroscience Letters 221(2–3): 157–160

Hilgard E, Hilgard J 1983 Hypnosis in the Relief of Pain, 2nd Edn. William Kaufmann, Los Altos

Hilgard J, LeBaron S 1984 Hypnotherapy of Pain in Children with Cancer. William Kaufmann, Los Altos

Howlett A, Johnson M, Melvin L 1990 Classical and nonclassical cannabinoids: mechanism of action–brain binding. In: Drugs of Abuse: chemistry, pharmacology, immunology and AIDS, NIDA Research Monograph 96. US Department of Health and Human Services, Rockville

Hoyeraal H M, Brewer E J, Giannini E H, et al 1984 Unconventional therapies in pediatric rheumatology (abstract). Scandinavian Journal of Rheumatology Supplement 53: 113

Katz J, Wowk A, Culp D, Wakeling H 1999 A randomized, controlled study of the pain- and tension-reducing effects of 15 min workplace massage treatments versus seated rest for nurses in a large teaching hospital. Pain Research and Management 4: 81–88

Kenny D T, Guy L 2000 Pain-making: ritual dances between chronic pain patients and their doctors. The Progress of Pain: Before, Betwixt, & Beyond. Australian Pain Society 21st Annual Scientific Meeting, March 2000, p 36

Kerr, K 2000 Relaxation techniques: a critical review. Critical Reviews in Physical and Rehabilitation Medicine 12: 51–89

Krauss H H, Godfrey C, Kirk J, Eisenberg D M 1998 Alternative health care: its use by individuals with physical disabilities. Archives of Physical Medicine and Rehabilitation 79: 1440–1447

Labrecque M, Nouwen A, Bergeron M, Rancourt J F 1999 A randomized controlled trial of nonpharmacological approaches for relief of low back pain during labor. Journal of Family Practice 48: 259–263

Leffler C T, Philippi A F, Leffler S G, Mosure J C, Kim P D 1999 Glucosamine, chondroitin, and manganese ascorbate for degenerative joint disease of the knee or low back: a randomized, double-blind, placebo-controlled pilot study. Military Medicine 164: 85–91

Liossi C, Hatira P 1999 Clinical hypnosis versus cognitive behavioural training for pain management with pediatric cancer patients undergoing bone marrow aspirations. International Journal of Clinical and Experimental Hypnosis 47: 104–116

Liu Y, Varela M, Oswald R 1975 The correspondence between some motor points and acupuncture loci. American Journal of Chinese Medicine 3: 347–358

Livingston J D 1998 Magnetic therapy: plausible attraction? Committee for the Scientific Investigation of Claims of the Paranormal, Skeptical Inquirer, http://www.csicop.org/si/9807/magnet.html

McAlindon T, LaValley M, Gulin J, Felson D 2000 Glucosamine and chondroitin for treatment of osteoarthritis: a systematic quality assessment and meta-analysis. Journal of the American Medical Association 283: 1469–1472

McPartland J 1992 Alternative schools of manual medicine practicing in the United States. American Academy Osteopathy Journal 2: 23–24

McPartland J, Miller B 1999 Bodywork therapy systems.

Physical Medicine and Rehabilitation Clinics of North America 10: 583–602

Melzack R, Wall P 1965 Pain mechanisms: a new theory. Science 150: 971–979

Melzack R, Stillwell D, Fox J 1977 Trigger points and acupuncture points for pain: correlations and implications. Pain 3: 3–23

Montague A 1971 Touching: the Human Significance of the Skin, 2nd Edn. Harper & Row New York

Nam R, Fleshner N, Rakovitch E, et al 1999 Prevalence and patterns of the use of complementary therapies among prostate cancer patients: an epidemiological analysis. Journal of Urology 161: 1521–1524

National Center for Complementary and Alternative Medicine 1999a, Frequently asked questions. http://nccam.nih.gov/nccam/what-is-cam/faq.shtml

National Center for Complementary and Alternative Medicine 1999b Considering alternative therapies? http://nccam.nih.gov/nccam/what-is-cam/classify.shtml

National Center for Complementary and Alternative Medicine 2001 Considering alternative therapies? http://nccam.nih.gov/nccam/what-is-cam/consider.html

Newall C, Anderson L, Phillipson J 1996 Herbal medicines: a guide for health-care professionals. Pharmaceutical Press, London

Nickelson C, Brende J O, Gonzalez J 1999 What if your patient prefers an alternative pain control method? Self-hypnosis in the control of pain. South Medical Journal 92: 521–523

Oneschuk D, Fennell L, Hanson J, Bruera E 1998 The use of complementary medications by cancer patients attending an outpatient pain and symptom clinic. Journal of Palliative Care 14(4): 21–26

Ordman D 1968 Bee stings in South Africa. South Africa Medical Journal 42: 1194–1198

Patel M, Gutzwiller F, Paccaud F, Marazzi A 1989 A meta-analysis of acupuncture for chronic pain. International Journal of Epidemiology 18: 900–906

Pomeranz B 1995 Scientific basis of acupuncture. In: Stux G, Pomeranz B (eds) Basics of Acupuncture. Springer-Verlag, Berlin, pp 1–36

Portenoy R K, Lesage P 1999 Management of cancer pain. Lancet 353: 1695–1700

Quinn J, Strelkauskas A 1993 Psychoimmunologic effects of therapeutic touch on practitioner and recently bereaved recipients: a pilot study. Advances in Nursing Science 15: 13

Rainville P, Carrier B, Hofbauer R, Bushnell M, Duncan G 1999 Dissociation of sensory and affective dimensions of pain using hypnotic modulation. Pain 82: 159–171

Rao J K, Mihaliak K, Kroenke K, Bradley J, Tierney W M, Weinberger M 1999 Use of complementary therapies for arthritis among patients of rheumatologists. Annals of Internal Medicine 131: 409–416

Roberto K 1994 Older Women with Chronic Pain. Harrington Park Press, New York

Robinson M, Campbell D, Stewart R, Rea H, Thomson C, Snow P, Squires I 1981 Effect of daily supplements of selenium on patients with muscular complaints in Otago and Canterbury. New Zealand Medical Journal 93: 289–292

Rogers J, Witt P, Gross M, Hacke J, Genova P 1998 Simultaneous palpation of the craniosacral rate at the head and feet: intrarater and interrater reliability and rate comparisons. Physical Therapy 78: 1175–1185

Ronca F, Palmieri L, Panicucci P, Ronca G 1998 Anti-inflammatory activity of chondroitin sulfate. Osteoarthritis and Cartilage 6 Suppl A: 14–21

Sellick S M, Zaza C 1998 Critical review of five nonpharmacological strategies for managing cancer pain. Cancer Prevention and Control 2: 7–14

Shafrir Y, Kaufman B A 1992 Quadriplegia after chiropractic manipulation in an infant with congenital torticollis caused by a spinal astrocytoma. Journal of Pediatrics 120: 266–269

Simon E P, Dahl L F 1999 The sodium pentothal hypnosis interview with follow-up treatment for complex regional pain syndrome. Journal of Pain and Symptom Management 18: 132–136

Southwood T R, Malleson P N, Roberts-Thomson P J, Mahy M 1990 Unconventional remedies used for patients with juvenile arthritis. Pediatrics 85: 150–153

Spigelblatt L S 1995 Alternative medicine: should it be used by children? Current Problems in Pediatrics 25: 180–188

Spigelblatt L, Laine-Ammara G, Pless B, Guyer A 1994 The use of alternative medicine by children. Pediatrics 94: 811–814

Spitzer S, Roley S S, Clark F, Parham D 1996 Sensory integration: current trends in the United States. Scandinavian Journal of Occupational Therapy 3: 123–138

Streitberg K, Kleinhertz J 1998 Introducing a placebo needle into acupuncture research. The Lancet 352: 364–365

Ter Reit G, Kleijnen J, Knipschild P 1990 Acupuncture and chronic pain: a criteria-based meta-analysis. Clinical Epidemiology 43: 1191–1199

Towheed T, Anastassiades T 2000 Glucosamine and chondroitin for treating symptoms of osteoarthritis. Journal of the American Medical Association 283: 1469–1475

Urba S G 1996 Nonpharmacological pain management in terminal care. Clinics in Geriatric Medicine 12: 301–311

Vallbona C, Hazelwood C F, Jurida G 1997 Response of pain to static magnetic fields in postpolio patients: a double-blind pilot study. Archives of Physical and Rehabilitation Medicine 78: 1200–1203

van Rij A 1979 Selenium deficiency in total parenteral nutrition. American Journal of Clinical Clinical Nutrition 32: 2076–2085

van Tulder M W, Cherkin D C, Berman B, Lao L, Koes B W 1999 Acupuncture for low back pain. Cochrane Library, Issue 4: 15 pages

Veraldi S, Raiteri F, Caputo R, Alessi E 1995 Persistent nodular lesions caused by 'bee sting therapy'. Acta Dermato Venereologica 75: 161–162

Verhoef M J, Sutherland L R 1995 General practitioners' assessment of and interest in alternative medicine in Canada. Social Science and Medicine 41: 511–515

Waddell G, Kummel E, Lotto W, Graham J, Hall H, McCulloch J 1979 Failed lumbar disc surgery and repeat surgery following industrial injuries. Journal of Bone and Joint Surgery 61A: 201–207

Wallenstein S 1975 Analgesic studies of aspirin in cancer patients. In: Dale T (ed) Proceedings of the Aspirin Symposium. The Aspirin Foundation, London, pp 5–10

Warrick P, Irish J, Morningstart M 1999 Use of alternative medicine among patients with head and neck cancer. Archives of Otolaryngology Head and Neck Surgery 125(5): 573–579

Wilentz J 1998 NIH Consensus Development Conference on acupuncture. APS Bulletin 8(2): 1, 21 (http://consensus.nih.gov)

Wu D Z 1988. Traditional Chinese rehabilitative therapy in the process of modernization. International Disability Studies 10: 140–142

（橋本辰幸）

本章の目次

概　要　285
　　学習の目的　286

筋骨格系の痛み　286

関節の支持性と安定性　287
　　腰骨盤部　287
　　膝の膝蓋大腿関節における筋制御　287

痛みと筋機能不全　289
　　多裂筋と腰痛　289
　　大腿四頭筋（内側広筋）の機能不全と膝痛　289

反射抑制と筋機能　291
　　反射抑制の神経生理学的回路　291
　　反射抑制による筋弱化のパターン　291
　　反射抑制による筋の即時変化の可能性　293
　　除神経筋萎縮　293
　　生化学変化　294

慢性的な筋骨格系の痛みへの進展　295

特定の安定性運動アプローチ　296
　　リハビリテーションの原則　296
　　　　運動ニューロンプールの興奮　297
　　　　リハビリテーションの早期開始　298
　　　　規則的なリハビリテーションの実施　299
　　　　関節構成体に対するストレスの減少　299
　　　　痛みのない状態での運動　300
　　　　低負荷運動の利用　300
　　　　関節中間位の正確な制御　301
　　急性・慢性腰痛患者の多裂筋に対する特定の安定性プログラム　302
　　内側広筋に対する特定の安定性プログラム　303

結　論　304
　　学習問題・復習問題　305

13

運動と痛み

Julie Hides, Carolyn Richardson

概　要

　効果的、かつ効率的に痛みを軽減することは、その再発予防と同様に健康上の問題として非常に重要である。痛みの治療、とりわけ筋骨格系の障害に関連した慢性痛の治療は複雑な問題をはらんでいる。

　専門家が行っている痛みを軽減させる方法は古くから多くのものがある。具体的にはマッサージや関節モビライゼーションなどの徒手療法、干渉波電流や経皮的電気刺激（TENS　第11章参照のこと）などの物理療法があげられ、その他にもリラクセーションなどがある。本章では痛みの軽減、ならびに障害や痛みの再発予防に効果的とされている運動方法について解説する。

　低強度の等尺性収縮運動は、関節の安定性に関与する筋群の再教育と強化を目的に実施される（Box 13.1参照）。たとえば、腰痛患者では多裂筋を、膝蓋大腿関節痛患者では内側広筋を、それらの周囲筋群とは別に個別に訓練できれば関節の安定性の回復につながる。そこで、本章ではいくつかの運動方法を取り上げ、どのようなメカニズムで痛みに影響するのかを解説した。なお、本章では腰痛と膝痛を例にあげ解説しているが、この考え方については肩板損傷や肩関節インピンジメント症候群など、他の筋骨格系障害に基づく痛みに対しても応用できる。

> **Box 13.1　重要用語の定義**
>
> **関節の安定性　joint stabilization**：靭帯や関節包の障害を予防するための関節の機械的制御。
>
> **反射抑制　reflex inhibition**：感覚刺激が筋の随意収縮を抑制する現象。
>
> **関節性の筋脆弱化　arthrogenous muscle weakness**：筋の脆弱化は関節の障害や炎症によって起こる。
>
> **特定の安定性トレーニング　specific stabilization training**：関節の安定性に関与する筋を個別に強化するトレーニング。また、脊柱の安定性に関与する筋群を強化する分節的な安定性トレーニングに対しても使用する用語である。

学習の目的

1. 関節の安定性とそれに関与する筋について。
2. 筋の問題が関節痛や障害とどのように関係しているのか。
3. 筋機能不全と関節不安定性、ならびに筋骨格系由来の急性痛・慢性痛とのそれぞれの関連性について。
4. 特定の（分節的な）安定性運動の考え方とその原則について。

筋骨格系の痛み

　運動プログラム（他の治療法との併用の場合もある）は、筋骨格系の痛みに対して行われてきた治療法の一つである。

　慢性的に筋骨格系に病変があると多額の治療費がかかる。そのため、効果的、効率的に痛みを治療することは重要である。筋骨格系に由来する痛みの中で最も一般的なのが腰痛であり、腰痛には急性腰痛、再発した腰痛、慢性腰痛などがある。そして、本章では腰痛と膝関節痛を臨床モデルとして取り上げ、筋骨格系疾患に対する運動プログラムの一般的原則を解説した。

　周知のごとく、慢性腰痛には精神的問題、行動学的問題、あるいは環境変化の問題など、複雑な問題が混在している。第1章において、慢性痛とは障害を受けた組織は治癒しているにもかかわらず、痛みが持続している状態と述べた。すなわち、このことは正常な生理機能を回復させることは困難であることを示しており、たとえば、神経系は障害を受けると元のような正常機能には回復しないことを示している。

　腰痛の発生機序として、われわれは多裂筋などの障害により脊柱深部の筋の生理機能が障害されたためではないかと考えている。つまり、中枢神経系に制御されているこれらの筋に障害が起こると、脊柱の安定やその保護といった正常な生理機能を発揮することは困難で、特定の運動プログラムでその機能を改善させる必要がある。同様に、膝のような遠位関節においても関節の障害や疾病によって大腿四頭筋（特に内側広筋）の機能が障害されるため、特定の運動プログラムを実施し、その筋の機能を再教育する必要がある。

　そこで、本章では慢性痛の治療状況の一つとして特定の運動プログラムを取り上げ、これが腰痛や膝蓋大腿関節の機能不全といった筋骨格系障害に由来した痛みの症状に対してどのような影響を及ぼすのかについて述べた。そして、運動は自分自身でマネジメントしながら行えるため、筋骨格系障害由来の痛みに対する治療の一つとして利用すべきであることを主張した。

　一方、腰痛や膝痛といった筋骨格系障害由来の痛みに対して運動がどのような影響を及ぼすのかを理解するためには、脊柱や遠位関節の支持性・安定性、急性痛と筋機能不全の関連性、関節の障害によって起こる痛みの病態生理、特定の筋の問題と持続痛へ進展することの関連性、ならびに特定の（分節的な）安定性運動の基本などについて理解する必要がある。

関節の支持性と安定性

腰骨盤部

　腰部の安定性に関与する筋は多数ある。われわれの研究グループは腹横筋 abdominis と多裂筋 multifidus が腰部の安定性にどのように関わっているのかに着目した（Richardson et al 1999）。両方の筋が同時収縮し脊柱保護の役割を果たしている時、多裂筋のある部分を注目した（Fig 13.1）。この筋は椎間関節を覆い、また関節の障害や痛み、ならびにそれらが筋にどのように影響し、関連性をもつのかを示すよい例として使われている。

　多裂筋は病的状態にない時、腰部の安定性に重要な役割を果たしており、この点に関してのエビデンスは形態学や筋組織の構成、ならびに生体力学や筋活動の研究を通じて明らかとなっている。

　形態学としてのエビデンスで最も重要な点は、多裂筋線維束の配列が分節的である（Macintosh et al 1986）、腰仙部を構成する筋が大きい（Amonoo-Kuofi 1983, Macintosh et al 1986）、多裂筋と椎間関節が近接している点があげられ（Lewin et al 1962, Macintosh et al 1986）、これらが腰部の安定性に関与している要因とされている。また、筋組織の構成に関しても強いエビデンスがあり、多裂筋を構成する主要な筋線維はタイプⅠ線維で、このタイプの筋線維は持続収縮が可能であるため、脊柱を直立位に安定させることができると言われている（Jorgensen et al 1993, Sirca & Kostevc 1985, Verbout et al 1989）。

　また、脊柱の安定性に対する多裂筋の役割については、生体力学的研究でもエビデンスが示されている。つまり、多裂筋は脊柱中間位での動きを制御し（Crisco & Panjabi 1991, Panjabi et al 1989, Wilke et al 1995）、腰椎前弯の維持に働き（Aspden 1992, Bergmark 1989）、剪断力を制御するとともに腰椎の剛性を高めている（Wilke et al 1995）ことが明らかとなっている。加えて、安静時でも多裂筋には筋活動が認められることから、多裂筋には脊柱を安定させる機能があるとされている（Donisch & Basmajian 1972, Pauly 1966）。

　以上のように、多裂筋には腰部の安定性に関与する重要な役割があり、腰痛患者の多裂筋の機能不全は腰椎の保護・支持に多大な影響を及ぼす。

膝の膝蓋大腿関節における筋制御

　膝関節を制御する大腿四頭筋各筋の停止部分は共通している。そして、大腿四頭筋各筋は単独で活動するのかという点を検討した研究報告は多数あり、議論が重ねられてきた。1968年以前、内側広筋は膝関節の伸展よりもその安定性と膝蓋骨の動きを制御する働きがあると認識されていた。LiebやPerryら（1968, 1971）の解剖学的研究では、内側広筋 vastus medialis は他の大腿四頭筋よりも膝蓋骨

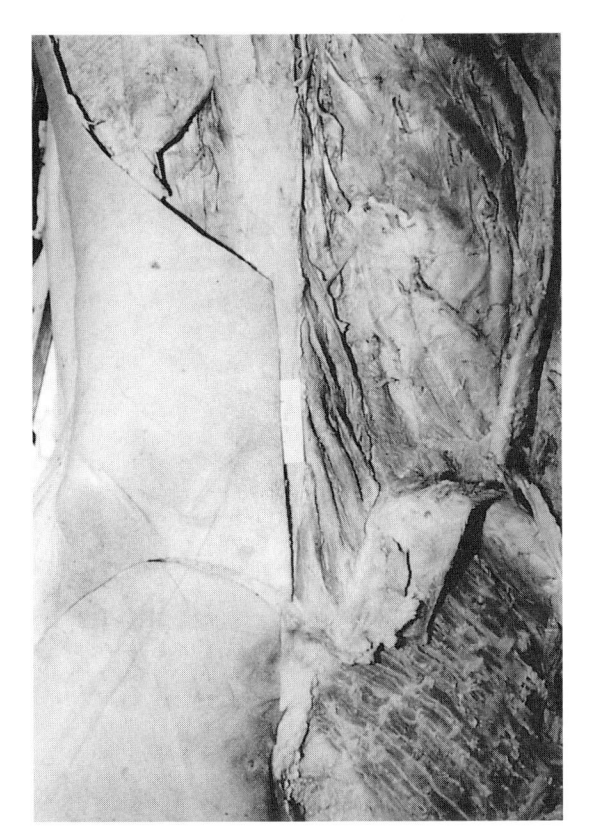

Fig 13.1　腰部多裂筋の五つの筋線維束 (with kind permission from Richardson et al 1999 p22)

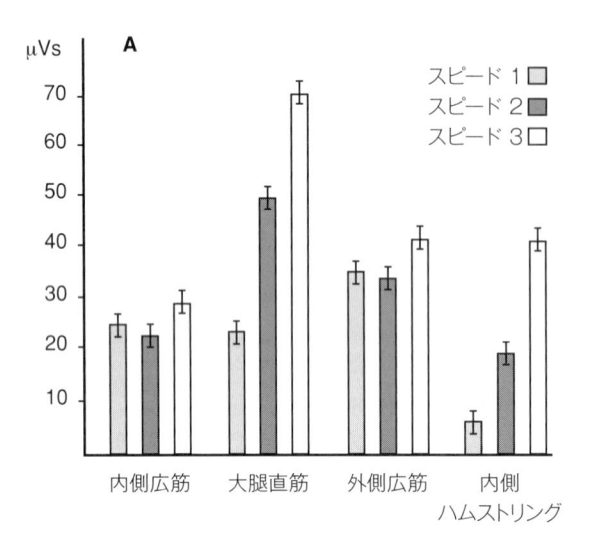

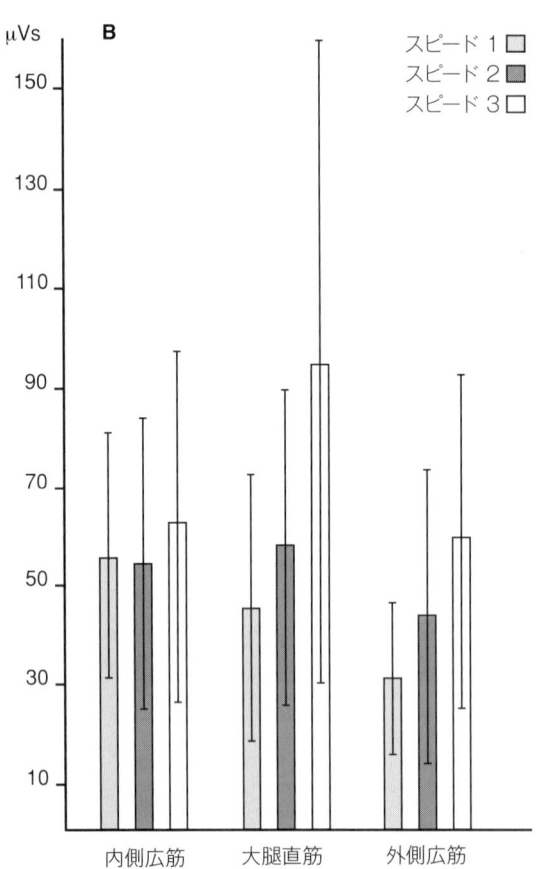

Fig 13.2 健常人（A）と膝蓋大腿関節痛患者（B）における運動スピードの増加による筋活動の変化（with kind permission from Richardson 1987b）

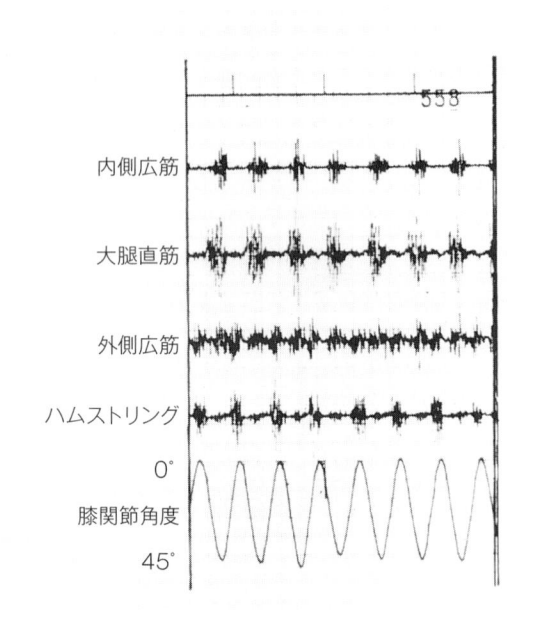

Fig 13.3 腹臥位での膝関節屈曲　伸展運動中の大腿四頭筋とハムストリングスの筋電図所見。健常人においては内側広筋に持続的な筋活動パターンが認められる（with kind permission from Richardson et al 1999）。

の動きに関与し、膝蓋骨を大腿の中心に位置させる働きがあるとしている。

内側広筋特有の安定性機能については、以下に示す研究でも検討されている。方法としては、被験者に異なる3種類のスピードで膝関節の屈曲伸展運動を課し、その際の内側広筋、大腿直筋、外側広筋の筋活動を表面筋電図にて記録している（Richardoson & Bullock 1986）。そして、この研究により内側広筋が安定性の役割を果たしているという二つの重要な結果が示された。

すなわち、一つ目の結果は内側広筋以外の筋は運動のスピードが速くなるにつれ筋活動が増加するというものであり（Fig 13.2A）、この結果は筋活動を活性化するには速い屈曲伸展運動が必要であることを示している。しかし、内側広筋は運動のスピードを速めても筋活動には変化を認めず、このことは内側広筋が膝関節の動きに関与するというより、膝蓋骨の位置を制御する役割が強いためと考えられる。

加えて、二つ目の結果は、膝関節屈曲伸展の交互

運動時において内側広筋以外の筋は周期性のある瞬時の筋活動を示すが、内側広筋は持続的な筋活動パターンを示すということである（Fig 13.3）。膝関節屈曲伸展の交互運動時にこのような筋活動パターンがみられるということは、膝関節の安定性に関与する筋であるということを示している。そして、興味深いことにCresswellらが行った研究（1992）では、腹筋と背筋の交互運動の際に腹横筋に持続的な筋活動パターンが認められている。そして、この研究や他の研究（Hodges & Richardson 1996, 1997）によって、腹横筋は内側広筋と同様の筋活動パターンを示すことが明らかとなり、この筋も関節の動きはじめやその動きを制御するというより、関節の安定性に関与していると考えられる。

痛みと筋機能不全

多裂筋と腰痛

腰痛患者では多裂筋が疲労しやすいことがいくつかの研究で報告されている（Biedermann et al 1991, Roy et al 1989）。この結果は外科手術を受けた腰痛患者を対象に多裂筋の筋線維タイプの構成を調べた研究の結果とも一致している。術後の機能回復が不充分であることは、タイプI線維に異常がみられることと関連している（Rantanen et al 1993）。また、この筋線維タイプは筋持久力とも関連している。

加えて、超音波画像を用いた研究では急性腰痛患者の多裂筋横断面積は部分的に減少しているとされ、急性腰痛患者の多裂筋機能不全に関する重要なエビデンスが示された（Hides et al 1994）（Fig 13.4）。そして、この横断面積の減少は受傷後数日以内に起こり、2週間未満の方がそれ以上よりも顕著であると言われている。また、多裂筋横断面積の減少は、片側性腰痛患者で痛みが出現している側に認められる。部分的な多裂筋横断面積の減少のメカニズムを探る研究は、機能不全の原因に基づいた適切なリハビリテーションを行う上で有益な情報を与えると思われる。

多裂筋の大きさの減少は、反射抑制 reflex inhibition や廃用性筋萎縮 disuse atrophy が原因である可能性があるが、受傷直後の部分的な筋の大きさの減少は、廃用性筋萎縮が原因とは考えにくく、他の原因（反射抑制）から波及したのではないかと考えられる（Hides et al 1994）。

大腿四頭筋（内側広筋）の機能不全と膝痛

膝蓋大腿関節痛症候群患者においては、内側広筋に機能不全が存在するエビデンスが示されている。具体的には、先に示したRichardsonとBullock（1986）の報告と同様な方法で膝蓋大腿関節痛症候群患者に膝関節屈曲伸展の交互運動を課し、内側広筋固有の機能が調査されている。また、膝蓋骨に痛みを有する患者では、内側広筋の支持性が欠如しているとしたエビデンスもいくつか示されている（Richardson 1987a, 1987b）。つまり、内側広筋から記録された筋活動パターンは他の大腿四頭筋と同様で、膝関節の交互運動の局面でみられ、これは膝蓋大腿関節に痛みを有する患者では、内側広筋特有の持続的活動は認められないことを示している。加えて、内側広筋の筋活動は他の大腿四頭筋と同様に、膝関節の交互運動のスピードを速めると高まることも示されている（Fig 13.2B）。このように、膝蓋骨に痛みを有する患者の筋機能不全に関するいくつかのエビデンスから検討すると、膝蓋骨を安定させる内側広筋特有の機能が欠如するといえる。

さらに、VoightとWeider（1991）は健常人と膝蓋大腿関節痛を有する患者を対象に、内側広筋と外側広筋の反応時間を測定している。この結果では、健常人は内側広筋の方が外側広筋よりも速く反応するが、患者ではその逆で外側広筋の方が速く反応することが示されている。そして、内側広筋の反応のタイミングが変化することは膝蓋大腿関節痛症候群の発生と強く関連していると推察している。

反射抑制の神経生理学的背景は腰痛患者の多裂筋や膝蓋大腿関節痛患者の内側広筋にみられる機能不全と関連しており、以下にその詳細を解説する。

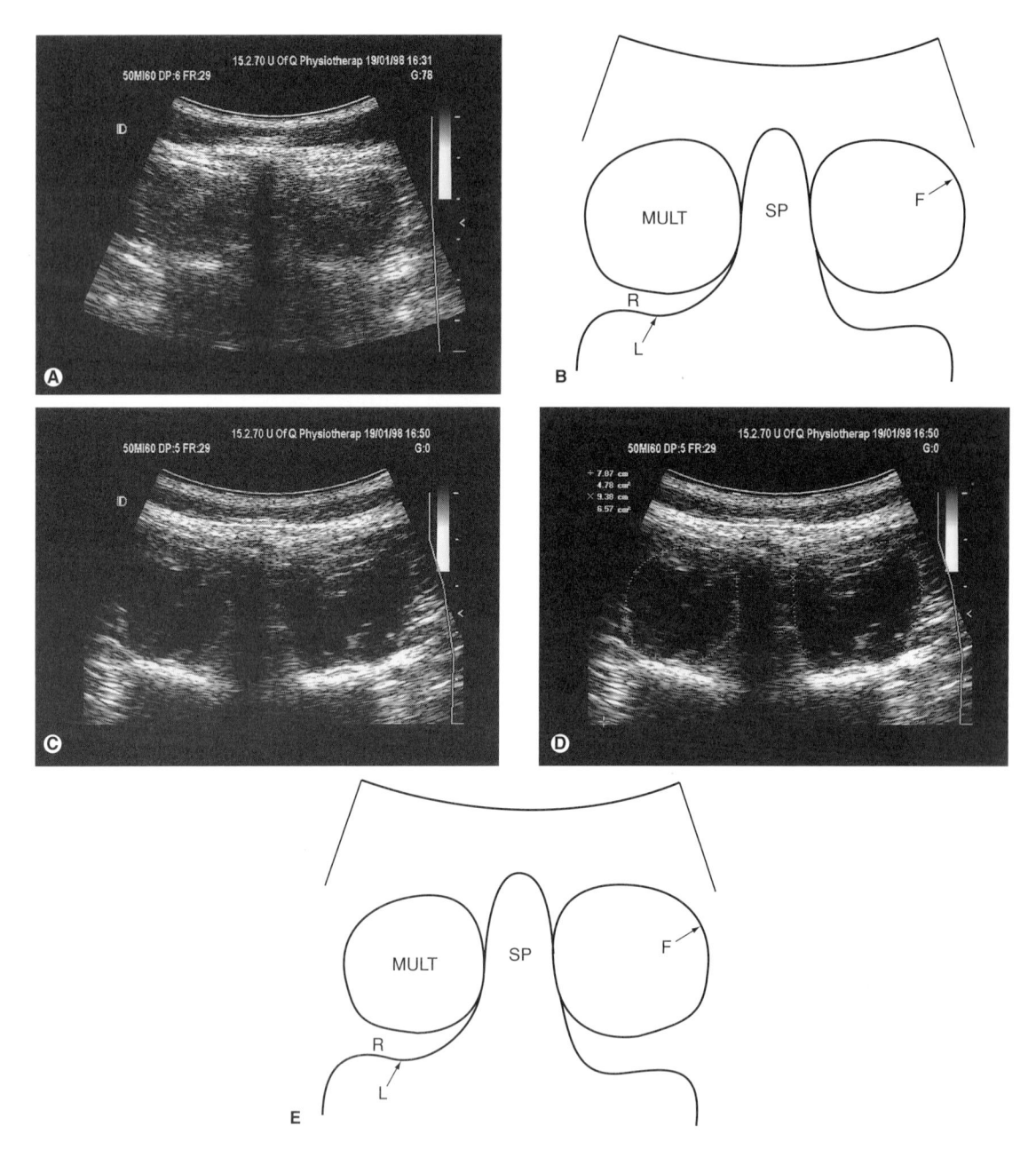

Fig 13.4 （A）健常者の第5腰椎レベルにおける多裂筋の超音波画像。（B）多裂筋（MULT）の深層部は腰椎の椎弓板／椎間関節（L）に、中間層部は棘突起（SP）に、表層部は結合組織、脂肪組織、皮膚組織に隣接している。また、多裂筋の外側は結合組織で、これは腰最長筋、腸肋筋との境である（F）。多裂筋内側の境界線は明るく見えるが、これは椎弓板と椎間関節から超音波が反射しているためである（R）。音響陰影はこのランドマークの下に見られるが、これは超音波が骨を透過することができないためである。（C）左側に片側性の腰痛を呈する患者の第5腰椎レベルにおける多裂筋の超音波画像。（D）この画像には多裂筋の外周が線で描写してあり、左右が非対称的であることを示している。左の多裂筋の大きさは4.78cm² であり、右は 6.57cm² である。そして、左の多裂筋は右のそれに比べて 27％減少している。（E）（B）と同様の模式図で、左の多裂筋が右のそれに比べて減少していることを示している（with kind permission from Richardson et al 1999 p72）。

反射抑制と筋機能

　感覚刺激が筋の随意収縮を抑制することを筋の反射抑制と定義している。反射抑制の徴候、ならびに反射抑制がどのように運動に影響を及ぼすのかを理解するには、筋弱化のパターンや筋の即時反応など、神経生理学的背景を検討する必要がある。

反射抑制の神経生理学的回路

　反射抑制特定の感覚神経回路については充分に解明されていない。関節からの求心性の刺激は関節内神経を介して脊髄に伝搬される。そして、その主な刺激は関節からの痛みである（Schaible & Grubb 1993）。関節には神経幹から延びた神経肢や筋、皮膚、骨膜から分岐した神経枝が供給されているが（このことは、関節の神経支配やその形態、ならびに感覚受容器の種類や位置などの研究によって明らかとなった。Freeman & Wyke 1967, Schaible & Grubb 1993）、関節に炎症が起こると、関節内神経は機械的刺激に対する感受性が増加すると言われている。この事実は、関節内の求心性神経を記録し、その神経ユニットの活動が炎症時に増加することで明らかとなった（Schaible & Grubb 1993）。また、機械的刺激に対する感受性の増加は、炎症時にみられる身体的変化（たとえば、滑膜からの滲出液）や化学的変化によっても修飾を受けると言われている。

　関節からの求心性刺激は脊髄に広範囲に投射される（Craig et al 1988）。動物実験では膝関節からの感覚刺激は介在ニューロンを介して、運動ニューロンや脊髄、大脳皮質、小脳に入力されることが明らかとなっている（第2章参照）。また、関節からの求心性刺激は脊髄後角や脊髄視床路、脊髄延髄網様路、脊髄小脳路を上行する（Johansson et al 1991）と言われ、実際にネコの膝関節後方にある神経を電気刺激すると腰髄の介在ニューロン（Gardner et al 1949）や運動ニューロン（Eccles & Lundberg 1959a, 1959b）が興奮するだけではなく、脊髄小脳路（Haddad 1953）や脊髄頚核路（Harrison & Jankowska 1985）のニューロンも興奮することが報告されている。加えて、関節に侵害刺激を加えると神経伝達物質やその修飾物質、あるいは受容器といったものの量的変化が認められ、脊髄の興奮が高まることも明らかとなっている（Schaible & Grubb 1993）（3章参照）。そして、関節の炎症などの病的状態では脊髄後根や脊髄において神経伝達物質やその修飾物質の量が変化し、脊髄ニューロンの感受性が変化するといわれている。

　反射抑制の感覚神経回路は複雑である。これまで関節神経への電気刺激、あるいは関節包や関節内靭帯の受容器を直接的、もしくは関節腫脹を惹起し、その圧によって間接的に刺激することで一側の筋の反射や運動ニューロンが興奮し反射が亢進することが、主にネコを用いた動物実験で明らかとなっている。また、関節神経を電気刺激する実験によって運動反射経路が実際に存在することがはじめて証明され（Eccles & Lundberg 1959a, Gardner 1950, Hongo et al 1969, Lundberg et al 1978）、関節包や関節内靭帯の受容器を興奮させる実験を通じて運動反射経路の存在が明らかとなった（Baxendale et al 1987, Ekholm et al 1960, Grigg et al 1978）。そして、関節内で感覚情報が発生し、これが筋の働きや関節の安定性に関与する運動出力に影響することが証明され（Schaible & Grubb 1993）、それ以降、運動反射は関節から関節へのフィードバックのメカニズムであると考えられている。加えて、反射抑制の研究において筋弱化のパターンが検討されたことは非常に興味深いことで、これはリハビリテーションアプローチにおいて有益である。

反射抑制による筋弱化のパターン

　反射抑制による筋弱化のパターンに関する研究のほとんどは膝関節において検討されている。運動反応パターンに関するエビデンスを最初に示したのはEkholmら（1960）の研究であり、この研究では関節包を摘み、関節受容器を刺激すると膝伸筋は抑制され、膝屈筋は促通されることを示した。そして、この反応パターンは3章で述べられている疼痛適応

モデルとも類似している。

また、この結果は、膝関節の障害時にハムストリングスの活動を少なくすることに伴って大腿四頭筋の弱化を招くという現象を説明するために用いられてきた。そして、このことは以下の研究結果からも裏付けられている。すなわち、関節炎を惹起すると化学的刺激によって求心性線維が興奮し、その結果、長期にわたり屈筋のα運動ニューロンの興奮性が増し、反射反応パターンが変化するとされている (Ferrell et al 1988, He et al 1988, Woolf & Wall 1986)。つまり、長期にわたって屈曲反射が促通されることは上位中枢からの影響によるものではなく、C線維のような末梢の求心性線維が興奮することで脊髄での反応が修飾されたためであり、運動と感覚の変化は末梢組織の障害で起こるといえる。Ferrellら (1988) は、このような事実が関節炎患者の屈曲拘縮発生のメカニズムに関与し、加えて、関節炎の急性期において患者が痛みの発生が少ない楽な関節肢位をとる現象とも関係があると提示している。

以上のように、感覚刺激は運動ニューロンの興奮性に顕著な影響を及ぼし、加えて、関節炎などで関節包の受容器が興奮すると伸筋運動ニューロンは抑制され、屈筋運動ニューロンは促通されるといえる (Ekholm et al 1960)。

上記に示した伸筋運動ニューロンの抑制と屈筋運動ニューロンの促通よりもさらに特異的な変化が報告されている。それは機能的に同じ働きをする筋群の中の固有の筋のみに抑制がみられるという現象である。これは、ヒトの膝関節内の受容器を液体で刺激する実験によって明らかとなり、大腿四頭筋の中の内側広筋のみに抑制反応が認められている (Kennedy et al 1982, Spencer et al 1984)。この報告では、大腿神経を電気刺激し、Ⅰa線維が選択的に興奮した際に引き起こされる大腿四頭筋のH反射を利用して検討されており、これは感覚入力による脊髄前角の運動ニューロンプールの興奮性を示している。つまり、関節受容器からの感覚入力は、反射を促通することも抑制することもできるといえる。

Kennedyら (1982) やSpencerら (1984) は、ヒトを対象に膝の関節液量を増加させることで間接的に関節からの求心性線維を興奮させ、このことが大腿四頭筋の活動にどのように影響するのかを筋電図学的に検討した。これによれば、内側広筋のみに活動の低下が認められ、膝蓋大腿関節痛症候群患者でも内側広筋が選択的に抑制されるとしたWiseら (1984) の筋電図学的研究と同様の結果が示された。加えて、大腿四頭筋の中では大腿直筋が障害後の活動低下が最もみられないとした報告もなされている (Sterner 1969, Wolf et al 1971)。これらの所見は、Richardson (1987a) が膝痛の患者では大腿四頭筋の中で内側広筋のみに機能不全が生じるとした報告と一致している。しかし、Wildら (1982) はこれらの所見とは異なり、膝蓋大腿関節痛症候群患者の大腿四頭筋はすべての筋が同等に抑制されると報告している。

また、各筋群に部分的な萎縮が存在するか否かについては画像所見から判断できるが、画像所見の結果では一定の見解が示されていない。すなわち、Gerberら (1985) は内側広筋が選択的に萎縮することを報告しているが、萎縮は他の筋にも発生するとした報告もある (Halkjaer-Kristensen et al 1980, Young et al 1982)。このように先行研究の結果には矛盾があるものの、現段階のエビデンスとしては、ある筋のみに選択的な抑制が生じるとした見解が妥当である。さらに、このエビデンスは急性腰痛患者においては多裂筋に限局した抑制が生じるという報告からも裏付けられている (Hides et al 1994)。共同運動としての機能を有する筋、あるいはその構成筋群が動きを制限したり、制御したりする作用はなく、抑制に対する感受性が特異的である可能性が高い。

筋群の一部に選択的な抑制が生じるメカニズムを明らかにする実験は興味深い。膝関節障害のケースにおいては、臨床上ハムストリングスの活動を少なくすることによって大腿四頭筋の特定部分の弱化が起こるという現象がしばしばみられるが、この点に関する神経生理学的背景の解釈はいまだ不充分であ

る。障害を受けた関節や関節構成体における感覚神経支配は、反射抑制を考える上で重要な要素である。反射抑制の定義は、感覚刺激が筋の随意収縮を抑制することであるが、求心性刺激は障害を受けた関節から起こり、筋機能に影響を及ぼす。しかし、膝関節には大腿神経、脛骨神経、総腓骨神経などが分岐しており（Kennedy et al 1982）、膝関節や関節包の支配神経の髄節レベルはL2-S3と広範囲である。つまり、膝関節の感覚神経支配から考えると下肢のほとんどの筋が抑制されることになる。しかし、実際には大腿神経支配（L2-4）の大腿四頭筋、中でも内側広筋に抑制がみられる。このことは、関節からの感覚入力が脊髄まで伝わり、そこで調節され、固有の筋、あるいは筋の一部に特異的な影響を与えることを示しているが、実際のメカニズムについては現在のところ解明されていない。

急性腰痛患者の腰部多裂筋にも限局した抑制がみられるとされ、この場合でも上記と類似した見解が示されている。椎間関節の神経支配は腰神経後枝の神経枝である（Bradley 1974）。また、関節包は二つの神経（支配レベルとそれより上位レベルの腰神経後枝の中間根枝（Bogduk & Twomey 1987, Bradley 1974）、もしくは三つの神経（支配レベル、上下のレベルに位置する脊髄神経（Paris 1983, Wyke 1981）の神経枝によって支配されている。

腰部椎間板は椎骨洞神経の神経支配を受けているが、椎骨洞神経は椎間孔から再び進入し、脊柱管に分布する腰神経の前枝からの反回枝である（Bogduk & Twomey 1987）。また、各々の腰部椎骨洞神経は脊柱管と椎間板上部に分岐し、各レベルの椎間板を支配している。たとえば、L3-4間の椎間板はL3とL4の椎骨洞神経の支配を受けている。他の多くの椎骨の構成体も神経支配を受けており、これらは急性腰痛の発生によって障害を受ける。膝関節と同様に多裂筋が障害された際にみられる反応は特定的であり、多裂筋の一部に限局してみられる。また、その影響は分節的であるとされている（Hides et al 1994）。

他の興味深い現象は、関節障害後早期に筋萎縮が発生することであり、たとえば、急性腰痛患者の多裂筋や膝、あるいは膝蓋大腿関節に痛みを有する患者の内側広筋において認められる。この現象を理解するためには、他の要因で起こる筋萎縮について理解する必要がある。

反射抑制による筋の即時変化の可能性

反射抑制の影響で早期に筋萎縮が発生することが知られており（Stener 1969）、臨床でも筋萎縮は早期にみられることが多い現象である。しかし、反射抑制の影響でなぜ即時に筋萎縮が生じるのか、そのメカニズムは解明されていない。

筋線維の大きさは身体活動や神経支配、ホルモン、成長因子、筋伸張の有無、栄養状態など、さまざまな要因によって影響を受ける（Jennekens 1982）。

筋萎縮は支配神経の働きが欠如した場合や正常な筋収縮活動が阻害された場合、さらにはさまざまな病的状態になった場合にしばしばみられる筋線維の適応現象の一つである（Cullen & Mastaglia 1982）。また、筋萎縮は成長が終了した後の量的な退行変化にも関係している。しかし、筋萎縮発生に関する詳細なメカニズムはいまだ解明されていない。

細胞や組織が縮小するということは、タンパク質の分解亢進と合成低下のどちらか一方、あるいはその両方が生じたことで起こると考えられている（Goldberg 1975）。筋タンパク質の分解に関与する酵素は明確には同定されていないが、動物実験の結果では筋にもタンパク質分解酵素が存在し、これは筋線維タンパク質を分解する能力をもつ酵素であることが明らかとなっている。ラットの実験では、筋線維タンパク質の分解は筋線維萎縮過程の早期、すなわち6〜9日以内にミオシンの分解が生じると報告されている（Schwartz & Bird 1977）。しかし、タンパク質分解に関する細胞内制御のメカニズムは明らかではない（Cullen & Mastaglia 1982）。

除神経筋萎縮

反射抑制の影響で起こる筋萎縮のメカニズムを

理解するためには、除神経筋萎縮 denervation atrophy や廃用性筋萎縮でみられる筋の大きさの減少に関する知見が参考になる。除神経による筋線維の大きさの減少に関する経時的変化が検討され、ヒトでは除神経から筋萎縮が明確になるまで数週間を要したと報告されている（Jennekens 1982）。

一方、ヒトを使った実験は倫理上の問題があるため、実験動物モデルを用いた萎縮の研究が広く行われている。オーストラリアフクロネズミの筋線維は除神経から1週目に萎縮が明らかとなったが、ネコでは1か月目に萎縮が明らかとなったとされている。また、ラットでは3週間以内に20％程度筋線維の大きさが減少するとされているが（Jennekens 1982）、ヒトの関節を不動化した実験では、これよりも早期に顕著な萎縮がみられており、筋重量や筋線維の大きさ、筋力は不動1週目が最も減少すると報告されている（Appell 1990）。また、ラット腓腹筋においては不動3日以内に筋重量が30％減少したと報告されており（Max et al 1971）、筋線維の大きさに関しても不動1週目に筋線維径の減少が認められたと報告されている（Appell 1986a, 1986b）。不動モデルでは早期に筋萎縮が認められるが、この知見は反射抑制の影響で起こる筋萎縮の発生メカニズムに基礎的情報を提供しているように思われる。

臨床的にはさまざまな条件下において早期から筋萎縮が発生する。超音波画像を用いた研究では、脊髄損傷を受傷した数日以内に大腿四頭筋の厚さが16％減少し、受傷後3週目では50％以上減少したと報告されている（Taylor et al 1993）。したがって、ある特定の筋が受傷後早期に萎縮するといった基礎的データは臨床上非常に重要であると思われる。たとえば、膝関節障害後の大腿四頭筋、中でも内側広筋や腰部障害後の多裂筋などに関する研究で、筋線維タイプの違いによって異なった影響を受けることなどが観察される可能性がある。

不動によって惹起される筋萎縮は、伸筋の方が屈筋よりも顕著であるが、これは伸筋の方が屈筋よりもタイプⅠ線維の構成比率が高いことに関連している。興味深いことに、内側広筋はその他の大腿四頭筋よりもタイプⅠ線維の割合が高く、このことが不動によって最も萎縮が惹起される要因であるとされている（Appell 1990）。さらに、Appell（1990）は抗重力筋で単関節筋であり、遅筋線維の割合が相対的に高い筋は不動によって萎縮しやすいと述べている。このような特性をもつ筋は、同様の理由で反射抑制の影響を受けやすく、これは多裂筋が早期に萎縮する現象を説明していると思われる。

多裂筋の機能障害は、筋の腹内側部にみられることが多く、興味深いことにタイプⅠ線維とタイプⅡ線維の分布がこのことの解釈に示唆を与えている。筋線維横断面積を調べた研究においては、筋線維タイプの分布は一定の見解は得られていないが（Jennekens et al 1971, Johnson et al 1973, Pullen 1977）、一般には体幹筋においては深部にタイプⅠ線維の割合が高いといわれている。つまり、深部に存在するタイプⅠ線維が萎縮しやすいとすると、多裂筋にみられる変化や所見を説明することができる。さらに、タイプⅠ線維はβ運動ニューロンの支配を受けており（Landon 1982）、群発したインパルスを受けるタイプⅡ線維とは異なり、持続的なインパルスを受ける（Burke 1980, Burke & Edgerton 1975）。

上記のように、遅筋線維の感受性は非常に高いが、これは神経活動とそれによって起こる持続的な収縮状態が関与している。また、タンパク質の代謝回転の速さも関与しているとされ、遅筋線維はタンパク質分解速度が速く、それが持続して生じるといわれている（Goldberg 1967）。

生化学変化

生化学変化として、Appell（1990）は早期に筋萎縮がみられる時期はタンパク質の分解亢進が著しくなる時期と一致しており、この時期は自己貪食作用やコハク酸デヒドロゲナーゼの活性低下が顕著であると報告している。また、タンパク質の分解亢進が著しくなる結果、萎縮筋のタンパク質は損失する。そして、萎縮筋における自己貪食作用として、リソソーム酵素の活性亢進が示され、これは筋萎縮の発

生に重要な関わりがあるといわれている。さらに、筋の廃用の結果、コハク酸デヒドロゲナーゼの活性低下が惹起されることが動物実験（Booth 1978）でも、ヒトの実験（Häggmark et al 1981）でも明らかになっている。そして、このような変化もタイプⅠ線維に感受性が高いが、これは筋線維の酸化能力に関連があるとされている。

結論として、反射抑制の影響で早期に筋萎縮がみられるが、このメカニズムは廃用性筋萎縮のそれに類似している。さらに、廃用性筋萎縮の発生は多裂筋にみられた機能障害によく似たパターンがあり、タイプⅠ線維がより顕著に変化するように、筋の一部分が選択的に影響を受けるというものである。

慢性的な筋骨格系の痛みへの進展

反射と痛みの抑制に関する研究を通して、リハビリテーションでは何を達成することが必要であるのかが明らかとなり、この抑制を図れるか否かが慢性的な筋骨格系の痛みに進展するか否かに関連しているということは、臨床家にとっても有益な情報である。

以前から、筋系は関節を制御し、再損傷を防ぐ役割があると考えられてきた。StokesとYoung（1984a, 1984b）は膝関節をベースにして、関節性の筋脆弱化における「悪循環 vicious circle」モデルを提唱している。「関節性の筋脆弱化 arthrogenous muscle weakness」は障害や関節炎に伴う筋出力の低下と定義付けられており、それは、障害、痛み、筋抑制、廃用との関連が強いとされている。また、抑制と廃用に関しては、運動や身体活動によって回復可能であるともいえる。

大腿四頭筋の抑制と膝の障害に関するモデルにおいて考えられることは、関節障害は反射抑制や筋の脆弱化・萎縮を招き、このことが関節保護の阻害や関節障害を惹起し、さらには反射抑制を強めるといった、いわゆる悪循環が形成され、これが継続されるということである。このモデルの場合は大腿四頭筋であるが、影響を及ぼしている筋の活動性やその運動を行えば、痛みを増強させている悪循環を絶つことができる可能性がある。加えて、痛みを除去するような多くの介入方法、たとえば、徒手療法や電気療法は治癒を促し、痛みを調節する目的で運動と組み合わせて利用すべきと思われる。

慢性腰痛を呈する高齢の患者では、多裂筋を含む仙棘筋群に脂肪沈着がみられるとしたエビデンスがイメージング研究によって示されている（Hultman et al 1993）。また、深部多裂筋の脂肪組織の変化は慢性腰痛患者のMRIでもしばしば観察される（Vert Mooneyの個人的な報告）。加えて、Laasonenら（1984）は術後患者の一側または両側に多裂筋の筋萎縮が認められ、萎縮が部分的に生じている場合は多裂筋の内側に多く認められると報告している。そして、障害側は非障害側の10～30%萎縮しており、筋の脂肪変性が認められるとしている。

脊髄損傷後においては、瘢痕組織が収縮組織に置き換わることもみられる。非収縮組織が筋の収縮要素と置き換わるような状態では、筋を活性化し、正常機能に回復させることは困難である。このような理由から、セラピストは関節性の筋脆弱化にみられる悪循環を絶つことを重大な課題としてとらえるべきである。

多裂筋におけるわれわれの研究では、リアルタイムに観察できる超音波画像を使用した（Hides et al 1995a）。Hidesら（1994）によって腰痛患者の急性期においては腰部多裂筋に機能障害が生じていることが明らかとなった。われわれの研究では、障害後は痛みが発生し、痛みが存在する部位は早期に病的変化を起こし、筋の大きさも減少し、これは反射抑制の影響であることを示した（Hides et al 1996）。痛みは4週間以内に患者の90%で寛解するが、多裂筋の大きさは正常には回復しない。さらに、多裂筋の大きさの減少は痛みもなく、通常通り仕事やスポーツ、レジャー活動を行い、6週間経過した例でも改善しなかったとされている。

以上のようなモデルから、継続してみられる筋の脆弱化は、再損傷や痛みの原因につながるという仮説を立てることができる。そして、このような患者の長期にわたる追跡調査はこの仮説を裏付け（Hide et al 2001)、再損傷は初発から3年間が高頻度に認められるとされている。以上のことから、慢性腰痛患者においては筋が正常に回復することが困難であると推測され、運動テクニックによってこれを回復させ、正常化することが求められる。

特定の安定性運動アプローチ

　筋力や筋持久力が低下している患者においては、廃用、あるいは萎縮を呈した筋を強化し、持久力を向上させることが必要である。しかし、これまではこのことの是非についての論議がなされていない。加えて、従来の運動アプローチには安定化の役割をもつ局所の深部筋に対する特定のトレーニングは組み込まれていない。ここでは運動方法としての新しいアプローチである特定の安定性トレーニングについて解説した。なお、特定の安定性トレーニングは個別の筋や部分的な筋の機能障害に着目して立案されたものである。そして、このタイプの運動は再活動が抑制されている筋に直接的に働きかけ、リハビリテーションの早期から行い、従来の筋力強化、あるいは筋持久力トレーニングを実施する前に行うべきである。

　リハビリテーションの原則の概要は、反射抑制の研究と特異的に局所にみられる筋の機能障害を基盤にして考えられている。そして、特定の安定性運動の原則についてその要点をBox 13.2（302頁）に整理した。

1. 局所レベルでの運動ニューロンプールの興奮性を高める（促通手技とフィードバックテクニックを使用して）。
2. 障害発生後、早期にリハビリテーションを開始する。
3. 運動パフォーマンスを獲得する。
4. 関節構成体におけるストレスを減少させ、痛みの発生を抑える。
5. 一般的な安定性プログラムの特性を活かす（筋の同時収縮など）。

軽い負荷での持続的、あるいは半持続的な性質をもつ等尺性収縮運動トレーニングは、リハビリテーションの原則に基づいたものであるが、脊柱筋の機能障害に対する「分節的な安定性トレーニング segmental stabilization training」としてもよく知られている（Richardson et al 1999）。このタイプのトレーニングは、反射抑制の回復を目的としているが、腰痛の治療として急性期（Hides et al 1996, 2001）、慢性期（O'Sullivan et al 1997）ともに臨床効果が認められている。

　一方、膝蓋大腿関節痛に対する等尺性収縮運動トレーニングは、McConnell（1993）の基礎研究を基盤とし、その後、臨床においてテクニックが修正され、発展した。そして、近年そのテクニックの詳細がMcConnellとFulkerson（1996）によって報告された。

　上記の二つの治療方法は、脊柱や膝蓋大腿関節の安定化を図ることを目的とした特定のリハビリテーションで、その研究も厳密に行われている。そのため、同様の原則を他の身体部位に適用することも可能である。たとえば、肩板損傷（特に肩甲下筋）の再教育は肩関節インピンジメント症候群のリハビリテーションにおいて重要であるし、中殿筋（特に後部中殿筋）の再教育は大腿骨頭の不安定性（変形性股関節など）による股関節痛のリハビリテーションにおいて重要である。

リハビリテーションの原則

　安定性を獲得するためには、患者自身が特定の筋を随意的に等尺性収縮できるよう指導しなければならない。このような運動様式は、関節を中間位の状態で行うべきであるが、患者にとっては特定の筋の収縮を認知することは容易ではなく、それを補助する目的でいくつかの促通法を用いる。たとえば、多裂筋の収縮を惹起させるためには徒手で深部組織を圧縮する方法を用い、内側広筋の収縮を惹起させるためには、膝蓋骨の外側に触れながらその周囲の軟部組織を伸張する方法や膝蓋骨をタッピングする方法が用いられる。

運動ニューロンプールの興奮

　脊髄は感覚・運動機能が集約している部位であるが、炎症やその他の障害、あるいは病変によって可塑的変化を示す。このことは、脊髄において求心性入力に対する反応が変化することを示しており（第3章参照）、脊髄の機能は求心性刺激に依存し、それは脊髄自体にも影響を及ぼす。つまり、このことは侵害刺激に対する脊髄の活動性が変化することを意味している（Schaible & Grubb 1993）。

　このようなことから、筋再教育訓練では抑制された運動ニューロンプールを興奮させることに主眼が置かれている。また、StenerとPetersen（1962）は、抑制された筋群の働きが自然に改善することはないため、筋再教育訓練は損傷後において非常に重要であると述べている。筋再教育訓練にはさまざまな戦略が考えられるが、可能性が高い方法としては、筋を抑制している原因そのものを取り除くことで促通を図る方法と、抑制された筋そのものを促通する方法がある。前者の例としては、関節水腫を除去し、関節へのストレスや痛みを軽減することで筋の抑制を弱める方法があげられ、主な原因と筋の反射抑制の継続を最小限にすることが促通につながる。一方、筋の促通はどのようにしてそれを阻害している要因を抑えるかによっても影響を受け、脊髄内においては感覚刺激が他の感覚刺激をブロックすることが知られている（Wolf 1978）。また、ヒトにおいては皮膚への感覚刺激が運動ニューロンの興奮性を高めることができることも知られている。このように、運動ニューロンへの抑制性の介在ニューロンの働きを減じる、もしくは前角細胞そのものの興奮性を高めることが促通手技の概念であり、これにより運動ニューロンの抑制を減弱できる可能性がある（Stokes & Young 1984a）。

　具体的な促通手技は、固有受容性神経筋促通法 proprioceptive neuromuscular facilitation（PNF）として紹介され（Knott & Voss 1968）、これは、用手接触、口頭指示、伸張刺激、牽引、圧縮、抵抗といわれる要素よりなる。促通にはしばしば用手接触によって身体器官を圧縮する方法が用いられ、たとえば、徒手で筋を圧縮することがフィードバックとなり、この方法は多裂筋を促通する際に効果的といわれている。また、患者とのコミュニケーションをとる意味でも、用手接触や視覚・口頭指示、あるいは運動のタイミングを図るための口頭刺激は重要であり、加えて、事前説明として運動や動作のデモンストレーションを行うことは視覚によるフィードバックを促すため意義深い。さらに、筋自体やその位置関係がわかる写真なども有益であり、患者のモチベーションは口頭指示によって影響を受ける。

　次に、筋の伸張は伸張反射を惹起し、これはその生理学的メカニズムによって筋収縮を促通するためしばしば用いられる手技である。伸張反射は弱化した筋の筋力を強めたり、その反応を速めたりするために必要であり、伸張刺激は随意運動を開始する前に施される。また、筋に対する振動刺激は伸張反射を惹起するため利用されることがある。さらに、関節面を牽引・圧縮することは関節位置や関節内圧の変化を惹起し、関節受容器、ひいてはそれを制御している中枢を刺激することにもなるためしばしば用いられる。

　一方、筋電図バイオフィードバックEMG：biofeedbackも抑制された大腿四頭筋の再教育訓練に効果的とされ、しばしば用いられてきた（Krebs 1981, LeVeau & Rogers 1980, Wise et al 1984）。バイオフィードバックテクニックは、聴覚や視覚によるフィードバックによって構成されており、これは筋機能の再教育に重要で、特に運動の再学習を認知する必要がある時期においては重要である（Martenuik 1979）。等尺性収縮運動での筋力強化プログラムにおいては、筋電図バイオフィードバックを併用する方が等尺性収縮運動のみを行う場合よりも筋力増強効果は著しいと報告されている（Lucca & Recchuiti 1983）。そして、大腿四頭筋の筋力が筋電図バイオフィードバックによって増強したことのメカニズムとしては、運動単位の発火の割合やその動員パターンが変化したことが影響していると報告されている（Asfour et al 1990）。

　一方、筋電図バイオフィードバックは内側広筋

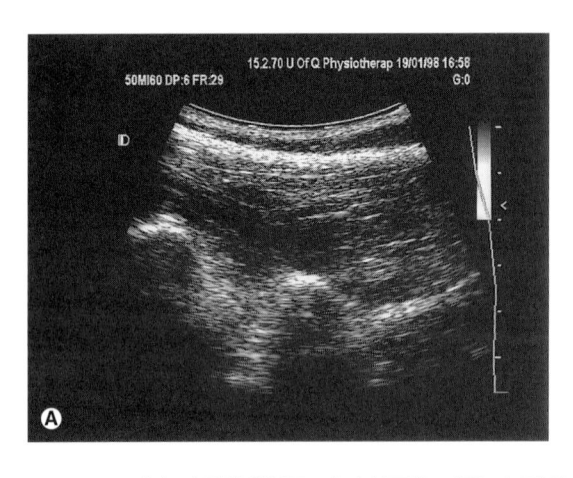

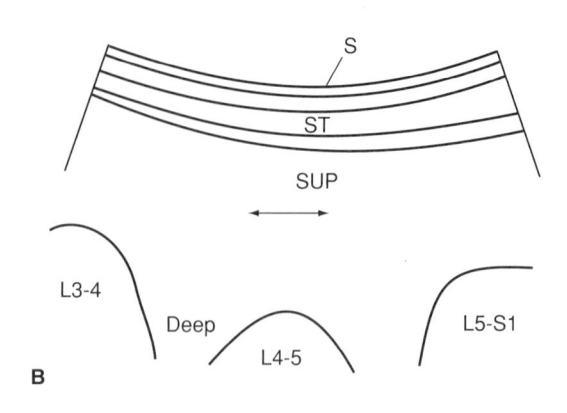

Fig 13.5 （A）多裂筋縦断面の超音波画像。（B）表層部には皮膚組織（S）、皮下組織（ST）が存在し、多裂筋の筋線維は両矢印（↔）の方向に走行している。また、深層部には L3-L4 間、L4-L5 間、L5-S1 間の椎間関節が存在する。多裂筋深部の筋線維は、椎間関節を覆っているように見える。Deepは多裂筋深部の筋線維を、SUP は多裂筋浅部の筋線維を示している（with kind permission from Richardson et al 1999 pp137）。

など浅層の筋には有効であるが（McConnell & Fulkerson 1996）、多裂筋など深層の筋や関節の背後にあるような筋には有効ではないとされてきた。しかし、近年は超音波を利用したバイオフィードバック機器が紹介され（Hides et al 1995b, 1998, Stokes et al 1997）、これは、多裂筋の特定範囲を効率よくトレーニングするのに有益で、その効果についても明らかにされている（Fig 13.5）。

リハビリテーションの早期開始

抑制を受けた筋に対する運動プログラムは損傷後早期に実施するべきで、運動の頻度や強度、持続時間などは個々の症例にあった個別プログラムとすべきである（Morrissey 1989）。また、運動の頻度や強度、持続時間などのプログラム内容においては、トレーニング効果が得られ、かつ障害を受けた関節の炎症を強めるものや筋の抑制を強めるものであってはならない。重要な点は、損傷後早期に抑制を受けた筋のリハビリテーションを開始することであり、それにより反射抑制の改善も早いといわれている。

重度に抑制を受けた筋、たとえば、膝の半月板切除術を受けた患者では術後数時間以内に大腿四頭筋の筋力が最大随意収縮の50〜70％減少したとされている。さらに、受傷後の反射抑制の持続期間は予想以上に長いといわれ、StokesとYoung（1984a）は大腿四頭筋の抑制は、術後24時間以内にみられ（80％）、術後3、4日までは重度（70〜80％）であると報告している。また、術後10〜15日でもしばしば35〜40％程度の抑制がみられるとしている。このことは、患者が退院する事実にかかわらず認められるが、患者は痛みがなく、全荷重も可能である。その他、いくつかの大腿四頭筋の筋電図学的研究からもStokesとYoungの報告（1984a）を裏付けることが報告され、これらは反射抑制の影響をさらに追求したものである。Krebsら（1983）は大腿四頭筋の活動減少が半月板切除術後3週、あるいはそれ以上続いていることを報告し、Santavirta（1979）は筋電図学的に少なくとも術後12週は変化していると報告している。このように、反射抑制は受傷後長い期間持続する事実があり、その意味でもできるかぎり早期に運動ニューロンプールの促通を開始し、短い期間で効果を得る試みを施すべきである。

その他、筋生検を行った研究報告からいくつかのエビデンスが得られ、その報告では筋線維タイプ別に反射抑制の影響が確かめられている。Häggmark

ら（1981）は、スキーのクロスカントリー選手を対象にこのことについて検討し、タイプⅠ線維の萎縮は膝関節の障害直後（1週以内）に起こり、その萎縮率は81〜57%であったと報告している。そして、この患者に対しては早期からリハビリテーションが開始され、その結果、数か月後には損傷前の状態に回復したと述べている。このように、損傷後早期にリハビリテーションを開始することは、タイプⅠ線維の機能回復にきわめて重要であるといえる。加えて、多裂筋はタイプⅡ線維よりもタイプⅠ線維の割合が高く、タイプⅠ線維の機能不全が慢性腰痛患者でみられたことを考慮すると、タイプⅠ線維の機能を維持するためにもリハビリテーションを早期に開始することは適切であるといえる。

規則的なリハビリテーションの実施

　反射抑制の特徴から考えると、以下のようなことが論じられる。すなわち、リハビリテーションは頻繁に繰り返して行う必要があり、特に長い期間、顕著な反射抑制がある場合はこの現象に対してリハビリテーションを行う必要性がある。そして、治療のゴールは前角細胞の興奮性を高めることであるが、損傷の急性期においては運動の規則的な実施によって、抑制された運動ニューロンプールを活性化し、抑制に働いていた感覚刺激をなくすことが必要である。

　筋線維タイプ別にみると、タイプⅡ線維よりもタイプⅠ線維は廃用や痛み、反射抑制により顕著な変化が生じ、頻繁なリハビリテーションが必要である。タイプⅡ線維を支配する運動ニューロンは閾値が高く、群発したインパルスを発しているが、タイプⅠ線維のそれは閾値が低く、持続的なインパルスを発している（Burke & Edgerton 1975）。そして、HäggmarkとEriksson（1979）によれば、タイプⅡ線維は単発の運動によってもその機能を維持できるが、タイプⅠ線維は持続的な神経系の活動が要求されるため、頻回な運動が必要であると述べている。また、持続的な神経系の活動をさらに高めるためには、タイプⅠ線維の酸化能力を回復させることが必要で、そのためには持続収縮時間を増加させることが強調されている。つまり、このようなリハビリテーションを頻回に規則的に実施することが重要である。

関節構成体に対するストレスの減少

　リハビリテーションにおいて関節構成体へのストレスを減少させることは、反射抑制を防ぎ、その発生を最小限に抑える意味でも重要である。この点に関しては実験的に炎症や関節腫脹を惹起させた動物モデルやヒトを対象とした研究で明らかにされている。

　実験的に関節の炎症を惹起した動物モデルにおいては、痛みのある肢を動かさないように軽度屈曲位で固定し、安静を保っていることが多い。また、薬剤によって関節炎を惹起し、関節からの求心性刺激を高めると脊髄の神経機能のパターンが変化することが知られている（Ferrell et al 1988, He et al 1988, Woolf & Wall 1986）。Heら（1988）はネコの膝関節に炎症を惹起し、下肢に局所的な圧力や関節運動を負荷すると屈筋の運動ニューロンの興奮性が増加すると報告している。しかし、炎症により屈筋の運動ニューロンが抑制されるとした報告もある。古くから炎症があると関節受容器からの求心性刺激が最小となる中間位（屈曲位）の肢位で関節を安静に保つと考えられてきたが、反射抑制に関する知見はこの古典的概念を修正した。

　この発見は関節炎の治療において重要であり、臨床的にも意義深い。たとえば、筋の活動性を促すことが治療の目的であるならば、関節受容器からの侵害性の求心性刺激が最小となる中間位の肢位で行う必要がある（Schaible & Grubb 1993）。

　次に、筋における反射抑制の影響については、関節腫脹を実験的に惹起した動物モデルやヒトを対象とした研究で検討されている。

　ヒトにおいて膝関節の炎症は大腿四頭筋の抑制を引き起こすことが知られているが（DeAndrade et al 1965, Jayson & Dixon 1970, Kennedy et al 1982, Spencer et al 1984, Stratford 1981）、この現象は

Jayson & Dixon（1970）によってはじめて示された。健常人と関節リウマチ患者の膝関節について、炎症や関節内圧の増加がどのような影響を及ぼすのかが研究されている。そして、関節内圧は膝関節屈曲30°で最小となるが、この肢位では大腿四頭筋の活動が最も抑制されたと報告されている。また、このメカニズムとして関節腫脹がタイプⅠの受容器を刺激し、この受容器からの刺激が大腿四頭筋の抑制性の求心性インパルスが引き起こしたとされている（Jayson & Dixson 1970）。加えて、関節腫脹はタイプⅣ受容器も刺激するといわれている。

急性炎症時の膝関節について、関節肢位が大腿四頭筋の筋活動に及ぼす影響が検討されている（Stratford 1981）。この結果では、筋活動の減少は完全伸展位で認められ、屈曲30°では認められなかったと報告されている。そして、先行研究と結果が異なった要因は、屈曲30°では関節内圧が減少するため、これが筋活動の抑制を阻害しているのではないかとしている。

炎症時の関節におけるその肢位の影響については、動物実験によっても重要な知見が示されている。ネコの膝関節に炎症を惹起させると、求心性神経の放電パターンに変化がみられ、関節を中間位とするとその放電は最も低くなると報告されている。通常は、膝関節を安静肢位とすると滑液からの圧力は最小となり、逆に屈曲位とすると増加するといわれている（Ferrell et al 1986）。

以上のような研究を通じて、炎症や腫脹を起こした関節における肢位の影響が明らかとなった。つまり、筋の抑制を最小限にするには関節を中間位とする必要があり（Krebs et al 1983）、特に、腫脹と炎症の両方がある関節痛の患者に対しては適切であり、関節からの求心性刺激が筋を抑制しないように関節可動域訓練を行う必要がある（DeAndrade et al 1965）。

痛みのない状態での運動

痛みと筋抑制の関係については、さまざまな研究が行われてきた（Arvidsson & Eriksson 1986, Arvidsson et al 1986, Mariani & Caruso 1979, Stener & Petersen 1967, Stokes & Young 1984a, Wild et al 1982, Young et al 1983）。

Arvidssonら（1986）は前十字靭帯再建術を受けた10人の患者を対象に、術後翌日に大腿四頭筋の最大随意収縮を課し、その際の積分筋電図について検討している。方法としては、アドレナリン2.5μg/ml含有のリグノカイン0.25％を20ml硬膜外に注射し、その前後で筋電図を測定している。その結果、硬膜外注射によって痛みは軽減し、注射後20〜25分では大腿四頭筋の積分筋電図は27〜28％増加したとしている。そして、Arvidssonらは大腿四頭筋の筋活動が抑制されるのは、痛みそのものが原因であると結論付けており、筋活動の抑制を最小限にするためには、痛みを減少させることが重要であると述べている。

筋線維タイプの違いによって痛みがどのような影響を及ぼすのかについても報告されている。Gydikov（1976）は腓腹神経への侵害刺激は触覚刺激の促通にもつながり、これはタイプⅠ線維の選択的な抑制の原因にもなることを示した。もし、痛みが直接的にタイプⅠ線維に影響を及ぼすのであれば、リハビリテーションプログラムにおいてはこのタイプの筋線維を刺激するような特定の運動を組み立てなければならず、筋の収縮様式や運動の頻度、運動負荷量などの検討が求められる。特に、痛みが筋活動の抑制の原因となっている場合は、関節の動きを伴わず、痛みの増加も少ないとされる等尺性収縮運動が適切である（Bower 1986）。

内側広筋の再教育訓練に焦点を当てた安定性トレーニング（Richardson et al 1999）やMcConnellの局所のアライメントに着目したリハビリテーションアプローチ（McConnell & Fulkerson 1996）は、低負荷での等尺性収縮運動がその基礎となっている。

低負荷運動の利用

関節に対して低負荷での運動を実施する理由は、抑制された筋を考慮してのことである。抵抗を利用

した筋収縮運動では、抵抗の大きさによって興奮した運動単位数を増やすことが可能であり、効果的な筋促通手技の一つといわれている（Knott & Voss 1968）。しかし、損傷などによって病的状態となると抵抗力が筋活動の抑制につながることもあり（Janda 1986）、Janda（1986）は強い抵抗を負荷すると筋活動の減少を引き起こすこともあると述べている。つまり、負荷された抵抗力に抗するような運動は、抑制されていない筋や筋力が強い筋に依存的となり、抑制された筋の働きは賦活化されないと考えられる。

多裂筋においては上記の現象は胸腰部の脊柱起立筋群にみられ、この場合、運動を繰り返すことはさらに筋の抑制を強めることにもなり、ひいては抵抗運動自体が患者に害を与えることになる。

さらに、膝関節においては大腿四頭筋の強い筋出力の発揮が大腿直筋の活動性を高め、上記と同じようなことが起き、これは損傷などがない時でも生じる可能性がある。たとえば、座位で膝関節を完全伸展位とする抵抗運動は、その運動の中間域において大腿四頭筋の運動単位の活動性を高めるとされている（Duarte Cintra & Furlani 1981）。Andres（1979）らは膝関節伸展運動に際して負荷量を増加させると（たとえば、最大筋力の50％から100％に負荷量を増加させる）、大腿四頭筋の中でも大腿直筋の活動比率が高まると報告している。このように、強い抵抗運動においては大腿直筋の活動が優位になるが、このことが膝蓋大腿関節痛患者にみられる問題の原因となっている可能性もある。

低負荷での運動が推奨されるエビデンスは、筋線維タイプの特性にも関係している。反射抑制を呈しやすいタイプⅠ線維は酸化型線維ともいわれ、このようなタイプの筋線維を刺激するには、低強度の持続的な筋収縮が適切である（Richardson & Jull 1994）。また、このことは等尺性収縮トレーニングを繰り返すことが大腿四頭筋の酸化能力を増加させるといった事実とも関連している（Grimby et al 1973）。つまり、頻回な低負荷での運動は、一部の筋の活動に抑制がみられる患者のリハビリテーションにおいて有益である。

関節中間位 neutral joint position の正確な制御

特定の安定性運動プログラムにおいては、関節を中間位に正確に制御できるような再教育訓練を組み入れるべきである。その理由としては以前から論じられているが、特に脊柱においては椎間関節へのストレスを減少させるといわれている。ストレスを制御するメカニズムの一つとして、腰椎の伸展・屈曲時に椎間関節が腰椎前弯を制御することがあげられる（Saal 1990）。また、腰椎の力に見合うだけの制御が靭帯で行われれば、腰椎の構造を損なうことはさらに防げる可能性がある。

運動覚の認知を目的としたリハビリテーションにおいて関節を中間位に正確に制御することは、一般的な安定性プログラムの一部として重要であるとされている。そして、このような運動プログラムは主に腰痛患者の治療において発展し、Harvey & Tanner（1991）、Irion（1992）、Kennedy（1980）、Leimohn（1990）、Morgan（1988）、Richardson et al（1992）、Robinson（1992）、Saal（1990）、Saal & Saal（1989）に支持されている。

これらのプログラムにおいては、腰椎を安定させるために「脊柱中間位」で筋を同時収縮させるパターンを用いなければならないとされている。しかし、「脊柱中間位」の定義は明確ではなく、古くは「脊柱にかかるすべてのストレスと姿勢を保持する筋活動量が最小である肢位」と定義されていた（Panjabi 1992 p391）。筋の活動が最小である肢位はPanjabi（1992）によって描写されたが、Demiano（1993）はこの肢位は筋が最大緊張下にあると考えている。この描写は安定性トレーニングの概念に基づいており、患者にはこの肢位を長時間維持できることが要求される（Morgan 1988）。一方、Robison（1992）は「脊柱中間位」を臨床的概念から患者の痛みのない肢位、あるいは関節可動域と定義し、これを「機能的範囲 functional range」と呼んでいる（Robison 1992）。

機能的範囲の制御を進展させることは、筋の制御

によって痛みを制御するといった安定性トレーニングの根本的な目標である。脊柱中間位の制御は通常、脊柱に対して負担の少ない肢位、たとえば背臥位で脊柱を前屈位とした肢位で開始する。そして、四つ這い、座位、立位へと段階を踏んで進める。

脊柱中間位、あるいは機能的範囲といわれる肢位を踏まえた上で患者をトレーニングするためには、運動覚の認知をさらに進展させることが求められる（Morgan 1988, Robison 1922, Saal 1990）。しかし、腰部の固有受容器を評価することはむずかしい。最近、脊柱の位置覚を評価するために肢位を変化させ、元の肢位を再現する課題が用いられている。そして、若年健常者では立位、座位の両姿勢とも、骨盤と脊柱はその再現に優れている（誤差範囲は2°程度）ことが報告されている（Brumagne et al 1999a, 1999b）。しかし、運動によって起こる疲労や腰痛は腰仙椎を正しい位置に置くことに対して有害な影響をもたらす（Brumagne et al 1999c, 2000）。これは位置覚が障害を受け、多裂筋の筋紡錘からの求心性入力やこの感覚入力の中枢処理が変化し、脊髄反射の障害をもたらしたことが一因ではないかと考えられている。

また、このことは腰仙椎の固有受容器の反応を高める特定の運動が腰痛のマネジメントや再発予防にとって重要であることを意味している。そして、これを促通するためにはきめ細かいテクニックとパフォーマンスの正確性が求められる（Morgan 1988, Robison 1992, Saal 1990）。動きの質を獲得することや自動的に脊柱の姿勢を制御できるように運動覚の認知を向上させるには、徹底的な練習を必要とする（Robison 1992）。運動プログラムの記憶痕跡を引き起こすためには、注意深く反復することが必要である。そして、これが一度引き起こされれば、運動皮質にパターン化され（Saal 1990）、意識的な努力も必要ない。

急性・慢性腰痛症患者の多裂筋に対する特定の安定性プログラム

腰痛患者にみられる多裂筋の局所的な抑制に対し

Box 13.2　特定の安定性トレーニングに関する主要な特徴

1. 安定性に関わる特定の筋に対し、随意的な等尺性収縮が実施できるよう患者に指導する。
2. 低負荷での運動を実施する。
3. 関節中間位を強調し、運動覚の認知を向上する。
4. 抑制された筋を促通するためさまざまなフィードバックテクニックを用いる（筋電図や超音波など）。
5. 筋の抑制に関わる要因を軽減させる（関節ストレス、痛み、関節腫脹）。
6. 早期にリハビリテーションを開始する（可能な限り、受傷後早期に開始する）。
7. 等尺性収縮運動を用いた安定性トレーニングを規則的、かつ頻回に繰り返す。
8. 徐々に持続収縮の時間を増やす。

ては、Box 13.2に示した基本原則に基づくリハビリテーションプログラムが適切であり、臨床上の効果が認められるテクニックと組み合わせて実施する必要がある。

急性腰痛患者に運動をはじめる際には、腹臥位や側臥位が適している。その理由は、脊柱に対して負担の少ない肢位であり、脊柱を中間位に位置することができ、多裂筋に対してもアプローチが容易であるためである。また、筋収縮様式としては、低負荷での等尺性収縮運動を用いるべきで、セラピストの徒手による深部組織への圧縮は両側ともに行わなければならない（Fig 13.6）。そして、患者に対しては通常「私の指を払いのけるように徐々にあなたの筋を盛り上げてください」と教示する。

多裂筋は、口頭刺激や用手接触、圧縮などの促通手技によって腹筋深部を同時収縮させることで活性化されることがある。また、最近の研究では、腹横筋の機能障害と慢性腰痛の関連性が指摘されている（Hodges & Richardson 1996）。加えて、腹横筋と多裂筋の関連性は重要であり、この点については他の節で説明されている（Richardson et al 1999）。このことや他の筋との関連性を考えると、多裂筋に対する促通手技には腹横筋や骨盤底筋の収縮も取り入れる必要がある。

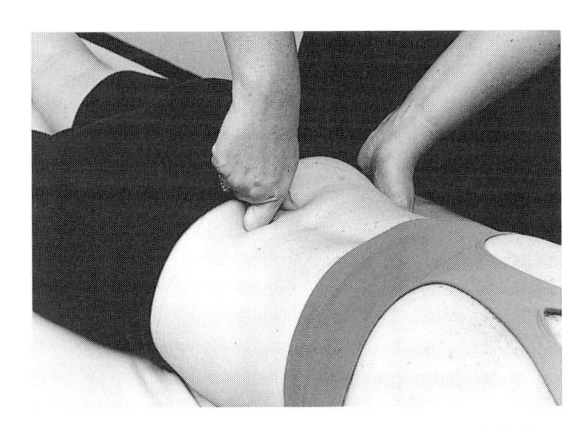

Fig 13.6 多裂筋を促通するための徒手による深部組織への圧縮方法（with kind permission from Richardson et al 1999 p130）

　多裂筋の活動が得られたならば、患者に対しては長時間、多裂筋固有の筋収縮が維持できるように指導し、痛みの制限内で繰り返し規則的に行う。

　筋収縮を維持できる能力を強化するには、多裂筋プログラムを進行させることとは別に、運動肢位を変化させる他の方法を講ずるべきである。急性腰痛患者においては、先に示した基本原則にあるように肢位を保つように制限を加えるべきで、たとえば、腰椎を中間位にとらせ、その上で運動は低負荷の等尺性収縮運動で、痛みを起こさないように行う。そして、適切に進行を図るには立位で行うべきであり、これは立位が機能的な肢位であり、患者が相当な時間を費やす肢位の一つであるからである。また、筋収縮を維持できる能力を増加させるためにもこの肢位において行うことが原則となる。

　患者が多裂筋運動を頻繁に、かつ確実に行うためにはホームプログラムを指導する必要があり、患者の日常の機能的な活動を改善する内容となるように、運動プログラムを構成するべきである。

　超音波画像は多裂筋の活動をリアルタイムに確認することに使用でき（Hides et al 1995b, 1998）、たとえば椎骨が引き離される時に障害がある脊椎分節で多裂筋の活動が生じることを確認できる。また、超音波画像は関節の安定・保護の役割がある筋を効果的に強化するための補助的手段となり、視覚フィードバックによって局所の筋を確実に再教育できる。

　Hidesら（1996）は、このアプローチを使用することが補助的手段になりうるのかをランダム化比較対照試験で検討している。この研究では、多裂筋横断面積の減少が片側に認められる急性腰痛患者が参加し、これらの患者を2群に振り分けた。一つの群は多裂筋に対して特定の運動アプローチが施され（運動群）、もう1群は対照群とされた。運動群に対しては影響を受けている多裂筋への促通を目的に徒手による触診と超音波バイオフィードバックが実施された。その結果、対照群においては通常の痛みのない範囲での仕事やスポーツ、レジャー活動を6週間行っても多裂筋の筋線維の大きさの減少は回復しなかった。一方、運動群では4週間の運動期間で多裂筋の筋線維横断面積が正常に回復した。

　さらに、対照群と運動群の再発率を検討するため、長期にわたる追跡調査も行われた。結果として、初発から3年後の再発率を比較すると対照群は運動群より統計学的にも有意に高値を示し（Hides et al 2001）、このことから、慢性腰痛が持続するメカニズムに多裂筋の横断面積の減少が関与していることが推察されている。また、自然治癒のみでは筋は正常な状態に回復することは困難で、その意味でも運動テクニックが必要であるといえる。

内側広筋に対する特定の安定性プログラム

　膝に問題があり、内側広筋に限局して抑制がみられる患者に対してリハビリテーションプログラムを実施するにはBox 13.2に示した基本原則を確実に厳守する必要がある。筋電図バイオフィードバックやタッピングといったいくつかの臨床テクニックはこのリハビリテーションプログラムをより効果的なものとする。なお、このプログラムについては他の文献に詳細に記載されており参考にするとよい（McConnell & Fulkerson 1996, McConell 1986, 1993）。

　内側広筋のリハビリテーションが必要な患者の歩行、あるいは立位姿勢を観察すると膝関節屈曲位を

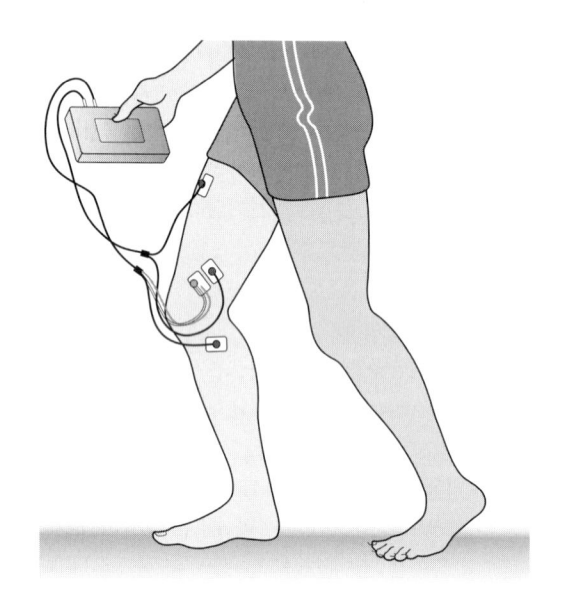

Fig 13.7 患者自身が内側広筋を等尺性収縮できるよう筋電図バイオフィードバックや膝蓋骨のタッピングを用いる (with kind permission from McConnell & Fulkerson 1996 p718).

呈していることが多い（Fig 13.7）。そのため、患者には内側広筋の等尺性収縮運動を意識させながらゆっくりと、また低負荷で行わなければならない。電極を直接内側広筋の筋線維に貼付する筋電図バイオフィードバックは、特定の筋を強化するのに有益な機器である。また、運動中に膝蓋骨をタッピングすると、膝蓋骨を正しいアライメントにすることができる。そして、いったん内側広筋の活動がみられたら、次はゆっくりとしたスピードで膝関節の運動を課し、その際の筋収縮の方法を学習する必要がある。

加えて、股関節周囲筋の活動性を高めるため、口頭指示やデモンストレーション、用手接触、圧縮といった促通手技を用いる。HodgesやRichardsonら（1993）は荷重を行うと股関節内転筋に低強度の活動（最大随意収縮の15％）がみられ、その際には他の大腿四頭筋よりも内側広筋の活動が増加していると報告した。このように、他の筋との相互関係を考慮すると、内側広筋の促通手技においては大内転筋や中殿筋などの股関節周囲筋の収縮も取り入れなければならない（McConnell & Fulkerson 1996）。

内側広筋の活動が活性化されたら、患者は痛みのない範囲内で長時間、反復して筋収縮が行えるようにならなければならない。そして、等尺性収縮によって得られた効果は機能的な関節運動の際にも発揮されなければならない。この点を訓練する方法の例としては、階段を下る動作での体重移動の制御があげられる。

さらに、訓練がスムーズに行えるためにはホームエクササイズを行う必要がある。ホームエクササイズは可能な限り長期間行うべきであるが、その際には疲労の兆候が生じない範囲とし、中枢の関節（股関節や体幹）の代償やそれらの連合した動きが欠如することにも制御を行い、正確かつ厳密に行うことが重要である。たとえば、鏡を見て内側広筋を自分で触知することや筋電図バイオフィードバックなどはホームエクササイズに適しているとされている。そして、内側広筋の収縮が無意識に行えるようになっても患者は引き続き運動プログラムを継続することが理想的である。

結　論

筋骨格系の痛みは関節との関連性が強く、われわれは筋特有の生理学的機能が関節の安定性に関連し、関節（関節構成体）が直接障害を受けると、関節の安定性と保護性は治療を行わないと元の状態には回復しないことを主張した。もし、治療が行われないと痛みの悪循環を招き、新たな障害を招くことにもなる。また、抑制を受けた筋の特定の活動は、支持性の役割としての問題を解決するために必要である。その理由として、運動プログラムは、分節的な支持性トレーニングとして知られており、腰痛を治療するために理学療法士が用いてきた保存療法の一つである。

そして、このタイプの運動治療法の原則としては、膝関節前面の痛みや頚の痛み、変形性股関節症、肩関節インピンジメント症候群に代表される筋骨格系の問題で起こる痛みに対して治療を行うこと

ができることである。そして、この新しい運動アプローチが腰痛患者やその他、筋骨格系の問題で痛みに苦しむ患者に対して提供すべき最も効果的で、効率的な治療法であることを検証するため、将来的には他の保存療法と比較検討が必要である。

学習問題・復習問題

1. 腰痛患者の多裂筋における身体的変化は何か？
2. 「反射抑制」とは何か？
3. 膝関節障害の結果として起こる関節由来の筋脆弱化の悪循環について説明せよ。
4. 多裂筋のリハビリテーションにおいては、なぜ低負荷で行うべきなのか説明せよ。
5. 分節的な安定性トレーニングが急性腰痛発生後の再発率にどう影響するのかを検討したランダム化比較対照試験の内容を説明せよ。

参考文献

Amonoo-Kuofi H S 1983 The density of muscle spindles in the medial, intermediate and lateral columns of human intrinsic post-vertebral muscles. Journal of Anatomy 136: 509–519

Andres T L 1979 Involvement of selected quadricep muscles during a knee extension exercise. American Corrective Therapy Journal 33(4): 111–114

Appell H J 1986a Skeletal muscle atrophy during immobilisation. International Journal of Sports Medicine 7: 1–5

Appell H J 1986b Morphology of immobilised skeletal muscle and the effects of a pre- and post-immobilisation training program. International Journal of Sports Medicine 7: 6–12

Appell H J 1990 Muscular atrophy following immobilisation: A review. Sports Medicine 10(1): 42–57

Arvidsson I, Eriksson E 1986 Post-operative TENS pain relief after knee surgery: objective evaluation. Orthopedics 9: 1346–1351

Arvidsson I, Eriksson E, Knutsson E, Arner S 1986 Reduction of pain inhibition in voluntary muscle activation by epidural analgesia. Orthopedics 9: 1415–1419

Asfour S S, Khalil T M, Waly S M, Goldberg M L, Rosomoff R S, Rosomoff H L 1990 Biofeedback in back muscle strengthening. Spine 15: 510–513

Aspden R M 1992 Review of the functional anatomy of the spinal ligaments and the lumbar erector spinae. Clinical Anatomy 5: 372–387

Baxendale R H, Ferrell W R, Wood L 1987 The effect of mechanical stimulation of knee joint afferents on quadriceps motor unit activity in the decerebrate cat. Brain Research 415: 353–356

Bergmark A 1989 Stability of the lumbar spine. Acta Orthopaedica Scandinavica 60: 1–54

Biedelmann H J, Shanks G L, Forrest W J, Inglis J 1991 Power spectral analyses of electromyographic activity. Discriminators in the differential assessment of patients with chronic LBP. Spine 16: 1179–1185

Bogduk N, Twomey L T 1987 Clinical Anatomy of the Lumbar Spine. Churchill Livingstone, Melbourne

Booth F W 1978 Regrowth of atrophied skeletal muscle in adult rats after ending immobilisation. Journal of Applied Physiology 44: 225–230

Bower K D 1986 The role of exercises in low back pain. In: Greive G (ed) Modern Manual Therapy of the Vertebral Column. Churchill Livingstone, Edinburgh

Bradley K C 1974 The anatomy of backache. Australia and New Zealand Journal of Surgery 44: 227–232

Brumagne S, Lysens R, Spaepen A 1999a Lumbosacral repositioning accuracy in standing posture: A combined electrogoniometric and videographic evaluation. Clinical Biomechanics 14: 361–363

Brumagne S, Lysens R, Spaepen A 1999b Lumbo-pelvic position sense during pelvic tilting in men and women without low back pain: Test development and reliability assessment. Journal of Orthopedic and Sports Physical Therapy 29: 30–36

Brumagne S, Lysens R, Swinnen S 1999c Effect of exercise-induced fatigue on lumbopelvic position sense. Physical Therapy, submitted

Brumagne S, Cordo P, Lysens R, Verschueren S, Swinnen S 2000 The role of paraspinal muscle spindles in lumbo-pelvic position sense in individuals with and without low back pain. Spine 25: 989–994

Burke R E 1980 Motor units in mammalian muscle. In: Summer A J (ed) The Physiology of Peripheral Nerve Disease. W B Saunders, Philadelphia p 133

Burke R E, Edgerton V R 1975 Motor unit properties and selective involvement in movement. In: Exercise and Sports Science Reviews. Academic Press, New York, pp 31–81

Craig A D, Heppelmann B, Schaible H G 1988 The projection of the medial and posterior articular nerves of the cat's knee to the spinal cord. Journal of Comparative Neurology 276: 279–288

Cresswell A G, Grundstrom A, Thorstensson A 1992 Observations on intra-abdominal pressure and patterns of abdominal intra-muscular activity in man. Acta Physiologica Scandinavica 144: 409–418

Crisco J J, Panjabi M M 1991 The intersegmental and multisegmental muscles of the lumbar spine. A biomechanical model comparing lateral stabilising potential. Spine 16: 793–799

Cullen M J, Mastaglia F L 1982 Pathological reactions of skeletal muscle. In: Skeletal Muscle Pathology. Churchill Livingstone, Edinburgh, pp 88–139

Damiano D L 1993 Reviewing muscle co-contraction: Is it a developmental, pathological or motor control issue. Physical and Occupational Therapy in Paediatrics 12: 3–20

DeAndrade J R, Grant C, Dixon A 1965 Joint distension and reflex muscle inhibition in the knee. Journal of Bone and Joint Surgery 47A: 313–322

Donisch E W, Basmajian J V 1972 Electromyography of deep back muscles in man. American Journal of Anatomy 133: 25–36

Duarte Cintra A I and Furlani J A 1981 Electromyographic study of quadriceps femoris in man. Journal of Electromyography and Clinical Neurophysiology 21:

539–554
Eccles R M, Lundberg A 1959a Synaptic actions in motoneurones by afferents, which may evoke the flexion reflex. Archives Italiennes de Biologie 97: 199–221
Eccles R M, Lundberg A 1959b Supraspinal control of interneurones mediating spinal reflexes. Journal of Physiology 147: 565–584
Ekholm J, Eklund G, Skoglund S 1960 On the reflex effects from the knee joint of the cat. Acta Physiologica Scandinavica 50: 167–174
Ferrell W R, Nade S, Newbold P J 1986 The interrelation of neural discharge, intra-articular pressure and joint angle in the knee of the dog. Journal of Neurophysiology 373: 353–365
Ferrell W R, Wood L, Baxendale R H 1988 The effect of acute joint inflammation on flexion reflex excitability in the decerebrate low spinal cat. Quarterly Journal of Experimental Neurophysiology 73: 95–102
Freeman M A R, Wyke B 1967 The innervation of the knee joint. An anatomical and histological study in the cat. Journal of Anatomy 101: 505–532
Gardner E 1950 Reflex muscular responses to stimulation of articular nerves in the cat. American Journal of Physiology 161: 133–141
Gardner E, Latimer F, Stilwell D 1949 Central connections for afferent fibres from the knee joint of the cat. American Journal of Physiology 159: 195–198
Gerber C, Hoppeler H, Claasen H, Robotti G, Zehndu R 1985 The lower extremity musculature in chronic symptomatic instability of the anterior cruciate ligament. Journal of Bone and Joint Surgery 67: 1034–1043
Goldberg A L 1967 Protein synthesis in tonic and phasic skeletal muscle. Nature 216: 1219–1220
Goldberg A L 1975 Mechanisms of growth and atrophy of skeletal muscle. In: Carcina R G, Institute of Muscular Biology (eds) Muscle Biopsy, Vol. 1. Marcel Dekker, New York, pp 89–115
Grigg P, Harrigan E P, Fogarty K E 1978 Segmental reflexes mediated by joint afferent neurons in cat knee. Journal of Neurophysiology 41(1): 9–14
Grimby G, Björntorp P, Fahlén M, Hoskins T, Höök O, Oxhöj H, Saltin B 1973 Metabolic effects of isometric training. Scandanavian Journal of Clinical and Laboratory Investigation 31: 301–305
Gydikov A A 1976 Pattern of discharge of different types of alpha motor units during voluntary and reflex activities under normal physiological conditions. In: Komi P V (ed) Biomechanics. University Park Press, Baltimore, pp 45–57
Haddad B 1953 Projection of afferent fibres from the knee joint to the cerebellum of the cat. American Journal of Physiology 172: 511–514
Häggmark T, Eriksson E 1979 Hypotrophy of the soleus muscle in man after achilles tendon rupture: Discussion of findings obtained by computed tomography and morphologic studies. American Journal of Sports Medicine 7: 121–126
Häggmark T, Jansson E, Eriksson E 1981 Fibre type area and metabolic potential of the thigh muscle in man after knee surgery and immobilisation. International Journal of Sports Medicine 2: 12–17
Halkjaer-Kristenen J, Ingemann-Hansen T, Saltin B 1980 Cross-sectional and fibre size changes in the quadriceps muscle of man with immobilisation and physical training. Muscle and Nerve 3: 275
Harrison P J, Jankowska E 1985 An intracellular study of descending and non-cutaneous afferent input to spinocervical tract neurones in the cat. Journal of Physiology 356: 245–261
Harvey J, Tanner S 1991 Low back pain in young athletes. A practical approach. Sports Medicine 12(6): 394–406
He X, Proske V, Schaible H G, Schmidt R F 1988 Acute inflammation of the knee joint in the cat alters responses of flexor motoneurones to leg movements. Journal of Neurophysiology 59(2): 326–340
Hides J A, Stokes M J, Saide M, Jull G A, Cooper D H 1994 Evidence of lumbar multifidus muscle wasting ipsilateral to symptoms in patients with acute/subacute low back pain. Spine 19(2): 165–172
Hides J A, Richardson C A, Jull G A 1995a Magnetic resonance imaging and ultrasonography of the lumbar multifidus muscle: Comparison of two different modalities. Spine 20: 54–58
Hides J A, Richardson C A, Jull G A, Davies S E 1995b Ultrasound imaging in rehabilitation. Australian Journal of Physiotherapy 41: 187–193
Hides J A, Richardson C A, Jull G A 1996 Multifidus muscle recovery is not automatic following resolution of acute first episode low back pain. Spine 21(23): 2763–2769
Hides J A, Richardson C A, Jull G A 1998 Use of real-time ultrasound imaging for feedback in rehabilitation. Manual Therapy 3(3): 125–131
Hides J A, Jull G A, Richardson C A 2001 Long-term effects of specific stabilizing exercises for first episode low back pain. Spine, in press
Hodges P W, Richardson C A 1993 An investigation into the effectiveness of hip adduction in the optimisation of the vastus medialis oblique contraction. Scandinavian Journal of Rehabilitation Medicine 25: 57–62
Hodges P W, Richardson C A 1996 Inefficient muscular stabilisation of the lumbar spine associated with low back pain: a motor control evaluation of transversus abdominis. Spine 21: 2640–2650
Hodges P W, Richardson C A 1997 Feedforward contraction of transversus abdominis is not influenced by the direction of arm movement. Experimental Brain Research 114: 362–370
Hongo T, Jankowska E, Lundberg A 1969 The rubrospinal tract II. Facilitation of interneuronal transmission in reflex paths to motoneurones. Experimental Brain Research 7: 365–391
Hultman G, Nordin M, Saraste H, Ohlsen H 1993 Body composition, endurance, strength, cross-sectional area and density of mm erector spinae in men with and without low back pain. Journal of Spinal Disorders 6(2): 114–123
Irion J M 1992 Use of the gym ball in rehabilitation of spinal dysfunction. Orthopaedic Physical Therapy Clinics of North America 1(2): 375–399
Janda V 1986 Muscle weakness and inhibition (pseudoparesis) in back pain syndromes. In: Grieve G (ed) Modern Manual Therapy of the Vertebral Column. Churchill Livingstone, Edinburgh
Jayson M, Dixon A 1970 Intra-articular pressure in rheumatoid arthritis of the knee. III Pressure changes during joint use. Annals of the Rheumatic Diseases 29:

401–408

Jennekens F G I 1982 Neurogenic disorders of muscle. In: Mastaglia F L, Walton J (eds) Skeletal Muscle Pathology. Churchill Livingstone, Edinburgh, pp 204–234

Jennekens F G I, Tomlinson B E, Walto J N 1971 The sizes of the two main histochemical fibre types in five limb muscles in man. An autopsy study. Journal of the Neurological Sciences 14: 245

Johansson H, Sjölander P, Sojka P 1991 Receptors in the knee joint ligaments and their role in the biomechanics of the joint. CRC Critical Reviews in Biomedical Engineering 18: 341–368

Johnson M A, Polgar J, Weightman D, Appleton D 1973 Data on the distribution of fibre types in thirty-six human muscles: an autopsy study. Journal of the Neurological Sciences 18: 111–129

Jorgensen K, Mag C, Nicholaisen T, Kato M 1993 Muscle fibre distribution, capillary density and enzymatic activities in the lumbar paravertebral muscles of young men. Significance for isometric endurance. Spine 18: 1439–1450

Kennedy B 1980 An Australian programme for measurement of back problems. Physiotherapy 66: 108–111

Kennedy J C, Alexander I J, Hayes K C 1982 Nerve supply to the knee and its functional significance. American Journal of Sports Medicine 10(6): 329–335

Knott M, Voss D E 1968 Proprioceptive Neuromuscular Facilitation, 2nd Edn. Harper and Row, New York

Krebs D E 1981 Clinical E M G biofeedback following menisectomy. Physical Therapy 61: 1017–1021

Krebs D E, Staples W H, Cuttita D, Zickel R E 1983 Knee joint angle: its relationship to quadriceps femoris in normal and post arthrotomy limbs. Archives of Physical Medicine and Rehabilitation 64: 441–447

Laasonen E M 1984 Atrophy of sacrospinal muscle groups in patients with chronic diffusely radiating lumbar back pain. Neuroradiology 26: 9–13

Landon D N 1982 Skeletal muscle – normal morphology, development and innervation. In: Mastaglia F L, Walton J (eds) Skeletal Muscle Pathology. Churchill Livingstone, New York, pp 1–88

Leimohn W 1990 Exercise and arthritis; Exercise and the back. Rheumatic Diseases Clinics of North America 16(4): 945–970

LeVeau B F, Rogers C 1980 Selective training of the vastus medialis muscle using EMG biofeedback. Physical Therapy 60: 1410–1415

Lewin T, Moffett B, Viidik A 1962 The morphology of the lumbar synovial joints. Acta Morphologica Neerlando Scandinavica 4: 299–319

Lieb F J, Perry J 1968 An anatomical and mechanical study using amputated limbs. Journal of Bone and Joint Surgery 50A: 1535–1548

Lieb F J, Perry J 1971 Quadriceps function. Journal of Bone and Joint Surgery 53A(4): 749–758

Lucca J A, Recchuiti S J 1983 Effect of electromyographic biofeedback on an isometric strengthening program. Physical Therapy 83: 200–203

Lundberg A, Malmgren K, Schomburg E D 1978 Role of joint afferents in motor control exemplified by effects on reflex pathways from Ib afferents. Journal of Physiology 284: 327–343

Macintosh J E, Valencia F, Bogduk N, Munro R R 1986 The morphology of the human lumbar multifidus. Clinical Biomechanics 1: 196–204

Mariani P P, Caruso I 1979 An electromyographic investigation of subluxation of the patella. Journal of Bone and Joint Surgery 16B: 169–171

Martenuik R E 1979 Motor skill performance and learning: Considerations for rehabilitation. Physiotherapy Canada 31: 187–202

Max S R, Maier R F, Vogelsang L 1971 Lysosomes and disuse atrophy of skeletal muscle. Archives of Biochemistry and Biophysics 146: 227–232

McConnell J 1986 The management of chondromalacia patellae: A long term solution. Australian Journal of Physiotherapy 32(4): 215–223

McConnell J 1993 Promoting effective segmental alignment. In: Crosbie J, McConnell J (eds) Key Issues in Musculoskeletal Physiotherapy. Butterworths, London, pp 172–194

McConnell J, Fulkerson J 1996 The knee: patellofemoral and soft tissue injuries. In: Zachazewski J E, Magee D J, Quillen W S (eds) Athletic Injuries and Rehabilitation. W B Saunders and Co, Philadelphia, pp 693–728

Morgan D 1988 Concepts in functional training and postural stabilisation for the low back injured. Top Acute Care Trauma Rehabilitation 2(4): 8–17

Morrissey M C 1989 Reflex inhibition of thigh muscles in knee injury: Causes and treatment. Sports Medicine 7(4): 263–276

O'Sullivan P B, Twomey L T, Allison G T 1997 Evaluation of specific stabilizing exercise in the treatment of chronic low back pain with radiologic diagnosis of spondylolysis or spondylolisthesis. Spine 22: 2959–2967

Panjabi M 1992 The stabilising sysem of the spine. Part I. Function, dysfunction, adaptation and enhancement. Journal of Spinal Disorders 5: 383–389

Panjabi M, Abumi K, Duranceau J, Oxland T 1989 Spinal stability and intersegmental muscle forces. A biomechanical model. Spine 14: 194–200

Paris S V 1983 Anatomy as related to function and pain. Orthopaedic Clinics of North America 14: 475–489

Pauly J E 1966 An electromyographic analysis of certain movements and exercises: Some deep muscles of the back. Anatomical Record 155: 223–234

Pullen A H 1977 The distribution and relative sizes of three histochemical fibre types in the rat tibialis anterior muscle. Journal of Anatomy 123: 1

Rantanen J, Hurme M, Falck B, Alaranta H, Nykvist F, Lehto M, Einola S, Kalimo H 1993 The lumbar multifidus muscle five years after surgery for a lumbar intervertebral disc herniation. Spine 18: 568–574

Richardson C 1987a Atrophy of vastus medialis in patellofemoral pain syndrome. In: Proceedings Tenth International Congress World Confederation of Physical Therapy, Sydney, pp 400–403

Richardson C A 1987b Investigations into the optimal approach to exercise for the knee musculature. PhD Thesis, Department of Physiotherapy, The University of Queensland

Richardson C, Bullock M 1986 Changes in muscle activity during fast alternating flexion-extension movements of the knee. Scandinavian Journal of Rehabilitation Medicine 18(2): 51–58

Richardson C A, Jull G A 1994 Concepts of assessment and rehabilitation for active lumbar stability. In: Boyling and

Palastanga N (eds) Grieve's Modern Manual Therapy, 2nd Edn. Churchill Livingstone, Edinburgh, pp 705–720

Richardson C A, Jull G A, Toppenberg R, Comerford M 1992 Techniques for active stabilisation for spinal protection: A pilot study. Australian Journal of Physiotherapy 38(2): 105–112

Richardson C, Jull G, Hodges P, Hides J 1999 Therapeutic Exercise for Spinal Segmental Stabilization in Low Back Pain – Scientific Basis and Clinical Approach. Churchill Livingstone, Edinburgh

Robison R 1992 The new back school prescription: Stabilisation training part 1. Occupational Medicine 7(1): 17–31

Roy S H, DeLuca C J, Snyder-Hackler L, Emley M S, Crenshaw R L, Lyons J P 1990 Fatigue, recovery and low back pain in vaisity rowers. Medicine and Science in Sports and Medicine 22: 463–469

Saal J A 1990 Dynamic muscular stabilization in the nonoperative treatment of lumbar syndromes. Orthopaedic Review 19(8): 691–700

Saal J A, Saal J S 1989 Nonoperative treatment of herniated lumbar intervertebral disc with radiculopathy. An outcome study. Spine 14: 431–437

Santavirta S 1979 Integrated electromyography of the vastus medialis muscle after menisectomy. American Journal of Sports Medicine 7: 40–42

Schaible H G, Grubb B D 1993 Afferent and spinal mechanisms of joint pain. Pain 55: 5–54

Schwartz W N, Bird J W C 1977 Degradation of myofibrillar proteins by cathepsins B and D. Biochemical Journal 167: 811

Sirca A, Kostevc V 1985 The fibre type composition of thoracic and lumbar paravertebral muscles in man. Journal of Anatomy 141: 131–137

Spencer J D, Hayes K C, Alexander I J 1984 Knee joint effusion and quadriceps reflex inhibition in man. Archives of Physical Medicine and Rehabilitation 65: 171–177

Stener B 1969 Reflex inhibition of the quadriceps elicited from a subperiosteal tumour of the femur. Acta Orthopaedica Scandinavica 40: 86–91

Stener B, Petersen 1962 Electromyographic investigation of reflex effects upon stretching the partially ruptured medical collateral ligament of the knee joint. Acta Chirurgica Scandinavica 124: 396–415

Stokes M, Young A 1984a The contribution of reflex inhibition to arthrogenous muscle weakness. Clinical Science 67: 7–14

Stokes M, Young A 1984b Investigations of quadriceps inhibition: Implications for clinical practice. Physiotherapy 70(11): 425–428

Stokes M, Hides J, Nassiri K 1997 Musculoskeletal ultrasound imaging: Diagnostic and treatment aid in rehabilitation. Physical Therapy Reviews 2: 73–92

Stratford P 1981 EMG of the quadriceps femoris muscles in subjects with normal knees and acutely effused knees. Physical Therapy 62: 279–283

Taylor P N, Ewins D J, Fox B, Grundy D, Swain I D 1993 Limb blood flow, cardiac output and quadriceps muscle bulk following spinal cord injury and the effect of training for the Odstock functional electrical stimulation standing system. Paraplegia 31: 303–310

Verbout A J, Wintzen A R, Linthorst P 1989 The distribution of slow and fast twitch fibres in the intrinsic back muscles. Clinical Anatomy 2: 120–121

Voight M, Wieder D 1991 Comparative reflex response times of the vastus medialis and the vastus lateralis in normal subjects and subjects with extensor mechanism dysfunction. American Journal of Sports Medicine 10: 131–137

Wild J J, Franklin T D, Woods G W 1982 Patellar pain and quadriceps rehabilitation: An EMG study. American Journal of Sports Medicine 10(1): 12–15

Wilke H J, Wolf S, Claes L E, Arand M, Wiesend A 1995 Stability increase of the lumbar spine with different muscles groups. A biomechanical in vitro study. Spine 20: 192–198

Wise H H, Fiebert I M, Kates J L 1984 EMG biofeedback as treatment for patellofemoral pain syndrome. Journal of Orthopaedic and Sports Physical Therapy 6: 95–103

Wolf S L 1978 Perspectives on central nervous system responsiveness to transcutaneous electrical nerve stimulation. Physical Therapy 58: 1443–1449

Wolf E, Magora A, Gonen B 1971 Disuse atrophy of the quadriceps muscle. Electromyography 11: 479–490

Woolf C J, Wall P D 1986 Relative effectiveness of C primary afferent fibres of different origins in evoking a prolonged facilitation of the flexor reflex in the rat. Journal of Neuroscience 6(5): 1433–1442

Wyke B D 1981 The neurology of joints: A review of general principles. Clinics of the Rheumatic Diseases 7: 223–239

Young A, Hughes I, Round J M, Edwards R H T 1982 The effect of knee injury on the number of muscle fibres in the human quadriceps femoris. Clinical Science 62: 227–234

Young A, Stokes M, Shakespeare D T, Sherman K P 1983 The effect of intra-articular bipuvicaine on quadriceps inhibition after menisectomy. Medicine and Science in Sports and Exercise 15: 154

（沖田　実）

本章の目次

概　要　309
　学習の目的　311
　職場におけるリハビリテーションの動向　311

セラピストの役割　313

ワークリハビリテーションの過程　314
　目標設定　314
　ワークリハビリテーションの枠組み　314
　職務内容と職場の評価　315
　復帰しようとしても職務がない場合の評価　317
　作業に対する労働者の能力評価　317
　　リハビリテーションを受けるに至った背景に関する情報の照会と収集　320
　　スクリーニング　320
　　必要と認められた作業能力の測定　320
　　身体的な要求に対する遂行状況の観察　321
　　FCE終了後1～2日目のフォローアップ　321
　　結果の解釈と報告　322

職務や職場の要求と労働者の作業能力の適合性の改善　323
　職場の改善　323
　痛みのある労働者の作業能力の改善　326
　　作業のための体力の回復　327
　　機能面の教育　328
　　グループによる機能改善の方略　329
　　介入の効果的な組み合わせ　329

慢性痛のある人が復職する際に生じる問題　329

結　論　331
　学習問題・復習問題　331

14

復職に向けた再調整

Libby Gibson, Shelley Allen,
Jenny Strong

概　要

　慢性痛を有する人にとって、復職は非常に有意義な目標である。しかし、そのような人にとって就労はきわめて困難な活動の一つでもある（Strong 1996）。労働障害による慢性痛は非常に高額な人件費と実利的な損失を招くため、多くの国では、損傷者の職場復帰に際して早期から介入を行っている。

　セラピスト（作業療法士と理学療法士）はワークリハビリテーション work rehabilitation の過程で重要な役割を担っている。これらの専門家は、ワークリハビリテーションプログラムにおける評価、介入、ケースマネジメントを通じて痛みを有する人への学際的なアプローチを行う。痛みを有する人とその職場の両方に対して適切な評価と介入が行われれば、生産に従事する仕事への復帰は可能である（Johns & Bloswick 1994, Schmidt et al 1995）。

　この章では、痛みを有する人が復職に向けて再調整する過程について概説する。まず、セラピストのリハビリテーション領域におけるそれぞれの役割について述べ、痛みのある労働者に対する学際的な評価方法について説明する。次に、痛みを有する人が復職するための支援の方略について概説する。最後に、それらの対象者におけるワークリハビリテーションの過程に影響を及ぼすような問題について検討

> **Box 14.1　重要用語の定義**
>
> **ワークリハビリテーション　work rehabilitation**：業務リハビリテーションと職業リハビリテーションの両方を表す一般的な用語として使われる。機能障害や能力低下のために就労後に失職したり、あるいは就労したことのない患者のリハビリテーションに用いられる。介入として薬物療法、手術、職場環境の調整、再訓練、段階的な職場復帰、カウンセリング、職場環境の改善などが行われる（Allen 1999）。
>
> **業務リハビリテーション　occupational rehabilitation**：評価されたニーズに基づき、早期介入を行い、適切なタイミングで充分なサービスを提供する、管理された過程のことである。損傷や病気により療養中の従業員の仕事を確保したり、適切な仕事への復帰を目的とする
>
> （National Occupational Health & Safety Commission 1995 p2）。一般的に、業務リハビリテーションは職場で実施される。
>
> **職業リハビリテーション　vocational rehabilitation**：障害のある患者が、以前の仕事に必要な作業能力を失い、代わりの仕事を手に入れるために必要な評価と介入を行う学際的な過程のことである。職業リハビリテーションは一般的に職業評価、カウンセリング、訓練などを含む（Schmidt at al 1995）。職業リハビリテーションの特徴は、長期間にわたるプログラムが実施され、より多くの専門家が関わり、経費を要することである。職務、業務や作業課題の変更に至る場合もある。

する。

Smith（1989）によれば、ワークリハビリテーション全体の目標は患者が望んでいる職務に復帰することである。しかし、リハビリテーションの初期介入は、まず職場で開始される。このような初期介入は業務リハビリテーション occupational rehabilitation と呼ばれている。ワークリハビリテーション work rehabilitation、業務リハビリテーション、職業リハビリテーション vocational rehabilitation という用語の違いを説明する（Box 14.1）。

業務リハビリテーションと職業リハビリテーションの関係を Table 14.1 に示している。それぞれのリハビリテーションの各段階で、セラピストが行う評価や介入、さらにそれらがどこで通常行われているかをまとめたものである。

Table 14.1　ワークリハビリテーションの段階、サービスの内容とその場所（Allen, 未発表, 2000）

損傷あるいは障害の発生	業務リハビリテーションあるいは職場での障害管理	職業リハビリテーション
家庭あるいは急性期の医学的治療施設、救急施設での治療、あるいは理学療法実施	1. 休職せずに職場復帰（RTW） ・作業能力評価（FCE）、職務分析、RTWの介入は不要 ・職場で実施 2. 休職後に同じ職務あるいは同じ雇用先に復帰（RTW） ・健康増進のためのリハビリテーションの対象 ・職場でのFCE、職務分析と段階的RTW、職務や作業の変更が必要になることもある ・職場や地域で同時に実施 3. 以前と同じ職務あるいは元の雇用先に復帰するものの、定着することはできない ・作業能力評価、職務分析、職場復帰の介入は職を維持するのを支援する ・職場や地域で同時に実施 ・職業リハビリテーションへ依頼が必要となる	痛みのため原職復帰や復職は不可能 ・作業能力評価、職務分析、職場復帰の介入が必要 ・地域に在住

学習の目的

1. 痛みのある人が復職するためにセラピストが果たす役割。
2. 痛みのある人のワークリハビリテーションの過程。
3. 職場復帰のための評価過程。
4. 職場復帰のための方略。
5. 職場復帰や職場での役割の維持に影響を及ぼす問題点。

職場におけるリハビリテーションの動向

　オーストラリアなどの国では、1980年代から職場におけるリハビリテーションが提唱されている（Innes 1997a）。これは、労働災害による人的、財政的な損失を減らす方法として業務リハビリテーションを提唱することで、オーストラリアに労働者の補償システムをもたらした（Innes 1997a）。職場での介入の重要性は米国（Jundt & King 1999）やカナダ（Shrey & Hursh 1999）を含む、他の国々においても提唱されるようになっていった。特に北米では、障害のある労働者のための職場復帰プログラム return-to-work programme について言及する時には「職場における障害管理」という用語がしばしば用いられる（Shrey & Hursh 1999）。職場におけるサービスが重要であるという認識は、JundtとKing（1999）によって、米国のワークプログラムに関わっている作業療法士に対して行われた最近の調査報告を反映している。この調査で明らかになったのは、個々の労働者の状態に焦点を当てたプログラムがほとんどないために、職場におけるサービスの提供が強調されているということである。

　職場における介入は、痛みのある人に対しても強く推奨された。国際疼痛学会 International Association for the Study of Pain による職場における痛みに関する特別委員会 Task Force on Pain in the Workplace（Fordyce 1995）は、「障害を最小限にあるいは限定する方法としての職場における介入」の必要性を強調した（pxiii）。この特別委員会の報告は、職場における損傷管理に対する活動前プログラムと呼ばれ、まずは損傷の予防、そして損傷が発生した段階では初期からの介入を目的とした。MitalとPennathurの報告（1999）によれば、人間工学的な介入 ergonomic intervention が行われた年でも、職場での損傷は防止されることはなかった。彼らは、専門家が人間工学的な介入による職務設計の改善を行っても、職場での損傷のわずか3分の2が予防できたに過ぎなかったと報告している。そして、学際的な障害管理プログラムによる介入方法として、人間工学を組み入れた損傷管理の統合モデルを提示した。

　痛みのある人が復職する際に必要な職場におけるアプローチは、「調整したプログラム」あるいは「適性な業務プログラム」を通じて行われる。そのようなプログラムから痛みのある労働者が恩恵を受けることはたくさんある。労働者が職場とのつながりを維持し、労働者としての役割を継続でき、それによって長期間休職することによる二次的な身体的、心理社会的問題の発生を抑制するのに役立つことが、労働者にとって重要なメリットである。活動的な状態を維持したり、作業に求められる体力を保つことによる身体面でのメリットもある。長期間離職していた重篤な慢性痛のある労働者にとって、段階付けられた職場復帰プログラムによって痛みを悪化させる可能性を最小限にして、さらに作業に求められる体力を鍛え上げることは、職場復帰に有益な方略となる。

　部分的に職務の内容や形態を変更した職場復帰に向けた調整プログラム modified return-to-work program や適性業務プログラム suitable duties program は、「過渡的な作業」としても参考になる。ShreyとHursh（1999）は「過渡的な作業」を以下に定義している：

身体機能に制約のある労働者が、自身あるいは他の労働者にとって安全で、収入が得られ、さらに損傷のリスクなく実施できる課題、業務あるいは職務の組み合わせのことである。(Shrey & Hursh 1999 p58)

この定義は、その人の身体機能面の評価に基づいて安全に職場復帰させることができるという点で、職場復帰プログラムの有効性について強調している。このアプローチは、長期間仕事をしないでそのまま離職してしまうのか、あるいは損傷の状態、職務内容、職場の組織的な要因などの個別のニーズを考慮せずに、悪化の可能性や再損傷を覚悟で仕事に復帰してしまうのか、という選択をするよりも望ましいといえる。Innes（1997a）が言及したように、リハビリテーションプログラムの一部として損傷のある労働者に適切な業務を提供するのは、「安全で迅速な職場への復帰を可能にすること」が目的である（p18）。適切な業務は回復を促し、それ以上の損傷のリスクを回避することになる（p18）。

Waddel（1998）は、腰痛のある労働者に作業内容を変更して職場復帰を勧めることの有効性について、相矛盾する証拠を指摘した。しかし彼は、腰痛を管理するための現行のガイドラインが、すべて可能な限り早期の職場復帰を勧めており、「あらゆる証拠は早期の職場復帰が腰痛を再発させることにはつながらないことを示している」と述べている（Waddell 1998 p249）。

職場復帰に向けた調整プログラムに関する研究のレビューでは、Krauseら（1998）が全体的にはこのプログラムが有効であることを明らかにした。方法論がしっかりしている質の高い研究によれば、これらの研究者は損傷後の労働者に変更した職業復帰のためのプログラムを実施した場合には、そうでない場合に比べ復職率が2倍であったことを明らかにした。職業リハビリテーションの効果に関する研究や試験的な実施についても同様の結果を示している（Schmidt et al 1995）。この研究は腰痛を含むさまざまな状態の患者の職業リハビリテーションの意義について調べたものである。それによると、「職業リハビリテーションに参加した人の就業率は、参加しなかった人の2倍であった」ということがわかった（Schmidt et al 1995 p953）。Mathesonら（1995）やMathesonとBrophy（1997）は、仕事によって腰痛症を発症した労働者に対して職務内容を調整するという、職場における早期の介入プログラムの成果を報告した。この研究では、損傷を早期に発見し短期間軽作業を行わせるという管理されたケアアプローチを実践することで、高い復職率が得られたことを報告している。職場復帰プログラムあるいは適性業務プログラムについては、この章の仕事への復帰に向けた介入の項目で再び述べる。

職場でのリハビリテーションが好まれる傾向は、たとえば機能回復を目指すアプローチのように、特殊な検査と治療のための人員を備えたリハビリテーションセンターで実施されるような、学際的なプログラムが重要視されなくなったことを意味する。MayerとGatchel（1988）は、脊柱の障害のためのリハビリテーションに対する学際的なアプローチを報告した。その際の機能回復では、痛みの診断や除去よりもむしろ、「脊柱の機能障害や痛みを問題にしている」のである（Bendix et al 1998 p718）。Mayerら（1995）は機能回復プログラムが、どのように「心理学や障害の管理教育を組み合わせて」身体スポーツ医学の原則を用いているかについて述べている（Mayer et al 1995 p2061）。

作業能力を改善したり、職場復帰を目指す際に心理学や障害管理のための教育を組み合わせるのは、有効であるという研究がなされてきている（Bendix et al 1998, Burke et al 1994, Haider et al 1998, Mayer et al 1998）。Bendixら（1998）は、慢性的な腰痛のある患者に機能回復調整プログラムを行った結果について、次の三つの主要な要素からなる、3週間にわたるプログラムを紹介した：

1. 作業療法士と理学療法士の指導による1日5時間の集中的な身体訓練。
2. 臨床心理士の指導による1日2時間の心理学的な痛みの管理。
3. 医師、療法士、心理士、ソーシャルワーカー、栄養士による1日1時間のテーマ別指導。

プログラムの概要から、これはテーマ集中型のプログラムであるといえる。Mayerら（1995）は、機能回復プログラムは第三者のケアを必要とする慢性

的な障害者の5～8％が適応となり、それは高度集中型プログラムであると説明している。Mayerら（1995）によれば、そのような高度集中型の第三者ケアプログラムには医学的な指導や医学的、心理学的、職業的な訓練や理学療法、作業療法などが必要になる。痛みのある人が利用できる、より一般的なプログラムは次の段階のケアである。Mayerら（1995）は、このケアには「主として、医学、心理学、職業面での相談など、限られた空間や器具を用いた費用に対し最も効果が高いケアを提供している有資格の健康関連従事者（一般的には理学療法士や作業療法士）による技術」なども含まれる、と述べている（Mayer et al p2065）。

Feuersteinら（1994）は、労働災害による腰痛の患者が原職復帰するための学際的なアプローチについて報告した。このアプローチには医学的、身体的、心理教育的あるいは心理社会的、人間工学的、職業的などの要素がある。身体的要素に含まれるサービスは「運動療法や身体的調整、作業調整 work-conditioning やシミュレーション、物理療法」の提供などである（Feuerstein et al 1994 p232）。人間工学的要素のサービスには、「人間工学的な視点からの職場における職務分析」や「リスク回避のためのワークステーションや作業工程の再設計」などがある（p232）。セラピストが関わるアプローチの他の要素には、心理教育的あるいは心理社会的な要素としての痛みの管理、復学への支援、ストレスの管理がある。これらの作業療法あるいは理学療法サービスについては、この章の介入に関する項で述べる。他の学際的なアプローチである作業強化 work hardening についてもこの章の後半で述べる。

この章では、ワークリハビリテーションにおける一般的、学際的なアプローチについては触れず、むしろ学際的アプローチが行われるリハビリテーションセンターの内外にかかわらず、ワークリハビリテーションにおけるセラピスト特有の役割について扱う。特に、作業療法士や理学療法士の役割を詳細に描くのではなく、両者の方法に共通したサービスと方略について述べるつもりである。

セラピストの役割

セラピストは、痛みのある労働者のためのワークリハビリテーションで重要な役割を担っている。彼らは治療や損傷管理を行うことで、その回復を促すことを目指して、伝統的な介入あるいは治療的な段階に関わっている。これらの介入については他の章で扱っている。ワークリハビリテーションにおける主要な役割は、対象者の残存能力とその職務上の要求が合致していないという問題に照準を合わせて、直接サービスを提供することである。この役割はこの章の重要な論点であるため、詳細に述べる。他には、ワークリハビリテーション全体を調整したり、それを管理するという役割が重要になってきている。

職場復帰 return-to-work：RTW プログラムを成功させるためには、高度な調整力やコミュニケーション能力が求められる（Shrey & Hursh 1999）。調整とコミュニケーションは、職場内や外部の提携先に対しても必要となる。リハビリテーションコーディネーター（National Occupational Health & Safety Commission 1995）あるいは障害管理コーディネーター（Shrey & Hursh 1999）は、職場の中で調整の役割を担っている。セラピストは労働者の職場の内外で、この役割を担っていることが多い。

この調整の役割はケースマネジメント、あるいは障害マネジメントと呼ばれている。ケースマネジメントは、初期介入のリハビリテーションを表す包括的用語（e.g. Shrey & Hursh 1999）として用いられ、また他のシステムにおいては業務リハビリテーションとも呼ばれているので、混乱を招くものと予想される。ケースマネジメントサービスは、腰痛による職業上の能力低下（Frank et al 1996）や一般の労働災害（Jundt & King 1999）を減らすための方略として、北米で盛んに用いられつつある。RTWプログラムの管理は、ワークリハビリテーションに従事しているセラピストにとって重要な役割である。米国で行われた作業療法のワークプログラ

ムに関する調査では、それに協力した作業療法士の45％が、ケースマネジメントサービスを提供したと回答している（Jundt & King 1999）。

RTWプログラムの全過程を管理するためには、労働者、雇用者、担当医や他の関係者などと連携してその計画を進めることが重要である。ケースマネージャーとして、セラピストは担当医を含む学際的チームから適切なメンバーを選び、彼らに相談にのってもらい、RTWプログラムを提案、監視、検討することが必要である。医師、保険会社、雇用者、保健福祉関係者、弁護士や代理人、損傷を受けた労働者あるいは患者やその家族などから照会が来ることが予想される。照会先にかかわらず、そのプログラムは明らかにされる必要がある。早急に収入の問題を解決することと、できる限り早期にかつ安全に、患者が生産に従事する仕事に復帰できることが、すべての関係者の願いである。

慢性痛のために職場に復帰できない場合には、セラピストが重要な役割を担う。理学療法士は、慢性痛のある人が身体の活動レベルを活かし、痛みの管理を最大限に行えるようになることを目指しており、作業療法士は慢性痛のある人が生活上の役割を最大限に担えることを目指している。生産的な活動については、ボランティア活動あるいは趣味など、他の可能な限りの活動への参加を検討する。

上述したすべての役割において、必要な領域におけるさまざまな知識が求められる。たとえば労働者の保障と職業健康安全法のような関連法規、損傷の特徴や経過、機能的影響、リスク管理や人間工学的原則、測定の原理やプログラムの評価などがある（Gibson, unpublished work, 1999）。

前述したように、この章ではRTWプログラムを用いて痛みのある人を職場復帰させる際に、セラピストがどのような役割を担っているかその重要性について強調したい。セラピストは、そのプログラムを通じてさまざまな援助を行う。まず、作業と関連づけて、その人固有のニーズを評価することから開始する。その後、業務水準や労働時間の漸増について援助を行う。さらに職場復帰が達成できれば、就業し続けることができるように支援する。

ワークリハビリテーションの過程

目標設定

職場復帰（RTW）プログラムは、職務に求められる内容に関する一連の評価や、その人の作業能力の評価に基づいて立案されなければならない（Innes 1997a, Shrey & Hursh 1999）。そのような評価では、最も適切な職場復帰の目標を設定することが求められる。ワークリハビリテーションにおいては、職場復帰の目標に階層制がある（National Occupational Health & Safety Commission 1995）。それをFig 14.1に示すが、この章の最初の定義にある、すべてのワークリハビリテーションの様式を包含している。

ワークリハビリテーションの枠組み

この章ではワークリハビリテーションの枠組みについて示す。Fig 14.2は、ワークリハビリテーションにおいてセラピストが実施する基本的な段階を示している。これらの段階は必ずしも、それぞれの相の

```
最も望ましい選択

同じ職務で同じ雇用先
前と似た職務で同じ雇用先
新しい職務で同じ雇用先
同じ職務で新しい雇用先
前と似た職務で新しい雇用先
新しい職務で新しい雇用先

最も望ましくない選択
```

Fig 14.1　職場復帰の成果としての望ましさの段階付け（adapted from National Occupational Health & Safety Commission 1995）

中で順番に行われるわけではない。実際には段階1と2は、特にその職場での職務について評価する場合には、同時に行われることがある。段階3と4も同時に行われる。痛みのある労働者が安全に職場復帰するためには、医学的に充分安定していることが必要であるが、生産に従事する業務に復帰する前に、その人の作業能力が100％の状態になっている必要はない。

　ワークリハビリテーションの最初の二つの段階では、その人の職務に求められる内容とそれらの要求を遂行する能力が適合しているかどうかを評価する必要がある。Innes（1997b）は、「その人とその職務能力、さらにそれが実施される環境あるいはその遂行状況が適合しているかどうか」という、適合性の評価を「人と活動、環境との適合性」の証明であると述べた（Innes 1997b p227）。ここで、職場と労働者の適合性を評価する方法の概要について述べる。

　まず、職場評価と広く呼ばれている、その職務に求められている内容について評価する。職場には、職務課題とそれらの課題が行われる環境の両面がある。次に、職場復帰に向けて痛みのある人の評価方法を検討するが、それは広く作業評価 work assessment と呼ばれている。実践では、たとえば照介の目的や職場での評価が、職場復帰の準備を行うのに適切な情報を提供しているかどうかという要因によって、評価過程におけるこれらの段階付けは変わってくる。

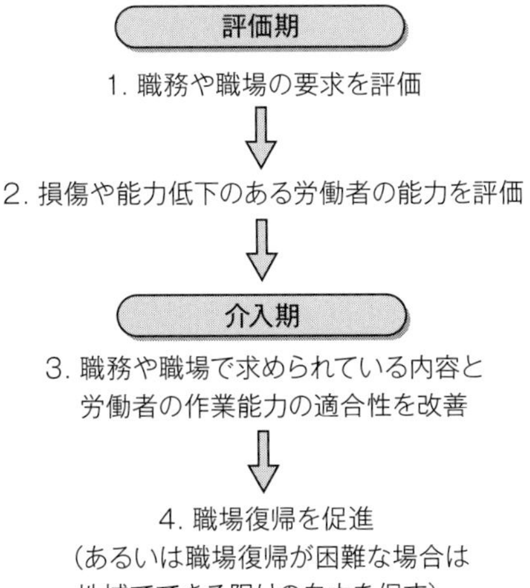

　復帰すべき職務がない人の場合には、復帰できそうな職務を検討するよりも作業能力を評価することが優先される。

職務内容と職場の評価

　その人が職務として求められる内容は、職場復帰のための能力評価が行われる前に、可能な限り評価し検討しておくべきである。そうでなければ、測定されたその人の能力とは逆の結果が出てしまう可能性がある（Gibson & Strong 1997）。職場の評価は、その人に求められている職務と職場内の環境を評価することである。

　職務内容の調査を行い、さらに細かく主要な課題に分類する必要がある。そしてその課題は痛みのある人に任される課題として評価されるべきである。職務の観察を含む詳細な職務分析は、職場に復帰するためにその職務に求められている内容を明らかにすることが必要である。その職務分析の過程を促すために、さまざまの様式、ガイドライン、手段を用いることができる。実践的で個々の患者に応じた職務分析の基本的な方法には、チェックリストを用いた面接と観察によるものがある。より専門的な分析は、必要があればより詳細な方法を使って実施することができる。Chaffinら（1999）やJacobs（1999）のテキストなどは、人間工学の領域で働くセラピストにとって非常に貴重な資料である。

　職場復帰に際して、痛みを有する人にストレスを与えるような職務内容の要求は数多く存在する。身体的、感覚運動的、心理学的、認知的、知覚的、環境的な要求などである（Jacobs 1999）。身体の損傷あるいは障害のある人々にとって、作業の身体的、環境的な要求は定期的に評価される必要がある。痛みを有する人のストレスを測るためには、仕事の心理社会的な要求を評価することも重要である。たとえばむずかしい注文を突きつけてくる住民との交渉

評価期
1. 職務や職場の要求を評価

⬇

2. 損傷や能力低下のある労働者の能力を評価

⬇

介入期
3. 職務や職場で求められている内容と労働者の作業能力の適合性を改善

⬇

4. 職場復帰を促進
（あるいは職場復帰が困難な場合は地域でできる限りの自立を促す）

Fig 14.2　ワークリハビリテーションの過程

が求められるような仕事は、痛みのある人にさらなる要求を突きつけることになる。逆に、人との関わり合いが痛みを紛らわすことになる場合もある。

同様に、作業の認知面での要求を評価することも大切である。慢性的な痛みや薬物療法は、認知能力に影響を与えることがある。セラピストは、対象者や作業の協力者、工場設備や機器などの安全が、これらの認知能力にいつ依存するかを確かめる必要がある。心理社会的、認知的な要求はこの章では詳細に触れない。しかし、それらは一般的に職務分析の重要な要素であり、復職への再調整にあたってきわめて重要である。

職場で筋骨格系の障害による痛みを生じた労働者にとって、職場の中はさらに痛みを悪化させる原因が存在する。たとえば荷物の取り扱い、静止した状態での作業、車の運転による身体への振動は、どれもが腰痛の原因となりうる（Department of Employment, Training and Industrial Relations：DETIR 2000）。さらに、これらは腰痛のある労働者の痛みを悪化させる主な原因にもなる。セラピストは職務を観察し、これらの痛みを悪化させる要因に注意を払う必要がある。Rodgers（1984）は、腰痛のある労働者が職場で腰痛を悪化させる要因について、解説とそれを克服するための方略を示した。Box 14.2には腰痛を悪化させる要因の例を挙げた。

上肢の筋骨格系の障害に関わる要因：

- 力の強さにかかわらず、把握動作を含む繰り返し、あるいは持続的な力の出力
- 頸部、肩、腕の肢位の保持、たとえば道具やコンピュータなどの使用、あるいは荷物の持ち上げや運搬
- 振動工具や器具の反復使用、特に寒冷での作業（DETIR 2000 p5）

このような要因は、上肢痛のある労働者の痛みをさらに悪化させる可能性がある。

次のような職務の要素は、痛みを悪化させる可能性があるものとして、職場評価の際に検討する必要

Box 14.2　腰痛悪化因子（Rodgers 1984）

立位姿勢
- 前傾姿勢
- 腰背部の過伸展位
- 前方へのリーチ動作
- 前屈姿勢、不良姿勢
- 立位姿勢の保持

座位
- 足底支持なし
- 体幹のひねり動作
- 前方へのリーチ動作
- 座位保持や不充分な支持性

手指の操作
- 力仕事
- 持ち上げたり、押したり、引き寄せながらのひねり動作
- バランスの悪い持ち上げ動作や運搬動作
- 大きすぎる荷物
- 力が必要な持続的な操作や不良姿勢

がある：

- 力仕事
- 作業姿勢
- 頻度と持続時間
- 振動
- 作業場のデザイン
- 工具の使用
- 荷物の出荷作業
- 個人的な要因
- 作業を実施する際の組織
- 作業環境

これらは、手指操作課題の勧告基準2000のリスク領域に基づいている（DETIR 2000）。損傷後、労働者の痛みを悪化させる要因は多岐にわたる。セラピストは職務に必要な出荷作業や痛みを有する患者の能力などの評価に、全力を注ぐことが必要である。持ち上げ、折り曲げ、ねじり動作の組み合わせは損傷の発生や悪化を招くおそれがあるため、セラピストはこれらの動作を具体的に特定する必要があ

る（Aja & Laflin 1999）。

　セラピストが、荷物の持ち上げ動作に必要な職務内容を評価する際に、役に立つ指針が与えられている（Aja & Laflin 1999）。最も知られている指針は、米国の国立労働安全・健康研究所 National Institute of Occupational Safety and Health：NIOSH で開発された1981年版と1991年版のものである。1981年版（NIOSH 1981）と改訂版NIOSH（1991）には、両手を使って持ち上げる際に推奨される荷物の重量の算定方法が示されている（Aja & Laflin 1999）。どちらの版も科学的な文献と専門家の判断によって得られた、持ち上げ動作の四つの側面に基づいている。それらの側面とは：

- 生体力学的（特に椎間板に加わる圧迫）
- 生理学的（特にエネルギー消費）
- 精神物理学的（特に最大許容負荷）
- 疫学的（特に作業課題と損傷、損傷部位とその重症度に関する統計資料）

NIOSH（1981）では、安全に持ち上げられる負荷に影響を及ぼすさまざまな要因があり、その要因として負荷量、その垂直移動距離、水平運搬距離、持ち上げ頻度などを特定している。改訂版NIOSH（1991）では、安全な持ち上げ動作に影響する二つの要因を追加し、その要因として、この動作時の物体に対する両手の使い方と非対称性を挙げた。AjaとLaflin（1999）は、NIOSH（1981）よりも改訂版NIOSH（1991）の持ち上げ方式の方が、産業分野に携わるセラピストが利用しやすいと報告したが、セラピストに姿勢と肢位の観察も併せて行うことを勧めている。

　職務とそれに含まれる課題に関する他の要素についても検討する必要がある。DETIR（2000）は、特定の課題遂行に費やす総時間、使用する道具や器具、職務のローテーションなどの会社組織上の要因、課題や休憩、個人用保護具使用のタイミングなどを挙げ、これらはすべて損傷のリスクとなったり、リスクを軽減するものとなりうると述べている。

　作業で求められる内容を評価する際に、セラピストは個別プログラムの限られた時間内で、患者に最善の情報が提供できるような測定機器を選択することが必要である。先ほど推奨したチェックリストに加えて、セラピストは職務で求められる内容を、さまざまな機器を補助的に活用しながら定量化したり、記録しておくとよい。機器として、スチールカメラやビデオカメラ、巻尺、定規、押し引きゲージ、ストップウォッチなどが推奨されている。従業員や職場の写真撮影を行う場合には、事前にその職場の許可を得ておくべきである。セラピストはヘルメットや先端が鋼鉄製の安全靴など、適切な個人用保護具を装着して自分自身の安全を確保し、職場であるということを自覚する必要がある。

復帰しようとしても職務がない場合の評価

　慢性痛のある人は、復帰しようとしても復帰できる職務がない、という問題に直面することが多い。離職期間が長ければ長いほど、復職の可能性はますます低くなる（Waddell 1998）。したがって、慢性痛のある労働者にとって、生産に従事する仕事への復帰に向けた努力を、可能な限り速やかに開始することが重要である。

　あくまでも職場復帰を目指すのか、あるいは現実的な職業生活への復帰を優先するのか、を判断する過程は、一般に職業リハビリテーションと呼ばれている（Box 14.1参照）。セラピストも、この過程できわめて重要な役割を演じている。彼らは、慢性痛のある人の残存能力を確立するのを助け、職業と職位のうちどちらを選択するのが適切なのかを評価することが求められる。職業カウンセリングでは、その人の損傷前の職位や職業とは異なり、その人の状態に見合った内容の仕事であるかを調べた上で、そこに配置する必要がある（National Occupational Health & Safety Commission 1995）。

作業に対する労働者の能力評価

　その人の職務あるいは復帰できそうな職務に必要とされる内容があらかじめわかっていれば、それら

の要求に見合うかどうかその人の能力を確かめなければならない。この過程は、広義の作業評価 work assessment と呼ばれている。作業評価はさまざまな方法を用いて行われている。職場で行われた場合、その職務での実行状況が観察できる。また、センターで行われた場合、一般的にその職務や作業に必要な内容に類似させた課題を行うことになる。しばしば、職場復帰の可能性があるのかどうかを見極めるためには、両方のアプローチが必要となる。

作業評価は一連の要因を評価するのに最も幅広く用いられている。身体的、心理運動的能力の評価に加えて、Jacobs（1991）は作業評価には知力、職業への興味や業績、作業技術や忍耐力、たとえば時間を正確に守るか、自分に合った職務を見つけられるか、といった作業習慣なども含まれると述べた。慢性痛のある人の作業評価にあたって、セラピストが果たす一般的な役割は、主に仕事に復帰しようとする人の身体能力を評価することである。職場における評価や自己報告は別として、実際問題としてこれを成し遂げるために、作業能力評価 functional capacity evaluation：FCE が主に用いられている。作業評価では身体以外の要素を評価することも必要であるが、この章では扱わないこととする。

作業能力評価（FCE）は、職務における身体的な要求を満たせているかを評価し、また復帰できる職務がない場合には、一般的な作業で身体的な要求を満たせているかを評価する。訓練を受けたセラピストは、たとえば座る、立ち上がる、持ち上げる、運ぶなど、身体への課題の実行状況を観察し、その人の能力と制限因子について書き留めておく。通常、FCEで観察する身体的な課題は、『改訂版職務分析ハンドブック The Revised Handbook of Analyzing Jobs』（米国労働省1991b）で定義されている身体的な要求に基づいている。この本は『職業タイトル辞典 Dictionary of Occupational Titles：DOT』の姉妹編として出版された（米国労働省1991a）。DOTシステムは、対象者の作業能力と職務の身体的な要求が合っているかどうかを評価するために広く用いられている（King et al 1998, Lechner et al 1994, Randolph 1996, Spektor 1990, Wickstrom 1996）。Table 14.2は『改訂版職務分析ハンドブック』（米国労働省1991b）で定義されている作業の身体的な要求の一覧である。これは、腰痛のある人が困難を示す可能性のある領域を想定して作成されており、左側の列は仕事に従事する際に最も障害となりうるもの、右側の列は障害となる可能性が最も低いものを示している。

FCEが実施される前に、セラピストは対象者の実行状態を観察して、その対象者に必要な身体的な要求を確定することが必要である。職務の身体的な

Table 14.2 痛みのある人が職務として求められている身体機能
（adapted from United States Department of Labor 1991b）

力への要求	他の身体への要求	知覚とコミュニケーションへの要求
肢位： 　立位、歩行、座位 加重や力： 　持ち上げ、運搬 　押す、引く 　手と腕、足と下腿のコントロール	登る バランスをとる 前屈姿勢 ひざ歩き しゃがみ姿勢 這う リーチ動作 操作 指先操作	感じる 話をする 聞く 味わう、においをかぐ 視覚： 　視力（近位） 　視力（遠位） 　奥行視 　順応 　色覚 　視野

要求の評価は、職務の要求あるいは対象者の診断結果に左右される。たとえば、這うという動作は倉庫管理という職務には必要がないと考えられる。腰痛のある労働者では、指先の操作や巧緻動作が、身体へどのような影響を与えるのかを観察することが必要である。

『改訂版職務分析ハンドブック』（米国労働省1991b）にある職務分析システムを用いる時、職務の身体的な要求がいつ、どのくらいの頻度で発生し、どのくらい重要であるかが記される。FCEでの評価の際に、この情報はこれらの要求を遂行する対象者の能力とその職務の要求を比較するために用いられる。FCEにおけるその人の要求の遂行状況に基づいて、セラピストは、その対象者が職場で、その職務上必要な頻度で、その要求を満たす能力があるかどうかを推定する。さらにセラピストは、職場の要求を安全に遂行するために、何を実行し、何を制限するべきかを対象者に説明しておく。職務の要求がその職務を行う上で不可欠なものであるのかが重要である。たとえば、持ち上げ動作が職務の15％以下であれば、チームワークや手動機器を安全に使用することの方が重要であるといえる。

身体的な要求に対する遂行能力に基づいて、セラピストは対象者がどのくらいの身体レベルの作業なら行えるかという推定も行う。これは復帰できる職務がない時に特に関連しており、FCEではその対象者の状態に合った身体レベルを決定することが必要になる。繰り返しになるが、FCEシステムはさまざまな作業レベルにカテゴリー化する際に、DOT職務分析システムの定義を採用している。デスクワーク、軽度、中等度、重度、最重度というレベルに分けられている。

市販され、標準化された方法と標準化されていない方法など、FCEについては多様なアプローチが存在する。これらのアプローチに関するデータの研究は充分なされていない。InnesとStraker（1999a, 1999b）は、入手可能なさまざまな方法について信頼性、妥当性の再検討を行った。これらの研究と、その著者らによる職業関連評価に関する臨床家のための指針の3部作（Innes & Straker 1998a, 1998b, 1998c）は、この領域に従事するセラピストにとって有用な資料である。InnesとStraker（1999a, 1999b）は、大きな限界があると理解されてきたこれらの評価について、より心理測定学的な特性について研究することが必要であるとした。

FCEに関する信頼性と妥当性の研究は充分なされておらず、さらにはさまざまなアプローチに対して営利目的で関心を集めていることが多く、FCEにはその他にも限界がある。あくまでも特定の日や特定の時間における機能の指標を得ているに過ぎない（Vasudevan 1996）ということである。さらにFCEは動機、認知、行動や環境などの要因によって影響を受けるので（Rudy et al 1996, Vasudevan 1996）、実際の職務に特有な要求を反映させる必要はない（Sen et al 1991）。

このような制約はあるが、FCEには多くの利点もある。Waddell（1998）によれば、FCEの有用性は、まず面接や質問票による自己報告よりも、仕事に復帰するための対象者の作業能力をより客観的に測定できるというところにある。さらにWaddelは、FCEは標準化されているため、「臨床的な印象」よりもずっとよい、と述べた（Waddell 1998 p41）。FCEは「安全な」職場復帰のプログラムを保障する際に非常に有益なものになりうる。これは、貴重なベースライン、レビューであり、達成尺度となる。FCEは職場復帰に必要な対象者の能力を明らかにし、職務の要求とそれらを行う能力がうまく見合っているかを決める際に非常に役に立つ。

FCEの別の有用性は、作業に焦点を当てている点である。職場復帰を望む痛みを有する対象者にとって、機能障害の評価は作業能力についての理解を歪めてしまう場合もある。その人の診断名は、実際の機能の指標にはならないのである（世界保健機関1998）。同様に、機能障害は仕事をしている時の機能と互いに関連づけにくい。機能障害は身体の構造上あるいは生理的、心理的な機能の損傷や異常とも関連がある（世界保健機関1998）。セラピストは、機能障害のレベルよりもむしろ、その対象者が通常

> **Box 14.3** FCE過程の各段階（Gibson, 未発表, 1999）
>
> 1. 背景に関する情報の照会や収集
> 2. スクリーニング
> 3. 必要と認められた作業能力の測定
> 4. 求められている身体機能に対する実施状況の観察
> 5. FCE後のフォローアップ
> 6. 結果の解釈と報告

活動している際の機能に最も注目するべきである。関節可動域、筋力検査などの機能障害の指標は、損傷の目に見えない影響、あるいは機能的な活動状態について重要な情報を提供する。しかし、痛みのある人がその職場で何ができ、何ができないのかという、セラピストが知りたいことが明らかになるわけではない。検査の潜在的な問題点や注意点あるいは禁忌事項をスクリーニングする方法として、セラピストはFCEを実施する前に機能障害のレベルを評価しておく必要がある。しかし、身体的な要求に対する作業遂行能力や職場に復帰するための作業能力に、照準を合わせるべきである。

FCEの過程はいくつかの段階に分けられ、これをBox 14.3に示す（Gibson, 未発表, 1999）。この過程の各段階について簡単に説明する。

リハビリテーションを受けるに至った背景に関する情報の照会と収集

FCEを実施する際には、対象者が医学的に安定し、身体的にFCEを実施する準備ができていることが重要である。セラピストは、対象者の痛みに関連する状態が安定しているかどうかについて担当医からアドバイスを受ける必要があり、さらに心臓血管あるいは肺疾患など、医学的検査に対する注意や禁忌事項がないことを確認することも必要である。

Hartら（1993）は、医学的に問題のある人々にFCEを実施するためのガイドラインを提示した。収集する必要のある、その他の重要な情報は次の通りである：

- 既往歴と治療経過
- 現病歴に関する情報
- 補償あるいは訴訟の状況
- 職務あるいは職業の状態
- 職務分析が実施されていない場合の職務記述
- 復帰可能な職務がない場合の他の職務の選択肢
- 職歴
- 日常生活活動（ADL）として認められる資質
- 余暇や地域参加

スクリーニング

前述した通り、隠れた機能障害あるいは注意事項や禁忌をチェックするため、身体的な要求を観察する前にスクリーニングを実施することが重要である。医学的に状態が安定していることや禁忌事項がないことの他に、関節可動域などの機能障害の定量化は、身体的な要求を実際に行うことで見出された機能障害との比較に役立つ（Hart et al 1993）。

FCEの目的や身体状況に応じて、スクリーニングとして次のいくつかあるいはすべての測定を行う：安静時の心拍数や血圧、身長、体重、関節可動域、筋力、姿勢、歩行、神経学的症状など。

必要と認められた作業能力の測定

対象者への作業能力の測定範囲は、評価の目的や対象者の身体の特性などによって決まる。慢性痛のある対象者にとって、これはFCEの過程の重要な構成要素になり、明らかにされた能力は、職場復帰のような身体的な要求の遂行や機能に非常に大きな影響を及ぼすことになる（Gibson & Strong 1998）。

対象者の症状や徴候、現在の仕事、日常生活活動、余暇活動の参加状況などは、面接で評価する際に重要である。まだ評価していなければ、セラピストは第7章にあるような痛みの評価を実施する必要がある。少なくとも痛みの程度、部位、質を測定すべきである。学際的FCEに含まれている別の変数として、対象者が認識している身体的な要求の遂行能力、自覚している障害、職場復帰の予測、特に仕

事への自己効力感などである。Strong（1996）、GibsonとStrong（1998）は、これらの変数を検討したり、関連するツールを使用して、慢性痛のための学際的FCEや作業評価を実施している。

身体的な要求に対する遂行状況の観察

FCEは主に、身体的な要求を対象者がどのように行っているかを観察する。FCEで標準化されている、あるいは標準化されていない身体的要素の重要な側面は以下である：

- どのような身体的な要求がどういった順序で観察されるか
- 身体的な要求に対する実施方法
- 身体的な要求を実施するために用いる機器
- 身体的な要求を実施するための対象者のポジショニングと機器
- 身体的な要求を実施するために用いる手順
- 身体的な要求を評価するために対象者が用いる指示
- 身体的な要求を評価するために対象者が用いるテクニック
- 身体的な要求を遂行している間、評価を促すためにセラピストが行う指示
- 身体的な要求に対して対象者の遂行の限界を決定するためにセラピストが用いる方法（Gibson, 未発表, 1999）

身体能力の限界を決める際に用いる手法として参考にされている評価モデルがいくつかある。主に三つのモデルがFCEに用いられている。GibsonとStrong（1997）はこれらの三つのモデルについて、さらに「対象者がある特定の生体内の制御系に抑制されながらいかに働くかということが、これらのモデルとどのように関連しているか」について説明している（p4）。この三つのモデルについて、Matheson（1988）は以下に述べている：

- 生体力学的モデル、つまり「筋骨格系や筋神経系の制御を受けて、作業を行う個人の能力」
- 心理学モデル、心臓血管あるいは代謝モデル、つまり「心臓血管、肺や代謝系の制御を受けて、作業を行う個人の能力」
- 精神物理学モデル、つまり「知覚、行動、予測の範囲内で作業を行う個人の能力」（Matheson 1988 p3）

これらのモデルの適用については二極化した状況にある。一方は、セラピストが身体的な要求が高まったために現れた徴候だけに目を向けて、対象者の能力を決め付けてしまう場合である。もう一方は、痛みの訴えなど患者のフィードバックによって左右されてしまうという場合である。

GibsonとStrong（1997）は、この三つのモデルを組み合わせて使用することを勧めた。慢性痛のある人であれば、対象者が訴えた痛みへの認識とそのとらえ方の間にバランスが必要であるとする一方で、機能と実際の能力の指標に重点を置いている。Rudyら（1996）は、対象者の能力に悪影響を及ぼしたり、痛みに注意を集中させてしまうので、FCEを行っている間はいつも通りに痛みを評価しないように警告した。別の著者ら（Innes & Straker 1998c）も、FCE実施中に対象者の能力を考察する手段の一つとして、この三つのモデルを組み合わせて用いることを勧めた（Gibson & Strong 1997）。

FCE終了後1～2日目のフォローアップ

FCEにおいて、身体的な能力を評価した後、その1～2日目に患者をフォローアップすることは重要であるが、軽視されがちである。慢性痛の人は、評価している時よりもその何日か後に痛みが現れる場合がある。セラピストはその症状や徴候がどのような性質のもので、どの程度であるかを確かめておく必要がある。

運動量の低い人は、遅発性筋肉痛が現れることがある。FCEに基づいて判断や提案を行う際に、起こりうる後遺症を考慮に入れる必要がある。後遺症から身体的な課題への対象者の耐久性が明らかになるが、身体的な要求を遂行できるかどうかを2～3時間で評価した場合には、必ずしもそれが明らかに

結果の解釈と報告

FCEの最後の項目は、評価結果を解釈し報告することである。FCEの結果の解釈については多くの問題点が指摘されている。FCEから職場での能力を推定するのはむずかしいが、FCEでの能力は作業に必要な作業能力について示唆するものである。FCEでは作業の身体的な要求を満たすための能力と限界について示し、さらに限界があればその理由を明らかにする必要がある。生体力学的要因（たとえば筋力や可動域の制限）、生理学的要因（たとえば心臓血管系の機能低下）、精神物理学的要因（たとえば活動あるいは痛みや運動に対する恐怖心の症候性反応）などは能力を制限するものである。このような能力を制限する理由に基づいて、セラピストは職場での能力や機能を改善するような介入を行うのである（Gibson, 未発表, 1999）。

FCEの結果からの推論を導き出すために、FCEに慣れていない初心者であれば経験のある同僚と話し合ったり、報告書を読んだりするとよい。セラピストはそれぞれの患者の行動学習サイクル action learning cycle に従うのもよい。行動学習サイクルでは、セラピストは1年間にわたり、3か月ごとに患者の職場復帰の状況についてフォローアップを行う。この間、セラピストは自分が立てた予測が正しかったかどうかを明記し、今後どのようにしたら提案が改善できるかを再考し、計画を立てるのである。このようなフォローアップは患者の同意が得られた時のみ行われる。

FCEは職務を行う際に必要な身体能力の制限、たとえばある高さで物体を持ち上げることは困難であるとか、作業量に制限を加えるといったことを具体的に提案するのにも役立つ。このようにして、FCEは対象者の痛みの悪化を最小限にとどめることで、仕事に安全に復帰するよう計画を進めるのに役立つ。しかし、セラピストは職場復帰について提案する際に、過剰な制限を加えないように注意しなければならない。ある研究では、セラピストが提案した作業の制限が調べられた結果に基づいておらず、しかも職場復帰で制限が加えられた場合には、制限がない場合よりも復帰に成功する公算が少なかったとしている（Hall et al 1994）。復帰できる職務がない場合、FCEによってその人が可能な作業レベルの指標を提示することで、職業を再検討することができる。

FCEの結果に関する報告書は、評価の目的やアプローチによって様式が異なる。しかしさまざまな報告書に共通する要素がある。Box 14.4は、実際にFCEの報告書に書かれている項目である（Gibson & Strong 1997）。

職場を変える人の場合には、仕事に関する興味や価値観、仕事への希望についての情報などが提案の中に盛り込まれる。職務の満足感は、身体面を考慮して他の職場で違う職務が行えるのか、興味や価値観に合った職に就くことができるかという本人の能力にも関連しているのである（Allen 1999）。

仕事の要求とその人の能力を評価した後（段階1と2）、セラピストはその結果を比較し、適合していない領域を特定する必要がある。たとえば、就業中にしばしば10kgの物を持ち上げる必要があるが、FCEでは時々5kgまでなら持ち上げられるとしか証明されていないという場合である。

その人ができない職務の内容のみでなく、その職務が要求する以上の能力があれば、それについても

Box 14.4 FCEの報告書にみられる共通の項目
(based on Gibson & Strong 1997 with kind permission)

- FCEの目的
- 損傷に関する情報
- 能力の自己報告
- 職歴や職務の記述
- 行動の一貫性
- 痛み行動
- 身体力学に基づく安全対策
- 能力、制限、制約
- 作業の身体的な（肉体労働の）推奨レベル
- 職場復帰に関する推奨
- リハビリテーションに関する推奨

記述しておくことが重要であり、これらは将来的に仕事の方向性を示すことにもなる。さらにセラピストは、職場復帰のために最も重大な問題となる適性のない領域を特定することも必要である。たとえば、持ち上げ動作が回避できれば、職場復帰が可能になる。このような状況であれば、他の従業員が代わりにできるからである。Box 14.5に評価中に特定された痛みのある労働者に共通する問題点を列挙している。

ここまでは労働者と職務の適合性を評価する方法について検討してきた。次に、このような評価方法によって見出される適合しない部分を改善する方略について述べる。

職務や職場の要求と労働者の作業能力の適合性の改善

セラピストは、作業課題、作業環境あるいは労働者の機能に対して行われた改善策が適合しない領域を少なく、あるいはなくすことで、その人を職場復帰させられるかどうかを判断する必要がある。改善するために必要な時間、資金、人材などは介入の選択肢に影響を及ぼす。職場の要求と痛みのある労働者の能力の適合性を改善するために、セラピストが利用できる方略はたくさんある。Fig 14.3に介入時期に関する枠組みを示す。復職への再調整あるいはワークリハビリテーション計画は、介入の3領域すべてを含んでいる。

職場の環境やシステムを改善するのか、それとも労働者の機能を改善するか、ここでは職務の要件と労働者との適合性ということに注目した方略について議論する。これらの方略は職場復帰前に必要であり、職場復帰プログラムと組み合わせて職場の内外で行われる。この章の最初で検討したように、この方略について職場復帰を目標にしたプログラムと仮定して述べる。

引き続き職場に焦点を当て、まず職場の要求を改善するための方略について検討する。次に労働者の機能を回復するための方略について概説する。さらに職場復帰プログラムを計画し、モニタリングするために重要な側面について扱う。実際には、職場の要求と労働者の能力の適合性を改善するために、さまざまな方略を組み合わせる必要がある。Box 14.6は、セラピストが職場や労働者の機能の改善に用いる選択肢を検討するための階層的な方略である。

職場の改善

セラピストは職場への介入を行い、職務における課題あるいは作業環境に存在する悪化因子を少なくする。損傷後の痛み、あるいは慢性痛のある人の職場復帰を支えることとは別に、悪化因子を取り除くことで痛みのある労働者の職場定着を高めることにもなる。Rodgers (1984) は、腰痛のある労働者の職務課題や作業環境を改善する方法を提案した。これらのガイドラインは、腰痛以外で痛みを有する労働者にも適用できる。Rodgersは作業における課題や環境を改善するためには、次の領域について検討

Box 14.5　評価中に特定された痛みのある労働者に共通する問題点

- 体力低下
- 活動（痛み）に対する症候性反応
- 痛み、運動や再受傷への恐れ
- 姿勢保持（たとえば座位、立位）の耐久性の制限
- 動作（たとえば歩行、しゃがみ動作）の制限
- 手指の操作能力の制限

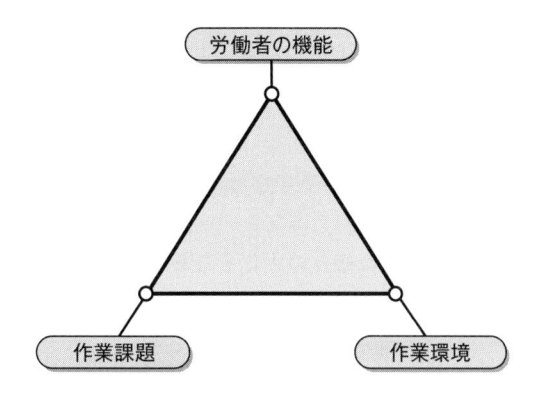

Fig 14.3　痛みのある人への介入の枠組み

> **Box 14.6** 職務や職場の要求と痛みのある労働者の作業能力との適合性を改善するための階層的な方略
>
> 1. 排除あるいは回避
>   - 不必要な課題あるいは痛みを悪化させる課題
> 2. 再設計
>   - ワークステーション
>   - 環境
>   - 課題
> 3. 適応
>   - 全身的な体力および作業に必要な体力の向上
>   - 適応機器の利用
>   - 調整した職場復帰、あるいは段階的な職場復帰の適用
> 4. 訓練や教育
>   - 損傷と回復に関連する解剖学と生理学的知識
>   - 手指による操作技術
>   - 痛みの管理

すべきであると提案している。

- 課題を遂行する際の高さと距離について適切な位置関係を提供する
- 適切な座位保持を提供する
- 手指による操作課題の設計を改善する
- 手で扱う物体の大きさやデザインを改善する
- 労働者の筋組織に充分な回復時間を与える
- 作業のパターンを改善し、自分のリズムに合わせる

セラピストは、仕事の課題や環境を調整する際に人間工学的な原則について検討して適用し、労働者の作業能力とその職務に必要な内容との適合性を改善し、悪化因子の影響を最小限にする必要がある。

職場における悪化因子について最初に考慮すべきことは、職場の再設計によってあるいは適応機器を用いることで悪化因子を完全に除外できるかどうか、あるいは少なくとも痛みのある労働者がそれを回避できるかどうかということである。これが不可能な場合、次の方略はその影響を最小限にとどめることである。適応機器を用いれば、痛みのある労働者は課題を行えるようになる。職場で用いる自助具や機器が、痛みのある労働者に特有の機能障害に直接作用する場合には、労災補償を受けている労働者に限ってそれらが給付される（National Occupational Health & Safety Commission 1995）。自助具や機器は仕事への復帰や定職を得るために必要であり、職場の一般的な人間工学による改善のためだけではない。

Rodgers（1984）は、腰痛のある人に共通の腰痛を悪化させる因子を避けるために、職場で役立つ自助具について検討した（Box 14.7）。

課題や環境を再設計し、課題を行うことによる状態の悪化を最小限度に抑えることができない場合、あるいは職場に適した自助具や機器を用いることができない場合、労働者の教育や訓練が残された唯一の方法である。労働者に対して課題に関連するリスクについて教育すること、あるいは痛みの悪化を最小限にする最も適切な方法を訓練することが狙いである。このような機能面に対する教育の原則についてはこの章の後半で検討するが、ライフスタイルマネジメントに関する第15章の中でも触れている。

慢性痛のある労働者を職場復帰させるために、段階的な職場復帰（RTW）あるいは業務調整プログラムといった重要な方略がある。痛みのある労働者にとって、段階的な職場復帰は痛みの増悪を最小限に食い止めて、生産に従事する仕事に復帰するための重要な方法である。痛みを有する対象者がすでに職場復帰している場合には、再受傷のリスクはほとんど、あるいはまったくないかもしれない。しかしそういった場合でも、作業課題を変更しなければ痛みを悪化させてしまう危険があり、その場合には働き続けることができずに休職を余儀なくされてしまう。次に痛みのある労働者の職場復帰を成功させるために、職務内容を変更したり、適性業務のプログラムを計画あるいはモニタリングするための、実践的な方法について検討する。

RTW調整プログラムあるいは適性業務プログラムは、求められている職務内容とその人の作業能力が適したものであるかについて徹底した評価を行い、その結果に基づいて立案されなければならない（Shrey & Hursh 1999, Innes 1997c）。それには担当

> **Box 14.7　腰痛の悪化因子とそれらの影響を軽減するための援助リスト**
>
> - しゃがみ姿勢
>   - 高さ調整が可能なテーブルやベンチ
>   - プラットフォーム
> - 腰の過伸展
>   - 踏み台付きスツール、あるいはプラットフォーム
> - 前方へのリーチ動作
>   - 延長器具あるいは延長調節器
>   - リーチャー
> - 体幹の回旋動作
>   - ローラーコンベアー
>   - 回転椅子
> - 立位の保持
>   - 適切な腰掛
>   - 座位と立位兼用の腰掛
>   - 足横木
>   - 足台
>   - クッション入りあるいは中敷入の履物
>   - 衝撃吸収の床敷き
> - 座位姿勢
>   - 座面高さ調節付きの適切な腰掛
>   - 適切な座面の幅と奥行き、適切な腰椎のサポート
>   - 調節可能な足載せ台
>   - 書見台
>   - 前腕支持器
> - 手指操作
>   - シート操作用のD型ハンドル付きストラップ
>   - カート、ワゴン、吊り上げ機
>   - 頭上からの巻き上げ機
>   - 地ならし機、押し下げ機、はさみリフト
>   - コンベヤー
>   - 滑走用補助器具
>   - パレットやプラットフォーム

などの人々が重要である。担当医が課している医学的な制限は、RTWプログラムとしての職務が検討されている場合でも、あくまでも厳守すべきものである。選択した職務はその人の作業能力に見合っている必要がある。また安全で、意義があり、生産的で、その人の年齢、教育、技術や経験と合致していることも必要である（Innes 1997a）。実施する時間や業務内容は、回復の状況や段階に基づいて決める（National Occupational Health & Safety Commission 1995）。

職務や課題を段階付けするために、さまざまな選択肢を用いることができる。職務は負担の度合い（軽度から重度）、頻度（時々から頻繁）、時間配分（多いから少ない）、組織（組織的から非組織的）という用語を使って段階付けされる。労働時間はパートタイムから通常雇用に、日数は週に2～3日から5日までに段階付けされる。この段階的RTWプログラムの水準を上げる際は、一度に選択肢を付け、その限られた数だけを変化させることが重要である。その人の痛みを悪化させる原因が何であるかを、セラピストが理解できるからである。さらに正式あるいは略式の両方で、定期的にそのプログラムをモニタリングすることも重要である。

この過程をモニタリングするために、セラピストはさまざまなツールを用いることができる。第7章にある痛み尺度、痛みの部位の描画、痛み日誌はこの過程をモニタリングするために有用な情報を提供する。その期間中、労働者にこれらすべてを記録させると、セラピストはそれらを検討することで、活動のパターンを探し出し、活動と痛みの悪化との関連を調べることができる。セラピストは、患者の痛みの悪化を最小限にとどめるという大切な役割を担っている。

RTWプログラムを立案する際に困難なことは、状態の悪化や再受傷を予防するために、対象者が職場で行うべきこととそうでないことを判断することである。徹底した職場評価やFCEを通じて、作業の身体的な要求に対する対象者の能力を個別に評価すれば、対象者が職場でできることとできないこと

医の意見を反映させたり、その人の職場と緊密に連携して計画を立てる必要がある。はじめに、前述したようにRTWの目標の階層について検討する必要がある。セラピストは労働者、雇用者、担当医や他の主要な関係者とともに最適なRTWの目標を決定する。

RTWプログラムの立案とモニタリングには、このような主要関係者がすべて関わることが重要である。他の主要関係者として対象者の家族、保険会社、職場の直属の上司や会社の同僚、組合の代表者

を判断するのに役立つ。しかし、再発あるいは再受傷のリスクのために、対象者が実施すべきでない課題が存在するという懸念は、依然として残っている。

　現行の腰痛管理のためのガイドラインでは、腰痛のある人はベッド上での安静を避け、可能であれば早期からRTW活動など、できる限り活発に動くことを奨励すべきであると示している（Waddell 1998）。しかし、腰を損傷した人が職場で実施するのにふさわしい活動に関する指針はほとんどない。成人の急性腰痛症に対する米国の臨床的実践ガイドラインでは、症状の重症度に応じた座位保持や補助なしの持ち上げ動作についての指針が与えられている（Waddell 1998）。これらは、セラピストが腰痛の人にRTWプログラムを立案するのに役に立つ。

　個別の因子、たとえば負荷の種類、環境因子、個人的特徴などは、職場で手指操作を勧める際に重要な検討材料であるため、セラピストはあらゆる状況で単一の負荷制限を用いる際には、常に注意すべきである。米国のガイドラインでは臨床医に次のように要請している：

中等度の負荷での持ち上げ動作ですら、腰の症状を悪化させる場合があるため、いかなる制約でも自発的な回復を促したり、運動を通じて活動の耐久性をつけるために必要な時間を考慮に入れていることを、患者や雇用者に明確に示すこと。(Weddell 1998 p286)

米国のガイドラインでは、作業活動を制限するのは短期間だけにすべきであると忠告しており、「3か月以上」制限するのは有益でない（p228）と示している。セラピストは対象者が再び損傷を招くことなくうまく職場復帰できるように、RTWプログラムを提案する際には注意が必要である。しかし、セラピストは対象者がRTWプログラムを実施する際に、制限を加えすぎないよう注意することも必要であり（Hall et al 1994）、可能であれば時期を見計らって、制限を段階的に減らすように計画すべきである。

　Mazanec（1996）は、職場復帰が困難なのは、痛みの報告や「再損傷に対する根拠のない不安」（p169）が根底をなしていることが多いからであると述べ、さらに職務の要求とその人の作業能力が適したものであるかを個別に評価し、一時的にRTWを制限する必要があるという意見に異論を唱えた。彼は「一般に腰痛の患者は座業や軽度な労働、特に勤務時間中に自由に動き回れる場合に制限は必要ない」と述べている。(Mazanec 1996 p169)

　Johns（1996）やJohnsとBloswich（1994）は、腰痛が再発するリスクのある労働者のために特別なガイドラインを設けた。その中には持ち上げ動作、前傾姿勢や前屈姿勢、押し引き動作のガイドラインも含まれている。これらは職務の特性とその人の作業能力を個別に評価した結果を関連づけて、セラピストが慢性的な腰痛のある労働者に職場復帰プログラムを立案するのに役立つ。

　業務調整プログラムあるいは適性業務プログラムを工夫する際に、セラピストが最も苦労することの一つは、企業の許容範囲内で適切な業務を決めることである。オーストラリアのある州で行われた企業の調査で、Kenny（1999）はその半数以上、特に従業員20人以下の企業が損傷を受けた従業員に適切な業務を探すのは困難である、と回答したと報告している。その場合の困難とは、その人が完全に治るまで職場復帰を勧められないことを意味している（Kenny 1999）。セラピストはRTWプログラムを立案する際に、幅広く、創造的に考える必要があり、損傷のタイプ別にできるかもしれない仕事を探すことで、雇用者を援助することができる。

痛みのある労働者の作業能力の改善

　復職に向けて作業能力を改善させるため、セラピストは痛みのある人にさまざまな方略を用いている。セラピストは通常の治療計画や、本書に示されているような介入も行っている。この章では、作業に焦点を当てた方略について扱うが、実際には、復職のために作業能力を改善するような方略を同時に用いたり、漸増的に用いたりしている。作業を行うための体力の改善、業務のための機能的な教育や訓練などの方略もある。前項目の職場の改善では、職

場での自助具の使用について論じた。ここでは作業強化アプローチについて、作業強化と作業調整 work-conditioning の違いについて述べる。最後に、職場復帰に向けて労働者の能力を改善するための、グループを用いた方略について概説する。

作業のための体力の回復

Innes（1997b）は作業のための体力を改善するアプローチについて説明し、作業に必要な体力に関する神経筋骨格系や、運動の構成要素を改善することの重要性について強調している。さらに、作業のための体力と生理学的体力を区別している。作業のための体力とは「作業に必要な能力に対して、現在の能力と潜在的な可能性をうまく合致させることができ、さらに職業に起因する損傷や疾病が回復しているということが証明できるような能力」のことである（Innes 1997b p228）。体力はたとえば「心肺機能の耐久性、筋力や筋持久力、身体の支持性と柔軟性」などを指している（p228）。セラピストは、痛みのある労働者の職場復帰を支援する際に、作業のための体力と生理学的体力という、2種類の体力の改善に取り組んでいるのである。

休職後や損傷回復後、痛みのある労働者は体力が低下していることがある。リハビリテーションに携わるセラピストの重要な役割は、体力維持のための運動や有意義な生産的な活動などの身体活動の回復を促進することである。Rodgers（1984）は、痛みを悪化させる職場内での要因を避けること（腰痛悪化に関する最初の部分を参照）、適切な筋力を維持することや安全に持ち上げることなど、職場での痛みの悪化を最小限に抑えるための簡単なガイドラインを示した。これらの方略は作業のための体力を改善でき、痛みの悪化や再損傷を最小限に抑える方法を労働者に理解してもらうために、セラピストに必要なものである。

仕事で痛みを訴える労働者の体力を回復させるには、さまざまな方略がある。これらには、理学療法士が個別に処方する家庭やスポーツジムでの運動プログラムなどがある。運動プログラムについては第13章で述べている。このような運動プログラムは、心肺機能の耐久性、筋力、柔軟性のような体力の改善に焦点を当てている。業務を調整したプログラムあるいは適性業務のプログラムも、仕事に必要な体力をつけるものである。職場復帰のために労働者の体力をより本格的に改善する方法として、作業強化や作業コンディショニングがある。

作業強化は多様な、あるいは学際的なアプローチであり、労働者の機能を改善するものである。King（1998）によれば、米国リハビリテーション施設審査委員会 Commission on Accreditation of Rehabilitation Facilities は作業強化について、「職場復帰に必要な能力を最大限に発揮できるように計画され、高度に組織化された、目標志向性の個別の治療プログラム」と公式に定義した（King 1998 p258）。これは、「生物医学的で、心理社会的な問題を扱う」（Niemeyer et al 1994 p328）ワークリハビリテーションの包括的な学際的アプローチであり、さらに「医学的介入と職場復帰の間にあるギャップを埋める」（King 1998 p258）ためのアプローチであると述べられている。作業強化の目的を達成するために、課題を調整するとともに「実際の、あるいは模擬的な」作業活動を主に用いている（Wyrick et al 1991 p109）。

FCEの基礎をなす身体的な要求についてはこの章の最初に述べているが、持ち上げ動作、運搬動作、歩行、リーチ動作など、作業強化プログラムで行う活動の枠組みも提示している。仕事をしていく上で発生するさまざまな身体的な要求に対して耐久性を改善することを目的に、一連の活動を繰り返し行うようなサーキットトレーニングを行う。「損傷した労働者の生物医学、神経筋、心肺代謝、心理社会面での機能」を改善することを目標にすると同時に、作業強化は「生産性、安全性、身体の耐久性、作業行動などの問題」も扱っている（Wyrick et al 1994 p109）。

作業強化は広範囲に及ぶ多面的な目的をもつのに対し、作業調整プログラムは作業強化よりも作業に関連した課題が少なく、運動機器やエアロビクス運

動による調整を用いた身体の状態管理がより重視されている（King 1998）。作業調整は作業強化に比べて、専門性や患者のために使う空間と時間が少なく（King 1998）、行動的な要素も少ない。

大規模なリハビリテーションセンターで行う作業強化プログラムは北米で実施されており、受傷した労働者の職場復帰のために、集中的なリハビリテーションが提供されている。さらにオーストラリアにおいても、労働者の体力改善のために段階的RTWプログラムとして職場で使う傾向にある。米国では、センターで実施する学際的なプログラムの費用対効果には疑問がもたれており、職場で行うプログラムや総合的健康管理（マネージドケア）へと移行している（Niemeyer et al 1994）。

機能面の教育

機能面の教育では、作業課題に関連した痛みの発生を理解し、管理できるように指導すべきである。これには、損傷や軟部組織修復のメカニズムに関する解剖学や生理学、ペース配分や疲労の理解、仕事や家庭、余暇活動で行う課題に必要な身体的、生理学的機能がある。セラピストは痛みが軽減した時、あるいは痛みがない時に、いかに有効に時間を活用するか、どうやって個々のライフスタイルでの痛みの悪化を回避するかについて、判断を促す必要がある。重大な仕事の課題を行うためには、痛みを悪化させる原因となる床掃除や食事の支度などの家庭内の課題を交替してもらったり、スポーツや手芸などの余暇活動を差し控える必要がある。復職が重要な目標であれば、痛みのある人はある程度の痛みなら働くという心構えができていなければならない。

職場復帰を目指している人に対する慢性痛のリハビリテーションにおいて、セラピストの主要な役割は腰部に関する教育である。腰部ケアの原則は第15章に述べられているので、ここでは痛みのある労働者に特有の教育について検討する。

Innes（1997c）は腰部損傷の予防として、教育が有効であるかという問題について再検討した。また、教育の中で取り上げるべき内容に関するガイドラインについても、再検討している。以下のガイドラインは、職場復帰を目的とした痛みのある労働者の教育に関連するものである：

- 脊柱の解剖と姿勢
- 安静肢位、適切な座位と立位、持ち上げ動作
- これらの静的、動的姿勢の練習
- 職務に特有な活動や状況、それらの練習
- 体力
- 心理学的側面が及ぼす影響

労働者は音声による手指操作ガイドを使用することが望ましい。しかし、痛みのある労働者はこれらのテクニックを用いて、さらなる損傷を避け、痛みが悪化する可能性を最小限にすることの方がずっと重要なのである。手指による操作技術については、さまざまな理論がある。最近の実践では、特別なテクニックよりも一般的な原則の使用を勧めている（Department of Employment, Training and Industrial Relations 2000）。セラピストは適切な手指による操作技術を指導する前に、職場で求められている能力を検討する必要がある。現行の手指操作に関する基本的な原則は次の章で概説する。

すべての教育あるいは職場で行う訓練プログラムでは、成人用の学習原理を用いることが重要である。つまり対象者の職場や職場での要求を詳しく知っていて、どのような行動が好ましいかを示し、新しい技術を習得する機会を提供でき、さらに学習過程で労働者にフィードバックできることが、セラピストに求められる（King 1995）。

労働者の機能を改善するために、主としてうまく痛みを自己管理できるように介入がなされる。FCEや他の評価法が用いられた時には、対象者にどんなことができて、どんなことが制限されているのかを知らせる必要がある。そして、医師やセラピストから課せられている制限の意味を知り、それが理解できた場合には、その人は再損傷を避けることができるであろう。

グループによる機能改善の方略

　機能改善の方法として、グループという形態がよく用いられる。問題解決の話し合いを聞いたり、問題解決に貢献する機会は痛みのある人にとって有益である。MainとWatson（1995）は、腰痛により失業した人のためのグループ・プログラムの結果は、妥当なものであったことを報告している。プログラムを以下に示す：

積極的な身体へのリハビリテーション、個別やグループによる心理学的介入、脊柱の構造と機能に関する基礎的教育、簡単な人間工学に基づくアドバイス、面接と求職に関する技術、適切な雇用に関するアドバイス、再雇用による給付や経済状態の変化への対処法などに関する情報。（Main & Watson p213）

　Ekberg（1995）は、問題志向型リハビリテーション probrem-based rehabilitation：PBR の方略を用いた、ワークリハビリテーションへの革新的なアプローチについて説明している。このPBRの方略は、参加者の本当の動機、リハビリテーションや職場復帰に向けた対処能力の向上を目的にしている。このアプローチは、職場や個人の損傷要因なども扱うリハビリテーションのモデルに統合された。

介入の効果的な組み合わせ

　この章では、セラピストが痛みのある人の職場復帰を支援する時に用いる、さまざまな介入および介入の枠組みについて概説してきた。効果的な職場復帰プログラムでは、いくつかの方略が同時に用いられている。セラピストが職場復帰プログラムを立てるのに役立つように、Table 14.3にどのような方略が特定の問題領域を扱っているかをまとめている。これらの方法は、痛みのある人のための介入の枠組み（Fig 14.3参照）に基づいて分類されており、職務や職場で求められている能力と痛みのある労働者の職務能力の適合性を改善するための、方法の階層区分を示したものである（Box 14.6参照）。

慢性痛のある人が復職する際に生じる問題

　痛み、特に慢性的な腰痛のある人に対するRTWの研究は、多くの因子が絡み合い、非常に複雑である。慢性的な腰痛のある人のRTWには、多くの変数が影響を及ぼしている。これらの変数は複雑に相互作用し、個人とその状況によって変化している。

　職務に関連する心理社会学的変数などは、腰痛のある人のRTWに主要な役割を果たしていることが理解されてきた（Waddel 1998）。自主的にできる、あるいは援助が必要となるというような職務の側面は、職場の状況に基づく重要な心理社会学的な変数の例である（Waddell 1998）。

　RTWと関係のある、他の個人的な心理社会学的な変数には、作業やRTWの達成に対する自己効力感（Gibson & Strong 1998）、痛みや運動、再受傷に対する恐れなどがある（Gibson & Strong 1999, Vlaeyen & Linton 2000, Vlaeyen et al 1995）。これらの変数は評価する必要があり、少なくともセラピストが検討し、望ましい成果が得られるように改善しなくてはならない。これらの重要な変数の評価のために、セラピストは多くの手段を利用している（Gibson & Strong 1998, 1999）。

　仕事の心理社会学的、環境的な側面を評価し、FCEとともに用いるように設計された比較的新しい手段が、労働者役割面接 Worker Role Interview：WRI である（Velozo et al 1998）。WRIは、その人の職務と職場復帰の可能性に大きな影響を及ぼす心理社会学的、環境的な側面についてセラピストが検討するのに役立つ。この半構造的面接は人の作業モデルに基づいており、「損傷を受けた労働者のための初期のリハビリテーション評価過程における心理社会学的、環境的な要素として用いられるように設計された」ものである（Velozo et al 1998 p1）。WRIを行った研究は散見されるようになってきた（Fisher 1999, Velozo et al 1999）。

　慢性痛のある人へのRTWの最大の問題点は、訴

Table 14.3 腰痛のある労働者のための枠組みを合併した例示

問題領域	方法	方法の種類	実行
体力低下	強化プログラム	労働者の機能	適応
	作業強化	労働者の機能	適応
	段階的な職場復帰	職務課題	適応
	フィットネスに関する教育	労働者の機能	訓練/教育
姿勢保持の耐久性の低下（例：座位、立位）	止まり木に腰掛けた状態での長時間の立位姿勢を避ける	職場環境	除去/適応
	適切な高さへの作業台の調整	職場環境	再調整
	座位、立位の耐久性を向上させるための段階的RTW	職務課題	適応
	座位と立位姿勢の変換	職務課題	適応
	補助靴	労働者の機能	適応
	長時間の立位を支持するためのマット	職場環境	適応
	座位、立位、歩行動作の変換	職務課題	適応
移動の制限	長時間の歩行やしゃがみ動作を減らすための作業配置の再設定と作業位置の選定	作業環境	再設計
	体力調整計画	労働者の機能	適応
	作業調整	労働者の機能	適応
手指操作能力の制限	機械装置の利用による解消	作業環境	解決
	作業調整や作業強化	労働者の機能	適応
	負荷を肩と大腿中央の間あるいは腰の高さで操作できるような配置の再編成	作業環境	再設計
	負荷を小単位に分解	作業課題	再設計
	手指操作訓練	労働者の機能	訓練/教育

訟や賠償の影響である（Waddell 1998）。一般的に考えられていることとは逆に、RTWなどの慢性痛の治療効果について、訴訟や賠償が影響して相矛盾する証拠が現れる（Fields 1995）。慢性的な痛みのある人は、その状態による経済的、身体的あるいは情緒的な問題を訴えて「二次性利得」を求めてくる（Waddell 1998）。Weddellは腰痛による「二次性損失」は「通常二次性利得を上回っている」ことを根拠に基づいて批評している（Waddell 1998 p219）。TeasellとMerskey（1997）は、「賠償請求が最終的に決着すると、患者の痛みは改善し、短期間に仕事に復帰するという見解には根拠がない」ことを指摘している（Teasell & Merskey p232）。

実際に、慢性痛の患者による障害の誇張や、詐病 malingering に関する最近の研究を調べた結果、Fishbainら（1999）は、この対象群における詐病の患者数に関する研究データからは結論を導き出すことはできなかった。そして質の疑わしい研究を慎重に検証したところ、確かに詐病は出現しており、その発生率は慢性痛の患者の1.25～10.4％であると結論付けた。この著者らは詐病の発生率に関する研究や詐病の診断のための信頼性、妥当性の高い方法の開発を呼びかけた。また「ある方法を用いて詐病を確定できると信じたり」（Fishbain et al p271）、詐病の診断に用いる方法が妥当なものであると信じないように、痛みの問題に携わる医師に忠告をしている。さらに詐病を診断する現行の方法は非常に根拠に乏しいと説明している。この解説は、慢性痛患者のリハビリテーション領域で働くセラピストに有用である。

実際にこの著者らの経験は、痛みがあるにもかかわらず熱心に働く労働者に注意すべきであること

を、セラピストに喚起している。そういった労働者は、健康に関する専門家のアドバイスや痛みの悪化や再受傷のリスクを無視するものである。たとえば、職務の身体的な要求度が低いので再訓練したくない、もしくはそれができないような関節リウマチを患う肉体労働者、あるいは休職するのを渋っている家族や金銭上の義務を抱える人などがその例である。

国際疼痛学会の専門教育に関する特別委員会 The Task Force on Professional Education of the International Association for the Study of Pain（Fields 1995）の報告では、この領域に従事するセラピストに貴重な情報となるような賠償、障害評価、職場での痛みに関する根拠についてまとめられている。読者は痛みの管理に関する法医学的側面からの論評として、MendelsonとMendelson（1997）の報告も参照されたい。

最後に、セラピストは職場復帰を判断したり勧める際に、賠償や訴訟問題を起こさないようにする必要があることを忠告したい。理学療法士が患者の労災補償の状況について知っていたとしても、それは臨床的な評価結果の判断に影響を及ぼすことはないという研究報告がなされている（Simmonds & Kumar 1996）。しかし、治療効果の予測については影響を与えていた。

結 論

この章は、慢性痛のある人のワークリハビリテーションにおいて、労働者の能力と職務との適合性を評価し改善するために、セラピストが担当する過程について概略を示した。個人や職場への介入の努力は最大限になされているが、痛みのある人を復職させるという目標を充分に達成するためには、社会立法や労働市場に関する政策（Alaranta & Rytokoski 1994）などの制度の改革が必要である。

学習問題・復習問題

1. この章の中で述べたセラピストが果たす三つの主要な役割は何か？ それぞれの役割はどのように痛みのある人の復職に貢献しているか？
2. ワークリハビリテーションの過程と、それぞれの相における二つの要素を表にまとめよ。
3. 作業能力評価における段階とは何か？
4. 痛みのある人を評価する際に必要とされる職務の身体的な要求を四つ挙げよ。
5. 次の問題に対処する方法を一つずつ述べよ：健康状態の低下、安静肢位の耐久性低下、移動の制限、手指操作能力低下。
6. 痛みのある人が職場復帰する際に、どのような問題が生じるか？

参考文献

Aja D, Laflin K 1999 Lifting analysis. In: Jacobs K (ed) Ergonomics for Therapists, 2nd Edn. Butterworth-Heinemann, Boston, pp 179–218

Alaranta H, Rytokoski U 1994 Intensive physical and psychosocial training program for patients with chronic low back pain: a controlled clinical trial. Spine 19(12): 1339–1349

Allen M M 1999 Successful Employment Change: the experiences of people who changed employment due to disability. The University of Queensland, Brisbane

Bendix A F, Bendix T Labriola M, Boekgaard P 1998 Functional restoration for chronic low back pain: two-year follow-up of two randomized clinical trials. Spine 23(6): 717–725

Burke S A, Harms-Constas C K, Aden P 1994 Return to work/work retention outcomes of a functional restoration program. Spine 19(17): 1880–1886

Chaffin D B, Andersson G B J, Martin B J 1999 Occupational Biomechanics. John Wiley, New York

Department of Employment, Training and Industrial Relations 2000 Manual Tasks Advisory Standard 2000. Goprint, Brisbane

Ekberg K 1995 Workplace changes in successful rehabilitation. Journal of Occupational Rehabilitation 5(4): 253–269

Feuerstein M, Menz L, Zastowny T, Barron B A 1994 Chronic back pain and work disability: vocational outcomes following multidisciplinary rehabilitation. Journal of Occupational Rehabilitation 4: 229–251

Fields H L (ed) 1995 Core Curriculum for Professional Education in Pain. IASP Press, Seattle

Fishbain D A, Cutler R, Steele-Rosomoff R 1999 Chronic pain disability exaggeration/malingering and submaximal effort research. Clinical Journal of Pain 15(4): 244–274

Fisher G S 1999 Administration and application of the worker role interview: looking beyond functional capacity. Work 12: 25–36

Fordyce W E (ed) 1995 Back Pain in the Workplace: management of disability in nonspecific conditions. IASP

Press, Seattle

Frank J W, Brooker A S, DeMaio S E, Kerr M S, Maetzel A, Sharnon H S, Sullivan T J, Norman R W, Wells R P 1996 Disability resulting for occupational low back pain. Part II: What do we know about secondary prevention? A review of the scientific evidence on prevention after disability begins. Spine 21(25): 2918–2929

Gibson L, Strong J 1997 A review of functional capacity evaluation practice. Work 9: 3–11

Gibson L, Strong J 1998 Assessment of psychosocial factors in functional capacity evaluation of clients with chronic back pain. British Journal of Occupational Therapy 61: 399–404

Gibson L, Strong J 1999 Work Rehabilitation: the role of fear-avoidance. Proceedings, OT Australia 20th National Conference, Canberra

Haider T T, Kishino N D, Gray T P, Tomlin M A, Daubert H B 1998 Functional restoration: comparison of surgical and nonsurgical spine patients. Journal of Occupational Rehabilitation 8(4): 247–253

Hall H, McIntosh G, Melles T, Holowachuk B, Wai E 1994 Effect of discharge recommendations on outcome. Spine 19(18): 2033–2037

Hart D L, Isernhagen S J, Matheson L N 1993 Guidelines for functional capacity evaluation of people with medical conditions. Journal of Orthopaedic and Sports Physical Therapy 18: 682–686

Innes E 1997a Work assessment options and the selection of suitable duties: an Australian perspective. New Zealand Journal of Occupational Therapy 48(1): 14–20

Innes E 1997b Work programmes to enhance motor and neuromuscuoloskeletal performance components. In: Pratt J, Jacobs K (eds) Work Practice: international perspectives. Butterworth-Heinemann, Oxford, pp 224–244

Innes E 1997c Back injury prevention programs: do they make a difference? Proceedings OT Australia 19th National Conference, Perth, pp 215–219

Innes E, Straker L 1998a A clinician's guide to work-related assessments: 1 – purposes and problems. Work 11: 183–189

Innes E, Straker L 1998b A clinician's guide to work-related assessments: 2 – design problems. Work 11: 191–206

Innes E, Straker L 1998c A clinician's guide to work-related assessments: 3 – administration and interpretation problems. Work 11: 207–219

Innes E, Straker L 1999a Reliability of work-related assessments. Work 13(2): 107–124

Innes E, Straker L 1999b Validity of work-related assessments. Work 13(2): 125–152

Jacobs K 1993 Occupational Therapy: work-related programs and assessments, 2nd Edn. Little, Brown & Co, Boston

Jacobs K (ed) 1999 Ergonomics for Therapists, 2nd Edn. Butterworth-Heinemann, Boston

Johns R E 1996 Fitness for duty considerations in disabling occupational low-back pain. Journal of Back and Musculoskeletal Rehabilitation 7: 151–166

Johns R E, Bloswick D S 1994 Chronic recurrent low-back pain – a methodology for analyzing fitness for duty and managing risk under the Americans with Disabilities Act. Journal of Occupational and Environmental Medicine 36: 537–547

Jundt J, King P M 1999 Work rehabilitation programs: a 1997 survey. Work 12: 139–144

Kenny D T 1999 Employers' perspectives on the provision of suitable duties in occupational rehabilitation. Journal of Occupational Rehabilitation 9(4): 267–276

King P M 1995 Employee ergonomics training: current limitations and suggestions for improvement. Journal of Occupational Rehabilitation 5(2): 115–123

King P M 1998 Work hardening and work conditioning. Sourcebook of Occupational Rehabilitation. Plenum, New York, pp 257–275

King P M, Tuckwell N, Barrett T 1998 A critical review of functional capacity evaluations. Physical Therapy 78(8): 852–866

Krause N, Dasinger L K, Neuhauser F 1998 Modified work and return to work: a review of the literature. Journal of Occupational Rehabilitation 8(2): 113–139

Lechner D E, Jackson J R, Roth D L, Straaton M D 1994 Reliability and validity of a newly developed test of physical work performance. Journal of Occupational Medicine 36: 997–1004

Main C J, Watson P J 1995 Screening for patients at risk of developing chronic incapacity. Journal of Occupational Rehabilitation 5(4): 207–217

Matheson L N, Brophy R G 1997 Aggressive early intervention after occupational back injury: some preliminary observations. Journal of Occupational Rehabilitation 7(2): 107–117

Matheson L N, Brophy R G, Vaugh K D, Nunez C, Saccoman K A 1995 Workers' compensation managed care: preliminary findings. Journal of Occupational Rehabilitation 5(1): 27–36

Matheson L N 1988 Integrated work hardening in vocational rehabilitation: an emerging model. Vocational Evaluation and Work Adjustment Bulletin 22(2): 1–9

Mayer T G, Gatchel R J 1988 Functional Restoration for Spinal Disorders: the sports medicine approach. Lea & Febiger, Philadelphia

Mayer T G, Polatin P, Smith B et al 1995 Contemporary concepts in spine care: spine rehabilitation secondary and tertiary nonoperative care. Spine 20: 2060–2066

Mayer T, McMahon M, Gatchel R, Sparks B, Wright A, Pegues P 1998 Socioeconomic outcomes of combined spine surgery and functional restoration in worker's compensation spinal disorders with matched controls. Spine 23: 598–606

Mazanec D J 1996 The injured worker: assessing 'return-to-work' status. Cleveland Clinic Journal of Medicine 63: 166–171

Mendelson G, Mendelson D 1997 Medicolegal aspects of pain management. Pain Reviews 4: 244–274

Mital A, Pennathur A 1999 Musculoskeletal overexertion injuries in the United States; mitigating the problem through ergonomics and engineering interventions. Journal of Occupational Rehabilitation 9(2): 115–149

National Occupational Health & Safety Commission 1995 Guidance note for best practice rehabilitation management of occupational injuries and disease. National Occupational Health & Safety Commission, Sydney, pp 2–3

National Institute of Occupational Safety & Health 1981 Work practices guide for manual lifting. US Department of Health and Human Services, technical report no 81122. National Institute of Occupational Safety & Health, Cincinnati

National Institute of Occupational Safety & Health 1991 Scientific support documentation for the revised NIOSH lifting equation: technical contract report. US Department of Commerce, Technical Information Service. National Institute of Occupational Safety & Health, Cincinnati

Niemeyer L O, Jacobs K, Reynolds-Lynch K, Bettencourt C, Lang S 1994 Work hardening: past, present, and future – the work programs special interest section national work-hardening outcome study. American Journal of Occupational Therapy 48(4): 327–339

Randolph D C 1996 Functional capacity evaluation and disability management. Journal of Back and Musculoskeletal Rehabilitation 7: 181–186

Rodgers S H 1984 Working with backache. Perinton, Fairport

Rudy T E, Lieber S J, Boston J R 1996 Functional capacity assessment: influence of behavioural and environmental factors. Journal of Back and Musculoskeletal Rehabilitation 6: 277–288

Schmidt S H, Oort-Marburger D, Meijman T F 1995 Employment after rehabilitation for musculoskeletal impairments: the impact of vocational rehabilitation and working on a trial basis. Archives of Physical Medicine and Rehabilitation 76: 950–954

Sen S, Fraser K, Evans O M, Stuckey R 1991 A comparison of the physical demands of a specific job and those measured by standard functional capacity assessment tools. Proceedings of the 27th Annual Conference of the Ergonomic Society of Australia, Coolum, pp 263–268

Shrey D E, Hursh N C 1999 Workplace disability management: international trends and perspectives. Journal of Occupational Rehabilitation 9(1): 45–59

Simmonds M, Kumar S 1996 Does knowledge of a patient's workers' compensation status influence clinical judgements? Journal of Occupational Rehabilitation 6(2): 93–107

Smith E R 1989 Ergonomics and the occupational therapist. In: Hertfelder S, Gwin C (eds) Work in Progress. American Occupational Therapy Association, Rockville, pp 127–156

Spektor S 1990 Chronic pain and pain-related disabilities. Journal of Disability 1: 98–102

Strong J 1996 Chronic Pain: the occupational therapist's perspective. Churchill Livingstone, Edinburgh

Teasell R W, Merskey H 1997 Chronic pain disability in the workplace. Pain Forum 6(4): 228–238

United States Department of Labor 1991a Dictionary of Occupational Titles, 4th Edn. Government Printing Office, Washington DC

United States Department of Labor 1991b Revised Handbook for Analyzing Jobs. US Department of Labor, Employment and Training Administration, Washington DC

Vasudevan S V 1996 Role of functional capacity assessment in disability evaluation. Journal of Back and Musculoskeletal Rehabilitation 6: 237–248

Velozo C, Kielhofner G, Fisher G 1998 A user's guide to worker role interview (WRI). Model of Human Occupational Clearinghouse. Department of Occupational Therapy, College of Health and Human Development Sciences, University of Illinois, Chicago

Velozo C, Kielhofner G, Gern A, Fang-Ling L, Azhar F, Lai J S, Fisher G 1999 Worker role interview: toward validation of a psychosocial work-related measure. Journal of Occupational Rehabilitation 9(3): 153–168

Vlaeyen J W S, Linton S J 2000 Fear avoidance and its consequences in chronic muculoskeletal pain: a state of the art. Pain 85: 317–332

Vlaeyen J W S, Kole-Snijders A M J, Rotteveel A N, Ruesink R, Heuts P H T G 1995 The role of fear of movement/(re)injury in pain disability. Journal of Occupational Rehabilitation 5: 235–252

Waddell G 1998 The Back Pain Revolution. Churchill Livingstone, Edinburgh

Wickstrom R J 1996 Evaluating physical qualifications of workers and jobs. In: Bhattacharya A, McGlothin J D (eds) Occupational Ergonomics: theory and application. Marcel Dekker, New York, pp 367–386

World Health Organization 1998 Towards a common language for functioning and disablement. ICIDH-2: the International Classification of Impairments, Activities and Participation. World Health Organization, Geneva

Wyrick J M, Niemeyer L O, Ellexson M, Jacobs K, Taylor S 1991 Occupational therapy work-hardening programs: a demographic study. American Journal of Occupational Therapy 45(2): 109–112

（中田眞由美）

15 生活の管理

Jenny Strong

本章の目次

概　要　335
　学習の目的　335

痛みと生活についての背景　336

生活の管理方法　337
　運動とコンディショニング　337
　腰背部の保護と身体力学　338
　目標設定とペーシング　341
　リラクセーションとバイオフィードバック　342
　補助具の使用　345

痛みと生活面での個人的な問題　347
　痛みと性生活　347
　痛みと睡眠　348
　患者自ら行う意思決定　350
　社会支援の役割　351
　余暇活動と慢性痛患者　352

結　論　353
　学習問題・復習問題　353

概　要

　人は生活の中で主婦、親、学生、労働者、配偶者、運動する人など、たくさんの役割をもっている。多くの慢性痛患者はこれらの役割を果たすことができず、そのために患者にとって重要な生活様式が崩れている。本章では、患者が望む生活目標を取り戻すため、また新しい目標を達成するために患者の助けとなる方法に焦点を当てる。患者のことを、さまざまな役割を果たす特別な環境の中にいる作業者と考える作業療法士にとって、そのようなアプローチは必須業務である。

　痛み患者に対しては、現実的な生活の目標を患者に選択させること、そして痛みがあってもうまく生活できるように促していくことに主眼を置き、これらの目標を達成するための方法を検討する。その方法として、適切な機器の使用、正しい身体力学に基づく腰背部の保護、ペーシング、リラクセーション、バイオフィードバックがあげられる。また、本章では、患者が経験する人間関係、性生活、睡眠の特有な問題についても述べる。

学習の目的

1．疼痛管理に影響を及ぼす生活の因子。
2．効果的な生活の原則。

3. 生活に役立つ特別な手法。

本章は第9章と関連させて読むとよい。第9章では、患者教育、目標設定、自己効力感の強化、自信の強化、コーピング技術の強化など、医療者が患者とともに行える多くの対処法について説明されている。

痛みと生活についての背景

慢性痛のアセスメントと治療に関する現段階での知識や技術では、容易に「治癒」を得られない患者がたくさんいる。そのような患者は、現実には痛みとともに生きることを学ぶ必要がある。つまり、多発性硬化症や脊髄損傷と新たに診断された患者が、順応や適応することを学ばなければならないのと同様に、慢性痛に順応するため、生活様式、夢や希望、期待を現状に適応させることを学ばなければならない。しかし、慢性痛患者にとっては、以下のいくつかの理由から、この適応は特にむずかしいように思われる。

- 痛みは周囲の人が触って明らかにわかるものではない。多くの患者の訴えによると、患者が問題を抱えていると他人は思いもしないので、患者の適応はよりむずかしいものになる
- 二つ目の理由として、作業療法士のような医療従事者は「あなたが痛みとともに生きることを学べるようにします」と言うが、医療従事者以外にも新しい特効薬や特別な治療機器、外科技術のような最新の万能治療を奨励するような働きかけがある。患者を取り巻く人たちは、しばしば助けや支援を提供しようとするが、アプローチの統一性を欠いているものが多い
- 三つ目の理由として、患者が痛みを抱えていることを理解している医療従事者から、痛みとともに生きていくことを学ぶよう指導された場合、その指導内容に理解を示すが、痛みの客観性が乏しい場合には、医療従事者との信頼関係を確立したり維持することはしばしばむずかしい

そのような患者にとって、患者の生活を管理し、その生活に適応することを助ける作業療法士の介入はきわめて貴重である。

痛みを体験している者にとって、助けを探し求めることだけが唯一の方法ではない。多くの人が痛みをうまく管理しながら、最も満足のいく生活を維持するための効果的な方法を実践できている。一方で、相当のサポートを必要とし、あまり価値のない生活様式にいつまでも固執して生活しようとする人もいる。そのような対照的な人々に対しては、医療者は違うアプローチを行うことになる。積極的に解決しようとする患者は支援を少ししか必要とせず、技術指導や情報からだけでも多くの恩恵を得る。一方、解決策を知らない患者はむしろ相当の支援と激励を必要とし、技術指導や情報だけでなく認知の再構築を必要とする場合もある。

Henriksson（1995）は線維筋痛症 fibromyalgia により痛みを有する2か国40人の女性にインタビューし、一部の女性は生き方を計画する上で、自分たちの限界を積極的に受け入れ、効果的な変化を遂げていることを明らかにした。しかし、別の女性たちは変化することに抵抗し、以前と同じような調子で働き続けており、自分の問題を隠し続け、わずかな余暇活動しか行っていない。そういう人は「自分のための時間」になると虚脱状態になってしまっていたり、休みの大部分を無駄に費やしてしまう習慣を変えることができない。多くの患者は適切な生活様式に変えることを考え対応することができるが、一部の患者はこういった面でむしろ臨機応変でない。それゆえ、医療者は

1. 痛みをもつ人が生活様式を自己分析することを助ける。
2. その人にとって維持することが重要な活動や役割の優先順位を決定することを助ける。
3. QOLを改善する代替法についての情報やそのトレーニングを提供する。
4. 生活様式を修正している間、その人を支援する。

価値ある生活を生み出すためには、修正しなければならない自己概念がある。この概念とは、人生と痛みに対する期待の再検討、目標設定、ペーシング、患者自ら行う意思決定などである。そのための方法として、認知再構築、腰背部の保護や正しい身体力学などの教育、リラクセーショントレーニング、コンディショニングのための運動、適した機器の利用、日々の活動予定などがある。

第9章ですでに述べられているように、痛み管理のための認知行動療法 cognitive-behavioural approach(es) が大きな成功を収めている。生活様式を変更するには、いくつかの理由から、おそらく認知行動療法が最も役立つであろう。第一に、充分に確立されている生活様式を変えるためには、患者が思慮深く積極的に参加する必要がある。多くの疼痛管理プログラムにおいて、患者が自ら意思決定 decision making を行うことは、確実な成果をもたらすために不可欠と言われており、患者自ら行う意思決定は、おそらく認知療法を用いることで最もうまく成し遂げられるであろう。第二に、患者に意思決定能力があると感じるということは、その患者が仲介や自己効力感の感覚をもっていることになる。

痛みとともに生きることを学ぶためには、主に認知過程と行動過程が必要である。よりよい生活になるように工夫しようとしても、「治癒」を待ち望むことや以前の生活様式に戻ろうとすることが何の役にも立たないということを理解しなければ（すなわち、たとえ痛みが残っていても、生活を「何とかやっていく」必要があると理解しなければ）、失敗はしないまでも、せいぜい限られた成功しかもたらさないだろう。しかし、情動的要素もある。痛みがあるにもかかわらずQOLを保障するためには、一時的または永久に普通の生活を捨てなければならないため、患者は苦しむことになる。

慢性痛とともに生きていく上で生じる心理的な適応として、恐怖－回避信念 fear-avoidance belief(s) がある。恐怖－回避信念は第9章にすでに言及されているが、身体活動がいかに痛みに影響を及ぼすかという考え方により、患者は活動を回避するようになり、痛みの恐怖とその関連行動により、痛みそのものよりも身体能力の方がより障害される。

Waddellら（1993）は、痛みと能力低下 disability との相関はわずかであるが、仕事に関する恐怖－回避信念と、失業／日常生活活動（ADL）における能力低下とは強い相関があると報告しており、これは自立した価値ある生活を成し遂げることと明らかに関係がある。慢性痛が急性痛とは違うという安心が患者には必要である。つまり、急性痛は積極的な医学的治療を必要とする組織損傷が持続していることを示す警告であり、慢性痛とはまったく違うものである。「傷つくこと hurting」は「害すること harming」と同義ではない。痛みが存在するということは、活動を続けたためにさらに組織が損傷したことを示す警告であるという恐怖を患者は抱き、その恐怖が患者のさらなる活動を阻止することになる。線維筋痛症患者へのインタビューからHenriksson（1995）が報告したように、また背部痛のコーピングに関するわれわれの研究（Strong & Large 1995）で腰痛患者に受け入れられたように、生活様式は長期的または永久に変更し続ける必要がある。

生活の管理方法

運動とコンディショニング

慢性痛を抱える人が（身体の）コンディショニング不良（body）deconditioning を阻止しそれを防止できるならば、より機能的で楽しい生活が可能になることを示唆する研究はたくさんある。慢性腰痛のコーピングに成功した患者に関するわれわれの研究では、通常の運動が繰り返しテーマになっている（Strong & Large 1995, Large & Strong 1997）。

われわれの研究の参加者は、運動にかかる費用と運動から得られる利益を比較し、毎日行うベリーダンスやジョギングから簡単な運動まで、いろいろな方法の運動を選択した。運動プログラムは学際的痛み管理プログラムの一つとして章末まで頻繁に出て

Protas（1996）は、慢性腰痛患者のリハビリテーションにおける有酸素運動 aerobic exercise の有用性について、刊行された論文からエビデンスをまとめて報告した。有酸素運動は一般に慢性腰痛患者に提案される。再調査した研究の中には不充分なものもあったが、ほとんどのものは、たとえ背部痛や機能的能力に変化がみられなかったとしても、耐久性に改善が認められるというものであった。有酸素運動プログラムによって、ある研究では復職や罹患日数の短縮のような改善がみられたとするエビデンスが示され、他の研究では少なからず身体的機能障害やうつ状態の改善を示すものがあった。全般的にいうと、有酸素運動はいくつかの顕著な効果をもたらし、否定的な効果を示すものはまったくなかった。線維筋痛症患者は、たとえ以前に生活の中で行っていたよりも身体活動レベルが全体的に低下したとしても、通常の身体活動が生活に有益な効果をもたらすことを理解するようになる（Henriksson 1995）。

理学療法士もまた、慢性痛患者に合った特別の運動を提供する（第13章参照）。運動の指示を出す場合、以前の損傷の既往や現在の損傷メカニズム、トレーニング目標、個人に特有の他の要素など、個人ごとに違う状況を理学療法士は考えておく必要がある（McGill 1998）。理学療法士は患者にストレッチと筋力強化の組み合わせを推奨する。運動は慢性痛患者にとって顕著な成果があるとこれまで一貫していわれてきたが、臨床で推奨されている運動療法が抱える最大の問題は、実行されないという点である（Jensen & Lorish 1994）。そのため、理学療法士は患者に運動プログラムを順守させる方法を知っておく必要がある。

患者に運動プログラムを実行させるためには、治療の計画や実行の際に生じる問題を患者に充分理解させるなど、患者の内面のコントロールレベルを高めるというやり方がある（Friedrich et al 1998, Jensen & Lorish 1994）。慢性痛患者のための二つの運動プログラムを比較した最近の研究で、モチベーション因子に的を絞ったものの方が参加者の身体障害や痛みの軽減に、より効果的であることがわかった（Friedrich et al 1998）。

慢性筋骨格痛患者における運動の役割について、第13章でさらに詳細な情報が提供されている。また、役立つ自習書がたくさん出版されている。これらの書籍にはフィットネスや運動によって効果を増すための有用な項目があり、たとえばParkerとMain（1995）の著書には、健康度や活動性を向上させることについての章がある。さらに最近の痛み管理に関するものでNicholasら（2000）の著書がある。

腰背部の保護と身体力学

腰痛に苦しむ人はたくさんいるので、腰背部保護 back care の教育が必要である。腰痛患者のための「腰痛教室」にはたくさんの包括的リハビリテーションプログラムが含まれている。リハビリテーションの論文では、腰痛教室 back school が労働災害を減らすのに有効であることが証明されている（Bettencourt 1995）。腰痛教室では脊柱の基礎的な解剖と機能、姿勢の再教育、手作業[※訳注62]技術 manual handling technique に関する情報が提供される。医療者もまた、腰痛教室以外の場面で慢性腰痛患者を救済するためにこれらの対処法を用いる。本章で詳細に取り上げる対処法は手作業技術、姿勢再教育 posture reeducation 、身体コンディショニング physical conditioning である。

安全な物の持ち上げ lifting 方や取り扱う方法を生活に取り入れるように慢性腰痛患者に教育すると、さらに痛みが軽減しQOLが改善しやすくなる。それゆえ、医療者は安全な物の移動方法や持ち上げ方、取り扱い方を知っておく必要がある。その方法は生体力学的に安全でエネルギー効率のよいものでなくてはならない。これらの動作について相当な研究が行われてきたにもかかわらず、物の持ち上げ方

※訳注62　機械を使わず人力での重量物などの取り扱い。

を腰痛患者に勧めることに関していまだ議論がなされている。たとえば、「背中がまっすぐ」な人や「膝が曲がっている」人への対応として、論文の至るところにある救済策をいろいろと取り混ぜたものが受け入れられている (Bettencourt 1995)。人が物を持ち上げるための行動因子、持ち上げる物の負荷因子、持ち上げる際の環境因子によって、たくさんの違ったやり方が主張されてきた。たくさんの違ったやり方について論評することは本書の範疇を超えているけれども、さまざまな物の持ち上げ方の利点と欠点についてのさらなる情報は、第14章に関する人間工学の出版物から得ることができるだろう。

物を持ち上げる特別な技術に関する論文では充分な意見の一致は得られていないが、安全な手作業 manual handling の基本原則を概説する出版物はたくさんある。これらの核となる原則はほとんどの持ち上げ場面にあてはまるだろう。これらの原則について、Box 15.1 に要点をまとめてある。手作業のガイドラインはさまざまな産業のために発刊されてきた。医療者はそのようなガイドラインやManual Handling Advisory Standardsを、医療者の国や州にある労働衛生安全局から得ることができる（たとえばhttp://www.detir.qld.gov.au/hs/advisory）。

物の持ち上げ方や取り扱い方を患者に教育する場合、医療者はそのプログラムが患者の生活様式に確実に合うようにしなければならない。そのためには、生活の中でさまざまな持ち上げ方をするような患者には、一つ以上の持ち上げ方を学ばせることである（自宅で小さな子供を床から抱き上げることは、仕事でトラックの荷台から箱を持ち上げるのとは違った方法が要求される）。

物の持ち上げ方を新たに学習しなければならない場合、患者は自分の生活の必要な場面で持ち上げ方を練習する機会を与えられ、フィードバックを得られることが重要である。患者が行う最も適切な持ち上げ方が選択されるので、医療者は時に妥協するこ

Box 15.1　荷物を持ち上げ、運搬するための基本原則

1. 作業のための動作を計画すること。安全な作業方法を考え、障害物を除去し、必要ならば援助を求めること。
2. 手作業を減らすこと。荷物を軽くすること。
3. 荷物を調べる：荷物に適切な取っ手があるか確認すること。
4. 身体を完全に折り曲げてもたないこと。
5. 荷物をできるだけ身体に密着させてもつこと。
6. 身体を傾けたり、捻ったり、手を伸ばして行うリーチ動作を減らすこと。
7. スムーズに持ち上げること。
8. 方向転換が必要ならば足を動かすこと。
9. 筋疲労を避けること　―はじめにウォームアップをして頻繁に休息をとること。

出典：Employment, Training and Industrial Relations Workplace Health and Safety 2000

とも必要であろう。ビデオフィードバック[※訳注63]を使用することは患者にとって役立つ。また、物を突然持ち上げるような危険動作を避けるよう、患者に指導する立場にある医療者にとっても有用である。患者は自分の能力内で何が安全な持ち上げ方であるのかを判断できなければならないし、その持ち上げ方が安全でない場合には助けやそれに代わる方法を求めるようにすべきである。これまで損傷のリスクを減らす有効な方法よりも、個人が「安全」と思う行動を基準にしてきた経緯がある (DETIR 2000)。したがって、医療者が検査する時には、患者の環境の背景にあるものを事前に調べておく必要がある。

その他、腰背部保護の重要な項目は姿勢再教育である。背部や頚部、肩の痛みは日常活動の中で不良姿勢をとっていることによって生じる。理学療法士や作業療法士は、車の運転、座位、立位、睡眠、休憩、余暇活動など多くの動作について最も効率のよい姿勢を患者に指導できる。また、維持している姿勢がさまざまな筋骨格痛を引き起こす重要な危険因子であることも示されている (Wallace & Buchle

---

※訳注63　患者の持ち上げ方を撮影したビデオをもとに、患者に指摘や指導を行いフィードバックする。

1987)。

　絶えず椎間板を圧迫する姿勢（長時間の座位など）は椎間板の正常な代謝を乱し、背部痛や椎間板の劣化をもたらす（Kramer 1981）。姿勢を変えることは筋への血流を促進し、筋への血流増加は充分量の酸素を供給するとともに、毒素を排除するためにも重要である。長時間の同一姿勢に伴う問題を防ぐために、医療者は背部痛患者に休息をとることと、姿勢を変えることの重要性を教育する必要がある。

　長時間同じ姿勢を維持することに加えて、不良な身体アライメントも慢性痛を悪化させる。Enwemekaら（1986）は、頚部痛や上背部痛を有する人がしばしば頭部を突出させた姿勢で作業することを発見した。また、習慣的な非対称姿勢（座位中に片腕に寄りかかるなど）も筋骨格痛を確実に悪化させる危険因子である。Pheasant（1986）が提供した一般的な姿勢を推奨することが有用である、と医療者はわかっているはずである。患者には以下のことを奨励すべきである。

1. 姿勢を頻繁に変える。
2. 頭部や体幹を前方へ突出、前傾させないようにする。
3. 挙上位で上肢を固定して使用しないようにする。
4. 身体を捻ったり非対称にして使用しないようにする。
5. 関節可動域 range of motion：ROM の最終域で関節を絶えず使用するような姿勢を避ける。
（Pheasant 1986）

　臨床でこれらの教えを導入する際、患者によって姿勢ストレスの耐性に個人差があることを、医療者は心に留めておくべきである。患者によっては、たびたび休息を求める者もいれば、休息をとるきっかけを自分で見つけられる者もいる。そのため、作業の中で頻繁にみられる姿勢の静止像やビデオカメラの映像は、姿勢の再教育を行う上で、患者にとって有用な材料となる。

　理学療法士や作業療法士は、座位で痛みを訴える背部痛患者に腰椎前弯についての意見を求められることがある。正しい座位姿勢を構成する要素について対照的な意見がいくつもあるが、いずれにせよしゃがみ込みを避けることは重要である。しゃがみ込みは関節を最終可動域にする姿勢である。背部に適切な支持が確実にあること、そして規則正しい休息をとるように促すことによって、前かがみ姿勢や不良姿勢を最小限にとどめることができる。

　補助具や機器は姿勢を改善しようとする患者に役立つ。たとえば、ロールクッションは座位中の患者の腰部を安定させるために使われる。Williamsら（1991）はロールクッションを用いることで、座位での腰痛や関連痛が軽減することを証明した。また、患者の環境を変えることも良姿勢を保つのに重要である。身体を傾け、捻り、手を伸ばして行うリーチ動作 reaching を最小限にするために、医療者は家庭や職場の配置換えについて指導することも必要である。

　身体コンディショニングのための運動は、脊柱の運動性や筋力増強のために重要である。理学療法士は特別な筋力増強運動やストレッチ運動についてアドバイスを行う。筋力増強運動 muscle strengthening exercise は脊柱の靭帯、関節、椎間板の保護作用を強化し、ストレッチ運動 stretching（exercise）は長時間の同一姿勢によるこわばりや筋緊張を改善する。そのような運動は、徹底した患者の身体検査に基づいて行われる（第13章参照）。

　慢性腰痛患者にとって最もよく行われる筋力増強運動の目標は、腹筋、殿筋、大腿四頭筋の強化である（Oliver 1994）。ストレッチ運動の対象は通常、腸腰筋、ハムストリングス、脊柱起立筋、上部僧帽筋、後頭下筋群である（Oliver 1994）。運動は簡単に行えるものがよく、書面の指示を見れば患者が行えるようにする。また、理学療法士は、患者の背部痛の性質によって、痛みを軽減するさまざまな種類の姿勢についても患者に指導すべきである。

目標設定 goal-setting と ペーシング pacing

　慢性痛患者が作業療法士や理学療法士とともに目標設定を行うことは、非常に有益である。「痛みを取り除く」ための包括的（そして、ことによると実現不可能）な目標よりも、家族や友人を訪ねる旅をすることや、新しい技術を学ぶ職業訓練をはじめる、といった生活に有用な機能を含む目標を患者が理解し、その機能的な目標に焦点を合わせることができるようにする。

　生活面へのアプローチの現実的な意味は、痛みがある「にもかかわらず生きていく」という考え方に基づいて、患者の生活の中でより活発な活動を徐々に導入していくこと、その活動性が患者にとって確実に価値があり楽しめることである。

　慢性痛患者は、通常行っている活動パターンがしばしば変化し、さらには、痛みの疾病利得に対する期待も変化する。また、慢性痛患者と「良くなった」と言われる人の多くが自分の機能的能力を過小評価する。一部の患者は痛みへ「対処」しようとして活動レベルが上がったとしても、しばしば活動レベルが低下したと過小評価する。極端な不活動 inactivity は筋痛やこわばりのような身体的コンディショニング不良を招く。一方で、オーバーユース overdoing は症状を悪化させ、状態を数日分後退させる原因となる。

　医療者は、慢性痛患者の活動レベルがより正常に回復するように援助する（Moran & Strong 1995）。患者には、症状があったとしてもうまく機能できるように、日々の活動パターンを変えるよう指導する。このためには、患者が「痛みのために活動性が悪い」という思い込みを払拭する必要があり、仕事のやり方を平易化し正しい身体力学について教育を受ける必要がある。また、家族に対しては、患者の痛みに関心を示すのではなく、患者の活動パフォーマンスに興味を示すよう考え方を変える指導がなされる。

　慢性痛患者の活動レベルを改善するために重要な考え方として、連続した、遂行可能な目標を設定することがあげられる。その際、短期目標も長期目標も考える必要がある。目標設定は患者と医療者の共同作業であり、共同で目標設定に取り組んだ場合、治療はより有効なものとなる（Law et al 1995, Neistadt 1995）。患者が自ら意思決定を行えば、提供される医療サービスにさらに満足するであろう。

　目標設定には公式的な方法と非公式な方法がある。公式的な目標設定方法には、作業遂行歴質問表 Occupational Performance History Questionnaire（Kielhofner & Henry 1988）や神経精神研究施設興味チェックリスト Neuropsychiatric Institute Interest Checklist：NPI興味チェックリスト（Matsutsuyu 1969）のような質問表や尺度を使うやり方がある。これらのアセスメントは患者にとって重要な活動を確認するのに役立ち、目標を決定するのに使用できる。カナダ作業遂行測定 Canadian Occupational Performance Measure：COPM（Law et al 1991）も目標設定に役立つ公式的なツールである。COPMは、患者が治療の優先順位を決める際、核となる考え方を利用して行うアセスメントであり（Law et al 1994, Lidstone 1996, Toomey et al 1995）、セルフケア、生産性、余暇活動の遂行能力を記述するものである（Pollock 1993）。

　非公式な目標設定方法とは、患者とのインタビューの間に目標を設定するものである。目標を設定するにあたって、検討するためのキーとなる質問には以下のようなものがある。

- 患者の日常生活における日課
- 生活における患者の役割
- 患者の興味、価値観、目標
- 患者の責任能力や責任受容に対する認識
- 患者をとりまく人や社会環境の要素（Kielhofner & Henry 1988）

目標は患者にとって現実的で意味のあるものでなければならない。また、目標設定のためには、患者が徐々に自分の生活様式に関する情報をもち出してくることが必要である。いったん目標を設定すると、

患者はそれを達成するために、活動レベルに順応しようとする必要がある。これは「ペーシング」の一つで、ペーシングとは活動の技能、自信、耐性を確立するために、段階を追って課題を導入することであり、これにより活動性が徐々に増大する（Harding & Williams 1995）。活動性の低下により身体的コンディション不良に陥っている慢性痛患者にとって、ペーシングは特に重要である。Henriksson（1995）の研究では、線維筋痛症の女性が毎日の活動を管理するのに役立つペーシングについて論じている。よく使われるペーシングには以下のようなものがある。

- 計画を立てること：大多数の女性は、すべての課題のためにより多くの時間を使えるように、また必要な休息を取れるように、日々の予定を計画することを身に付ける。たとえば、多くの人が朝のこわばりのために、朝の準備に数時間を要する。また、活動の多くは充分な「休憩時間」を確保するために余裕をもたせたものになっている
- 優先順位を付けること：多くの女性が、痛みレベルが比較的低いうちに、まず最重要課題から完成させるようになる。人によって役割や価値が違うので、最重要と思われる課題も人によって違う
- 適応性：多くの女性が課題に取り組むための適応性を身に付ける。たとえば、彼女たちは簡単な課題とむずかしい課題に交互に焦点を当て、作業姿勢を頻繁に変え、変化する痛みレベルに応じて、自分たちの活動レベルを調整することができるようになる

医療者は、患者が目標に到達するまでの経過を観察するとともに、将来自分で目標を達成するための能力を伸ばしていけるように支援することが必要である。目標の達成を阻害するものをはっきりさせ、それを克服するための問題解決能力を向上させるよう指導することも必要である。目標が患者の生活に関連するものであるかどうかを判断するために、患者と医療者で定めた目標を再評価することも重要である。

ペーシングの重要な点は、1日や1週間の活動のためだけでなく、実際には長期間の生活活動に対して総合的なアプローチを行ってみることである。完全に健康といえるわけでなく、運動も機敏に自由に行えないのであれば、自発的に自分の思う通りの運動をする能力が低下していることを受け入れ、さらに、予測可能なできるだけ普通のやり方で、一生生活を送れるように計画することを学習しなければならない。自発性や自由度を低下させることを推奨するようなこうした考え方は、多くの人にとってQOLを著しく低下させ脅かすものである。しかし、機能上達の恩恵が後から遅れてもたらされるという考え方を理解し、自信を得るために患者には指導が必要である。過去から現在までの生活体験で自信と信頼を失った人が何かに挑戦するには、短期的な展望や予測ではなく、長期的な視点をもつように変わる必要がある。

Box 15.2は、腰痛と頭痛をもつ53歳の男性の、リハビリテーションにおける目標設定とペーシング法を組み合わせた例を示したものである。

リラクセーション relaxation とバイオフィードバック biofeedback

リラクセーションは慢性痛や急性痛（たとえば出産痛や歯痛、処置痛、術後痛、慢性背部痛）の患者に用いられる。リラクセーションとは、「自発的リラクセーション」と呼ばれるものや、積極的に安らぎを与えストレスのない時間を体験することである。リラクセーションには身体面と精神面の両面がある。リラクセーションの主な目的は

1. 必要以上の身体酷使を軽減すること。
2. すでに発症しているストレス関連障害を治療すること。
3. よりよいコーピングのために毎日行うこと。

（Payne 1995）である。

これらの目的はすべて、痛みの問題を抱える患者に適用となる。McCafferyとBeebe（1989）は、痛みをもつ患者には、痛み、筋緊張、不安に対するリ

Box 15.2　症例

氏　名：S氏
年　齢：53歳
結婚歴：既婚
職　業：上級公務員、行政府
既往歴－現病歴：腰痛と頭痛

　これらの訴えは外科的または内科的治療の選択肢がまったくない、退行性の脊椎変形によるものである。
　妻がこの患者を支援していたが、行動全般でみられる彼の強迫神経症的な態度を支援することはなかった。
　彼は以前、仕事、フットボールコーチ、ガーデニングなど自分のできることすべてに「110％」努力することを誇りにしていた。この取り組みにより、彼は早期昇進、大きな信頼、賞賛、期待を得て、かなり早く出世した。フットボールコーチとしても同様に偉大な評価と信頼を得てきた。
　彼はいつも非常に長時間働き、その後家でも数時間、そして週末にも働いた。休暇をとってもその分の仕事を取り戻すために働き、わずかな休息しか取らずに作業をこなすことに専念していた。しかし、体調不良となり体力が低下して、実際には多くの休息が必要となってきた。
　彼は他人に対しては親しみやすく、多忙ながら外交的で、気前がよく、非常に好かれていた。しかし、自分の問題で、特に過度な期待をもちやすく、極端な生活習慣を送ることによって身体状態をいかに悪化させているか、ということに向き合うことはほとんどなかった。
　極端な性格から、不充分なことしかできない自分を責め、仕事もコーチも草刈りも完全にやめてしまった。
　しかし、彼は他人、とりわけ身近な人にアドバイスする際や、ケアが必要であると思う人のためには、常識的で非常によい考えをもっていた。いつものように早く出社せず、遅くまで会社に残らない、家で仕事をしない、休日に仕事をしないといった他の労働者の考え方を彼は受け入れ、これらのことが体調回復の機会をもたらし、生活を楽しいものにすることを理解した。そして、これらのことが復帰の機会を与えてくれ、人生に楽しみを与えてくれるものであることを彼は知った。
　彼の趣味はガーデニングであったため、復帰計画として庭に生い茂っていた芝生を利用し、体調に合わせて課題を計画する方が何もしないよりも良いことであり、以前に求めていたような、完全レベルに達しなければならないということはないのだ、という考え方をしだいに受け入れていった。従来、彼は相当量の芝生をすべて刈り、縁まで切って刈り込み、すべての庭の雑草取りを一度にやり遂げてしまうまでやめなかった。その結果、身体を傷め、芝刈り完了から再び芝刈りに復帰するまでに、数日間もベッドで安静にしなければならなかった。
　段階的な治療プログラムを用い、「その人のその時点で最も良い」状態を目安にした励ましとプログラムに組み込まれた練習をしていくような有効な管理と指導の中で、たくさんのスキルを使うことが自分に役に立つということを彼が受け入れたので、ようやく彼は最初のステップとして1平方ヤードのみの芝刈りをやり遂げることができた。
　可能な仕事量の活動を周りの人から命令されるよりもむしろ、回復に必要な時間を長引かせることなく、いかにして自分にとってよきタイミングで課題を止めるかということを学んだ。
　さらに、忍耐力と自制力のスキルを用い、提示された回復時期に基づいて、彼は課題量を段階的に増加していくプランを詳細に計画した。それは庭仕事を区分けして行うことを目的とすると同時に感情的な多くの混乱に取り組むことを目的とした。この治療プログラムは、彼の中に強迫観念的な衝動に打ち勝とうとすることを引き起こした。これを達成するために、彼はもはや役に立たない価値観に根差した感情的なプレッシャーに直面し、それをコントロールしなければならなかった。
　彼は「芝生計画」の制御に成功し、その後他の生活にも応用できるようになった。さらに、フットボールのコーチをするため、新しい制限を受け入れるため、新しい手法を発展させるため、そして極度に疲労するまで作業しない活動バランスを向上させるために、新しい概念を彼にとって一般的なものとし応用することができた。
　上役から励まされることにほとんど価値をおかず、個人の競争的な成果を問うような職に就いて、そういう仕事を進めていかなければならないことを考えると、また年齢を考えると、彼の余力を再び取り戻すことが、その時点で特に課題となっていた。彼は何かに頼る性分であるため、自分自身を励ますことがうまくなく、他人に褒められることに過度にあてにしていた。
　仕事に戻ることは非常にむずかしかった。はじめは職場に近づくとかなりの嘔気を催した。この嘔気によって何もできなくなり、その問題を解決するためには行動的脱感作プログラムが必要であった。このプログラムは、彼自身の判断で達成確率が非常に高いと思われる小さな目標からはじめ、しだいに、より複雑なステップに移っていくというものである。
　再び仕事をはじめる前に、はじめは以前の会社まで車で出勤し、それから徒歩で出勤し、それから数時間してから建物に入り、その後、数時間建物内にとどまるようになった。彼は以前とは違う立場で仕事に戻り、復職のため段階的アプローチが有効であるという情報を与えられている上司が彼に付いた。S氏が慢性痛を克服するよりも先に、非常にうまく仕事に戻れたことは価値ある結果である。彼は仕事に夢中になり、そのことで経済的にも人間的にも大きな恩恵を得た。そして復職について感

> Box 15.2 症例（続き）

じた不安が彼にとっては大きな問題で、医療者（この症例ではコンサルタント精神科医であった）による彼に合った協力的なアプローチを必要とする症例であった。
　彼は家を出る前にプロジェクトの詳細を正確に組み立てることを重要視し、現在の機能レベルを向上させるという確信（願望ではなく）がもてるもので、多くのプランを追加しながら、徐々に職務を遂行していくように勧められた。終了点は各ステップをはじめる前に定義しておくべきであり、彼が最近打ち立てた実績に基づくものではなく、その時に彼がどう感じるかということに基づいて、それ以上無理して続けないようにすべきである。再び破綻するまで彼は良いと感じるかもしれないが、無理して続けることは慎むようにしなければならない。
　再発が起こった。彼には回想の機会を与え、さらに、以前頑なにもっていた古い願望への誘惑に負けないようにする訓練アプローチを学習し、その訓練に再度取り組んだ。古い願望は以前の環境で抱いたものであり、新しいアプローチに挑戦するために再び沸き起こったものである。痛みに合わせて生涯自分自身を変化させて対応し続けることは、特に慢性痛患者にとっては挑戦である。

ラクセーションが効果的であることを示唆した。Strong（1990a）の研究では、背部痛患者にとってリラクセーションは、背部痛体験の感覚要素や感情要素を軽減するのに役立つことが示された。

　バイオフィードバックとは、生物生理学的な器具をいくつか使って、一つの潜在的な身体機能（筋緊張や皮膚温のような）について、即時的な情報を供給する過程のことである（Blanchard & Young 1974）。その後、患者はその身体機能を変化させるよう自発的に努力する。

　リラクセーション法には、主に身体的手法と精神的手法がある（Payne 1995）。筋骨格系や損傷部周辺に緊張やスパズムを突然引き起こす慢性痛は、主に身体的なリラクセーション法によって軽減させることができる。また慢性痛は不安、抑うつ、ストレス関連症状も引き起こすため、身体的手法と精神的手法の併用によって効果を得ることができる。痛み管理のための認知行動療法の中には、しばしばリラクセーション要素、特に認知再構築のための目標志向タイプのリラクセーション要素が含まれる。

　身体的リラクセーション法のうち、よく使われていて最も臨床場面に適しているのは、Mitchell（1987）の生理的リラクセーション Mitchell's physiological relaxation、漸増的筋リラクセーション、アレクサンダー法、ストレッチと運動、呼吸法である。精神的リラクセーション法でよく使われるのはイメージ療法、目標志向型視覚化技法、介入法、ベンソンのリラクセーション反応（Benson 1976）である。これらの手法やそれ以外の方法はリラクセーションに関するさまざまな文献に詳述されている。Payne（1995）の書籍は医療者にとって特に有用な情報源である。（介入法のような）相当なトレーニングを要する方法は、毎日の診療ではめったに使われない。リラクセーションを学ぶための非常に有用な著書がいくつかある（e.g. Bernstein & Borkovec 1973）。

　リラクセーション法は個別に計画される必要がある。患者に「最適」なリラクセーション法を選択する前に、いくつかの試みが必要である。リラクセーション法を選択する時には、以下の点について考慮すべきである。

1. リラクセーションを学習して実践するための時間。
2. 患者に最も好まれる学習法。
3. リラクセーションを実践する環境。
4. 数種類のリラクセーション法の体験。
5. 患者の痛みの性質。

リラクセーションを学習するため、患者は日々の生活の中でリラクセーションを練習しなければならない（Nicholas et al 2000）。たとえば10分ぐらいの短時間の練習からはじめ、徐々に時間を延長していく。20分から1時間ぐらいが毎日の実施時間として推奨されている。また、患者はリラクセーションをどのようにして日々の生活に結び付けていくか、ということも学ぶ必要がある。その学習によって、た

とえば、仕事で生じる筋緊張のサインを患者自身が見つけ出せるようになる。たとえばコンピュータに貼り付けた付箋のように、思い出すためのサインは、患者が筋緊張のことをいつも意識するために役立ち、また必要に応じてリラクセーションを実施するために役立つ。

痛みの管理には数種類のリラクセーション法が必要である。逆にリラクセーションが必要でないという痛みはほとんどない。ただし、リラクセーションは参加を拒む患者、精神病性の幻覚や妄想の既往をもつ患者、心臓に問題のある患者、重篤な抑うつ状態の患者には勧められない（McCaffery & Beebe 1989）。

リラクセーションは誰もが指導できる最も当たり障りのない手法であるように思われるが、リラクセーションがもたらす効能や成果を理解しておく必要がある。医療者はリラクセーションで、患者に語りかける声を録音したテープを流しっぱなしで部屋から離れるよりも、患者とともにリラクセーション法を試みる方がよい。なぜなら、防衛※訳注64が低下している患者では、リラクセーション実施中に非常に不安になりやすい。医療者が患者とともにそこにいることが患者の支えとなり、リラクセーション効果をもとにさらなる作業を行わせることができる。患者が直面する問題によっては、さらなる支援のために直接患者に触れる必要もある。

患者に用いるリラクセーション法は、いつも個人の状態に合わせて試みる。もちろん、そのためには集団で行うよりも患者と1対1で行う方がより簡単である。われわれの施設で行った集団リラクセーションクラスでは、看護師とともに真冬にランニングすることを想像させ、温かくなることをイメージさせるものであった。ある参加者がよりいっそう緊張するようになったため、リラクセーション後に情報収集すると、その参加者は熱帯地方に住み、暑さを嫌っていることがわかった。このように、リラクセーションでイメージ療法を使用する際には、常に患者の好みや生活様式を確認しておくことが必要である。

Mitchellの生理的リラクセーションを、精神的イメージ療法と組み合わせたリラクセーション法の実施原稿の例をBox 15.3に示す。

リラクセーショントレーニングとバイオフィードバックを、さまざまなタイプの痛みを抱える患者に使用することがよく研究されている（e.g. Linton et al 1985, Strong et al 1989, Strong 1990a, Turner & Chapman 1982）。さらに、リラクセーションは痛みを軽減するのに有用であることが明らかにされている（Level II evidence, Linton 1986, NIH 1996）。

補助具の使用

慢性痛患者では一般に筋力、耐久性、協調性が低下し、ROMが制限される。これらの制限は患者のセルフケアや家事、余暇活動、職業課題の遂行能力に影響を及ぼす。Verbruggeらの研究で、高齢の慢性痛（関節症）患者は、慢性痛を経験したことのない人に比べて、身体機能、介護、家事活動がより困難であることが明らかにされた。また、慢性の腰痛患者は、身体的、社会心理的、職業的、娯楽などの活動において、著しい機能障害を経験する（Strong 1996）。そのような活動はさらに痛みを悪化させ、そのためにさらに活動できなくなるといった悪循環を生み出す。

機能的能力が制限されると慢性痛患者は自信を失い、依存感覚を増すことになる（Strong 1996）。それゆえ、患者の活動性やセルフケア、仕事、余暇活動などの制限を包括的に評価することが必要である。作業療法士は患者の作業遂行能力を評価し、患者とともに機能的パフォーマンスを妨げる問題を確認する。それから、アセスメントで鑑別された制限に合わせて、患者がさらに高度なレベルの機能を獲得できるような補助具を勧める。

補助具 assistive device とは特別な目的のために購入する既製の道具や、個別の目的のために改修し

※訳注64　不快な感情を減弱して心理的な安定と調和を図るための自我の無意識的働き。

Box 15.3　リラクセーション台本

　リラクセーションは患者が痛みを取り除き、身体の緊張を減らすため、そして、ストレス場面でうまく対処するために行います。リラクセーションは痛みの問題を抱える人に広く使われる方法です。リラクセーションは身体と心の緊張を軽減する方法であり、学習することができます。リラクセーションを学ぶことは自発的なプロセスで、つまり、時間と根気、練習のための自己鍛錬、痛みをより上手に管理したいという願望が必要です。少なくとも10分間、1日2回実践するようにしてください。一定期間を過ぎると、リラックス感覚をより簡単に引き出すことができるようになることがわかるでしょう。

　多くの人にとってかなりのストレス源は、慢性痛が存在することです。毎日毎日痛みが続けば、疲れて、疲労困憊し、参ってしまいます。リラクセーションによって、慢性的な痛みの問題とともに生きていくというストレスと、うまく付き合えるようになります。

　あなたがリラックスするために使える方法はたくさんあります。このテープは筋にリラクセーションをもたらすために、その筋と違う部位を動かす方法を利用しています。たとえば、あなたが手首を前方へ傾けると、目的とする筋群（伸筋群）はリラックスし、他の筋群（屈筋群）は収縮します。

　リラクセーションを行う上でヒントになることがいくつかあります。まずはじめに、リラクセーションの練習には静かな部屋を選ぶようにしてください。あなたが心地よく温かくなるのを確認してください。心地よいベッドで休んでください。セッション中はリラクセーションの邪魔になるものを排除するようにしてください。もし身体のどこかに特に痛みがあるなら、その部位は動かさなくて結構です。そういう時は、落ち着いた普通の呼吸に集中し、痛い部位を動かすことが終わった後に、再びセッションに参加してください。今からセッションをはじめましょう…。ベッドかカーペットに安らかに仰向けに寝てください。きつい洋服を着ているなら緩めて、あなたの全身がベッドや床に支えられていることを確認してください。腕を身体の横で休め、脚はまっすぐにして、足部を心地よく休めてください。眼を静かに閉じましょう。私の声と指示に集中してください。他の考えをすべて心から追い出して、私の言葉に集中してください。周囲の雑音もすべて追い出し、心からそれらを消し去りましょう。そして落ち着いた普通の呼吸に集中しましょう。息を吸い込む時、あなたの胸の壁は引き伸ばされる感じがして、それから息を吐くと、あなたの筋の中に空気が入ってきてゆるむ感じがします。息を吸って…そして吐いて…。吸って…そして吐いて…。吸って…そして吐いて…。あなたのペースで呼吸を続けてください。身体が落ち着くのを感じはじめ、緊張があなたの身体から消え去るのを感じます…息を吸って…そして吐いて。

　今、あなたの肩に意識を集中してください。あなたの心から他の考えをすべて追い出してください。今から「あなたの肩を足もとから離すように引き伸ばしてください」。そして、引っ張るのをやめてください。その時の感覚を意識してください。僧帽筋を引き延ばし、ストレッチすることを意識してください。次に、あなたの肘に集中してください。「あなたの肘を外に広げて、そして広げるのをやめてください。その姿勢の感覚と感じを意識してください」。ゆったりとしたこの新しい姿勢を楽しんでください。あなたの手に意識を移し、硬く丸まった指ではなく、細く長いあなたの指を動かしてください。指をストレッチして、筋にわずかに感じ取れる変化、つまり指の硬さがとれるのに気づくようになります。この新しい姿勢と感覚に集中してください。

　あなたの呼吸に意識を移してください。安定した正常な呼吸に。息を吸って…吐いて…。吸って…吐いて。この正常な安定したペースで呼吸を維持してください。

　あなたの下肢に意識を移してください。股関節を外側に回して、そして回すのをやめてください。この姿勢で股関節を動かしたことでゆったりとした下肢の感覚を意識してください。意識を膝に移して、心地よくなるように動かしてください。さらに足へ意識を移してください。「足を顔から離すように突き出し、そしてやめてください」。足の感覚を意識してください。脚と足部がストレッチされ、リラックスし、伸びていることを感じてください。あなたが横になっている床面に背中を押し付けてください。そして押し付けるのをやめてください。床面に後頭部を押し付け、そしてやめてください。あなたの頭と身体が床に支えられていることを意識してください。あなたの顎のことを考えてください。顎を心地よく開いてみましょう。少しの間、このリラックスした姿勢を楽しんでください。次に、意識を舌に移して、下顎に舌を押し付け、そしてやめてください。舌がリラックスするとともにどのように感じたか意識してください。眼と前頭部周辺の筋を緩めてください。顔に生じる安らぎ、リラクセーション、重さ、心地よさを感じてください。眉毛を緩めリラックスさせて、眼の周りと額のしわを笑顔にしましょう。あなたの全身は本当に心地よい感覚になり、とてもリラックスするでしょう。

　あなたに心身のリラックス感覚を楽しんでいただきたいのです。リラックス感覚がいかに心地よいもので、あなたの身体がいかに穏やかに落ち着いて感じるか気づいてください。リラックスして、心地よく、そしてからだが重く、沈み込むほどにからだが重く重く感じるでしょう…、その感覚のままでしばらくの間いましょう…。お気に入りの場所にあなた自身がいると想像してください。心の眼でこの場所をイメージしてください。あなた

> **Box 15.3　リラクセーション台本（続き）**
>
> が今そこにいると想像してください。あなたの周囲にある色をイメージし、この場所で聞こえるものに耳を傾けてください。このお気に入りの場所で心身がリラックスすることを楽しみましょう…。
> 　あなたがどこにいるのか、周囲の雑音、あなたのいる部屋、あなたの身体、どのような感じなのか、それらに気づくようになっていただきたいのです。静かにまた動きはじめ、あなたの足指と手指を動かしてみましょう。このようなリラクセーションは、より上手に日常生活を送るため、生じている痛みに対処するために使える方法であることを覚えておいてください。眼を開けて、すぐに使えると感じたら座ってください。

た道具のことである（Schemm & Gitlin 1998）。慢性痛患者にとっての補助具の目的は、自主的に課題を実行できるように患者の能力を改善することと、苦痛や痛みを軽減することである（Strong 1996）。一般に慢性痛患者に使われる補助具は腰椎支持クッション、ドレスステッキ、靴ベラ式短下肢装具などである。

　慢性痛患者に補助具を使用することについて、論文ではいくつかの議論がある（Engel 1990, Strong 1990b, Tyson & Strong 1990）。補助具には痛み行動を増悪させ、依存性を促し、自信を低下させる可能性があることは否定できない（Dear & Steuart-Corry 1997）。しかし、一つの補助具の使用によって他人が当たり前に思う活動を慢性痛患者が行えるようになることと、それを使用せずに活動をまったく行えないこととはまったく違う（Strong 1996）。

　さらに、40人の慢性痛患者を対象に補助具の使用とそれにより受ける恩恵について調べた調査では、参加者の85％が補助具によって何らかの恩恵を受けている（Tyson & Strong 1990）。よって、補助具の必要性を正しく評価し、その補助具が患者の抱える問題を解決するのにふさわしいものであるかどうかを確認することが重要である。また、補助具の適用に際して、患者の価値観、役割、興味、補助具を使おうとする意欲、さらには患者の機能的限界を考慮すべきである。

　患者に補助具を提供する際は、補助具の使い方を教育しトレーニングすることも必要である（Weilandt & Strong 2000）。患者や家族に道具の使用について教育しトレーニングすることは、道具を受け入れ、その道具を使用していく上で重要である（Tyson & Strong 1990）。つまり、教育が適切かどうかということによって補助具が使用されるかどうかが左右される（Schemm & Gitlin 1998）。患者は治療期間に補助具を使用する練習をし、日常生活に補助具を結び付けるようにする必要がある。

　慢性痛患者の機能的パフォーマンスを促進するための方法として、業務を簡素化する方法についての教育、環境変更に関する指導、身体コンディショニングのための運動などもある。これらの手法についても本章で論ずる。

痛みと生活面での個人的な問題

痛みと性生活

　痛みがあることによって性生活 sexuality は大きく影響を受けることになる。性生活に関して、急性痛では短期間障害されるだけで済むだろうが、慢性的な痛みがある場合にはアセスメントや介入を考える必要がある。

　関節リウマチ rheumatoid arthritis 患者や慢性腰痛患者は、しばしば性生活の障害を体験し、その一因が痛みと関係のある抑うつである可能性がある。Kraaimaatら（1996）は、関節リウマチ患者は性生活や性的満足度が減弱することを明らかにした。彼らの報告によると、関節リウマチが性生活に大きく影響すると訴えた患者と、影響が少ないと訴えた患者との間には、可動性、セルフケア、痛み、抑うつの自己申告に違いがあることもわかった。この研究では、性差も調べたが、男性か女性かという違いが関節リウマチの性生活には影響しないことが明らか

にされた。

　鎮痛薬による鎮痛は助けになるが、麻薬や抗うつ薬によるリビドーのような副作用、ベンゾジアゼピンによる鎮静のような副作用については調べておく必要がある。

　痛みの恐怖や疲労もまた慢性痛患者の性生活に影響を与える。鎮痛や疲労改善のためによく使用される方法として、最も苦痛の少ない姿勢や枕を使って支持体位をとること、昼でも夜でも薬の効果で最も苦痛の少ない最適な時間を選ぶこと、性行為の前後に休息をとることなどがあげられる（Kennedy 1987）。慢性痛患者の性行為の体位や性の問題について有益な書物やビデオ（Hunter Region Rehabilitation Services 1985）が多数ある（e.g. Nicholas et al 2000, Parker & Main 1995, Strong 1996）。

　これらの知見から、医療者は満足できる性生活能力を改善するために、できる限り治療において可動性、セルフケア、痛みを取り扱う必要がある。また、患者によっては性カウンセリングを紹介する必要がある。Kraaimaatら（1996）は、たとえ痛みがあったとしても、満足感や想像に焦点を当てた支援をすることで、患者が恩恵を受けることを示した。そういう意味では、認知行動療法は患者のために焦点を再編成しながら進めるのでとても有用である。

　患者と医療者の双方が遠慮や困惑しやすい、性的問題を治療に含めることは容易でない。医療者側は、性生活がその患者の生活の中で必要不可欠な部分であることを理解しなければならず、すべての人が介入を必要としているのかどうかを考える必要がある。通常、問題点を取り上げて話し合っていくうちに医療者に生じていた遠慮はしだいに減っていく。一方、性の問題を抱える痛み患者の研究報告や、うまく活用できる性行為の方法について読んでみることは有用である。それらの情報から確信が得られれば、むずかしい話し合いにも自信がもてるようになる。さらに、性生活について（おそらく他の医療者たちとともに）話し合う練習をすることで、さらに話し合いに自信をもてるようになり、この問題に向き合えるようになる。

　医療者が性と痛みの問題について話すことを避けていると、患者は誰ともその話題について話さなくなることを覚えておくべきである。患者はそのような親密で私的な問題を話そうとする前に、そのような話をしてよいかどうか他の人の許可を得ようとするものである。その時に、医療者には、患者との適切な距離感に配慮しながら、話し合いをうまく導く例を提示し、本題を標準化、モデル化する重要な役割がある。逆に、医療者が性の問題をもち出さないならば、性の問題をもつ患者は、その問題が治療できないものと思い込み、性の問題に関連するストレスをさらに強く抱えることになる。

　いくつかの背景―痛み患者が経験する性の問題について―を書面か口頭で提供し、後にこの情報が患者に関係するかどうかを調べて患者に話題を紹介することは、患者にとって有益である。性生活に関する疑問は、患者・医療者双方にとって非常に率直な問題であるけれども、そのことに焦点を当てることは性の問題を調べるのに必要である。また、もし問題を抱えているようであれば、そのような人に適切な医療者を紹介することも可能である。

痛みと睡眠 sleep, sleeping

　多くの慢性痛患者は睡眠障害 sleeping problem を訴える。睡眠障害には寝つきが悪い、睡眠を維持できない、早く目が覚めるなどがあげられる。いくつかの実験では、痛みのない人に比べて、慢性痛患者は浅眠で熟睡が少なく、目覚めやすいことが示された（Lamberg 1999, Wittig 1982）。

　睡眠障害に関する記述では、慢性痛患者は入眠時に快適な姿勢をとれなかったり、快適姿勢を維持するのがむずかしい、つまり、痛い側へ寝返ると目が覚めると報告している。他にも、患者はベッドの中で同じ姿勢でいても、体位変換しても、痛みのためにたびたび目が覚めるとの訴えも報告されている。

　また、睡眠障害を訴える患者の中には、痛みが特に睡眠障害の原因ではないという患者もいる。この

ような症例では、不安や抑うつのような慢性痛患者の特性が、睡眠障害の一因となっている。

いびきは無呼吸や後に起こる重篤な健康問題に関係するため、特にいびきの既往を調べておく必要がある。

睡眠障害は慢性痛患者に重大な影響を及ぼす。100人の慢性痛患者の睡眠習慣を調べた研究で、睡眠障害をもつ患者は、痛みと身体能力障害をより強く訴える傾向にあることが明らかとなった（Pilowsky et al 1985）。また、睡眠不足は日中の疲労増悪、怒りっぽくなる、身体愁訴とも関係がある（Lamberg 1999）。睡眠不足と慢性痛を訴える患者の方が、充分な睡眠をとれている患者に比べ、有意に情動障害を示すと報告した研究がある（Pilowsky et al 1985, Wittig et al 1982）。患者が抑うつによって睡眠障害を呈するのか、睡眠不足によって抑うつを引き起こすのかは明らかでない。原因にかかわらず、医療者は慢性痛患者の治療にあたっては睡眠不足と抑うつの関係を知っておくべきである。睡眠の改善を期待する前に、患者の根底にある抑うつについて取り扱う必要がある。

医療者は患者の生活における睡眠不足を考慮すべきであり、慢性痛患者の睡眠障害を軽減する方法を知っておくことが重要である。睡眠障害の上手な管理には、一般に行動面と心理面での管理が含まれる（Lamberg 1999, Rogers 1997）。行動面の管理の一つに患者がつける睡眠日誌がある。睡眠日誌は患者の睡眠の質と量を記録するものである。医療者は意味のある観察事項を隠したまま、面接の中で重要な観察所見を明らかにしていく。患者はベッドに入る前に行動と気分について考えることで、睡眠を妨げる特定の行動や態度を明らかにすることができる。さらに、患者の睡眠パターンが正常範囲であることを患者に示すことで、不安を軽減し、睡眠の改善に役立つ。

患者の睡眠日誌や面接から得られる情報をもとにして、医療者は安定した睡眠を阻害する行動について患者を教育することが可能となる。これは「睡眠健康法 sleep hygiene」と呼ばれるものである。安定した睡眠を阻害する習慣として、カフェインの過剰摂取、就寝直前の激しい運動、居心地の悪い環境での睡眠がある（Rogers 1997）。朝寝坊、疲労時の昼寝、不規則な活動予定は、規則正しい睡眠－覚醒パターンを妨害し、寝つきを悪くする（Lamberg 1999, Rogers 1997）。

医療者の役割は、患者の睡眠に影響を与える行動を確定し、行動や睡眠環境の改善を支援することである。このためには、カフェインやアルコール摂取を減らす、禁煙、睡眠環境の雑音を減らす、夜になればベッドに入り朝にはベッドから出るといった、規則正しい時間を設定するような対処法が必要となる。

睡眠障害に関与する他の習慣として、睡眠以外の目的でベッドにいることである（Rogers 1997）。慢性痛患者は痛みや疲労のためにかなりの時間をベッドでの休息に費やすので、患者には、ベッドは夜間睡眠のためだけにし、休息をとる場所は別に確保させ、ベッドと覚醒の関連づけを最小限にさせる。この手法は刺激制御と呼ばれるものの一種で、ベッドと睡眠を再度関連づけようとするものである。この目的はベッドと作業、心配、痛みという関連づけの代わりに、ベッドと睡眠という適切な条件反射を育むことである。

運動は睡眠にとって明らかに効果的であるが、慢性痛患者の多くは痛みのために活動性が低下している。痛みの自制内で行う活動をペーシングしている時には、活動性を向上させていくことが重要である。慢性痛患者のための運動のガイドラインについては、第13章に詳述されている。

日中の遅い時間に行う運動は、自律系の覚醒レベルを上昇させ、入眠しづらくするので、ベッドに入る数時間前の運動は避けるべきである。さらに、就寝直前に、うまくできない活動に時間を要したり、極度の不安を抱くことは、覚醒や睡眠妨害をもたらす。それゆえ、患者には睡眠の準備として、何かくつろげる手順を設けるようにさせる。無理に問題を解決しようとしたり、興奮しやすいものでないならば、読書や音楽を聴くことなどは座ってくつろげる

方法としてしばしば選択される。

　痛みは慢性痛患者の睡眠を障害する主要な要素である。医療者は痛みを悪化させそうな姿勢を患者に伝え、痛みを解消する睡眠姿勢について指導する。たとえば、うつぶせ寝は呼吸のために頭部を回旋したままにしなければならないので、頸部痛を引き起こすことがある。痛みを解消する姿勢として、頭部を支持し安定させるために枕の位置が重要になる。患者の服用する鎮痛薬もまた睡眠を妨げる。たとえば、非ステロイド性消炎鎮痛薬は覚醒状態を強め、熟睡を遅延させる（Lamberg 1999）。患者は鎮痛薬処方について医師と話し合い、有益な情報を得るようにし、できれば患者が目覚めている時間と就寝している時間に合わせて、鎮痛薬を服用するタイミングを変えるとよい。もし患者の薬が夜間に必要ならば、薬を飲むために必要なものと一緒にベッドのすぐそばに置いておくべきである。日中に鎮静剤を使用すると、睡眠－覚醒サイクルが逆転する可能性がある。

　患者によっては睡眠－覚醒サイクルがより長くなるようにトレーニングして、身体をその睡眠－覚醒サイクルに慣らすことが有用である。このためには、患者は入眠時間と目覚め時間を4～5日間記録する。その後の数週間は、記録した中で最も早く目覚めた時間のおよそ30分前の時間にアラームをセットする。たとえば、患者が最初の4日間で5：30、6：00、6：15、6：00に目覚めたと記録しているならば、その後はアラームを5：00にセットし、その時間には起きるようにする。患者が確実に5：00までに起きられるようになるまで、アラームは5：00にセットし続ける。その時間に起きられるようになれば、アラームを5：15または5：30に再調整する。患者がアラームの鳴る前に起きることがむずかしいならば、起床時間を遅らせる間隔を小さくすべきである。このプログラムは、患者がより安らかな眠りを得られるようになるまで続ける。これは一部の患者にはうまく活用されるが、残念ながら、他のアプローチよりもこの方がよいかどうかを示すデータは発表されていない。

　心理学的手法は睡眠障害をもつ患者の支援にしばしば使われる。慢性痛患者にとって、認知行動療法とリラクセーショントレーニングは役立つ。認知行動療法は第9章に、より詳しく記述されている。認知行動療法は睡眠についての消極的な考え方や心構えを変えるのに役立つとともに、患者の睡眠管理の認識を高めるのに役立つ。たとえば、「自分は痛い時には眠れない」という考え方から、「自分は痛い時には時々眠りにくいが、従来何とかして眠ってきた」という考え方に変えさせる。

　認知行動療法にはリラクセーショントレーニングも含まれる。リラクセーションの目標は、意識レベルと生理的覚醒レベルを低下させ、それにより睡眠を誘発することである。研究では、リラクセーションが交感神経活動レベルを低下させ、副交感神経活動レベルを増加させることが示されている。この自律神経パターンは睡眠導入を促進する（NIH Technology Assessment 1996）。

　慢性痛患者が夜間安らかに眠れるようにする治療法はたくさんある。最も効果的な方法を見つけるために、たくさんの治療法を患者に試みさせることが重要である。しかし、一つのやり方だけで睡眠を治療しないことが重要である。配偶者との関係から仕事に至るまで、日常生活面での広範な事情が睡眠に影響を与えるので、慢性痛患者とともに取り組める包括的な体制が必要である。

患者自ら行う意思決定

　ヘルスサービスは、医療者が患者の問題を定義付けして意思決定する伝統的な医療モデルから、患者に自立、管理、責任を取り戻す目的を達成させるモデルへと変化している。Pollock（1993）は、患者が問題の定義付けをしない場合は、問題解決もしようとしないと主張している。患者が意思決定しようとする時には作業療法や理学療法の考え方が反映されるもので、このことは本書のはじめから終わりまで、何度も繰り返されているテーマである。

　患者に自ら健康管理を行わせることで、生活様式が個々によって違うことを患者は知ることができ

る。ある人の作業場でのニーズや能力は他の人と同じでない。患者が自ら意思決定を行う際には患者の役割、環境、文化の重要性が反映されるので、患者が決定した治療は、その患者にとって意味深いものとなるであろう。慢性痛は多面的現象であり、身体的、心理的、社会的領域を含むので、慢性痛患者と作業する時には患者が自ら積極的に参加することが重要である。

　患者中心療法における作業療法士 occupational therapist や理学療法士 physical therapist の役割は、患者が治療に関して適切な意思決定ができるような情報や体験を提供することである。患者は自分の作業能力については専門家であるけれども、作業療法士は慢性痛に関する広範囲の作業パフォーマンスの解決策を促す高度な専門知識をもっている。たとえば、作業療法士は身体力学、環境修正、リラクセーション法、補助具について情報を提供する。その際、情報はわかりやすい形式で、患者が自分のニーズについて意思決定できるような形式で提供されるべきである。

　活動することと活動を回避することには、有益な結果をもたらす可能性と変化せず失敗する危険性の両方あることを、患者が理解することは重要である (Law et al 1995)。価値ある学習体験をすることで、意思決定に伴う危険性について患者が理解できるようになる (Law et al 1995)。医療者はそのような結果について、患者と率直に話し合うことができなければならない。また、医療者は明らかに非倫理的、または過剰な危害を与える可能性のある、医療過誤のような活動を支援することはできない。そのような例では、医療者は患者の計画を支援できないということを断固として言明しなければならない。一方、患者の中には、ケアのために必要な責任をもちたがらない人がいることもある。

　患者がなぜ治療に責任をもちたがらないのか、その理由を調べることは重要である。治療に対する責任を受け入れない理由として、自信喪失、怒り、他者への極度の依存、痛みの恐怖、抑うつ、痛みに関する知識の欠如、医療的「治療」への不信などがあ

る。作業療法士や理学療法士は、これらのことについて患者と話し合い、解決の可能性へ向けてともに作業しなければならない。作業療法士や理学療法士の重要な役割は、患者がさまざまな場面において適切な判断ができるようにしていくことである。過去の判断や習慣、または他人の判断や習慣は、もはや必ず効力があるというものではない。

　治療中に患者が自ら意思決定を行うことによって、人間関係の向上を促すこと、治療への参加の機会を増し満足感を増すこと、自主性、自己管理、自己決定、自尊心などを促して自立心が養われることなどが明らかにされている (Mew & Fossey 1996)。研究では、患者が自ら行う意思決定は、伝統的なモデルの治療に比べ、入院期間をより短くし (Shendell-Falik 1990)、患者にとってより良い目標達成と成果をもたらす (Czar 1987)。慢性痛患者の治療経費が漸増することを考えると、治療の有効性を高める手法は最も重要なものである。患者に自ら意思決定をさせることは容易で効果的であり、それによって有効な成果が得られる。

社会支援の役割

　慢性痛患者の利用できる社会支援の種類や程度は、患者の生活様式に少なからず影響を与える。慢性痛患者において、社会支援は効果的である。Linton (1994) は、慢性痛の問題を解決するには、家族の支援が社会支援の第一歩であることを示唆している。たとえば、家族は励み、気晴らし、賞賛、思いやりをもって聞いてあげることができ、さらに支援に加えて、慢性痛患者に手を差しのべ人的援助をすることもできる。

　一方、家族による支援は、時に痛み行動の明らかな悪化を招くことがある。慢性痛患者は痛み行動を示すことによって、配慮、同情、夫婦や家族が望まない責任回避などの社会的影響を招くことを学習してしまうことがある (Gil et al 1987)。その結果、家族の支援が実際には慢性痛患者に痛み行動を持続させ、さらなる能力障害をもたらすことにもなりうる。LathamとDavis (1994) による研究では、心

配しているように見える配偶者と結婚している腰痛症患者は、より強い痛みを訴え、活動性が低下している。

　医療者の重要な役割として、慢性痛の悪循環について患者の家族に教育することがあげられる。この教育には、痛み行動によって患者が学習する社会の恩恵や、痛み行動に対する適切な対応についての助言が含まれる。適切な対応例として、慢性痛患者の代わりに家族が行動してしまうよりも、時間がかかっても患者に活動させることを家族に許容させることである。つまり、家族は、患者が痛みに合わせて行動することと、その行動の達成度に焦点を当てることの重要性を正しく理解すべきである。これはオペラント行動モデルとよく合い、慢性痛患者の痛み行動を軽減し、活動性を向上させるという目標をすべて含んでいる（オペラント行動による治療法についての詳述は第9章にある）。

　慢性痛患者は同じような状況でいくつもの支援を受けている。慢性痛患者のための支援グループや自立グループによって、生活管理のためのアイデアや情報を交換する場が提供されている（Baptiste & Herman 1982, Herman & Baptiste 1981）。問題を解決し模範となるべき支援であれば、恩恵をもたらす可能性がある。しかし、すべての慢性痛患者が支援グループの提供する支援に適しているわけではなく、慢性痛患者が痛み支援と無関係なグループと接触し続けることのないようにしなければならない。また、善意の支援グループが不適切で助けにならない支援を促さないよう、注意が必要である。

　家族以外の支援グループによる社会支援の効果に関する文献から、多くの根拠が示されている。社会支援は身体・精神保健における生活ストレスを和らげることが知られている（Iso-Ahola & Park 1996）。大多数の慢性痛患者にとって持続する痛みは相当なストレス源であるので、社会支援は特に慢性痛患者にとって重要である（Turner et al 1987）。しかし、慢性痛患者は痛みや抑うつのために活動量が減少しているので、社会のグループ活動がしばしば制限される。スポーツクラブ、教会、ボランティア作業、趣味グループのようなグループに所属し続けグループでの活動を続けている患者は、明確な焦点をもち続け、より良い暮らしを送る場合が多い。そのため、社会との接触を維持して余暇活動を続けることは、大多数の人が熱望するバランスのとれた生活である。社会との接触と余暇活動を続けることは、生活を支援する痛み管理プログラムの重要構成要素である。

余暇活動 leisure と慢性痛患者

　慢性痛患者が直面する主要な問題は自由な時間が増加することで、これは特に仕事をしていない患者や痛みのために役割が制限されていない患者にあてはまる。Lyons（1987）によると、自由な時間は、活動を通して自己達成の機会を与えることになる一方で、退屈、孤独、抑うつを引き起こすことにもなる。自由な時間が増えることで問題が生じることは、広く認識されているにもかかわらず、慢性痛患者の余暇についてはあまり関心が払われていない。臨床場面においては、一般に余暇活動よりもADLや仕事のような必要不可欠な機能に焦点が当てられる（Strong 1996）。Strong（1996）によると、この余暇を軽視する傾向は、慢性痛に関する文献で余暇に関する内容が欠如していることを反映している。

　余暇は定義がむずかしい概念である。普遍的で公認されている余暇の定義は文献的にもまったくないが、一般に余暇には楽しみ、評価不要、リラクセーション、選択の自由、本質的な意欲といった要素が含まれる（Shaw 1985）。これまでしばしば慢性痛患者の間で問題にされることとして、患者によって余暇の意味が違うということである（Follick et al 1985）。仕事、お金、日常生活のようなものは最も目立つ問題として特徴的であるが、レクリエーションの欠如、孤立、孤独は身体能力障害を抱える人にとって最も悩ましい問題である（Blaxter 1976）。特に、病気や損傷の前に仕事に没頭し仕事に依存していた人はいくつかの技能をもっており、時に余暇時間をもつことに個人的な感情（たとえば罪悪感）を抱くことがある。

余暇活動による社会支援は、ストレスに対する適応と関係深い。余暇活動で人と交流することは生活でのストレスを和らげ、絶えず変化するストレスにさらされている人の心理的健康を高める。ストレス軽減効果は、重大局面で友人や家族が支援してくれるという患者の信頼感と関係がある。生活でストレスとなるような出来事に遭遇することが予測されるような時には、実際に受ける支援よりも、信頼感のような感覚的な支えの方が重要である（Coleman & Iso-Ahola 1993）。

余暇活動による社会支援はストレス管理の重要な手段であるということははっきりしているが、特に患者の自由度やストレスの管理感覚に問題がある場合には、そのような支援はかえってストレスを高めることにもなる（Coleman & Iso-Ahola 1993）。余暇を通して強制的に望みもしない社会との接触を経験し、たくさんの友人から自分とは違った考えの意見を聞かされることもある。そのため、患者は自分に自信をもつことが重要である。患者が実際の社会支援組織との交流の中でストレスを感じるような場合には、作業療法士によるコミュニケーション能力のトレーニングを受けるとよい。

ストレスの管理感覚や制御感覚を育成すれば、余暇はストレスを和らげるものとなる、それ自体をコーピングとみなすことができる（Coleman 1993）。Reynolds（1997）の質的研究で35名の慢性痛の女性を対象に余暇の影響力について調べたところ、余暇は達成感やその人の価値を向上させ、不安や抑うつを軽減し、他の消極的な感覚（痛みのような）から気をそらすことに明らかな効果を示した。社会活動に参加することがある意味自分たちの日常に、社会の構成員としての役割を提供してくれるという女性もおり、退屈感を克服するのに役立つ。つまり、余暇は日常生活の中に楽しみや幸せの機会、新たなはけ口、役割、達成、能力獲得の機会をもち合わせているので、多くの人が余暇から恩恵を被る。

余暇活動は、患者の抱える問題を解決するためにふさわしいものである必要がある。作業療法士は慢性痛患者に適した余暇活動を確認するために、詳細なチェックリストや活動内容のリストを用いる。また、慢性痛患者にとって、激しい身体活動を行うことはむずかしい（Strong 1996）ので、痛みを軽減するような身体活動、たとえばヨガや太極拳などが勧められる。逆に、ほとんど身体を動かさないような活動は、慢性痛患者の痛みを増強させる。社会的な余暇活動を行えるようにする方法として、社会的技能トレーニング social skills training：SST、環境適応、休息、身体力学に関する助言などがある。

選択する活動に対して充分な能力があるかどうかを深く考えずに、一つか二つの活動に夢中になって楽しむことはよくあるが、その活動を変更するように強要されることは悲観、失望、苛立ちを生み出し明らかな損失を招く。一方、前もってじっくり考えた活動であれば、楽しめる能力があって人を支援するという作業は、QOL改善の手助けとして最も重要であり楽しいことである。

結　論

本章では医療者が慢性痛患者とともに作業する際に考慮すべきこととして、たくさんの生活様式について説明してきた。痛みが慢性化した多くの場合、医療者は痛みの除去にとどまらず、焦点を広げることが重要である。もちろん、これは鎮痛に焦点を当てることを否定するものではない。医療者は慢性痛の痛みそのものを診ようとするが、痛みがあったとしても生活していくことに焦点を合わせるべきである。生活様式に注目することで、患者が慢性痛とともにより良く生きていくことを支援することが可能となる。

学習問題・復習問題

1. 医療者にとって、慢性痛患者とともに生活様式について考えることがなぜ重要かを認識すること。
2. どのようにして患者とともに目標設定に取り組むか？
3. 慢性痛患者に活用できるリラクセーション法に

はどのようなものがあるか？
4．安全な手作業のために必要不可欠な原則は何か？

謝　辞

本章に対して専門家としてのコメントを与えていただき、Box 15.1の症例報告を提供してくれたDr. Frank Newに深謝するとともに、Mrs. Thea Newには理学療法学的観点から本章を論評していただき、Ms. Jennifer SturgessとMs. Michele Adamsには本章の準備段階から援助いただいたことに感謝したい。

参考文献

Baptiste S, Herman E 1982 Group therapy: A specific model. In Roy D, Tunks E (eds) Chronic Pain – Psychosocial Factors in Rehabilitation. Williams & Wilkins, Baltimore, pp 166–177
Benson H 1976 The Relaxation Response. Collins, London
Bernstein D A, Borkovec T D 1973 Progressive Relaxation Training: a manual for the helping professions. Research Press, Champaign, Illinois
Bettencourt C M 1995 Ergonomics and injury prevention programs. In: Jacobs K, Bettencourt CM (eds) Ergonomics for Therapists. Butterworth-Heinemann, Boston pp 185–203
Blanchard E B, Young L D 1974 Clinical applications of biofeedback training, a review of evidence. Archives of General Psychiatry 30: 573–589
Blaxter M 1976 The Meaning of Disability. Heineman Educational Books Ltd, London
Coleman D 1993 Leisure based social support, leisure dispositions and health. Journal of Leisure Research 25: 350–361
Coleman D, Iso-Ahola S E 1993 Leisure and health: the role of social support and self-determination. Journal of Leisure Research 25: 111–128
Czar M 1987 Two methods of goal setting in middle-aged adults facing critical life changes. Clinical Nurse Specialist 1: 171–177
Dear J, Steuart-Corry L 1997 Provide skills, not equipment. Therapy Weekly 23: 7
Engel J 1990 Commentary on 'adaptive equipment: its effectiveness for people with chronic lower back pain'. Occupational Therapy Journal of Research 10: 122–130
Enwemeka C S, Bonet I M, Ingle J A 1986 Postural correction in persons with neck pain. Journal of Orthopaedic and Sports Physical Therapy 8: 240–242
Follick M J, Smith T W, Ahern D K 1985 The sickness impact profile: a global measure of disability in chronic low back pain. Pain 21: 67–76
Friedrich M, Gittler G, Halberstadt Y, Cermak T, Heiller I 1998 Combined exercise and motivation program: Effect on the compliance and level of disability of patients with chronic low back pain: A randomized controlled trial. Archives of Physical Medicine Rehabilitation 79: 475–487
Gil K M, Keefe F J, Crisson J E, Van Dalfsen P J 1987 Social support and pain behaviour. Pain 29: 209–217
Harding V, Williams A C de C 1995 Extending physiotherapy skills using a psychological approach: cognitive–behavioral management of chronic pain. Physiotherapy 81: 681–687
Henriksson C M 1995 Living with continuous muscular pain – patient perspectives. Part II: Strategies for daily life. Scandinavian Journal of Caring Sciences 9: 77–86
Herman E, Baptiste S 1981 Pain control: Mastery through group experience. Pain, 10, 79–86
Hunter Region Rehabilitation Services 1985 Back to sex: lower back pain and sexuality (video). Medical Communications Unit, Royal Newcastle Hospital in association with the Hunter Region Rehabilitation Services, Newcastle, Australia
Iso-Ahola S E, Park C J 1996 Leisure-related social support and self-determination as buffers of stress–illness relationship. Journal of Leisure Research 28: 169–187
Jensen G M, Lorish C D 1994 Promoting patient cooperation with exercise programs. Arthritis Care and Research 7: 181–189
Kennedy M 1987 Occupational therapists as sexual rehabilitation professionals using the rehabilitative frame of reference. Canadian Journal of Occupational Therapy 54: 189–193
Kielhofner G, Henry A 1988 Development and investigation of the occupational performance history interview. American Journal of Occupational Therapy 42: 489–498
Kraaimaat F W, Bakker A H, Janssen E, Bijlsma J W 1996 Intrusiveness of rheumatoid arthritis on sexuality in male and female patients living with a spouse. Arthritis Care and Research 9(2): 120–125
Kramer J 1981 Intervertebral disc disease. Year Book Publishers, Chicago
Labbe E E 1988 Sexual dysfunction in chronic back pain patients. Clinical Journal of Pain 4: 143–149
Lamberg L 1999 Chronic pain linked with poor sleep; exploration of causes and treatment. Journal of the American Medical Association 281: 691–692
Large R G, Strong J 1997 The personal constructs of coping with chronic low back pain. Pain 73: 245–252
Latham J, Davis B D 1994 The socioeconomic impact of chronic pain. Disability and Rehabilitation 16: 39–44
Law M, Baptiste S, Carswell-Opzoomer A, McColl M A, Polatajko H, Pollock N 1991 Canadian Occupational Performance Measure. Canadian Association of Occupational Therapists, Toronto
Law M, Baptiste S, Mills J 1995 Client-centered practice: What does it mean and does it make a difference? Canadian Journal of Occupational Therapy 62: 250–257
Law M, Polatajko H, Pollock N, McColl M A, Carswell A, Baptiste S 1994 Pilot testing of the Canadian Occupational Therapy Performance measure: clinical and measurement issues. Canadian Journal of Occupational Therapy 61: 191–197
Lidstone P J 1996 Family-centred assessment and goal-setting for occupational therapy in early education. Honours Thesis, Department of Occupational Therapy, University of Queensland
Linton S J 1982 A critical review of behavioural treatments for chronic benign pain other than headache. British Journal of Clinical Psychology 21: 321–337

Linton S J 1986 Behavioural remediation of chronic pain: a status report. Pain 24: 125–141

Linton S J 1994 The role of psychological factors in back pain and its remediation. Pain Reviews 1: 231–243

Linton S J, Melin L, Stjernlof K 1985 The effects of applied relaxation on chronic pain. Behavioural Psychotherapy 13: 87–100

Lyons R F 1987 Leisure adjustment to chronic illness and disability. Journal of Leisurability 14: 4–10

Matsutsuyu J 1969 The Interest Checklist. American Journal of Occupational Therapy 23: 368–373

McCaffery M, Beebe A 1989 Pain: Clinical manual for nursing practice. C V Mosby, St Louis

McGill S M 1998 Low back exercises: Evidence for improving exercise regimens. Physical Therapy 78: 754–763

Melvin J L 1986 Fibromyalgia syndrome: getting healthy. American Occupational Therapy Association, Bethesda

Mew M M, Fossey E 1996 Client-centered aspects of clinical reasoning during an initial assessment using the Canadian Occupational Performance Measure. Australian Journal of Occupational Therapy 43: 155–166

Mitchell L 1987. Simple relaxation. The Mitchell method for easing tension, 2nd Edn. John Murray, London

Moran M, Strong J 1995. Outcomes of a rehabilitation program for patients with chronic back pain. British Journal of Occupational Therapy 58: 55–60

Neistadt M E 1995 Methods of assessing clients' priorities: A survey of adult physical dysfunction settings. American Journal of Occupational Therapy 49: 428–436

Nicholas M, Molloy A, Tonkin L, Beeston L 2000 Practical and positive ways of adapting to chronic pain. Manage your pain. Australian Broadcasting Corporation, Sydney

NIH Technology Assessment Panel 1996 Integration of behavioral and relaxation approaches into the treatment of chronic pain and insomnia. Journal of the American Medical Association 276: 313–318

Oliver J 1994 Back Care. An illustrated guide. Butterworth Heinemann, Oxford

Parker H, Main C J 1995 Living with Back Pain. Manchester University Press, Manchester

Payne R A 1995 Relaxation Techniques: A practical handbook for the health care professional. Churchill Livingstone, Edinburgh

Pheasant S 1986 Bodyspace. Anthropometry, Ergonomics and Design. Taylor & Francis, London

Pilowsky I, Crettenden I, Townley M 1985 Sleep disturbance in pain clinic patients. Pain 23: 27–33

Pollock N 1993 Client-centered assessment. American Journal of Occupational Therapy 47: 298–301

Protas E J 1996 Aerobic exercise in the rehabilitation of individuals with chronic low back pain: a review. Clinical Reviews in Physical and Rehabilitation Medicine 8: 283–295

Reynolds F 1997 Coping with chronic illness and disability through creative needlecraft. British Journal of Occupational Therapy 60: 352–358

Rogers A E 1997 Nursing management of sleep disorders Part 2: Behavioural interventions. American Nephrology Nurses' Association 24: 672–680

Schemm R L, Gitlin L N 1998 How occupational therapists teach older patients to use bathing and dressing devices in rehabilitation. American Journal of Occupational Therapy 52: 276–282

Shaw S M 1985 The meaning of leisure in everyday life. Leisure Sciences 7: 1–24

Shendell-Falik N 1990 Creating self-care units in the acute care setting: A case study. Patient Education and Counselling 15: 39–45

Sjogren K, Fugl-Meyer A R 1981 Chronic back pain and sexuality. International Journal of Rehabilitation Medicine 3: 19–2

Strong J 1990a Relaxation and chronic pain. British Journal of Occupational Therapy 54: 216–218

Strong J 1990b Commentary response on 'adaptive equipment: its effectiveness for people with chronic lower back pain'. Occupational Therapy Journal of Research 10, 131–133

Strong J 1996 Chronic Pain: The occupational therapist's perspective. Churchill Livingstone, Edinburgh

Strong J, Cramond T, Maas F 1989 The effectiveness of relaxation techniques with patients who have chronic low back pain. Occupational Therapy Journal of Research 9: 184–192

Strong J, Large R G 1995 Coping with chronic pain: an idiographic exploration through focus groups. International Journal of Psychiatry in Medicine 25: 361–377

Toomey M, Nicholson D, Carswell A 1995 The clinical utility of the Canadian Occupational Performance Measure. Canadian Journal of Occupational Therapy 62: 242–249

Turner J A, Chapman C R 1982 Psychological interventions for chronic pain: a critical review. I. Relaxation training and biofeedback. Pain 12: 1–21

Turner J A, Clarcy S, Vitaliano P P 1987 Relationships of stress, appraisal and coping to chronic low back pain. Behaviour Research Therapy 25: 281–288

Tyson R, Strong J 1990 Adaptive equipment: its effectiveness for people with chronic lower back pain. Occupational Therapy Journal of Research 10: 111–121

Verbrugge L M, Lepkowski J M, Konkol L L 1991 Levels of disability among U S adults with arthritis. Journal of Gerontology 46: s71–83

Waddell G, Newton M, Henderson I, Somerville D, Main C J 1993 A Fear–Avoidance Beliefs Questionnaire (FABQ) and the role of fear-avoidance in chronic low back pain and disability. Pain 52: 157–168

Wallace M, Buchle P 1987 Ergonomic aspects of neck and upper limb disorders. International Review of Ergonomics 1: 173–198

Wielandt T, Strong J 2000 Compliance with prescribed adaptive equipment: a literature review. British Journal of Occupational Therapy 63: 65–75

Williams M M, Hawley J A, McKenzie R A, van Wijmen P M 1991 A comparison of the effects of two sitting postures on back and referred pain. Spine 16: 1185–1191

Wittig R M, Zorick F J, Blumer D, Heilbronn M, Roth T 1982 Disturbed sleep in patients complaining of chronic pain. Journal of Nervous and Mental Disease 170: 429–431

(松原貴子)

本章の目次

概　要　357
　　学習の目的　358

炎症性疼痛と神経障害性疼痛　358

炎症性疼痛の薬物療法　359
　　末梢組織内炎症反応に作用する薬剤　360
　　　　経口投与非ステロイド性抗炎症薬（NSAIDs）　360
　　　　NSAIDsの局所投与　361
　　　　ステロイド（副腎皮質ホルモンと糖質コルチコイド）　362
　　　　局所麻酔薬の局所投与　363
　　　　経口麻薬　363
　　　　麻薬の静脈内投与　364
　　　　麻薬の局所投与　364
　　　　麻薬使用の副作用　364
　　末梢神経に作用する薬剤　365
　　　　局所麻酔薬　365
　　脊髄後角に作用する薬剤　366
　　　　麻薬　366
　　　　各種薬剤の組み合わせによる鎮痛方法　366
　　　　NSAIDs　367
　　脊髄よりも上位の中枢神経系に作用する薬剤　368
　　　　麻薬　368
　　　　アセトアミノフェン（パラセタモール）　368
　　　　三環系抗うつ剤　368

神経障害性疼痛の薬物療法　369
　　原疾患の治療　370
　　末梢組織に作用する薬剤　370
　　　　カプサイシン・クリーム　370
　　　　クロニジン・パッチ（経皮）　371
　　末梢神経に作用する薬剤　371
　　　　局所麻酔薬　371
　　　　抗てんかん薬　372
　　　　ノルアドレナリン再取り込み阻害薬　372
　　脊髄後角と脊髄よりも上位の中枢神経系に作用する薬剤　372
　　　　局所麻酔薬　372
　　　　三環系抗うつ剤　373
　　　　麻薬　373
　　　　NMDA受容体拮抗薬　374

作業療法士と理学療法士に対する結論とその意義　374
　　学習問題・復習問題　374

16

痛み治療の薬理学

Anthony Wright, Heather A. E. Benson,
James O'Callaghan

概　要

　薬物療法は急性痛・慢性痛両方の治療に有用な方法である。多種多様な薬剤がさまざまな鎮痛機構を通じて痛みの緩和に働く（Box 16.1参照）。これらの薬剤には状況に応じてさまざまな投与方法がある。本章では炎症性疼痛と神経障害性疼痛の相違に着目し、それぞれの痛みに対する薬物療法を概説する。特に、薬剤の分類、作用部位、投与経路、その効果と臨床的な有用性、副作用について注目する。また、臨床的な実例を示し、薬剤の実際の使用方法や理学療法と組み合わせた治療の処方例を示している。

　MelzackとWall（1965）によって提唱された「Gate Control Theory（痛みの関門説）」は、脊髄後角レベルにおいて侵害受容性シグナルを制御できることをよく説明している（Melzack & Wall 1965）。この関門機構はある時には開放されており、侵害受容性シグナルは上位中枢神経系へと伝達され、その結果、痛みを知覚する。またある時は関門機構は閉鎖しており、脳に伝達される侵害受容性シグナルは明らかに減少する。つまり、関門機構の閉鎖は中枢性の痛みの抑制系が賦活化されていることを意味する。末梢神経系であれ中枢神経系であれ、神経系の障害の後には、このような痛みの制御機構

> Box 16.1　重要用語の定義
>
> **鎮痛薬 analgesic drug**：痛みを緩和する薬剤のこと。その痛みを緩和する効果にはさまざまなメカニズムがある。
> **鎮痛補助薬 adjuvant drugs**：他の鎮痛薬とともに投与することによってその鎮痛効果を増強する薬剤のこと。
> **麻薬オピオイド opioids**：オピオイド受容体に結合して作用する化学物質で、外因性（体外から投与される）と内因性（生体内でつくられる）のものがある。
> **内因性オピオイド endogenous opioids**：エンケファリン・エンドルフィン・ダイノルフィンの3種類の内因性オピオイドペプチドの総称。
> **耐性 tolerance**：薬剤を繰り返し投与することによって、その薬剤の生理学的効果が減弱すること。
> **非ステロイド性消炎鎮痛薬 non-steroidal anti-inflammatory drugs；NSAIDs**：ステロイドとは異なるが、抗炎症作用をもつ薬剤のこと。
> **身体依存 physical dependence**：投与していた薬剤を突然中断したり、あるいはその薬剤に対する拮抗薬を突然投与したりすることによって、身体に器質的な異常（退薬徴候）が出現すること。
> **精神依存／中毒 psychological depencence/addiction**：医学的な適応以外の状況でも薬剤を執拗に求め、使用することを指す。薬剤を懇願することもこの範疇に入る。

は作用しにくくなっているのかもしれず、このことに関しては第18章で詳述する。

慢性痛症に関して、末梢神経系・中枢神経系双方で変化が起こっていることが示されており、その結果、侵害受容システムの感度が高まる（感作 senstization）と考えられる（詳細は第3章を参照）。

痛みの知覚と痛み制御機構の神経生理を明確に理解することは、さまざまな種類の鎮痛薬の作用を理解する上で必須である。本章では、それぞれの薬剤について、作用機序・作用部位・有効性と副作用・臨床的応用例を示す。

学習の目的

1. 鎮痛薬がどのように分類され、各薬剤がどの群に属するかを理解する。
2. 鎮痛薬の投与方法が複数あることを理解する。
3. 炎症性疼痛と神経障害性疼痛の違いを理解する。
4. 耐性と依存の概念を理解する。
5. 鎮痛薬の作用部位・作用機序を理解する。
6. 鎮痛薬の一般的な副作用を理解する。

炎症性疼痛と神経障害性疼痛

痛みは炎症性疼痛 inflammatory pain と神経障害性疼痛 neuropathic pain に大別されることが多い。炎症性疼痛は、炎症性ケミカルメディエータ（化学伝達物質）によって末梢組織の侵害受容器 nociceptor が賦活化されることによって起こる痛みであり、神経障害性疼痛は神経系そのものの損傷あるいは全身疾患に伴う神経系の障害によって引き起こされる痛みのことである（Woolf 1995）。炎症性疼痛には体性組織（例：筋、関節）と内臓（例：肝臓、消化管）由来のものがある（Fig 16.1）。

炎症性疼痛は末梢神経Aδ線維とC線維の自由終末上に存在する侵害受容器の興奮によって起こる（第2章参照）。侵害受容器の興奮は各種ケミカルメディエータの放出や侵害受容器に直接加えられる物理的刺激によって引き起こされる（第3章に詳述）。侵害受容器を感作するケミカルメディエータと、それに関連した分子レベルでの受容体の機能変化は「炎症性変化の温床」と言え、末梢組織に作用する薬剤の治療標的となる（Dray 1995）。中枢性感作の過程で観察される神経系の変化もまた炎症性疼痛に対する各種薬剤の治療標的となる（Yaksh 1988）。

神経系に障害を受けると侵害受容器の興奮とは無関係に痛みが起こる。このような、神経系の障害によって引き起こされる痛みは通常の侵害受容性疼痛

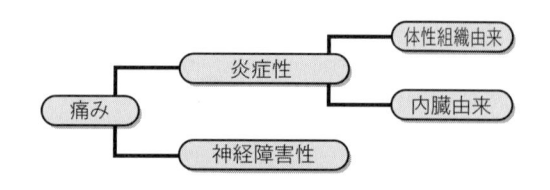

Fig 16.1　痛みの分類

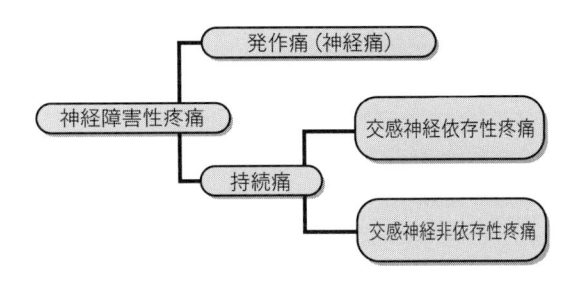

Fig16.2 神経障害性疼痛の分類

とは大きく異なった性質を示し、内因性疼痛抑制機構の修飾を受けにくい。このことは、内因性疼痛抑制機構自体も障害されていることと関連している。末梢神経系と中枢神経系の神経細胞は、炎症性疼痛時よりも神経障害性疼痛時の方がより感受性が高いようである（神経障害性疼痛の病態生理については第18章に譲る）。

臨床的に神経障害性疼痛は少なくとも2種類に表現されることが多い。一つは持続的な痛みであり、しばしば灼熱痛と表現される。もう一つは突き刺すような発作性の痛みであり、neuralgia（神経痛）と呼ばれる（Woolf & Mannion 1999）。神経障害性疼痛には交感神経依存性疼痛 SMP：sympathetically maintained pain という亜分類があり（Fig 16.2参照）、これは痛みの知覚に交感神経系が関与しているものを指す。SMPは末梢神経の侵害受容器が全身を循環しているノルアドレナリンに対して感受性をもつことによるものと考えられている（Devor 1995, Perl 1999）。

炎症性疼痛の薬物療法

炎症性疼痛は、炎症性ケミカルメディエータによって末梢神経の侵害受容器と、末梢神経から脊髄後角を経由して脳へと続く痛覚伝達経路が刺激されることによって起こる（Fig 16.3）。痛覚伝達経路のより詳細な解剖については、第2章で述べられている。

炎症性疼痛に対する治療薬は以下の4部位に対して作用すると考えられる（Fig 16.4、Fig 16.6～8）。

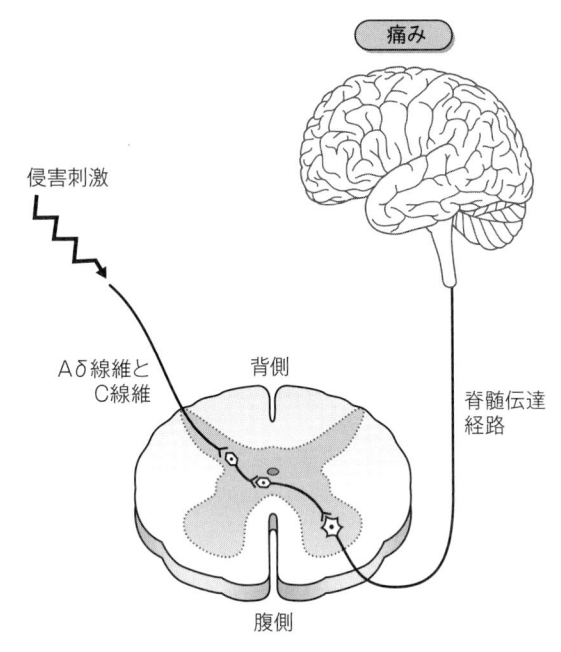

Fig16.3 炎症性疼痛

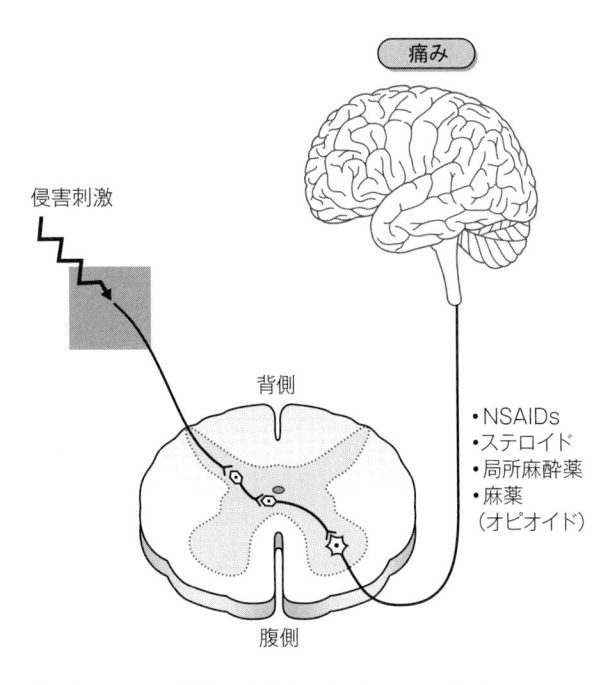

Fig 16.4 末梢組織（陰影部）の炎症に対する薬剤

1. 末梢組織
2. 末梢神経線維
3. 脊髄後角
4. 脊髄よりも上位の中枢神経系

末梢組織内炎症性反応に作用する薬剤
経口投与非ステロイド性抗炎症薬 non-steroidal anti-inflammatory drugs（NSAIDs）

非ステロイド性抗炎症薬（NSAIDs）は鎮痛・抗炎症・解熱作用をもち、これらの作用はNSAIDsの種類によってそれぞれ異なる（Insel 1996）。たとえば、アセトアミノフェン（パラセタモール）は抗炎症作用は弱いが、鎮痛作用・解熱作用は強力である。これらNSAIDsの作用は主に、シクロオキシゲナーゼ cyclooxygenase（COX）酵素を阻害し、プロスタグランジンの生成を阻害することである（Vane 1971）（Fig 16.5）。しかし、たとえばロイコトリエン leukotrienes のようにプロスタグランジン以外の重要な炎症性メディエータの生成を阻害することはできない。

NSAIDsの末梢組織内炎症反応に対する作用はプロスタグランジン合成阻害以外にも、白血球の付着およびその機能抑制、血小板凝集抑制、リンパ球抗原反応の修飾、サイトカイン産生の抑制、軟骨でのプロテオグリカン産生の抑制、補体による細胞融解の抑制とフリーラジカル産生の抑制などさまざまな作用が知られている（Insel 1996）。しかし、これらの作用がどのように鎮痛に働くかについては明らかにされておらず、末梢神経系での作用のみならず中枢神経系での作用も示唆されている（Gebhart & McCormack 1994）。

アスピリン・アセトアミノフェン（パラセタモール）・イブプロフェン・インドメタシン・ピロキシカム・ジクロフェナック・ケトプロフェン・ケトラック・ナプロキセンがNSAIDsの代表的なものである。NSAIDsは通常、炎症性変化に伴う軽度〜中等度の痛みに対して有効なことが多い。NSAIDsの抗炎症・鎮痛薬としての適応は、リウマチ性骨関節炎 rheumatoid arthritis・強直性脊椎炎 ankylosing

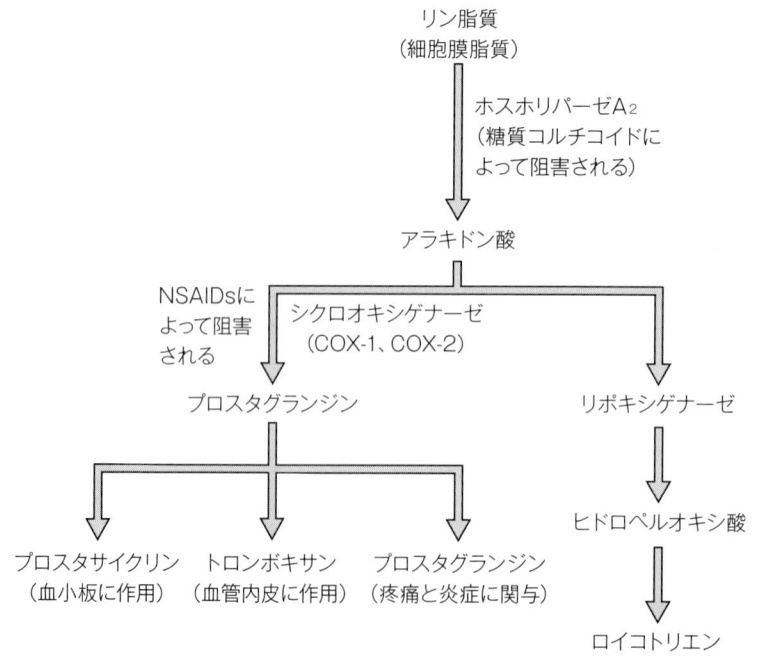

```
              リン脂質
            （細胞膜脂質）
                │
                │ ホスホリパーゼA₂
                │ （糖質コルチコイドに
                │   よって阻害される）
                ▼
             アラキドン酸
                │
    NSAIDsに    │ シクロオキシゲナーゼ
    よって阻害   │ （COX-1、COX-2）
    される      │                    ▼
                ▼                リポキシゲナーゼ
         プロスタグランジン              │
          ┌────┼────┐                ▼
          ▼    ▼    ▼           ヒドロペルオキシ酸
   プロスタ  トロン  プロスタ          │
   サイクリン ボキサン グランジン        ▼
   (血小板に (血管内皮 (疼痛と炎症   ロイコトリエン
    作用)   に作用)  に関与)
```

Fig 16.5　炎症の生化学的カスケード

spondylitis・リウマチ性軟部組織炎が挙げられる。これらの疾患に対してNSAIDsは第1選択として用いられるが、NSAIDsは主観的な症状（痛み）緩和をもたらすのみ（対症療法）で疾患の進行そのものを遅らせるわけではないことを覚えておかねばならない。

これらリウマチ性疾患に対する第2選択あるいは疾患の進行そのものを遅らせる抗リウマチ薬としては、アザチオプリン・サイクロスポリン・メソトレキセート・糖質コルチコイド・ペニシラミン・ハイドロキシクロロキン・サルファサラジン・金製剤が知られ、各炎症組織での病態生理学的変化を抑制する。NSAIDsと異なり、これら第2選択の薬剤は急速な症状緩和をもたらさないが、4～6か月間服用を継続することによってその治療効果が現われる。

NSAIDsの抗炎症作用の第1段階は、シクロオキシゲナーゼ活性の抑制である。シクロオキシゲナーゼは、アラキドン酸 arachidonic acid からプロスタグランジン H_2（PGH_2）がつくられる際の触媒として働き、PGH_2は即座にPGD_2、PGE_2、$PGF_{2\alpha}$、プロスタサイクリン（PGI_2）あるいはトロンボキサンA_2（TxA_2）へと変換される（O'Banion 1999）。最近、シクロオキシゲナーゼにはシクロオキシゲナーゼ－1（COX-1）とシクロオキシゲナーゼ－2（COX-2）の2種類があることが明らかにされた。COX-1は多くの正常組織内に生理的に含まれ、常に活性化した状態で発現している。その一方、COX-2は炎症反応などある種の条件下のみで発現する（O'Banion 1999）。

NSAIDsによるCOX-1の抑制は多くの副作用を伴う。したがって、COX-2を選択的に抑制する薬剤の開発が進んだ。選択的COX-2抑制はより強力な鎮痛作用・抗炎症作用に加え、副作用が少ないことが期待される。選択的にCOX-2を抑制するNSAIDsはすでに開発されている（例：セレコキシブ celecoxib、ロフェコキシブ rofecoxib、ニメサライド nimesulide が、臨床応用にはまだ副作用が多いようである（O'Banion 1999, Rainsford 1999）。

NSAIDsの副作用としては、胃腸潰瘍、出血時間の延長、腎機能障害が挙げられる（Jones & Tait 1995, Rainsford 1999）。NSAIDsに対する過敏反応もしばしば起こり、特にアスピリンに多い。各NSAIDsの物理化学的性質によって副作用の重篤度はさまざまであり、長期的な投与は危険である（Insel 1996, Jones & Tait 1995, Rainsford 1999）。特に高齢者への投与の際には注意が必要である。

それぞれのNSAIDsの効果には個人差があり副作用の出現にも個人差がある。また、一人の患者でもその時々によって副作用の出現は一定ではない。よって、より有用かつより副作用の少ないNSAIDsを患者の状態に応じて選択しなければならない。一般に、NSAIDsの長期服用は、胃腸障害・腎機能障害の危険性があるので推奨されないが、アセトアミノフェン（パラセタモール）は胃腸障害・腎機能障害を起こさない。しかし、肝臓代謝の上限が4g/日である。

NSAIDsの局所投与

NSAIDsの局所投与の形態としてクリーム、ゲル、スプレーがあり、それぞれ痛みのある皮膚への局所投与によって鎮痛が得られる。ベンジダミン・イブプロフェン・ジクロフェナック・ケトプロフェン・ピロキシカム・サリチル酸といったNSAIDsの局所投与薬剤が市販されている。皮膚表面に対するNSAIDs局所投与の利点は、炎症組織での有効NSAIDs濃度の達成と全身性NSAIDs吸収を最小限に抑えることである。つまり、NSAIDsの局所投与は全身投与に比して、局所での鎮痛・抗炎症作用が得られるとともに副作用を最小限にすることができる。

NSAIDsがその効果を発揮するためには、末梢炎症組織内での充分な薬物濃度が達成されなければならない。末梢炎症組織への薬剤の到達は、皮膚を経由した浸潤と全身性に吸収されて血液循環によって到達する2経路があり、それぞれが合わさって末梢炎症組織内の薬物濃度が上昇する。NSAIDsが表皮と真皮に浸潤するためには表皮角質層（表皮細胞の死骸によって形成される表皮最外層で、NSAIDs皮

膚浸潤の妨げとなる）を通過せねばならない。真皮層に浸透したNSAIDsは、真皮内の血管から全身循環に吸収される、あるいは皮下組織へとさらに浸透していく。VaileとDavisら（1998）による最近の総説では、NSAIDsの局所投与はプラシーボ薬や同力価のNSAIDsの経口投与よりも有効であることが示されている。NSAIDsの局所投与は経口投与に比して、局所薬物濃度は明らかに高くかつ血漿中薬物濃度は明らかに低い（Vaile & Davis 1998）。異なるNSAIDsの局所投与についての効果を比較した研究はこれまでほとんど知られていないが、各NSAIDsの生化学的特性と調剤方法が、皮膚角質層の浸潤の程度に影響を及ぼすと考えられる。

関節症に対してNSAIDs局所投与が有用であるとの報告はいまだほとんどなく、NSAIDs局所投与によって関節滑液中のNSAIDs濃度は上昇しないとされる。NSAIDs局所投与は、経口投与に比して血漿中NSAIDs濃度が明らかに低いので全身性の副作用は少ないが、局所投与に伴う副作用の中では皮膚症状（発赤、掻痒、過敏）が最も多い（1〜2％）（De Benedittis & Lorenzetti 1996）。

NSAIDsの局所投与部位に超音波を同時に使用すると鎮痛作用を相乗的に増すといわれてきた。実際、超音波はNSAIDsの局所浸潤を強力に促進するとともに、超音波自身が鎮痛効果をもつ。よって、超音波を使用する際の検査用ゲルに、NSAIDsゲルを使用することは理に適っているといえそうである（Benson & McElnay 1994）。しかし、このNSAIDs局所投与と超音波の併用療法のエビデンスを提供するような研究はいまだなく（Meidan et al 1995）、超音波治療を定期的に受ける患者があらかじめNSAIDsの局所投与を併用すると、やや鎮痛効果が増すという程度が報告されているのみである。これは、NSAIDsの皮膚浸潤には通常ある程度時間を要するが、超音波を併用するとその浸潤が促進され、末梢炎症組織内のNSAIDs濃度の上昇が速まり、超音波治療そのものの鎮痛効果とあいまって、結果として鎮痛効果が増したものと考えられる。

ステロイド（副腎皮質ホルモンと糖質コルチコイド）

慢性痛症に対するステロイドの使用は症状を劇的に緩和させるが、その重篤な副作用からステロイドの使用には限界がある。しかしながらステロイドはきわめて強い抗炎症作用をもつので、リウマチ性多発筋痛症のように適応疾患を限れば、高用量経口ステロイドを数日間だけ連用するような使用方法は非常に有用である。このような重篤な炎症性疾患では、高用量ステロイドを治療初期に用いて寛解状態に導入し、その後漸減・中止する。場合によっては、効果発現は遅いが長期的に効果のある治療（例：抗リウマチ薬など）を開始すると同時に、ステロイドのパルス療法（メチルプレドニゾロン1g以上を3日連続で静脈内投与する）を行い、非常に活発な炎症性疾患をコントロールすることができる（British National Formulary 1999 p435）。

ステロイドは、好中球とマクロファージからの炎症性メディエータの分泌（脱顆粒）とそれらの毛細血管に対する効果を阻害することによって、抗炎症作用を示す。ステロイドは好中球やマクロファージ以外にもさまざまな生体組織の機能に影響を与え、長期的なステロイドの投与はステロイドの生体内での生理学的・薬理学的作用を過剰に強め、その結果、医原性クッシング症候群（Orth 1995）、不眠と精神障害、筋萎縮、消化性潰瘍、白内障と緑内障、骨粗鬆症、糖尿病、小児の発達成長障害を引き起こす（British National Formulary 1999）。

数か所の関節に限定した症状をもつ患者の場合には、関節腔内ステロイド注入は有用な治療法である。この場合、通常3種類（トリアムシノロン、メチルプレドニゾロン、ベタメタゾン）のステロイドのいずれかが鎮痛・関節可動域上昇・関節変形の軽減を目的に関節腔内に注入されることが多い。これらの中でも、トリアムシノロンアセトニドは不可溶性なため、関節腔内で長時間効果が持続するので関節腔内注入の際に選択されることが多い。ステロイド関節腔内注入後は、安静期間を経た後に徐々に関節可動域の拡大と筋力回復が得られる。関節腔内注

入の際には、感染を防ぐために無菌的に操作されなければならない。ステロイドの軟部組織に対する局所注入は腱鞘炎のような場合に施行される（British National Formulary 1999 p436）。

局所麻酔薬の局所投与

局所麻酔薬は、神経内を伝達するインパルスを可逆的に遮断することによってその麻酔作用を示す。非常に多くの種類の局所麻酔薬が知られ、それらの神経遮断作用の強さ、毒性、作用時間は多種多様である。局所麻酔薬の投与経路は皮膚・粘膜浸潤、局所軟部組織内注射、末梢神経ブロック注射、硬膜外注射、脊椎麻酔が挙げられる。局所麻酔薬の皮膚浸潤目的の製剤としては、EMLA［リグノカイン（リドカイン）・プリロカイン共融混合物］クリーム・貼付剤やアメトップAmetop（アメトカイン）が知られる。EMLA製剤は小範囲の皮膚麻酔が得られる一方、副作用として皮膚症状が起こるので長期間・頻回の使用には向かない。EMLA製剤、Ametopともに静脈穿刺時の皮膚麻酔として用いられる。このような場合には、局所麻酔薬の皮膚浸潤を促進するために密封性シートで表面を覆うことが多く、静脈穿刺の少なくとも30分前（EMLA）か1時間前（Ametop）に塗布するのが理想的である。EMLAは皮膚掻爬（デブリドメント）・皮膚移植の際にも用いられる（British National Formulary 1999 p551）。

経口麻薬

アヘンという言葉は元来ギリシャ語の「果汁」という言葉に由来し、「ケシ（学名：Papaver somniferum）の果汁からつくられた薬剤」を意味する。モルヒネなどの麻薬は、エンケファリン enkephalins、エンドルフィン endorphins、ダイノルフィン dynorphins といった内因性オピオイドとよく似た生化学構造をもつ。脊髄後角に存在するエンケファリンと中脳水道周囲灰白質（PAG）に存在するβ-エンドルフィンは、「痛みの入力を遮断する関門」（第3章、痛みの関門説を参照）内の神経伝達物質であり、その結果、侵害入力が上位中枢へ伝達されるのを抑制する。

つい最近まで、麻薬による痛みの抑制機構は中枢神経系のみに存在すると信じられてきた。しかしここ数年の研究により、炎症反応によって末梢神経系に存在するオピオイド受容体 opioid receptor が活性化することや脊髄後根神経節内のオピオイド受容体数が増加することが示されている。これらの研究から、内因性オピオイドが末梢神経系でも作用することが明らかになった（Coggeshall et al 1997, Stein et al 1995）。これら神経系以外にも、麻薬は身体のさまざまな組織中に発現しているオピオイド受容体に結合してその作用を示す。このことが麻薬使用時の副作用の発症と関連している。

現在のところ、オピオイド受容体はミュー（μ）・カッパー（κ）・デルタ（δ）の3種類に分類される（Pleuvry 1983）。この3種類には、それぞれサブタイプがあり、この3種類以外のオピオイド受容体の存在も議論されている（Pleuvry 1983）。μ受容体、δ受容体ともに末梢神経系に存在するが、特にμ受容体は末梢性鎮痛機構に大きく関与している（Coggeshall et al 1997）。したがって、麻薬性鎮痛薬は炎症性疼痛に対しても鎮痛効果をもつ。

これらの3種類のオピオイド受容体はそれぞれサブタイプをもち、たとえばモルヒネの場合、主に脊髄よりも上位の中枢神経系で鎮痛効果を示すμ_1受容体と脊髄で鎮痛効果を示すμ_2受容体がある。痛覚伝達経路内に発現しているオピオイド受容体に麻薬が結合することによって鎮痛効果が得られる（これが痛みの治療に麻薬を用いる理由である）。しかし、麻薬が痛覚伝達経路外に発現しているオピオイド受容体に結合すると、胃腸障害（蠕動低下、便秘、嘔吐）、中枢神経機能障害（多幸感、鎮静）、呼吸抑制、末梢血管拡張と血管圧受容体反射の減弱（およびそれによる起立性低血圧と失神）などの副作用を引き起こす。

麻薬（オピオイド）は、弱オピオイドと強オピオイドに大別される。弱オピオイドにはコデイン、デヒドロコデイン、デキストロポポキシフェンdextropopoxypheneがあり、これらは単剤で用いられるよりもアセトアミノフェン（パラセタモール）とともに経口投与されることが多い。これらの弱オピオイド製剤は炎症性疼痛に対してNSAIDsの代わりに用いられることもあるが、強オピオイドの代わりに弱オピオイドを単独で用いることはない。

強オピオイドにはモルヒネ、ジヒドロモルフォン、メサドン、ブプレノルフィン、ペチジン（メペリジン）がある。モルヒネは最も頻繁に使われる強オピオイドである。一般的な製剤ではモルヒネは約4時間効果がある。徐放性カプセル製剤や錠剤、水様製剤であればより長時間作用性である（Reisine & Pastarnak 1996）。メタドンには経口薬があり、血漿蛋白質と強力に結合するので、他の麻薬に比して服薬を中止しても退薬症状が出現しにくい。このことから、麻薬の退薬症状（身体依存）の治療の際にはメタドンが第1選択となる（Reisine & Pastarnak 1996）。ブプレノルフィンは舌下錠の剤型が一般的で、口腔粘膜から直接吸収され血液循環に入りその鎮痛作用を示す。経口投与モルヒネよりも作用発現は早い。ブプレノルフィンはモルヒネよりも長時間作用性（6時間）であり、8時間に1回の投与を行う（Reisine & Pastarnak 1996）。

麻薬の静脈内投与

モルヒネは持続静脈内注射や間欠的静脈内注射で投与されることも多い。ペチジンやメペリジンのような他の多くの麻薬も静脈内投与で用いられる。患者自己管理鎮痛 PCA：patient-controlled analgesia とは患者自身が鎮痛薬の投与量、投与間隔などを決めて使用する特別な方法であるが、それに麻薬が用いられることも多くきわめて有用な方法である（Barkas & Duafala 1988）。PCAでは通常、携帯型ポンプを用いることが多く、薬剤の投与速度は患者自身が管理する。PCAは術後急性痛の管理や慢性がん性痛の管理に用いられることが多い（Barkas & Duafala 1988）。

モルヒネの一般的な副作用は、悪心、嘔吐、便秘、意識混濁である。多幸感は麻薬の急速な使用によって観察されることもあるが、長期的に投与している場合には起こりにくい。麻薬の高用量投与は呼吸抑制や血圧低下を引き起こす。

麻薬の局所投与

フェンタニルには徐放性経皮吸収貼付製剤がある。これは麻薬の末梢組織への局所投与を目的としているのではなく、緩徐に全身循環に吸収されて鎮痛作用を示す。この貼付製剤は72時間かけてフェンタニルが放出され血漿薬物濃度が一定に保たれるため、3日に1回貼り替えを行う。突発的な痛みが起こった時には短時間作用性の麻薬を頓用して対応する。貼り替えを行って血漿薬物濃度が一定になるまでは、このような短時間作用性の麻薬で補助する。このフェンタニル徐放性経皮吸収貼付製剤は術後急性痛の管理には推奨されないが、がん性痛や慢性痛症の管理には、モルヒネの代わりに用いると有用である（Jeal & Benfield 1997）。患者はこのような徐放性貼付製剤を他の剤型よりも好むことも示されている（Jeal & Benfield 1997）。

麻薬使用の副作用

麻薬の長期的投与は身体依存を起こすことがあるが、精神依存を起こすことはまれである（Porter & Jick 1980）。麻薬を繰り返し投与すると耐性が形成されることもあり、その結果、鎮痛効果が減弱する（Reisine & Pastarnak 1996）。耐性が出現した場合には、麻薬の投与量を増やしたり、投与経路の変更、麻薬の変更などを考慮しなければならない。麻薬の依存症状を示す患者は、退薬症状が現れないように数日間かけて漸減・中止する。この麻薬漸減・中止のプロトコルはすでに作成されており、そのプロトコルにはメタドンや他の補充療法を用いた身体依存に対する処置が含まれている（O'Brien 1996）。

麻薬の副作用はしばしば現れ、時には重篤なものもある。呼吸抑制、悪心、嘔吐、非回転性めまい、意識混濁、不安感、皮膚掻痒、便秘、排尿困難と血圧低下などが挙げられる（Reisine & Pastarnak

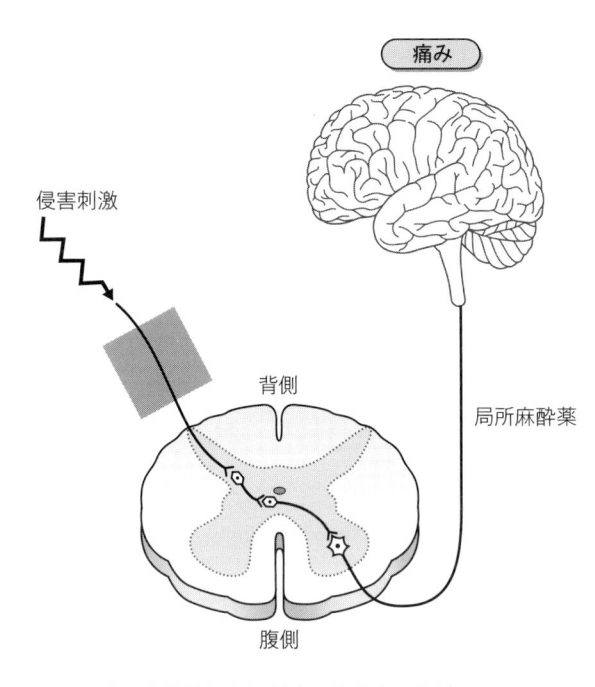

Fig 16.6 末梢神経（陰影部）に作用する薬剤

1996)。

末梢神経に作用する薬剤

局所麻酔薬

局所麻酔薬による末梢神経遮断は、炎症性疼痛を含む多くの痛みの管理に有用である（Fig 16.6）。局所麻酔作用を得るためにはさまざまな方法が知られ、またその麻酔作用の強さ・作用時間によってさまざまな局所麻酔薬が用いられる。最も一般的な局所麻酔薬はプロカイン、リグノカイン（リドカイン）、プリロカイン、メピバカイン、ブピバカイン、エチドカイン、ロピバカインである（Veering 1996)。

p－アミノ安息香酸の誘導体であるプロカインは、神経遮断作用の力価は低く効果発現が遅い、短時間作用性の局所麻酔薬である。皮膚浸潤麻酔と、診断目的の末梢神経ブロックの際に用いられる。リグノカイン（リドカイン）は強力価、即効性、中等度作用持続の性質をもつ局所麻酔薬であり、最も頻繁に用いられる（Veering 1996)。しかし、繰り返し投与すると全身性に吸収され中毒症状をきたすことがあり注意が必要である。プリロカインはリグノカイン（リドカイン）と同様、アミノアミド型局所麻酔薬で、その作用発現は比較的早く、中等度作用持続する。アミノアミド型局所麻酔薬の中では、最も中毒症状を引き起こしにくい。

メピバカインはリグノカイン（リドカイン）に比して長時間作用性であるが、力価は低い。ブピバカインは比較的長時間作用性であり、感覚神経と運動神経の分離麻酔に適している。この特徴は、術後鎮痛や外来手術時の術後痛管理に特に有用で、充分な鎮痛と早期離床を同時に達成することができる。エチドカインはリグノカイン（リドカイン）によく似た特徴をもつが、特に運動神経に対して即効性、長時間作用性を発揮する。ロピバカインはブピバカインの特徴とよく似て比較的長時間作用性であり、分離麻酔に適する。これらの薬剤は患者個々の状況に応じて選択され、そしてその使用状況によっては混合して用いられることもある（Veering 1996)。

手術手技に応じて多種多様な末梢神経ブロック法があり、求められる術後鎮痛の方法や外来手術であるか否かによっても、施行される末梢神経ブロックの方法は異なる（Lubenow 1996)。腕神経叢ブロック、肋間神経ブロック、腸骨鼠径神経ブロック、座骨神経ブロック、脛骨神経ブロックが用いられることが多い（Lubenow 1996, Rogers & Ramamurthy 1996)。末梢神経ブロックは適切に行えば基本的に安全な手技であるが、局所麻酔薬が本来もっている副作用と末梢神経ブロックの技術的な問題による血管内局所麻酔薬注入によって、循環系への影響（低血圧など）、中枢神経系への中毒症状、神経障害などが起こる（Concepcion 1996)。

末梢神経ブロックは、痛みが強いために触れることや動かすことが困難な場合の理学療法を促進するのにも有用である。たとえば、局所麻酔薬の持続投与を行いながら受動的関節可動域拡大装置を用いて、痛みのある関節の可動域拡大を図ることも可能である（Urmey 1996)。同様に、腕神経叢ブロック（斜角筋間アプローチ）を毎日行うことで、有痛性

肩関節硬直を治療することも可能である。胸部脊椎神経ブロック（胸部硬膜外ブロック・胸部傍脊椎ブロック・肋間神経ブロック）は、多発性肋骨骨折の痛みの緩和と呼吸療法を促進させる（Kopacz 1996）。

脊髄後角に作用する薬剤
麻　薬

　適応疾患は限られるが、モルヒネを硬膜外腔あるいはくも膜下腔内に投与することもある（Foley 1985, Gustafsson & Wiesenfeld-Hallin 1988）。麻薬のくも膜下投与ではモルヒネを用いることが最も多いが、その他の麻薬もくも膜下投与によって鎮痛作用を発揮する（Carr & Cousins 1998, Rawal 1996）。フェンタニル・スフェンタニル・ブプレノルフィン・ペチジン／メペリジンといった麻薬も硬膜外腔あるいはくも膜下腔に投与されることがあるが、これら麻薬は脂溶性なため静脈内投与に比して明確な利点があるとは言えない（Rawal 1996）。その一方、モルヒネは親水性（水溶性）なので、くも膜下投与ではきわめて強力な鎮痛作用を示す（Rawal 1996）。モルヒネの鎮痛作用機序についてはすでに述べているが、脊髄後角のオピオイド受容体に結合することも鎮痛機序の一つである（Fig 16.7）。また、脊髄よりも上位の中枢神経系にもモルヒネは作用している。これら中枢神経系に対するモルヒネの投与は術後鎮痛にも用いられ、ランダム化試験の結果のメタアナリシスでも有用なことが示されている（Carr & Cousins 1998）。

　一般に、麻薬は局所麻酔薬と併用して用いられることが多い。麻薬を併用することによって局所麻酔薬を減量することができ、運動神経遮断を最低限にすることで早期の運動再開・機能回復が達成され非常に有益である。特に開腹手術や開胸手術のような大手術後の患者にとっては非常に大きな意味をもつ。

　麻薬の硬膜外腔・くも膜下腔投与はがん性痛や良性疾患による慢性痛症に対しても行われ、その有用性が示されている（Carr & Cousins 1998）。これら

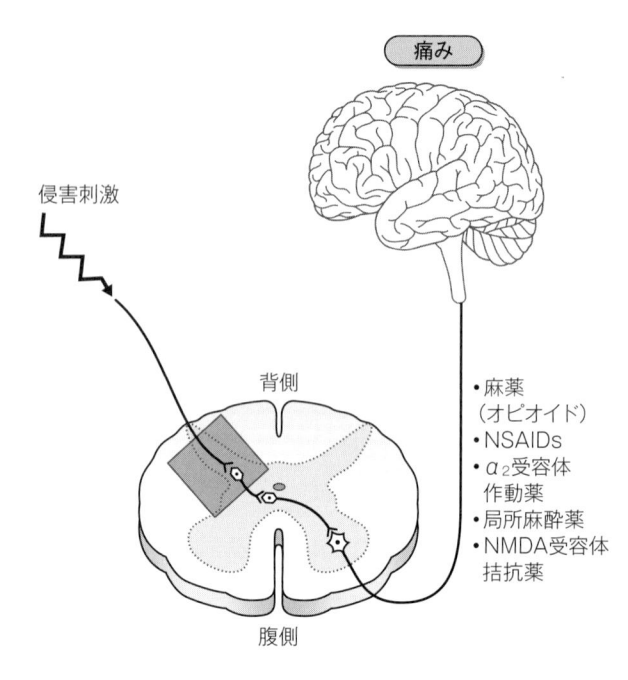

Fig 16.7　脊髄後角（陰影部）に作用する薬剤

の症例では、薬物持続投与のために体内埋め込み式ポンプがしばしば用いられる。このような埋め込み式ポンプは通常、胸壁皮下に埋め込まれ、適宜リザーバーポンプ内に薬液を注入する（Carr & Cousins 1998）。

各種薬剤を組み合わせた鎮痛方法

　術後鎮痛や慢性痛症に対して、鎮痛薬のくも膜下腔への投与は一般的に行われつつある。各種鎮痛薬単剤では効果が不充分なことやその副作用を考慮すると、鎮痛薬を各種組み合わせて硬膜外腔やくも膜下腔へ投与することは正しい選択であると言える。このような鎮痛処置の際には、局所麻酔薬・麻薬・ケタミン・クロニジン・NSAIDsを組み合わせて用いられることが多く、相乗作用によって鎮痛効果の増強と、個々の薬剤の投与量を可能な限り少なくすることにより副作用の減少が期待できる。

　局所麻酔薬を硬膜外腔に投与する際にも、その目的によって異なる種類の局所麻酔薬を混合して用いることがある。すでに述べたように、各種局所麻酔

薬はそれぞれ異なる運動神経遮断作用・体性感覚遮断作用、異なる作用時間を有している。たとえば、ブピバカイン・リドカイン（リグノカイン）・ロピバカイン・エチドカインを組み合わせることによって、体性感覚遮断はより強力に、運動神経遮断はできるだけ少なくすることが可能である（Cousins & Veering 1998）。局所麻酔薬はモルヒネやペチジン／メペリジン・フェンタニルと併用して投与されることも多く、術後鎮痛でよく用いられている（Carr & Cousins 1998）。

$α_2$アドレナリン受容体作動薬であるクロニジンは、局所麻酔薬や麻薬と組み合わせて、くも膜下腔へ投与されることが多い（Brownridge et al 1998, Carr & Cousins 1998）。クロニジン自身は下降性疼痛抑制系のノルアドレナリン受容体に作用することで鎮痛効果をもつとされ、他の鎮痛薬の効果増強・作用時間を延長させ、相乗的に鎮痛効果を高める。

NMDA（N-methyl-D-aspartate）受容体拮抗薬 receptor antagonist であるケタミンは他の薬剤と併用してくも膜下腔投与されることが多い。NMDA受容体を遮断することによって、痛みの中枢性感作機構に影響を与える（第3章参照）。ケタミン単独の投与だけでは充分な鎮痛は得られない（Carr & Cousins 1998）が、ケタミンとモルヒネの組み合わせは鎮痛作用時間の著明な延長をもたらし、術後鎮痛における他の鎮痛薬の必要量を減少させる（Carr & Cousins 1998）。ケタミンを麻薬と組み合わせて用いることは、神経障害性疼痛に対しても有用な可能性がある（Wiesenfeld-Hallin 1998）。

硬膜外腔に投与する局所麻酔薬や麻薬に加えて、NSAIDsを全身性に投与（静脈内投与）することは、さまざまな脊髄鎮痛機構に作用して強力な鎮痛効果を示すと考えられている（Gordh et al 1995, Kehlet 1995）。脊髄痛覚伝達機構とその修飾機構の複雑さが明らかになるにつれて、より複雑な鎮痛薬の組み合わせが考慮されている。

NSAIDs

第3章で概説したように、痛覚伝達経路内の神経系のアップレギュレーションには中枢神経系でのプロスタノイドの放出が関与している。痛覚伝達経路内の神経系の感作は、細胞内Ca^{2+}濃度の上昇をもたらし、ホスホリパーゼの活性化とそれに続くアラキドン酸の産生増加を起こす（Malmberg & Yaksh 1992）。続いて、シクロオキシゲナーゼが、アラキドン酸からさまざまなプロスタグランジンを産生するカスケードを活性化させる（Fig 16.5）。その結果、プロスタグランジンが脊髄内に放出され、周囲の神経細胞のさらなる感受性の亢進を引き起こす（Malmberg & Yaksh 1992, Yaksh 1999）。

最近、NSAIDsが中枢神経系でも重要な働きを示すことが知られており、末梢からの侵害受容入力に対する神経系の感受性亢進をNSAIDsが抑制あるいは正常状態へ回復させることが知られている。ラットのフォルマリンテスト（炎症性疼痛のモデル）を用いた研究では、NSAIDsが痛み反応の第1相（侵害刺激の入力に対する痛み反応）には影響を与えないが、第2相を選択的に抑制することが示されている（Dirig et al 1997, Malmberg & Yaksh 1992, Willingale et al 1997）。痛み反応の第2相は脊髄WDR（広作動域）神経細胞の感受性亢進に伴う反応と考えられており、この第2相に対してNSAIDsが鎮痛効果をもつことは、臨床的にNSAIDsの鎮痛効果が抗炎症作用と必ずしも一致しないことの理由かもしれない（McCormack & Brune 1991）。

NSAIDsは鎮痛効果に加え、抗炎症作用を伴うことから、術後鎮痛に広く用いられている。その他、数種類のNSAIDsでは中枢神経系のNOS（nitric oxide synthase）一酸化窒素合成酵素を抑制することが鎮痛効果発現に関与していることも知られている（Gordh et al 1995）。NOSの抑制とそれに伴う中枢性感作の抑制は、ジクロフェナック・イブプロフェン・アセトアミノフェン（パラセタモール）といったNSAIDsの鎮痛作用において中心的な役割を果たしているのかもしれない（Bjorkman 1995, Bjorkman et al 1996）。このことについては、第3章で脊髄内侵害受容システムにおけるNOSの重要性について概説されている。

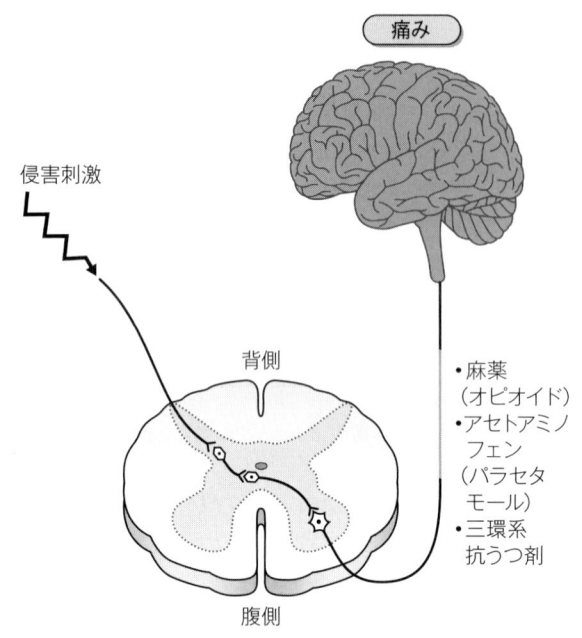

Fig 16.8 脊髄よりも上位の中枢神経系（陰影部）に作用する薬剤

脊髄よりも上位の中枢神経系に作用する薬剤
麻薬
　ここまで末梢神経および脊髄後角内での麻薬の鎮痛機構について述べてきた。しかし、麻薬が最も強力に鎮痛効果を示すのは、中脳水道周囲灰白質 periaqueductal gray matter（PAG）とその周辺領域のオピオイド受容体に結合した場合である（Fig 16.8）。内因性疼痛抑制系についてのより詳細な記述は第3章に譲る。

　麻薬を投与する方法によって、脊髄よりも上位の中枢神経系内での麻薬濃度は変わる。経口・舌下・経皮・筋肉内投与はそれぞれ末梢組織での麻薬濃度を高めるのには有用であるのに対して、硬膜外腔・くも膜下腔投与は中枢神経系での麻薬濃度を高めるのに適している。最も強力に中枢神経系の麻薬濃度を高める方法は脳室内に直接麻薬を投与する方法で、この方法を用いればPAGのような脊髄よりも上位の中枢神経系での麻薬濃度をきわめて高濃度にすることができる。この投与方法は、がん末期で痛みが激烈で、これ以外の方法のモルヒネ投与に耐性を示すような場合に行われることもある。このような重篤な症例では、ある程度の副作用の出現も許容され、モルヒネの脳室内投与は有用な方法であるといえる（Karavelis et al 1996）。

アセトアミノフェン（パラセタモール）
　アセトアミノフェン（パラセタモール）は一般にNSAIDsに分類されるが、末梢組織での抗炎症作用は非常に弱い。その一方、鎮痛作用と解熱作用は強く、シクロオキシゲナーゼ阻害作用は末梢性というよりもむしろ中枢性と言える。NOSの抑制作用も強く、これがアセトアミノフェン（パラセタモール）の中枢性鎮痛作用の本態かもしれない（Bjorkman 1995）。

三環系抗うつ剤
　三環系抗うつ剤 tricyclic antidepressant は主にうつ病に対して用いられる薬剤である。うつ病の治療には新世代の抗うつ剤が使われるようになってきているが、三環系抗うつ剤のような旧世代の抗うつ剤はいまだ慢性痛症の治療薬として重要である。

　ノルアドレナリン noradrenalin とセロトニン serotonin の二つの神経伝達物質が、中脳から脊髄へと投射する下降性疼痛抑制系に作用している（第2章、第3章を参照）。三環系抗うつ剤はこれら神経伝達物質の再取り込みを阻害することでノルアドレナリン・セロトニンの濃度を上昇させ、その結果、脊髄レベルでの侵害入力を抑制するとされる（Godfrey 1996）。三環系抗うつ剤の種類によって、ノルアドレナリン・セロトニン・ドパミンの再取り込み阻害作用がそれぞれ異なるとされる（Baldessarini 1996, Godfrey 1996）。

　三環系抗うつ剤の中でも、アミトリプチリンは慢性痛症に対する第1選択薬とされている。しかし、他の三環系抗うつ剤も慢性痛症に対して有用であり、アミトリプチリンの副作用が問題となる場合には用いられる（Godfrey 1996）。アミトリプチリンの処方例として、睡眠の2～3時間前に25mgを内

服することが挙げられ（Godfrey 1996）、この方法は睡眠導入を改善する。良好な睡眠の確保は線維筋痛症や他の慢性的に痛みを示す疾患にとっては非常に重要である。この初期量の後に、アミトリプチリンの投与量を数週間から数か月かけて漸増させ、鎮痛効果と副作用のバランスによって投与量を決定する（Godfrey 1996）。

　三環系抗うつ剤は臨床の場において、ベンゾジアゼピンよりも有用と言われている。ベンゾジアゼピンは身体依存・精神依存をともに引き起こし、長期的な投与では耐性が生じるとされる（King & Strain 1990）。三環系抗うつ剤の中ではアミトリプチリン・クロミプラミン・ドチエピン・ドキセピン・デシプラミン・イミプラミン・ノルトリプチリン・トリミプラミンなどが用いられる。痛みを抑制するのに最も重要と考えられているセロトニンの再取り込み阻害作用の強さは、これら薬剤ごとにそれぞれ異なる（Godfrey 1996）。

　三環系抗うつ剤の服薬を開始してもその鎮痛効果がすぐには発揮されず、通常、6週間から3か月後にその効果が起きる（Godfrey 1996）。このことはうつ病に対しても同様である（Baldessarini 1996）。このように、三環系抗うつ剤の効果発現には若干の時間を要することから、その作用機序は単純に神経伝達物質の再取り込み抑制というよりも、もっと複雑な機序によるものが考えられる（Godfrey 1996）。

　三環系抗うつ剤の使用に関して最も問題となるのが、副作用とそれに伴って患者の服薬コンプライアンスが悪くなることである。一般的な副作用としては、傾眠・口腔乾燥・視調節障害・便秘・尿閉・発汗である。より重篤な副作用としては、低血圧あるいは高血圧・不整脈・心臓伝導障害・心筋梗塞（心臓発作）が挙げられる。これらの薬剤の副作用にはさまざまな精神症状も伴う。患者にはこれら副作用について充分説明し、さらに鎮痛効果は治療開始から数週間後に現われるので服薬の継続が重要であること、またその過程で現われる副作用に対してはある程度慣れてくることを充分教育しなければならない。処方する薬剤の選択およびその服薬量は副作用との兼ね合いで決める。

　三環系抗うつ剤の痛みに対する効果は、線維筋痛症 fibromyalgia・関節リウマチ・腰痛や他の慢性痛疾患に対する臨床研究によってすでに明らかにされている（Frank et al 1988, Godfrey 1996, Tollison & Kriegel 1988, Ward 1986）。三環系抗うつ剤は、痛みを訴える患者のうつ症状の有無にかかわらず有効であり、慢性痛症患者の痛覚過敏に対しても有用である（Frank et al 1988, Ward 1986）。

神経障害性疼痛に対する薬物療法

　神経障害性疼痛とは神経系の異常に基づく痛みを指す。一般には、この異常というのは、神経系の疾患や損傷と考えることができる。神経障害性疼痛には、生体が本来有している内因性疼痛抑制系はどちらかというと無効なことが多い。神経障害性疼痛では、帯状疱疹後神経痛 post-herpetic neuralgia（帯状疱疹の再燃による水疱・痂皮形成後や急性帯状疱疹ウイルス感染後に痛みが遷延する状態）・糖尿病などを代表例にさまざまな全身疾患に続発する末梢神経障害（糖尿病性ニューロパシー diabetic neuropathy）・幻肢痛 phantom limb pain・断端痛 stump pain・三叉神経痛 trigeminal neuralgia・複合性局所疼痛症候群 CRPS：complex regional pain syndrome などが挙げられる。これらの痛みは、鋭く、刺すような、熱い、煮えたぎるような、衝撃を与えられたような、灼けつくようなという言葉で表現され、痛みの知覚時間は、間欠的な（発作的な）場合もあれば持続的な場合もある。神経障害性疼痛には痛みだけでなく、異常感覚（しびれ感やちくちくした感じ）を伴うこともある。神経障害性疼痛に関する言語表記については、第18章に詳述している。

　神経系に影響を与える全身疾患の進行は患者ごとにさまざまであることや、神経損傷・障害の程度は神経ごとに異なることから、神経障害性疼痛を単一の疾患としておしなべて扱うことはできない。仮に似たような症状を示す患者がいたとしても、一人の患者に有効だった治療を他の患者に行っても有効で

あるとは限らない。このように、痛覚伝達経路における病態生理学的な異常が個々の患者によって異なることが、治療効果がさまざまであることの理由と言える。

神経障害性疼痛の治療には多種多様な方法が試みられている。薬理学的な治療としては、原疾患の治療（例：糖尿病の治療）、薬物の局所投与、末梢神経ブロック、あるいはさまざまな鎮痛薬の全身投与が行われている（Belgrade 1999）。神経障害性疼痛に有効性を示す薬物の多くは、古くから知られている鎮痛薬とは異なり、膜安定化作用（細胞間のインパルスの伝導を遮断する作用）をもつ薬剤が多く、これらは臨床的には痛み以外の疾患に用いられることが多い。

原疾患の治療

原疾患を治療することは、神経障害性疼痛の治療としても重要な場合があり、原疾患の治療によって神経障害性疼痛の悪化を防ぐことができる。たとえば、糖尿病性ニューロパシーは、血糖コントロールを厳密に行うことで悪化を防げる（The Diabetes Control and Complications Trial Research Group 1993）。神経を圧迫している腫瘍を外科的に、あるいは化学療法などによって治療することは神経障害性疼痛の治療にもなる。

神経障害性疼痛の治療の標的は、侵害受容性疼痛と同様に、以下の4部位が考えられる。

1．末梢組織
2．末梢神経線維
3．脊髄後角
4．脊髄よりも上位の中枢神経系

末梢組織に作用する薬剤
カプサイシン・クリーム

カプサイシン capsaicin は唐辛子およびその種子から抽出され、末梢神経C線維に含まれるサブスタンスP　substance P をはじめとする神経伝達物質を枯渇させる作用をもつ（Fig 16.9）。クリーム状に

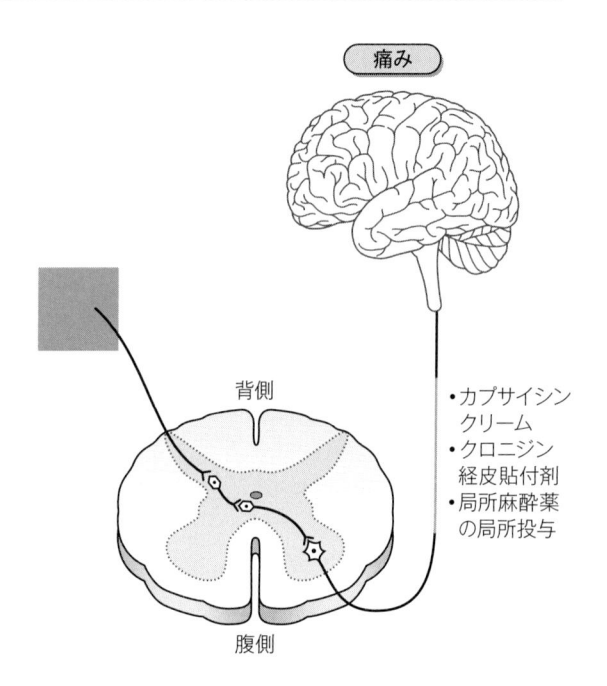

Fig 16.9　末梢組織（陰影部）に投与される神経障害性疼痛の治療薬

調合したカプサイシンを定期的に皮膚に塗布する（治療開始時は1日4回塗布）と、神経障害性疼痛が軽減する場合がある。あまり範囲が広くないアロディニアに対してもこの方法は有用である。帯状疱疹後神経痛・有痛性糖尿病性ニューロパシー・切断後断端部痛・骨関節炎 osteoarthritis・リウマチ関節炎などにこの方法が用いられる。

カプサイシン塗布に対する患者の反応はさまざまであるが、ランダム化臨床試験やメタアナリシスによる検討では、カプサイシンはプラシーボ薬に比べて、帯状疱疹後神経痛と有痛性糖尿病性ニューロパシーに対して明らかに有効なことが示されている（Kingery 1997, Winter et al 1995, Zhang & Li Wan Po 1994）。骨関節炎に対してもカプサイシン・クリームの有用性が示されている（Winter et al 1995, Zhang & Li Wan Po 1994）。カプサイシン塗布による副作用はほとんどないが、治療開始当初には灼けつくような痛みの感覚を伴うので、患者が治療を自己判断で中止しないように注意せねばならない（Chren & Bickers 1991）。カプサイシンは適応疾患

を限れば、非常に（あるいは少なくともある程度は）有効な治療である。

クロニジン・パッチ（経皮）

α₂アドレナリン受容体作動薬 α2-adrenargic receptor agonist であるクロニジンが痛みを抑制することが動物実験によって示されている（Yaksh 1985）。パッチ製剤を用いたクロニジンの経皮的投与は、有痛性糖尿病性ニューロパシーに対しては、明らかに有用というわけではないが25％の患者群にはきわめて有効であることが示されている（Byas-Smith et al 1995, Zeigler et al 1992）。クロニジンがなぜ痛みに対して有効であるかについてはまだ詳細は明らかにされていない。クロニジン・パッチを貼付した部位では痛覚過敏 hyperalgesia も軽減することが、交感神経依存性疼痛患者で示されている（Davis et al 1991）。神経障害性疼痛の一部の患者にクロニジン局所投与が有用なことは間違いないが、多くの患者に有用であるとは言えない。

クロニジンの副作用は、口腔乾燥・鎮静作用・性的不能・徐脈である。パッチを貼付することによる経皮的投与であれば、血漿中のクロニジン濃度の上昇は最小限にすることができるので、このような副作用はほとんど現れない（Hoffman & Lefkowitz 1991）。

末梢神経に作用する薬剤

局所麻酔薬

アロディニア allodynia 部位に局所麻酔薬を局所投与することがあり、帯状疱疹後神経痛に対するリドカイン（リグノカイン）のゲル塗布あるいはパッチ貼付は非常に有用である（Rowbotham et al 1995, 1996）。また、局所麻酔薬を障害神経に投与する（末梢神経ブロック）こともあり、神経障害性疼痛の治療として有用な治療法である（Fig 16.10）。局所麻酔薬は末梢神経細胞膜を安定化させ、神経インパルスの伝導を抑制する。数日間の持続投与あるいは定期的に末梢神経ブロック（例：腕神経叢ブロック）を繰り返すことによって、末梢神経系および

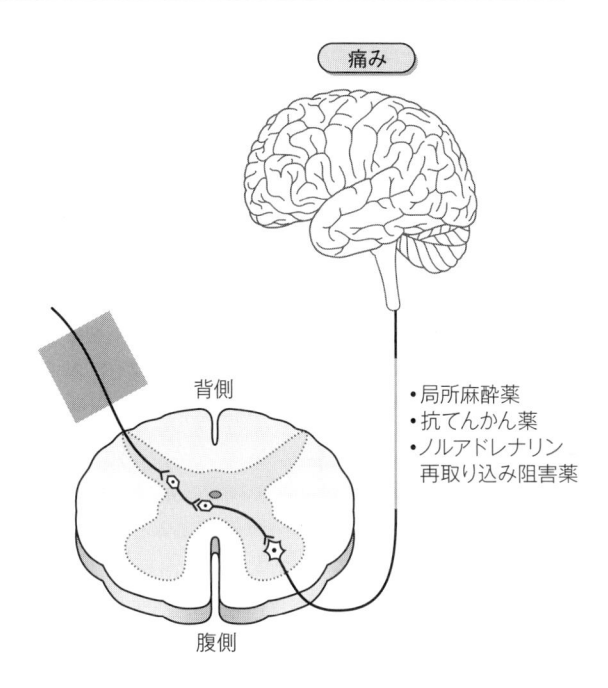

Fig 16.10　末梢神経（陰影部）に作用する神経障害性疼痛の治療薬

中枢神経系の侵害受容に対する脱感作を引き起こし、局所麻酔薬の作用時間よりも長い時間の鎮痛効果を引き起こす（Arner et al 1990, Chabal et al 1992）。局所麻酔薬は神経腫 neuroma の自律性放電を抑制する効果があり、このような自律性放電が神経障害性疼痛に関与している場合には有用である（第18章参照）。

局所麻酔薬の中では、リドカイン（リグノカイン）・ブピバカイン・ロピバカインが使われることが多い。リドカイン（リグノカイン）の静脈内投与が有痛性糖尿病性ニューロパシー（Kastrup et al 1987）、帯状疱疹後神経痛（Rowbotham et al 1991）、末梢神経損傷後神経障害性疼痛（Wallace et al 1996）に有用なことが知られている（Kingery 1997）。リドカイン（リグノカイン）を局所投与や静脈内投与以外の他の投与方法（例：経口投与）で用いても有痛性糖尿病性ニューロパシーに対して有用なことも示されている（Sindrup & Jensen 1999）。興味深いことに、リドカイン（リグノカイン）の鎮痛作用は薬物濃度と正の相関を示すのでは

なく、その至適薬物濃度は非常に狭い（Ferrante et al 1996）。

末梢神経ブロックによる痛みの緩和は、リハビリテーション（理学療法・作業療法）の促進を目的に行われることもある。

抗てんかん薬 anti convulsants

てんかん（痙攣）に対して用いられる抗てんかん薬は、神経障害性疼痛に対して最も効果的な薬剤の一つである。特に、三叉神経痛のように発作的に突き刺すような痛みに対して用いられる（Belgrade 1999）。発作的に突き刺すような痛みは、末梢神経損傷に伴って起こる神経の易興奮性による異所性放電に由来すると考えられている（第18章に三叉神経痛の発症機序についてより詳細に記載されているので、そちらを参照のこと）。

抗てんかん薬は神経細胞膜を安定化させ、痙攣を引き起こすような中枢神経系の異所性放電を抑制する作用がある。これと同様に、抗てんかん薬は末梢神経の膜安定化作用ももつので、神経障害性疼痛も緩和するとされる。一般には、ギャバペンチン・カルバマゼピン・フェニトイン・バルプロ酸が用いられている。ギャバペンチンはさまざまな神経障害性疼痛に対して、急速に用いられるようになってきている（Belgrade 1999）。

ギャバペンチンは上記の膜安定化作用、神経腫の異所性放電抑制作用に加えて、γ-アミノ酪酸 γ-aminobutylic acid（GABA）の類似構造を示すので中枢神経系での侵害受容伝達を直接的に抑制する作用をもつ（Rosenberg et al 1997, Rosner et al 1996, Rowbotham et al 1998）。

ギャバペンチンは比較的新しい薬であるため、神経障害性疼痛に対する有用性はまだ確立したとはいえない。しかし、帯状疱疹後神経痛・有痛性糖尿病性ニューロパシーに対して有用であるという報告が出てきている。非常に信頼性の高いランダム化試験では、ギャバペンチンが痛み・睡眠障害・生活動作のすべてに対してプラシーボ薬よりも有効であることが示されている（Rowbotham et al 1998）。糖尿病性ニューロパシーの治療としては、アミトリプチリンと同等の有用性をもち（Morello et al 1999）、アミトリプチリンと組み合わせて用いることでその有用性が増すとされる。ギャバペンチンは比較的服薬しやすい薬剤であるが、傾眠・めまい感・ふらつきといった副作用を示すこともある（Rowbotham et al 1998）。

他の抗てんかん薬（カルバマゼピン・フェニトイン）は有痛性糖尿病性ニューロパシーと三叉神経痛に対する効果が広く検討されており、その有用性は報告によりさまざまである。現時点では、カルバマゼピンとフェニトインのどちらが有用であるかは明らかになっていない（Kingery 1997）。カルバマゼピンは三叉神経痛に対してはきわめて有用である（Belgrade 1999, McQuay et al 1996, Sindrup & Jensen 1999）。

ノルアドレナリン再取り込み阻害薬

交感神経節後神経細胞の活動を抑制する薬剤にはさまざまなものが知られ、これらは局所静脈内投与によって用いられることが多い。その中でもグアネチジンは最も一般的に用いられている（Breivik et al 1998）。グアネチジンはまず交感神経終末からのノルアドレナリン放出を促進し、続いてノルアドレナリン放出の酵素活性を抑制すると同時に、神経終末のノルアドレナリン再取り込みを阻害する。その結果、交感神経節後神経細胞内のノルアドレナリンを枯渇させる（Gerber & Nies 1991）。グアネチジンの局所静脈内投与は広く行われているが、CRPSに対するグアネチジンの有用性は確立されていない（Kingery 1997）。他のノルアドレナリン阻害薬としては、ブレチリウム bretylium とレセルピンが知られている。

脊髄後角と脊髄よりも上位の中枢神経系に作用する薬剤

局所麻酔薬

神経障害性疼痛患者に対して、硬膜外腔に局所麻酔薬を投与することもある（Belgrade 1999）（Fig

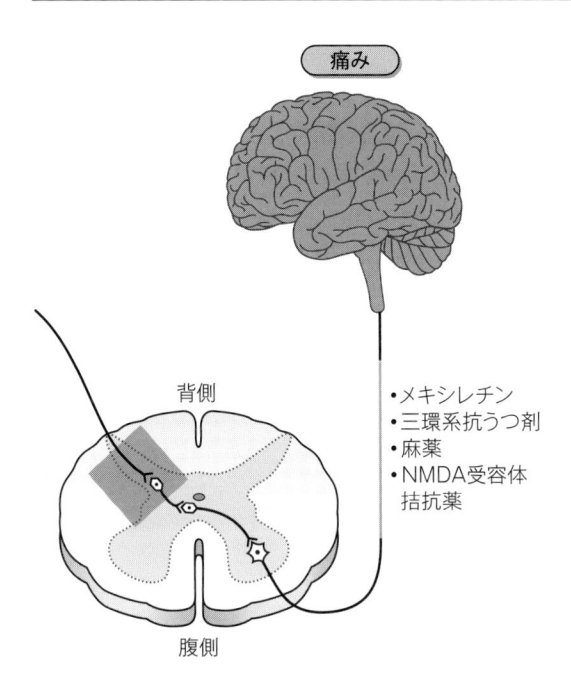

Fig 16.11 脊髄後角（陰影部）と脊髄よりも上位の中枢神経系（陰影部）に作用する神経障害性疼痛の治療薬

16.11）。クロニジンや上記薬剤を局所麻酔薬と組み合わせて投与することも多い。

硬膜外腔投与ではなく、局所麻酔薬の全身投与（静脈内投与）は脊髄後角での侵害受容伝達系に非常に大きな影響を与える。神経障害性疼痛は長期間継続するので、メキシレチンのようなリドカイン（リグノカイン）の類似薬剤を経口投与するのも一つの方法であり、神経障害性疼痛に対する有用性が示されている（Chabal et al 1992, Tanelian & Brose 1991）。メキシレチンは心室性不整脈の治療薬として一般的に用いられており、リドカイン（リグノカイン）と良く似た化学構造をもっている。しかし、その作用時間はリドカイン（リグノカイン）よりも長く、定期的（2〜3回/日）にメキシレチンを内服すれば容量依存性に痛みの緩和効果を示す。しかし、同時に副作用（めまい感・ふらつき・悪心・嘔吐など）も現われる。

三環系抗うつ剤

三環系抗うつ剤は神経障害性疼痛にしばしば用いられる薬剤である。帯状疱疹後神経痛・有痛性糖尿病性ニューロパシーなどに対して多くの臨床試験がすでに行われ、その有用性が明らかになっている（McQuay et al 1996, Sindrup & Jensen 1999）。何人の患者を治療すれば一人の有効（痛みが50％以上軽減）症例が現われるかということを示すNNT（number needed to treat：NNTが少ないほどより有効な治療である指標）を、メタアナリシスによって比較すると、神経障害性疼痛の治療薬の中では三環系抗うつ剤が最も有用なこと（最もNNTが小さい）が示されている（Sindrup & Jensen 1999, McQuay et al 1996）。

三環系抗うつ剤の副作用については、本章ですでに述べている。副作用のために投与量を減量すると、神経障害性疼痛に対する有用性も減弱するのは言うまでもない。副作用があっても三環系抗うつ剤の投与を継続（有効血中濃度を維持）した場合でもNNTは2.4〜1.4とほぼ半分の患者にしか効果がないので、理想的な神経障害性疼痛の治療薬というわけではない（Sindrup & Jensen 1999）。しかし、今のところ神経障害性疼痛の薬物療法では中心的な役割を果たしている。

麻　薬

神経障害性疼痛に対する麻薬（特にモルヒネ）の有用性は、古くからさまざまな議論がなされている。1980年代の多くの研究は、神経障害性疼痛に対して麻薬は有効ではないという臨床的な見解を支持するものであった（Arner & Meyerson 1988）。神経障害性疼痛患者は確かに麻薬に対する反応性が悪く、高用量の麻薬を用いる必要があるとの見解が一般的であった。しかし、これらの見解は信頼のおける臨床試験によって得られた知見ではなかった（Portenoy et al 1990）。個々の患者によって神経障害性疼痛の発症機序が異なること、また一患者でも麻薬の効果がその病状に応じてさまざまに異なることが、神経障害性疼痛に対する麻薬の効果が一定でない原因であろう（Portenoy et al 1990）。

ある種の神経障害性疼痛に対して麻薬が有効であ

ることが最近は示されている（Sidrup & Jensen 1999）。帯状疱疹後神経痛に対するモルヒネや経口オキシコドンの有用性が明らかにされている（Rowbotham et al 1991, Watson & Babul 1998）し、フェンタニルがさまざまな神経障害性疼痛に有用であることも明らかになった（Dellemijn & Vanneste 1997）。

今後多くの研究が必要ではあるが、麻薬は神経障害性疼痛に有用であると言える。ただし、麻薬に対する個々の患者の反応は異なり、神経障害性疼痛発症機序も異なるので、理想的な薬剤とは言えない。

NMDA受容体拮抗薬

ケタミンのようなNMDA受容体拮抗薬が神経障害性疼痛に対して有用なことが明らかになっている（Belgrade 1999, Wiesenfeld-Hallin 1998）。ケタミンの副作用は非常に大きな問題である一方、切断肢に伴う断端部痛にケタミンが有用であること（Nikolajsen et al 1996）や他の神経障害性疼痛に対する有用性も報告されている（Sang 2000）。しかし、神経障害性疼痛に対するNMDA受容体拮抗薬の有用性は今後の検討課題である（Sindrup & Jensen 1999）。

作業療法士および理学療法士に対する結論とその意義

痛みに対する薬物療法は非常に複雑な問題である。すべての患者の、すべての痛みを治療できる薬剤など存在しない。痛みの伝達・認知とその修飾系が複雑な機序をもっていることから、単独ですべての痛みを治療できる薬剤は今後も出現することはないと考えられる。患者の痛みに対して思慮し、そして薬剤を組み合わせて用いることが痛みの治療には欠かせない。痛みの治療は基本的にEBMに基づいて行われなければならず、また臨床的に有用か否かを常に判断しなければいけない。

リハビリテーションに従事する治療者にとって、主な鎮痛薬の効果および副作用を知ることは、鎮痛薬を服用する患者の状態を把握するために重要であり、また、痛み以外の観点からも患者を評価するために重要である。痛みの問題は、機能回復を進める上で以前にも増して重要な問題となってきている。したがって、理学療法・作業療法とともに適切な薬物療法を組み合わせて行うことによって疼痛をコントロールすることは不可欠である。

作業療法士と理学療法士は、患者の痛みに対する治療を先行させることによって、リハビリテーションプログラムへの参加・機能回復を促進することができるであろう。

学習問題・復習問題

1. NSAIDsの主な特徴を三つ述べよ。
2. 麻薬の副作用を五つ述べよ。
3. 三環系抗うつ剤が鎮痛作用をもつ機序を述べよ。
4. 三環系抗うつ剤の副作用を五つ述べよ。
5. 抗てんかん薬が鎮痛作用をもつ機序を述べよ。
6. 麻薬の投与経路を四つ述べよ。

参考文献

Arner S, Lindblom U, Meyerson B A, Molander C 1990 Prolonged relief of neuralgia after regional anesthetic blocks. A call for further experimental and systematic clinical studies. Pain 43: 287–297

Arner S, Meyerson B A 1988 Lack of analgesic effect of opioids on neuropathic and idiopathic forms of pain. Pain 33: 11–23

Baldessarini R J 1996 Drugs and the treatment of psychiatric disorders: psychoses and anxiety. In: Hardman J G, Limbird L E, Molinoff P B, Ruddon R W, Goodman Gilman A (eds) The Pharmacological Basis of Therapeutics, 9th edn, Vol. 1. McGraw-Hill, New York, pp 383–435

Barkas G, Duafala M E 1988 Advances in cancer pain management: a review of patient-controlled analgesia. Journal of Pain and Symptom Management 3: 150–160

Belgrade M J 1999 Following the clues to neuropathic pain. Postgraduate Medicine 106: 127–140

Benson H A E, McElnay J C 1994 Topical non-steroidal anti-inflammatory products as ultrasound couplants. Physiotherapy 80: 74–76

Bjorkman R 1995 Central antinociceptive effects of non-steroidal anti-inflammatory drugs and paracetamol. Experimental studies in the rat. Acta Anaesthesiologica Scandinavica Supplementum 103: 1–44

Bjorkman R, Hallman K M, Hedner J, Hedner T, Henning M 1996 Nonsteroidal antiinflammatory drug modulation of behavioral responses to intrathecal N-methyl-D-aspartate, but not to substance P and amino-methyl-isoxazole-propionic acid in the rat. Journal of Clinical

Pharmacology 36: 20S–26S
Breivik H, Cousins M J, Lofstrom J B, Sympathetic neural blockade of upper and lower extremity. In: Cousins M J, Bridenbaugh P O (eds) 1998 Neural Blockade in Clinical Anesthesia and Management of Pain. Lippincott-Raven Publishers, Philedelphia, pp 411–447
British National Formulary Vol. 36 1999 British Medical Association and Royal Pharmaceutical Society of Great Britain
Brownridge P, Cohen S E, Ward M E 1998 Neural blockade for obstetrics and gynaecological surgery. In: Cousins M J, Bridenbaugh P O (eds) Neural Blockade in Clinical Anesthesia and Management of Pain. Lippincott-Raven Publishers, Philadelphia, pp 557–604
Byas-Smith M G, Max M B, Muir J, Kingman A 1995 Transdermal clonidine compared to placebo in painful diabetic neuropathy using a two-stage 'enriched enrollment' design. Pain 60: 267–274
Carr D B, Cousins M J 1998 Spinal route of analgesia – opioids and future options. In: Cousins M J, Bridenbaugh P O (eds) Neural blockade in clinical anesthesia, Lippincott-Raven Publishers, Philadelphia, pp 915–983
Chabal C, Jacobson L, Mariano A, Chaney E, Britell C W 1992 The use of oral mexiletine for the treatment of pain after peripheral nerve injury. Anesthesiology 76: 513–517
Chren M-M, Bickers D R 1991 Dermatological pharmacology. In: Goodman Gilman A, Rall T W, Nies A S, Taylor P (eds) The Pharmacological Basis of Therapeutics, Vol. 2. Pergamon Press, New York, pp 1572–1591
Coggeshall R E, Zhou S, Carlton S M 1997 Opioid receptors on peripheral sensory axons. Brain Research 764: 126–132
Concepcion M 1996 Acute complications and side effects of regional anesthesia. In: Brown D L (ed) Regional Anesthesia and Analgesia. WB Saunders Company, Philadelphia, pp 446–461
Cousins M J, Veering B T 1998 Epidural neural blockade. In: Cousins M J, Bridenbaugh P O (eds) Neural Blockade in Clinical Anesthesia and Management of Pain. Lippincott-Raven Publishers, Philadelphia, pp 243–321
Davis K D, Treede R D, Raja S N, Meyer R A, Campbell J N 1991 Topical application of clonidine relieves hyperalgesia in patients with sympathetically maintained pain. Pain 47: 309–317
De Benedittis G, Lorenzetti A 1996 Topical aspirin/diethyl ether mixture versus indomethacin and diclofenac/diethyl ether mixture for acute herpetic neuralgia and postherpetic neuralgia: a double-blind cross-over placebo-controlled study. Pain 65: 48–53
Dellemijn P L, Vanneste J A 1997 Randomised double-blind active-placebo-controlled crossover trial of intravenous fentanyl in neuropathic pain. Lancet 349: 753–8
Devor M 1995 Periheral and central nervous system mechanisms of sympathetic related pain. Pain Clinic 8: 5–14
Diabetes Control and Complications Trial Research Group 1993 The effect of intensive treatment of diabetes on the development and progression of long-term complications in insulin-dependent diabetes mellitus. New England Journal of Medicine 329: 977–986
Dirig D M, Konin G P, Isakson P C, Yaksh T L 1997 Effect of spinal cyclooxygenase inhibitors in rat using the formalin test and in vitro prostaglandin E2 release, European Journal of Pharmacology 331: 155–160
Dray A 1995 Inflammatory mediators of pain. British Journal of Anaesthesia 75: 125–131
Ferrante F M, Paggioli J, Cherukuri S, Arthur G R 1996 The analgesic response to intravenous lidocaine in the treatment of neuropathic pain. Anesthesia and Analgesia 82: 91–97
Foley K M 1985 The treatment of cancer pain. New England Journal of Medicine 313: 84–95
Frank R G, Kashani J H, Parker J C, Beck N C, Brownlee-Duffeck M, Elliott T R, Haut A E, Atwood C, Smith E, Kay D R 1988 Antidepressant analgesia in rheumatoid arthritis. Journal of Rheumatology 15: 1632–8
Gebhart G F, McCormack K J 1994 Neuronal plasticity. Implication for pain therapy. Drugs 47 Suppl 5: 1–47
Gerber J G, Nies A S 1991 Antihypertensive agents and the drug therapy of hypertension. In: A. Goodman G, Rall T W, Nies A S, Taylor P (eds) The Pharmacological Basis of Therapeutics. Pergamon Press, New York, pp 784–813
Godfrey R G 1996 A guide to the understanding and use of tricyclic antidepressants in the overall management of fibromyalgia and other chronic pain syndromes. Archives of Internal Medicine 156: 1047–1052
Gordh T, Karlsten R, Kristensen J 1995 Intervention with spinal NMDA, adenosine, and NO systems for pain modulation. Annals of Medicine 27: 229–34
Gustafsson L L, Wiesenfeld-Hallin Z 1988 Spinal opioid analgesia. A critical update. Drugs 35: 597–603
Hoffman B B, Lefkowitz R J 1991 Catecholamines and sympathomimetic drugs. In: Goodman Gilman A, Rall T W, Nies A S, Taylor P (eds) Goodman and Gilman's Pharmacological basis of Therapeutics, Vol. 1. Pergamon Press, New York, pp 187–220
Insel P A 1996 Analgesic-antipyretic and antiinflammatory agents and drugs employed in the treatment of gout. In: Hardman J G, Limbird L E, Molinoff P B, Ruddon R W, Gilman A G (eds) Goodman and Gilman's Pharmacological Basis of Therapeutics. McGraw-Hill, New York, pp. 617–657
Jeal W, Benfield P 1997 Transdermal fentanyl. A review of its pharmacological properties and therapeutic efficacy in pain control. Drugs 53: 109–138
Jones R H, Tait C L 1995 Gastrointestinal side-effects of NSAIDs in the community. British Journal of Clinical Practice 49: 67–70
Karavelis A, Foroglou G, Selviaridis P, Fountzilas G 1996 Intraventricular administration of morphine for control of intractable cancer pain in 90 patients. Neurosurgery 39: 57–61
Kastrup J, Petersen P, Dejgard A, Angelo H R, Hilsted J 1987 Intravenous lidocaine infusion – a new treatment of chronic painful diabetic neuropathy? Pain 28: 69–75
Kehlet H 1995 Synergism between analgesics. Annals of Medicine 27: 259–262
King S A, Strain J J 1990 Benzodiazepines and chronic pain. Pain 41: 3–4
Kingery W S 1997 A critical review of controlled clinical trials for peripheral neuropathic pain and complex regional pain syndromes. Pain 73: 123–139
Kopacz D J 1996 Regional anesthesia of the trunk. In: Brown D L (ed) Regional anesthesia and analgesia. WB Saunders Company, Philadelphia, 1996, pp 292–318

Lubenow T 1996 Analgesic techniques. In: Brown D L (ed) Regional Anesthesia and Analgesia. WB Saunders Company, Philedelphia, pp 644–657

Malmberg A B, Yaksh T L 1992 Antinociceptive actions of spinal nonsteroidal anti-inflammatory agents on the formalin test in the rat. Journal of Pharmacology and Experimental Therapeutics 263: 136–146

McCormack K, Brune K 1991 Dissociation between the antinociceptive and anti-inflammatory effects of the nonsteroidal anti-inflammatory drugs. A survey of their analgesic efficacy. Drugs 41: 533–547

McQuay H J, Tramer M, Nye B A, Carroll D, Wiffen P J, Moore R A 1996 A systematic review of antidepressants in neuropathic pain. Pain 68: 217–227

Meidan V M, Walmsley A D, Irwin W J 1995 Phonophoresis – is it a reality?, International Journal of Pharmaceutics 118: 129–149

Melzack R, Wall P D 1965 Pain mechanisms: a new theory. Science 150: 971–979

Morello C M, Leckband S G, Stoner C P, Moorhouse D F, Sahagian G A 1999 Randomized double-blind study comparing the efficacy of gabapentin with amitriptyline on diabetic peripheral neuropathy pain. Archives of Internal Medicine 159: 1931–1937

Nikolajsen L, Hansen C L, Nielsen J, Keller J, Arendt-Nielsen L, Jensen T S 1996 The effect of ketamine on phantom pain: a central neuropathic disorder maintained by peripheral input. Pain 67: 69–77

O'Banion M K 1999 Cyclooxygenase-2: Molecular biology, pharmacology and neurobiology. Crticial Reviews in Neurobiology 13: 45–82

O'Brien C P 1996 Drug addiction and drug abuse. In: Hardman J G, Limbird L E, Molinoff P B, Ruddon R W, Gilman A G (eds) Goodman and Gilman's Pharmacological Basis of Therapeutics. McGraw-Hill, New York, pp 557–577

Orth D N 1995 Cushing's syndrome. New England Journal of Medicine 332: 791–803

Perl E R 1999 Causalgia, pathological pain and adrenergic receptors. Proceedings of the National Academy of Science USA 96: 7664–7667

Pleuvry B J 1983 An update on opioid receptors, British Journal of Anaesthesia 55: 143S–146S

Portenoy R K, Foley K M, Inturrisi C E 1990 The nature of opioid responsiveness and its implications for neuropathic pain: new hypotheses derived from studies of opioid infusions. Pain 43: 273–286

Porter J, Jick H 1980 Addiction rare in patients treated with narcotics. New England Journal of Medicine 302: 123

Rainsford K D 1999 Profile and mechanisms of gastrointestinal and other side effects of nonsteroidal anti-inflammatory drugs (NSAIDs). American Journal of Medicine 107: 27S–35S

Rawal N 1996 Neuraxial administration of opioids and nonopioids. In: Brown D L (ed) Regional Anesthesia and Analgesia. WB Saunders Company, Philadelphia, pp 208–231

Reisine T, Pastarnak G 1996 Opioid analgesics and antagonists. In: Hardman J G, Limbird L E, Molinoff P B, Ruddon R W, Gilman A G (eds) Goodman and Gilman's Pharmacological Basis of Therapeutics. McGraw-Hill, New York, pp 521–555

Rogers J N, Ramamurthy S 1996 Lower extremity blocks. In: Brown D L (ed) Regional Anesthesia and analgesia. WB Saunders Company, Philadelphia, pp 254–278

Rosenberg J M, Harrell C, Ristic H, Werner R A, de Rosayro A M 1997 The effect of gabapentin on neuropathic pain. Clinical Journal of Pain 13: 251–255

Rosner H, Rubin L, Kestenbaum A 1996 Gabapentin adjunctive therapy in neuropathic pain states. Clinical Journal of Pain 12: 56–58

Rowbotham M C, Davies P S, Fields H L 1995 Topical lidocaine gel relieves postherpetic neuralgia. Annals of Neurology 37: 246–253

Rowbotham M C, Davies P S, Verkempinck C, Galer B S 1996 Lidocaine patch: double-blind controlled study of a new treatment method for post-herpetic neuralgia. Pain 65: 39–44

Rowbotham M, Harden N, Stacey B, Bernstein P, Magnus-Miller L 1998 Gabapentin for the treatment of post-herpetic neuralgia. Journal of the American Medical Association 280: 1837–1842

Rowbotham M C, Reisner-Keller L A, Fields H L 1991 Both intravenous lidocaine and morphine reduce the pain of postherpetic neuralgia. Neurology 41: 1024–1028

Sang C N 2000 NMDA-receptor antagonists in neuropathic pain: experimental methods to clinical trials. Journal of Pain and Symptom Management 19: S21–25

Sindrup S H, Jensen T S 1999 Efficacy of pharmacological treatments of neuropathic pain: an update and effect related to mechanism of drug action. Pain 83: 389–400

Stein C, Schafer M, Hassan A H S 1995 Peripheral opioid receptors. Annals of Medicine 27: 219–221

Tanelian D L, Brose W G 1991 Neuropathic pain can be relieved by drugs that are use-dependent sodium channel blockers: lidocaine, carbamazepine, and mexiletine. Anesthesiology 74: 949–951

Tollison C D, Kriegel M L 1988 Selected tricyclic antidepressants in the management of chronic benign pain. Southern Medical Journal 81: 562–564

Urmey W F 1996 Upper extremity blocks. In: Brown D L (ed) Regional Anesthesia and Analgesia. WB Saunders, Philadelphia, pp 254–278

Vaile J H, Davis P 1998 Topical NSAIDs for musculoskeletal conditions. Drugs 56: 783–799

Vane J R 1971 Inhibition of prostaglandin synthesis as a mechanism of action for aspirin-like drugs. Nature 231: 232–235

Veering B T 1996 Local anesthetics. In: Brown D L (ed) Regional anesthesia and analgesia, WB Saunders Company, Philadelphia, pp 188–207

Wallace M S, Dyck J B, Rossi S S, Yaksh T L 1996 Computer-controlled lidocaine infusion for the evaluation of neuropathic pain after peripheral nerve injury. Pain 66: 69–77

Ward N G 1986 Tricyclic antidepressants for chronic low-back pain. Mechanisms of action and predictors of response. Spine 11: 661–665

Watson C P, Babul N 1998 Efficacy of oxycodone in neuropathic pain: a randomized trial in postherpetic neuralgia. Neurology 50: 1837–1841

Wiesenfeld-Hallin Z 1998 Combined opioid-NMDA antagonist therapies. What advantages do they offer for the control of pain syndromes? Drugs 55: 1–4

Willingale H L, Gardiner N J, McLymont N, Giblett S, Grubb B D 1997 Prostanoids synthesized by cyclo-oxygenase isoforms in rat spinal cord and their contribution to the development of neuronal hyperexcitability. British Journal of Pharmacology 122: 1593–1604

Winter J, Bevan S, Campbell E A 1995 Capsaicin and pain mechanisms. British Journal of Anaesthesia 75: 157–168

Woolf C J 1995 Somatic pain – pathogenesis and prevention. British Journal of Anaesthesia 75: 169–176

Woolf C J, Mannion R J 1999 Neuropathic pain: aetiology, symptoms, mechanisms, and management. Lancet 353: 1959–1964

Yaksh T L 1985 Pharmacology of spinal adrenergic systems which modulate spinal nociceptive processing. Pharmacology, Biochemistry and Behavior 22: 845–858

Yaksh T L 1988 CNS mechanisms of pain and analgesia. Cancer Surveys 7: 5–28

Yaksh T L 1999 Spinal systems and pain processing: development of novel analgesic drugs with mechanistically defined models. Trends in Pharmacological Sciences 20: 329–337

Zeigler D, Lynch S A, Muir J, Benjamin J, Max M B 1992 Transdermal clonidine versus placebo in painful diabetic neuropathy. Pain 48: 403–408

Zhang W Y, Li Wan Po A 1994 The effectiveness of topically applied capsaicin. A meta-analysis. European Journal of Clinical Pharmacology 46: 517–522

（住谷昌彦）

セクションIV

痛みの病態

本セクションの目次

17. 筋骨格痛　381

18. 神経障害性疼痛　407

19. 急性痛の管理　437

20. 慢性痛の問題　455

21. がんの痛み　471

22. 慢性痛と精神科的問題　485

17

筋骨格痛

Bill Vicenzino, Tina Souvlis,
Anthony Wright

本章の目次

概　要　381
　学習の目的　382

急性の足関節捻挫　382
　病因論的特徴と臨床的な意味　382
　治療アプローチと理論的根拠　385
　　緊急管理の時期　385
　　早期後外傷期　386
　　リハビリテーション期　386
　要　約　387

変形性膝関節症　387
　変形性膝関節症における関節痛の病因論的特徴　388
　治療アプローチと理論的根拠　389
　要　約　390

腰下肢痛：神経根性と体性関連痛　390
　S1神経根症の病因論的特徴　390
　非神経根性の体性S1痛の病因論的特徴　392
　治療アプローチと理論的根拠　393
　要　約　393

慢性外側上顆炎　393
　病因論的特徴と臨床的な意味　394
　治療アプローチと理論的根拠　395
　要　約　395

筋痛　396
　急性受傷筋痛の病因論的特徴と臨床的な意味　396
　急性の筋痛と筋損傷に対する治療アプローチと理論的根拠　397
　びまん性の筋痛状態の病因論的特徴と臨床的意義　398
　線維筋痛症と筋・筋膜痛症候群の治療アプローチとその理論的根拠　399
　要　約　400
　学習問題・復習問題　400

概　要

　この章では筋骨格痛において問題となる領域について考える。

　その内容としては筋骨格痛の病因論に関わる因子や、背景となる痛み受容のメカニズム、加えて学生が臨床トレーニングで習得することになるしっかりとした臨床的な理由付けを行う力を養い、合理的なアプローチから治療に結び付ける基本的な考え方を学ぶ。筋骨格痛として取り扱われる疾患の例として、急性の足関節捻挫、変形性膝関節症、腰下肢痛、慢性の上腕骨外上顆炎を用いる。また、筋の痛み（筋痛）についてはいくつかの慢性筋痛症候群（たとえば線維筋痛症、筋・筋膜疼痛症候群など）の特徴でもあるため、包括的に扱うこととする。この章の目標は患者にとって最適の利益が得られるように、学生がその知識や技術を使えるように導いていくことである。

　想像しうることだが、筋骨格痛の臨床症状はその背景にある病因によってさまざまな面を現す。たとえば足関節などの捻挫の場合、受傷後すぐに診察すると、慢性的に痛みのあるものや変形性関節症の場合とは違った特徴を示す。脊椎の構築性要素が原因となる上下肢の痛みは、神経学的に説明のつく関連痛の場合とは違った徴候や症状、治療のアプローチ

がある。急性の筋・腱の伸展損傷（肉離れなど）の受傷後の痛みは同部位の過剰使用（オーバーユース）による障害の痛みとは異なる。筋に限局して存在する急性、あるいはオーバーユースによる痛みはびまん性で、慢性の筋痛を特徴とする線維筋痛症や筋・筋膜疼痛症候群のような状態とは病因が異なる。受傷をしてからの時間、受傷のタイプや性質、他に外傷があるかどうか、再受傷かどうか、充分で適切な治療がされたかどうかといったいくつかの因子は現在の徴候や症状に反映されるため、筋骨格痛の状態における病因論に影響を与えるであろう。痛みの形成のメカニズムの変化は、筋骨格痛に大きく関与する。そのため、治療者にとって患者の状態とその治療における病因論を考える前に、患者の痛みの状態を注意深く診察することが重要である。

学習の目的

1. 炎症過程を主因とする外傷後の筋骨格痛。
2. すべての筋骨格痛が炎症過程を示すわけではない。
3. すべての痛みがその痛みのある部位の局所的な病理変化を示すわけではない。
4. 全般的な痛みのメカニズムの知識は、筋骨格痛を理解する上で重要である。
5. 関節系、神経系、感覚運動系、運動系の失調がしばしば筋骨格痛の状態に存在する。
6. 関連する関節系、神経系、感覚運動系、運動系の失調は自動的に一定の段階で収まるものではない。これらの失調は痛みを感じなくなっても自動的に元に戻るものではないからである。
7. 筋骨格痛の治療は
   - 筋骨格系の組織に急性損傷があった場合の炎症過程に配慮すべきである
   - すべての場合に炎症の治療が必要なわけではない
   - 痛みがある部位には常に治療を行う必要があるというわけではない
   - さまざまな痛みのメカニズムの知識を必要とする
   - しっかりとした臨床の裏付けに基づいて行われるべきである
   - 臨床的な検査により得られた徴候や症状を考慮して行うべきである
8. 臨床的なアセスメントから注意深く識別された徴候や症状は、背景に存在する病因を示している。

急性の足関節捻挫

足関節の外傷は臨床で頻繁に治療が行われる疾患で、一般的であり、なおかつ急性の捻挫の病因論と管理を理解する上で必要ないくつかの鍵を特徴としてもっていることから、急性の関節捻挫を考える上で良い例となる。たいていの場合、足関節の捻挫は足を底屈／内反の状態に捻った時に起こる。これは足場の悪い所に足を底屈した状態でついた時、または気をそらしている時に足を底屈した状態で着地した時に起こる（スポーツ中にボールや他の選手に集中していたり、足場の悪い所を誰かと話しながら歩いている時など）。

この外傷では足関節と中足部のさまざまな構造が関係するが、たとえば次のようなものが障害されるであろう：前距腓靱帯、前下脛腓靱帯、踵腓靱帯、足根洞内の神経血管束、距骨滑車、内外果および腓骨筋腱（Brukner & Khan 1991, 1993）。臨床的な検査とそのデータを解釈する場合、急性外傷はこの章の後半で触れられる他の慢性の痛みや関連痛とは特徴的に異なり、痛みがある部位とその痛みの構造的な源はほぼ同じである。したがって、痛みを感じる部位のすぐ下にある損傷した組織から痛みが生じており、検査時に痛みの原因を調べる際には容易に識別できる。

病因論的特徴と臨床的な意味

足関節の捻挫から24時間以内であれば患者は強い痛みと足関節の腫脹を認め、触ると熱く、発赤も存在しうる。痛みと腫脹は損傷した組織の部分よりやや範囲が広くなる。これらの徴候と症状に加え

て、患者は著明な機能障害を示すが、特に背屈ができないことによる障害（たとえば階段を下りる、つま先歩き（底屈）などの動作、また背屈を避けるために下肢全体が外旋した状態）がみられる。このように患者は炎症過程の主要な徴候と症状（疼痛、腫脹、熱感、発赤、機能不全）を示す。炎症過程は受傷後すぐにはじまり、血管性、細胞性、化学的に複合した変化の過程が72時間程度まで続く。急性期外傷の理学療法における管理の確実な土台を確立するにはまず、背景に存在する徴候と症状、病因論的特徴の関係を理解すること、次に治癒過程に関与する生物学的な変化を理解することが重要である。

外傷の際、またはそのすぐ後の痛みはグループⅢ・Ⅳタイプの求心性線維の侵害受容器への機械的、化学的刺激の結果生じる。求心線維への機械刺激ははじめに外傷機転の力による軟部組織の直接の伸張により起こり、次に続いて起こる腫脹による機械的な軟部組織の伸展の結果起こる。

炎症の期間に放出されるプロスタグランジン、ロイコトリエン、ブラジキニン、ヒスタミン、セロトニンなどの強力な侵害性の物質により、化学的な刺激が起こる（Fantone 1990, Kidd et al 1996）。これらの化学物質もまた神経終末を感作することから、痛みの受容に関与する要因は数多く存在すると言える（Hargreaves 1990）。たとえば、化学的に感作した神経終末はより小さな機械刺激により痛み受容を起こすことが知られており、通常は痛みを感じない程度の弱い刺激が痛み受容の原因となる。また、極端な場合には痛みを引き起こす外的刺激がない状態でも慢性に続く痛みが存在する場合がある（Sluka 1996）。

上述の急性の外傷後に引き続いて起こる痛みの過程について、神経系は炎症過程の受け手であると示してきたが、この場合はそうではない。むしろ神経系は積極的に炎症過程に関与することが示されてきている（Basbaum & Levine 1991, Rees et al 1994, Sluka 1996）。たとえばポリモーダルC線維の刺激は神経終末からサブスタンスPとCGRPを放出させ、血漿成分の血管外遊出が起こる（Lembeck & Holzer 1979, Morton & Chahl 1980）。これらの無髄の小径線維の炎症過程における積極的な役割は、これらの線維をブロックすると炎症の程度が減少することにより確認されている（Joris & Hargreaves 1987）。また、後根反射も関節の急性期の炎症に関与することが報告されている（Rees et al 1994）。その他、交感神経系もこの急性期の神経原性の炎症において役割を担うが（Basbaum & Levine 1991）、これについては後根反射を介したものではないと考えられている（Rees et al 1994）。

外傷で損傷した組織においてはいくつかの現象が並行して起こるが、いずれも障害部位の血管に著明な影響をもたらし、急性の軟部組織損傷の主要徴候である腫脹や浮腫を引き起こす。たとえば、循環する血小板の破綻、白血球や肥満細胞は血管内皮を変化させ、血管内液の漏出を起こす（Fantone 1990）。血小板凝集システムの活動はセロトニン、ヒスタミン、トロンボキサンA_2などの血管作動性物質の放出を通して血管透過性を亢進させる。またこのシステムは、外傷による出血のコントロールにおける重要なメカニズムである血餅（クロット）の刺激や制御を通して、ホメオスタシスの維持に関わっている。

加えて、炎症メディエータであるプロスタグランジン、ロイコトリエン、血小板活性化因子などは、身体の免疫システムにおいて欠くことのできない構成要素である古典的な補体系を活性化する。補体系は多量の血漿タンパクを産生し炎症反応に関与する。これらタンパクの役割の一つは、肥満細胞と好塩基球の脱顆粒作用によってヒスタミン、ロイコトリエン、血小板活性化因子を放出させ、血管透過性の亢進を引き起こすことである。

これらのメカニズムは外傷後に見られる腫脹に大きく関与する。たいていの外傷では傷ついた血管からの最初の出血は少量である。受傷してすぐにかなりの程度の関節腫脹がある場合には、大血管の損傷などの高度の血管性の構造破綻が起こっている可能性があり、この場合は緊急の医療処置が必要となる。

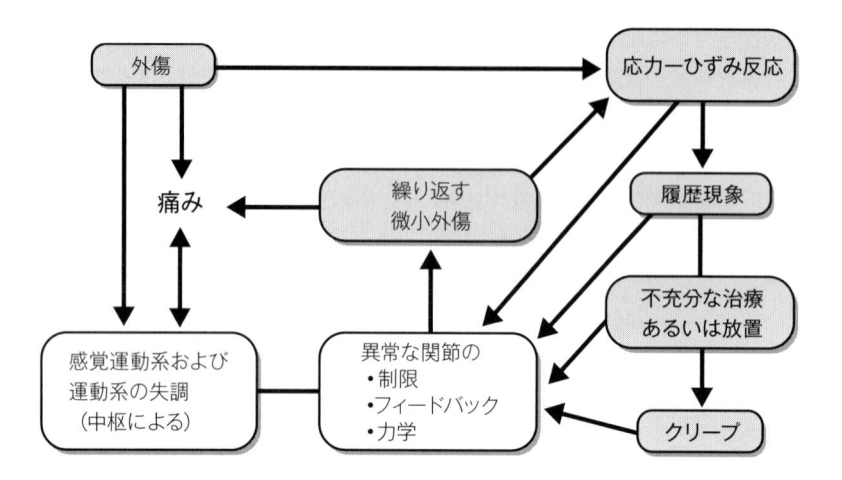

Fig 17.1 このダイアグラムは外傷の力学的後遺症がどのように痛み、特に外傷後から持続し続ける痛みにつながるかを示している。この中には応力―ひずみ関係、履歴現象とクリープの特性などの結合織の性質による特徴が含まれており、関節力学の異常につながり、感覚運動系や運動系の失調を引き起こし、傷害の治癒を遅らせ、さらなる障害と痛みを引き起こす。適切な治療の中には残存する靭帯線維、未熟な瘢痕組織、痛み受容器に対する有害な伸張ストレスをチェックすることが含まれている。

　外傷後に見られる機能不全は、通常の関節力学的な障害や感覚運動機能、疼痛の結果起こる。足関節捻挫を例にとってみると、患者は足関節の底屈内反による外傷のために前距腓靭帯の断裂を起こし、結果として治療のアプローチに大きな影響を与える生体力学的な現象が起こっている。

　Fig 17.1は、靭帯や関節包のような周囲の関節制動機構などの結合組織における急性損傷の生体力学的モデルを表したものである。足関節が底屈内反の方向に強制された場合には、前距腓靭帯とその付随組織が応力―ひずみ関係 stress-strain relationship に従って変化する（Bader & Bouten 2000）。応力―ひずみ関係は、はじめ小さい力では曲線的に変化するが、負荷が増えると直線的になり、ある一定の充分な力が加わると靭帯は完全断裂してしまうことになる。臨床的な動揺性のテストでは、動揺性が強いものは動揺性グレードⅢとされる（Brukner & Khan 1993）。グレードⅠは動揺性がほとんどないもの、グレードⅡは最もよくみられるもので、部分断裂を含み、グレードⅠ～Ⅲの中で最も多様性をもつ。グレードⅡの断裂の場合、靭帯の長さの影響や、多様な関節力学的効果のため影響され合って一様にならず（Bader & Bouten 2000, Frank 1996）、程度の差がある（Fig 17.1）。この関節力学的な変化の結果、通常の加重でもより大きいクリープ creep と履歴現象 hysteresis※訳注65 が生まれて、微小外傷の繰り返し、炎症、関節の侵害受容器に対する異常な負荷などが増し、痛みも増加するだろう（Fig 17.1）。

　このような悪循環を阻害するためには、外傷後すぐに適切な関節力学を確立することが重要である。これは適切な可動域を得るための特別な徒手療法の後、治療的な運動療法、テーピング、装具固定によって回復させた関節運動を正常なパターンに維持し、調節することで達成される。この靭帯の拘束と関節の動き、機能の制御モデルでは靭帯部における感覚の抑制も引き起こされる。足関節の靭帯損傷により、著明な固有感覚（関節の位置覚、バランスをとる機能、動作覚、振動覚）と筋の防御収縮のタイミングの失調が起こるということはよく知られている

※訳注65　物質の状態が現在の条件だけでなく、過去の経路の影響を受ける現象。

(Bullock-Saxton 1994, Fernandes et al 2000, Lentell et al 1995, Pope et al 1998, Wilkerson & Nitz 1994, Wilkerson et al 1997)。感覚運動系や運動系に対する影響は局所のみに留まらず、殿筋の機能においても失調が見られる（Bullock & Saxton 1994）。興味深いことであるが、足関節捻挫の筋力に及ぼす影響については諸説あり、確立された見解はない（Lentell et al 1995, McKnight & Armstrong 1997, Wilkerson et al 1997)。

外傷や痛みによる感覚運動系や筋機能への影響も、身体のさまざまな部位について人体や動物モデルにおいて報告されている（Hodges & Richardson 1998, 1999, Indahl et al 1997, Richardson 1987, Svensson et al 1998, Valeriani et al 1999a, 1999b, Zedka et al 1999)。感覚運動系や運動系の失調は関節機能の異常を起こし、外傷の治癒を遅延させ、筋骨格痛の長期化、再受傷の可能性を高める（Fig 17.1参照）。

炎症反応は治癒過程の準備期間であると考えられ、受傷後72時間程度続く。急性期の炎症反応に続いて細胞と基質の増殖の期間が数週間あり、その後、再生と成熟の期間になるが、これは12～24か月を要する（Andriacchi et al 1987, Martinez-Hernandez & Amenta 1987)。

増殖の期間には、外傷部位において、特に補体系からの血漿タンパクであるC5aのような走化因子の放出により、好中球、単球、リンパ球の増加する炎症期間によってはじまり、細胞活性の亢進した状態が持続する。

細胞と基質の増殖の期間は、単球、マクロファージ、線維芽球の増加が特徴である。単球とマクロファージは、炎症期間の結果として生じた細胞の残屑や凝塊を活動的に貪食する。線維芽細胞は、損傷した結合組織の構造（たとえば靭帯など）に置き換わる瘢痕組織を形成する上で大きな役割をもつ。

形態学的にはこの期間は、もととなる早期に形成された血塊の中で、その後びまん性の血管ネットワークの形成につながる幼弱な血管内皮細胞から血管肉芽組織の形成が起こる（Andriacchi 1987)。未熟な瘢痕組織もコラーゲンの量を徐々に増し、できてきたコラーゲン原線維を包むようにして、無構造の基質を形成する。これらの形態学的変化をよく反映しているのは、タイプⅢコラーゲン、DNAレベル、グリコサミノグリカンであり、瘢痕がより成熟するとともにタイプⅠコラーゲンの量が増え、浮腫の軽減に伴って含水量が減少する（Martinez-Hernandez & Amenta 1987)。

細胞性の増殖期を反映する徴候と症状としては、腫脹と疼痛が軽減し、荷重歩行などの機能は改善されるが、特異的なストレステストを行うと構造的、機能的な動揺性は残っている。続く数週で増殖期は再生と成熟の時期に移行する。再生期の特徴は特に線維芽細胞とマクロファージの細胞数が減少し、コラーゲン原線維の径が太くなること、瘢痕のコラーゲン基質の密度が高くなること、また血管分布の減少する時期が並行して起こる。治癒のための瘢痕組織の成熟期は、機能的な改善が早期に得られたとしても数か月あるいは数年続く（Andriacchi 1987, Martinez-Hernandez & Amenta 1987)。

多くの因子が局所と全身の双方で治癒過程に影響すると考えられている（Martinez-Hernandez & Amenta 1987)。局所因子としては受傷当初の重症度と範囲、再受傷であるかどうか、局所血流の悪さ、感染などがある。全身的な要素としてはビタミンC、亜鉛、タンパク質のような栄養素や全身疾患としての糖尿病、ステロイド使用の後遺症などが関与する。

治療アプローチと理論的根拠

ほとんどの急性の関節捻挫に対する治療アプローチとしては通常、①緊急管理の時期（急性炎症期）、②外傷後早期（細胞と基質の増殖期）、③リハビリテーション期（細胞と基質の増殖から再生と成熟の時期）の3期に分けて考えられる。

緊急管理の時期

緊急管理の時期は2時間から24時間とされ、限局した腫脹と疼痛といった炎症の反応が残存してい

ることは重要である。この反応は特に損傷メカニズムと同じ動きをしないよう、損傷した部位の安静を保つことで得られる。たとえば、足関節の底屈内反による捻挫の場合、背屈と外反は勧めてよいが、底屈と内反は奨励すべきではないということになる。このため、治療者は患者にアドバイスを与え、教育する義務があり、また、外傷機転となったストレスに対する何らかの保護手段として、テーピングや装具などを施行しなければならない。このようなテーピングや装具の装着は足関節の動きを制限する上で効果的であり、他の外傷を防ぐ上でも有益であるというエビデンスが報告されている（Codova et al 2000, Thacker et al 1999）。

テーピングおよび装具の装着や損傷した構造を相対的に休ませるとともに、炎症過程の効果を遅らせ、元に戻るのを助ける、冷却 ice、圧迫 compression、挙上 elevationによる治療（ICE）が一般的に勧められる。腫脹に対する挙上と圧迫の効果に関するエビデンスがいくつかある（Sims 1986, Wilkerson 1985）。冷却の効果に関してエビデンスもやはりいくつかあり、よく行われる。また、間欠的な圧迫と冷却は腫脹と疼痛を軽減し、動作を改善するのに有益であるとされるため、推奨されている（Quillen & Rouillier 1982）。

一方、さまざまな物理療法があり、抗炎症効果や治癒効果については、いまだその多くは証明されていない。超音波とレーザー治療の炎症過程に対する効果については生体外の実験において生体内と同等の効果があると示されているが（Dyson 1987, Harvey et al 1975, Shimizu et al 1995, Young & Dyson 1990）、ヒトの足関節の治療における臨床的な効果についての検討は、ランダム化試験の結果から疑問視されてきている（de Bie et al 1998, Nyanzi et al 1999）。また、高電圧電気刺激法は動物の生体内実験において著明な腫脹軽減効果があることが示されている（Bettany et al 1990a, 1990b）。

早期後外傷期

早期後外傷期は受傷後24〜48時間後からはじまり、これは活動的な炎症期間が終わりかけている時期で、数週間にわたって続く。受傷後2日目にはすでに、背屈など損傷した組織を引き伸ばさない方向（すなわち安全な方向）への運動が推奨される。早期に安全な方向への運動を勧めることは腫脹を軽減し、機能的な瘢痕組織の再生を早め、また最も重要なことである機能的な運動パターンの回復につながる。

完全な固定は結合組織や治癒過程にある組織に対して有害であり、結果として構造的に弱く組織学的にも脆弱な瘢痕組織を形成する（Andriacchi et al 1987）。興味深いことに、ある最近の足関節外傷の再建術後のリハビリテーションに関する研究では、足関節を固定した群よりも固定しなかった群において可動域、機能およびストレス撮影の結果が良好であることが示されている（Karlsson et al 1999）。治癒傾向にある瘢痕組織は機能的活動により力学的にガイドされ、結合組織原線維の構築的配列と方向、基質と周囲のコラーゲン原線維との相互的な関係に刺激を与える（DeLee 1990, Andriacchi et al 1987）。

外傷後48〜72時間以内に起こる固有感覚異常と反応時間の延長など、感覚運動系や運動系の失調に対する治療的訓練は、部分荷重からはじまり、機能的な改善と痛みの軽減とともに徐々により刺激が強く、必要とされる動作に移行していく。はじめは特異的な運動療法が多用され、運動バイオフィードバックテクニックとその器具などによる付属的な処置、促通手技、テープや装具、徒手療法（軟部組織マッサージと関節マニピュレーション）などが含まれる。

リハビリテーション期

リハビリテーション期は、実際は早期後外傷期の時期にはじまり、結合組織構造の治癒の形態学的特徴を考慮に入れると、理論的には6〜12か月続く。不幸なことに、この期間は患者の望むレベルまでの回復が得られるまでの期間となることが多い。

この期間には二つの大きな構成要素がある。一つ

目は早期後外傷期にはじまり、高いレベルの身体活動まで発展せしめるための運動療法プログラムであり、患者の仕事やレクリエーションで必要とされる種類とレベルを満たす、機能的必要性を反映するものである。

　この時期のもう一つの構成要素としては、損傷した関節だけでなく他の関節や構造に対するさらなる外傷を予防すること、という高い（三次元的な）レベルの痛みと外傷の予防である。たとえば、足関節の外傷では背屈の可動域制限、固有感覚障害とある種の活動（たとえばサッカー、バスケットボール、ネットボールをする）は、再受傷の可能性を非常に高くする（Pope et al 1998, Wilkerson & Nitz 1994）。そのため、リハビリテーション・プログラムの中で特異的なストレッチングや可動域訓練、感覚運動系の回復を促す運動療法、スポーツテーピングや装具の着用で保護を行うなどして、これらの危険因子に注意することが非常に重要である。バランスボードの使用は感覚運動系の改善に役立つことが示されており（Gauffin et al 1998, Hoffman & Payne 1995, Sheth et al 1997, Wester et al 1996）、外傷後および再受傷の予防のためのリハビリテーションに強く推奨されるものである。

要　約

- 急性期の関節捻挫は痛みを伴い、それは24〜48時間以内に、痛みの典型的な炎症反応の性質である疼痛、腫脹、発赤、機能障害を含み、外傷機転のわかるような特徴的な徴候と症状のパターンを示す
- 痛みはたいてい損傷した構造の範囲に現れる（原発性の痛覚増強）
- 急性の関節損傷における痛みの過程は主に末梢に由来する
- 炎症期の治療は挙上、圧迫、冷却による。最も大事なのは損傷した靭帯に有害なストレスをかけないことであり、テーピングや装具が効果的である
- 治癒過程にはいくつかの時期があり（増殖期、成熟期、再生期）、たいていは炎症期に続いて起こる
- 治癒過程の結果できた線維性の瘢痕組織は、その部位にかかるストレスに反応して変わる。そのため、有害なストレスを避け、機能的なストレスは奨励すべきである
- 障害性の動きやストレスに対する特徴的な生体力学的反応がある。応力－ひずみ曲線、ヒステリシスおよびクリープの特性を理解することは、適切な治療をする上で必要とされる保護的で適度な機能的ストレスを理解する上で重要である
- 急性の関節痛に関連する一貫した特徴は筋と感覚運動系の失調であり、筋の抑制と痙攣、固有感覚の喪失がある
- すべての筋骨格痛と外傷の治療は、感覚運動系および筋機能の失調に重きを置くべきである
- 足関節外傷の再受傷を避けるためには、固有感覚の再教育、背屈の維持増強が必要である。保護的なテーピングや装具の着用が有効である

変形性膝関節症

　変形性関節症は最もよく遭遇する疾患である。原発性の変形性関節症ではその徴候と症状は病的な原因の結果起こるが、二次的な変形性関節症は一般に、関節構造の損傷や関節への異常なストレス、関節軟骨変性に続発して起こるものと考えられている。患者は関節の固さ、動揺性、筋力低下、機能的な制限を訴えるが、この状態における症状の初期の特徴は痛みである。変形性関節症に関連した痛みの原因は多々あり、この章では痛みを生み出す可能性のある原因を強調するため、膝の変形性関節症の例を使用する。

　変形性関節症で最も一般的に構造の異常があるのは関節軟骨である。この状態の形態学的な特徴は軟骨の毛羽立ち fibrillation と断片化であり、また結果として軟骨下骨の硬化と骨内の囊胞形成が起こる。軟骨下骨の微小骨折が見られる場合もある。極端な例では関節軟骨が完全になくなってしまって、骨の表面が露出する（Stockwell 1991）。増殖した軟骨

が骨化して、関節の辺縁の部分に骨棘の形成が起こる場合がある。

この項で考えられている変形性関節症では、痛みと機能障害にあまり関係のない加齢による多少の関節軟骨の変性については言及していない。

変形性膝関節症における関節痛の病因論的特徴

患者の訴えはその病期によって異なる。初期の大きな特徴は痛みであり、しばしば関節の奥の方のうずくような痛みとして語られる。痛みはその関節の構造と障害部位により、膝の内側あるいは外側に存在する。よく患者は動きに伴う痛み（特に屈曲伸展の最終域において）や体重をかけた後の痛みを訴えるが、これらは休むと良くなる。しかし、特にひどいケースでは、動かずに休んでいる時でも痛みを生じる。

変形性膝関節症の痛みはその特徴として1日の終わりに強く感じられ、夜に痛みが強くなり、朝起きると関節が固くてその後しばらく動きづらい。患者は痛みと可動域の減少による機能制限を訴え、時には動作や活動を最小限にするが、特に痛みの強い時期には痛みを感じないよう、やや屈曲した状態など楽な肢位にしている。

理学的所見では関節水腫を認めたり、繰り返す水腫や（この状態の末期では）骨棘の形成のため関節が腫大し、関節包が厚くなる。関節は触ると柔らかくて熱感を帯びていたり、動かすと捻髪音が顕著に観察されたりする。可動域の減少は一般的であるが、早期には最終可動域の部分が減少し、状態が進むとさらに減少していく。筋の阻害と筋力低下は痛みと関節水腫が起こるとすぐに出現し、大腿四頭筋の急速な萎縮へとつながる（Slemender et al 1997）。関節の変形にしばしば関係するのはその関節の固さと筋力低下であるが、外傷後の変形は関節症の状態への前段階として起こる。

興味深いことに、病態生理学的に変形性関節症の主要な構造である関節軟骨には痛みの受容器がなく、痛みを出すような刺激に対して感応しない（Kellgren 1983）。このことは、関節症の痛みは他の構造やメカニズムから生まれることを示している。当初、関節症の際に強く炎症を起こす滑膜が痛みに感受性がある、というエビデンスも多少あった（Kellgren & Samuel 1950）。しかしながら、近年の研究ではこの部位に神経性炎症の際に出る神経ペプチドが存在することが示されており、求心性の神経支配があることが示唆されている（Schaible & Grubb 1993）。軟骨と骨の崩壊は炎症メディエータの放出を引き起こし、そのため滑膜炎が起こり、滑膜の厚さが増し、関節液の量が増え、関節包内の圧力が高くなる。

急性の足関節捻挫の例で議論されたように、炎症の存在は痛み受容の過程に含まれる末梢神経、脊髄、脊髄より上位の神経系の感作を引き起こす。通常の関節の運動では、関節構造内にある機械刺激感受性求心線維（グループⅢ、グループⅣ求心線維）は活性化されない（Grigg et al 1986）。それらは最終可動域まで屈伸した時に、関節にダメージを受ける可能性があることを知らせる時にのみ活性化される。しかしながら、関節内で起こっている炎症の状態と炎症メディエータ（たとえばプロスタグランジン、ブラジキニン）の放出が求心線維を感作している状態では、通常の可動域で動かしているにもかかわらず、反応するようになることが強調されている。求心線維の受容野が広がり、関節症の安静時痛を引き起こすと考えられる持続性の放電が起こる（Schaible & Schmidt 1985）。

加えて、正常な関節で機械的な痛み刺激に反応しない、機械刺激非受容性線維のグループがあり、これらの求心線維は炎症後に活性化し、動作によって感作される。これは非活動的侵害受容器 silent nociceptors の働きと考えられており（Schaible & Grubb 1993）、痛みの伝達や増強に関与する。炎症性変化に伴って関節内の圧が上昇すると、これにより組織内で増加したストレスにさらされている痛み受容器が活性化される（Schaible & Grubb 1993）。

末梢の求心線維が感作されることに加えて、無髄求心線維の終末から放出されるサブスタンスPなど

の神経ペプチドが炎症反応（神経原性炎症）を増強させ、結果として血漿の血管透過性が亢進することでさらに関節の浮腫を招く（Zimmerman 1989）。

脊髄後角のメカニズムも変形性関節症に関連する痛みに関与する。脊髄のニューロンに対する刺激の研究では、皮膚と筋の受容野と関節の入力の受容野は集約されていることが示された（Schaible & Grubb 1993）。このような二次ニューロンは皮膚や筋などからの刺激に対して反応し、関節を取り巻く皮膚や深部組織で受容した痛みを伝える（すなわち皮膚と筋の痛覚増強）。このように脊髄のニューロンは感作されることで、閾値が下がり刺激に対する反応性が亢進し、受容野が拡大して動きによる関節周囲組織や皮膚に対する非侵害的な刺激や、触覚刺激に対して活動性が亢進し、痛みが受容されるようになる（Farrell et al 2000）。

興味深いことに、急性炎症の時期には持続的な下行性抑制系の影響が増加すると示されている。脊髄より上位の活動が、脊髄や末梢神経の興奮に対していくらかの反対の働きをしていると考えられる（Sluka & Rees 1997）。この中枢の効果に加えて、炎症に反応して鎮痛を司る末梢のオピオイド受容器が増えることが示されている。これらのレセプターは滑膜にあり、オピオイドは炎症のある組織から放出され、疼痛のレベルを下げるように活性化する（Stein et al 1999）。つまり、中枢と末梢双方の神経系の活動は、炎症を起こした関節症の関節の痛みのレベルを下げるように活動する。

変形性関節症の痛みに付随して起こるのは、筋と感覚運動系の異常である。先に述べたように患者は痛みが軽減されるような姿勢をとったり、痛みを伴う活動を避けたりする。これは、ある部分では患者の意識的な行動であるが、運動反射における関節の求心線維の効果を反映してもいる。関節内の炎症は屈曲反射を増加させ（Ferrell et al 1988）、これは関節症の膝に特徴的な屈曲変形の原因となりうる。反対に痛みと関節の腫脹がある時には収縮の能力を減少させるようなこともあり（Lund et al 1991）、影響は小さいが（たとえ少なくとも）大腿四頭筋の阻害になる。

固有感覚は変形性関節症の膝では低下し（Garsden & Bullock-Saxton 1999）、固有感覚の障害は片側性の関節症の場合でも両側性にあり、関節の固有感覚の中枢での制御機構が考えられている（Sharma et al 1997）。

状況が重なると痛みと外傷によって引き起こされた運動制御の障害により、関節のコントロールが困難となる（Hodges & Richardson 1996）。痛みがあると安定性のために重要な筋の活動を遅らせることにつながり、活動のパターンは変わる。そのため、このような状況では、個々の患者の活動性に対する痛みの影響を見極めることが重要となる。

治療アプローチと理論的根拠

変形性関節症の患者の治療は理学的所見から得られること、痛みのレベル、患者の機能的な活動性、要求されることなどにより個別に行うべきである。痛みと炎症を抑える治療は抗炎症剤の服用、熱感や腫脹など活動的な炎症がある時期には冷却を行うことが含まれる。長期に続く痛みと腫脹には、温熱や経皮的電気刺激法（TENS）など他の物理療法を用いることで軽減される（Nicholas 1994）。

筋と感覚運動系の機能の改善を目的とした積極的な運動は重要であり（McCarthy & Oldham 1999）、最近の研究では徒手療法、運動療法の組み合わせが膝の関節症の患者に有効であることが報告されている（Deyle et al 2000）。関節症の治療としての運動療法は、薬剤や手術療法に比べると比較的調査が進んでおらず（Chard et al 2000）、患者の管理において臨床的に効果があるかどうかの理由付けについては、臨床家の技能に帰するところがある。

痛みの調節と運動系の機能の明確なバランスがあることについては、認識されるべきである。関節の安定性を維持し正常な機能を促進するため、筋の適度な活動を確保することは重要であるが、動きが痛みに対して引き起こす影響については、治療中だけでなく家庭における運動プログラムでも常に考慮しなければならない。特に痛みが長引いていたり、後

から痛みが出てくるような時、関節症の運動療法プログラム中に痛みを悪化させるようなことは適当ではない。

要　約

- 痛みは膝の変形性関節症の主要な特徴の一つである
- 関節可動域の減少、関節の変化と変形、筋力低下が痛みに伴って起こる
- 痛みは概して関節内の炎症、滑膜内の水腫と浮腫、軟骨下骨の変化などにより末梢から引き起こされる
- 炎症は末梢と中枢の双方の感作の原因となり、動きや触覚に対する感受性の亢進から、動きがなくても慢性的に痛みを感じる状態になる
- 感覚運動系の失調と関節の神経筋コントロールの変化も起こりうる
- 治療は個々の患者の所見に基づいて、痛みの寛解と感覚運動系の失調の改善を目標に行うべきであり、機能の維持と生活活動を積極的に行えることが重要である。そして、運動療法と徒手療法がこの目的に合致する

腰下肢痛：神経根性と体性関連痛

　腰下肢痛は現代社会に一般的に起こり、頻繁に治療が行われている。背部に関係する痛みを理解することは重要である。なぜなら、患者が痛いと訴えている領域は必ずしも痛みの原因の部位ではないからであり、その部位が必ずしも治療を行って効果がある領域ではない場合があるということを認識しておかなければならない。

　下肢に関連する痛みのある腰痛は、単純に神経根の絞扼と神経機能の障害であると以前は結論付けられていた。最近では、神経絞扼は関連痛の原因であるが、それだけが原因となりうる因子ではないと考えられている。神経支配されている構造は関連痛を起こす可能性があり、これらの構造が神経系でないため体性関連痛 somatic referred pain という言葉

がつくられた（Bogduk 1984)。しかしながら、脊髄神経根の病態は特にこれが運動と感覚の神経機能を司り、そのような機能障害の結果は患者の正常な機能を行う能力に直結するため、誤診されてはならないし過剰視されても無視されてもいけない。

　脊髄神経根の病理と関連痛の病因論的なメカニズムをこの章で扱う。L5-S1における神経根障害による腰痛と下肢痛を脊髄神経根の病理の症例として使用し、また腰痛のあるなしにかかわらず、L5-S1の神経根障害のない下肢痛を体性関連痛の例として使用する。

S1神経根症の病因論的特徴

　この状態にある患者はほとんどが、個別の皮膚節 dermatome に従った腰部から下肢に放散する痛みを訴え、また特徴的には皮膚節の遠位に痛みを感じる。痛みの質は鋭く急激なもので、動作や触刺激により増悪する。患者は神経根の機械刺激に対する反応性が亢進しており、腰と下肢の動作により増悪する。

　神経根障害による痛みは、典型的には性質上、神経根の圧迫により起こり、知覚異常、知覚脱失、運動麻痺、腱反射の低下を示す。S1神経支配の筋の筋力低下のような運動の徴候と症状は、この神経根の圧迫の徴候である。すなわち、母趾の背屈や足関節の底屈の筋力低下があってもなくても、足関節の背屈筋力の低下があればS1神経根の圧迫の存在を確認する所見となる。アキレス腱の腱反射も消失する。

　感覚障害の徴候と症状はS1皮膚節領域のしびれや知覚異常として明らかになるが、運動障害と複合して現れれば診断の助けとなる。実際、神経伝達能力の変化があることが臨床テストあるいは電気診断学的手法によって確かめられることが、症状が圧迫によって引き起こされていると診断する上で必要となる。

　下肢に放散する痛みは一般的に座骨神経痛として知られている。下肢の痛みは一般的に神経根の圧迫によって出現すると考えられており、根性痛という

言葉が使われる。神経根は中枢と末梢神経を結ぶ役割をしており、神経上膜、神経周膜がないという点で異なるため、末梢神経に比べて圧迫の力に対してダメージを受けやすい。神経根は後根神経節と同様、運動神経、感覚神経の複合した構造を形成しており、栄養供給と圧迫に対する保護の役割をすると考えられる脳脊髄液に浸っている（Rydevik 1984）。

椎間板ヘルニアや変性による椎間孔部の骨棘形成を含む腰椎のいくつかの形態的変化は、神経根の圧迫の原因となりうる。以前はこの痛みは神経根の圧迫と構造的な変形に関係していると考えられていた。しかしながら、動物と人体を使った実験で圧迫があっても痛みがない場合があることが示された。たとえば、脚を組んだ状態で座って腓骨神経が圧迫されると知覚異常や知覚麻痺、筋力の低下などの感覚が起こるが、これには痛みを伴わない。痛みを出すには神経根の圧迫や牽引などの力学的な異常の前に、神経根の炎症の存在を必要とする（Howe et al 1977）。

圧迫による神経根のダメージは神経根部の循環に影響し、その結果起こる虚血が炎症や浮腫の原因となる（Rydevik et al 1984）。この炎症は神経の結合組織を支配する神経 nervi nervorum からも起こりうる（Ashbury & Fields 1984）。この神経叢は侵害受容機能があり、関係する神経に沿って主たる神経の全長にわたり痛みと感覚に影響する（Bove & Light 1997）。

神経根の圧迫と損傷は神経の脱髄と神経腫の形成を起こすが、それにより神経根の過興奮が起こり、自発放電や機械刺激に対する感受性の亢進が引き起こされる（Devor 1994）。結果として、脊椎の動きに伴う通常の神経の動きが、神経圧迫と同様に痛みの原因となることがある。

髄核の脱出に伴う椎間板障害により神経根は刺激性の物質にさらされ、神経根は感作され、その結果、神経根の圧迫や牽引は痛みを伴うものとなる（Boulu & Benoist 1996）。健常な椎間板の線維輪は、神経への刺激になるとされている髄核の含有物質に神経根がさらされることを防いでいるが、椎間板の変性や障害は髄核の脱出を起こし、神経根は化学刺激物質に暴露されることとなる。

この痛みの強い状態における病態は、脊髄後角部と脊髄より上位の構造に痛みの強い部位からの持続する入力がされた結果、中枢神経系に変化が起こる。末梢の痛み受容器の機械刺激に対する感受性の上昇とともに、持続する神経伝達物質（たとえばサブスタンスPや興奮性のアミノ酸など）の放出による特異的受容器の活性化が脊髄で起こることで痛み受容が起こり、神経損傷と炎症に続く痛みの反応に関与する（Mao et al 1995）。

触覚の感覚過敏（アロディニア）は、通常は侵害受容求心性線維のみが接続していた二次ニューロンに太径有髄線維が接続するという後角の再構成 re-organization の結果としても起こる（Cervero & Laird 1996）。深部の構造からの痛み受容求心性線維からの入力も反射を亢進させ、おそらくハムストリングスの防御機能によって、SLRテストの減少に関与していると考えられる（Hall & Elvey 1999）。

神経根障害は基本的には神経系の機能不全であるが、局所の筋や関節の変化も存在する（O'Sullivan et al 1997a）。急性腰痛と再発した慢性の腰痛に関する研究では、障害された運動分節周囲の局所の筋の変化について報告している（Hides et al 1994, Hodges & Richardson 1996, 1999）。多裂筋の防御抑制は、はじめの腰痛の発生時に起こり、その再発時にも存在する（Hides et al 1994, 1996）。これは慢性腰痛の問題の原因とも考えられている。

L5神経根の圧迫は、L5-S1分節動体部の椎間板と椎間関節に対する急性外傷や、繰り返す微小外傷の結果として起こると考えられる。元の障害の時間的経過と障害の程度によって、臨床検査で分節動体部の動揺性や特異的な動きの制限など関節の機能不全がみられる。動揺性は足関節の捻挫の場合と同じように、線維輪や関節包の破綻から生じる。動きの制限は炎症に続く瘢痕形成の結果として生じる。椎間孔部の変性による変化は、損傷の後期の結果として起こる。

非神経根性の体性S1痛の病因論的特徴

　L5-S1分節部の機能不全は、椎体、椎間板、椎間関節、棘間靭帯、その部位の筋の病理学的変化の結果生じる。患者は腰の局所の痛みだけでなく、下肢に放散する痛みを訴える。この痛みの広がりは領域を限定することがむずかしく、皮膚節に特異的に一致するわけではない（Bogduk 1984, Kellgren 1939）。このタイプの症状を示す患者は、知覚障害、下肢の筋力低下を示すが、臨床テストや電気診断学的テストにおいて所見を認めない。

　椎間板、椎間関節、靭帯、筋に対する刺激により、下肢への放散痛が出現するというエビデンスが報告されている（Bogduk 1984, Kellgren 1938a, 1939, Lewis 1937）。逆に、これらの部位に局所麻酔を投与すると関連痛が改善するという報告がある。興味深いことに、異なる脊髄レベルと関連痛を生じる構造には各々重なりが見られるという報告がある（Grieve 1994）。圧痛（痛覚増強）とアロディニアは症状の源だけでなく関連した部位に出現するため、症状の原因としての構造やメカニズムを決定する際に困難をきたす。そのため、痛みの源としての可能性のある部位を評価する技術が、鑑別診断をする際に重要である。

　体性関連痛のメカニズムはまだ完全には理解されていない。しかしながら、中枢神経系の機能の変化が関連痛の原因となるということが、一般に認識されている。そして、皮膚からの入力よりも（筋や関節など）、より深部の体性組織や内臓がその引き金になっているようである（Mense et al 1997）。関連痛の症状を引き起こす可能性がある、いくつかのメカニズムについて以下に示す：

1. 痛みは同じ分節支配の領域に出現し、後角の同じ二次ニューロンに接続する。このことの一つの例として、心臓の関連痛は左の肩に出るということがあげられる。このメカニズムはニューロンが深部の体性組織から入力を受ける際、皮膚からの求心性の入力も受けているということで、体表の関連痛を説明することができる。しかしながら、筋とその他の深部組織からの求心性線維の間の入力の収束については、そうではなさそうである（Hoheisel et al 1993）。

2. 組織や神経の損傷後の強い痛み入力は後角ニューロンの興奮性を増強し、感作を起こす。これにより受容野が広がることで、損傷部位よりも広い範囲に痛みが起こる。関連痛の形成は、はじめの刺激の強さと時間的な長さによるということが示唆されており（Arendt-Nielsen et al 1999）、はじめの刺激が強ければ強いほど離れた部位の痛みの広さと強さが増す。

3. 脊髄性や脊髄より上位からの交感神経系の出力は、関連の領域の神経栄養性の変化を起こし、関連痛の症状に関与するであろうと考えられる。痛み受容器はノルアドレナリンに対して感受性を発現し、交感神経活動によるノルアドレナリンが伝達物質として働くことで痛みが出現する。

4. 視床や大脳皮質などの脊髄上位の領域が変化を起こし、症状の原因から離れた領域の動きや触覚による刺激に対する反応性が高くなる。加えて、持続する求心性の痛み入力の結果、下行性抑制による制御が低下し、線維筋痛症の状態にあるような筋骨格系に広範に広がる症状の原因となる（Graven-Nielsen et al 1999）。

　離れた部位への関連痛の症状の原因となる二つの可能性のある筋書きが示され、これらの状態は別々に存在する傾向があると考えがちである。しかしながら、関連痛のメカニズムが考慮される時、両方のメカニズムが同時に存在することもありうる、とみることができる。S1神経根を圧迫する椎間板ヘルニアの患者は皮膚節に沿った鋭く急激な痛みを感じるとともに、殿部にうずくような深部の痛みを感じるが、痛みの原因としてみると体性と神経性の両方があるであろう。

　概要で触れたように、関連痛は痛みの原因の局在とその裏にある病因論を考えた上で診断する際に、その真価が問われる。熟練した臨床家はすべての徴

候と症状を考慮に入れ、痛み受容システムだけでなく、構造的な病態生理学的メカニズムによる理解を反映する臨床的な像に体系化する試みをする。

治療アプローチと理論的根拠

　腰下肢痛の患者の治療を考える際にはすべての身体テストを行って、痛みの原因と関連する症候学を決定することが重要である。筋力低下など明らかな神経学的脱落症状がある場合、治療として手術による除圧を行ったり、薬剤による痛みの管理などが必要となることから、より詳しく検査を進めていくことが適切である。

　神経学的あるいは体性的に症候の要因がはっきりしないような腰下肢痛の患者の場合は、個々に合わせた治療プログラムをつくるため、筋骨格系の専門家の検査に基づく臨床的な意味付けが必要となる。たとえば、動揺性の所見がある場合は、特異的な運動療法プログラムを行うことが有効であるというエビデンスがある（O'Sullivan et al 1997a, 1997b）。また、椎間の分節の動きが悪い状態があれば、徒手療法が適応となる（Maitland et al 2000）。

　神経の動態的な変化があれば、特異的な徒手療法のテクニックと運動が適応となる（Butler 1991, Hall & Elvey 1999）。腰椎では痛みは感覚運動系、運動系、筋の適正な機能を妨げることを示すエビデンスがあり、運動療法はこれらの障害や痛みを悪化させたり、再発させたりすることがないように働く（Hides et al 1996, McLain et al 1999, O'Sullivan et al 1997a, 1997b, 1998, Richardson et al 1999, Sullivan et al 2000）。興味深いことに、痛みと損傷に反応して起こる感覚運動系の機能の変化は、すべてではないが身体の他の場所でも起こることから、さらなる適正な運動と治療的介入を必要とする。

　痛みなく動かすことを勧めることの重要性に加え、問題の本質と腰の治療法に対して助言して患者を安心させ、動かないことによる悪影響を避けなければならない。

要　約

- 関係する脊椎と下肢の痛みは、神経の圧迫と刺激（神経根など）、体性の構造（椎間板、靭帯、関節）、あるいはこれらすべての痛みの発生源として可能性のあるものの組み合わせによって起こりうる
- 神経根の痛みは鋭く、急性の痛みで皮膚節に沿って起こる時には、遠位でより痛みが強いことが特徴的である
- 体性関連痛は深部のうずくような痛みが特徴で皮膚節に沿わない。
- 力学的、生体力学的な因子が神経根の圧迫の初期の病態生理学において重要である
- 真の神経根の圧迫では、筋力低下や反射の低下など神経伝達性の変化が出現する
- 中枢神経系の機能の変化もまたこの痛みの状態に関係する
- 根性痛は神経周囲の結合組織を支配する神経の炎症の結果、神経の機械刺激に対する反応性が亢進して起こる
- 神経系の変化に加えて、筋や関節の機能不全が臨床像に関係する。感覚運動系の失調がたいてい現れる
- 治療は存在する機能障害のタイプに対応して行われる検査所見により方針が決まる

慢性外側上顆炎

　慢性の外側上顆炎はすべての場合で適切というわけではないが、一般に「テニス肘」と言われており、人口の3％程度に起こり、15％でリスクが高いとされる（テニス、魚の加工、繰り返す手作業など）。

　慢性であるか急性であるか科学的に決定する有効なテストはないが、一般的にその発症から4〜6週間経つと慢性であるとされている。ここでは外側上顆炎は身体全体に起こりうるオーバーユースや、慢性的な筋と腱の痛み（膝蓋腱、アキレス腱炎など）

を一つのタイプとして分けるために例として使用する。

　筋骨格痛の章でこのような状態について扱う基本的な理由は、臨床的検査で容易に見つけられ、診断されるにもかかわらず、その背景に存在する病因論については、それを示すことが困難である場合があるからである。加えて、これらの病態は多くの場合、治療が非常にむずかしく、正常な機能を阻害する。

　複雑でない単純な外側上顆炎の場合、肘の外側の部分に痛みがあり、時に前腕や手関節部分にまで痛みが広がる場合がある。痛みは通常、間欠的であり、安静時にはなく、握る動作が必要な手作業をする時に悪化する。

　鍵となる動作テストは、外側上顆部を直接触った時の再現する痛みと同時に行う握力テスト grip-strength test である（Haker 1991）。慢性の外側上顆炎の場合は、力を入れても痛みを生じない握力の程度が低下している（Stratford et al 1993, Vicenzino et al 1996, 1998）。他の徴候は筋をストレッチした時の痛み、手関節の伸筋、特に短橈側手根伸筋の短縮である（Haker 1991, Stratford et al 1993）。理学的所見では患者は非常に痛いと訴えるが、たいていの場合、加えて運動機能制限が見られることに注意が必要である。この単純な臨床所見は、この状態の病因論においてはっきりとした結論が出ないということと非常に対照的である。

病因論的特徴と臨床的な意味

　外側上顆炎の手術治療の際に採られた生検組織検査の結果では、炎症過程のサインは見当たらなかった。一方で、結合組織の変性の所見が認められた（Nirschl 1989, Regan et al 1992, Verhaar et al 1993）。しかし、これらの所見については、痛みの部位への頻回のコルチコステロイドの投与によるものも混在し、影響している。

　この慢性の腱炎におけるコラーゲンの変性の所見は、よく問題を生ずる他の部位でも認められる（Khan & Cook 2000, Khan et al 2000, Nirschl 1989）。腱の病態に関するKhanとCook（2000）のレビューでは、膝蓋腱とアキレス腱に注目し、報告を行っている。慢性の外側上顆炎の病因論を研究する際、違ったアプローチを行って痛みの状態を特徴付け、可能性のある痛みのメカニズムについての理解を発展させた。

　外側上顆炎の痛みのメカニズムは二次痛覚増強である可能性があると示されている（Smith & Wright 1993, Wright et al 1992, 1994）。二次的な痛覚増強のメカニズムは、炎症によって産生される痛覚物質にC線維のポリモーダル受容器がさらされることによる末梢の感作よりも、中枢の感作によるものとされ、脊髄後角とさらに上位の中枢神経系のニューロンに対する興奮性の亢進と抑制系の減弱を意味する（Sluka 1996, Sluka & Rees 1997）。この中枢感作は、他の慢性痛の状態のメカニズムにおいても同様にみられる、痛み受容システムの機能不全といえる（他章参照, Cohen et al 1992, Cohen & Quintner 1993, Meyer et al 1994））。

　二次痛覚増強の特徴の一つは、その領域が神経学的に関連のある場所にみられるが、それが損傷した部位とまったくは一致しないということである。慢性の外側上顆炎の考えられる原因として、頚椎の構造由来の可能性もある。保存的な治療に抵抗性の慢性の外側上顆炎の患者のうちいくつかの症例では手術療法を行ったが、術後、痛みの状態の悪化がみられた患者に対して頚椎の治療を行ったシリーズ研究がある（Gunn & Milbrandt 1976）。われわれの研究室では、慢性の外側上顆炎のすべての症例について、実験に入る前に詳細な臨床検査を行っているが、頚部の痛みを感じたことがない患者のほとんどで、関節、筋、神経機能に異常が認められた（Vicenzino et al 1996, 1998）。プラシーボを加えたランダム化二重盲検研究で、頚部の徒手療法により、肘の痛みの一次的な閾値の上昇がみられるということが示され、このことは外側上顆炎が二次的な痛覚増強でありうるという概念と一致していたが（Vicenzino et al 1996, 1998）、頚椎の外側上顆炎に対する影響についてはさらに研究を要する。

外側上顆炎の他の二つの特徴は中枢神経系の関与の証拠となる。それらは運動系と神経系の機能不全である（Pienimaki et al 1997, Vicenzino & Wright 1996, Vicenzino et al 1995, 1998, Wright et al 1994, Yaxley & Jull 1993）。Pienmakiら（1997）は、外側上顆炎の患者の患肢は、反応時間、動きの速さと協調性においてその能力が落ちていることを示した。驚くべき所見として、患肢でない方の腕も通常の対照群と比較すると運動の機能不全がみられることがあり、これは中枢の運動制御に問題があるためだと考えられる。

神経系の機能不全はたいてい、神経動力学テストが陽性となることで明らかになる（Wright et al 1994, Yaxley & Jull 1993）。神経動力学テストが陽性となることの解釈は問題がないわけではないが、そのようなテストの意義を説明するために末梢や局所の神経組織と中枢の痛み受容のモデルという二つの競合するモデルが用いられる。末梢のモデルは周囲の組織の中で神経が滑動する力学的な制限を説明するテストであり、一方、中枢のモデルは神経系の処理過程を示す屈筋反射のようなものを指標とするテストである（Butler 1991, Vicenzino & Wright 1996）。

この段階ではどちらのモデルが慢性の外側上顆炎の状態を説明できるかは、はっきりとはいえないが、運動処理の障害と握力テストのような陽性のテストが存在する場合、状態の管理のガイドラインとなりうる。

これまでの議論から、この外側上顆に痛みが出ている症例は、比較的単純なものであると考えることができる。しかしこれは、いつもそうであるとは限らない。患者の中には同時に体性もしくは神経原性の頸部痛や、神経根性の痛みがみられる場合もある。頸部から腕の痛みと外側上顆炎が複合している場合、治療者は最も適当であると考えられる臨床的なテストを行って鑑別し、適切な方法で痛みのコントロールと機能の改善を行う必要がある。

治療アプローチと理論的根拠

Labelleら（1992）は、外側上顆炎の治療のメタアナリシスを行い、主にこれまで行われた研究の方法論的に稚拙であるため分析は不可能であると報告している。この報告に続いて、運動療法（Pienimaki et al 1996）と徒手療法（Drechsler et al 1997）について調べる、二つのランダム化臨床試験が行われた。

Pienimakiら（1996）は、徐々に行う筋力強化とストレッチの運動プログラムを行い、それが超音波よりも効果があると示した。この研究は方法論的に高度であり、慢性の外側上顆炎は運動のコントロールと筋の失調で、治療は機能障害に絞って行うべきであるという臨床的な視点と一致する。また、痛みはこの病態の一つの特徴でもある。

Drechslerら（1997）は、腕橈関節と橈骨神経のマニピュレーションが、マッサージよりも痛みと機能をよりよく改善するということを示した。また、「mobilization with movement」と呼ばれる新しい徒手療法が握力の改善と痛みの軽減に役立つということについて、1例報告（Vicenzino & Wright 1995）と症例検討がされている（Abbott et al 2000）。

徒手療法は痛みを軽減するため臨床的によく使われており、その効果についてはエビデンスが高くなりつつある（徒手療法の章参照）。再度述べるが、治療アプローチは、慢性の筋骨格痛を改善する刺激としての運動療法のプログラムを通して、身体活動に特異的に行われるものであるべきである。

要　約

- 痛みと運動機能不全は慢性の外側上顆炎のような状態の特徴である
- 炎症は慢性の外側上顆炎や他の慢性の腱の病態の特徴ではない
- 慢性の外側上顆炎の痛みとそれによると考えられる機能障害は、二次痛覚増強の痛みの過程の変化の結果としてあらわれる

- 運動系の障害は慢性の外側上顆炎の大きな特徴である
- 治療は痛みを取りつつ、運動系の障害に焦点をおいて行わなければならない

筋痛

　筋は神経支配が多く、痛みと機能障害の原因となりうる。筋痛にはいくつかのタイプがあり、患者は理学療法士や作業療法士を訪れる。それらは大きく二つのカテゴリーに分けられ、一つは明確なきっかけがあって起こる急性の限局した筋損傷と、もう一つは多くの場合慢性で、その現症と病因論が複雑な多発性筋痛である。

　急性の筋損傷では患者はたいてい、筋に過剰な負荷がかかってその線維の一部あるいは全部が切れてしまうような、急激な動きや微小外傷の繰り返しの動きなど、受傷機転について語る。痛みと損傷は多くの場合、同じ関節や運動分節に対して協力機能を有する一つ、あるいは少なくとも一つの群の筋に限られる。

　もう一つのタイプの筋痛は、広汎に身体のさまざまな部位と系（免疫、関節、心理学的）に起こる性質があり、付随的に出現し、たいていはその性質上経過が長い。これらの筋痛症候群は線維筋痛症候群や筋・筋膜痛症候群、結合組織炎、筋リウマチ、筋痛症、筋・筋膜炎、リウマチ性線維筋痛症、緊張性リウマチなどのように時間の経過でさまざまな名前が付けられてきた（Cantu & Grodin 1992, Salter 1999）。これらの病因論については明らかになっておらず、従来の医学的診断テストの否定的な結果と除外診断により、しばしば心理学的なことが原因であるとされることがある。近年、線維筋痛症と筋・筋膜痛症候群が、長い経過をたどり、広範囲に広がるうずきと痛みの徴候と症状の大まかな二つのグループについて説明する言葉として使用されている。

　CantuとGrodin（1992）は、そのような複合した痛みの状態の連続について詳述することにより、筋痛を詳しく分類した。彼らのシェーマでは、線維筋痛症候群は非常に複雑な病態の最終型であり（Carli et al 2000）、力学的あるいは急性の筋痛は最も単純なもの、筋・筋膜痛症候群はその中間であるとしている。これらの痛みの管理の最もよいアプローチは、その痛みの症候群の複雑さがどの程度の位置にあるかを考えることであると言及している。この項では筋痛とその治療の臨床的な症状を含めて、その病因論の概略について扱う。

　臨床的にみられることが多いタイプの筋痛が、他に二つある。一つは関連痛で、たいていは脊椎の構造や内臓に由来する。関連痛の現象と内臓痛はこの章の他の項で扱う。臨床的によくみられるもう一つの痛みは遅発性筋痛（DOMS）であり、特に伸張性収縮を含む慣れない運動を行った後に徐々に起こってくる筋の痛みである。この痛みはたいてい一過性であり、ここでは扱わない。DOMSについての詳細は、スポーツ医学や運動学の文献で情報を得ていただきたい。

　本章の他の項で詳述するように、筋と運動機能の病態は他の構造（すなわち関節、靭帯、関節包、神経、腱）に由来する筋骨格痛の状態に含まれる。筋は痛みと腫脹に反応して阻害され、弱くなる。傷害の後で痛みがある場合、筋は過剰に活動したり亢進した状態になることがある。阻害されたり亢進した状態になったりすることは、筋の損傷と痛みを起こしやすくするので、筋骨格痛を示す患者の筋と運動機能の検査を全体にわたり行わなければならない。

急性受傷筋痛の病因論的特徴と臨床的な意味

　先に述べた急性の足関節の捻挫とよく似ているが、クリニックを訪れた患者は理論通りの典型的な徴候と症状、および筋痛に関係する経歴があるであろう。筋の痛みの広がりのパターンは損傷した筋を越えて広がり、このような関連痛のメカニズムを示す報告もあるが（Andersen et al 2000, Arendt-Nielsen 1999, Kellgren 1938a, 1938b, Torebjork et al 1984）、痛みの部位は損傷した筋の深い部分にある場合が多い。痛みは他の典型的な炎症の徴候である腫脹、発赤、熱感、機能障害と関連しており、そ

の背景は足関節捻挫と同様である。

　腫脹の部位については、いくつかの理由で重要視されている。損傷した筋の部位を越えて広範に広がる浮腫は、筋の遠位に広がり、その筋だけでなく浮腫のある部位の構造（神経、腱、関節など）から、しばしば痛みと機能障害に関与する。損傷した筋の筋区画に限局する腫脹は、筋内の損傷を示す所見である。筋内の損傷と腫脹が考えられることを認識してその圧と緊張を検査することは、これがコンパートメント症候群の前段階になりうるため、重要である。

　ひどい損傷の後に腫脹があり、その出現が早く、進行していく場合には、医療的な処置が強く勧められる。その理由は、その部位への神経血管性障害がある場合があり、組織の壊死の可能性があるからである。

　ひどい筋断裂の場合、筋線維のすべての断裂があり、筋に段差と非連続性が観察されることがある。これは、しばしば断裂部より近位の断裂した線維束の収縮と関連している。筋損傷に続いて起こる機能障害は、筋の伸張性の低下と結果として起こる関節の動きの制限、筋力の低下あるいはその両方である。

　外傷に対する炎症反応に続いて起こる治癒過程は、急性の足関節捻挫で詳述したものと非常によく似ているが、厳密に違うのは、線維性の瘢痕によって治癒する靭帯や関節包のような結合組織と異なり、適切な環境下で筋線維が再生することである（Caplan et al 1987, Grounds 1991）。

　筋自体に直接外力が加わった時の筋の挫傷は病因論的に急性の筋断裂と似ており、上記のように炎症反応に続いて治癒過程がはじまる。治療は筋断裂の場合と同様で、結果はまれな場合を除いて悪いことはないが、時に治癒過程において血腫の吸収が遅れて線維芽細胞が骨芽細胞に取って代わり、筋内に骨化が起こってしまうことがある（Brukner & Khan 1993）。

　これらのケースでは筋痛は最初の数週では治まらない。夜間、朝起きた時、動作中のしつこい痛みを特徴とする臨床的な症状が続く。検査をすると筋の機能障害および触診で硬化しつつある血腫の存在による筋の機能障害が認められる。3～6週の間のレントゲン検査で損傷部に骨の形成が認められ、骨化性筋炎の診断が確定する（Brukner & Khan 1993, Sanders & Nemeth 1996）。骨化性筋炎は、患者がそれを悪化させなければ解決し、治療は悪化させる活動をせずに休息し痛みをとることである。

急性の筋痛と筋損傷に対する治療アプローチと理論的根拠

　急性の筋損傷の治療は、急性の足関節捻挫の場合と基本的には同じである。最初の視点は炎症過程の有害な効果を除去することであり、その後に機能障害を改善するための活動的なアプローチとなる。運動療法とマッサージは、筋痛と筋損傷には非常に大切な理学療法である。筋骨格痛の他のケースでもそうだが、患者の問題について臨床的な意味付けの過程が検査の中で行われることや、徴候と症状を見極めることで治療のアプローチが進められる。

　筋損傷の臨床では、その管理において特筆すべき二つの臨床症状がある。単純化するために次の言葉で表すが、それらは「伸張性」筋損傷と「収縮性」筋損傷である。これらの大きな違いは、損傷のメカニズムの違いと、筋の長さと強さのテストで鑑別される。

　伸張性筋損傷は通常患者が過剰に筋を引き伸ばす活動をした時に起こり、その際筋の長さは著明に短くなるにもかかわらず、筋の収縮力はたとえ正常とは言えないまでも充分にある。たとえば、サッカー選手が普通の可動域以上に脚を上げた時などに起こりうる。

　対照的に、収縮タイプの筋損傷は短距離走の際や走っている時に急加速した時など、急激な収縮に伴って起こり、筋の長さは変わらず、筋力テストにおいて、特に伸張性収縮で著明な低下が示される。

　これらの相違に関する仮説としては、伸張タイプの損傷は筋の結合組織の基質に影響を及ぼし、収縮性の要素は含まれず、一方、収縮タイプの損傷は結合組織の基質にはあまり関係なく、収縮メカニズム

に問題点があると考えられる。収縮性の断裂は、早い動きの中での、伸張性収縮と短縮性収縮の切り替えの協調性障害であると言うこともできる。

　これら二つの筋損傷の徴候は一般に独立の存在として起こるが、同時にも起こりうる。臨床症状の違いを特徴としてあげるならば、筋痛の管理の期間、特に初期の炎症に対して行う治療期間における治療内容が異なることである。伸張タイプの損傷は筋の長さを伸ばす治療アプローチが必要であり（たとえばPNF、温熱、ストレッチ、リラクセーション）、収縮性の損傷は収縮メカニズムの再教育と筋力強化（たとえば特異的な運動療法、伸張性収縮と短縮性収縮の協調運動、連続的な抵抗運動）が必要である。

　StantonとPurdam (1989) は、伸張性－短縮性収縮の複合した収縮性機能障害のあるハムストリングスの収縮性損傷への、臨床的な理論的根拠の例について示している。これらに対する運動療法は、短距離走をする際の股関節、膝の角度やハムストリングスの収縮タイプ、動きのスピードなど、ハムストリングスの収縮の要素に近似した形で行うべきである（Stanton & Purdham 1989）。

びまん性の筋痛状態の病因論的特徴と臨床的意義

　比較的複雑でない外傷後の筋痛の臨床症状とは対照的に、線維筋痛症や筋・筋膜痛症候群のびまん性のうずきや痛みは、さまざまな論議や反論をもたらした（Bennett 1999, 2000, Cantu & Grodin 1992, Cohen 1999, Cohen & Quintner 1993, 1998, Goldenberg 1999, Norregaard et al 1999, Quintner & Cohen 1994, 1999, Tunks et al 1995）。

　これはアメリカリウマチ学会 American College of Rheumatology が分類した、広く分布するうずきや痛みが少なくとも3か月以上続く状態である線維筋痛症候群でもそうである（Wolfe et al 1990）。その定義は身体全体の左右9か所、計18か所のうち11か所で、4 kg/cm^{2}の力で押した時、痛みを感じる領域があることが基準となる。これらの領域は以下の部位である

- 項部の筋の後頭部へ入る部分
- C5-C7の棘間靭帯
- 僧帽筋の上縁
- 棘上筋の筋腹
- 大胸筋の第2肋骨上、胸骨より2 cmの部位
- 上腕骨外顆部より2 cm遠位部
- 殿部の近位外側部
- 大転子の筋の付着部
- 大腿骨内顆部

しかしながら、線維筋痛症のこの分類と臨床的な診断との関連性やこの症候群の存在の必要性そのものが、近年では疑問視されている（Bennett 1999, Cohen 1999, Cohen & Quintner 1998, Quintner & Cohen 1999）。筋痛の広がりと同時に患者はしばしば睡眠障害を経験し、寝起きが悪く、朝体がだるく、しばしば不安やうつ傾向を経験する（Cantu & Grodin 1992）。この障害に関連して、身体的、生物学的、社会心理学的な障害があり、中枢神経系の痛み受容の変化、サブスタンスP、興奮性アミノ酸、ある種の神経ホルモンのレベルの異常などがみられる（Bennett 1999, 2000, Carli et al 2000, Goldenberg 1999, Graven-Nielsen et al 1999, Larson et al 2000, Russel et al 1996, 1999b, Sorensen et al 1998, Tunks et al 1995）。興味深いことに、Carliら（2000）は病気の程度は圧痛点の数と圧痛テストに対する反応性に関連するとしており、これはあまり知られてはいないが、明らかに複雑な線維筋痛症の病因論とは矛盾するようである。

　筋・筋膜痛症候群と線維筋痛症候群は診断学的な特徴が重なっており、その複雑さと重症度に連続性があるが、少なくとも二つの点で異なっていると考えられている（Cantu & Grodin 1992）。痛みの領域が限局（頭頸部、顔面、頸部から腕、体幹部から胸腹部、背部から大腿・下腿）しており、触診で認識される現象をトリガーポイントと呼ぶ。このトリガーポイントは過剰に刺激を感じる筋の部位として限局し、その筋膜は筋の機能不全を起こす（たとえば

固さ、筋力低下、固有感覚の低下）。線維筋痛症の圧痛点のようにトリガーポイントはたいてい圧痛があるが、その違いはトリガーポイントは固く、関連痛が特徴的なパターンを示し、時に触ると局所が痙縮する。TravellとSimons（1983, 1992）は、この状態に関する総合的な教本の中で、トリガーポイントの関連痛パターンについて詳述している。詳細についてはそちらを参照されたい。

　表面的に起こる特徴が明らかなのにもかかわらず、トリガーポイントの病態生理学については論争があり決着がついていない。トリガーポイントの筋・筋膜症候群に関する、末梢組織に基づいた痛みの出現のメカニズムが仮定されている（Travel & Simons 1983, 1992）。

　トリガーポイントの形成には二つの段階が考えられている。最初のものは初期に起こるが、これは神経筋の機能不全であり、次に筋萎縮の段階で筋の局所の構造的変化が見られる。興味深いことに病理学的な研究では、トリガーポイントの局所にはこれらの段階とその病因に一致するような一貫した所見がない。しかしながら、局所的な配置、トリガーポイントの関連パターン、筋内の病理学的所見の欠如は中枢のメカニズムを考えさせる。QuintnerとCohen（1994）は、末梢神経由来の二次的な痛覚過敏は筋・筋膜痛症候群の隠れたメカニズムを説明するのに好都合であると記述している。しばしば同時に、関節や神経系の機能不全、関連した姿勢と動きのバランスの欠如があるということは、この疾患には単に筋だけでなく、他の原因も含まれている障害であるという概念に一致する。

線維筋痛症と筋・筋膜痛症候群の治療アプローチとその理論的根拠

　筋骨格系の他の多くの疾患と同じく、全身的な臨床検査に基づいて段階的に進める身体活動の運動療法プログラムが、これらの状態に対する至適な治療アプローチとして必要である。線維筋痛症治療のメタアナリシスでは、運動や認知行動療法など薬理学的でない治療に加えて、痛みと抑うつに対する適切な薬理学的治療を並行して行うということが支持されている（O'Malley et al 1999, 2000, Rossy et al 1999）。中～高レベルの運動訓練を行うことは心身療法よりもやや効果があると、心身療法の体系的なレビューでは示されている（Hadhazy et al 2000）。

　この状態に対して行われる他の治療としては、ヒトのインターフェロンαを少量使用したり（Russel et al 1999a）、亜鉛（Russel et al 2000）、抗炎症剤（Russel et al 1991）、鍼治療（Berman et al 1999）を使うことがある。

　筋・筋膜症候群、特にトリガーポイントに対する治療についてはさまざまなことが記されているが、体系的な見直しはあまりされていないようである。研究者が直面する問題点は、均質な被験者群を見つけることがむずかしいということである。筋・筋膜痛症候群の治療の目標は筋膜痛の痛みを減じ、機能を回復させることである。TravellとSimmons（1983, 1992）はその代表的な教本の中で、筋・筋膜痛症候群におけるトリガーポイントの管理に関するいくつかのアプローチについて述べているが、特にトリガーポイントを含む筋のスプレー＆ストレッチと注射＆ストレッチのテクニックがある。スプレーと注射のテクニックは、筋・筋膜組織が伸張されている時に痛みを取る働きがある。

　虚血圧迫や筋・筋膜マッサージなどのマッサージテクニックが、別の方法として提唱されている。注射療法の使用を支持する文献があるが（Fischer 1999, Hong 1994）、すべてがそれを支持しているわけではない（McMillan & Blasberg 1994）。虚血圧迫とストレッチ・エクササイズは、頚部と上背部の痛みに有効であると示されている（Hanten et al 2000）。

　他に提唱されているアプローチとしては、すべてが一致する意見ではないが（Hong 1994, McMillan et al 1997）、自己リラクセーション autogenic relaxation（Banks et al 1998）、TENS（Graff Radford et al 1989, Hsueh et al 1997）、神経反射療法 neuroreflexotherapy（Kovacs et al 1997）、ドライニードリング dry needling（Hesse et al 1994）

がある。

超音波（Gam et al 1998）、レーザー（Simmons 2000, Simunovic et al 1998）などの電気治療はあまり役立つものではなく、運動とマッサージは多少効果があるようである（Gam et al 1998）。しかしながら、レーザーなどの治療法の結果を解釈する際には、方法論的に稚拙な場合、その有用性が隠されてしまう場合があり注意が必要である（Beckerman et al 1992）。

要　約

- CantuとGordon（1992）は、筋痛とは、一方の端に単純な一つの筋の痛みがあり、他方の端には複雑な複数の筋痛があり、臨床症状、病因論において複合する連続線上に存在するとしている
- 明確な外傷機転のある筋痛は、通常、関連痛の有無にかかわらず、筋に局在し病因論的に特徴的で単純である
- 外傷直後には炎症反応があり、数日間で解消し、足関節外傷の治癒過程と同様の治癒反応がその後起こる
- 関連する筋痛は重症度と慢性傾向の特徴として現れる
- 多数の筋や身体の部位に広がり、慢性化する筋痛は、複雑な病態生理があり、完全には理解されていない。そのような痛みとしては二つあり、線維筋痛症と筋・筋膜痛症候群である
- 慢性筋痛の病因論は、体性感覚の情報の中枢での処理過程の変化と、痛み受容機構の障害として中枢神経系の影響を受ける
- すべての筋痛の治療は筋の避けられない障害と運動機能に着目し、活動的な社会参加を奨励すべきである。運動療法は選択肢の一つであるが、患者の感じる痛みを考えて行うべきである

学習問題・復習問題

1. 外傷後すぐに起こる過程と、それが患者が感じる痛みにどのように関与するか述べよ。例として、膝の急性の内側側副靱帯損傷を用いよ。
2. 外傷後の治癒過程に含まれるステージと、そこに含まれる痛みのメカニズムと治療の適応について概略せよ。
3. 痛みを感じる部位が痛みの源でない場合のメカニズムは何か？
4. 筋骨格痛の存在下で他の系に起こりうる変化と、それがどのように治療計画に影響するかについて述べよ。
5. 下の状態の病因論と治療アプローチの適応について短くまとめよ：
    - 変形性股関節症
    - 頸部と上肢痛（例として上腕痛、頸上腕痛）
    - アキレス腱周囲炎
    - 急性の大腿四頭筋損傷、収縮性、伸張性の受傷タイプによる違いを明確に

参考文献

Abbott J, Patla C, Jensen R 2000 Grip strength changes immediately following elbow mobilisation with movement in subjects with lateral epicondylalgia. Proceedings of the 7th Scientific Conference of the IFOMT in conjunction with the MPAA, Perth, Australia

Andersen O K, Graven-Nielsen T, Matre D, Arendt-Nielsen L, Schomburg E D 2000 Interaction between cutaneous and muscle afferent activity in polysynaptic reflex pathways: a human experimental study. Pain 84(1): 29–36

Andriacchi T, Sabiston P, Dehaven K, Dahners L, Woo S, Frank C, Oakes B, Brand R, Lewis J 1987 Ligament: injury and repair. In: Woo S, Buckwalter J (eds) Injury and Repair of the Musculoskeletal Soft Tissues. American Academy of Orthopaedic Surgeons, Illinois, pp 103–128

Arendt-Nielsen L, Graven-Nielsen T, Svensson P 1999 Assessment of muscle pain in humans – Clinical and experimental aspects. Journal of Musculoskeletal Pain 7(1–2): 25–41

Ashbury A, Fields H 1984 Pain due to peripheral nerve damage: an hypothesis. Neurology 34: 1587–1590

Bader D, Bouten, C 2000 Biomechanics of soft tissues. In: Dvir Z (ed) Clinical Biomechanics. Churchill Livingstone, New York, pp 35–64

Banks S L, Jacobs D W, Gevirtz R, Hubbard D R 1998 Effects of autogenic relaxation training on electromyographic activity in active myofascial trigger points. Journal of Musculoskeletal Pain 6(4): 23–32

Basbaum A I, Levine J D 1991 The contribution of the nervous-system to inflammation and inflammatory disease. Canadian Journal of Physiology and Pharmacology 69(5): 647–651

Beckerman H, Debie R A, Bouter L M, Decuyper H J, Oostendorp R A B 1992 The efficacy of laser therapy for musculoskeletal and skin disorders – a criteria-based metaanalysis of randomized clinical trials. Physical Therapy 72(7): 483–491

Bennett R M 1999 Fibromyalgia review. Journal of Musculoskeletal Pain 7(4): 85–102

Bennett R M 2000 Fibromyalgia review. Journal of Musculoskeletal Pain 8(3): 93–110

Berman B M, Ezzo J, Hadhazy V, Swyers J P 1999 Is acupuncture effective in the treatment of fibromyalgia? Journal of Family Practice 48(3): 213–218

Bettany J A, Fish D R, Mendel F C 1990a High-voltage pulsed direct current: effect on edema formation after hyperflexion injury. Archives of Physical Medicine and Rehabilitation 71(9): 677–681

Bettany J A, Fish D R, Mendel F C 1990b Influence of high voltage pulsed direct current on edema formation following impact injury. Physical Therapy 70(4): 219–224

Bogduk N 1984 The rationale for referred patterns of neck and back pain. Patient Management, August: 13–21

Boulu P, Benoist M 1996 Recent data on the pathophysiology of nerve root compression and pain. Revue Du Rhumatisme 63(5): 358–363

Bove G M, Light A R 1997 The nervi nervorum – Missing link for neuropathic pain? Pain Forum 6(3): 181–190

Brukner P, Khan K 1991 The difficult ankle. Australian Family Physician 20(7): 919–930

Brukner P, Khan K 1993 Clinical Sports Medicine. McGraw-Hill Book Company, Sydney

Bullock-Saxton J E 1994 Local sensation changes and altered hip muscle function following severe ankle sprain. Physical Therapy 74(1): 17–31

Butler D 1991 Mobilisation of the Nervous System. Churchill Livingstone, Melbourne

Cantu R, Grodin A 1992 Myofascial Manipulation: Theory and Clinical Application. Aspen Publishers, Gaithersburg, Maryland

Caplan A, Carlson B, Faulkner J, Fischman D, Garrett W J 1987 Skeletal Muscle. In: Woo S, Buckwalter J, (eds) Injury and Repair of the Musculoskeletal Soft Tissues. American Academy of Orthopaedic Surgeons, Illinois, pp 213–291

Carli G, Suman A, Badii F, Bachiocco V, Di Piazza G, Biasi G, Castrogiovanni P, Marcolongo R 2000 Differences between patients with fibromyalgia and patients with chronic musculoskeletal pain. In: Devor M, Rowbotham M, Wiesenfeld-Hallin Z, (eds) Proceedings of the 9th World Congress on Pain, Vol. 16. IASP Press, Seattle, pp 1031–1037

Cervero F, Laird J M A 1996 Mechanisms of touch-evoked pain (allodynia): A new model. Pain 68(1): 13–23

Chard J A, Tallon D, Dieppe P A 2000 Epidemiology of research into interventions for the treatment of osteoarthritis of the knee joint. Annals of the Rheumatic Diseases 59(6): 414–418

Cohen M L 1999 Is fibromyalgia a distinct clinical entity? The disapproving rheumatologist's evidence. Best Practice & Research in Clinical Rheumatology 13(3): 421–425

Cohen M L, Quintner J L 1993 Fibromyalgia syndrome, a problem of tautology. Lancet 342(8876): 906–909

Cohen M L, Quintner J L 1998 Fibromyalgia syndrome and disability: a failed construct fails those in pain. Medical Journal of Australia 168(8): 402–404

Cohen M L, Arroyo J F, Champion G D, Browne C D 1992 In search of the pathogenesis of refractory cervicobrachial pain syndrome. A deconstruction of the RSI phenomenon. Medical Journal of Australia 156(6): 432–436

Cordova M L, Ingersoll C D, LeBlanc M J 2000 Influence of ankle support on joint range of motion before and after exercise: A meta-analysis. Journal of Orthopaedic & Sports Physical Therapy 30(4): 170–177

de Bie R A, de Vet H C W, Lenssen T F, van den Wildenberg F, Kootsra G, Knipschild P G 1998 Low-level laser therapy in ankle sprains: A randomized clinical trial. Archives of Physical Medicine and Rehabilitation 79(11): 1415–1420

DeLee J 1990 Tissue remodelling and response to therapeutic exercise. In Leadbetter W, Buckwalter J, Gordon S, (eds), Sports-induced Inflammation. American Academy of Orthopaedic Surgeons, Illinois, pp 547–554

Devor M 1994 The pathophysiology of damaged peripheral nerves. In: Melzack R, Wall P (eds) The Textbook of Pain pp 79–100

Deyle G D, Henderson N E, Matekel R L, Ryder M G, Garber M B, Allison S C 2000 Effectiveness of manual physical therapy and exercise in osteoarthritis of the knee. A randomized, controlled trial. Annals of Internal Medicine 132(3): 173–181

Drechsler W I, Knarr J F, SnyderMackler L 1997 A comparison of two treatment regimens for lateral epicondylitis: A randomized trial of clinical interventions. Journal of Sport Rehabilitation 6(3): 226–234

Dyson M 1987 Mechanisms involved in therapeutic ultrasound. Physiotherapy 73: 116–120

Fantone J 1990 Basic concepts in inflammation. In: Leadbetter W, Buckwalter J, Gordon S (eds) Sports-induced Inflammation. American Academy of Orthopaedic Surgery, Illinois, pp 47–48

Farrell M, Gibson S J, McMeeken J M, Helme R D 2000 Increased movement pain in osteoarthritis of the hands is associated with A beta-mediated cutaneous mechanical sensitivity. Journal of Pain 1(3): 229–242

Fernandes N, Allison G T, Hopper D 2000 Peroneal latency in normal and injured ankles at varying angles of perturbation. Clinical Orthopaedics and Related Research (375): 193–201

Ferrell W R, Wood L, Baxendale R H 1988 The effect of acute joint inflammation on flexion reflex excitability in the decerebrate, low-spinal cat. Quarterly Journal of Experimental Physiology, 73(1): 95–102

Fischer A A 1999 Treatment of myofascial pain. Journal of Musculoskeletal Pain 7(1–2): 131–142

Frank C 1996 Ligament injuries: Pathophysiology and healing. In: Zachewski J, Magee D J, Quillen W S (ed) Athtetic Injuries and Rehabilitation. WB Saunders Company, Philadelphia, pp 9–25

Gam A N, Warming S, Larsen L H, Jensen B, Hoydalsmo O, Allon I, Andersen B, Gotzsche N E, Petersen M, Mathiesen B 1998 Treatment of myofascial trigger-points with ultrasound combined with massage and exercise – a randomised controlled trial. Pain 77(1): 73–79

Garsden L R, Bullock-Saxton J E 1999 Joint reposition sense in subjects with unilateral osteoarthritis of the knee. Clinical Rehabilitation 13(2): 148–155

Gauffin H, Tropp H, Odenrick P 1988 Effect of ankle disk training on postural control in patients with functional instability of the ankle joint. International Journal of Sports Medicine 9(2): 141–144

Goldenberg D L 1999 Fibromyalgia syndrome a decade later – What have we learned? Archives of Internal Medicine 159(8): 777–785

Graff Radford S B, Reeves J L, Baker R L, Chiu D 1989 Effects of transcutaneous electrical nerve stimulation on myofascial pain and trigger point sensitivity. Pain 37(1): 1–5

Graven-Nielsen T, Sorenson J, Henriksson K G, Bengtsson M, Arendt-Nielsen L 1999 Central hyperexcitability in fibromyalgia. Journal of Musculoskeletal Pain 7(1–2): 261–271

Grieve G P 1994 Referred pain and other clinical features. In Boyling G D, Palastanga N (eds) Grieve's Modern Manual Therapy: The Vertebral Column, 2nd edn. Churchill Livingstone, Edinburgh, pp 271–292

Grigg P, Schaible H G, Schmidt R F 1986 Mechanical sensitivity of group III and IV afferents from posterior articular nerve in normal and inflamed cat knee. Journal of Neurophysiology 55(4): 635–643

Grounds M D 1991 Towards understanding skeletal-muscle regeneration. Pathology Research and Practice 187(1): 1–22

Gunn C, Milbrandt W 1976 Tennis elbow and the cervical spine. Canadian Medical Association Journal 114: 803–809

Hadhazy V A, Ezzo J, Creamer P, Berman B M 2000 Mind–body therapies for the treatment of fibromyalgia. A systematic review. Journal of Rheumatology 27(12): 2911–2918

Haker E 1991 Lateral epicondylalgia (tennis elbow): A diagnostic and therapeutic challenge. Akademisk Avhandling 8: 9–33

Hall T M, Elvey R L 1999 Nerve trunk pain: physical diagnosis and treatment. Manual Therapy 4(2): 63–73

Hanten W P, Olson S L, Butts N L, Nowicki A L 2000 Effectiveness of a home program of ischemic pressure followed by sustained stretch for treatment of myofascial trigger points. Physical Therapy 80(10): 997–1003

Hargreaves K 1990 Mechanisms of pain sensation resulting from inflammation. In: Leadbetter W, Buckwalter J, Gordon S (eds) Sports-induced inflammation. American Academy of Orthopaedic Surgeons, Illinois, pp 383–392

Harvey W, Dyson M, Pond J, Grahame R 1975 The 'in-vitro' stimulation of protein synthesis in human fibroblasts by therapeutic levels of ultrasound. Paper presented at the Proceedings of 2nd European Congress on Ultrasonics in Medicine

Hesse J, Mogelvang B, Simonsen H 1994 Acupuncture versus metoprolol in migraine prophylaxis – a randomized trial of trigger point inactivation. Journal of Internal Medicine 235(5): 451–456

Hides J A, Stokes M J, Saide M, Jull G A, Cooper D H 1994 Evidence of lumbar multifidus muscle wasting ipsilateral to symptoms in patients with acute subacute low-back-pain. Spine 19(2): 165–172

Hides J A, Richardson C A, Jull G A 1996 Multifidus muscle recovery is not automatic after resolution of acute, first-episode low back pain. Spine 21(23): 2763–2769

Hodges P W, Richardson C A 1996 Inefficient muscular stabilization of the lumbar spine associated with low back pain – A motor control evaluation of transversus abdominis. Spine 21(22): 2640–2650

Hodges P W, Richardson C A 1998 Delayed postural contraction of transversus abdominis in low back pain associated with movement of the lower limb. Journal of Spinal Disorders 11(1): 46–56

Hodges P W, Richardson C A 1999 Altered trunk muscle recruitment in people with low back pain with upper limb movement at different speeds. Archives of Physical Medicine and Rehabilitation 80(9): 1005–1012

Hoffman M, Payne V 1995 The effects of proprioceptive ankle disk training on healthy subjects. Journal of Orthopaedic and Sports Physical Therapy 21(2): 90–93

Hoheisel U, Mense S, Simons D G, Yu X M 1993 Appearance of new receptive-fields in rat dorsal horn neurons following noxious stimulation of skeletal muscle – a model for referral of muscle pain. Neuroscience Letters 153(1): 9–12

Hong C Z 1994 Lidocaine injection versus dry needling to myofascial trigger point – the importance of the local twitch response. American Journal of Physical Medicine & Rehabilitation 73(4): 256–263

Howe J F, Loeser J D, Calvin W H 1977 Mechanosensitivity of dorsal root ganglia and chronically injured axons: a physiological basis for the radicular pain of nerve root compression. Pain 3: 25–41

Hsueh T C, Cheng P T, Kuan T S, Hong C Z 1997 The immediate effectiveness of electrical nerve stimulation and electrical muscle stimulation on myofascial trigger points. American Journal of Physical Medicine & Rehabilitation 76(6): 471–476

Indahl A, Kaigle A M, Reikeras O, Holm S H 1997 Interaction between the porcine lumbar intervertebral disc, zygapophysial joints, and paraspinal muscles. Spine 22(24): 2834–2840

Joris J, Hargreaves K 1987 Involvement of the peripheral nerve system in the development of carrageenan-induced inflammation. Society of Neuroscience 13: 1017

Karlsson J, Lundin O, Lind K, Styf J 1999 Early mobilization versus immobilization after ankle ligament stabilization. Scandinavian Journal of Medicine & Science in Sports 9(5): 299–303

Kellgren J H 1938a Observation on referred pain arising from muscle. Clinical Sciences 3: 175–190

Kellgren J H 1938b A preliminary account of referred pains arising from muscle. British Medical Journal 12: 325–327

Kellgren J 1939 On the distribution of pain arising from deep somatic structures with charts of segmental pain areas. Clinical Sciences 4: 35–46

Kellgren J 1983 Pain in osteoarthritis. Journal of Rheumatology (Suppl. 2) 18: 108–109

Kellgren J H, Samuel E P 1950 Sensitivity and innervation of articular capsule. Journal of Bone and Joint Surgery 32B: 84–92

Khan K, Cook J 2000 Overuse tendon injuries: where does the pain come from? In: Dilworth Cannon W, DeHaven K (eds) Sports Medicine and Arthroscopy Review, Vol. 8. Lippincott Williams & Wilkins, Philadelphia, pp 17–31

Khan K M, Cook J L, Maffulli N, Kannus P 2000 Where is the pain coming from in tendinopathy? It may be biochemical, not only structural, in origin. British Journal of Sports Medicine 34(2): 81–83

Kidd B, Morris V, Urban L 1996 Pathophysiology of joint pain. Annals of the Rheumatic Diseases 55(5): 276–283

Kovacs F M, Abraira V, Pozo F, Kleinbaum D G, Beltran J, Mateo I, deAyala C P, Pena A, Zea A, GonzalezLanza M, Morillas L 1997 Local and remote sustained trigger point therapy for exacerbations of chronic low back pain – A randomized, double-blind, controlled, multicenter trial. Spine 22(7): 786–797

Labelle H, Guibert R, Joncas J, Newman N, Fallaha M, Rivard C 1992 Lack of scientific evidence for the treatment of lateral epicondylitis of the elbow. An attempted meta-analysis. Journal of Bone and Joint Surgery 74B(5):

646–651

Larson A A, Giovengo S L, Russell I J, Michalek J E 2000 Changes in the concentrations of amino acids in the cerebrospinal fluid that correlate with pain in patients with fibromyalgia: implications for nitric oxide pathways. Pain 87(2): 201–211

Lembeck F, Holzer K 1979 Substance P as a neurogenic mediator of antidromic vasodilation and neurogenic plasma extravasation. Naunym Schmiedebergs Archives of Pharmacology 310: 175–183

Lentell G, Baas B, Lopez D, McGuire L, Sarrels M, Snyder P 1995 The contributions of proprioceptive deficits, muscle function, and anatomic laxity to functional instability of the ankle. Journal of Orthopaedic & Sports Physical Therapy 21(4): 206–215

Lewis T 1937 The nocifensive system of nerves and its reactions. British Medical Journal 194: 431–435: 491–494

Lund J, Donga R, Stohler C 1991 The pain-adaptation model: a discussion of the relationship between chronic musculoskeletal pain and motor activity. Canadian Journal of Physiology and Pharmacology 69: 683–694

Maitland G, Hengeveld E, Banks K, English K 2000 Maitland's Vertebral Manipulation, 6th edn. Butterworth-Heinemann, Sydney

Mao J, Price D D, Mayer D J 1995 Experimental mononeuropathy reduces the antinociceptive effects of morphine: implications for common intracellular mechanisms involved in morphine tolerance and neuropathic pain. Pain 61(3): 353–364

Martinez-Hernandez A, Amenta P 1987 Basic concepts in wound healing. In: Woo S, Buckwalter J (eds) Injury and Repair of the Musculoskeletal Soft Tissues. Illinois: American Academy of Orthopaedic Surgeons, pp 55–101

McCarthy C J, Oldham J A 1999 The effectiveness of exercise in the treatment of osteoarthritic knees: a critical review. Physical Therapy Reviews 4: 241–250

McKnight C M, Armstrong C W 1997 The role of ankle strength in functional ankle instability. Journal of Sport Rehabilitation 6(1): 21–29

McLain K, Powers C, Thayer P, Seymour R J 1999 Effectiveness of exercise versus normal activity on acute low back pain: An integrative synthesis and meta-analysis. Online Journal of Knowledge Synthesis for Nursing 6(7): U1–U8

McMillan A S, Blasberg B 1994 Pain-pressure threshold in painful jaw muscles following trigger point injection. Journal of Orofacial Pain 8(4): 384–390

McMillan A S, Nolan A, Kelly P J 1997 The efficacy of dry needling and procaine in the treatment of myofascial pain in the jaw muscles. Journal of Orofacial Pain 11(4): 307–314

Mense S, Hoheisel U, Kaske A, Reinert A 1997 Muscle pain: Basic mechanisms and clinical correlates. Paper presented at the 8th World Conference on Pain, Seattle

Meyer R, Campbell J, Raja S 1994 Peripheral neural mechanisms of nociception. In: Wall P, Melzack R (eds) Textbook of Pain, 3rd edn. Edinburgh: Churchill Livingstone, pp 13–44

Morton C, Chahl L 1980 Pharmacology of the neurogenic oedema response to electrical stimulation of the saphenous nerve in the rat. Naunym Schmiedebergs Archives of Pharmacology 314: 271–276

Nicholas J J 1994 Physical modalities in rheumatological rehabilitation. Archives of Physical Medicine and Rehabilation 75(9): 994–1001

Nirschl R 1989 Patterns of failed healing in tendon injury. In: Leadbetter W, Buckwalter J, Gordon S (eds) Sports-induced Inflammation. Illinois: American Academy of Orhtopaedic Surgeons, pp 577–585

Norregaard J, Jacobsen S, Kristensen J H 1999 A narrative review on classification of pain conditions of the upper extremities. Scandinavian Journal of Rehabilitation Medicine 31(3): 153–164

Nyanzi C S, Langridge J, Heyworth J R C, Mani R 1999 Randomized controlled study of ultrasound therapy in the management of acute lateral ligament sprains of the ankle joint. Clinical Rehabilitation 13(1): 16–22

O'Malley P G, Jackson J L, Santoro J, Tomkins G, Balden E, Kroenke K 1999 Antidepressant therapy for unexplained symptoms and symptom syndromes. Journal of Family Practice 48(12): 980–990

O'Malley P G, Balden E, Tomkins G, Santoro J, Kroenke K, Jackson J L 2000 Treatment of fibromyalgia with antidepressants – A meta-analysis. Journal of General Internal Medicine 15(9): 659–666

O'Sullivan P, Twomey L, Alison G 1997a Dysfunction of the neuro-muscular system in the presence of low back pain: Implications for physical therapy management. Journal of Manual and Manipulative Therapy 5(1): 20–26

O'Sullivan P, Twomey L, Alison G 1997b Evaluation of specific stabilising exercise in the treatment of chroic low back pain with radiologic diagnosis of spondylosis or spondylolisthesis. Spine 22: 2959–2967

O'Sullivan P, Twomey L, Alison G 1998 Altered abdominal muscle recruitment in patients with chronic back pain following a specific exercise intervention. Journal of Orthopaedic & Sports Physical Therapy 27(2): 114–124

Pienimaki T, Tarvainen T, Siira P, Vanharanta H 1996 Progressive strengthening and stretching exercises and ultrasound for chronic lateral epicondylitis. Physiotherapy 82(9): 522–530

Pienimaki T T, Kauranen K, Vanharanta H 1997 Bilaterally decreased motor performance of arms in patients with chronic tennis elbow. Archives of Physical Medicine and Rehabilitation 78(10): 1092–1095

Pope R, Herbert R, Kirwan J 1998 Effects of ankle dorsiflexion range and pre-exercise calf muscle stretching on injury risk in Army recruits. Australian Journal of Physiotherapy 44(3): 165–172

Quillen W S, Rouillier L H 1982 Initial management of acute ankle sprains with rapid pulsed compression and cold. Journal of Orthopaedic and Sports Physical Therapy 4(1): 39–43

Quintner J L, Cohen M L 1994 Referred pain of peripheral nerve origin: an alternative to the 'myofascial pain' construct. Clinical Journal of Pain 10(3): 243–251

Quintner J L, Cohen M L 1999 Fibromyalgia falls foul of a fallacy. Lancet 353(9158): 1092–1094

Rees H, Sluka K A, Westlund K N, Willis W D 1994 Do dorsal root reflexes augment peripheral inflammation? Neuroreport 5(7): 821–824

Regan W, Wold L E, Coonrad R, Morrey B F 1992 Microscopic histopathology of chronic refractory lateral epicondylitis. American Journal of Sports Medicine 20(6): 746–749

Richardson C 1987 Atrophy of vastus medialis in patello-femoral pain syndrome. Paper presented at the

Proceedings 10th International Congress World Confederation for Physical Therapy, Sydney
Richardson C, Jull G, Hodges P, Hides J 1999 Therapeutic Exercise for Spinal Segmental Stabilisation. Scientific basis and practical techniques. Edinburgh: Churchill Livingstone
Rossy L A, Buckelew S P, Dorr N, Hagglund K J, Thayer J F, McIntosh M J, Hewett J E, Johnson J C 1999 A meta-analysis of fibromyalgia treatment interventions. Annals of Behavioral Medicine 21(2): 180–191
Russell I J, Fletcher E M, Michalek J E, McBroom P C, Hester G G 1991 Treatment of primary fibrositis fibromyalgia syndrome with ibuprofen and alprazolam – a double-blind, placebo-controlled study. Arthritis and Rheumatism 34(5): 552–560
Russell I J, Vipraio G A, Fletcher E M, Lopez Y M, Orr M D, Michalek J E 1996 Characteristics of spinal fluid (CSF) substance P (SP) and calcitonin gene related peptide (CGRP) in fibromyalgia syndrome (FMS). Arthritis and Rheumatism 39(9): 1485–1485
Russell I J, Michalek J E, Kang Y K, Richards A B 1999a Reduction of morning stiffness and improvement in physical function in fibromyalgia syndrome patients treated sublingually with low doses of human interferon-alpha. Journal of Interferon and Cytokine Research 19(8): 961–968
Russell I J, Vipraio G A, Michalek J E, Craig F E, Kang Y K, Richards A B 1999b Lymphocyte markers and natural killer cell activity in fibromyalgia syndrome: Effects of low-dose, sublingual use of human interferon-alpha. Journal of Interferon and Cytokine Research 19(8): 969–978
Russell I J, Older S, Seal L A, Merrill G A, Michalek J E, Ayala E, Vipraio G, Kang Y K, Fletcher E, Haynes W, Flores Y, Walters D 2000 The role of zinc in fibromyalgia [FMS] pain – A pilot study. Arthritis and Rheumatism 43(9): 880
Rydevik B L, Brown M D, Lundborg G 1984 Pathoanatomy and pathophysiology of nerve root compression. Spine 9(1): 7–15
Salter R 1999 Textbook of Disorders and Injuries of the Musculoskeletal System, 3rd edn. Lippincott Williams & Wilkins, Philadelphia
Sanders B, Nemeth W 1996 Hip and thigh injuries. In: Zachewski J, Magee D, Quillen W (eds) Athtetic Injuries and Rehabilitation (pp. 605). Philadelphia: WB Saunders Company
Schaible H G, Grubb B D 1993 Afferent and spinal mechanisms of joint pain. Pain 55(1): 5–54
Schaible H G, Schmidt R F 1985 Effects of an experimental arthritis on the sensory properties of fine articular afferent units. Journal of Neurophysiology 54(5): 1109–1122
Sharma L, Pai Y C, Holtkamp K, Rymer W Z 1997 Is knee joint proprioception worse in the arthritic knee versus the unaffected knee in unilateral knee osteoarthritis? Arthritis and Rheumatism 40(8): 1518–1525
Sheth P, Yu B, Laskowski E R, An K N 1997 Ankle disk training influences reaction times of selected muscles in a simulated ankle sprain. American Journal of Sports Medicine 25(4): 538–543
Shimizu N, Yamaguchi M, Goseki T, Shibata Y, Takiguchi H, Iwasawa T, Abiko Y 1995 Inhibition of prostaglandin E(2) and interleukin-1-beta production by low-power laser irradiation in stretched human periodontal-ligament cells. Journal of Dental Research 74(7): 1382–1388
Simmons D 2000 Myofascial pain syndromes – trigger points. Journal of Musculoskeletal Pain 8(3): 111–117
Sims D 1986 Effects of positioning on ankle edema. Journal of Orthopaedic and Sports Physical Therapy 8(1): 30–33
Simunovic Z, Trobonjaca T, Trobonjaca Z 1998 Treatment of medical and lateral epicondylitis – tennis and golfer's elbow – with low level laser therapy: A multicenter double blind, placebo-controlled clinical study on 324 patients. Journal of Clinical Laser Medicine & Surgery 16(3): 145–151
Slemender C, Brandt K D, Heilman M S, Mazzuca S A, Braunstein E M, Katz B P, Wolinsky F D 1997 Quadriceps weakness and osteoarthritis of the knee. Annals of Internal Medicine 127: 97–104
Sluka K A 1996 Pain mechanisms involved in musculoskeletal disorders. Journal of Orthopaedic and Sports Physical Therapy 24(4): 240–254
Sluka K A, Rees H 1997 The neuronal response to pain. Physiotherapy Theory and Practice 13(1): 3–22
Smith J, Wright A 1993 The effect of selective blockade of myelinated afferent neurons on mechanical hyperalgesia in lateral epicondylalgia. The Pain Clinic 6(1): 9–16
Sorensen J, Graven-Nielsen T, Henriksson K G, Bengtsson M, Arendt-Nielsen L 1998 Hyperexcitability in fibromyalgia. Journal of Rheumatology 25(1): 152–155
Stanton P, Purdham C 1989 Hamstring injuries in sprinting: The role of eccentric exercises. The Jounral of Orthopaedic and Sports Physical Therapy 10: 343–349
Stein C, Cabot P, Schafer M 1999 Peripheral opioid analgesia: Mechanisms and clinical implications. Opioids in Pain Control: Basic and Clinical Aspects. Cambridge University Press, USA
Stockwell R A 1991 Cartilage failure in osteoarthritis: Relevance of normal structure and function. A review. Clinical Anatomy 4: 161–191
Stratford P, Levy D, Gowland C 1993 Evaluative properties of measures used to assess patients with lateral epicondylitis at the elbow. Physiotherapy Canada 45(3): 160–164
Sullivan P, Chan R, DeMuth N, Chuang Y 2000 Efficacy of lumbar stability program for persons with recurrent low back dysfunction. Paper presented at the Proceedings of the 7th Scientific Conference of the IFOMT in conjunction with the MPAA, Perth, Australia
Svensson P, Arendt-Nielsen L, House L 1998 Muscle pain modulates mastication: An experimental study in humans. Journal of Orofacial Pain 12(1): 7–16
Thacker S B, Stroup D F, Branche C M, Gilchrist J, Goodman R A, Weitman E A 1999 The prevention of ankle sprains in sports – A systematic review of the literature. American Journal of Sports Medicine 27(6): 753–760
Torebjork H E, Ochoa J L, Schady W 1984 Referred pain from intraneural stimulation of muscle fascicles in the median nerve. Pain 18(2): 145–156
Travell J, Simons D 1983 Myofascial Pain and Dysfunction: The trigger point manual, Vol. 1. Baltimore: Williams & Wilkins
Travell J, Simons D 1992 Myofascial pain and dysfunction: The trigger point manual: The lower extremities, Vol 2. Baltimore: Williams & Wilkins
Tunks E, McCain G A, Hart L E, Teasell R W, Goldsmith C H, Rollman G B, McDermid A J, DeShane P J 1995 The reliability of examination for tenderness in patients with

myofascial pain, chronic fibromyalgia and controls. Journal of Rheumatology 22(5): 944–952

Valeriani M, Restuccia D, Di Lazzaro V, Franceschi F, Fabbriciani C, Tonali P 1999a Clinical and neurophysiological abnormalities before and after reconstruction of the anterior cruciate ligament of the knee. Acta Neurologica Scandinavica 99(5): 303–307

Valeriani M, Restuccia D, Di Lazzaro V, Oliviero A, Profice P, Le Pera D, Saturno E, Tonali P 1999b Inhibition of the human primary motor area by painful heat stimulation of the skin. Clinical Neurophysiology 110(8): 1475–1480

Verhaar J, Walenkamp G, Kester A, van Mameren H, van der Linden T 1993 Lateral extensor release for tennis elbow. A prospective long-term follow-up study. Journal of Bone and Joint Surgery 75(7): 1034–1043

Vicenzino B, Wright A 1995 Effects of a novel manipulative physiotherapy technique on tennis elbow: a single case study. Manual Therapy 1(1): 30–35

Vicenzino B, Wright A 1996 Lateral epicondylalgia I: a review of epidemiology, pathophysiology, aetiology and natural history. Physical Therapy Reviews 1(1): 23–34

Vicenzino B, Collins D, Wright A 1995 Cervical mobilisation: Immediate effects on neural tissue mobility, mechanical hyperalgesia and painfree grip strength in lateral epicondylitis. Paper presented at the Clinical Solutions, Ninth Biennial Conference of the Manipulative Physiotherapists Association of Australia, Gold Coast, Queensland

Vicenzino B, Collins D, Wright A 1996 The initial effects of a cervical spine manipulative physiotherapy treatment on the pain and dysfunction of lateral epicondylalgia. Pain 68(1): 69–74

Vicenzino B, Collins D, Benson H, Wright A 1998 An investigation of the interrelationship between manipulative therapy induced hypoalgesia and sympathoexcitation. Journal of Manipulative and Physiological Therapeutics 21(7): 448–453

Wester J U, Jespersen S M, Nielsen K D, Neumann L 1996 Wobble board training after partial sprains of the lateral ligaments of the ankle: A prospective randomized study. Journal of Orthopaedic & Sports Physical Therapy 23(5): 332–336

Wilkerson 1985 External compression for controlling traumatic edema. The Physician and Sports Medicine 13(6): 97–106

Wilkerson G, Nitz A 1994 Dynamic ankle stability: mechanical and neuromuscular interrelationships. Journal of Sport Rehabilitation 3: 43–57

Wilkerson G B, Pinerola J J, Caturano R W 1997 Invertor vs evertor peak torque and power deficiencies associated with lateral ankle ligament injury. Journal of Orthopaedic & Sports Physical Therapy 26(2): 78–86

Wolfe F, Smythe H A, Yunus M B, Bennett R M, Bombardier C, Goldenberg D L, Tugwell P, Campbell S M, Abeles M, Clark P, Fam A G, Farber S J, Fiechtner J J, Franklin C M, Gatter R A, Hamaty D, Lessard J, Lichtbroun A S, Masi A T, McCain G A, Reynolds W J, Romano T J, Russell I J, Sheon R P 1990 The American College of Rheumatology criteria for the classification of fibromyalgia – report of the Multicenter Criteria Committee. Arthritis and Rheumatism 33(2): 160–172

Wright A, Thurnwald P, Smith J 1992 An evaluation of mechanical and thermal hyperalgesia in patients with lateral epicondylalgia. The Pain Clinic 5(4): 221–227

Wright A, Thurnwald P, O'Callaghan J, Smith J, Vicenzino B 1994 Hyperalgesia in tennis elbow patients. Journal of Musculoskeletal Pain 2(4): 83–97

Yaxley G, Jull G 1993 Adverse tension in the neural system. A preliminary study in patients with tennis elbow. Australian Journal of Physiotherapy 39(1): 15–22

Young S R, Dyson M 1990 The effect of therapeutic ultrasound on angiogenesis. Ultrasound in Medicine and Biology 16(3): 261–269

Zedka M, Prochazka A, Knight B, Gillard D, Gauthier M 1999 Voluntary and reflex control of human back muscles during induced pain. Journal of Physiology 520(2): 591–604

Zimmerman M 1989 Pain mediators and mechanisms in osteoarthritis. Seminars in Arthritis and Rheumatism (Suppl. 2) 18: 22–29

（高畑成雄）

18

神経障害性疼痛

Anthony Wright

本章の目次

概　要　407
　学習の目的　408

神経障害性疼痛　408
　神経障害性疼痛の機序　409
　　神経腫形成　409
　　遺伝子の表現型の変化　409
　　中枢性感作　410
　　神経解剖学的再構築　410
　　脱抑制　411
　　要　約　411
　神経障害性疼痛の治療　412

神経障害性疼痛状態　413
　帯状疱疹後神経痛　413
　　初期予防　414
　　薬物治療　414
　　理学的療法　415
　　要　約　416
　糖尿病性神経障害　416
　　初期予防　417
　　薬物治療　417
　　理学的療法　419
　　要　約　419
　三叉神経痛　419
　　予　防　420
　　手　術　420
　　薬物治療　421
　　理学的療法　422
　　要　約　422
　幻肢痛　422
　　予　防　423
　　手　術　424
　　薬物治療　424
　　理学的療法　425
　　心理療法　426
　　要　約　426
　複合性局所疼痛症候群　426
　　初期予防　428
　　薬物治療　428
　　理学的療法　429
　　心理療法　430
　　要　約　430

結論と意見　430
　学習問題・復習問題　431

概　要

　神経障害性疼痛 neuropathic pain は治療困難な疼痛の一つとして知られている（Box 18.1参照）。消炎鎮痛薬や麻薬性鎮痛薬の効果は高くなく、多くの患者は強い疼痛で苦しんでいる。最近の知見によると、神経障害性疼痛には多くの機序が関与しており、通常の鎮痛法では治療困難な理由が明らかになってきた。

　この章では、現在知られている神経障害性疼痛に関連した病態生理の知見の概要を説明し、引き続き神経障害性疼痛に共通した病態生理、治療法の情報について解説する。抗うつ薬と抗てんかん薬は神経障害性疼痛に対する薬物治療の中心であり、カプサイシン塗布、局所麻酔薬による神経ブロックが適宜併用されることが多い。理学的療法や心理療法が重要と考えられる神経障害性疼痛もあるが、これらに関する文献や研究は少ない。

　この章では五つの末梢性の神経障害性疼痛について解説する（帯状疱疹後神経痛、糖尿病性神経障害、三叉神経痛、幻肢痛、複合性局所疼痛症候群）。それぞれに対するさまざまな治療法について、エビデンスに基づいた方法を解説するが、現在得られるエビデンスの質は高くない。この章では上記それぞれの状態に対して最も質の高いエビデンスをまとめ

> **Box 18.1 重要用語の定義**
>
> **アロディニア allodynia**：通常、痛みを誘発しない刺激による痛み
> **無感覚部痛 anesthesia dolorosa**：無感覚な部位や領域における痛み（＝painful anesthesia）
> **中枢性疼痛 central pain**：中枢神経系の傷害によって起こる痛み
> **蟻走感 formication**：昆虫（蟻）が皮膚の上をはう感覚
> **知覚過敏 hyperaesthesia**：刺激に対して感受性の亢進した状態（視覚など特別の感覚は除く）
> **インスリン依存性糖尿病 insulin-dependent diabetes mellitus**：β細胞の傷害によって膵臓がほとんど、あるいはまったくインスリンを分泌しない慢性の状態。身体はグルコース（血液内の糖分）をエネルギーとして利用できない。この疾患は、β細胞の破壊はもっと早期に起こっているにもかかわらず、突然発症することが多い。症状は、強い口渇、空腹感、頻尿、体重減少などである。治療は、食事療法、運動療法、毎日数回の血糖測定に引き続き、インスリンの自己注射である。
> **神経腫 neuroma**：神経組織の良性腫瘍。切断された神経の遠位端に形成されうる。
> **神経障害性疼痛 neuropathic pain**：主な機序が末梢神経ないしは中枢神経系の知覚系の異常にある疼痛。臨床神経学者の中には、この定義を末梢神経ないしは神経根が原因となっている痛みに限定する者もいる。
> **インスリン非依存性糖尿病 non-insulin dependent diabetes mellitus**：糖尿病の中で最も頻度が高く、90～95％が該当する。膵臓がまったくインスリンを分泌しないインスリン依存性糖尿病と異なり、インスリン非依存性糖尿病患者はインスリンをある程度、時には大量に生成する。しかしながら、充分なインスリンは生成しないか、身体細胞がインスリンの作用に抵抗性を示す。
> **表現型 phenotype**：器官や組織の実際の遺伝子とは関係なく、特定の環境因子の下で器官や組織が示す総合的な特徴。遺伝子と環境との相互作用の産物。

て解説し、最善の治療法を提唱する。予防法、薬物療法、理学的療法、心理的介入を含め、一般的には多面的な方法が推奨されている。この分野に関しては、最善の方法を決定するために今後の研究が待たれるところである。

学習の目的

1. 神経障害性疼痛の状態が形成される病態生理学的機序について理解できる。
2. 末梢性と中枢性の神経障害性疼痛の区別が理解できる。
3. それぞれの神経障害性疼痛に関する病態生理についての基礎的な最新の知見を理解できる。
4. 治療に関する最新の方法が理解できる。
5. 多くの治療法には、限られたエビデンスしかないことが理解できる。
6. 神経障害性疼痛の治療には多面的な方法が必要であることが理解できる。
7. 理学的療法や心理的介入が必要となる場合がありうることが理解できる。
8. 最善の治療法を決めるためには今後の研究が必要であることが理解できる。

神経障害性疼痛

神経障害性疼痛はヘルスケアにおいて重大な問題の一つである。治療後に症状が消失することはまれで、痛みは長期間続くのが普通である。高齢者において神経障害性疼痛の発生は増加傾向にあり、また長期間続き、それによる医療コストの点からも神経障害性疼痛はヘルスケアの重大な問題となってきており、活動性の低下や費用の点でも重要な問題である。

神経障害性疼痛とは神経に対する直接の損傷、疾病、機械的圧迫などによって痛覚伝導系そのものが障害された病態である（Belgrade 1999）。慢性の神経障害性疼痛の場合には、損傷の最初の原因は治癒しているにもかかわらず痛みは継続している（Braune & Schady 1993）。このような場合には、神経系そのものに病態があり、痛みは病的な状態とみなすことができる。

神経障害性疼痛の中にはその原因が中枢神経系に

あるものもあり、脳卒中、その他の疾病外傷などが原因となりうる。これらは中枢性疼痛と呼ばれる。その他のものは末梢神経への外傷や疾病によって起こり、末梢性神経障害性疼痛と呼ばれる。この章では後者に焦点を当てて解説する。

神経障害性疼痛には五つの基本的な病態生理学的機序が関与しているように思われる（Belgrade 1999）。痛みに感受性のあるニューロンへの直接の刺激、損傷された神経の自発性発火、中枢神経系の感作と求心路遮断による神経系の再構築、内因性の疼痛抑制系の破綻、交感神経依存性疼痛（Belgrade 1999）である。個々の症例ではこれらのうちの一つないし複数が関与している。

さまざまな外傷や疾病が神経系の損傷を引き起こし、末梢性神経障害性疼痛に至る。代表的なものとして帯状疱疹後神経痛（感染）、糖尿病性神経障害（代謝性障害）、三叉神経痛（血管異常）、幻肢痛（外傷）、複合性局所疼痛症候群タイプⅡ（外傷）などがある。

神経障害性の原因はさまざまであるにもかかわらず、その症状には類似点が多い。患者は灼けつくような痛みを訴え、発作性の突き刺すような痛みに苦しんでいる。痛みは持続性のこともあれば間欠的なこともある。このような患者はしばしば触刺激に対するアロディニアや、冷刺激に対して灼けつくような感覚を生ずるなど、知覚系の異常をしばしば訴える。症例によっては、知覚が完全に消失しているにもかかわらず、その部分に痛みを認識することがあり、無感覚部痛 anesthesia dolorosa/painful anesthesia（Box 18.1参照）として知られている。灼けつくような痛み、発作性疼痛、感覚変容は、神経障害性にみられる主要な三つの症状である。

疼痛に加えて局所的な発汗過多、皮膚温の変化、爪、皮膚、筋、骨などの萎縮性変化がみられることがある。

神経障害性疼痛の機序

神経障害性疼痛に発展するには複数の異なった機序が働いている。症例ごとに原因となる病態生理が異なり、また個体差もあって、痛みの発生機序は異なっている（Woolf & Marrion 1999）。神経障害性疼痛に関与していると考えられる痛覚伝達系の変化については第3章に記載されている。まとめると、末梢神経細胞での遺伝子の表現型の変化、中枢性感作、脊髄後角をはじめとする中枢神経での細胞の再構築などが起こっている（Woolf & Costigan 1999, Woolf & Mannion 1999）。

ある種の神経障害性疼痛に関与するものとしては交感神経系の構造的再構築やノルアドレナリンに対する感受性の亢進などが知られている（Woolf & Mannion 1999）。

神経腫形成

神経障害性疼痛に関与しうる重要な機序として神経損傷部位における神経腫 neuroma 形成がある。神経腫形成によって異所性の刺激の亢進が起こる（Govrin-Lippmann & Devor 1978, Wall & Gutnick 1974）。神経腫からの自発放電は疼痛として認知され、中枢神経では神経支配部位から起こっている疼痛であると解釈される。

異所性の発火の進展には、受容体や化学的伝達物質などの細胞を構成する物質の、細胞体から末梢への逆行性軸索輸送などが関与している。神経の末梢部位に損傷が起こると、障害部位において、輸送されたメディエータが蓄積し、神経腫を形成する（Laduron 1987）。その部位において神経の膜は再生しようとし、その過程で興奮性が亢進し異所性のシグナルが発生する。

インパルスの発生は、神経腫における機械刺激、化学的変化、代謝性変化、虚血、炎症、冷刺激、血管内からのカテコラミンなどに対する反応性の亢進の結果として起こる。それ以外の原因として、異所性の発火は神経の膜におけるペースメーカー部位の形成により起こる（Devor 1991）。

遺伝子の表現型の変化

神経が損傷されると末梢神経における遺伝子の発現が胎生期ないしは幼弱な状態に変わることが指摘

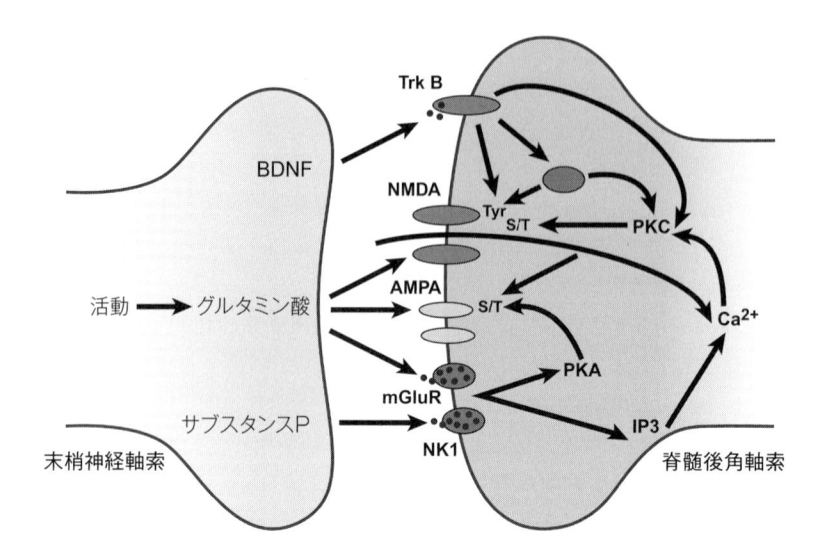

Fig 18.1 脊髄後角における中枢性感作の進展に関与する神経伝達と細胞内情報伝達機構 (from Woolf and Costigan, Transcriptional and posttranslational plasticity and the generation of inflammatory pain. Proceedings of the National Academy of Sciences of the USA 96:7723-7730 ©1999, National Academy of Sciences, USA with kind permission)

されてきた（McCormack 1999, Woolf & Costigan 1999, Woolf & Mannion 1999）。電位感受性カルシウムチャネルやプロテインキナーゼCの発現の亢進が引き続いて起こり、神経腫形成と末梢神経の興奮性亢進に重要な役割を果たしている（McCormack 1999）。

遺伝子の発現の変化は、有髄求心性線維が中枢神経系の感作を引き起こすことができるなど、C線維と類似の性質をもつようになることを意味する可能性がある（Woolf & Costigan 1999）。

帯状疱疹後神経痛は必ずしも帯状疱疹になった患者全員がかかるわけではないが、帯状疱疹後神経痛など個体によって発生が異なることは、個体による遺伝的な多様性や表現型の差によって説明可能である（Woolf & Mannion 1999）。

中枢性感作 central sensitization

中枢神経での変化が、神経障害性疼痛への進展に重要な働きをしていることは明らかである。中枢性感作の過程は神経障害性疼痛への進展に、重要な因子であることが強く示唆されてきた（Woolf & Mannion 1999）。

この過程に関しては第3章に詳しく記載されている。まとめると、一次ニューロンからのグルタミン酸の放出とサブスタンスPなどの神経ペプチドの放出が細胞内カルシウムの増加とプロテインキナーゼCの活性化を引き起こし、引き続いてNMDA受容体のリン酸化が起こる（Woolf & Costigan 1999, Woolf & Mannion 1999）。NMDA受容体のリン酸化は受容体のイオンチャネルを遮断しているマグネシウムイオンを除去し、脊髄のシナプス後ニューロンの興奮性が亢進する（Fig 18.1参照）。

中枢性感作に引き続いて脊髄の神経細胞における受容野の変化（Devor & Wall 1981a, 1981b, Wall & Devor 1983）、閾値以上の刺激に対する反応の亢進、閾値以下の刺激に対する反応の出現（Woolf & Costigan 1999, Woolf & Mannion 1999）などが起こる。

神経解剖学的再構築

中枢神経系での神経解剖学的再構築 reorganization は、多くの神経障害性疼痛発症における、また

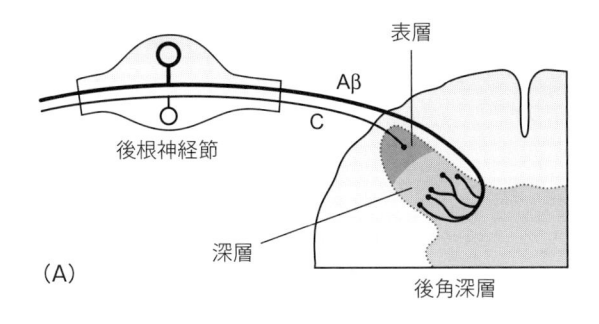

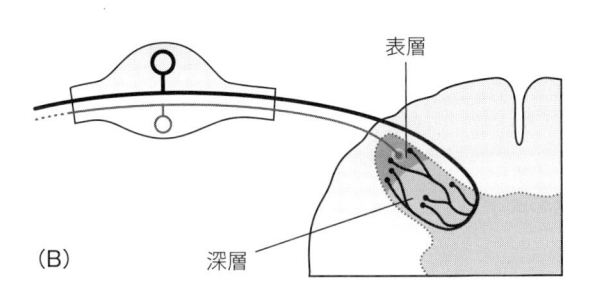

Fig 18.2　末梢神経切断後に見られる脊髄後角表層へのA-β求心線維の発芽 (from Woolf & Mannion, Neuropathic pain: aetiology, symptoms, mechanisms and management. The Lancet 353：1959-1964. © The Lancet Ltd. 1999)

別の重要な問題である。末梢神経が完全に切断された場合、その神経が支配していた部位から入力があった脊髄後角細胞は、他の身体部位からの刺激に反応するようになる（Devor & Wall 1978, 1981a, 1981b, Hylden et al 1987）。通常この過程は、中枢性感作によって既存のシナプスのアップレギュレーションの結果と考えられているが、脊髄後角細胞の軸索の発芽によって新たなシナプスが形成される証拠もある。正常では脊髄後角の第Ⅲないしは第Ⅳ層に収束する有髄線維が脊髄後角の第Ⅱ層に発芽し、侵害性求心入力の伝達に関わっている内因性神経細胞とシナプス結合する可能性が示されてきた（Fig 18.2参照, Woolf et al 1992）。これらのことは、正常では非侵害性の入力が侵害刺激になりうることを示唆し（Woolf & Mannion 1999）、アロディニア発生の神経解剖学的基礎となっている。

神経解剖学的再構築の一つの形として末梢神経の絞扼性損傷後のものが報告された（McLachlan et al 1993）。著者らは座骨神経を絞厄した後に、血管周囲のノルアドレナリン性軸索が後根神経節に発芽し、大型の知覚神経の周囲にバスケットのような構造物を形成することを見出した。後根神経節細胞周囲にあるノルアドレナリン性の神経終末は、交感神経の節後線維の発火（もともとあるものにせよ誘発されたものにせよ）によって求心性の活動が起こることにより、交感神経依存性の異常疼痛に関与している可能性がある（McLachlan et al 1993）。

中枢の痛覚伝達に関わる神経細胞が感作されて大型の求心性線維の活動にまで至るか、該当する有髄線維において遺伝子発現に変化が起こると痛みが発生するのかもしれない。ノルアドレナリンの遊離によって引き起こされる大型の後根神経節細胞の活動は、中枢神経系内では侵害性の信号に変換されている可能性がある（McLachlan et al 1993）。

脱抑制 disinhibition

脊髄後角に投射する神経細胞の発火は、末梢からの興奮性の入力のみならず、脳からの抑制性ないしは興奮性の入力によって制御されている。末梢神経損傷は脊髄後角に対して、さまざまな機序により脱抑制をかける（Woolf & Mannion 1999）。神経障害性疼痛においては脊髄後角におけるGABAの量が減り、GABAおよびオピオイド受容体にはダウンレギュレーションがかかっている（Woolf & Mannion 1999）。

加えて、内因性オピオイドの抑制物質であるコレシストキニンは損傷された感覚ニューロンにおいてアップレギュレーションされており、有害な興奮性の機序によって脊髄後角の抑制性の介在ニューロンは消失するのかもしれない（Woolf & Mannion 1999）。これらの機序が複合的に作用して脊髄神経に対する持続的な抑制を減少させ、神経障害性疼痛の病態生理学的機序の重要な因子となっている可能性がある。

要　約

神経障害性疼痛の進展には多くの異なった機序が

関与しうることは明らかである。多くの場合、複数の機序がある特異な痛みの病態をつくり上げるのであろう。神経障害性疼痛患者に対する治療は、病気の過程にではなく、痛みの状態に関与する機序に基づいて行うという考え方は、近年ますます重要視されてきており、先駆的な試みである（Woolf & Mannion）。

神経障害性疼痛の治療

神経障害性疼痛の治療は困難で、現在の治療では良好な結果は期待できないというのが一般的な常識であろう。しかし、将来治療法が改善され利用できるようになるだろうというかなり前向きな見方もある（Fields 1994, Woolf & Mannion 1999）。神経障害性疼痛の管理には数多くの異なった薬剤が有用であるのかもしれない。加えて、神経障害性疼痛の治療に関しては、現存の薬物治療、理学的療法、心理学的方法を複合させた治療アルゴリズム（段階的手順）が確立されてきた（Belgrade 1999, Fig 18.3参照）。しかし、個々の例に対してエビデンスに基づいた方法を実践するためには今後の実証が必要である。一般的に、神経障害性疼痛の治療においては薬物療法が主流となっていて、手術療法や理学的療法は、どちらかというと重要視されていない。しかし近年、幻肢痛や複合性局所疼痛症候群などの特殊な病態においては理学的療法の重要性が報告されている。可能な場合には、糖尿病のように基礎疾患の管理の改善によって神経障害性疼痛を防ぐ方法が推奨

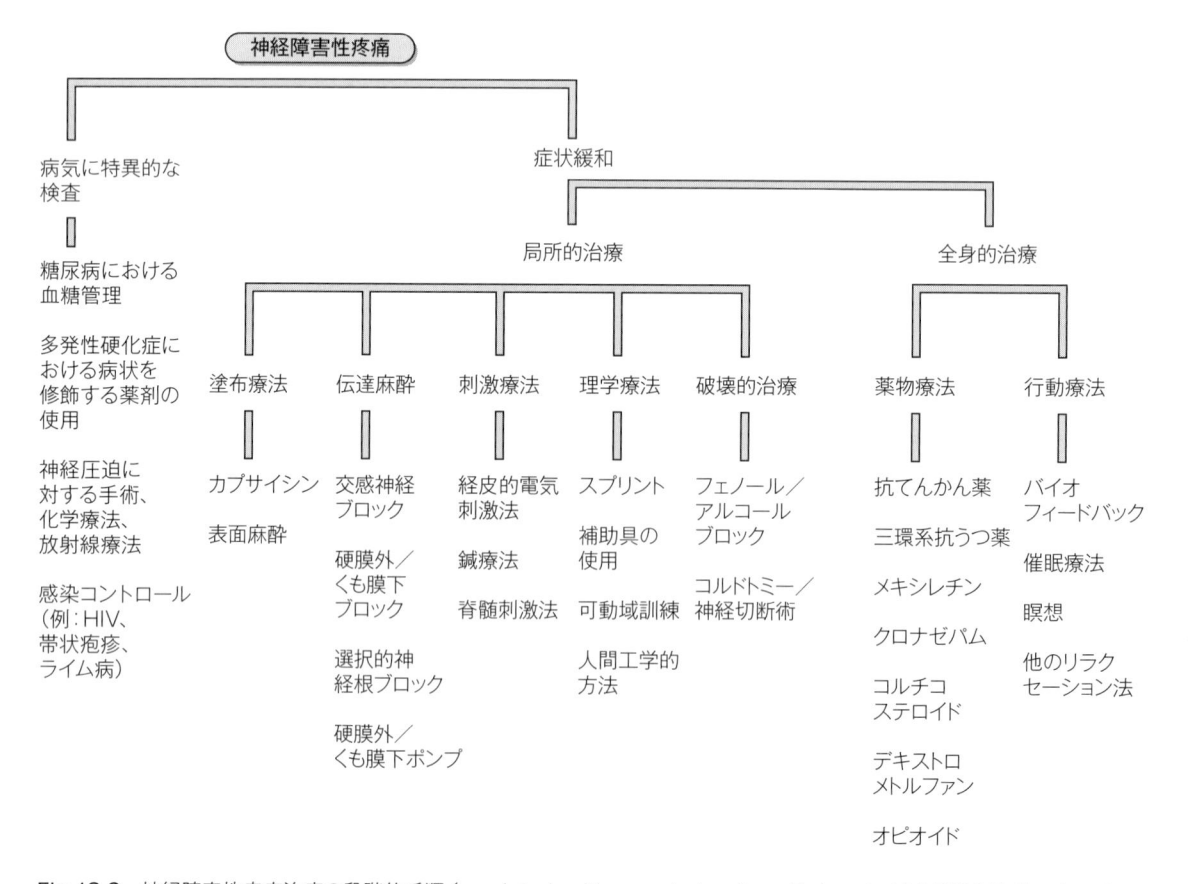

Fig 18.3　神経障害性疼痛治療の段階的手順（reprinted, with permission from Belgrade MJ 1999 Following the clues to neuropathic pain. Postgraduate Medicine 106(6): 127-140. ©1999 The McGraw-Hill Companies）

される（Belgrade 1999）．

　神経障害性疼痛状態に至ってしまった場合にはアミトリプチリンやイミプラミンなどの三環系抗うつ薬とガバペンチン，カルバマゼピン，バルプロ酸などの抗てんかん薬，ナトリウムチャネル遮断薬であるメキシレチンとの併用が治療の中心となる．

　神経障害性疼痛に対してのオピオイドの使用に関しては今も議論されている段階であり，限定的に使用されている（Arner & Meyerson 1988, Portenoy et al 1990）．第16章に神経障害性疼痛に関する薬物治療の詳細一覧が記載されている．

　経皮的電気刺激や鍼療法などの受動的身体療法を基礎とする方法は，神経障害性疼痛の治療と考えられてきたが，理学療法や作業療法なども慢性期の神経障害性疼痛患者に併発する廃用を最小限にするためには重要な方法である可能性がある．

　幻肢痛や複合性局所疼痛症候群などにおいては罹患肢（ないしは残存肢）の機能的な使用の重要性がますます強調されている．神経障害性疼痛状態の治療法については下記に述べる．

神経障害性疼痛状態

帯状疱疹後神経痛

　帯状疱疹後神経痛 post-herpetic neuralgia は最も頻度の高い神経痛の一つである．帯状疱疹の初期感染後1か月ないしそれ以上経過して起こっている，あるいは再現してくる痛みと定義されている．帯状疱疹後神経痛は継続的な感染による症状ではなく，帯状疱疹に伴う合併症と考えられている．

　患者は罹患したデルマトーム（皮膚分節）に，引き裂かれるような，灼けつくような痛みを訴える．頻度の高い罹患部位は胸椎と三叉神経領域である（Watson et al 1988）．

　痛みの部位には知覚脱失を伴っている場合がある（無感覚部痛）．通常，帯状疱疹後神経痛に至らなかった症例には感覚低下は起こらない．慢性の症状は突き刺すような痛みをしばしば伴い，多くの場合，時間経過とともに痛みは消えることはないが，強さは治まってくる．自然治癒が起こる場合は，通常，感染後3～6か月以内に起こる．

　帯状疱疹に引き続いて帯状疱疹後神経痛に進展する危険は年齢とともにかなり増加する．60歳以上の人は帯状疱疹に罹患する割合も帯状疱疹後神経痛に至る割合も高くなる（Bowsher 1994, Hope-Simpson 1975, Watson et al 1988）．この年齢層では帯状疱疹後神経痛に至る可能性は約50％である（Watson et al 1988）．

　帯状疱疹後神経痛の痛みは強くかつ持続的である．不愉快な感覚を伴い，皮膚は知覚低下ないしは知覚過敏の状態でしばしば痒みを伴う．罹患部位に衣服が接触したり，温度変化，歩行時の皮膚の動き，感情の状態などはしばしばアロディニア[※訳注66]を引き起こす．しばしば社会的ひきこもりや抑うつに至ることがある．

　帯状疱疹後神経痛の機序に関しては今もなお議論がある（Rowbotham et al 1999）．異なった機序に基づく少なくとも二つの帯状疱疹後神経痛があると考えられてきた（Rowbotham et al 1999）．アロディニアを呈する患者では，感染は神経を部分的に損傷し，侵害受容器の感作や，本来非侵害入力である大型求心線維入力が侵害受容系へ入ってくる現象などが考えられている（Rowbotham et al 1999）．

　少数の患者グループにおいては完全な求心路遮断が起こり無感覚部痛に至ると考えられている．約15％の患者ではアロディニアは認められず（Nurmikko & Bowsher 1990），これらの症例では求心路遮断による中枢神経細胞の感受性亢進と脊髄のニューロンにおける脱抑制と再構築という機序を介していると考えられる（Rowbotham et al 1999）．

　定量的感覚試験 quantitative sensory testing：QSTから，患者によっては熱刺激に対して感受性が亢進しており，これはC線維の感作を示してい

※訳注66　アロディニアは非侵害刺激という物理的刺激に対する痛みと定義されており，感情変化によるアロディニアという表現には問題がある．

ると言われている（Fields 1994, Rowbotham & Fields 1996）。他の研究者はA線維の全身の潜在的な障害が帯状疱疹後神経痛になりやすくする因子であると提唱している（Baron et al 1997）。これらの知見は互いに相反するものではなく、帯状疱疹感染が知覚神経に与えるさまざまな影響の結果として、知覚神経機能のきわめて複雑な障害を反映しているに過ぎない。

帯状疱疹に罹患した後治癒した症例と、帯状疱疹後神経痛に至った症例とを比較した研究によると、末梢神経、後根神経節、脊髄後角組織において明確な差は認められなかった（Watson et al 1991）。

まとめると、帯状疱疹感染の後に帯状疱疹後神経痛に至る病的な変化や帯状疱疹後神経痛になるかならないかの原因については、今もなお不明な点が多い。

初期予防

神経障害性疼痛への進展を予防することは常に好ましい選択である。抗ウイルス薬の進歩は帯状疱疹治療に大きな影響を与えたが、帯状疱疹後神経痛を予防できるかどうかについては今もなお論争があり、限定的な予防効果があるという説が有力である。

免疫力の低下した患者に対しては、前駆症状の時期に抗ウイルス薬を全身投与すると、治癒を早め合併症を予防する効果がある（Wagstaff et al 1994）。しかし、免疫力の正常な患者において、抗ウイルス薬の全身投与が帯状疱疹後神経痛を予防する効果があるかどうかについては、今もなお議論のあるところである。相反する研究結果があり、抗ウイルス薬に効果があるとするものと（McKendrick et al 1989）ないとするもの（Mandal et al 1988, Wagstaff et al 1994）とがある。

罹患部位によって効果が異なる可能性がある。Harding（1995）は、アシクロヴィルは帯状疱疹の眼症状に対してより効果があり、それらのグループでは急性期の疼痛と帯状疱疹後神経痛予防に対して効果があると報告している。しかしながら、アシクロヴィルは帯状疱疹に伴う痛みの患者において、その痛みの進展を防止する効果に関しては、限られた効果しかないと思われる。

帯状疱疹は神経および後根神経内での炎症反応を引き起こすので、他の予防法としてコルチコステロイドを用いて初期の炎症を抑えることが考えられる。しかしながら、プレドニゾロンを用いた研究では、帯状疱疹後神経痛への予防効果は見出せなかった（Esmann et al 1987）。

一般論として、帯状疱疹の病初期に適切に治療し炎症を抑えれば帯状疱疹後神経痛を予防できると直感できるけれども、実際には帯状疱疹後神経痛を予防できるという証拠はほとんどない。

薬物治療

帯状疱疹の治療には非常に広範囲の薬物治療が行われてきた。抗てんかん薬、三環系抗うつ薬、ナトリウムチャネルブロッカー、ステロイドなどである。症例により効果は異なり、すべてに有効な方法はない。

帯状疱疹後神経痛の治療に対して、いくつかの塗布治療が行われてきた。カプサイシン、アスピリン、局所麻酔薬などである（De Benedittis et al 1992, Rowbotham & Fields 1989, Watson et al 1988）。治療は機序に基づいて行われるべきであり、多くの場合異なった機序に基づく複合した治療法を行うことが推奨されるようになってきている（Fields 1994）。

三環系抗うつ薬であるアミトリプチリンは帯状疱疹後神経痛の治療法として第1番目のものである。臨床的にうつでない症例に対して鎮痛作用があり、このグループの薬剤は持続性の灼けつくような痛みに対して最も効果があるとされている。イミプラミン、ノルトリプチリン、デシプラミンなど、このグループの他の薬剤も効果がある（Watson 1988）。第16章に三環系抗うつ薬の働きと効果について詳述されている。不幸なことに、三環系抗うつ薬は医師・患者関係に悪影響を与えるような大きな副作用がある。アミトリプチリンの投与量は症例ごとに効果と副作用を見ながら調節する。対照群を設けた臨

床試験によると、アミトリプチリンの夜間投与は、疼痛緩和に有効である（Max et al 1988, Watson & Evans 1985, Watson et al 1982, 1992）。しかしながら、アミトリプチリンによって痛みが消失することはまれであることを認識することは重要である。たいていの場合、効果は強い疼痛を中等度か軽度の痛みに緩和するという効果である。効果の発現はしばしば遅延するので、少なくとも3か月は治療を継続する。もし効果が認められた場合には、数か月かけて量を減らしていく。ノルトリプチリンはアミトリプチリンと同等の効果があり（Watson et al 1998）、アミトリプチリンはロラゼパムなどのベンゾジアゼピン系の薬剤よりも効果がある（Max et al 1988）。

抗てんかん薬も帯状疱疹後神経痛の治療に用いられている。カルバマゼピン、フェニトイン、バルプロ酸を用いた初期の研究では、これらの薬剤にはあまり効果は認められなかった。しかしながら、最近行われた帯状疱疹後神経痛に対するガバペンチンの多施設ランダム化試験で、疼痛緩和と日常生活の質の改善に有効であるという信頼できる根拠が提供された（Rowbotham et al 1998）。

帯状疱疹後神経痛患者に対して、カプサイシンクリーム、リドカインゲル、アスピリンなどの塗布治療が研究されてきた。

カプサイシンは唐辛子から抽出された天然物である。塗布すると伝導速度の遅い無髄のC線維の終末からサブスタンスPなどの神経ペプチドが放出される。カプサイシンクリームを皮膚に塗布すると、サブスタンスPの放出によって、まず灼けつくような感じと痛覚過敏を引き起こす。サブスタンスPがC線維終末から枯渇するにつれてそれらの症状は消退する。ランダム化臨床試験において、カプサイシンはプラシーボに比べて、帯状疱疹後神経痛の症状緩和に有効であることが示されている（Rains & Bryson 1995）。報告された臨床試験のメタアナリシスによると、6週間以上使用された場合にはカプサイシンは帯状疱疹後神経痛に対して有効であるとしている（Sindrup & Jensen 1999, Zhang & Li Wan Po 1994）。

カプサイシンの使用にあたって最も問題となるのは初期投与時の灼けつくような感覚である。帯状疱疹後患者の中にはこの感覚が耐え難いことがある。もう一つの問題点は、罹患部位全体に1日4回クリームを塗布する必要があることである。患者がこれを実践できないことがある。

リドカインの塗布（Rowbotham & Fields 1989）やアスピリンの塗布も帯状疱疹後神経痛に有効であるようだ（De Benedittis et al 1992）。アスピリンの塗布は急性期の帯状疱疹にも帯状疱疹後神経痛においても疼痛緩和に有効である（De Benedittis et al 1992）。現在では、予備研究が報告されているだけである。これらの塗布療法に関して、エビデンスを確立するためには、今後の研究が待たれる。塗布療法の主な問題点は、患者が定期的に長期間塗布療法を継続しなければならないという点である。

神経障害性疼痛に対するオピオイドの役割については議論のあるところであるが（第16章参照）、帯状疱疹後神経痛に対しては複数の研究者がその有効性を評価している（Pappagallo & Campbell 1994, Rowbotham et al 1991, Watson & Babul 1998）。経口のオキシコドンを使用した最近のランダム化比較試験では、帯状疱疹後神経痛患者の疼痛緩和と日常生活の質の改善に有意な効果が認められることを示している（Watson & Babul 1998）。この研究では、モルヒネ静脈投与の有効性の証拠に加えて（Rowbotham et al 1991）、帯状疱疹後神経痛患者に対するオピオイドの有効性の可能性を示している。

Rowbothamらの報告（1991）では、モルヒネのゆっくりとした静脈内投与はリドカイン投与よりも有効であると報告している。オピオイドとクロニジンの併用も推奨されている（Fields 1994）。

理学的療法

帯状疱疹後神経痛に対して効果の期待できる方法として経皮的電気刺激法（TENS）、バイオフィードバック、超音波、鍼療法などがある。過去にTENSに関する期待のもてる研究報告（Nathan & Wall 1974）があるにもかかわらず、帯状疱疹後神

経痛の治療に関するしっかりとした根拠に基づいた報告はない（Lewith et al 1983, Payne 1984）。この領域に関しては明らかに研究が不足しており、初期の研究は必ずしも見通しの明るいものではないけれども、大規模な比較研究によって効果が明らかにされることは期待できる。

要 約

帯状疱疹後神経痛は症状の多様性と複数の異なった機序が関与している可能性が高いことから、臨床研究の効果判定は困難である。しかしながら、三環系抗うつ薬の初期投与と抗ウイルス薬の併用はこの状態の治療法として最も有効であるという多くの根拠がある。ガバペンチンなどの抗てんかん薬は三環系抗うつ薬の代用薬として有効である。TENSなどの理学療法の有効性に関しては少ないながら根拠がある。

糖尿病性神経障害

糖尿病は糖代謝に障害をきたし、高血糖を引き起こす疾患である。糖尿病性神経障害 diabetic neuropathy は糖尿病の合併症の中でも頻度の高いものの一つである。25年以上罹患している患者においては、50％以上の頻度でみられる（Pirart et al 1978）。糖尿病クリニックで治療を受けている患者の約7.5％に神経障害性疼痛がみられる（Chan et al 1990）。

糖尿病性神経障害のすべてが神経障害性疼痛を引き起こすわけではないことは銘記すべきである。糖尿病性神経障害にはいくつかの異なった病態があり（Box 18.2参照）、すべてが痛みを引き起こすわけではなく、心血管系の自律神経障害のような他の重篤な合併症を伴うことがある。

しかしながら、特に高齢者の糖尿病において、末梢神経障害は最も頻度の高い合併症である（Sima & Greene 1995）。インスリン依存性糖尿病とインスリン非依存性糖尿病との間に神経障害の発症頻度に差は認められない（Fedele & Giugliano 1997, Pirart et al 1978）。しかしながら、これら二つのグ

Box 18.2 糖尿病性神経障害の分類（America Journal of Medicine 107 Greene et al, Diabetic neuropathy : scope of the syndrome, 2-8. © 1999 with permission from Excerpta Medica Inc）

広範囲
遠位型対称性知覚運動多発神経症
自律神経症
　発汗運動
　心血管系
　消化器
　生殖器
下肢近位部対称性神経障害（amyotrophy）

局 所
脳神経障害
神経根症／神経叢障害
絞厄性神経障害
下肢非対称性運動神経障害（amyotrophy）

ループでは神経障害発生の機序が異なっているという根拠があり（Sima & Greene 1995）、糖尿病性神経障害は血糖のコントロール不良と関連しているようである。

糖尿病性神経障害で最も多くみられるパターンは、左右対称性の四肢遠位にみられる多発性感覚運動障害か糖尿病性末梢神経障害である。この状態は進行性の神経線維の消失と、組織の萎縮、神経障害性疼痛を伴う。糖尿病性神経障害の臨床症状は外的な疼痛刺激に対する進行性の感受性低下と四肢の障害と変形、慢性の神経障害性疼痛の進展である（Boulton 1994）。末梢神経にはさまざまな病的な変化が起こるが、その変化のいずれが痛みの発生に関与しているかについては議論がある。

糖尿病性神経障害の発生には高血糖が重要な役割の一つを果たしていることは明らかで、その上に複数の機序が働いていると思われる（Fedele & Giugliano 1997, Greene et al 1999）。糖代謝の異常は神経にソルビトールの蓄積を促し、他の代謝変化を誘導し、神経伝達速度の遅延を引き起こす。代謝の変化は二次的な血管の障害と疾患の原因となり、神経の虚血を引き起こし、神経伝達をいっそう損な

> **Box 18.3** 糖尿病における神経障害の病態生理
> (from Fedele & Giugliano 1997, Drugs 54(3): 414-421 with kind permission from Adis International)
>
> - ミオイノシトールとフォスフォイノシタイドの変化と神経内のソルビトールの増加を伴うポリオール経路の亢進
> - AGE (advanced glycated endproducts) の形成に伴う構造蛋白の非酵素性糖化の亢進
> - 必須脂肪酸代謝の障害
> - 酸素化ストレス
> - 神経周膜の低酸素に伴う血管変化
> - 誘導因子や成長因子の障害

うことになる (Greene et al 1999)。

糖尿病によるもう一つ別の作用として、神経成長因子などの神経栄養因子の消失があり、神経障害の原因となる。神経栄養因子は神経を酸化ストレスから守る重要な因子であるので、(神経に対して)代謝性の変化と血管性の変化とともに相乗的に悪影響を及ぼす。神経成長因子などの神経栄養因子の欠乏は、細胞が損なわれた代謝性および血管性変化の結果として生じた障害に対して、ますます脆弱になることを意味する。

これらの因子は複合的に糖尿病性神経障害の発生と進展に関与する (Greene et al 1999)。Box 18.3 にこれらの機序をまとめた。

初期予防

糖尿病における他の合併症の予防と同様に神経障害の最も効果的な治療法は血糖コントロールである (Santiago 1993)。厳重な血糖コントロールは規則的な血糖の自己測定とインスリンないしは経口糖尿病薬の投与である。適正な食事、体重管理、禁煙、運動も重要である。

糖尿病の管理と合併症を調べた大規模多施設臨床研究により、血糖の綿密なコントロールは神経障害の発生を有意に減少させることができることが明らかになっている (DCCT Research group 1993)。この研究は、インスリン治療を徹底することにより後の糖尿病性神経障害の発生を60%にまで減らすことができるとしている (Feldman & Stevens 1994)。不幸なことに、すでに発症した神経障害に対しては、インスリン治療を徹底すると効果があるという根拠は明らかでない。帯状疱疹後神経痛と異なり、糖尿病性神経障害に関しては初期の予防法は効果があるという明確な根拠がある。

薬物治療

糖尿病性神経障害の治療法の一つとして、管理不充分な血糖管理によって起こる代謝異常を抑制するという方法がある。この目的で用いられてきた方法の代表的なものとしてアルドース還元酵素阻害がある。アルドース還元酵素はグルコースをソルビトールに変換する (Greene et al 1999)。前述のごとく、ソルビトールは神経組織に蓄積し、最終的に神経障害を引き起こす。アルドース還元酵素阻害薬は、代謝経路を介してグルコースの流れを抑制し、組織にソルビトールやフルクトースが蓄積するのを防ぎ、神経障害の進展を抑制しうる (Vinik 1999)。現在のところ糖尿病性神経障害の患者で有意な効果が認められたものはほとんどない (Vinik 1999)。アルドース還元酵素阻害薬であるトルレスタットは、1年間の治療によって有意な効果が認められ、メタアナリシスによると神経機能低下の進展の危険性を減少させると結論付けられている (Nicolucci et al 1996)。しかしながら、最近のより大きな規模の研究によるとトルレスタットの効果は見出せず、薬剤に関連した肝不全による3症例の死亡例が報告され、市場から回収された (Fedele & Giugliano 1997)。

アルドース還元酵素阻害薬は、神経障害に寄与する代謝性変化を最小限に抑えるか改善させるのには、限られた効果しかないのであろう。神経障害治療のために代謝に働く他の薬剤は有効である可能性はある (Fedele & Giugliano 1997, Vinik 1999)。これらの方法のほとんどは、今もなお発展の初期段階にある。

有痛性糖尿病性神経障害の症状緩和に対する一般的な方法として、三環系抗うつ薬は主な方法の一つ

である。アミトリプチリンとイミプラミンは糖尿病性神経障害に対して最も調査された薬物である（McQuay et al 1996）。Maxら（1991）の比較研究によるとデシプラミンとアミトリプチリンは疼痛減少には同等に効果があり、デシプラミンの方が鎮静や抗コリン作用の副作用が少ないので、有痛性糖尿病性神経障害の治療に第1選択となりうるとしている。

これらの薬剤は両方とも選択的セロトニン再取り込み阻害薬であるフルオキセチンよりも効果があり、ノルアドレナリンの再取り込み阻害が、セロトニン再取り込み阻害よりも重要であることを示唆している（Max et al 1992）。しかしながら、選択的セロトニン再取り込み阻害薬であるパロキセチンは、臨床試験において有痛性糖尿病性神経障害に対して中等度の効果が見られるとの報告もある（Sindrup et al 1990）。

カルバマゼピンのような抗てんかん薬も、有痛性糖尿病性神経障害の治療として推奨されてきた（Belgrade & Lev 1991）。ガバペンチンを用いた最近の研究では糖尿病患者の神経痛の緩和に有効だとされている。BackonjaとGaler（1998）は、個々に量を調節し副作用を最小限にして効果を生み出すことを示した。ガバペンチンは三環系抗うつ薬に比べると副作用が少ないが、めまい、眠気、混迷などが重要な副作用である（Backonja & Galer 1998）。ガバペンチンは三環系抗うつ薬と併用しうるが、その併用の効果は今のところ報告されていない。

糖尿病性神経障害に対するその他の方法としてリドカインやその他の局所麻酔薬がある。慢性の有痛性糖尿病性神経障害の疼痛緩和に、リドカインの静脈内投与が有効とされ、その効果は3～21日と、投与期間を超えて持続する（Bach et al 1990, Kastrup et al 1987）。繰り返し投与することにより持続的な効果が得られるかもしれない。

リドカインのアナログであるメキシレチンの経口投与も糖尿病性神経障害に有効とされている（Stracke et al 1992）。メキシレチンとプラシーボとの間に、疼痛スコアにおいては統計学的に有意な差にはなかったが、ある特殊な痛みの患者群においては治療群とプラシーボ群との間に有意な差が認められた。特にうずくような痛みや、熱い感じや蟻走感などの患者にはこのタイプの薬剤は最も効果がある（Stracke et al 1992）。メキシレチンの主な作用が膜安定化にあるので、罹患神経における異常発火が関与する感覚に対して特異的に作用することは充分に考えられる。

有痛性糖尿病性神経障害の治療として、カプサイシンの表面塗布が用いられてきた。ランダム化比較試験の結果はさまざまだが、メタアナリシスによると糖尿病性神経障害の緩和に有効と結論されている（Zhang & Li Wan Po 1994）。

経皮的クロニジンも有痛性糖尿病性神経障害の治療に用いられてきた（Byas-Smith et al 1995）。糖尿病性神経障害すべてを対象にすると効果は認められないものの、全体の約25％にあたる少数の群に対しては効果が認められる（Byas-Smith et al 1995）。糖尿病性神経障害には複数の機序が関与していることは明らかであるので、その機序が主に関与する痛みの病態を有する患者群には効果がある可能性がある。

Pfeiferら（1993）は、糖尿病性神経障害の痛みに対して興味深い方法を提唱している。彼らは、有痛性糖尿病性神経障害は複数の機序が関与し異なった性質の痛みを起こすことを提唱した。彼らは深部痛、表面痛、筋肉の痛みに分類し、個々の患者の痛みの性質に応じて異なった治療法を行うという方式を提唱している。

もし患者が皮膚を中心に灼けつくような、アロディニアや表面の異常感覚を伴う痛みを訴える場合には、カプサイシンを推奨している。もし患者がピンや針で刺されるような、電気ショックのような深部の神経幹が関与するような痛みを訴える場合には、三環系抗うつ薬であるイミプラミンを推奨している。もしイミプラミンがうまくいかなかった場合には、メキシレチンに変更するか、メキシレチンとの併用を推奨している。

筋肉の痛みは、ひねるような筋が硬くなるような

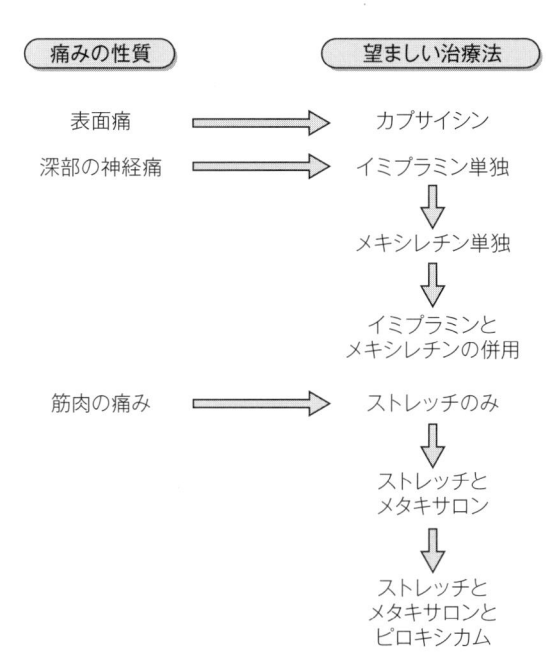

```
痛みの性質              望ましい治療法

表面痛      →    カプサイシン
深部の神経痛  →    イミプラミン単独
                        ↓
                  メキシレチン単独
                        ↓
                  イミプラミンと
                  メキシレチンの併用
筋肉の痛み    →    ストレッチのみ
                        ↓
                  ストレッチと
                  メタキサロン
                        ↓
                  ストレッチと
                  メタキサロンと
                  ピロキシカム
```

Fig 18.4 有痛性糖尿病性神経障害に対する治療 (from Pfeifer et al 1993, Diabetes Care 16 (8) : 1103-1115. © American Diabetes Association with kind permission)

とか引っ張られるような痛みと表現される。彼らは筋由来の痛みの場合にはストレッチと筋弛緩によって治療することを勧めている。もし充分な効果が見られなかった場合には、非ステロイド性消炎鎮痛薬の追加を勧めている（Pfeifer et al 1993）。Fig 18.4にこの治療方法についてまとめる。不幸なことに、ストレッチの方法については明確に記載されていない。

個々の患者は一つないし三つの異なった痛みを表現し、それに応じて上記の治療方針にのっとった治療を受ける。3か月間治療した後、それぞれの性質の痛みとトータルの痛みを評価すると、このプロトコルに基づいて治療を受けた患者は、治療を受けなかった患者に比べて有意な効果が認められた。このように個々に治療法を変える方法を用いると、プラシーボ群との比較は困難で、結果の解釈には注意を要する。それでもこの方法は糖尿病性神経障害の治療に感受性があり有効であると思われるし、その他の神経障害性疼痛にも効果のある可能性がある。

理学的療法

有痛性糖尿病性神経障害の治療として、TENS、鍼療法、リラクセーション、バイオフィードバックなど種々の理学的療法が推奨されてきた（Belgrade & Lev 1991）。TENSは四肢の遠位（Armstrong et al 1997, Kumar & Marshall 1997）や腰部の刺激（Somers & Somers 1999）で有効と報告されている。糖尿病性神経障害の治療における鍼療法の使用を支持する研究も報告されている（Abuaisha et al 1998）。糖尿病性神経障害の治療に理学的療法の実践を支持することを確立するには今後の研究が必要である。

要 約

有痛性糖尿病性神経障害の治療の主流は、血糖コントロールと三環系抗うつ薬の使用である。必要であればその他の薬物を使用する（James & Page 1994）。複数の疼痛機序を考慮した念入りな方法が提唱され有用性があるようである（Pfeifer et al 1993）。この方法には筋肉の痛みに対する理学療法も含まれている。

不幸なことに、多くの症例において長期間の感覚障害は足の潰瘍を形成し、最後には切断を余儀なくされ、新たな神経障害性疼痛に至る可能性がある。

三叉神経痛

三叉神経痛 trigeminal neuralgia ないしは有痛性チック（日本ではほとんど使われない言葉である）は、最も凄惨な神経痛である。高齢者に多い。痛みは通常、痛みのない期間（時には数年の）を挟んで周期的にやってくる。

三叉神経痛は特徴的な症状を呈し、別の顔面痛の疾患である非定型顔面痛との鑑別点となる。短時間の刺すような痛みを起こすが、治まれば痛みは消失する。通常、非侵害刺激によって突然誘発され、たいていは片側性である。手やスカーフが頬部へ軽く触れるだけで患者は瞬間的な痛みを感じる。噛む行

為によって痛みが誘発されるので、患者はしばしば充分に食事ができず、時には発作を恐れて食べることをすっかりやめてしまう。痛みは冷風によっても誘発されるので、患者は外出を控えるようになることもある。痛みは通常、三叉神経の支配領域に起こる。通常、第2ないし第3枝領域に起こるが、両方にまたがって起こることもある。三叉神経痛では通常、罹患部位の知覚低下は認めない（Loeser 1994）。

三叉神経痛の病態は、三叉神経が脳幹を離れる部位で血管によって圧迫されることによると考えられている。三叉神経の後根侵入部 root entry zone は多くの血管構造物が近接しており（Tash et al 1989）、最も高頻度に原因となる血管は上小脳動脈である（van Loveren et al 1982）。三叉神経と血管との接触は比較的正常で（痛みのない人の30％）、三叉神経痛に発展する病的な状態では、血管と神経のある程度の変形が認められると思われる（Tash et al 1989）。三叉神経と血管構造物の接触はMRアンギオグラフィーで術前に評価され、引き続いて行われる手術で確認されてきた（Meaney et al 1995）。

三叉神経痛症状を呈する患者の中の少数は、後頭蓋窩腫瘍（Barker et al 1996a）など動脈以外の原因による圧迫により起こることがある。他の原因としては、神経根や後根侵入部（Bederson & Wilson 1989）内の局所的な脱髄などがあり、その原因として多発性硬化症と関連する場合や自然発症の場合もある。

三叉神経痛は、最善の治療方針について意見の一致のみられる数少ない神経障害性疼痛の一つである。微小血管減圧術はよく確立された方法で、カルバマゼピンは薬物治療として確立されているようだ。

予　防

三叉神経痛は特発性のものであり、ある日突然発症するのでおそらく予防法はない。しかしながら、最近の画像診断技術を用いて早期から検査すれば、外科的治療や早期に侵襲的治療を行うことによって利益のある症例を見つけることに役立つかもしれない。このようは方法により予後が改善し、費用が削減できるかもしれない。

手　術

三叉神経痛は手術が第1選択として適応される数少ない神経障害性疼痛の一つである。三叉神経痛は、神経と血管の圧迫が原因であり、そのため血管減圧術が有効である。微小血管減圧術は問題血管を除去し、スポンジプレジットで神経根から血管を分離する。研究によると、血管減圧術は他の外科的治療と同じ程度の頻度で重篤な合併症を引き起こすものの、三叉神経痛に対して長期間の効果を有することが示されている（Barker et al 1996b）。

三叉神経痛に対する微小血管減圧術の大規模長期間追跡調査によると、長期間の疼痛緩和が得られる安全で効果的な治療であることが示されている（Barker et al 1996b）。手術10年後において約70％の症例で有意な疼痛緩和が得られている。満足できる結果の得られなかった症例の解析によると、女性例、手術直後に改善の見られなかった例が、手術の無効性を予測させる主要な因子であった。

BedersonとWilsonの大規模な一連の報告によると（1989）、減圧術や部分的感覚神経切除によって、よい（8％）ないしは大変よい（75％）という結果（合計83％）が得られている。罹患期間と術前の治療歴が予後不良の因子である（Bederson & Wilson 1989）。主な合併症として、後頭蓋窩への手術に伴う三叉神経障害、聴力障害、重篤なものとしては脳幹部梗塞、死などがある。

合併症の頻度は0.1％（Baker et al 1996b）から1％（Sidebottom & Maxwell 1995）である。再手術により異常感覚や無感覚部痛など三叉神経の合併症の危険が増す（Bederson & Wilson 1989）。Fig 18.5に除圧術の手技を示す。

三叉神経痛に対する経皮的な方法が数多く発達してきた。これらには、高周波熱凝固法、グリセロール注入法、バルーン圧迫法などがある（Taha &

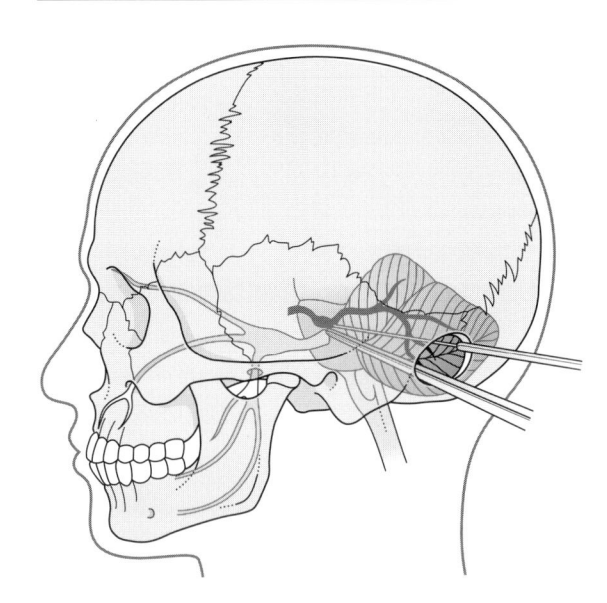

Fig 18.5 三叉神経痛に対する血管減圧術 (from Tew and van Loveren 1985, reprinted with permission from the Mayfield Clinic)

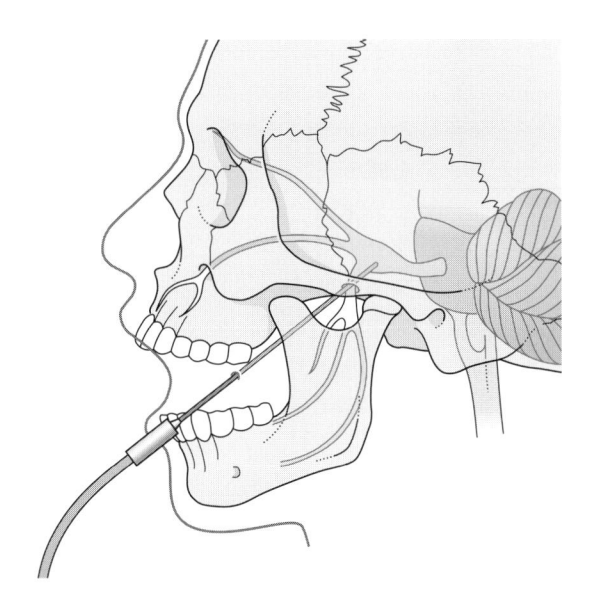

Fig 18.6 三叉神経痛に対する経皮的高周波熱凝固法 (from Tew and van Loveren 1985, reprinted with permission from the Mayfield Clinic)

Tew 1996)。経皮的方法の中では高周波熱凝固法が最も成績がよい。Fig 18.6に外科的方法と経皮的高周波熱凝固法について示す。包括的な総説による

と、高周波熱凝固法は微小血管減圧術とほぼ同等の成功率があり、死亡や頭蓋内の合併症などの重篤なものの頻度ははるかに少ない (Taha & Tew 1996)。

Sweet (1988) は外科的方法では、経皮的な方法をまず行うべきだと推奨している。この報告は、外科的治療歴のあるものは微小血管減圧術の効果が悪いことを考慮に入れていないという点でもちろん偏りがある。画像診断を改善し、手術適応を注意深く行えば、個々の症例においてどの外科的治療を選択すべきかという問題を解決できる可能性がある。

薬物治療

三叉神経痛に対する通常の薬物治療として、カルバマゼピン、バルプロ酸、フェニトインなどの抗てんかん薬が用いられている。

1960年の初期以来、カルバマゼピンが三叉神経痛の治療法として選択されてきた (Amols 1970)。カルバマゼピンは、化学構造的に三環系抗うつ薬であるイミプラミンに近い。末梢神経の活動閾値を上昇させ、活動電位を減弱させ、反復性の活動電位や通常興奮性を抑制する。三叉神経核や脊髄のシナプス伝達を抑制する (Amols 1970)。第16章にカルバマゼピンの使用法と働きについて詳述されている。

三叉神経痛に対するカルバマゼピンの有効性は、そのナトリウムチャネル遮断作用と、引き続いて起こる膜安定化作用によるとされてきた。この機序を介して、三叉神経痛に特徴的な電撃性の痛みを抑制すると考えられている。効果は速効性で、48時間以内に93％の患者で疼痛緩和が得られる。疼痛緩和の程度は投与量と薬物の血中濃度に関連している (Tomson et al 1980)。有効血中濃度は5.7 - 10.1ug/mlである。

カルバマゼピンの投与量は、一般に効果と副作用のバランスで決められ、7.9ug/ml以上の血中濃度でよい治療効果が得られることが多い (Tomson et al 1980)。最も頻度の高い副作用は、めまい、眠気、吐き気、皮疹、倦怠感、食欲低下、運動失調、胃腸障害、血液検査異常などである (Umino et al 1993)。不幸なことに、カルバマゼピンによる副作

用によって、疼痛コントロール治療法の中でこの薬剤使用をやめてしまうことになる可能性もある。最も頻度の高い副作用は中枢神経の抑制で、高齢者に多い。

経過とともにカルバマゼピンの効果が減退することもはっきりとしている。Taylorら（1981）は平均4年で薬剤が効きにくくなり、カルバマゼピンの効果がなくなることによって、最終的に44％の患者で他の治療法が必要となることを示している。

カルバマゼピンの効果と副作用の特徴を考慮し、カルバマゼピンの活性代謝産物（carbamazepine-10, 11-epoxide）やアナログであるオキシカルバマゼピンの効果判定が試みられてきた（Farago 1987, Tomson & Bertilsson 1984）。これらの薬剤はカルバマゼピンと同等の効果があるかもしれないが、今のところ普及には至っていない。ラモトリジンなどの新しい抗てんかん薬を用いた予備試験も行われており効果が示されている（Zakrzewska et al 1997）。

副作用が強いか、症状がコントロールできない場合にはカルバマゼピンの代わりにフェニトインを用いることもある。フェニトインの副作用の特徴はカルバマゼピンと同等で、それゆえ、フェニトインに変更してもあまり有益でないことが多い。症例によっては両方の薬の投与量を減らすためにこれらの薬が併用されることもある。

バルプロ酸、クロナゼパム、ガバペンチンなどの他の抗てんかん薬も用いられている。痛みに対する抗てんかん薬の系統的な総説がMcQuayらによって報告されている（1995）。過去の研究によると、三叉神経痛に対する抗てんかん薬の使用は支持されているようだ。

理学的療法

三叉神経痛の治療法としては手術が最も効果的であるが、経皮的電気刺激や鍼療法などの他の方法もハイリスク患者においては第1選択となりうるかもしれない（Guo et al 1995, Holt et al 1995）。これらの方法の効果は充分に確立していない。この疾患の治療法としての作業療法や理学療法は限られているが、痛みによって日常生活が制限されている場合においては着衣、整容の助言が必要となる。

要　約

三叉神経痛の病因に関してはまだいくつかの論争がある。画像診断によって神経血管系に明らかな変形がある患者においては、早期に微小血管減圧術を行うのが適切と思われる。解剖学的異常がはっきりとしない患者や、手術のリスクが高い患者においては、治療の第1選択はカルバマゼピンとなることが多いであろう。カルバマゼピンに反応しない患者や経過とともに効果が減弱する患者、耐え難い副作用の出る患者では経皮的手術や高周波熱凝固法が最もよい方法と思われる。

幻肢痛 phantom pain

切断後の患者が切断肢に痛みや幻肢感覚を訴えるという現象は、数百年前から報告されている。南北戦争でのMitchellなど戦場の医師は、四肢を切断した兵士の多くが、もう明らかに存在しない四肢に痛みや幻肢感覚を訴えることを報告した（Mitchell 1871, Patterson 1988）。今日、これらの現象は幻肢感覚（幻肢の痛みのない感覚）、断端部痛（切断部位の痛み）、幻肢痛（切断肢や切断した部分に感じる痛み）に分類される（Davis 1993a）。幻肢感覚や幻肢痛は四肢に限られたものではなく、歯、舌、膀胱、直腸、性器、乳房など他の部分にも起こりえる（Davis 1993a）。

切断肢の痛みの存在の報告は信頼性が低く、また、痛みの強さや期間に差があるので、幻肢痛の発生や頻度に関する正確な疫学調査をまとめるのは困難である。心理的に安定していることは四肢切断後の患者の治療にとって重要な面であるが、心理的障害が幻肢痛の進展に関与しているという明らかな証拠はない（Katz 1992a, 1992b）。しかし、患者の心理的状態は痛みの訴え方に影響を与えることは指摘されている（Sherman 1980）。報告によると、四肢切断後の患者の多くは幻肢感覚を経験し、85％がさ

まざまな程度の幻肢痛で苦しんでいる（Sherman & Sherman 1983）。

幻肢痛は強度、頻度、性質の点で個々にかなり異なっており、ある患者はどちらかというと持続的な灼けつくような痛みを訴え、また別の患者は間欠的な電気が走るような感覚を訴える（Davis 1993a）。痛みの部位にも個人差があり、ある患者は肢全体に、別の患者は手ないしは足にだけ痛みを訴える（Jensen et al 1985）。

断端部痛もその性質や誘発因子の点でかなり個人差がある（Davis 1993a）。患者のほとんどは四肢切断後に大きなライフスタイルの変化を経験するが、痛みはこの変化の中でも重要なものである（Jones & Davidson 1995）。

幻肢痛の患者のたいていは手術後1週間以内に痛みを経験するが、数か月後から起こる例もある（Davis 1993a）。痛みははじめの6か月間は減弱する可能性があるが、6か月後に残った痛みは継続し、治療困難であることが多い（Davis 1993a, Jensen et al 1985）としている。幻肢痛は、初期には下肢切断前の痛みに似ていることが多いが、数年後には幻肢痛の性質の変化に伴い関連が少なくなる（Jensen et al 1985）。

一方、断端部痛は四肢切断後の早期に約57％とより高い頻度でみられるが、手術2年後にはその頻度は約21％にまで減少する（Jensen et al 1985）。断端部痛の原因としては、義肢の不具合、神経腫形成、関節痛、腰椎などより近位の原因の関連痛などがある（Davis 1993a）。

Katz（1992a）は、切断前の四肢の痛みが幻肢の痛みの程度と相関することを報告した。彼は、断端部からの求心性侵害情報が大脳皮質で処理され、いったん幻肢からの入力と解すれば、幻肢の痛みとなりうることを提唱した。

大脳皮質の局在研究の進歩により、研究者はこの理論を確かめることができるようになった。症例報告によると、上半身の他の部位の刺激によって幻肢に関連現象を感じる患者では大脳皮質の再構築が起こっている（Halligan et al 1993）。Yangら（1994）は上肢切断後の患者において、脳磁図を用い、もともと遠位部分を司っていた部位が、顔面、近位肢に変異する現象を報告した。

Florら（1995）も脳磁図を用いて大脳皮質の再構築の程度と幻肢痛の強さとが関連することを観察した。皮質の再構築の程度は、痛みのない患者よりも幻肢痛の患者において有意に大きい（Flor et al 1995）。脳血流を測定する方法で、幻肢痛の強い器官には該当する皮質部位の血流が増加することも示されている（Liaw et al 1998）。

大脳皮質の再構築はきわめて可塑的な現象であることは明らかで、伝達麻酔（局所麻酔薬による神経遮断）によって即座に元に戻りうる（Birbaumer et al 1997）。かなり時間が経った後でも皮質再構築を元に戻せるという事実があるので、幻肢痛に対してきわめて効果の高い治療法開発の望みがもてる。

断端部痛や幻肢痛の進展には、症例によりさまざまな程度に多くの因子が寄与していると思われるので、これらの状態を治療するには問題の多面性に配慮する必要がある。

断端部痛や幻肢痛の治療は、その症状の多様性を反映して、さまざまな方法が行われてきた。Sherman（1980）は、過去の文献に記載されている幻肢痛に対する43の治療法を紹介し、報告されていない他の方法が、現在も行われているであろうと推測した。治療法としては、手術、薬物治療、理学療法、心理的介入などがある。他の神経障害性疼痛の多くと共通したことだが、幻肢痛の治療に効果のある方法は確立していない。

予防

中枢性感作の重要性や、切断前の痛みと幻肢痛の進展との関連が知られるようになり、研究者の間では、幻肢痛を防ぐ方法として切断前の疼痛コントロールが積極的に考慮されるようになった。この方法は、外傷による切断においては非現実的であるが、末梢血管障害、糖尿病、がんなどによる計画的な切断においては効果のある可能性がある。

Iaconoら（1987）は心理療法（特に悲哀の問題

に配慮した）や積極的に切断前の痛みをコントロールすること、断端部の合併症を避けるために切断術の技術的側面に配慮すること、術後早期からの運動をすることなど包括的な方法を提唱した（Iacono et al 1987）。

　幻肢痛への進展を避けるための先行鎮痛※訳注67と術後疼痛の積極的コントロールについて、いくつかの研究がなされた。初期の報告では、先行鎮痛は幻肢痛を減少させるのに有効である可能性が示唆されたが（Bach et al 1988, Jahangiri et al 1994）、後の研究では腰部硬膜外ブロック（Nikolajsen et al 1997a）、神経周囲への注入（Pinzur et al 1996）、持続的局所注入（Elizaga et al 1994）などの有効性は示せなかった。結果が異なるのは、治療プロトコル、薬剤、投与方法、先行鎮痛のタイムコースの違いなど多くの因子が関与しているためと考えられるが、ある方法が他の方法に比べて有効である可能性はある。Katz（1997）は、すべての治療法が調べられたわけではないとしている。しかし、幻肢痛の予防に先行鎮痛は初期の支持者が期待したほどには効果がないようである。

手　術

　歴史的に、外科手術の主流は最初の外傷や手術によって形成された神経腫を切断することであった。そして、切断神経の近位端を近傍の組織に埋め込む。この方法はほんの短期間の疼痛緩和をもたらすだけで、切断部位に新たな神経腫を形成させる可能性がある。Sherman（1980）は、幻肢痛の治療に対する種々の外科的治療を総括し、破壊的手術の有効性を支持する根拠はないと結論した。

　別の外科的方法として内因性疼痛制御機構を刺激する電極を埋め込む方法（後索刺激）があり、より効果的である（Sherman 1980）。近年、難治性の幻肢痛治療に対して、大脳皮質運動野に電極を入れるという、より洗練された刺激法が効果的であると報告されている（Saitoh et al 2000）。疼痛経路を切断

ないし破壊する外科的治療の有効性を支持する根拠はないと思われるが、脊髄や脳のさまざまな部位に刺激電極を埋め込むことは、他の治療法で効果のない幻肢痛患者の治療にある程度の価値があるかもしれない。

薬物治療

　幻肢痛の薬物治療はこの章で扱っている他の神経障害性疼痛と類似している。第1選択は三環系抗うつ薬や抗てんかん薬である（Iacono et al 1987）。オピオイドなどの他のより現実的な鎮痛法も考慮されてよい。局所麻酔薬による神経ブロックやリドカインなどの局所麻酔薬、フェンタニルなどの麻薬性鎮痛薬の硬膜外投与も幻肢痛の治療に使われる。局所麻酔薬と麻薬性鎮痛薬を併用し、双方の投与量を減らす方法もしばしば用いられる（Jahangiri et al 1994）。

　断端部痛の治療にもさまざまな方法が行われる。幻肢痛や断端部痛に対する薬物治療に関しては大規模なランダム化比較試験やメタアナリシスはない。小規模なオープンラベルの研究か症例報告がほとんどである。このことから、幻肢痛や断端部痛に対する最もよい方法を結論付けることは困難である。

　カプサイシンは、頑固な断端部痛に対する塗布治療として推奨されてきた。その有効性についての報告は限られており、賛否両論ある（Rayner et al 1989, Weintraub et al 1990）が、他の神経障害性疼痛においてその有効性が示されていることを考えると、アロディニアの強い断端部痛の治療には有用かもしれない。

　革新的な方法として、最も強い幻肢痛のある場所の対称部位（健常肢）に局所麻酔薬を注入するという方法がある。数少ない症例報告しかなく、ある程度の効果はあるようであるが、ランダム化比較試験の報告はない（Gross 1982）。

　幻肢痛や断端部痛に対して神経ブロックは有効で、効果時間を超えて疼痛緩和が得られる可能性が

※訳注67　手術前に鎮痛処置を施すことにより術後の痛みを緩和させる方法。

ある。上肢切断後の患者に対するロピバカインやメピバカインを用いた腕神経叢ブロックの有効性が小規模な研究で示されている（Birbaumer et al 1997, Lierz et al 1998）。

硬膜外ないしはくも膜下ブロックが、特に下肢切断後の幻肢痛や断端部痛の管理に用いられてきた。種々のオピオイドの有効性が限られた研究で報告されている。Omoteらは（1995）、合成麻薬であるブプレノルフィンのくも膜下投与と、引き続き行ったブプレノルフィンの座薬の投与によってうまく治療できた2症例を報告している。フェンタニルのくも膜下投与やモルヒネの硬膜外投与も幻肢痛（Jacobson et al 1989）や遷延する断端部痛（Jacobson et al 1990）の疼痛管理に有効であると思われる。断端部痛の場合にはオピオイドであるフェンタニルの方が、局所麻酔薬であるリドカインの投与より有意に有効であった（Jacobson et al 1990）。

多くの症例において局所、硬膜外、くも膜下ブロックはその効果時間を超えて有効であり、このことはこれらの方法が幻肢痛や遷延する断端部痛に関与する機序に長期的な調節作用をもつことを示唆している。

さまざまな経口薬が幻肢痛や断端部痛の管理に使われてきた。これらには、アミトリプチリン（Urban et al 1986）などの三環系抗うつ薬やメサドン（Urban et al 1986）などのオピオイド、クロナゼパム（Bartusch et al 1996）などのベンゾジアゼピン、メキシレチン（Davis 1993b）などの抗不整脈薬、カルバマゼピン（Patterson 1988）などの抗てんかん薬、クロルプロマジン（Logan 1983）などの向精神薬、カルシトニン（Kessel & Worz 1987, Wall & Heyneman 1999）などのペプチド、ケタミン（Nikolajsen et al 1997b）などのNMDA受容体拮抗薬などがある。これらの薬剤はすべて小規模な研究か症例報告で有効性が報告されている。

アミトリプチリンとメサドン（Urban et al 1986）、メキシレチンとクロニジン（Davis 1993b）など、上記薬剤を慎重に併用することにより、多くの症例で非常に期待できる結果が示されている。今後の大規模なランダム化臨床試験により、幻肢痛の治療で最適な薬剤投与法や薬剤の併用法が明らかになる可能性がある。

理学的療法

断端部痛や幻肢痛の治療にさまざまな方法が行われてきた（Berger 1980）。これらの治療法を支持する根拠は、小規模な対照群のない研究か症例報告に限られている。最も一般的な方法の一つに、症状緩和のための経皮的電気刺激法がある。初期の研究で、WinnemとAmundsenは（1982）、対象となった患者の約50%において満足できる疼痛緩和が得られたことを示した。

革新的な方法として、反対側の四肢の痛みを知覚する幻肢と同じ部位に電気刺激を行うという方法が報告されており（Carabelli & Kellerman 1985）、この方法によって少数例ではあるが、非常に期待できる反応が示されている。術後の時期に経皮的電気刺激を行うことによって、1年後にはみられないが4か月後においては、幻肢痛の緩和のみならず断端の創傷治癒、再切断の必要性の減少が実際にもたらされることは興味深い（Finsen et al 1988）。鍼療法もまた幻肢痛の症状緩和の方法として用いられてきた（Monga & Jaksic 1981, Xing 1998）。

最近、罹患肢へのより積極的な理学的療法が有効であることが示されている（Lotze et al 1999, Weiss et al 1999）。特に、機能を有する義肢を能動的に使用することにより幻肢痛の緩和が得られる（Weiss et al 1999）。四肢の活動性は幻肢痛の神経生理学的基礎である大脳皮質の再構築を元に戻すことに関与すると思われる（Lotze et al 1999, Weiss et al 1999）。

これらの結果は、非常に期待できるものであり、義肢を早期から使用し、四肢を積極的に動かすことに注意を向けることによって、幻肢痛を管理したり予防したりするのに有益である可能性を支持する。

考慮されてきた別の方法として、発表されてはいないが幻肢の運動をイメージする方法（Sherman

1980) がある。

心理療法

幻肢痛の管理に心理学的方法が研究されてきたが、幻肢痛の治療の際には身体の一部の喪失に関連した悲哀感など心理的問題を認識し、考慮すべきであることはよく認識されている（Pucher et al 1999）。

対処方法の問題が幻肢痛の発生に影響することは明らかである（Pucher et al 1999）。「悲観 catastrophizing」、「希望と祈り hoping and praying」※訳注68 などの方法は痛みを増強させるようだ（Hill et al 1995）。その他の自己処理の方法を発展させることにより痛みを改善させる可能性はあるようだが、充分には調べられていない。

少ない症例報告においてではあるが、幻肢痛に対する催眠療法の有効性が報告されている（Muraoka et al 1996, Siegel 1979）。

要　約

断端部痛や幻肢痛は切断後の患者にとって一般的な問題であり、効果的に管理することは困難である。最近の研究では、大脳皮質の再構築がこの疼痛状態に非常に重要であることが示されているけれども、幻肢痛の病態生理学的基礎はいまだ解決されていない部分があり、今後さらに解明されなければならない。

持続性の断端部痛や幻肢痛の緩和にさまざまな方法が行われてきたけれども、どの方法も広く受け入れられているとは言えず、効果を支持する根拠は限定されている。

最近の研究では、切断肢の積極的な使用が疼痛を緩和させ、大脳皮質の再構築を元に戻すか修正することを示唆している。このことは、四肢切断後の患者に対して早期の能動的リハビリや義肢の使用を促進するという点で、理学療法士や作業療法士にとって重要な意味をもつ。

疼痛管理に対する多面的な方法が、幻肢痛や断端部痛で苦しむ個々の患者に対し最善の効果を提供するであろう。

臨床でしばしば生ずる問題点や困難な事柄に対して効果的な治療プロトコルを確立するためには、この領域に関してなおいっそうの研究が必要である。

複合性局所疼痛症候群

複合性局所疼痛症候群 complex regional pain syndrome という名称で表現される状態のグループは、かつて反射性交感神経性ジストロフィーないしはカウザルギーと呼ばれていた。『国際疼痛学会慢性疼痛症候群分類第2版』（Merskey & Bogduk 1994）は、二つの複合性局所疼痛症候群を認定した。タイプⅠは、かつて反射性交感神経性ジストロフィーして知られているもので神経障害を伴わないのに対して、タイプⅡはかつてカウザルギーと呼ばれていたもので、神経損傷を証明できる状態を指す。反射性交感神経性ジストロフィーないしはカウザルギーという名称の変更はその言葉が誤用されたことによる。これらの障害に伴う痛みは必ずしも交感神経の活動性の亢進を伴わないことが明らかになった。組織は交感神経遠心線維から放出されるノルエピネフリンに対して過敏になっていることはありうるけれども、交感神経系の活動性は正常かむしろ減弱している。

2種類の複合性局所疼痛症候群できっかけとなった障害の性質は異なるけれども、その特徴は類似している。その特徴とは、自発痛、1本の末梢神経が支配する領域を超える痛み、原因となった障害に不釣り合いなアロディニアないしは痛覚過敏、浮腫、皮膚血流異常、骨の脱灰、発汗異常などである（Wong & Wilson 1997）。

痛みはしばしば、強烈な灼けつくような感覚と表現され、時にはうずくような発作性症状を伴う。しびれ感もこの病態の特徴で、振戦、ジストニア、協調運動障害、持続力の障害、可動域制限などの運動

※訳注68　いずれも心理学的対処法の一つ。

> **Box 18.4 複合性局所疼痛症候群のステージ仮説**
> (from Bushnell and Cobo-Castro 1999, with kind permission)
>
> **第一期：急性期または発熱期**
> 痛みが起こってすぐの時期からはじまる。一般的に四肢は温かく腫脹しており、爪や毛の成長が亢進し、灼けつくような自発痛、ハイパーパチア、アロディニアを伴う。
>
> **第2期：不安定期または萎縮期**
> 典型的には原因となったイベントから3か月以降にはじまる。痛みは広範囲に広がり運動障害、関節拘縮が特徴的となる。骨萎縮と筋の萎縮が通常この時期に明らかとなる。
>
> **第3期：萎縮期**
> 通常、治療が行われなければ、症状出現後6か月後に起こる。痛みは和らぎ、患者にとって最も重要な問題ではなくなる。皮膚は冷たく、チアノーゼとなり、滑らかで光沢がある。

障害は、かつて言われていたよりも頻度の高いものである（Bushnell & Cobo-Castro 1999, Wong & Wilson 1997）。

複合性局所疼痛症候群タイプⅠは深部の広がりをもった痛みで、軽微な外傷、炎症、手術、感染、骨折、心筋梗塞、脳卒中、関節の変性疾患、手術外傷、ギプス固定、凍傷、熱傷などさまざまな原因を契機に起こる（Hendler & Raja 1994, Payne 1986）。

複合性局所疼痛症候群タイプⅡは必ず神経損傷を伴い、典型的な場合は痛みの発症から5〜6週間後に診断される（Payne 1986）。この障害はかつてカウザルギーと呼ばれた。罹患部位はほとんど例外なく手か足であり、罹患する頻度の高い神経は、正中神経、尺骨神経、座骨神経、脛骨神経などであるが、痛みは四肢全体に広がることがある。

この分野での専門家の中には、この障害の進展について、3段階の異なったステージを提唱する者もいる（Bushnell & Cobo-Castro 1999）。このステージ分類についてはBox 18.4にまとめた。しかしながら、3段階の病期分類については根拠が乏しいことは明らかで、一つの病態が異なった表現形でみられるというだけのことかもしれない（Veldman et al 1993）。

複合性局所疼痛症候群タイプⅡは85％の症例で6か月以上続き、25％の症例で1年以上続く（Payne 1986）。患者の人生にとって大きな衝撃を与えうる病態である。交感神経ブロックに対して良好に反応するということは、複合性局所疼痛症候群の鑑別診断の一部にはならない。この病態において、交感神経の過緊張は一つの特徴ではあるのだけれども、ブロックによって痛みが緩和されることは診断に必要ではない。複数の機序によって交感神経活動が疼痛に関与する可能性がある（第3章の神経生理学の詳細な議論を参照）。交感神経依存性疼痛や交感神経非依存性疼痛の概念は、交感神経ブロックに反応する患者としない患者を区別するために提唱された。Box 18.4に、複合性局所疼痛症候群に関与する因子間の複雑な相互作用について図式化した[※訳注69]。

科学的な確かな根拠がないために、この障害の病態生理学的な根幹が交感神経の過緊張であるのか、血管内のノルエピネフリンに対する感受性の亢進の進展であるのかという問題に関して、相当な議論がなされてきた。

近年、この障害についての古い考え方が再び評価されはじめた。複合性局所疼痛症候群はある種の障害に対する炎症の過剰反応であるという考え方である（van der Laan & Goris 1997）。静脈血中の酸素飽和度、動脈血流、乳酸値の変化から、複合性局所疼痛症候群においては酸素供給は充分であるにもかかわらず、酸素拡散障害によって組織では低酸素状態であることが報告された（van der Laan & Goris 1997）。このような酸素が不均衡な状態にある病態は、熱傷、静脈瘤、悪性腫瘍、虚血、糖尿病など過度な炎症状態に伴う他の疾患にもみられる。

複合性局所疼痛症候群を炎症の亢進状態としてとらえる考え方は、交感神経系の破綻に基づく治療法

※訳注69 他の図が抜けているのではないかと思われる。

とはまた別の方法の発展につながった。これらについては後述する。

初期予防

複合性局所疼痛症候群の痛みと機能障害を最小限にするためには早期からの治療が必要であることが強調されてきた。RamamurthyとHoffman（1995）は、罹患期間3か月以下（平均1.6か月）の上下肢の複合性局所疼痛症候群タイプIに対して局所静脈内グアネチジンブロックの効果を調べた。グアネチジンが誘発する灼けるような感覚を防ぐ目的でリドカインを添加して、グアネチジンを生理食塩水で希釈したものを使用した。対照群は生理食塩水とリドカインのみを使用した。

研究の6か月後には、両群において改善がみられた。両群間で差はみられなかった。不幸なことに、この研究には非治療群は含まれていなかったので、この改善効果が自然経過なのか治療効果なのかは明らかではない。

早期治療は有効である可能性はあるけれども、早期治療の有用性と理想的な治療法を決定するためには今後の研究が必要である。

薬物治療

複合性局所疼痛症候群の治療は、重症度とその進行によって異なる。早期の治療の一つとして、星状神経節や腰部交感神経節に対する神経ブロックがある。神経節に直接注入した場合、ブピバカインなどの局所麻酔薬によって、約3〜4時間という短時間の疼痛緩和が得られる。フェントラミンテストは、交感神経ブロックによる反応の程度を決めるために行われることもある。

交感神経ブロックの代替治療として、局所静脈内交感神経ブロックが行われることもある。これは、ターニケットを用いて四肢を分離し、グアネチジンなどのアドレナリン遮断薬を投与するという方法である（Hannington-Kiff 1979）。グアネチジン投与後20分間ターニケットを加圧し、罹患肢に薬液を局在させ、低血圧などの全身性の副作用を予防する。

グアネチジンは神経末端にある小胞のノルアドレナリンを枯渇させることにより、神経機能を遮断する作用を有する。早期にはノルアドレナリンを放出し、グアネチジンがアドレナリンの小胞を占拠することにより放出は停止する。こういった機序によって神経伝達を抑制する。

複数の研究においてグアネチジンによる局所ブロックの有効性が疑問視されている（Kaplan et al 1996, Ramamurthy & Hoffman 1995）。対照群のある研究を調べた総説によると、局所静脈内交感神経ブロックは非常に広く行われているにもかかわらず、その効果を支持する根拠はほとんどないことが指摘されている（Kingery 1997）。この方法は重篤な副作用が起こりうることも明らかになっている（Kaplan et al 1996）。

グアネチジンブロックの有用性について非常に数多くの議論がなされてきたけれども、多くの専門家はその治療を支持する根拠が乏しいことを徐々に認識しはじめている（Schott 1998, Valentin 1996）。しかしながら、この治療について好意的な意見があるのも事実である（Lamacraft et al 1998）。ほとんどの臨床医はグアネチジンをリドカインと混合して用いているので、局所麻酔薬投与による効果がある程度あるのかもしれないということが、問題をむずかしくしている。

末梢神経のノルアドレナリンの機能に影響する他の薬剤として、レセルピンとブレチリウムを用いた局所静脈内ブロックが行われてきた。ブレチリウムを用いた小規模な研究が一つあり、良好な効果が示されている（Hord et al 1992）。

レセルピンはグアネチジンやリドカインと比較して有意な差はなかったが、それらの薬剤によって緩和された患者の割合は高くない（Rocco et al 1989）。ほとんどの患者において局所静脈内交感神経ブロックによる効果は限られたものであることは明らかであるが、この治療法が有効な患者群も20〜25%存在する可能性はあり、現況ではこれらの患者を明確に同定する基準が確立されていない。

不快なグアネチジンによる局所静脈内ブロックを

避ける方法として、イオントフォレーシスがある。イオントフォレーシスは、弱い電場をかけることによって、皮膚を通して電荷を帯びた分子の組織透過性を亢進させる。複合性局所疼痛症候群タイプI患者においてグアネチジンのイオントフォレーシスによる良好な結果が報告されている（Bonezzi et al 1994）。

α遮断作用をもつフェントラミンも複合性局所疼痛症候群の治療法として研究されてきた。フェントラミンテストは個々の患者の治療における交感神経ブロックの有用性を決定するために推奨されてきた。結果については論争があり、フェントラミンによる疼痛緩和を示すことができたと主張するもの（Raja et al 1991）と、テストの反応は主にプラシーボ効果であるとするもの（Verdugo & Ochoa 1994）とがある。フェントラミンは、静脈内投与した場合の心血管系への影響により、複合性局所疼痛症候群に対する長期的治療としては考えられたことはない。

興味深いことに、複合性局所疼痛症候群に対する治療法を調べた総括によると、交感神経機能に作用することを意図した治療法を支持する根拠は示すことができなかったのに対して、早期の複合性局所疼痛症候群患者の疼痛緩和に対しては、コルチコステロイドが効果があるとする数多くの研究からの根拠があると結論付けられている（Kingery 1997）。プレドニゾロン（Christensen et al 1982）と、メチルプレドニゾロン（Braus et al 1994）は短期間の試験において疼痛緩和に有効であった。

この方法の限界は、コルチコステロイドの投与量が比較的高容量で、長期間使用する場合には重篤な副作用の危険が伴うことである（van der Laan & Goris 1997）。

複合性局所疼痛症候群の病態が過度な炎症反応にあるという考えに基づいたこの疾患に対する別の治療法が発展してきた。マンニトールの静脈内投与とジメチルスフォキサイド（DMSO）の塗布の併用が、複合性局所疼痛症候群の治療に価値があることが示されている（van der Laan & Goris 1997）。

DMSO単独でも効果があるとする他の研究者もいる（Zuurmond et al 1996）。この治療法の考え方の根拠は、これらの薬剤がラジカルスカベンジャー機能を強化し、炎症反応を抑制することを助けることである。マンニトール治療によって動脈血流は減少し、静脈血中の酸素飽和度は下がるので、組織の酸素抽出が改善していることを示唆する。

van der Laan & Goris（1997）は、罹患肢が冷たい複合性局所疼痛症候群患者においては、マンニトール/DMSO治療の前に、まずベラパミルなどの血管拡張薬で治療することを推奨している。彼らはまた、理学療法を治療計画に含めることを推奨している。ただし、過度に行うと症状を増悪させる可能性がある危険について警告している。複合性局所疼痛症候群に対する理学療法は、かなりの効果が期待できるけれども、他の研究者による今後の検討が待たれる。

おそらくあまり普及していない方法であるが、複合性局所疼痛症候群に対する別の方法としてカルシトニン投与がある。そもそもこの方法は、いったん完成するとこの疾患の重要な問題の一つとなる骨萎縮を治療するために行われた。しかしながら、カルシトニン投与によって痛みを含めた多くの臨床症状がかなり改善しうることが指摘された（Doury et al 1975）。カルシトニンの投与経路は重要な問題で、経鼻投与はあまり効果がないようである（Bickerstaff & Kanis 1991）。カルシトニン投与とグアネチジンの局所静脈内ブロックの併用が、効果があったとする症例報告がある（McKay et al 1977）。複合性局所疼痛症候群に対する他の薬物治療として三環系抗うつ薬、抗てんかん薬、非ステロイド性消炎鎮痛薬などがある。

理学的療法

複合性局所疼痛症候群の治療に、数多くの理学的療法が提唱されてきた。これらには、間欠的加圧法、温冷交替浴、脱感作、スプリント、経皮的電気刺激、持続的他動運動などがある（Bengtson 1997, Headley 1987）。

この状態の一部である結合組織の萎縮性変化や運動障害などに対して、局所静脈内ブロックと理学療法が併用された（Wilder et al 1992）。能動的な動き、特に罹患肢の機能的な動きや荷重などは治療の重要な要素である（Wilder et al 1992）。軽いマッサージや間欠的な加圧は、浮腫の軽減に有効かもしれない（Headley 1987）。

鍼療法も治療法の一つとして行われ、効果があるという根拠もある（Fialka et al 1993）。理学療法と局所交感神経ブロックとの併用も多くの報告者により強く推奨されてきたが、併用療法を評価した対照群のある研究はないし、どのような理学的療法が効果があるかについての根拠もほとんどない。

多くのペインセンターにおいて、治療の目標は罹患肢の機能改善である。最近の研究では、複合性局所疼痛症候群の患者に対する、理学療法と作業療法の興味深い比較を行っている（Oerlemans et al 1999）。この研究は、対照群に比較するとどちらの方法も効果があるけれども、痛みの評価においては理学療法の方が改善がより早くかつ持続性があることを示唆している。複合性局所疼痛症候群の治療において、特定の理学的療法の効果を判定した比較試験はまったく欠如している。

心理療法

特殊な性格や心理的障害が複合性局所疼痛症候群の進展に関与する可能性が指摘されてきたが、このような考えを支持する根拠はほとんどない（Didierjean 1997）。しかしながら、この疾患の患者のほとんどが有する痛みや苦悩が必ず心理的問題の原因となることは明らかである。複合性局所疼痛症候群患者が手根管症候群のような疾患の患者と比較して抑うつ、不満足感、不安が強いと報告されている（Geertzen et al 1994）。

心理学に基づいた種々の方法がこの問題の個々の苦痛に対して有効である可能性はあるけれども、この疾患に対する特定の心理学的治療方法を調べた研究はほとんどない。

心理療法、認知行動療法、催眠などは、小規模の研究において効果があると報告されている（Didierjean 1997, Gainer 1992, Lebovits et al 1990）。複合性局所疼痛症候群患者ないしはそのサブグループに対する特定の心理的治療方法の効果を評価するには今後の研究が必要である。

要　約

いまだに、複合性局所疼痛症候群は臨床的にとらえどころのない問題である。その病因や病態生理はよくわかっていない。交感神経ブロックの役割についても相当な議論がある。

この疾患に関する病態生理学的知識が欠如している結果として、最善の治療法についても依然としてかなりの意見のくい違いがある。数十年前には交感神経ブロックがこの疾患の治療法として広く行われていたが、最近ではその効果に疑問が投げかけられている。局所の交感神経ブロックによって明らかに効果のある患者群があるのかどうかを決めるためにはもっと研究が必要である。

複合性局所疼痛症候群を過度の炎症反応というとらえ方を根拠にした、新しい治療法が出てきている。これらの方法についても今後の研究が必要である。

ほとんどの患者において、薬物療法単独では効果が乏しいことは明らかである。したがって、理学的療法や心理療法の役割を明らかにする必要性がある。これらの治療法についての根拠を示す今後の研究が切に求められている。

結論と意見

神経障害性疼痛は臨床上きわめて重要な問題で個々の患者にとって重篤な結果をもたらし、健康保険上の費用も膨大になっている。神経障害性疼痛は当事者の生涯のあらゆる面で慢性的な問題となりうる。

神経障害性疼痛が進展させる病態生理学的機構についての知見はよい方向に向かっており、異なった痛みの進展には複数の機構が関与していることが明らかになってきた。これらの問題を扱うには、複雑

な病態生理学に配慮した多面的なアプローチが不可欠であるという認識も高まりつつある。

一般論として、神経障害性疼痛の進展を予防する方法を考えねばならない。それには薬物治療、場合によっては理学的療法や心理学的方法も含まれる。治療計画は個々の疾患の性質や個々の患者の症状によるべきである。

神経障害性疼痛に用いられる多くの治療法の関係について、今後の研究がすぐにでも必要である。種々の広く行われている治療法を支持する根拠はきわめて乏しいというのが現実である。理学療法士や作業療法士は、自分たちの専門分野の治療法を評価するための研究を実践することにより、この状況を改善することに寄与できるはずである。

特に、有痛性糖尿病性神経障害や幻肢痛、断端部痛、複合性局所疼痛症候群の治療に関連した今後の研究はすぐにも必要で、これらの疾患に対する根拠に基づいた治療法を提供するのに寄与するであろう。

学習問題・復習問題

1. 帯状疱疹後神経痛に進展するのに関与することが示唆されている二つの機序について述べよ。
2. 有痛性糖尿病性神経障害に対する治療法をその複数の機序を考慮に入れて記述せよ。
3. 三叉神経痛の二つの主な外科的治療法を述べよ。
4. 幻肢感覚、幻肢痛、断端部痛の区別について記述せよ。
5. 複合性局所疼痛症候群の治療における理学的療法の可能性について記述せよ。

参考文献

Abuaisha B B, Costanzi J B, Boulton A J 1998 Acupuncture for the treatment of chronic painful peripheral diabetic neuropathy: a long-term study. Diabetes Research and Clinical Practice 39: 115–121

Amols W 1970 Facial pain. Treatment with carbamazepine. New York State Journal of Medicine 70: 2429–2432

Armstrong D G, Lavery L A, Fleischli J G, Gilham K A 1997 Is electrical stimulation effective in reducing neuropathic pain in patients with diabetes? Journal of Foot and Ankle Surgery 36: 260–263

Arner S, Meyerson B A 1988 Lack of analgesic effect of opioids on neuropathic and idiopathic forms of pain. Pain 33: 11–23

Bach F W, Jensen T S, Kastrup J, Stigsby B, Dejgard A 1990 The effect of intravenous lidocaine on nociceptive processing in diabetic neuropathy. Pain 40: 29–34

Bach S, Noreng M F, Tjellden N U 1988 Phantom limb pain in amputees during the first 12 months following limb amputation, after preoperative lumbar epidural blockade. Pain 33: 297–301

Backonja M M, Galer B S 1998 Pain assessment and evaluation of patients who have neuropathic pain. Neurology Clinics 16: 775–790

Barker F G, Jannetta P J, Babu R P, Pomonis S, Bissonette D J, Jho H D 1996a Long-term outcome after operation for trigeminal neuralgia in patients with posterior fossa tumors. Journal of Neurosurgery 84: 818–825

Barker F G, Jannetta P J, Bissonette D J, Larkins M V, Jho H D 1996b The long-term outcome of microvascular decompression for trigeminal neuralgia. New England Journal of Medicine 334: 1077–1083

Baron R, Haendler G, Schulte H 1997 Afferent large fiber polyneuropathy predicts the development of postherpetic neuralgia. Pain 73: 231–238

Bartusch S L, Sanders B J, D'Alessio J G, Jernigan J R 1996 Clonazepam for the treatment of lancinating phantom limb pain. Clinical Journal of Pain 12: 59–62

Bederson J B, Wilson C B 1989 Evaluation of microvascular decompression and partial sensory rhizotomy in 252 cases of trigeminal neuralgia. Journal of Neurosurgery 71: 359–367

Belgrade M J 1999 Following the clues to neuropathic pain. Distribution and other leads reveal the cause and the treatment approach. Postgraduate Medicine 106: 127–132, 135–140

Belgrade M J, Lev B I 1991 Diabetic neuropathy. Helping patients cope with their pain. Postgraduate Medicine 90: 263–270

Bengtson K 1997 Physical modalities for complex regional pain syndrome. Hand Clinics 13: 443–454

Berger S M 1980 Conservative management of phantom-limb and amputation-stump pain. Annals of the Royal College of Surgeons of England 62: 102–105

Bickerstaff D R, Kanis J A 1991 The use of nasal calcitonin in the treatment of post-traumatic algodystrophy. British Journal of Rheumatology 30: 291–294

Birbaumer N, Lutzenberger W, Montoya P, Larbig W, Unertl K, Topfner S, Grodd W, Taub E, Flor H 1997 Effects of regional anesthesia on phantom limb pain are mirrored in changes in cortical reorganization. Journal of Neuroscience 17: 5503–5508

Bonezzi C, Miotti D, Bettaglio R, Stephen R 1994 Electromotive administration of guanethidine for treatment of reflex sympathetic dystrophy: a pilot study in eight patients. Journal of Pain and Symptom Management 9: 39–43

Boulton A J 1994 End-stage complications of diabetic neuropathy: foot ulceration. Canadian Journal of Neurological Sciences 21: S18–S22

Bowsher D 1994 Post-herpetic neuralgia in older patients. Incidence and optimal treatment. Drugs and Aging 5: 411–418

Braune S, Schady W 1993 Changes in sensation after nerve injury or amputation: the role of central factors. Journal of

Neurology, Neurosurgery and Psychiatry 56: 393–399
Braus D F, Krauss J K, Strobel J 1994 The shoulder-hand syndrome after stroke: a prospective clinical trial. Annals of Neurology 36: 728–733
Bushnell T G, Cobo-Castro T 1999 Complex regional pain syndrome: becoming more or less complex? Manual Therapy 4: 221–218
Byas-Smith M G, Max M B, Muir J, Kingman A 1995 Transdermal clonidine compared to placebo in painful diabetic neuropathy using a two-stage 'enriched enrollment' design. Pain 60: 267–274
Carabelli R A, Kellerman W C 1985 Phantom limb pain: relief by application of TENS to contralateral extremity. Archives of Physical Medicine and Rehabilitation 66: 466–467
Chan A W, MacFarlane L A, Bowsher D R, Wells J C, Bessex C, Griffiths K 1990 Chronic pain in patients with diabetes mellitus; comparison with non-diabetic population. Pain Clinic 3: 147–159
Christensen K, Jensen E M, Noer I 1982 The reflex dystrophy syndrome response to treatment with systemic corticosteroids. Acta Chirurgica Scandinavica 148: 653–655
Davis R W 1993a Phantom sensation, phantom pain, and stump pain. Archives of Physical Medicine and Rehabilitation 74: 79–91
Davis R W 1993b Successful treatment for phantom pain. Orthopedics 16: 691–695
DCCT Research Group 1993 The effect of intensive treatment of diabetes on the development and progression of long-term complications in insulin-dependent diabetes mellitus. New England Journal of Medicine 329: 977–986
De Benedittis G, Besana F, Lorenzetti A 1992 A new topical treatment for acute herpetic neuralgia and post-herpetic neuralgia: the aspirin/diethyl ether mixture. An open-label study plus a double-blind controlled clinical trial (published erratum appears in Pain 50(2): 245) Pain 48: 383–390
Devor M 1991 Neuropathic pain and injured nerve: peripheral mechanisms. British Medical Bulletin 47: 619–630
Devor M, Wall P D 1978 Reorganisation of spinal cord sensory map after peripheral nerve injury. Nature 276: 75–76
Devor M, Wall P D 1981a Plasticity in the spinal cord sensory map following peripheral nerve injury in rats. Journal of Neuroscience 1: 679–684
Devor M, Wall P D 1981b Effect of peripheral nerve injury on receptive fields of cells in the cat spinal cord. Journal of Comparative Neurology 199: 277–291
Didierjean A 1997 Psychological aspects of algodystrophy. Hand Clinics 13: 363–366
Doury P, Pattin S, Delahaye R P, Metges P J, Batisse R 1975 Thyrocalcitonin in the treatment of algodystrophia. Nouvelle Presse Medicale 4: 2527–2528
Elizaga A M, Smith D G, Sharar S R, Edwards W T, Hansen S T, Jr, 1994 Continuous regional analgesia by intraneural block: effect on postoperative opioid requirements and phantom limb pain following amputation. Journal of Rehabilitation Research and Development 31: 179–187
Esmann V, Geil J P, Kroon S, Fogh H, Peterslund N A, Petersen C S, Ronne-Rasmussen J O, Danielsen L 1987 Prednisolone does not prevent post-herpetic neuralgia. Lancet 2: 126–129
Farago F 1987 Trigeminal neuralgia: its treatment with two new carbamazepine analogues. European Journal of Neurology 26: 73–83
Fedele D, Giugliano D 1997 Peripheral diabetic neuropathy. Current recommendations and future prospects for its prevention and management. Drugs 54: 414–421
Feldman E L, Stevens M J 1994 Clinical testing in diabetic peripheral neuropathy. Canadian Journal of Neurological Sciences 21: S3–S7
Fialka V, Resch K L, Ritter-Dietrich D, Alacamlioglu Y, Chen O, Leitha T, Kluger R, Ernst E 1993 Acupuncture for reflex sympathetic dystrophy. Archives of Internal Medicine 153: 661, 665
Fields H 1994 Pain modulation and the action of analgesic medications. Annals of Neurology 35: S42–S45
Finsen V, Persen L, Lovlien M, Veslegaard E K, Simensen M, Gasvann A K, Benum P 1988 Transcutaneous electrical nerve stimulation after major amputation. Journal of Bone and Joint Surgery 70: 109–112
Flor H, Elbert T, Knecht S, Wienbruch C, Pantev C, Birbaumer N, Larbig W, Taub E 1995 Phantom-limb pain as a perceptual correlate of cortical reorganization following arm amputation. Nature 375: 482–484
Gainer M J 1992 Hypnotherapy for reflex sympathetic dystrophy. American Journal of Clinical Hypnosis 34: 227–232
Geertzen J H, de Bruijn H, de Bruijn-Kofman A T, Arendzen J H 1994 Reflex sympathetic dystrophy: early treatment and psychological aspects. Archives of Physical Medicine and Rehabilitation 75: 442–446
Govrin-Lippmann R, Devor M 1978 Ongoing activity in severed nerves: source and variation with time. Brain Research 159: 406–410
Greene D A, Stevens M J, Feldman E L 1999 Diabetic neuropathy: scope of the syndrome. American Journal of Medicine 107: 2S–8S
Gross D 1982 Contralateral local anaesthesia in the treatment of phantom limb and stump pain. Pain 13: 313–320
Guo J, Kang X, Zhang S 1995 Treatment of primary trigeminal neuralgia with acupuncture at the sphenopalatine ganglion. Journal of Traditional Chinese Medicine 15: 31–33
Halligan P W, Marshall J C, Wade D T, Davey J, Morrison D 1993 Thumb in cheek? Sensory reorganization and perceptual plasticity after limb amputation. Neuroreport 4: 233–236
Hannington-Kiff J G 1979 Relief of causalgia in limbs by regional intravenous guanethidine. British Medical Journal 2: 367–368
Harding S P 1995 Acyclovir and post-herpetic neuralgia. The balance of available evidence supports its use. British Medical Journal 310: 1005
Headley B 1987 Historical perspective of causalgia. Management of sympathetically maintained pain. Physical Therapy 67: 1370–1374
Hendler N, Raja S N 1994 Reflex sympathetic dystrophy and causalgia. In: C D Tollinson (ed), Handbook of Pain Management. Williams & Wilkins, Baltimore, pp 484–496
Hill A, Niven C A, Knussen C 1995 The role of coping in adjustment to phantom limb pain. Pain 62: 79–86
Holt C R, Finney J W, Wall C L 1995 The use of transcutaneous electrical nerve stimulation (TENS) in the treatment of facial pain. Annals of the Academy of Medicine, Singapore 24: 17–22

Hope-Simpson R E 1975 Postherpetic neuralgia. Journal of the Royal College of General Practitioners 25: 571–575

Hord A H, Rooks M D, Stephens B O, Rogers H G, Fleming L L 1992 Intravenous regional bretylium and lidocaine for treatment of reflex sympathetic dystrophy: a randomized, double-blind study. Anesthesia and Analgesia 74: 818–821

Hylden J L, Nahin R L, Dubner R 1987 Altered responses of nociceptive cat lamina I spinal dorsal horn neurons after chronic sciatic neuroma formation. Brain Research 411: 341–350

Iacono R P, Linford J, Sandyk R 1987 Pain management after lower extremity amputation. Neurosurgery 20: 496–500

Jacobson L, Chabal C, Brody M C 1989 Relief of persistent postamputation stump and phantom limb pain with intrathecal fentanyl. Pain 37: 317–322

Jacobson L, Chabal C, Brody M C, Mariano A J, Chaney E F 1990 A comparison of the effects of intrathecal fentanyl and lidocaine on established postamputation stump pain. Pain 40: 137–141

Jahangiri M, Jayatunga A P, Bradley J W, Dark C H 1994 Prevention of phantom pain after major lower limb amputation by epidural infusion of diamorphine, clonidine and bupivacaine. Annals of the Royal College of Surgeons of England 76: 324–326

James J S, Page J C 1994 Painful diabetic peripheral neuropathy. A stepwise approach to treatment. Journal of the American Podiatric Medicine Association 84: 439–447

Jensen T S, Krebs B, Nielsen J, Rasmussen P 1985 Immediate and long-term phantom limb pain in amputees: incidence, clinical characteristics and relationship to pre-amputation limb pain. Pain 21: 267–278

Jones L E, Davidson J H 1995 The long-term outcome of upper limb amputees treated at a rehabilitation centre in Sydney, Australia. Disability and Rehabilitation 17: 437–442

Kaplan R, Claudio M, Kepes E, Gu X F 1996 Intravenous guanethidine in patients with reflex sympathetic dystrophy, Acta Anaesthesiologica Scandinavica 40: 1216–1222

Kastrup J, Petersen P, Dejgard A, Angelo H R, Hilsted J 1987 Intravenous lidocaine infusion – a new treatment of chronic painful diabetic neuropathy? Pain 28: 69–75

Katz J 1992a Psychophysical correlates of phantom limb experience. Journal of Neurology, Neurosurgery and Psychiatry 55: 811–821

Katz J 1992b Psychophysiological contributions to phantom limbs. Canadian Journal of Psychiatry 37: 282–298

Katz J 1997 Phantom limb pain. Lancet 350: 1338–1339

Kessel C, Worz R 1987 Immediate response of phantom limb pain to calcitonin. Pain 30: 79–87

Kingery W S 1997 A critical review of controlled clinical trials for peripheral neuropathic pain and complex regional pain syndromes. Pain 73: 123–139

Kumar D, Marshall H J 1997 Diabetic peripheral neuropathy: amelioration of pain with transcutaneous electrostimulation. Diabetes Care 20: 1702–1705

Laduron P M 1987 Axonal transport or presynatic receptors. In: Smith R S, Bisby M (eds) Axonal Transport. Liss, New York, pp 347–363

Lamacraft G, Price C M, Prosser A S, Rogers P D, Pounder D 1998 Interrupting the sympathetic outflow in causalgia and reflex sympathetic dystrophy. Intravenous regional guanethidine blockage is a safe and effective treatment [letter; comment]. British Medical Journal 317: 752–753

Lebovits A H, Yarmush J, Lefkowitz M 1990 Reflex sympathetic dystrophy and post traumatic stress disorder. Multidisciplinary evaluation and treatment. Clinical Journal of Pain 6: 153–157

Lewith G T, Field J, Machin D 1983 Acupuncture compared with placebo in post-herpetic pain. Pain 17: 361–368

Liaw M Y, You D L, Cheng P T, Kao P F, Wong A M 1998 Central representation of phantom limb phenomenon in amputees studied with single photon emission computerized tomography. American Journal of Physical Medicine and Rehabilitation 77: 368–375

Lierz P, Schroegendorfer K, Choi S, Felleiter P, Kress H G 1998 Continuous blockade of both brachial plexus with ropivacaine in phantom pain: a case report. Pain 78: 135–137

Loeser J D 1994 Tic douloureux and atypical face pain. In: Wall P D, Melzack R (eds) Textbook of Pain. Churchill Livingstone, Edinburgh

Logan T P 1983 Persistent phantom limb pain: dramatic response to chlorpromazine. Southern Medical Journal 76: 1585

Lotze M, Grodd W, Birbaumer N, Erb M, Huse E, Flor H 1999 Does use of a myoelectric prosthesis prevent cortical reorganization and phantom limb pain? Natural Neusoscience 2: 501–502

Mandal B K, Dunbar E M, Ellis M E, Ellis J, Dowd P 1988 A double-masked, placebo-controlled trial of acyclovir cream in immunocompetent patients with herpes zoster. Journal of Infection 17: 57–63

Max M B, Kishore-Kumar R, Schafer S C, Meister B, Gracely R H, Smoller B, Dubner R 1991 Efficacy of desipramine in painful diabetic neuropathy: a placebo-controlled trial. Pain 45: 1–9

Max M B, Lynch S A, Muir J, Shoaf S E, Smoller B, Dubner R 1992 Effects of desipramine, amitriptyline, and fluoxetine on pain in diabetic neuropathy [see comments]. New England Journal Medicine 326: 1250–1256

Max M B, Schafer S C, Culnane M, Smoller B, Dubner R, Gracely R H 1988 Amitriptyline, but not lorazepam, relieves postherpetic neuralgia. Neurology 38: 1427–1432

McCormack K 1999 Fail-safe mechanisms that perpetuate neuropathic pain. Pain Clinical Updates 7: 1–4

McKay N N S, Woodhouse N J Y, Clarke A K 1977 Post-traumatic reflex sympathetic dystrophy syndrome (Sudeck's atrophy): effects of regional guanethidine infusion and salmon calcitonin. British Medical Journal 1: 1575–1576

McKendrick M W, McGill J I, Wood M J 1989 Lack of effect of acyclovir on postherpetic neuralgia. British Medical Journal 298: 431

McLachlan E M, Janig W, Devor M, Michaelis M 1993 Peripheral nerve injury triggers noradrenergic sprouting within dorsal root ganglia. Nature 363: 543–546

McQuay H, Carroll D, Jadad A R, Wiffen P, Moore A 1995 Anticonvulsant drugs for management of pain: a systematic review. British Medical Journal 311: 1047–1052

McQuay H J, Tramer M, Nye B A, Carroll D, Wiffen P J, Moore R A 1996 A systematic review of antidepressants in neuropathic pain. Pain 68: 217–227

Meaney J F, Eldridge P R, Dunn L T, Nixon T E, Whitehouse G H, Miles J B 1995 Demonstration of neurovascular compression in trigeminal neuralgia with magnetic resonance imaging. Comparison with surgical findings in 52 consecutive operative cases. Journal of Neurosurgery 83: 799–805

Merskey H, Bogduk N 1994 Classification of Chronic Pain: descriptions of chronic pain syndromes and definitions of pain terms. IASP Press, Seattle

Mitchell S W 1871 Phantom limbs. Lippincott's Magazine of Popular Literature and Science 8: 563–569

Monga T N, Jaksic T 1981 Acupuncture in phantom limb pain. Archives of Physical Medicine and Rehabilitation 62: 229–231

Muraoka M, Komiyama H, Hosoi M, Mine K, Kubo C 1996 Psychosomatic treatment of phantom limb pain with post-traumatic stress disorder: a case report. Pain 66: 385–388

Nathan P W, Wall P D 1974 Treatment of post-herpetic neuralgia by prolonged electric stimulation. British Medical Journal 3: 645–647

Nicolucci A, Carinci F, Graepel J G, Hohman T C, Ferris F, Lachin J M 1996 The efficacy of tolrestat in the treatment of diabetic peripheral neuropathy. A meta-analysis of individual patient data. Diabetes Care 19: 1091–1096

Nikolajsen L, Hansen P O, Jensen T S 1997b Oral ketamine therapy in the treatment of postamputation stump pain. Acta Anaesthesiologica Scandinavica 41: 427–429

Nikolajsen L, Ilkjaer S, Christensen J H, Kroner K, Jensen T S 1997a Randomised trial of epidural bupivacaine and morphine in prevention of stump and phantom pain in lower-limb amputation. Lancet 350: 1353–1357

Nurmikko T, Bowsher D 1990 Somatosensory findings in postherpetic neuralgia. Journal of Neurology, Neurosurgery and Psychiatry 53: 135–141

Oerlemans H M, Oostendorp R A, de Boo T, Goris R J 1999 Pain and reduced mobility in complex regional pain syndrome I: outcome of a prospective randomised controlled clinical trial of adjuvant physical therapy versus occupational therapy. Pain 83: 77–83

Omote K, Ohmori H, Kawamata M, Matsumoto M, Namiki A 1995 Intrathecal buprenorphine in the treatment of phantom limb pain. Anesthesia and Analgesia 80: 1030–1032

Pappagallo M, Campbell J N 1994 Chronic opioid therapy as alternative treatment for postherpetic neuralgia. Annals of Neurology 35: S54–56

Patterson J F 1988 Carbamazepine in the treatment of phantom limb pain. Southern Medical Journal 81: 1100–1102

Payne C 1984 Ultrasound for post-herpetic neuralgia. A study to investigate the results of treatment. Physiotherapy 70: 96–97

Payne R 1986 Neuropathic pain syndromes, with special reference to causalgia and reflex dystrophy. Clinical Journal of Pain 2: 59–73

Pfeifer M A, Ross D R, Schrage J P, Gelber D A, Schumer M P, Crain G M, Markwell S J, Jung S 1993 A highly successful and novel model for treatment of chronic painful diabetic peripheral neuropathy. Diabetes Care 16: 1103–1115

Pinzur M S, Garla P G, Pluth T, Vrbos L 1996 Continuous postoperative infusion of a regional anesthetic after an amputation of the lower extremity. A randomized clinical trial. Journal of Bone and Joint Surgery 78: 1501–1505

Pirart J, Lauvaux J P, Rey W 1978 Blood sugar and diabetic complications. New England Journal of Medicine 298: 1149

Portenoy R K, Foley K M, Inturrisi C E 1990 The nature of opioid responsiveness and its implications for neuropathic pain: new hypotheses derived from studies of opioid infusions. Pain 43: 273–286

Pucher I, Kickinger W, Frischenschlager O 1999 Coping with amputation and phantom limb pain. Journal of Psychosomatic Research 46: 379–383

Rains C, Bryson H M 1995 Topical capsaicin. A review of its pharmacological properties and therapeutic potential in post-herpetic neuralgia, diabetic neuropathy and osteoarthritis. Drugs and Aging 7: 317–328

Raja S N, Treede R D, Davis K D, Campbell J N 1991 Systemic alpha-adrenergic blockade with phentolamine: a diagnostic test for sympathetically maintained pain. Anesthesiology 74: 691–698

Ramamurthy S, Hoffman J 1995 Intravenous regional guanethidine in the treatment of reflex sympathetic dystrophy/causalgia: a randomized, double-blind study. Guanethidine Study Group. Anesthesia and Analgesia 81: 718–723

Rayner H C, Atkins R C, Westerman R A 1989 Relief of local stump pain by capsaicin cream. Lancet 2: 1276–1277

Rocco A G, Kaul A F, Reisman R M, Gallo J P, Lief P A 1989 A comparison of regional intravenous guanethidine and reserpine in reflex sympathetic dystrophy. A controlled, randomized, double-blind crossover study. Clinical Journal of Pain 5: 205–209

Rowbotham M, Harden N, Stacey B, Bernstein P, Magnus-Miller L 1998 Gabapentin for the treatment of postherpetic neuralgia: a randomized controlled trial. Journal of the American Medical Association 280: 1837–1842

Rowbotham M C, Fields H L 1989 Topical lidocaine reduces pain in post-herpetic neuralgia. Pain 38: 297–301

Rowbotham M C, Fields H L 1996 The relationship of pain, allodynia and thermal sensation in post-herpetic neuralgia. Brain 119: 347–354

Rowbotham M C, Petersen K L, Fields H L 1999 Is postherpetic neuralgia more than one disorder? IASP Newsletter 3–7

Rowbotham M C, Reisner-Keller L A, Fields H L 1991 Both intravenous lidocaine and morphine reduce the pain of postherpetic neuralgia. Neurology 41: 1024–1028

Saitoh Y, Shibata M, Hirano S, Hirata M, Mashimo T, Yoshimine T 2000 Motor cortex stimulation for central and peripheral deafferentation pain. Report of eight cases. Journal of Neurosurgery 92: 150–155

Santiago J V 1993 Lessons from the Diabetes Control and Complications Trial. Diabetes 42: 1549–1554

Schott G D 1998 Interrupting the sympathetic outflow in causalgia and reflex sympathetic dystrophy. British Medical Journal 316: 792–793

Sherman R A 1980 Published treatments of phantom limb pain. American Journal Physical Medicine 59: 232–244

Sherman R A, Sherman C J 1983 Prevalence and characteristics of chronic phantom limb pain among American veterans. Results of a trial survey. American Journal Physical Medicine 62: 227–238

Sidebottom A, Maxwell S 1995 The medical and surgical management of trigeminal neuralgia. Journal of Clinical Pharmacy and Therapeutics 20: 31–35

Siegel E F 1979 Control of phantom limb pain by hypnosis. American Journal of Clinical Hypnosis 21: 285–286

Sima A A, Greene D A 1995 Diabetic neuropathy in the elderly. Drugs and Aging 6: 125–135

Sindrup S H, Gram L F, Brosen K, Eshoj O, Mogensen E F 1990 The selective serotonin reuptake inhibitor paroxetine is effective in the treatment of diabetic neuropathy symptoms. Pain 42: 135–144

Sindrup S H, Jensen T S 1999 Efficacy of pharmacological treatments of neuropathic pain: an update and effect related to mechanism of drug action. Pain 83: 389–400

Somers D L, Somers M F 1999 Treatment of neuropathic pain in a patient with diabetic neuropathy using transcutaneous electrical nerve stimulation applied to the skin of the lumbar region. Physical Therapy 79: 767–775

Stracke H, Meyer U E, Schumacher H E, Federlin K 1992 Mexiletine in the treatment of diabetic neuropathy. Diabetes Care 15: 1550–1555

Sweet W H 1988 Percutaneous methods for the treatment of trigeminal neuralgia and other faciocephalic pain; comparison with microvascular decompression. Seminars in Neurology 8: 272–279

Taha J M, Tew J M, Jr 1996 Comparison of surgical treatments for trigeminal neuralgia: reevaluation of radiofrequency rhizotomy. Neurosurgery 38: 865–871

Tash R R, Sze G, Leslie D R 1989 Trigeminal neuralgia: MR imaging features. Radiology 172: 767–770

Taylor J C, Brauer S, Espir M L 1981 Long-term treatment of trigeminal neuralgia with carbamazepine. Postgraduate Medicine Journal 57: 16–18

Tew J M, van Loveren H 1985 Surgical treatment for trigeminal neuralgia. American Family Physician 31: 143–150

Tomson T, Bertilsson L 1984 Potent therapeutic effect of carbamazepine-10,11-epoxide in trigeminal neuralgia. Archives Neurology 41: 598–601

Tomson T, Tybring G, Bertilsson L, Ekbom K, Rane A 1980 Carbamazepine therapy in trigeminal neuralgia: clinical effects in relation to plasma concentration. Archives Neurology 37: 699–703

Umino M, Ohwatari T, Shimoyama K, Nagao M 1993 Long-term observation of the relation between pain intensity and serum carbamazepine concentration in elderly patients with trigeminal neuralgia. Journal of Oral and Maxillofacial Surgery 51: 1338–1344

Urban B J, France R D, Steinberger E K, Scott D L, Maltbie A A 1986 Long-term use of narcotic/antidepressant medication in the management of phantom limb pain. Pain 24: 191–196

Valentin N 1996 Reflex sympathetic dystrophy treated with guanethidine. Time for a change of name and strategy. Acta Anaesthesiologica Scandinavica 40: 1171–1172

van der Laan L, Goris R J 1997 Reflex sympathetic dystrophy. An exaggerated regional inflammatory response? Hand Clinics 13: 373–385

van Loveren H, Twe J M, Keller J T, Nurre M A 1982 A 10-year experience in the treatment of trigeminal neuralgia. Journal of Neurosurgery 57: 757–764

Veldmand P H, Reynen H M, Arntz I E, Goris R J 1993 Signs and symptoms of RSD: prospective study of 829 patients. Lancet 342: 1012–1016

Verdugo R J, Campero M, Ochoa J L 1994 Phentolamine sympathetic block in painful polyneuropathies. II. Further questioning of the concept of 'sympathetically maintained pain'. Neurology 44: 1010–1014

Verdugo R J, Ochoa J L 1994 'Sympathetically maintained pain' I. Phentolamine block questions the concept. Neurology 44: 1003–1010

Vinik A I 1999 Diabetic neuropathy: pathogenesis and therapy. American Journal of Medicine 107: 17S–26S

Wagstaff A J, Faulds D, Goa K L 1994 Aciclovir. A reappraisal of its antiviral activity, pharmacokinetic properties and therapeutic efficacy. Drugs 47: 153–205

Wall G C, Heyneman C A 1999 Calcitonin in phantom limb pain. Annals of Pharmacotherapy 33: 499–501

Wall P D, Devor M 1983 Sensory afferent impulses originate from dorsal root ganglia as well as from the periphery in normal and nerve injured rats. Pain 17: 321–339

Wall P D, Gutnick M 1974 Properties of afferent nerve impulses originating from a neuroma. Nature 248: 740–743

Watson C P, Babul N 1998 Efficacy of oxycodone in neuropathic pain: a randomized trial in postherpetic neuralgia. Neurology 50: 1837–1841

Watson C P, Chipman M, Reed K, Evans R J, Birkett N 1992 Amitriptyline versus maprotiline in postherpetic neuralgia: a randomized, double-blind, crossover trial. Pain 48: 29–36

Watson C P, Deck J H, Morshead C, Van der Kooy D, Evans R J 1991 Post-herpetic neuralgia: further post-mortem studies of cases with and without pain. Pain 44: 105–117

Watson C P, Evans R J 1985 A comparative trial of amitriptyline and zimelidine in post-herpetic neuralgia. Pain 23: 387–394

Watson C P, Evans R J, Reed K, Merskey H, Goldsmith L, Warsh J 1982 Amitriptyline versus placebo in postherpetic neuralgia. Neurology 32: 671–673

Watson C P, Evans R J, Watt V R 1988a Post-herpetic neuralgia and topical capsaicin. Pain 33: 333–340

Watson C P, Evans R J, Watt V R, Birkett N 1988b Post-herpetic neuralgia: 208 cases. Pain 35: 289–297

Watson C P, Vernich L, Chipman M, Reed K 1998 Nortriptyline versus amitriptyline in postherpetic neuralgia: a randomized trial. Neurology, 51: 1166–1171

Weintraub M, Golik A, Rubio A 1990 Capsaicin for treatment of post-traumatic amputation stump pain [letter]. Lancet 336: 1003–1004

Weiss T, Miltner W H, Adler T, Bruckner L, Taub E 1999 Decrease in phantom limb pain associated with prosthesis-induced increased use of an amputation stump in humans. Neuroscience Letters 272: 131–134

Wilder R T, Berde C B, Wolohan M, Vieyra M A, Masek B J, Micheli L J 1992 Reflex sympathetic dystrophy in children. Clinical characteristics and follow-up of seventy patients. Journal of Bone and Joint Surgery (Am) 74: 910–909

Winnem M F, Amundsen T 1982 Treatment of phantom limb pain with TENS. Pain 12: 299–300

Wong G Y, Wilson P R 1997 Classification of complex regional pain syndromes. New concepts. Hand Clinics 13: 319–325

Woolf C J, Costigan M 1999 Transcriptional and posttranslational plasticity and the generation of inflammatory pain. Proceedings of the National Academy of Sciences of the USA 96: 7723–7730

Woolf C J, Mannion R J 1999 Neuropathic pain: aetiology, symptoms, mechanisms, and management. Lancet 353: 1959–1964

Woolf C J, Shortland P, Coggeshall R E 1992 Peripheral nerve injury triggers central sprouting of myelinated afferents. Nature 355: 75–78

Xing G 1998 Acupuncture treatment of phantom limb pain – a report of 9 cases. Journal of Traditional Chinese Medicine 18: 199–201

Yang T T, Gallen C, Schwartz B, Bloom F E, Ramachandran V S, Cobb S 1994 Sensory maps in the human brain. Nature 368: 592–593

Zakrzewska J M, Chaudhry Z, Nurmikko T J, Patton D W, Mullens E L 1997 Lamotrigine (lamictal) in refractory trigeminal neuralgia: results from a double-blind placebo controlled crossover trial. Pain 73: 223–230

Zhang W Y, Li Wan Po A 1994 The effectiveness of topically applied capsaicin. A metanalysis. European Journal of Clinical Pharmacology 46: 517–522

Zuurmond W W, Langendijk P N, Bezemer P D, Brink H E, de Lange J J, and van Loenen A C 1996 Treatment of acute reflex sympathetic dystrophy with DMSO 50% in a fatty cream. Acta Anaesthesiologica Scandinavica 40: 364–367

（柴田政彦）

本章の目次

概　要　437
　　学習の目的　438

急性痛管理の原則　438

薬物療法　439
　　オピオイドの全身投与　439
　　　　経口オピオイド　439
　　　　筋肉内注射　439
　　　　皮下注射　439
　　　　静脈内投与　440
　　非オピオイド鎮痛薬　441
　　　　パラセタモール／アセトアミノフェン　441
　　　　非ステロイド性消炎鎮痛薬（NSAIDs）　442
　　その他の鎮痛薬　442
　　　　エントノックス　442
　　　　クロニジン　442
　　　　ケタミン　443
　　　　三環系抗うつ薬（TCA）と膜安定化作用を有する薬剤　443
　　神経ブロックによる鎮痛　443
　　　　くも膜下鎮痛　443
　　　　硬膜外鎮痛　443
　　　　局所麻酔薬　443
　　　　オピオイド　444
　　　　神経ブロックの長所・短所　444
　　末梢神経ブロック　445

非薬物療法　446
　　身体的治療法　446
　　　　温熱療法と寒冷療法　446
　　　　TENS　447
　　　　モビライゼーション　447
　　　　認知行動療法　447

「先取り鎮痛」の概念　448

急性痛管理サービス（APS）　449
　　学習問題・復習問題　450

19

急性痛の管理

Stephan A. Schug
Deborah S. B. Watson

概　要

　急性痛は臨床のさまざまな場面で遭遇する。手術後の痛み、外傷、熱傷、膵炎や心筋梗塞の痛みなどが急性痛の代表であり、陣痛もこの範疇に入る。中でも術後痛はわれわれにとって最も身近な問題である。本章では術後痛の管理を中心に述べる。

　薬物療法と非薬物療法を組み合わせて多彩な戦略をもって急性痛管理を行う。それぞれの長所・短所を考慮して併用する。新たな手技や方法が開発され、そのエビデンスが蓄積されるにつれて、鎮痛の質や患者の満足度はもちろんのこと、合併症の有無や長期予後といった成績まで改善することがわかってきた。

　しかしながら、実際の臨床現場では新しい情報（Box 19.1参照）が活かされず、痛みの治療が不適切・不充分であることが少なくない。そこで、組織的に行う急性痛管理 Acute Pain Service が注目されてきた。本章ではその概念と役割についても言及する。

　急性痛管理が充分に行われていないことが文献的にも広く報告されている。急性痛がコントロールされると患者は痛みから解放されるだけでなく、予後が改善することが報告されている。

　この10数年、急性痛の管理とその際の安全確保

> **Box 19.1 重要用語の定義**
>
> **PCA：patient-controlled analgesia**：患者が痛みを感じた時に、自分でスイッチを押すことでモルヒネなどの鎮痛剤を少量ずつ注入する。専用のポンプを使用して精密に調節できる。いちいちスタッフに鎮痛薬を要求しなくても自分でコントロールできる。
>
> **先行鎮痛 pre-emptive analgesia**：通常は痛みが出現してから鎮痛処置を行うが、手術などあらかじめ侵襲が加わることがわかっている場合、その前に鎮痛処置をあらかじめ行うことで術後の痛みを軽減すること。
>
> **硬膜外鎮痛 epidural analgesia**：硬膜外腔に薬剤を注入し鎮痛を得ること。
>
> **くも膜下鎮痛 intrathecal analgesia**：くも膜下腔の髄液中に薬剤を注入し、脊髄神経に作用して鎮痛を得ること。

に関して、基礎・臨床ともに多大なエネルギーが向けられてきた。この間に得られた知見についても本章で述べる。

急性痛の管理は薬物療法が中心となる。それでは薬物治療を軸にはじめていこう。

学習の目的

1. 急性痛管理の原則
2. 急性痛治療の適応
3. オピオイド系鎮痛薬の役割
4. 非オピオイド系鎮痛薬の役割
5. 硬膜外鎮痛とくも膜下鎮痛の役割
6. 非薬物療法

急性痛管理の原則

手術を受ける患者の75%が中等度以上の痛みを経験する（Oden 1989）。患者の77%は手術後の痛みは仕方がないと考え、術前の患者の60%は手術に関して最も心配なのが痛みであると答えている（Warfield & Kahn 1990）。

痛みや死への恐怖、睡眠障害といった心理的な要因が術後痛の管理に影響する。したがって、個々の患者に応じて全身状態、心理状態に配慮することが治療成績の改善に通じる。

従来、術後痛に対してオピオイドの筋肉内投与を行っていた。しかし、オピオイドの感受性は個々で異なり、仮に年齢、体重、手術術式が同じだとしても、オピオイドの必要量は患者によって大きく異なる。また、単回投与では血中濃度が安定せず、適切な鎮痛効果は得られない。過量投与となり、副作用ばかり生じる危険もある。頓用投与のみで痛みをコントロールできるのは半分にも満たない（Austin et al 1980, Oden 1989）。

急性痛管理には状況に応じて適切な方法を選択するべきである。具体的には以下の方法を基本とする。

- オピオイドの全身投与（定時投与、頓用、またはPCAを用いる。投与経路は静脈内投与、皮下投与、筋肉内投与または経口投与を用いる）
- 非オピオイド性鎮痛薬投与（パラセタモール、アセトアミノフェン）、非ステロイド系抗炎症鎮痛薬投与（NSAIDs）
- 他の系統の薬物：笑気（エントノックス）、アドレナリン作動性薬物、三環系抗うつ薬、抗てんかん薬
- 神経ブロック（硬膜外腔またはくも膜下腔へのオピオイドないし局所麻酔薬の投与）
- 局所麻酔薬を用いた間欠的または持続的末梢神経ブロック

非薬物療法も併用する。頻繁に使われているわけではないが、シンプルで、かつ効果的である。

- 鎮痛方法についての充分な説明と理解
- 認知行動療法、たとえばリラクセーション、意識分散法、イメージ法を術前より行う
- 各種理学療法、スプリントなどの補助具、マッサージ、温熱療法、寒冷療法、TENSなど

薬物療法を中心に、その有効性、長所、短所、他の併用療法について述べる。

薬物療法

オピオイドの全身投与

オピオイド opioid は中等度以上の急性痛に適応となる。オピオイドには代表選手であるモルヒネをはじめ、ペチジン、フェンタニル、コデイン、メサドンを含む。これらはいずれも中枢神経系、末梢神経系でオピオイド受容体、中でも μ 受容体に結合して鎮痛作用を発揮する。

オピオイド受容体に結合することで鎮痛効果を発揮する一方、同時に副作用も出現する。主な副作用は嘔気、嘔吐、鎮静、掻痒、消化管運動低下（便秘）、排尿困難、気分不快などである（第16章参照）。

オピオイドの最も重篤な副作用は呼吸抑制と、その結果生じる低酸素血症である。低酸素血症に至るような呼吸抑制は命に関わるが、まれである（Schug et al 1992）。

投与経路は複数あり、患者の状態、痛みの種類、病院の基本設備や体制によって投与法を選択する（第16章参照）。従来、経口、皮下、筋肉内投与が用いられてきたが、プロトコルに沿った投与、あるいはPCAを用いた静脈内投与が主流になりつつある。

他にも吸入投与、経皮投与といった方法も可能であるが、現在研究段階である。

経口オピオイド

消化管運動機能が回復し、水分摂取が可能になればオピオイドの経口投与が可能である。経口投与は非経口投与と同様の効果を得ることができ、経口摂取が可能となったらまず考えるべき選択肢である。

コデインは代謝過程でモルヒネとなり鎮痛効果を発揮する。しかし、代謝酵素の活性にはばらつきがあり、さらに約10％の人に代謝酵素が欠損している。したがって、コデインは急性痛管理には向いていない。

その点、急性痛の管理にモルヒネは適している。短時間作用性のモルヒネ即効錠の場合、20分程度で効果が現れるし、必要量が決まればモルヒネ徐放剤に切り替えることで長時間の鎮痛が得られる。

トラマドールは中枢性に作用し、オピオイド性、ノルアドレナリン性、セロトニン性作用のいずれも兼ね備えた鎮痛薬で、一方、オピオイドに比べて副作用が軽度である（Houmes et al 1992, Vickers et al 1992）。

筋肉内注射

術後痛にモルヒネを使用する場合、近年までほとんどが筋肉内投与であった。どの患者でも「1回10mg、4時間以上間隔をあけて」というワンパターン処方が多かったのである。しかし、これでは不充分で痛みに苦しんだり、一方で副作用が強く、呼吸抑制のリスクも出たりするなど、お粗末な管理法であった。筋肉内注射の場合、呼吸抑制の発生率は0.9％以下と報告されている（Miller & Greenblatt 1976）。

加えて筋肉内注射は注射自体が痛いため患者の評判がよくない。さらに神経損傷や感染などの危険がある。

また、筋肉内注射した場合、吸収が緩徐で一定せず、低体温、脱水など術後早期の全身状態によって、さらに吸収が不安定になる。

したがって、現在では基本的に筋肉内注射は推奨しない。施設の事情やスタッフ教育が不充分な場合などに限って、唯一の非経口投与法として筋肉内注射を行うくらいである。ただし、そのようなケースでも、投与量に関しては年齢と全身状態を考慮した上で行い、投与間隔も2時間程度に短縮することを基本として、適宜増減して柔軟に対応するべきである（Macintyre & Ready 1996）。

皮下注射

間欠的または持続的に皮下投与する方法も有効である。吸収、鎮痛効果、副作用に関して筋肉内注射した場合と同等であるが（Semple et al 1997）、患

者にとってはそれほどの苦痛ではない（Cooper 1996）。

がんの痛みや術後痛で静脈ルートがない場合か、血管確保の困難な場合に1時間あたり1～2ml程度の流量で投与する。

皮下組織への刺激が少ないことからモルヒネとハイドロモルフィンが用いられることが多い。静脈投与に比べると効果発現に時間がかかるので、術後早期など静脈ルートがある場合には皮下注射する必要はない。

静脈内投与

ボーラス投与（5分ごとに0.5～4mg、プロトコルに従って）、持続投与、PCA投与がある。静脈ルートが確保されている術後患者の場合によいが、一方で注意深く観察していないと過量投与となり、呼吸抑制を起こす危険がある。

間欠的静脈内投与　即効性で調節性に優れている。iv PCAはこれを応用したものである。次のような状況では静脈内投与が特に適している。

- オピオイド開始時、短時間で充分な鎮痛レベルまで到達させる場合
- 脱水（循環血液量が減少しており）や低血圧などの理由で、筋肉内投与や皮下注射では吸収が一定せず、調節性がよくない場合
- 着替えや体動、理学療法中などに生じる突発痛を抑える場合

間欠的投与を用いれば、術後リカバリールームでの術後痛の増悪に速やかに対応することができる。通常は、投与量やロックアウトタイム（薬剤投与後から次回投与までの間隔）などを規定したプロトコルに従って看護師が間欠的投与を行うことが多い（Schug 1999）。

持続静脈内投与　間欠投与では血中濃度が一定しない。この欠点を補うために持続投与を行い、血中濃度を安定させる。ただし、個々の最適な血中濃度を予測することが容易ではない。精密ポンプを用いて、注意深く観察する必要がある。

適切な血中濃度に調節するには半減期の約5倍の時間、すなわち20時間程度かかる。鎮痛が不充分な場合には適宜ボーラス投与を行って持続投与量を調節する。

持続静脈内投与の場合、呼吸抑制の発生率は1.65％程度で、他の投与法に比べて高くなる。患者が傾眠であるか、鎮静されている場合、致命的な低酸素血症を起こす危険があるので要注意である（Schug & Torrie 1993）。

PCA：patient-controlled analgesia　モルヒネの必要量には個人差がある。PCAを使うことで、個々の患者に応じてモルヒネの投与量を調節できるようになった。

PCAは性能が良くなり、必要に応じて少量のボーラス投与ができるようにプログラムされている。同時にロックアウトタイムを設定することで、患者がスイッチを押した後は設定された時間を経ないと作動しないようにプログラムされており、過量投与しないように工夫してある。

モルヒネの場合、1mgのボーラス投与、5分のロックアウトタイムという設定で充分なことが多い。他の設定では充分な鎮痛が得られなかったり、逆に過量投与になって合併症を起こしたりする確率が高くなる（Owen et al 1989a）。もちろん年齢や合併症、痛みの程度、過去のオピオイドの使用歴によって、さらに個々の調節が必要となる。

術後痛の管理の場合、平均2～4日PCAを使用する。PCAでの薬剤使用量は術後最初の24時間が最も多い。部位別にみると、開腹手術後は使用量、使用時間ともに長くなる傾向がある（Sidebotham et al 1997）。組織の損傷の程度や体動時の痛みの強さを反映している。性別では、女性はモルヒネの使用量が男性より2～3割少ない（Sidebotham et al 1997）。年齢でみると、80歳の患者の場合、30歳の患者に比べて使用量が30％以下に減る。一方で、モルヒネの使用量は体重とあまり相関しない（Burns et al 1989）。

PCAを使うことで患者は自分で痛みをコントロールできる。皮下注射で行うこともあるが、静脈ル

ートで行うことの方が多い。専用ポンプとスタッフの教育がそろって患者への指導がなされれば、PCAを用いることで良質な安定した鎮痛を得ることができる。

全身投与なので、呼吸抑制の危険も0.2%程度あるが、持続静脈内投与や間欠的筋肉内投与に比べて少ない（Baird & Schug 1996）。PCAで痛みが治まってくると、ぼんやりしてPCAを使わなくなるためである。呼吸抑制が起こるようなケースは非常にまれで、その原因は大体以下のものに限られる。

- スタッフのエラー（不適切な薬剤処方、プログラムのミス、薬剤の希釈のミスによる不適切な投与量など）
- 患者側に関連するエラー（患者の代わりに付き添い者がボタンを押すなど）
- PCA機器のエラー（シリンジ破損など薬液の注入不良など）

呼吸抑制以外の副作用としては嘔気・嘔吐が35%程度で、特に術後初日に生じる（Quinn et al 1994）。18%で傾眠、12%で不穏が生じる（Schug & Fry 1994）。ただし、これらは他の投与法でも同程度である。

PCAと持続静脈内投与の併用は鎮痛の効果はそれほど変わらず（Owen et al 1989b, Smythe et al 1996）、合併症の危険だけが増えると報告されている（Notcutt & Morgan 1990, Schug & Torrie 1993）。呼吸抑制の危険はPCA単独で行うよりも5〜8倍高くなる。したがって、オピオイドの耐性があるためにすでに持続投与を受けている場合や、慢性痛や薬物依存などの理由で投与量が増えるような場合に限られる（Hansen et al 1991）。

いずれの投与法でも副作用、特に呼吸抑制には注意しなければならない。安全に、副作用を最小限にして、かつ最大の鎮痛効果を得られるように、それぞれの投与法に沿ったプロトコルを用意する。充分なトレーニングを受けた看護師が頻回に観察する必要がある。ベースとなる標準処方と薬剤希釈法を決めることで鎮痛効果を最大にし、合併症を最小限に抑えることができる（Schug & Haridas 1993）。

オピオイド依存症になるのではないか、という誤解と恐れが過少投与の原因となる。しかし実際には、急性痛治療にオピオイドを用いても依存症になることはない。むしろ患者自身がオピオイド使用を控えめにして、多少の痛みを甘受していることが多い（Keeri-Szanto 1979, Tamsen et al 1982）。現在までのところ、急性痛の鎮痛目的で使用したオピオイドが原因で依存症や中毒になるというエビデンスはまったくない（Chapman & Hill 1989, Schug & Torrie 1993）。

まとめ PCAによるオピオイド投与は、他の投与法に比べてより良質な鎮痛が得られ、患者満足度も高い。呼吸抑制のリスクも少ない（McArdle 1987）。患者にも自分で調節できるという理由でPCAは好まれる（Egan & Ready 1994）。ただし、呼吸抑制の発症率は低いが、他の副作用には差がなく、また予後や入院日数にも差はない（Ballantyne et al 1993）。

PCAでも嘔気・嘔吐、傾眠、便秘など副作用は起こるし、鎮痛が不充分で安静時や体動時の痛みを訴えることもある。術後1日目の患者の40%は安静時のペインスコアが3/10以上と報告されている。こういった副作用が原因で充分な鎮痛が得られず、術後1日目患者の約2割が理学療法を受けられないと報告されている（Schug & Fry 1994, Sidebotham et al 1997）。

PCAの長所を活かし、副作用を軽減する目的で、制吐剤、NSAIDs、パラセタモール、クロニジン、ケタミンなど併用することもある。

非オピオイド鎮痛薬

パラセタモール／アセトアミノフェン

鎮痛解熱作用を有するが、抗炎症作用はもたない薬剤である（第16章参照）。中等度の痛みに有効である。高齢者の場合、NSAIDsは副作用のリスクが高いので、パラセタモール／アセトアミノフェンと低用量のオピオイドを用いて鎮痛し、抗炎症には低用量のステロイドを用いる（Roth 1989）。

PCAを用いてパラセタモール／アセトアミノフェンをオピオイドと併用すると鎮痛効果が増し、術後のPCAの使用時間が短縮し、患者の満足度が上がる（Schug et al 1998）。通常、1 gを4時間ごとに投与する。

非ステロイド性消炎鎮痛薬（NSAIDs）

NSAIDsは中等度の痛みに有効で、他の薬剤と併用することで重篤な痛みにも対応できる（Cepeda et al 1995, Pavy et al 1995, Power et al 1990）。

損傷組織で生じる炎症性メディエータを抑制して鎮痛作用を発揮する。術前に投与することで術後の鎮痛作用を得る先行鎮痛作用も報告されているが、臨床では議論の残るところである（Buggy et al 1994, Espinet et al 1996）。

術後の鎮痛に用いるNSAIDsにはインドメタシン、テノキシカム、ケトロラクなどがあり、テノキシカムとケトロラクは非経口投与も可能である。

オピオイドと併用するとオピオイドの使用量を15〜60％減らす効果があり、これをopioid-sparing効果という。併用することで鎮痛効果を得ると同時に、オピオイドの副作用を軽減することができる（Pavy et al 1995, Power et al 1994, Liu et al 1995）。

傾眠や呼吸抑制のリスクを減らす一方で、特に高齢者に投与する場合にはNSAIDsの副作用に注意しなければならない。以下にNSAIDsの副作用を述べる。

腎障害 腎血流を維持するために重要な役割を果たすプロスタグランジンをNSAIDsが阻害する（Power et al 1992）。特にケトロラクは周術期の腎機能低下の原因となることが多いと報告されている（Smith et al 1993）。

高齢、ゲンタマイシンなど腎毒性のある抗生物質使用、周術期の不適切な輸液管理、腹腔鏡などによる腹腔内圧の上昇など、腎障害の危険因子がある場合には特に要注意である。

止血系に対する影響 トロンボキサン産生を抑制することにより、血小板機能を阻害し、止血機能が低下する。通常、出血時間が延長するが、臨床上は問題にはならない（Power et al 1990）。むしろ血栓・塞栓予防には有利である（Anonymous 1994）。しかし凝固・止血系に異常がある場合や、抗凝固薬を投与中の場合には注意が必要である。

骨・創の治癒に対する影響 プロスタグランジンは骨や組織の治癒には不可欠な物質であるので、理論的にはNSAIDsを使用することで治癒が遷延する。

消化管への影響 消化性潰瘍がある場合、NSAIDs使用により出血のリスクが増える（Strom et al 1996）。

アスピリン喘息 アスピリンに過敏な患者の場合、喘息発作が生じる可能性がある（Power 1993）。

以上の副作用に注意してNSAIDsを投与しなければならない。最近では副作用を少なくした次世代のNSAIDsとしてCOX-2阻害薬が開発された（Malmstrom et al 1999）。現在セレコキシブやロフェコキシブなどが使用でき、消化管潰瘍の発生率が低下した（第16章参照）。

その他の鎮痛薬

エントノックス

エントノックス entonoxは酸素と笑気、それぞれ50％の混合ガスで、これをフェイスマスクやマウスピースで吸入する。即効性で、作用時間が短いので安全に使用していた（Baskett 1972, Parbrook 1972）。ただし、現在は使用されていない。

クロニジン

クロニジン clonidineはα_2受容体作動薬（アゴニスト）で、脊髄の下行性抑制系を賦活する、すなわち痛みを抑える作用を強める。クロニジンをPCAに追加することで、オピオイドの使用量を減らすことができ、オピオイドの副作用を減らすことができる（Park et al 1996）。一方で、α_2受容体を刺激することで、鎮静作用が強まり、血圧が低下する場合があるので注意を要す（Paech et al 1997, Singelyn et al 1996）。

ケタミン

ケタミンはN-methyl-D-aspartate（NMDA）受容体拮抗薬（アンタゴニスト）で、中枢神経系で作用する。NMDA受容体は脊髄後角で、刺激を繰り返すことで反応性が強まり、神経が過敏になるという「wind-up」現象の形成に関与する。ケタミンを術前に投与すると周術期のオピオイド使用量を減らすことができる（Roytblat et al 1993）。中枢性感作を起こして、痛覚過敏やアロディニアを認めるような患者でも有効である。したがって、神経障害性疼痛の患者や、慢性痛の患者で急性痛が生じた時などに有効である（Gehling & Tryba 1998）。

三環系抗うつ薬（TCA）と膜安定化作用を有する薬剤

通常、慢性痛の治療に用いる（第16、18章参照）。神経障害性疼痛（具体的には坐骨神経痛、神経損傷や脊髄損傷による痛み、視床痛など）の急性期や亜急性期に有効なことがある。

オピオイドに反応しない場合に、抗不整脈薬であるリドカインが有効なことがある（Boas et al 1982）。抗てんかん薬のクロナゼパムが有効な場合もある（Swerdlow & Cundill 1981）。

神経ブロックによる鎮痛

急性痛管理の際には次の二つの神経ブロック nerve blockが中心となる。

- 硬膜外ブロック：硬膜外腔に薬剤を投与する
- くも膜下ブロック：くも膜下腔に薬剤を投与する

髄膜の外側に硬膜外腔がある。髄膜の内側にくも膜下腔があり、脳脊髄液（CSF）で満たされている。脊髄神経根はくも膜下腔から硬膜外腔に横断しており、硬膜外腔では硬膜が袖のように包んでいる。脳脊髄幹から神経根が枝分かれし、それぞれ胸部、腹部、骨盤内臓、会陰部、下肢へと分布する。ここに薬剤を投与すると、脊髄後角での痛み刺激の伝達、知覚神経、運動神経、交感神経に作用を及ぼす。

くも膜下鎮痛 intrathecal analgesia

通常、手術麻酔として行う。腰椎椎間から専用の針を刺し、くも膜下に局所麻酔と、場合によりオピオイドを混合して注入する。約4時間、麻酔効果が持続する。オピオイドを投与すると術後12〜24時間程度の鎮痛が得られる（Boezaart et al 1999）。

会陰部や下肢の手術、すなわち泌尿器科や整形外科の手術の際に行うことが多い。がんの痛みなど特別な場合には、カテーテルを留置して持続的に鎮痛を図ることがある。

硬膜外鎮痛 epidural analgesia

開腹手術や開胸手術など術後長期にわたり鎮痛を要する場合には、カテーテルを留置して持続硬膜外鎮痛を行う。これは日常的に行う手技で、持続的に薬剤を注入したり、繰り返しボーラスで薬剤を投与したりできる。

くも膜下腔や硬膜外腔に投与する薬剤としては

- 局所麻酔薬（ブピバカイン、リグノカイン、ロピバカインなど）
- オピオイド（モルヒネ、フェンタニル、ペチジン、ジアモルフィンなど）

のいずれか、あるいは両方を用いる。

局所麻酔薬

局所麻酔薬は痛み信号の神経伝達を遮断する（第16章参照）。硬膜外鎮痛の場合、カテーテルを留置する部位によってどの部分の痛みをブロックするかが決まる。したがって、下肢の手術であれば腰仙椎レベルに、下腹部の手術であれば下位胸椎レベルに、開胸手術や上腹部手術であれば胸椎レベルに硬膜外カテーテルを留置する。局所麻酔薬を用いると体動時や咳嗽時にも充分な鎮痛を得、交感神経もブロックして支配領域の血行が増える。

局所麻酔薬はすべての神経線維の伝達を遮断する。ブロックする程度は局所麻酔薬の濃度や投与量で決まる。脊髄レベルに投与した場合、神経遮断の効果を得ると同時に、それによって以下の副作用が

生じることがある（第16章参照）。

- 局所麻酔薬を過量投与したり、硬膜外腔の静脈に誤投与したりすると、中枢毒性から痙攣や意識消失を起こしうる。また、心毒性のある局所麻酔薬の場合、致死的不整脈を起こしうる
- 排尿困難
- 不注意にくも膜下腔に局所麻酔薬を注入すると全脊髄麻酔となる。意識消失、全身の筋弛緩・麻痺、呼吸停止、交感神経系が遮断されて循環虚脱が急速に起こり緊急事態となる。適切な対応をしないと死に至る
- 交感神経遮断作用によって循環動態に影響する。血管拡張作用により、血圧が低下する。血管収縮薬や輸液負荷で対応する
- 運動麻痺、知覚麻痺が生じ、圧迫部位の障害が起こりうる。体位などに注意を要する

オピオイド opioid

硬膜外ブロックにオピオイドを用いる場合、脊髄後角のオピオイド受容体に作用する。全身投与に比べて少量で充分な鎮痛を得ることができ、その結果オピオイドの副作用を軽減できる。硬膜外へのオピオイド投与は以下の機序で鎮痛作用を呈する。

- 硬膜を透過して脳脊髄液中に拡散し、脊髄後角のオピオイド受容体に作用する。また頭側へ拡散して脳に作用する
- 硬膜外腔から脊髄動脈によって脊髄へ直接輸送されて作用する（Bernards 1993）
- 血中に吸収され、全身性に作用する

モルヒネなど水溶性の高いオピオイドは、脳脊髄液中に投与されると半減期が長く、血液脳関門を通過しにくいため長時間作用する。1回注入すると12～24時間にわたり鎮痛効果を持続させるが、裏を返せば遷延性の呼吸抑制を起こす危険もある。

フェンタニルなど脂溶性の高いオピオイドは、脊髄への浸透が速く、短時間作用性である。したがって、鎮痛効果を得る時間は短いが、遷延性の呼吸抑制を起こす危険は小さい。そのため、フェンタニルは硬膜外投与に適しているといえる。

硬膜外オピオイド、特にモルヒネを投与した場合、副作用としては、他に掻痒、嘔気、排尿困難が起こる。

オピオイドは、硬膜外に投与して脊髄に作用させる場合と、静脈内投与して作用させる場合とでは大きな差が無く、副作用も同程度と報告されている。したがって、通常オピオイドのみを硬膜外注入することはまれである。局所麻酔薬とオピオイドを併用して硬膜外投与すると、オピオイドの投与量を少なくしても充分な鎮痛効果を得、同時に副作用も減らすことができる（opioid-sparing効果）。少量の局所麻酔薬と少量のオピオイドの組み合わせで充分な鎮痛を得ると同時に、運動神経遮断を軽減することで下肢脱力を最小限にし、交感神経遮断作用も小さくすることで循環動態の大きな変化を予防できる。局所麻酔薬とオピオイドを併用した硬膜外持続注入による鎮痛法が現在では主流となっている。

神経ブロックの長所・短所

投与薬剤の副作用の他に、針の刺入やカテーテル留置など手技による合併症の危険を忘れてはならない（Baird & Schug 1996）。

くも膜を穿刺すると硬膜外腔に脳脊髄液が漏出する。硬膜外カテーテル留置の際にくも膜穿刺を起こす確率は1％以下であるが、くも膜穿刺後には頭痛を起こすことがある。若年の患者で、術後すぐに歩行できるような場合に多くみられる。

局所のしびれや知覚低下は針やカテーテルによる神経損傷で起こりうる。ただし、この合併症の頻度は1万件に1件以下であり、3か月以内に回復する一時的なものである。

硬膜外腔で出血すると、血腫となり脊髄を圧迫するため、当該部位に麻痺を生じる。神経症状が出現した場合、数時間以内に外科的に血腫を除去して減圧しないと、不可逆性の麻痺となる。ただし、この硬膜外血腫は非常にまれで、その頻度は15万件に1件程度といわれている。

硬膜外穿刺やカテーテル留置の際に感染を起こすと硬膜外膿瘍や髄膜炎を発症する。非常にまれであるが、手技の際には清潔操作に留意し、感染症患者の場合には適応を慎重に判断する必要がある。

硬膜外腔への投薬ミスの報告も少なくない。誤投与した薬剤によっては危機的状況になりうる。

硬膜外鎮痛はさまざまな手術に対して行われる。手術以外にも狭心症や膵炎などの急性痛に対して行う。PCAに比べて、持続注入によって良質な鎮痛効果を得ることができる（Eisenach et al 1988, Schug & Fry 1994）。術後1日目の安静時痛のVASスコア3/10以上を訴える患者は、PCAを使用した場合40％であるのに対し、硬膜外鎮痛を使用した場合20％になる。痛みがあるために理学療法を受けることができない患者は、PCAを使用した場合24％であるのに対し、硬膜外鎮痛を使用した場合7％になる。

オピオイドを用いた神経ブロックの長所としては全身投与で生じる副作用の発生率が減少することが挙げられる。嘔気・嘔吐、傾眠、不穏、呼吸抑制、掻痒などの副作用は減ることが報告されている（Schug & Fry 1994）。

オピオイドの全身投与と比較すると、硬膜外ブロックは予後を改善し、合併症を減らして、死亡率を減少させる（Ballantyne et al 1998, de Leon-Casasola et al 1995）。具体的には以下のような点で優れていると考えられている。

胃消化管機能の維持　硬膜外ブロックによってイレウスの発生率が有意に減少する（Liu et al 1995）。術後早期から経口摂取が可能となり、また腸管の縫合不全の発生率が減少する。その結果、低栄養、低タンパクを回避できる。

呼吸機能の維持　痛みがないと咳、喀痰排出が苦痛なくできる。また深呼吸も充分に行えるので、術後の無気肺や肺炎、低酸素血症などの呼吸器合併症が減少する（Ballantyne et al 1998）。

血栓塞栓症の減少　深部静脈血栓症（DVT）、肺塞栓症（PE）、血行再建後のグラフト閉塞の発生率が減少する（Jorgensen et al 1991）。

手術侵襲に対する神経内分泌的反応の抑制　手術侵襲というストレスによってカテコラミンやサイトカインなどが放出される（Kehlet 1989）。これによって体内で異化が進み、代謝率が上がる一方で、栄養状態は低下する。血栓ができやすくなり、DVTやPEのリスクが増える。免疫力も低下して感染を起こしやすくなる。こういった手術侵襲によるストレスを硬膜外ブロックを行うことで軽減できる。

心保護作用　心臓の酸素需要量を減らし、同時に酸素供給を増やす。上腹部手術後の致死的不整脈や心筋虚血が減少し、術後心筋梗塞の発生を予防することが報告されている（de Leon-Casasola 1996）。

できるだけ経口摂取を早く再開して栄養状態を改善し、早期離床できるように治療計画、看護計画を立てることで、さらに神経ブロックの効果を強めることができる。痛みのみならず、ストレスを減らし、呼吸・循環機能など機能改善にも役立つ。周術期の痛みを学際的に管理することで、術後成績が向上し、入院日数の短縮など費用対効果の改善が見込まれる（Kehlet 1997）。

末梢神経ブロック

局所麻酔薬を用いて痛み刺激の末梢神経伝達を遮断することで鎮痛を得ることができる。神経ブロックによって有効な鎮痛を得るのみならず、オピオイドを併用してもその使用量を少なくし、オピオイドの副作用を減らすことができる。

長時間作用性局所麻酔薬の手術創への浸潤は簡易で、ブピバカインやロピバカインがよく用いられる。手術後数時間にわたり鎮痛が得られる。ヘルニア根治術（Erichsen et al 1995）、小児外科、外傷といった侵襲の小さい手術には有効である。一方で、侵襲の大きい手術の場合には不充分である（Dahl et al 1994）。

大腿神経ブロックは長時間作用性局所麻酔薬を用いて単回注入する。カテーテルを留置すればボーラス投与や持続注入も可能である。膝の手術、関節鏡下手術、大腿骨頚部骨折などの痛みや筋スパズムに有効である。

腕神経叢ブロックも同様に、単回注入やカテーテル留置による持続ブロックが可能である。腋窩アプローチ、鎖骨上アプローチ、鎖骨下アプローチ、斜角筋間アプローチなどがある。上肢の知覚神経がブロックされると同時に、交感神経もブロックされるので血管拡張作用によって血流が増加する。したがって、皮膚フラップや植皮などの形成外科手術やシャント作製などの血管手術に特に有用である。また術後早期のリハビリテーションが必要となる腕や肩の整形外科手術にも有用である。

肋間神経ブロックは目的部位の肋間に薬剤を投与し、場合によりカテーテルを留置して持続投与する。肋骨骨折に行うと呼吸時の痛みを軽減し、理学療法を容易にする。開胸手術の際にクリオプローブで−65℃まで暴露して肋間神経ブロックを行うと、長時間にわたって術後痛が軽減し、コントロール群と比較して痛みスコアで50％の軽減が得られる（Seino et al 1985）。

胸腔内ブロックとして、開胸して、あるいはTuohy針を用いて胸腔内の壁側胸膜と臓側胸膜の間にカテーテルを留置する。局所麻酔薬の単回投与または持続投与を行うことで肋間神経、腕神経叢の一部、内臓神経をブロックすることができる。多発肋骨骨折、開胸手術、急性膵炎などの内臓痛に有効である※訳注70。

末梢神経ブロックを行う場合は、オピオイドの全身投与単独で鎮痛を行う場合に比べて、呼吸機能を保ったまま、オピオイドの使用量が少なくできるといった利点がある（Frenette et al 1991）。

非薬物療法

薬物療法に対して補助的な役割を期待して非薬物療法を併用することが多いが、時に単独でも充分機能する。Box 19.2 に挙げる。

熟練者が施行した場合、鎮痛薬の投与量を減らして、かつ長時間にわたって鎮痛を得ることができる（第9章と第11章を参照）。

身体的治療法

身体的な療法によって痛みが和らぎ、身体機能が改善する。痛みによる可動域制限が弱まり、動かすことへの恐怖感、警戒感が薄まる。

一般的に、種々の療法は筋骨格系の痛みに対して用いられる。

術後痛に対しては通常、薬物療法を中心に管理するが、温熱療法や寒冷療法、モビライゼーション、運動、TENS、マッサージなどの治療法を併用するとさらに効果が高まる。

温熱療法と寒冷療法

いずれも他の治療法と併用して行う。筋骨格系に関連する痛みやスパズム、創部のうっ血を軽減する目的で行う。

アイシングによる鎮痛 cryoanalgesia は温熱療法よりも鎮痛効果が強いが、いずれにしても痛みの閾値を上げ、痛みを感じにくくする（Benson & Copp 1974）。どちらも効果は30分程度持続する。スポーツ外傷などにはエラスチックバンドで圧迫しながら寒冷療法を行う。これによって鎮痛と同時に血管収縮によって出血を減らし、浮腫を予防する（Kay 1985）。その後に温熱療法を行うと、創治癒と血腫の吸収が進む（Lehmann et al 1983）。

Box 19.2　非薬物療法

身体的な療法
- 温熱または寒冷療法
- マッサージ
- 運動
- 不動化（固定）
- 電気療法（TENSなど）

認知的な療法
- 行動療法
- 教育
- リラクセーション
- イメージ法
- 催眠療法
- バイオフィードバック

外科手術後の場合には寒冷療法によって腫脹が減るのに加えて、オピオイドの投与量が少なくて済む。また、前十字靭帯再建術後の鎮痛剤使用が減ることが報告されている。

急性炎症の時には温熱療法は禁忌である。温度が上がると炎症部位の酸素消費が増加して低酸素となり、浮腫、痛みが増強し、膿瘍形成が進んでしまう。通常、温熱療法は局所的に行うか、または遠隔的に行う。局所的に行った場合、神経筋活動がスムーズとなり、血行が改善して、酵素反応が活発となり、痛みの閾値も上がる。

遠隔的に温熱を加えると、反射的な反応を起こすことなく、消化管や子宮の平滑筋の活動性が変化するので、腹壁から温めると胃酸産生が減少し、腸管蠕動が抑制される。冷やすと逆のことが起こる。すなわち腸管や子宮の平滑筋が攣縮して起こるような痛みは軽減する。したがって、ウイルス性腸炎や月経時の痙攣痛には冷却が有効である。

TENS

TENSは筋収縮を起こすことなく、不快な感覚を生じることなく、有髄知覚線維を活性化する（第11章参照）。急性痛への使用は限られている。短時間で治癒する程度の傷には適応はなく、かといって多発外傷などには全身的な疼痛治療が適している。

スポーツ外傷（靭帯損傷、筋肉痛、腰背部の凝りなど）にはTENSは有効である。他にも肋骨骨折、急性歯周炎由来の顔面痛、急性関節炎、筋肉痛、筋・筋膜症候群、陣痛や月経困難症などに有効と報告されている（Myers et al 1977, Black 1986, Nesheim 1981）。TENSは痛みを軽減するが、完全な無痛を得るまでには至らない。

急性痛の中でTENSの有効性が最初に報告されたのは術後痛である（Hymes et al 1973）。手術終了時に創部へ電極を留置する方法が確立してからTENSの使用頻度が増えた。腹部手術や胸部手術をはじめ、さまざまな術後痛への使用が報告されている（Cooperman et al 1977, Pike 1978, Smith et al 1986）。

TENSの長所は、呼吸抑制や鎮静作用がなく、腸管蠕動を抑制せずに、持続的に鎮痛効果を発揮することである。

一方、電極留置のみで通電しなくても（Sham手術）、鎮痛作用を示し、両者に差がないという報告もある（Hargreaves & Lander 1989）。

最近では、術後痛に対してTENSとプラシーボとで差がないとする報告が多い（Carroll et al 1996）。TENSの効果を過大評価しているという報告もある。基本的に、術後痛に対してTENS単独治療は推奨しない。他の治療法と併用すれば何らかの効果が得られる可能性がある。

TENSの長所を挙げると、使用頻度や強度の調節を患者が自分でできるという点であろう。

モビライゼーション

手術を受けた後に体力低下を最小限にして速やかに日常生活に戻るためにも、術後管理では運動、活性化、早期モビライゼーションは大変重要である。この際には術後痛をしっかり取り除くことが重要である。と同時に、どのように早期離床するか、どの程度まで動かすかを明確にすることが重要である。

認知行動療法 cognitive-behavioural therapy

認知行動療法とは、痛みを上手にコントロールできるようになることを目的とした心理療法の一つである（第9章参照）。通常、単独では行わず、他の治療と併用して行う。精神的なサポートをしつつ自信をもてるように導く。手術前後に不安や恐怖など、どのようなことを感じるのか、どのような手術を受けるのか、などについて充分に説明し、また体動時痛を減らすにはどのようなことに注意するべきか、などといった患者教育を行うことが術後痛の軽減に役立つ。5～15分程度行うだけでも鎮痛薬の投与量（Egbert et al 1964）を減らすことができる。

※訳注70　ただしこの胸腔内ブロックは本邦ではほとんど行われておらず、もちろん保険上も認められていない。

もちろん積極的に行えばさらに痛みを減らすことが期待できる。

モデリング modelling とは周術期、すなわち手術前、手術中、手術後の経過の流れについて、ビデオなどを使い、具体的に説明を行うことである。痛みを感じた時にどのような対応をするのか説明して不安を取り除く。

コーピング（対処）法は痛みを減らすために、痛みをうまくコントロールできるようにするために身に付ける行動様式である。具体的には意識分散法、イメージ法、意識分離法、痛み刺激の再認識などである。熟練者が指導すれば軽症の痛みは軽減できる。

リラクセーションの基本は顎の咬筋をリラックスさせて、ゆっくり全身の筋肉の力を抜いていくことである。これにイメージ法をあわせると不安を軽減し、ある程度の痛みなら和らげることができる。また痛みが強い場合でも薬物療法と併用すれば有効である。5分程度で身に付けることができ、比較的容易に実践できる。術前に開始し、術後まで継続すれば効果が期待できる。また患者の好きな音楽やイージーリスニングなどの音楽療法の併用も有効である。

バイオフィードバックとイメージ法を組み合わせるとさらに効果が増す。バイオフィードバックは痛みを軽減し、創部の筋緊張を緩める。ただし、熟練したスタッフと専用機材が必要である。

不安に思っていることや恐怖感を抱く原因を小分けして、一つひとつの問題を解決していくという方法もあり、これを脱感作 desensitization と呼ぶ。

いずれにしても不安が非常に強い場合、いろいろな情報を与えるとかえって恐怖感や痛みを増強してしまうこともありうる。そのあたりのバランスを見極めることも大切である。

「先取り鎮痛」の概念

急性痛が原因となり痛みが遷延することがある。そのメカニズムは炎症性メディエータによる末梢神経の感作と、脊髄後角細胞の興奮性が増大する中枢性の感作が考えられている（第3章参照）。末梢から脊髄後角への反応性の増大、刺激に対する反応の持続時間の増大、活動閾値の低下（すなわち反応しやすくなる）が生じる。その結果、痛覚過敏やアロディニアが生じる（第3章参照）。

脊髄神経の興奮性が変化し、それが長時間にわたり持続するのはNMDA受容体が関与している。NMDA受容体を介してカルシウム、cAMP、ジアシルグリセロールの細胞内濃度が増加することによって脊髄神経の興奮性増強とその持続が起こる（Woolf 1989）。さらに、脊髄での遺伝子発現、特に前初期遺伝子c-fos発現の関与が報告されている。この遺伝子は脊髄後角細胞の反応を増強させるように作用する（Munglani et al 1996）。

侵害刺激によって脊髄で生じる変化のメカニズムが解明されるに伴い、新たな治療戦略が立てられた。侵襲が加わる前に脊髄後角への侵害刺激入力を遮断する、すなわち手術前あるいは術直後に局所麻酔薬を投与すれば、理論上、中枢への入力が遮断されて脊髄はその侵害刺激を「経験」しない。その結果、術後の痛みを抑え、中枢神経系の興奮性増強も起こらないはずである。

先取り鎮痛 pre-emptive analgesia とは、Aδ線維およびC線維を介して末梢から中枢へ伝達される侵害刺激を遮断することで脊髄の反応性が過敏にならないようにすることである（Wall 1988）。

動物実験では、オピオイドと局所麻酔薬の術前投与と術後投与を比較したところ、先取り鎮痛効果が認められた。一方、臨床研究では見解が一致しない（McQuay 1995）。臨床研究では術後痛の明快なデザインがむずかしい点も見解にばらつきが生じる一因となっている（Kissin 1996）。

先取り鎮痛を広義に解釈すると、周術期（術前から術後）にかけて積極的に痛みのコントロールを行うことで術後慢性痛の発症を予防することである。

術後痛に対する先取り鎮痛で最初に報告されたのは幻肢痛である（Bach et al 1988）。局所麻酔薬とNMDA受容体拮抗薬の有効性も報告されている（Rice & McMahon 1994）。開胸手術後18か月の追

跡調査では、開胸後慢性痛の発症は術後早期の痛みの強さとだけ相関が認められた（Katz et al 1996）。

急性痛管理サービス

　急性痛は、注目分野の一つである。ここまでに述べてきたように、急性痛を取り除くことで患者満足を改善するのみにとどまらず、長期的な治療成績にまで影響を及ぼす。

　急性痛の発生メカニズムが解明されるに従い、末梢神経ブロックやPCAなど、より効果的で安全な鎮痛法が確立されてきている。しかし、ここまでの道のりは平坦ではなかった。1980年代半ばまでは術後患者の60〜80％が重篤な痛みに苦しみ（Marks & Sachar 1973）、1991年の時点でも術後の鎮痛処置に対して多くの患者が不満に思っていた（Semple & Jackson 1991）。長年にわたる誤った思い込み、たとえば、痛みとは一つの症状に過ぎず有害なものではない、鎮痛処置をしてしまうと診断がむずかしくなる、オピオイドを使用すると中毒になり、呼吸抑制、嘔気、嘔吐などの副作用が危険だ、といった無知や誤解が不充分な痛み管理の原因である（Attard et al 1992）。

　また、末梢神経ブロックやPCAなどの新たな鎮痛法が確立されたものの、これをうまく安全に使いこなす組織的な取り組みがなかったことも充分な対策ができなかった原因である。適切な痛みの管理によって入院期間の短縮、治癒率、死亡率などの予後の改善、患者満足度の向上が得られるといったエビデンスが蓄積されるに従い、急性痛管理の重要性が注目を集めるようになってきた。そして今度は、必要に迫られて急性痛管理チームが導入されたのである。

　1986年、シアトルでReadyらがはじめての「麻酔科医を中心にした術後痛管理チーム」を立ち上げた（Ready et al 1988）。それを機に、同様の痛みの管理が世界に広がった（Macintyre et al 1990, Schug & Haridas 1993, Wheatley et al 1991）。

　痛みの管理を効果的に行うためには以下のポイントが不可欠である（The Royal Australasian College of Surgeons）。

- 患者教育
- 痛みの評価
- 適切な鎮痛処方
- 適切な鎮痛手技
- 個々の状態、条件に適した対応

急性痛管理サービス Acute Pain Service：APSを機能させるには、適切にコーディネートしたチームづくりが大切である。このチームには麻酔科医、外科医、看護師、薬剤師に加えて、理学療法士、作業療法士、感染対策専門者、臨床心理士などさまざまな分野の専門家が必要である。

　ある程度の規模の病院にはAPSチームは必要であり、権限と責任の所在を明確にした痛みの管理を行うべきである。APSの役割をまとめると

- 痛みの管理の教育とその実践
- 最新の痛み管理法（硬膜外鎮痛やPCAなど）の導入と従来の鎮痛法の改良・改善
- 痛みの管理の方法、痛みの評価を標準化し、それを検証し、さらに発展させる
- 24時間体制でAPSによる痛みの管理を行い、痛みに関するあらゆる問題に対応する
- 臨床研究を行い、検証を繰り返す

実際に急性痛管理についての議論がなされるようになったのは最近10年程度である。痛みの管理についてエビデンスが検証され、同時にAPSが広がっていけば、急性痛に苦しむ患者はゆくゆく減っていくであろう。

　APSのシステムが確立したら、次いでこのシステムの費用対効果を検証しなければならない。硬膜外鎮痛やPCAなどAPSによる管理法と、それ以前の4時間ごとのモルヒネ筋肉注射による管理とを比較したところ、ほとんど差がないという先行研究の報告がある（Schug & Large 1993）。APSによって看護スタッフの仕事の負担が減ったことでコストが相殺された点も無視できない。APSを評価する際

には、これによって派生する潜在的な利点も考慮しなければならない。

以下の点については現在のところエビデンスが少ないが、いずれも費用対効果は従来の方法に比べてAPSの方が優れていると報告されている。さらなる検証が必要である。

- 合併症の軽減
- 罹病率、死亡率の低下
- 入院日数の短縮

APSの安全性についても従来の方法より優れているという報告が多い（Rawal & Allvin 1996, Ready et al 1991, Schug & Torrie 1993）。3000人以上の術後患者に対してAPSのもとで侵襲的な痛みの治療を行ったところ、重篤な合併症の危険は0.5％とほとんどなかった（Schug & Torrie 1993）。合併症の発生率は従来の方法と同等であった。また硬膜外鎮痛と全身オピオイド投与と比較しても、合併症の発症率は同程度であった。

麻酔科医ベースのAPSでは多岐にわたる方法を使い、安全性を脅かすことなく、術後痛を軽減することができるのである。

学習問題・復習問題

1. オピオイドの頓用筋肉注射の問題点を挙げよ。
2. 中等度以上の重篤な急性痛の対処法はどのようなものがあるか？
3. 術後痛に対してPCAをどのように用いるのか？（長所と短所を含めて）
4. NSAIDsの副作用にはどのようなものがあるか？
5. 急性痛管理に用いる身体的な療法を五つ挙げよ。
6. 急性痛管理に用いる認知療法を六つ挙げよ。

謝　辞

Samantha BondとAuckland Hospital理学療法部の皆さんに著者より謝意を表します。

参考文献

Anonymous 1994 Collaborative overview of randomised trials of antiplatelet therapy – III: Reduction in venous thrombosis and pulmonary embolism by antiplatelet prophylaxis among surgical and medical patients. Antiplatelet Trialists' Collaboration. British Medical Journal 308(6923): 235–246

Attard A R, Corlett M J, Kidner N J, Leslie A P, Fraser I A 1992 Safety of early pain relief for acute abdominal pain. British Medical Journal 305(6853): 554–556

Austin K L, Stapleton J V, Mather L E 1980 Multiple intramuscular injections: A major source of variability in analgesic response to meperidine. Pain 8(1): 47–62

Bach S, Noreng M F, Tjellden N U 1988 Phantom limb pain in amputees during the first 12 months following limb amputation, after preoperative lumbar epidural blockade. Pain 33(3): 297–301

Baird M B, Schug S A 1996 Safety aspects of postoperative pain relief. Pain Digest 6(4): 219–225

Ballantyne J C, Carr D B, Chalmers T C, Dear K B, Angelillo I F, Mosteller F 1993 Postoperative patient-controlled analgesia: meta-analyses of initial randomized control trials. Journal of Clinical Anesthesia 5(3): 182–193

Ballantyne J C, Carr D B, deFerranti S, et al 1998 The comparative effects of postoperative analgesic therapies on pulmonary outcome: cumulative meta-analyses of randomized, controlled trials. Anesthesia & Analgesia 86(3): 598–612

Baskett P J 1972 The use of Entonox by nursing staff and physiotherapists. Nursing Mirror Midwives Journal 135(11): 30–32

Benson T B, Copp E P 1974 The effects of therapeutic forms of heat and ice on the pain threshold of the normal shoulder. Rheumatology & Rehabilitation 13(2): 101–104

Bernards C M 1993 Flux of morphine, fentanyl, and alfentanil through rabbit arteries in vivo. Evidence supporting a vascular route for redistribution of opioids between the epidural space and the spinal cord. Anesthesiology 78(6): 1126–1131

Black R R 1986 Use of transcutaneous electrical nerve stimulation in dentistry. Journal of the American Dental Association 113(4): 649–652

Boas R, Covino B, Shahnarian A 1982 Analgesic responses to IV lignocaine. British Journal of Anaesthesia 54: 501–505

Boezaart A P, Eksteen J A, Spuy G V, Rossouw P, Knipe M 1999 Intrathecal morphine. Double-blind evaluation of optimal dosage for analgesia after major lumbar spinal surgery. Spine 24(11): 1131–1137

Buggy D J, Wall C, Carton E G 1994 Preoperative or postoperative diclofenac for laparoscopic tubal ligation. British Journal of Anaesthesia 73(6): 767–770

Burns J W, Hodsman N B, McLintock T T, Gillies G W, Kenny G N, McArdle C S 1989 The influence of patient characteristics on the requirements for postoperative analgesia. A reassessment using patient-controlled analgesia. Anaesthesia 44(1): 2–6

Carroll D, Tramer M, McQuay H, Nye B, Moore A 1996 Randomization is important in studies with pain outcomes: systematic review of transcutaneous electrical nerve stimulation in acute postoperative pain. British Journal of Anaesthesia 77(6): 798–803

Cepeda M S, Vargas L, Ortegon G, Sanchez M A, Carr D B 1995 Comparative analgesic efficacy of patient-controlled analgesia with ketorolac versus morphine after elective intra-abdominal operations. Anesthesia & Analgesia 80(6): 1150–1153

Chapman C R, Hill H F 1989 Prolonged morphine self-administration and addiction liability. Evaluation of two theories in a bone marrow transplant unit. Cancer 63(8): 1636–1644

Cooper I M 1996 Morphine for postoperative analgesia. A comparison of intramuscular and subcutaneous routes of administration. Anaesthesia & Intensive Care 24(5): 574–578

Cooperman A M, Hall B, Mikalacki K, Hardy R, Sardar E 1977 Use of transcutaneous electrical stimulation in the control of postoperative pain. American Journal of Surgery 133(2): 185–187

Dahl J B, Moiniche S, Kehlet H 1994 Wound infiltration with local anaesthetics for postoperative pain relief. Acta Anaesthesiologica Scandinavica 38(1): 7–14

de Leon-Casasola O A, Lema M J, Karabella D, Harrison P 1995 Postoperative myocardial ischemia: epidural versus intravenous patient-controlled analgesia. A pilot project. Regional Anesthesia 20(2): 105–112

de Leon-Casasola O A 1996 Clinical outcome after epidural anesthesia and analgesia in high-risk surgical patients. Regional Anesthesia 21(6 Suppl): 144–148

Egan K J, Ready L B 1994 Patient satisfaction with intravenous PCA or epidural morphine. Canadian Journal of Anaesthesia 41(1): 6–11

Egbert L, Battit G, Welch C E A 1964 Reduction of postoperative pain by encouragement and instruction of patients. New England Journal of Medicine 270: 825

Eisenach J C, Grice S C, Dewan D M 1988 Patient-controlled analgesia following cesarean section: a comparison with epidural and intramuscular narcotics. Anesthesiology 68(3): 444–448

Erichsen C J, Vibits H, Dahl J B, Kehlet H 1995 Wound infiltration with ropivacaine and bupivacaine for pain after inguinal herniotomy. Acta Anaesthesiologica Scandinavica 39: 67–70

Espinet A, Henderson D J, Faccenda K A, Morrison L M 1996 Does pre-incisional thoracic extradural block combined with diclofenac reduce postoperative pain after abdominal hysterectomy? British Journal of Anaesthesia 76(2): 209–213

Frenette L, Boudreault D, Guay J 1991 Interpleural analgesia improves pulmonary function after cholecystectomy. Canadian Journal of Anaesthesia 38(1): 71–74

Gehling M, Tryba M 1998 New aspects of ketamine in postoperative pain management. Acute Pain 1(5): 22–34

Hansen L A, Noyes M A, Lehman M E 1991 Evaluation of patient-controlled analgesia (PCA) versus PCA plus continuous infusion in postoperative cancer patients. Journal of Pain & Symptom Management 6(1): 4–14

Hargreaves A, Lander J 1989 Use of transcutaneous electrical nerve stimulation for postoperative pain. Nursing Research 38(3): 159–161

Houmes R J, Voets M A, Verkaaik A, Erdmann W, Lachmann B 1992 Efficacy and safety of tramadol versus morphine for moderate and severe postoperative pain with special regard to respiratory depression. Anesthesia & Analgesia 74(4): 510–514

Hymes A C, Raab D E, Yonehiro E G, Nelson G D, Printy A L 1973 Electrical surface stimulation for control of acute postoperative pain and prevention of ileus. Surgical Forum 24: 447–449

Jorgensen L N, Rasmussen L S, Nielsen P T, Leffers A, Albrecht-Beste E 1991 Antithrombotic efficacy of continuous extradural analgesia after knee replacement. British Journal of Anaesthesia 66(1): 8–12

Katz J, Jackson M, Kavanagh B P, Sandler A N 1996 Acute pain after thoracic surgery predicts long-term post-thoracotomy pain. Clinical Journal of Pain 12(1): 50–55

Kay D B 1985 The sprained ankle: current therapy. Foot & Ankle 6(1): 22–28

Keeri-Szanto M 1979 Drugs or drums: what relieves postoperative pain? Pain 6(2): 217–230

Kehlet H 1989 Surgical stress: the role of pain and analgesia. British Journal of Anaesthesia 63(2): 189–195

Kehlet H 1997 Modification of responses to surgery by neural blockade: clinical implications. In: Cousins M, Bridenbaugh P (eds) Neural Blockade in Clinical Anaesthesia and Management of Pain. JB Lippincott, Philadelphia

Kissin I 1996 Preemptive analgesia. Why its effect is not always obvious [editorial]. Anesthesiology 84(5): 1015–1019

Lehmann J F, Dundore D E, Esselman P C, Nelp W B 1983 Microwave diathermy: effects on experimental muscle hematoma resolution. Archives of Physical Medicine & Rehabilitation 64(3): 127–129

Liu S S, Carpenter R L, Mackey D C et al 1995 Effects of perioperative analgesic technique on rate of recovery after colon surgery. Anesthesiology 83(4): 757–765

Macintyre P, Ready L 1996 Acute Pain Management: a Practical Guide. W B Saunders, London

Macintyre P E, Runciman W B, Webb R K 1990 An acute pain service in an Australian teaching hospital: the first year. Medical Journal of Australia 153(7): 417–421

Malmstrom K, Daniels S, Kotey P, Seidenberg B C, Desjardins P J 1999 Comparison of rofecoxib and celecoxib, two cyclooxygenase-2 inhibitors, in postoperative dental pain: a randomized, placebo- and active- comparator-controlled clinical trial. Clinical Therapies 21(10): 1653–1663

Marks R M, Sachar E J 1973 Undertreatment of medical inpatients with narcotic analgesics. Annals of Internal Medicine 78(2): 173–181

McArdle C 1987 Continuous and patient controlled analgesic infusions. In: Doyle 1986 International Symposium on Pain Control. Royal Society of Medicine International Congress and Symposium, 17–22

McQuay H J 1995 Pre-emptive analgesia: a systematic review of clinical studies. Annals of Medicine 27: 249–256

Miller R, Greenblatt D 1976 Drug Effects in Hospitalized Patients. John Wiley, New York

Munglani R, Fleming B G, Hunt S P 1996 Rememberance of times past: the significance of c-fos in pain (Editorial). British Journal of Anaesthesia 76: 1–3

Myers R A, Woolf C J, Mitchell D 1977 Management of acute traumatic pain by peripheral transcutaneous electrical stimulation. South African Medical Journal 52(8): 309–312

Nesheim B I 1981 The use of transcutaneous nerve stimulation for pain relief during labor. A controlled clinical study. Acta Obstetricia et Gynecologica Scandinavica 60(1): 13–16

Notcutt W G, Morgan R J 1990 Introducing patient-controlled analgesia for postoperative pain control into a district general hospital. Anaesthesia 45(5): 401–406

Oden R 1989 Acure postoperative pain: incidence, severity and etiology of inadequate treatment. Anesthesiology Clinics of North America 7: 1–5

Owen H, Plummer J L, Armstrong I, Mather L E, Cousins M J 1989a Variables of patient-controlled analgesia: 1. bolus size. Anaesthesia 44: 7–10

Owen H, Szekely S M, Plummer J L, Cushnie J M, Mather L E 1989b Variables of patient-controlled analgesia. 2. Concurrent infusion. Anaesthesia 44(1): 11–13

Paech M J, Pavy J G, Orlikowski E P, Lim W, Evans S F 1997 Postoperative epidural infusion: a randomized, double-blind, dose-finding trial of clonidine in combination with bupivacaine and fentanyl. Anesthesia & Analgesia 84: 1323–1328

Parbrook G D 1972 Entonox for post-operative analgesia. Proceedings of the Royal Society of Medicine 65(1): 8–9

Park J, Forrest J, Kolesar R, Bhola D, Beattie S, Chu C 1996 Oral clonidine reduces postoperative PCA morphine requirements. Canadian Journal of Anaesthesia 43(9): 900–906

Pavy T J, Gambling D R, Merrick P M, Douglas M J 1995 Rectal indomethacin potentiates spinal morphine analgesia after caesarean delivery. Anaesthesia & Intensive Care 23(5): 555–559

Pike P M 1978 Transcutaneous electrical stimulation. Its use in the management of postoperative pain. Anaesthesia 33(2): 165–171

Power I 1993 Aspirin-induced asthma [editorial]. British Journal of Anaesthesia 71(5): 619–621

Power I, Noble D W, Douglas E, Spence A A 1990 Comparison of i.m. ketorolac trometamol and morphine sulphate for pain relief after cholecystectomy. British Journal of Anaesthesia 65(4): 448–455

Power I, Cumming A D, Pugh G C 1992 Effect of diclofenac on renal function and prostacyclin generation after surgery. British Journal of Anaesthesia 69(5): 451–456

Power I, Bowler G M, Pugh G C, Chambers W A 1994 Ketorolac as a component of balanced analgesia after thoracotomy. British Journal of Anaesthesia 72(2): 224–226

Quinn A C, Brown J H, Wallace P G, Asbury A J 1994 Studies in postoperative sequelae. Nausea and vomiting – Still a problem. Anaesthesia 49(1): 62–65

Rawal N, Allvin R 1996 Epidural and intrathecal opioids for postoperative pain management in Europe – a 17-nation questionnaire study of selected hospitals. Euro Pain Study Group on Acute Pain. Acta Anaesthesiologica Scandinavica 40(9): 1119–1126

Ready L B, Oden R, Chadwick H S, et al 1988 Development of an anesthesiology-based postoperative pain management service. Anesthesiology 68: 100–106

Ready L B, Loper K A, Nessly M, Wild L 1991 Postoperative epidural morphine is safe on surgical wards. Anesthesiology 75(3): 452–456

Rice A S C, McMahon B 1994 Pre-emptive intrathecal administration of an NMDA receptor antagonist (AP-5) prevents hyper-reflexia in a model of persistent visceral pain. Pain 57: 335–340

Roth S H 1989 Merits and liabilities of NSAID therapy. Rheumatic Diseases Clinics of North America 15(3): 479–494

Roytblat L, Korotkoruchko A, Katz J, Glazer M, Greemberg L, Fisher A 1993 Postoperative pain: the effect of low-dose ketamine in addition to general anesthesia. Anesthesia & Analgesia 77(6): 1161–1165

Schug S A 1999 Intramuscular opioids – the slow extinction of a dinosaur. Acute Pain 2(2): 56–59

Schug S A, Fry R A 1994 Continuous regional analgesia in comparison with intravenous opioid administration for routine postoperative pain control. Anaesthesia 49(6): 528–532

Schug S, Haridas R 1993 Development and organizational structure of an acute pain service in a major teaching hospital. Australian & New Zealand Journal of Surgery 63(1): 8–13

Schug S A, Large R G 1993 Economic considerations in pain management. Pharmaco Economics 3(3): 260–267

Schug S, Torrie J 1993 Safety assessment of postoperative pain management by an acute pain service. Pain 55(3): 387–391

Schug S, Zech D, Grond S 1992 Adverse effects of systemic opioid analgesics. Drug Safety 7(3): 200–213

Schug S A, Sidebotham D A, McGuinnety M, Thomas J, Fox L 1998 Acetaminophen as an adjunct to morphine by patient-controlled analgesia in the management of acute postoperative pain. Anesthesia Analgesia 87(2): 368–372

Seino H, Watanabe S, Tanaka J, et al 1985 [Cryoanalgesia for postthoracotomy pain]. Masui – Japanese Journal of Anesthesiology 34(6): 842–845

Semple P, Jackson I J 1991 Postoperative pain control. A survey of current practice. Anaesthesia 46(12): 1074–1076

Semple T J, Upton R N, Macintyre P E, Runciman W B, Mather L E 1997 Morphine blood concentrations in elderly postoperative patients following administration via an indwelling subcutaneous cannula. Anaesthesia 52(4): 318–323

Sidebotham D, Dijkhuizen M, Schug S 1997 The safety and utilization of patient-controlled analgesia. Journal of Pain & Symptom Management 14(4): 202–209

Singelyn F J, Gouverneur J M, Robert A 1996 A minimum dose of clonidine added to mepivacaine prolongs the duration of anesthesia and analgesia after axillary brachial plexus block. Anesthesia & Analgesia 83(5): 1046–1050

Smith C M, Guralnick M S, Gelfand M M, Jeans M E 1986 The effects of transcutaneous electrical nerve stimulation on post-cesarean pain. Pain 27(2): 181–193

Smith K, Halliwell R M, Lawrence S, Klineberg P L, O'Connell P 1993 Acute renal failure associated with intramuscular ketorolac. Anaesthesia & Intensive Care 21(5): 700–702

Smythe M A, Zak M B, O'Donnell M P, Schad R F, Dmuchowski C F 1996 Patient-controlled analgesia versus patient-controlled analgesia plus continuous infusion after hip replacement surgery. Annals of Pharmacotherapy 30(3): 224–227

Strom B L, Berlin J A, Kinman J L, et al 1996 Parenteral ketorolac and risk of gastrointestinal and operative site bleeding. A postmarketing surveillance study. Journal of the American Medical Association 275(5): 376–382

Swerdlow M, Cundill J G 1981 Anticonvulsant drugs used in the treatment of lancinating pain. A comparison. Anaesthesia 36(12): 1129–1132

Tamsen A, Hartvig P, Fagerlund C 1982 Patient-controlled analgesic therapy: Clinical experience. Acta Anaesthesiologica Scandinavica 20(Suppl)

Vickers M D, O'Flaherty D, Szekely S M, Read M, Yoshizumi J 1992 Tramadol: pain relief by an opioid without depression of respiration. Anaesthesia 47(4): 291–296
Wall P D 1988 The prevention of postoperative pain. Pain 33: 289–290
Warfield C A, Kahn C H 1990 Acute pain management: Programs in US hospitals and experiences and attitudes among US adults. Anesthesiology 83(5): 1090–1094
Wheatley R G, Madej T H, Jackson I J, Hunter D 1991 The first year's experience of an acute pain service. British Journal of Anaesthesia 67(3): 353–359
Woolf C J 1989 Recent advances in the pathophysiology of acute pain. British Journal of Anaesthesia 63(2): 139–146

〈熊谷幸治郎〉

本章の目次

概　要　455
　学習の目的　455

慢性痛の現状　456

痛みを我慢することで起こる一般的な反応　457
　慢性化への進行　457
　連続体としての慢性痛　459

慢性痛のマネジメント　462
　高頻度に認められる慢性痛の症状　463
　個人の医師によるマネジメントと学際的マネジメント　463
　患者の総合的評価　465
　効果的な治療をもたらす患者との関係　465
　患者がリハビリテーションの主人公　468
　最新の研究結果のフォローとエビデンスに基づく治療　468

結　論　468
　学習問題・復習問題　468

20

慢性痛の問題

Jenny Strong

概　要

　これまでの章では、慢性痛が急性痛とは別の現象であることに注目し、その中で複雑な痛みの問題が発生するメカニズムの一部を説明してきた。慢性痛患者の場合は急性痛の患者と異なる次元の管理が必要である。将来、急性痛に対する効果的な早期の治療によって、痛みの慢性化を抑制することができるようになれば、慢性痛の問題に悩む人の数も減るだろう。しかし残念ながら、身近で多くの人が慢性痛に苦しんでいるのが現状である。

　本章では、慢性痛とそのマネジメントを解説し、慢性痛の定義とともに慢性痛症の特徴を説明する。

　まず、医療者がしばしば遭遇する慢性痛の症状を簡単に述べた後、慢性痛を引き起こす理由について検討した論文を紹介する。最後に、持続痛（時に医療者の助けを必要とする以外、ほとんど自己による管理が可能な痛み）と慢性痛（学際的ペインクリニックへの依存度が高い痛み）との違いを明確にする（定義については、Box 20.1を参照）。最適なマネジメントプログラムを提供するために医療者は個々の患者を慎重に評価する必要がある。

学習の目的

1. 慢性痛症の特徴を理解する。

> **Box 20.1　重要用語の定義**
>
> **急性痛　acute pain**：3か月以上持続しない痛み。組織の損傷を特徴とし、不安感を伴う。治療の目標は、さらなる組織損傷の防止、組織治癒の促進、および痛みの緩和である。
>
> **慢性痛　chronic pain**：予測される組織治癒期間を超えて、3か月以上持続する痛み。
>
> **持続痛　persisting pain**：一般に、抗炎症剤の投薬や理学療法士または他の医療者による介入が必要なこともあるが、平常の活動には耐えられる程度の持続性の痛み。
>
> **慢性痛症　chronic pain syndrome**：生活上の多くの面に深刻な影響を及ぼす持続性の痛み。耐え難い痛みで、日常生活や仕事に支障が生じる。患者は、複数の医療者に援助を求め、何種類もの治療法を実践し、情緒の変化や自尊心の消失から他者との不和を招き、非活動によって能力低下の一途をたどる。
>
> **学際的ペインクリニック　multidisciplinary pain clinic**：専門分野が異なる複数の医師と、医師以外の医療者によって運営される医療機関で、慢性痛の診断とマネジメントを専門に行う（Loeser 1991）。

2. 痛みを慢性化させうる因子のいくつかを特定できる。
3. 持続痛患者が直面している問題を理解する。
4. 持続痛と慢性痛の違いを理解する。
5. 慢性的な痛みをもつ患者に対するマネジメントの根本的理由を理解する。

慢性痛の現状

　慢性痛は現代社会における重要な問題である（Bonica 1984, Pinsky et al 1979, Turk & Melzack 1992）。その症状は理解し難く、治癒困難で耐え難い。この症状に悩まされているのは、患者と医療関係者だけでなく、保険会社や裁判所までが巻き込まれている。

- 慢性痛の厄介さは、たとえば従来の医療教育の場で、この現象がほとんど取り上げられていないことからもわかるだろう。「刺激と反応が特異的に対応する」という痛みに関する仮説を否定する現象として例示されるのは、幻肢痛 phantom limb pain のような種類の痛みであった（Melzack & Wall 1982）。急性痛の場合、痛みは人を危険から回避させるための生物学的警告信号 biological warning として役立っているが、慢性痛はそうではない。一般に慢性痛は、生物学的な意義はない。したがって、急性痛が慢性痛に変わった時には、マネジメント法を変更する必要がある（Sullivan et al 1991）
- 慢性痛を解消するために、われわれは最善を尽くしているが、その効果はあまり芳しくない。慢性痛に対する対症療法と、多岐にわたる分野の医療者による診察を続けても、慢性痛患者をほとんど救うことができない。学際的ペインクリニックの開設は、よりよいマネジメントを提供するための方法の一つと考えられている
- 痛みは主観的現象であるため、他者の痛みを完全に理解したり、体験したりすることは不可能である。第19章でも述べたように、充分に予測可能な術後の急性痛ですら、満足に管理されていないことから、直接の原因や外傷と結び付かない痛みを訴える患者の場合はなおさらである。われわれは、他者の痛みの真偽、程度や質に疑いをもつことがある。しかし、痛みというものは当人が訴える通りのものであることを忘れてはならない
- 慢性痛の厄介な原因の一部として、複雑な痛覚系 nociceptive system と広く発生する可塑性 plasticity も関わっている（第3章）。痛みの発現には、脳の高次中枢があらゆる面で関与しており、多様な細胞メカニズムが痛覚の情報処理に影響を及ぼすので、痛覚系の機能に変化が生じたり、亢進状態が持続したりする可能性がある。われわれは、やがて痛みが鎮まり、痛覚系が元の正常状態に戻ることを期待するが、この系の複雑さを考慮すると、必ずしも期待通りにいかない

痛みは、人々が医療者を頼ろうとする重要な動機となる（Crue 1985, Turk & Melzack 1992）。連続的にせよ、断続的にせよ、長期間持続する痛みは、当人（およびその家族）の生活に多大な影響をもたらす。人は容赦ない慢性痛により不安になり、情緒や人間関係、身体的・精神的健康、社会的立場、職業上の地位、そして経済的環境も影響を受ける。Craig（1994）は、「痛みと崩壊した生活スタイルにずっと耐え続けなければならないのかもしれないというあきらめが先にたつと、落胆と絶望につながる可能性が高い」と述べている。

慢性の腰痛に26年間耐えてきた一人の患者が言った通り、「痛みはまったく個人的な問題だ。たとえば座って心の中で、頼むから、痛みよ、去ってくれと言ってみるだけで、すぐに気分が少し沈みはじめる」のである（Strongにより引用 1992）。

慢性痛の症状を理解しやすくするために、患者に多く認められる一連の状況を列記してみよう。これらが集まったものは「慢性痛症」（Pinsky et al 1979）と呼ばれており、次のような特徴がある。

- 手術や薬物治療を何度か受けたことがある（Pinsky et al 1979）
- 従来の鎮痛法に反応しにくい（Sternbach 1974）
- 正常な防御機能が低下している（Sternbach 1974）
- 無力感、絶望感およびあきらめの感情が通常より強い（Melzack & Wall 1982, Sternbach 1974）
- 情緒と気質の変化（Pinsky et al 1979）
- 心理的引きこもり（Pinsky et al 1979）
- 自尊心を失いつつある
- 職業的役割を充分に果たせない（Roy 1984, Strong 1989）
- 非活動による身体的能力の低下（Pinsky et al 1979）
- 人間関係の葛藤（Crue 1985）
- 医療者との不和（Pinsky et al 1979）

医療者が必ず覚えておいた方がよいのは、慢性痛マネジメントの一助として患者に理学療法士や作業療法士を紹介しても、痛みによって患者は生活のあらゆる面で悩まされているということである。Rey（1993）が述べているように、慢性痛は患者のすべてに影響を及ぼすのだ。

痛みを我慢することで起こる一般的な反応

種々の要因が慢性痛と障害による心理社会的崩壊への対応を困難にしている（自己演習20.1参照）。それらの要因には次のようなものが挙げられる。

- 幼児期の隔離、放置および虐待（Goldberg et al 1999）
- 心理社会的隔離
- 無教養（Fishbain et al 1993）
- 職業的技能の低さ（特に肉体労働者）
- 孤立（地理的および人間的）
- 当人または家族の病歴
- 適応困難、特に薬物依存症、うつ病、不安症の既往
- 社会的支援の欠如
- 現在の葛藤。特に、複数の医療者の医学的見解のくい違いや、第三者との意見の不一致

基本的に、情報や経験の入手や利用において、あるいは生活技能の向上においてその人の能力を妨げるもの、または、その人の現在の「総仕事量」にさらに余分なプレッシャーを加えるものは、すべて痛みを伴う疾患の管理をむずかしくする傾向がある。そのような人は、痛みを我慢することに弱く、他者に助けを求めようとする傾向が強い。

上記の因子は、外傷や疾病よりはるか以前に経験するものが多いが、慢性痛症の発症を決定づける重要な因子と考えられる。

慢性化への進行

人としての機能が損なわれる慢性痛症を発症する人々がいる一方で、痛みを抱えながらも実り多い生活を送っている人々がいる理由については、しばし

> **自己演習 20.1**
>
> 　慢性痛患者の経験を理解する一つの方法として、次のような場面を想像してみましょう。自分がこれから起こることについて何も考えず、いつもと同じように職場に到着したら、一度も会ったことがない他人から、突然、今後は仕事にこれまで得てきた能力を使ってはならないと言い渡されたとします。
>
> 　このような場合、たいていの人は最初、信じようのない嘘だと退けて、無視しようとするでしょう。しかし、働くことを許されないだけでなく、着替えもままならず、立ったり座ったり仕事をしたりすることさえ楽にできないことが事実だとわかり、簡単な家事もつらさに耐えながらようやくという状態で、読書に集中できず、満足に動けないので友人とも疎遠になったあげく、身体的理由と経済的理由から、今の自分に見合った住まいに移らなくてはならなくなったとしたら、「苦痛」を実感しはじめるはずです。
>
> 　すると多くの人は、あらゆる手立てを尽くして、この悲劇の原因を探し出そうとしはじめ、元の生活を取り戻し、自分自身や家族や友人に対して抱いている希望と夢と期待を果たそうとするでしょう。
>
> 　しかし、どれほど努力しても悲劇の原因や説明が見つからなければ、自分が置かれた状況を理不尽で不公平で不当だと考えても無理はありません。ほとんどの人はたいそう嘆き、怒り、取り乱し、心配になって、次に何をしてよいか、自信をもてなくなってしまうでしょう。これは、何重もの喪失に対する悲痛の反応です。
>
> 　もし、これまでの人生で、すでに同様の喪失や苦痛に遭遇したことがあれば、現在の出来事がきっかけで、過去のつらい出来事のさまざまな記憶がよみがえり、追体験することにもなります。過去と現在の出来事の関連性は、一般に人によって千差万別ですから、両者が結び付くかどうかはそれぞれです。概念（損失・喪失・不正・無力など）としてはまったく同じであっても、それを当人がどのように受け止めるかは、個人によって大きく異なるからです。たとえば、ある人にとって離婚は悲惨な出来事かもしれませんが、別の人にとっては束縛からの解放かもしれません。過去の出来事と関連づける際は、あくまでも部分的にしか思い出していないのでしょう。おそらく、はっきりと言葉で表現できるような思考やアイデアやイメージではなく、その時と同じ感情を追体験するのでしょう。したがって、なぜそれほどまでに狼狽しているのかという理由は、医療者にも当人にもすぐにはわからないことがあります。
>
> 　試行錯誤と落胆と挫折を繰り返した人はやがて、求めようとしていた答えがどこにもないことを、やむなく受け入れなければならなくなります。このような苦難の道を歩いていけるかどうかは、過去と同類の問題に対処できるだけの技能と知識と自信とサポートを、充分身に付けてきたかどうかにかかっています。

ば研究テーマとして取り上げられてきた（Main & Watson 1995, Pither & Nicholas 1991, Strong & Large 1995を参照）。外見上、同様の病態をもつ患者が別の経過をたどる原因としては、次のようないくつかの因子が考えられている。

- 医療者の不適切な治療態度
- 慢性痛発症患者における性的虐待・身体的虐待の履歴
- 心理的因子の存在
- 仕事関係の因子、または法医学的因子の存在

慢性化の一因として論じられているのは、不適切な治療態度である。PitherとNicholas（1991）は、ペインクリニックを受診した89人の患者について、鎮痛剤の不適切な使用、催眠性のある精神安定剤の不適切な処方、過剰な検査や治療、治療法としての安静の指示、痛みについての説明不足、または精神科医への紹介という項目を調査した。その結果、これらの不適切な扱いをまったく受けたことがない患者は、3人しかいないことがわかった。

Rainvilleら（1995）は、治療にあたる医療者の姿勢や考え方が、患者の障害を招く原因の一つではないかと考えた。彼らが医療者のための痛みと機能障害の関連尺度 Health Care Provider's Pain and Impairment Relationship Scaleを用いて調査したところ、一般の医療者と機能回復を専門とする医療者とでは、痛みに関する考え方が著しく異なることが示された。医療者の考え方と患者の経過との間に、慢性痛の発症に関わる因果関係は立証されなかったが、医療者には慎重な態度が求められるだろう。

LoeserとSullivan（1995）は、慢性腰痛患者の抱えている機能障害は医原的なものであり、運動の禁

止、不適切な手術や投薬、必要な時だけの治療などが要因であることを示した。異常な疾病行動と異常な治療行動については、第22章で詳述する。

慢性痛症の発症と性的・身体的虐待の経験との関係も、研究課題となっている（Goldberg et al 1999, Rapkin et al 1990, Toomey et al 1995, Williams et al 1999）。Toomeyら（1995）は、ペインクリニックの外来患者を継続的に調査した結果、28％に虐待の経験があったと報告している。この結果は、より大きな母集団で報告されている虐待の頻度（一般人口の6～62％）と比較して考える必要がある。

Williamsら（1999）は、ペインクリニックにかかっている複合性局所疼痛症候群Ⅰ型 Complex Regional Pain Syndrome type Ⅰ（CRPS Ⅰ型）の患者において、小児期の虐待経験者と解離性障害の割合を調べた。この調査は小規模で、対象となったCRPS患者は18人だけだったが、解離性障害は認められず、小児期の虐待経験者の割合は、一般人口における割合と変わらなかった。

Cicconeら（1997）の調査結果も同様で、腰痛またはニューロパシー neuropathy 患者とCRPS Ⅰ型患者の心理的傾向や虐待経験に、明確な差異は認められなかったと報告している。彼らは、CRPS Ⅰ型患者や（客観的病態と一致しにくい症状のある）腰痛患者が、ニューロパシー患者（限局した部位に器質的な原因がある）とは異なるという仮説を立てていた。しかし、仮説を否定する結果に基づき、心理学的因子や虐待は、CRPS Ⅰ型の発症と関係がないという結論に達している。顔面痛、筋膜痛、結合組織痛、および異質な痛みをもつ患者を対象としたGoldbergら（1999）の最近の研究では、各患者群における虐待経験者の数が、すべて48％を上回っていた。

さらに、労災からの慢性痛発症も研究課題となっている（Main & Watson 1995, Polatin & Mayer 1996）。

個人が慢性的な就労不能に至るかどうかは、実際の病状や当人の訴える症状だけでなく、当人が置かれている社会経済的環境にも依存する。（Main & Watson 1995 p214）

職への満足度、労災補償の充実度、職能レベル、および心理学的因子はすべて、慢性痛発症の因子となりうる（Burns et al 1995）。これらの因子の一部については、第22章で解説する。

慢性痛の病因像はなかなか見えてこないが、医療者は、ある条件に該当する患者が慢性痛を発症すると断定的になってはならない。医療者は、痛みの慢性化に関与しうる因子について、個々の患者に応じて可能なかぎり配慮することが賢明だろう。

連続体としての慢性痛

患者のあらゆる面に影響を及ぼし、患者をどんどん不幸に追い込んでいく慢性痛症は、過去の論文にはっきりと記述されている。その記述によると、一般に患者は、標準的な鎮痛剤や複数の治療法に反応せず、薬の副作用を経験し、医療者と意見が合わず、人間関係をこじらせ、仕事をうまくこなせなくなり、身体能力をますます低下させ、自尊心を失っていく（Pinsky et al 1979, Strong 1989）。

慢性痛症の患者が必要としているのは、痛みとの共生を図るための患者支援を主たる目的とする、包括的な学際的マネジメント multidisciplinary management であることは明らかである。慢性痛症患者の中には、すでに学際的痛みセンターで受診中の人も多いが、そうではない人もおり、外来治療施設や個人の開業施設などで、理学療法士や作業療法士の治療を受けている場合もある。

一口に慢性痛患者と言っても一様ではないので、種々の慢性痛患者に対して、必要となるマネジメントは大きく異なる場合がある。慢性痛患者のことを考える時、Fig 20.1に示した連続体としての慢性痛のどのあたりに相当するか、印を付けるとよい。この連続体の始点は、平静に痛みと付き合い、痛みを完全に自己管理している慢性痛患者である。一方、連続体の終点は、痛みによって深刻な機能障害に陥り、慢性痛の発症から数年後には、やがてペインクリニックを受診するようになると思われる患者である。このレベルの慢性痛患者は、痛みに対処した

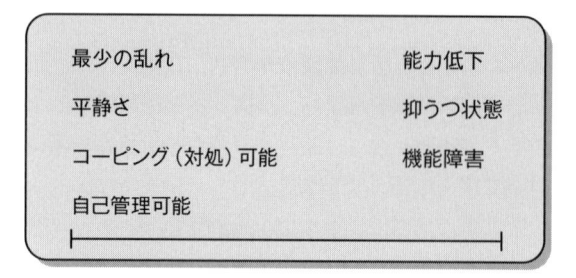

```
┌─────────────────────────────────────┐
│ 最少の乱れ           能力低下        │
│ 平静さ              抑うつ状態       │
│ コーピング（対処）可能  機能障害      │
│ 自己管理可能                        │
│ ├─────────────────────────────┤    │
└─────────────────────────────────────┘
```

Fig 20.1　連続体としての慢性痛

り、妥当な生活の質を維持したりすることに、甚だ困難を感じているようである。

　ペインクリニックにおいて、重度の身体障害、うつ、機能障害のある慢性痛患者を調査した結果が多数報告されている（Klapow et al 1993, Sanders & Brena 1993, Strong et al 1994, Talo 1992, Turk & Rudy 1988, 1990）。そのような患者は共通して、複数の問題を抱えていることがわかる。つまり、痛みによって人間らしい生活を奪われているのである。痛みのせいで、仕事や身づくろいや休息や遊びといった一連の活動に支障が生じているために、彼らは困り果てている。それに伴って、金銭的困窮、人間関係の不和、社会的孤立、身体機能の低下、および絶望などといった問題が多く発生する。

　しかし近年、研究者たちがより詳しく調べはじめているのは、ペインクリニックのような第三次紹介施設を受診する必要のない慢性痛患者である（Large & Strong 1997, Reitsma & Meijler 1997, Strong & Large 1995, Zitman et al 1992を参照）。Zitmanら（1992）は、ペインクリニックを受診中の慢性痛患者46人と、1年以上痛みが続いているにもかかわらず、過去1年間医師に痛みを相談しなかった40人を比較している。後者の非受診者は、新聞広告によって集められ、問診を受けるとともに、一連の質問票に回答を記入した。その結果、非受診者のグループはペインクリニックの患者に比べて抑うつや機能障害の程度が軽く、鎮痛剤の服用量も少ないことがわかった。また非受診者群では、他者からの支援を期待する割合も低かった。

　この報告の著者は、「われわれの呼びかけに応じてくれた非受診者は、ペインクリニックの患者と同程度の痛みを抱えていながらも、さほど悩まされていないことが示唆された。実際、彼らはペインクリニックの患者に比べより良い生活を送っている」と述べている（Zitman et al 1992）。

　ReitsmaとMeijler（1997）は、大学病院の学際的痛みセンターの患者グループと、新聞広告で募集した人たちのグループを比較した。応募した人に、回答を記入した質問票一式を郵便で返送してもらう（つまり彼らは、痛みの専門医が行う理学的検査やその他の医学的検査によって、痛みがあるかどうか一度も確認されていない）、という方法のこの試験では、興味深い結果が得られた。患者群に比べて非受診者群は、痛みに悩まされている程度や認識の歪みの程度が軽く、より高い活動レベルを維持して、内的指向が強かったのである。また、非受診者群の方が教育レベルも高かった。

　StrongとLarge（1995, Large & Strong 1997）は、慢性の腰痛をもっていながらも第三次のペインマネジメントを受けていない人を「コーパー coper」※訳注71と表現し、ニュージーランドのオークランドでメディアを通じて19人のボランティアを集めた。彼らが痛みを抱えてきた期間は、平均で14年であったが、オークランド地区で痛みのマネジメントを受けている患者群と比較して、痛みの強さの平均値（最強を10として3.36）は有意に低かった。各ボランティアから詳細な情報を得る手段としては、フォーカスグループディスカッション focus group discussion とレパートリーグリッドインタビュー repertory grid interview を用いた。

　レパートリーグリッドインタビューとは、個人的構成体理論 Personal Construct Theory（Kelly 1963）を通じて、個人の世界観に関する詳細な情報を引き出す方法である。そのインタビューにより質問者は、回答者自身の目で見た個人的構成体を知る

※訳注71　うまく対処できる人。

> **Box 20.2　症例1：MJ氏**
>
> **症　状**
> MJ氏は69歳の男性で、長年の腰痛で受診していたかかりつけの医師から、理学療法を紹介された。患者は、専門職からすでに引退したものの、政府や大学関係の複数の会議に今なお積極的に参加している。5年前の腰部X線検査では、著しい変形性関節疾患が広範囲に及んでいることがわかった。
>
> **病　歴**
> MJ氏が腰痛を訴えはじめたのは、15年近く前のことである。腰痛はじわじわとはじまり、腰の中央部の半持続的な痛みとこわばりを特徴とし、過労時や物をもち運びした後に悪化した。腰痛の程度は、寛解と悪化を繰り返していたが、完全に消失することはなかった。背中が常に硬直した状態だったが、痛みは腰部に限られており、遠位に広がることはなかった。彼は自分の立ち姿勢の悪さに気づいていたが、それは彼の身長が並外れて高いことが原因だった。彼は毎朝体操をすることで、今日まで腰痛に対処してきた。その体操とは、うつ伏せに寝て脚を伸ばし、胴体を少しずつ丸め、両膝を胸に押しつけて、身体を丸めたまま腰を回すというものであった。
>
> 最近になってMJ氏の背部のこわばりと痛みは激しくなり、特に朝の症状が著しいために、自分で対処するのが非常にむずかしくなってきていた。彼のベッドは3年前に新調したばかりだったが、この数週間というものは、自分のベッドで寝ても、出張先のベッドで寝ても、朝の痛みとこわばりのひどさは変わらなかった。身体を曲げることがつらいので、床から朝刊を拾うことができず、片手で身体を支えなければ洗面所で歯を磨くこともできなくなっていた。日課の朝の体操も効果なく、仕事の会議中には、しばらく座っていると痛みが悪化し、椅子から立ち上がるのにも苦労していた。彼は、いつ症状が悪化するともしれない背中を、頼ることができなくなった。
>
> 質問を重ねても、彼の腰痛症状を定着させるような出来事を特定することはできなかった。彼の働きぶりや余暇の過ごし方（ガーデニングと映画鑑賞）に大きな変化はなかったからである。そのガーデニングも、今やわずかに楽しむ程度である。

ことができる。

その結果、ボランティアたちは、常に痛みがある状態をうまく受け入れており、それぞれの生活を変わりなく続けていることがわかった。彼らには、痛みを軽減したり、悪化を避けたりするためのさまざまな方法があり、その方法に従いながら自らの生活を管理していた。痛みを抱える彼らは、身体を気遣いながらの生活や、身体と痛みの程度を慎重に観察して、臨機応変に活動するという方法に慣れていった。

これは、彼らが職業的役割や人生の目標を捨ててしまったということではなく、より慎重に活動予定を立てて、行動を起こした後のことをよく考えた上で、実行に移しているということである。彼らは、自らの生活と痛みのマネジメントにきわめて積極的であり、彼らの多くが「いったん自分自身の手綱を握れば」うまく管理できるようになると話していた。彼らは定期的な運動（たとえばジムでの運動や水泳）の価値や、自分自身のペースを守ることをよく知っているのである。そのことは、ある人の「自分自身のペースを守ることを知ったのは、庭仕事をしていた時だよ。あと10分だけと思って続けたら、翌日は理学療法を受けなければならないから、そこで止めることにしている」という談話にも現れている。

その日その日を慢性痛とともに生きている人々が存在することは明らかで、彼らは相応の生活を維持している。もし彼らに選択肢があれば、痛みのない生活を選ぶことだろう。しかし、それが不可能だから、彼らは痛みとうまく付き合いながら生活を楽しんでいるのである。彼らのような人々は、学際的ペインクリニックを受診中の患者のタイプとは異なるので、自宅で必要に応じて痛みを管理しながら慢性痛と共生している人々という意味で、持続痛患者と呼ぶ方がふさわしいだろう。彼らの痛みは、絶え間なく続いている場合もあれば、断続的に再発する場合もある。持続痛の患者には急性痛はないが、当然、痛みに伴う問題を常に抱えている。しかし彼らは、対処能力に優れており、精神的な苦しみも少なく、痛みによる生活上の支障も少ない。

> **Box 20.3　症例2：JD氏**
>
> **症状**
> JD氏は47歳の男性で、除隊の3年後に作業療法士によるリハビリテーションを紹介された。彼の複数の複雑な障害は、すべて兵役に関係していた。症状は、時間の経過とともに悪化していたため、職探しも困難な状態となっていた。
>
> **病歴**
> 紹介時、JD氏は両側の手根管の手術を受けた直後であった。彼には他に、左肩の回旋腱板症候群、腰痛、左足首の不安定、左膝蓋骨軟骨軟化症、右膝痛、および股関節痛があった。紹介時点で、彼は手根管の手術以外に何も治療を受けておらず、標準体重を20kg上回っていた。
>
> 彼には妻と10代の娘が二人いたが、妻には重い健康上の問題（喘息、リウマチ、十二指腸潰瘍）があり、夫妻とも仕事が続けられないために、カウンセリングを受けていた。
>
> いくつもの痛みを発症する前のJD氏は、非常に活動的で、スポーツ（サッカー、長距離走など）に参加したり、子供たちのスポーツのコーチを務めたりしていた。彼は職業柄、身体にはとても自信があり、生活のさまざまな活動に積極的に参加してきたことを誇りに思っていた。したがって、身体機能や人生における役割を奪われ、生活上の人間関係が変化したりしたことに苦悩し、痛みによる深刻な抑うつ症状を訴えていた。
>
> **検査**
> 日常生活行動と機能的耐性を評価した結果、JD氏は、座る、立つ、歩く、体を捻る、物を持ち上げる、および細かい手の動きのすべてにおいて、機能的耐性が著しく低下していた。彼は、ドアの開閉、ソファに座りそこから立ち上がる、車の乗降、階段の昇降といった、多くの動作に支障をきたしていたが、彼の自宅には、玄関にも裏口にも階段があった。
>
> JD氏は、更衣（肩にシャツを通して着脱する動作）や入浴（頭髪と左側のわきの下を洗うのに介助を要し、蛇口を捻るための補助器具を使用し、足を洗う時にはふらついた）にも難儀しており、食事の支度ができないだけでなく、時には食べることにも介助を要した。
>
> また、痛みのために毎日の寝起きが困難で、妻との性生活も不可能になっていた。そのことによって、夫妻が大切にしてきた愛情の表現が妨げられてしまった。
>
> JD氏が運転できる時間は45分が限界で、それだけ運転すると15分の休憩を要した。彼は、ほとんどのレジャーができなくなり、家の仕事（車の修理や芝刈りなど）すらできなくなっていた。彼の失業期間は3年に及んだ。
>
> JD氏は重度の痛みによって、通常の日常生活動作とともに、身づくろいや仕事、社会生活も奪われてしまった。

Box 20.2に記述した症例は、医療者が遭遇しうる持続痛患者の問題を示している。

一方、連続体の終点に位置する慢性痛患者は、痛みに対処したり、妥当な生活の質を維持したりすることに大きな困難を感じている。そのような患者が直面している複雑な問題を、Box 20.3の症例によって例示した。

慢性痛のマネジメント

John J Bonicaは学際的ペインクリニックの「父」とみなされている（Loeser 1994）。そのようなクリニックが設立されたのは、従来の医学的マネジメントで慢性痛患者を救うことができなかったからである（Hartman & Ainsworth 1980, Roberts 1983）。1990年にはLoeserが「過去15年間に、慢性痛患者の治療施設の設立が急速に進んだ」と述べている。痛みの治療施設に求められる一連の条件は、国際疼痛学会 International Association for the Study of Pain によって定められており、同学会は痛みの治療施設を次の4種類に分類している。

学際的痛みセンター Multidisciplinary Pain Center：患者の治療、教育および研究に携わる医療者と科学者によって運営される施設。スタッフには、医師、心理学者、看護師、理学療法士、作業療法士、ソーシャルワーカー、職業カウンセラーなどの他、患者の診断とマネジメントに関わる職種を含む。

学際的ペインクリニック Multidisciplinary Pain Clinic：専門分野が異なる複数の医師と、医師以外の医療者によって運営される施設で、慢性痛の診断とマネジメントを専門に行う。

ペインクリニック Pain Clinic：慢性痛患者の診断とマネジメントを専門に行う施設。個人の医師だけで運営される施設を含む。

治療特定クリニック Modality-oriented Clinic：包括的な評価やマネジメントは行わず、鍼や神経ブロックといった特定の治療法を専門に行う施設（Loeser 1991）。

1994年、Sandersは痛みのマネジメントの当事者たちに対して、ペインクリニックに悪いイメージがあることを警告した。そのようなイメージを招いたいくつかの原因は、治療費の高さ、ペインクリニックの効果指標の欠如、不適切なスクリーニングや患者選び、クリニック間での質の差、リハビリテーションに対する重視度の違いなどである（Sanders 1994）。したがってSanders（1994）は、すべてのペインクリニックに対し、コストパフォーマンスを示して、患者の選択基準や治療法を明らかにすることを求め、目標指向のリハビリテーションの強化や治療基準の設定、障害に対するマネジメントの改善、痛みのマネジメント教育の強化などを要求した。

がん以外の慢性痛患者に対しては、学際的ペインマネジメントが望ましい場合が多いというのが一般的見解である。真の学際的マネジメントに必要なのは、医療者側が患者と協力し合って、患者の機能とQOLの向上を助けるという姿勢である。

そのような施設で働くスタッフは、各専門分野の技能と最新の知識を充分に身に付け、仕事に対して熱心で、自己を知り、患者に対して偏見をもつことなく特異な問題を理解し、コミュニケーション能力に優れ、患者に対して意見を明確に説明することができ、患者の信頼を得ることができなければならない。それらは優れた医療者の証である。

高頻度に認められる慢性痛の症状

医療者がよく遭遇する慢性痛症状には、背部痛や種々の筋骨格系の痛みなど、多くの種類のものがある一方、あまり遭遇することのない症状もたくさんある。しかし、遭遇頻度の少ないCRPS I型や幻肢痛のような痛みも、しっかりと認識して正しく管理する必要がある。

一般人口における慢性痛の発症率は、16～82％とさまざまな数値が報告されている（Brattberg et al 1989, Croft et al 1993, Crook et al 1984, Cunningham & Kelsey 1984, Jacobsson et al 1989, James et al 1991）。アメリカでは、慢性痛にかかる費用が年間200～500億ドルに上る（Wilson 1996）。多くの慢性痛症状については、先の章で解説した通りである。

個人の医師によるマネジメントと学際的マネジメント

慢性痛患者を学際的な痛みのリハビリテーションに紹介するべきかどうかは、悩むところである。学際的ペインクリニックによるマネジメントは、すべての患者に必要ではない。それは逆に、一人の医療者だけによるマネジメントを、すべての患者に行うべきではないということでもある。

患者のスクリーニング法や、「危険信号 red flag」と「注意信号 yellow flag」の見分け方は、種々の研究者が考案している（Kendall et al 1997, Waddell et al 1984）。医療者は、このような評価データを慎重に総合して、不自然な点やより複雑な問題の徴候を見つけなければならない。患者を別の専門医や、より包括的な管理を行う施設に紹介する必要があるかどうかは、次のような項目を指標に判断するとよい。

- 患者が、特定の部位に特定の性質をもった痛みが、既知の機能制限と一致しないように思われる場合
- 患者が大げさな疾病行動をとっていると思われる場合。Waddellら（1984）は、腰痛患者に認められる不自然な症状や徴候を表現するために、「大げさな疾病行動」という用語を用いたが、その症状・徴候には、尾骨痛、下肢全体の痛みやしびれ、下肢全体の脱力、痛みが消失した期間がまっ

Box 20.4　症例3：AS夫人

症　状
ASさんは52歳の女性で、持続性の背部痛と左下肢痛の治療目的で理学療法を紹介された。彼女は家事全般をこなし、背部と下肢の持続痛を除けば、全身の健康状態も良好である。彼女には、結婚して独立した子供が3人と、孫が一人いる。彼女と夫の余暇の楽しみはゴルフである。

病　歴
ASさんの背部痛と下肢痛は、夫妻が海外生活をしていた6年前から徐々にはじまっていた。痛みが現れる半年ほど前に、彼女は階段から転落して、左殿部を強打したが、直後に症状は現れなかった。しかし、彼女の記憶では、その事故以外に痛みの原因は思い当たらないという。彼女が最も悩んでいたのは、下肢側面の灼熱痛で、その痛みに伴って左殿部と鼠径部にも痛みが生じていた。その後数週間のうちに、彼女の下肢痛は著しく悪化して、重症レベルに達した。それから2年にわたって彼女は、薬物治療、関節注射、腰と仙腸関節に対する徒手治療、電気刺激、鍼といった、「既存の検査と治療のすべて」を受けたが、下肢痛はほとんど変化しなかった。

彼女は治療をあきらめて、痛みと共生することに決め、痛みのせいで通常の身体的活動を断念しないように試みた。

ASさんと夫は、2年ほど前にオーストラリアに帰国した。生活が落ち着くと彼女は、徐々に身体的活動のレベルを上げ、ゴルフも再開した。しかし、彼女の下肢痛は悪化し、矯正できるレベルの痛みではないと感じた彼女は、再び医療者からのアドバイスを仰ぐことにしたのである。

彼女が紹介されたリウマチ治療の専門医は、他の医師と同様に、L5神経根の問題が病因であると診断した。X線写真では、左側のL4-L5とL5-S1の椎間関節に骨関節炎の所見が認められた。リウマチの専門医は、彼女に理学療法による管理を試すよう勧めた。

ASさんが訪ねた理学療法士は、左L4-L5の椎間関節と関節あるいは神経の接点に対する徒手療法を施し、自動運動による関節安定化のプログラムを実施した。それから3か月間に、治療と特定部位に対する体操によって痛みは軽減したが、それ以上改善しなかった。

彼女はこれまでの痛みが軽減したことに気を良くし、さらなる改善を期待したため、別の理学療法士を紹介してもらって、適切な治療かどうかのセカンドオピニオンを求めることにした。

たくない、治療に耐えられないこと、緊急入院、表層の圧痛、非解剖学的部位の圧痛、腰椎への長軸方向への負荷で誘発される痛み、腰部回旋時痛、注意をそらされた時のSLRテスト、部分的虚弱、検査時の大げさな反応などが含まれる
- 患者が、痛みに伴う複数の問題を複数の領域に訴える場合。たとえば、就労不能、単純な日常生活活動や愛情表現の困難など（Box 20.3のJD氏の例を参照）
- 治療によって、期待された機能回復が得られない場合
- 治療によって、ある程度の回復は得られたが、その後の進展が見られない時（Box 20.4参照）
- 痛みによって、患者が完全に打ちひしがれた状態にある時。慢性的な障害を伴う生活は、個人に甚大なストレスを与える。痛みをもつ患者のうつ病発病率は10～30％に上る。自殺の危険性も侮れないので、医療者は慢性痛患者を扱う時に注意が必要であり、即座に専門家に紹介をしなければならないことがある。うつ病と自殺の問題については、第22章で詳述する
- 患者が、外傷後ストレス障害を発症している場合。Box 20.5に記述した頸部痛患者はその一例で、このような患者が医療者を訪れた場合には専門家への紹介が必要だろう

個人の専門医よりも学際的ペインマネジメントプログラムの方がふさわしいと、適切に判断を下せたとしても、リハビリテーション指向の学際的ペインマネジメントプログラムを、患者が容易に受け入れるかどうかという問題もある。

どの患者も痛みから解放されることを望んでいるが（Large & Strong 1997）、一部の患者は、理想は叶わないことがあると認めて、熱心にリハビリテーションに励みはじめる。一方、完全に治ることをあきらめきれずに、リハビリテーションを拒む患者もいる。人材不足の問題や、一部のクリニックでは多

> **Box 20.5　症例4：BF氏**
>
> 　32歳の男性、BF氏は自動車事故により重傷を負った。彼は職場の同僚たちとのバーベキューの後、同僚が運転する車に乗っていた。彼は、胸部の外傷と大腿骨骨折をもたらした事故時の様子をはっきり記憶していた。彼は首にも激しい痛みを感じていたが、胸部に重傷を負っていたため、病院のスタッフが見落としていた。
> 　彼は、胸部を治すために毎日理学療法を受けていたが、治療のたびに激しく首が痛むので、理学療法を嫌がるようになった。数日後、頚椎損傷が見つかって、首を固定するための装具を装着することになった。それから3年後にペインクリニックを紹介された時、彼の首の痛みはまだ続いており、職場復帰は不可能な状態であった。胸と下肢の外傷は治癒して痛みも消えていた。
> 　心理学的評価の結果、彼は忌まわしい記憶にしばしば悩まされていることがわかったが、それは事故そのものの鮮明な記憶だけでなく、入院した最初の数日と、胸部に対する毎日の理学療法の記憶であった。彼は、理学療法士の顔を頭の中から消そうとするのだが、それができずにいた。それが毎晩悪夢となり、パニックと痛みで汗びっしょりになって、自分の叫び声で眠りから覚めることもよくあった。
> 　彼は見るからに不安そうで、汗ばんでいて、落ち着きがなく、まるで何かに心を奪われているかのように、少しぼんやりとし、周りから切り離されたようになることが時々あった。彼は、典型的な外傷後ストレス障害の症状を示しており、運動に対して強い恐怖感をもち、特に首の動きを恐れていた。
> 　彼の不安を軽減し、時折現れるうつ症状を改善するために、選択的セロトニン再取り込み抑制作用をもつ抗うつ薬が処方された。彼は、ペインマネジメントプログラムに参加し、首を動かすことに対して徐々に自信を取り戻していった。彼にはまた、イメージ催眠療法やEMDR（眼球運動による脱感作および再処理法）を用いて、忌まわしい記憶を消し去るために特殊なプログラムも実施された。

くの患者が入院待ち状態にあることを考慮すると、どの患者を紹介すべきか決定する方法があるのだろうか。リハビリテーションをすぐに受け入れる患者かどうかを見分けることが、判断基準として役立つかもしれない。

　Kernsらのグループ（1997, 2000）は、痛みに対処するための自己管理法に、患者が容易に適応できるかどうかを調べる手法として、変化がもたらす痛みの状態に関する質問表 Pain Stages of Change Questionnaireを提案した。これは、30項目の自己回答式の質問票で、痛みの自己管理法をどの程度受け入れることができるかを評価することができる（Kerns et al 1997）。予備的試験の結果では、この質問票の安定性と信頼性が裏付けられており、医療者にとって便利なツールになると考えられる。

患者の総合的評価

　医療者が、患者の痛みを包括的に評価しなければならないことは、第7章で確認した通りである。そのような評価については基本が確立されており、患者が表現する痛みの様子、痛みがもたらす影響、および痛みに対する患者の反応が評価項目とされている。Box 20.6に示した症例は、法医学的評価のために患者が紹介された作業療法士による痛みの総合的評価の例である。

　MendelsonとMendelson（1997）は、補償や訴訟の問題の有無に関係なく、痛みに悩むすべての患者を包括的に評価する必要があると論じている。

効果的な治療をもたらす患者との関係

　医療者は、痛みというものが患者の訴える通りのものであることを忘れてはならない。したがって、医療者にとって患者の話を逐一聞くのは大変なことである。もしも慢性痛患者が、オフィスやクリニックに訪ねてきたとしたら、患者の種々の医療者に対する不満は積もり積もった状態かもしれない。患者は怒り、動転し、絶望し、疑問を抱いたり、自暴自棄になったり、激しく要求したりしてくるだろう。そんな彼らに共感を抱いてみよう。第5章で述べた、治療の失敗による「ノーシーボ効果 nocebo effect」と、その逆の、人の対応がもたらす鎮痛効果の大きさを思い出してみよう。しばし彼らの立場に立って、もし自分や家族が患者と同じ状態にあれば、どのように感じ、考え、行動するか、想像して

Box 20.6　症例5：SD氏

症　状
24歳の男性、SD氏は、弁護士から法医学的評価のために作業療法士を紹介された。彼は8か月前の労災によって、首と中背部と右腕を負傷したと申し立てている。

病　歴
SD氏の申し立てによると、病状を評価する8か月前に起きた職場での事故により、首と中背部と右腕を負傷したという。彼は列車の車両と車両の連結部を歩いている時に、前方に転倒した。当時、彼は列車の清掃責任者で、右腕でサイドレールをつかんだ時に感電して、しばらくレールを離すことができなかったという。列車の緊急ブレーキが作動した時に彼はよろめき、事故が起きた時プラットフォームと客室内には煙が上がっていたことを記憶していた。

事故当時、SD氏はショックで方向感覚を失っていた。彼の右腕は「無意識のうちに引きつり」、擦り傷を負って黒ずんでおり、彼は頭痛を感じていた。救急車が呼ばれたが、感電の危険性があるために、救急救命士が鉄道内に入るための許可がなかなか下りなかったので、救急救命士の到着が遅れたと、彼は話した。彼は病院の車椅子に乗せられて気がつくまで、痛みのために意識を失っていたに違いないという。それから数時間の検査の後、彼は上司が運転する車で帰宅した。

SD氏によると、事故の後2週間、仕事を休んでいたが、右腕の痛みは続き、毎日「けいれん」と硬直を繰り返した。彼は、かかりつけの医師、神経科の専門医、整形外科医、および精神科医に相談した。彼は、外傷を負った右腕の回復のために、休職期間の大半を費やしたと説明した。SD氏は、今回の事故の2年前にも、運搬時の事故で右腕と首を負傷している。当時彼は、バナナの収穫夫として働いていた。その時は、理学療法によって問題が解消したと、彼は話している。

職　歴
SD氏は11歳で中等教育を終えており、その後、清掃夫、一般労働者、バナナの収穫夫、給油所の端末オペレーター、引越しの家具運搬夫と職を転々としてきた。最も最近まで就いていた職業が、清掃夫である。

清掃夫という職業の身体的特徴は、長時間立って、車両を清掃するために身体を曲げたり、捻ったりする必要があり、物の上げ下ろしや運搬を求められる。彼は、背中に掃除機を背負って働いていた。また、監督や配送、配慮の必要な仕事も少し行っていた。彼は、事故ののち2週間もすれば仕事に戻ろうと考えていたが、右腕と首の状態からそれは困難であった。彼の雇用者が、代わりの仕事や適当な仕事を彼に行わせることはないと思われた。

彼が経験した職業の分類と肉体的強度は、1991年のアメリカ労働省の職業名事典によると、次の通りである。

- 産業清掃夫、分類381.687.014、強度「重」
- 一般労働者、分類869.281.014、強度「中」
- バナナの収穫夫、分類929.687.010、強度「中」
- 端末オペレーター、分類953.362.010、強度「軽」
- 家具運搬夫、分類905.687.014、強度「非常に重」

評　価
SD氏の機能耐性に関する報告を検証して、彼の機能制限が労働能力に与えている影響を詳しく知るために、脊柱機能分類 Spinal Function Sort (Matheson et al 1993) を実施した。この評価法の信頼度調査項目に対する彼の回答により、彼のテスト結果が信頼できるものであることが示された。分析の結果、彼は、長時間の屈曲姿勢、ガタガタという震動、25kgを超える物体の扱いといった動作に制限を感じていることがわかった。彼の適応能力評価 Rating of Perceived Capacityのスコアは128であったが、この数値は、アメリカ労働省 (1991) による肉体的許容度では「軽」の範囲に入る。

SD氏が回答した疼痛障害指数 Pain Disability Index (Tait et al 1990) のスコア（障害なしが1、完全な障害が10）をTable 20.1に示した。

SD氏は首、中背部、および右の前腕と手首が常に痛むという。悪化因子は、寒冷、右腕を下にした睡眠、突然の無理な動き、中腰姿勢、前方への屈曲、および右前腕への強い衝撃であった。彼はMcGillの痛みに関する質問票（Melzack 1975）に回答し、ずきんずきんと

Table 20.1　SD氏の疼痛障害指数のスコア

カテゴリー	スコア	困難だったこと
家族と家庭での役割	5/10	家事全般、幼い息子の抱っこ
余暇活動	8/10	写生、タッチフットボール、室内クリケット
社会活動	3/10	家族や友人との外出
職業	10/10	産業清掃夫の仕事が不可能
性生活	7/10	痛みが気になるために回数が減少
自分の世話	2/10	車の運転、右肩越しに振り向く
生命維持のための活動	4/10	2時間以上続けて眠れない

Box 20.6 症例 5：SD 氏（続き）

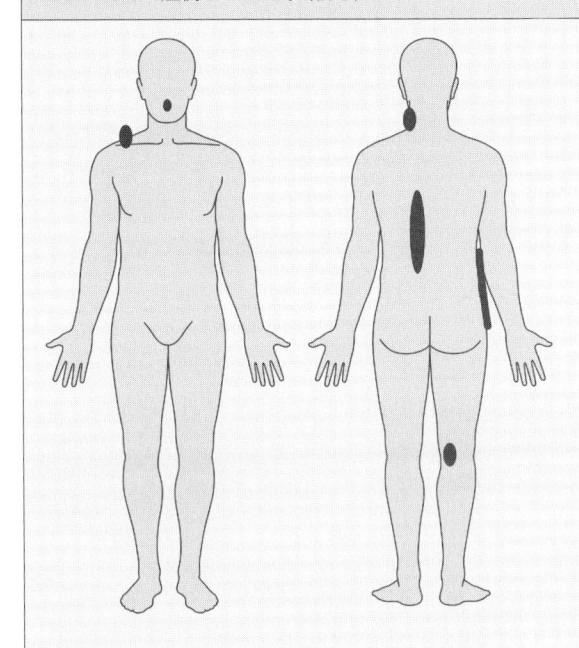

Fig 20.2 SD 氏が描いた痛みの部位を示す人体図

する、重苦しい、きゅうくつな、げんなりした、耐えられないような、しつこいという 6 種類の言葉で自分の痛みを表現した。

SD 氏が痛みを感じる部分を記入した人体図を、Fig 20.2 に示す。

VAS（痛みなしが 1、耐え難い痛みが 10）では、彼の痛みの程度は平均で 3.5 だったが、悪化時には 9 まで上昇した。彼の痛みが最も楽になるのは、熱いシャワーを浴びた時、右腕を上げた時、右腕を伸ばした時、抗炎症剤を服用した時、身体をゆっくり動かした時だという。

SD 氏の四肢と体幹の自動運動による可動域は、まったく異常がなかったが、右の手首と前腕の屈筋（腕の前側の筋肉）と右のハムストリングス（大腿の後面）に軽い緊張と筋力低下が認められた。また、右の上肢は全体的に知覚が低下していた。

移動や運動の時、彼は右脚を利き脚にした。全可動域にわたる屈伸運動と、立ち姿勢から膝をつく姿勢への移行は困難であった。四つん這いの姿勢では、右腕に体重をかけることができたが、15kg 以上の荷物を手で扱うのはむずかしかった。右手だけの場合、扱える荷物は 7kg 以下に限られた。

SD 氏は右利きであったが、握力計を使って比較したところ、右の握力は左より著しく弱くなっていた。

社会的環境と日常生活行動

SD 氏は 4 ベッドルームの家に、妻、1 歳 3 か月の娘、そして職場の上司と暮らしていた。彼は首と右腕を痛めてから 3 か月間、身の回りの日常生活活動に困難を強いられた。この期間に、彼の自己ケアの技能レベルを測る指標として、バーセル指数（改訂版）Modified Barthel Index が使用された。その結果のスコアは 100 点満点の 92 点で、わずかに支援を必要とするレベルであった。

SD 氏は、事故の前にはフットボールや室内クリケットをはじめとする種々の運動を行い、活動的な生活を送っていたという。しかし、今もなお、彼はそれらの活動に参加することがむずかしい状態である。事故ののち 3 か月間、SD 氏の家庭内での雑用を妻が手伝わなければならなくなったが、それだけで週に 3 時間ほどの仕事になると、彼は計算していた。

彼は身体を動かすことが困難となり、さらにこれらが痛みを悪化させた。日常生活のすべての活動に、彼は今も右腕を利き腕として使っている。彼は、多くのステンレス製品や電気的そのものに恐怖感を抱くようになり、最近は、妻や家族に対してストレスを感じたり、不機嫌になったりしやすくなったという。

SD 氏のような患者の包括的評価には、右上半身のすべての関節の詳細な検査、筋機能の検査、および神経誘発テストを用いた右上半身の徹底した検査が含まれることもある。

みよう。そうすることで容易に共感でき、同情することができるだろう。

当然のことながら、医療者は常に、医療者としての倫理をもって患者に接しなければならない。ある一方の肩をもったり、他者の治療法や意見を侮辱したりするようなことは慎むべきである。患者の意見を尊重し、患者の話に耳を傾けよう。

患者として痛みの治療に訪れる人々は、しばしば「試練」と表現される。その試練を受け入れることで、多くのことを学ぶことができる。非常にむずかしい患者（または扱いのむずかしい患者）に遭遇した時は、上司の意見を聞いたり、同僚に相談したりするとよい。自分一人で対応できる限界を知って、怪しいと思う時には、さらなる知識を身に付け、ま

患者がリハビリテーションの主人公

　慢性痛患者を扱う時の重要な原則は、彼らが積極的に個人としての責任をもって、自身のリハビリテーションに取り組めるように、力づけることである。急性期の「患者は受け身で、他人任せ」の治療スタイルから、「患者が主体で、周囲は伴走者」というリハビリテーションのスタイルに、患者の頭を切り換えさせる必要がある。患者が自分の生活をコントロールするという、この重要な課題は、痛みにうまく対処している人々についての研究からも裏付けられている（Large & Strong 1997, Strong & Large 1995）。

最新の研究結果のフォローとエビデンスに基づく治療

　今の時点で、一部の慢性痛患者については、痛みを治すことは不可能である。痛みの科学が急速に解明され、知識が増えていることを考えれば、われわれ医療者は、患者にとって救いとなるかもしれない最新の知識、手法、および技術を知っておく必要がある。しかしながら今はまだ、慢性痛から解放されない患者がある程度存在し続けるだろう。われわれは、一人ひとりの患者と協力し合って、彼らの機能回復とQOLの向上を助けていかなければならない。

　そのような患者の多くは、過去の人生において不利に直面したことがあるはずなので、より適応しやすい技能を新しく身に付けられるように、しっかりとサポートする必要がある。この問題については、第22章で考察する。

結　論

　本章では、慢性痛という現象について検証し、個人の医療者によってうまく管理されている持続痛の場合の問題と、慢性痛症の人が直面する問題の違いを明らかにした。

　慢性痛症の患者は、いろいろな形で生活を脅かす複数の問題に直面している。そのような患者には学際的アプローチが必要であると、世に先駆けて論じたのは、John Bonicaや国際疼痛学会の設立メンバーたちである。

　「持続痛を管理できる人と、持続痛から慢性痛症を発症する人がいるのはなぜか」という頭の痛い問題は、いまだに解決していない。その理由については、多くの仮説があり、医療者の不適切な治療態度や、身体的・性的虐待の経験、心理的要因・仕事関係の因子・法医学的要因の存在といった諸説がある。しかし今のところ、明確な答えはない。

　患者を学際的クリニックに紹介するべきかどうかという問題についても、考察を加えた。その判断は、各患者を慎重に、包括的に評価した結果に基づいて下す必要がある。

学習問題・復習問題

1. 急性痛と慢性痛の患者への影響、および採用すべきマネジメントを比較対照せよ。
2. 慢性痛の心理社会学的問題と、それらの問題が患者の症状とマネジメントにどのような影響を及ぼしうるかを記述せよ。
3. 学際的ペインクリニックへの紹介が必要と考えられる患者の症状の特徴を記述せよ。
4. 慢性痛症状の発症に関与すると考えられる因子とは何か？
5. 慢性痛とうまく共生している人々の特徴は何か？

謝　辞

　Gwendolen Jull准教授、Helen Rowe、Steve Hoey、Dr. Frank New、Bob Largeの資料を本章で使用した。ここに感謝する。

参考文献

Bonica J J 1984 Pain research and therapy: recent advances and future needs. In: Kruger L, Liebeskind J C (eds) Advances in Pain Research and Therapy, Vol 6. Neural Mechanisms of Pain. Raven Press, New York, pp 1–22

Brattberg G, Thorslund M, Wikman A 1989 The prevalence of pain in a general population: the results of a postal

survey in a county of Sweden. Pain 37: 215–222
Burns J W, Sherman M L, Devine J, Mahoney N, Pawl R 1995 Association between workers' compensation and outcome following multidisciplinary treatment for chronic pain: roles of mediators and moderators. Clinical Journal of Pain 11: 94–102
Ciccone D S, Bandilla E B, Wu W 1997 Psychological dysfunction in patients with reflex sympathetic dystrophy. Pain 71: 323–333
Craig C D 1994 Emotional aspects of pain. In: Wall P D, Melzack R (eds) Textbook of Pain, 3rd Edn. Churchill Livingstone, Edinburgh, pp 261–274
Croft P, Rigby A S, Boswell R, Schollum J, Silman A 1993 The prevalence of chronic widespread pain in the general population. Journal of Rheumatology 20: 710–713
Crook J, Rideout E, Browne G 1984 The prevalence of pain complaints in a general population. Pain 18: 299–314
Crue B L Jr 1985 Multidisciplinary pain treatment programs: current status. Clinical Journal of Pain 1: 31–38
Cunningham L S, Kelsey J L 1984 Epidemiology of musculoskeletal impairments and associated disability. American Journal of Public Health 74: 574–579
Fishbain D A, Rosomoff H L, Goldberg M, Cutler R, AbdelMoty E, Khalil T M, Rosomoff R S 1993 The prediction of return to the workforce after multidisciplinary pain center treatment. Clinical Journal of Pain 9: 3–15
Goldberg R T, Pachas W N, Keith D 1999 Relationship between traumatic events in childhood and chronic pain. Disability and Rehabilitation 21: 23–30
Hartman L M, Ainsworth K D 1980 Self-regulation of chronic pain. Canadian Journal of Psychiatry 25: 38–43
Jacobsson L, Lindgarde F, Manthorpe R 1989 The commonest rheumatic complaints over six weeks' duration in a twelve-month period in a defined Swedish population. Scandinavian Journal of Rheumatology 18: 353–360
James F R, Large R G, Bushnell J A, Wells J E 1991 Epidemiology of pain in New Zealand. Pain 44: 279–283
Kelly G 1963 A Theory of Personality: the psychology of personal constructs. WW Norton & Co, New York
Kendall N A S, Linton S J, Main C J 1997 Guide to assessing psychosocial yellow flags in acute low back pain: risk factors for long-term disability and work loss. Accident Rehabilitation & Compensation Insurance Corporation of New Zealand and the National Health Committee, Wellington NZ
Kerns R D, Rosenberg R 2000 Predicting responses to self-management treatments for chronic pain: application of the pain stages of change model. Pain 84: 49–55
Kerns R D, Rosenberg R, Jamison R N, Caudill M A, Haythornthwaite J 1997 Readiness to adopt a self-management approach to chronic pain: the Pain Stages of Change Questionnaire (PSOCQ). Pain 72: 227–234
Klapow J C, Slater M A, Patterson T L, Doctor J N, Atkinson J H, Garfin S R 1993 An empirical evaluation of multidimensional clinical outcome in chronic low back pain patients. Pain 55: 107–118
Large R G, Strong J 1997 The personal constructs of coping with chronic low back pain: is coping a necessary evil? Pain 73: 245–252
Loeser J D 1991 Desirable characteristics for pain treatment facilities: report of the IASP taskforce. In: Bond M R, Charlton J E, Woolf C J (eds) Proceedings of the VIth World Congress on Pain. Elsevier, Amsterdam, pp 411–415
Loeser J D 1994 Obituary. Pain 59: 1–3
Loeser J D, Sullivan M 1995 Disability in the chronic low back pain patient may be iatrogenic. Pain Forum 4: 114–121
Main C J, Watson P J 1995 Screening for patients at risk of developing chronic incapacity. Journal of Occupational Rehabilitation 5: 207–217
Melzack R 1975 The McGill Pain Questionnaire: major properties and scoring methods. Pain 1: 277–299
Melzack R, Wall P D 1982 The Challenges of Pain. Penguin Books, Harmondsworth
Merskey H (ed) 1986 Classification of chronic pain. Descriptions of chronic pain syndromes and definitions of pain terms. Pain 24: S1–S211
Mendelson G, Mendelson D 1997 Medicolegal aspects of pain management. Pain Reviews 4: 244–274
Pinsky J J, Griffin S E, Agnew D C, Kamdar M D, Crue B L, Pinsky L H 1979 Aspects of long-term evaluation of pain unit treatment programs for patients with chronic intractable benign pain syndrome: treatment outcome. Bulletin of the Los Angeles Neurological Society 44: 53–69
Pither C E, Nicholas M K 1991 The identification of iatrogenic factors in the development of chronic pain syndromes: abnormal treatment behaviour? In: Bond M R, Charlton J E, Woolf C J (eds) Proceedings of the VIth World Congress on Pain. Elsevier, Amsterdam, pp 429–434
Polatin P B, Mayer T G 1996 Occupational disorders and the management of chronic pain. Orthopedic Clinics of North America 27: 881–890
Rainville J, Bagnall D, Phalen L 1995 Health care providers' attitudes and beliefs about functional impairments and chronic back pain. Clinical Journal of Pain 11: 298–295
Rapkin A J, Kames L D, Darke L L, Stampler F M, Naliboff B D 1990 History of physical and sexual abuse in women with chronic pelvic pain. Obstetrics and Gynecology 76: 92–96
Reitsma B, Meijler W J 1997 Pain and patienthood. Clinical Journal of Pain 13: 9–21
Rey R 1993 History of Pain. Editions la Decouverte, Paris
Roberts M T S 1983 Pain relief clinics. Patient Management 7: 25–32
Roy R 1984 Pain clinics: reassessment of objectives and outcomes. Archives of Physical Medicine and Rehabilitation 65: 448–451
Sanders S H 1994 An image problem for pain centers: relevant factors and possible solutions. American Pain Society Bulletin Jan/Feb: 17–18
Sanders S H, Brena S F 1993 Empirically derived chronic pain patient subgroups: the utility of multidimensional clustering to identify differential treatment effects. Pain 54: 51–56
Schaefer C A 1985 The pain clinic approach. In: Michel T H (ed) The Pain Clinic. Churchill Livingstone, Edinburgh, pp 233–258
Sternbach R A 1974 Pain Patients: traits and treatment. Academic Press, New York
Strong 1989 The occupational therapist's contribution to the management of chronic pain. Patient Management 13: 43–50
Strong J 1992 Chronic low back pain: towards an integrated psychosocial assessment model. Unpublished PhD thesis, Department of Psychology, The University of

Queensland
Strong J, Large R G 1995 Coping with chronic low back pain: an idiographic exploration through focus groups. International Journal of Psychiatry in Medicine 25: 361–377
Strong J, Ashton R, Stewart A 1994 Chronic low back pain: an integrated psychosocial assessment model. Journal of Consulting and Clinical Psychology 62: 1058–1063
Sullivan M D, Turner J A, Romano J 1991 Chronic pain in primary care. Journal of Family Practice 32: 193–199
Tait R, Chibnall J, Krause S 1990 The Pain Disability Index: psychometric properties. Pain 40: 171–182
Talo S 1992 Psychological assessment of functioning in chronic low back pain patients. Turku Social Insurance Institution Finland Publications, Turku
Toomey T C, Seville J L, Mann D, Abashian S W, Grant J R 1995 Relationship of sexual and physical abuse to pain description, coping, psychological distress, and health-care utilization in a chronic pain sample. Clinical Journal of Pain 11: 307–315
Turk D C, Melzack R 1992 (eds) Handbook of Pain Assessment. New York, Guilford Press
Turk D C, Rudy T E 1990 The robustness of an empirically derived taxonomy of chronic pain patients. Pain 43: 27–35
United States Department of Labor 1991 Dictionary of Occupational Titles, 4th Edn. United States Department of Labor, Washington
Waddell G, Main C J, Morris E W, DiPaola M, Gray I C M 1984 Chronic low-back pain, psychologic distress, and illness behavior. Spine 9: 209–213
Williams M, Read J, Large R 1999 Child abuse and dissociation in patients with complex regional pain syndrome. Pain Research Management 4: 15–22
Wilson P R 1996 Multidisciplinary . . . transdisciplinary . . . Monodisciplinary . . . where are we going? Clinical Journal of Pain 12: 253–254
Zitman F G, Linssen A C G, Van H R L 1992 Chronic pain beyond patienthood. Journal Nervous Mental Disease 180: 97–1000

(橋本辰幸)

21

がんの痛み

Jenny Strong, Sally Bennett

本章の目次

概　要　471
　　学習の目的　472

がん患者の痛み　472

がんの痛みの特徴　473

がんの痛みへの反応　474

がんの痛みのアセスメント　474
　　痛みの評価について　474
　　日常生活への影響　476
　　家族背景　476

がんの痛みの治療　476
　　薬物療法　477
　　非薬物療法　477
　　理学的療法　477
　　心理療法　478
　　教　育　478
　　ライフスタイルの工夫　479

患者背景への配慮　480

医療者側の心理要因の影響　480

小児のがん性疼痛　481

疼痛緩和治療　481

結　論　482
　　学習問題・復習問題　482

概　要

がん患者自身にとって最も恐ろしいものは、痛みである。がんという疾患自体に由来する肉体的・心理的ダメージ以上に、痛みこそが恐ろしく深刻なものである。(Tigges et al 1984)

がん患者にとって、痛みこそが最大の恐怖であり、「病のもと・苦悩のもと」である。(Walsh 1991 p133)

がんの痛みと、がん以外が原因の慢性的な痛みとではその対応は大きく異なる。がんの場合、痛みの強さはその時々で変わり、進行度や治療の内容によって痛みの場所や質も変化する。したがってその治療は一筋縄ではいかない。

　痛みが強くなると恐怖が呼び起こされ、その恐怖が痛みをさらに増強する。いわば悪循環となる。したがって、痛みに対する治療、手術療法、放射線治療など（Box 21.1参照）はいずれも重要な役割を果たす。がんの痛みと慢性痛とでは、治療法は一見同じようにみえても根本はまったく異なる。

　がんは患者の個々の人間性、性格、感情、ライフスタイルなどさまざまな面に悪影響を及ぼす。したがって、治療の際には疾患や治療の知識だけでなく、そういった機微に対しても敏感でなければならない。また患者自身の、病気や痛み、死に対する考え方や価値観についても充分理解する必要がある。われわれ治療者は、患者がどのように受け止めて考

> **Box 21.1　重要用語の定義**
>
> **鎮痛補助薬 adjuvant analgesia**：疼痛治療の目的で開発された薬剤ではないが、疼痛軽減作用ないし他の鎮痛薬の効果を増強する作用を有する。
>
> **緩和ケア palliative care**：原疾患の治療よりも疼痛などの症状軽減を目的とする治療。世界保健機関（WHO）は1990年に「根治を目的に行う治療に反応しない疾患患者に対して行う積極的な全人的な治療」と定義した。身体的、心理社会的、精神的ケアと家族によるケアなどが含まれる（Higginson 1999）。
>
> **脳室造瘻術 ventriculostomy**：小型のモルヒネ・リザーバを側脳室に埋め込む。頭頸部のがん性疼痛や両側にわたる痛み、びまん性のがん性疼痛に有効である（Cramond & Stuart 1993）。
>
> **経皮的コルドトミー percutaneous cordotomy**：第1、2頸椎間で頸髄の外側脊髄視床路を熱凝固し、疼痛刺激の伝導を遮断する。局所麻酔下で行う。術後速やかに疼痛が軽減するが、半数の患者において6か月程度で再発する。頭頸部より下で、片側のがん性疼痛が適応となる（Stuart & Cramond 1993）。
>
> **放射線治療 radiotherapy**：放射線照射を行い、がん細胞を破壊する。腫瘍組織による神経圧迫を解除したり、浸潤を抑制したり、腫瘍による炎症を抑えたりする結果、疼痛を軽減することも少なくない（Monfardini & Scanni 1987）。骨転移による限局性の疼痛に対しても行う（Janjan 1997）。
>
> **化学療法 chemotherapy**：がん細胞の増殖を抑制する。腫瘍組織が原因で生じる疼痛を軽減する。抗がん剤の有効なタイプの腫瘍であれば、転移巣にも効果が得られる（Monfardini & Scanni 1987）。根治性がない場合でも、疼痛をはじめ、さまざまな症状を軽減できる場合がある（Archer et al 1999）。

えているのか、何を大切に思っているのか、ということを知った上で対応しなければならない。

　心理面でのケアは不可欠である。治まることのない痛みは身体的、社会的、心理的、スピリチュアルにも悪影響を及ぼす。

　本章では、がん患者の直面する痛みについて概説し、治療目標を明確にする。がん患者の痛みに対する治療とがん以外の患者の痛みに対する治療との違いを述べ、原疾患であるがんへの積極的治療と姑息的治療、特に緩和治療を中心に述べる。

　他に参考資料として『Management of Cancer Pain. Clinical Practice Guideline No.9』（The Agency for Health Care Policy and Research in the USA, Jacox et al 1994）、『The 2001 Evidence Report on Management of Cancer Pain』を推薦する。

学習の目的

1. 痛みの出現する時期、タイミング。
2. 痛みの種類。
3. 痛みの治療の際の障害要素。
4. 正確で、簡便で、かつ患者にもスタッフにも負担にならない痛みの評価。
5. 痛みに対する最新の治療法。
6. がん患者ケアの際に直面する諸問題。

がん患者の痛み

　がん患者が何よりも恐れるのは痛みである。痛みへの恐怖にばかりに気を取られがちだが、痛みの出現率や治療の有効性について実際に調べてみると、がん患者の抱く恐怖には裏付けがないことが多い。

　早期ないし中期のがん患者の40〜50％に中等度以上の痛みが起こる。進行がんになるとそれが60〜90％に増える（Walsh 1991）。がん患者の25〜80％は痛みに対する適切な治療を受けていない（Coluzzi 1996, Ferrell et al 1995, Walsh 1991）。世界保健機関（WHO）の推定では、400万人あまりのがん患者が痛みに苦しんでいると報告されている。（Takeda 1991）

　こういった報告を聞くと、適切な緩和ケアを行わなければ、という責務を感じる。医療従事者なら誰もが、痛みに苦しみながら死に逝くがん患者を受けもった経験があるだろう。

がんの痛みの特徴

　がんの痛みは長期にわたり、3か月以上続くことも珍しくない。したがって慢性痛に共通する性質をもっている。同時に、がんの進行に伴う組織傷害や治療の影響で痛みは変化し、急性痛の性質ももっている（Foley 1987）。がんの痛みは急性痛か慢性痛のいずれかに属するのではなく、両者とは別の「がんの痛み」と分類し、痛みや治療効果について頻繁に評価する必要がある。

　がんの痛みの原因は三つのタイプに分けられる。がんが進行し組織に浸潤して生じる痛み（約75％）、治療が原因で生じる痛み（約20％）、がんやその治療とは別の理由で生じる痛み（約5％）である（Driscoll 1987）。

　がん患者の場合、痛みの閾値が低下し、あらゆる痛みに敏感になってくる（Klein 1983）。がんの痛みは侵害性疼痛と神経障害性疼痛の両方の側面をもっている（Cherny & Portenoy 1994）。侵害性疼痛は体性神経由来のものと内臓神経由来のものとに分けられる。体性痛は持続的で限局した痛みで、内臓痛は持続性だが、局在性が乏しく放散する痛みである。

　神経障害性疼痛は末梢あるいは中枢神経系における何らかの異常が原因となって発生する（Cherny & Portenoy 1994）。求心路遮断性疼痛は発作的に生じたり、灼熱痛を起こしたりする、治療抵抗性の悲惨な痛みである。これらの痛みの特性について理解することは医療者にとって不可欠である。またがんの痛みに精通することは患者の支えとなるのはもちろんのこと、患者理解に役立つ。また、痛みの種類からその原因をある程度同定することができる。

　「患者のタイプ」からがんの痛みを分類できる場合もある（Foley 1987）。以下の五つのタイプに分けられる。

1. がんまたはその治療に由来する急性痛を訴える患者。がんに起因する急性痛は、がんの発病または再発のサインとなり、心理面に影響を及ぼす。一方、治療によって生じる痛みの場合は時間経過とともに消失する。治療に期待をもっている間は、辛抱がきき、心理的な影響も限られている。いずれの場合も治療は痛みの原因となっている原発がんに対して行う。
2. がんまたはその治療に由来する慢性痛を訴える患者。がんに起因する慢性痛の場合、がんの進行とともに増悪して、心理的な問題がより重要となる。不安や絶望感が痛みをさらに増幅する。慢性痛はがん治療に関連した軟部組織、神経あるいは骨の障害に由来し、がんそのものとは関連がない場合もある。このような場合は痛みの原因ががんではないことを説明して安心させることが大切である。慢性痛をもつ患者の治療は、その原因ではなく、痛みをはじめとする種々の症状に対して向けられる。
3. がん以外の原因の慢性痛を有する患者。そもそもの慢性痛のために、すでに心理的、機能的な活動制限がある。あらゆる面から支えを必要としている。
4. 医療用以外の麻薬など不法薬物を常用している患者。対応が非常に困難である。
5. 死が間近に迫っている患者。可能な限り苦痛を取り除き、精神的なケアを行うことを最優先する。患者の家族もともにケアに参加する。

　がんの種類・部位に関連して起こるがん患者に特有の疼痛症候群がある。本書の趣旨とは異なるため、詳細は参考文献を参照してほしい（Portenoy & Lesage 1999, Foley 1987, Klein 1983）。

　すべての痛みに言えることであるが、痛みを身体的な面だけでとらえるべきではない。がん患者にとって、身体的なことだけでなく、心理面にも配慮しなければならない。不安や抑うつは、睡眠障害や倦怠、苦悩といった症状を呈する。社会的環境、境遇からの影響もあり、孤独感や疎外感をもてば痛みがさらに強くなる（Driscoll 1987）。さまざまな要因に注意して痛みの評価、治療を行わなければならない。

がんの痛みは複雑な要因が絡み合っており、刻一刻と変化する痛みである。痛みの場所や経過、患者の性格、病期などによって痛みの治療は異なってくる。回復の見込みが高く積極的な治療を行っているのか、あるいは末期で緩和治療を行っているのかによっても異なる。状態、状況を把握し、柔軟に対応することが大切である。

がんの痛みへの反応

がんとその痛みによって、QOLが低下する。怒りや絶望を抱き、食欲不振で体力が落ちていく。家族、友人など周囲の人々にもストレスがかかる。そしてこれらの影響で痛みがさらに増幅される。

患者はがんの痛みに対してどのように反応するのか。それには恐怖、不安、抑うつや社会・文化的な背景が影響する。痛みは苦しみ以外の何ものでもなく、時が経つにつれて心理的・情動的な影響がどんどん大きくなり、痛みにますます過敏になってくる。

すべてのがん患者が入院しているわけではない。患者の多くは外来通院で治療を受けており、家庭で日常生活を送っている。したがって、患者とその家族は痛みの緩和法を含む治療内容を充分理解していなければならない。中には、患者とその家族が、痛みはできるだけ我慢すべきだと考えたり、薬物中毒を危惧したりして、薬を控える、あるいは自己判断して、適切な治療が実際にできていないケースも少なくない（Ferrell et al 1995, Yeager et al 1997）。がんの痛みに対する反応は、患者や家族の心構え、信念、知識などによって変わってくる。ホスピスで在宅患者をケアする場合には、年齢、社会保障、生活状況はもちろん、原発部位や治療の受け入れ具合などに対して配慮が必要である（Austin et al 1986）。

がんの痛みは、がん以外の痛みに比べると、その患者の人生・生活を台無しにしてしまう（Daut & Cleeland 1982）。痛みがあると、がんが進行したのではないか、という不安が大きくなる。患者のQOLをできる限り保てるようにすることがわれわれ医療者の務めである。がんの診断がつくと自分の力ではいかんともし難い喪失感を生じ、痛みが加わるとさらに絶望感に打ちひしがれる。このような心理状態を充分理解して対応することが大切である。

がんの痛みのアセスメント

痛みのアセスメントについては第7章で詳述している。がんの痛みの治療で最も欠けているものは適切な痛みの評価である。正当に評価がされないと、次に患者が痛みの程度を訴えることに抵抗感をもつようになってしまう（Coluzzi 1996）。あるいは、痛みを認めることで、がんが進行して治療がむずかしくなること、治らないことへの恐怖感が生じてしまうと考えられる。痛みの評価の際には以下の点に留意する。

- 病歴、心理・社会的背景、スピリチュアルな要素
- 痛みの評価（痛みの部位、強さ、期間、改善因子、増悪因子、気分、これまでの痛み歴）
- 痛み尺度を使った評価
- 理学所見
- 診断的検査

痛みの評価について

がんの痛みの評価は多面的に、学際的に行う。痛みとは、知覚、認知、心理、行動、感情などが複雑に影響し合うため、いろいろな視点から評価する必要がある。痛みの部位、広がり、性質、強さ、持続時間などから痛みの原因は絞られてくる。また、疲労感など痛みを増悪させる他の症状についても評価する（Portenoy & Lesage 1999）。

痛みの強さを判断すると同時に、痛みによる苦悩の程度や苦悩に影響する要因まで注意深く観察し、把握することが大切である。（Portenoy 1990）

がんの痛みの治療を行う上で、身体的・社会的・心理的な評価を正確に行うことが必要不可欠である。

がん患者の場合、がんであること自体が不安の原因となるため、患者の痛みの訴えにはバイアスがかかる（Cleeland 1985）。痛みが強くなると、がんが進行したのではないかという恐怖や不安を感じる。こういったバイアスをできるだけ少なくして評価する必要がある。また、周囲に余計な手間や心配をかけないように、あるいは自分の病気が悪化していることを認めたくないがために、実際よりも痛みを軽いと答える患者もいる。以前と異なる痛みを訴える場合にはその原因を徹底的に調べなければならない。新たな痛みの出現は、治療しうる新たな問題の徴候である場合もあれば、以前からある問題が悪化し再評価を要する場合もある。患者の痛みの訴えに何らかの変化があった場合には主治医とチーム全員に速やかに連絡し、対応するべきである。

痛みの変化をとらえ、治療内容や身体活動、不安、日内変動などに対する影響を把握するためには頻繁に評価を行う必要がある（Cherny & Portenoy 1994）。痛みの日内変化は注意すべきポイントの一つで、がんの痛みの場合、朝は軽く、夕方にかけて痛みが強くなることが多い（Klein 1983）。

実際にどれくらいの頻度で評価を行うかは患者の状態による。症状が安定しており、外来通院中の患者であれば、受診時に行うか、患者に日記をつけてもらう程度でよい。その時々の痛みだけでなく、最もつらい時、最も楽だった時なども知らせてもらうようにするとより正確に全体像を把握することができる。

どのような時に痛みが変化するのか？ 1日のうちでどの時間帯か？ 投薬との関係は？ どのような活動をした時か？ 何かきっかけや誘因はあったか？ そういったことに注意して記録する。痛みのコントロールがつかないような時には頻繁に評価するべきである。少なくとも1日に1回は調べ、必要に応じてくり返し調べる（Vallerand 1997）。

痛みを評価することは大切であるが、正確で、簡易で、それでいて包括的にさまざまな面から調べられるものでなければならない。同時に、患者にできるだけ負担がかからないものが望ましい。加えて、信頼性があり、患者の全身状態が悪い場合でも使用できる実践的な評価法でなければならない（Ahles et al 1984）。

米国Agency for Health Care Policy and Researchのガイドラインではがん性疼痛の評価の際には、まず「自己記入式ないし自己回答式」であることを推奨している（Jacox et al 1994）。患者がしっかりと回答し、それが治療に活かされるように施設全体、治療チーム全体でシステムづくりをしなければならない。つまり、患者の情報に従って判断し、治療方針を決めていることを認識させ、同時に患者に病気や治療法について充分な情報を供給し、教育する。痛みについてありのままに躊躇なく答えることができるように導くのである。ただ単に「今日の痛みはどうですか？」と訊ねるだけでは充分な情報を得ることはできない。感度が高く信頼性の検証された複数の評価法を使うのである（第7章参照）。

痛みの評価法としてはVisual Analogue Scale（VAS）やMcGill Pain Questionnaire（MPQ）などがある（第7章詳述）。VASは簡便で信頼度も検証されている。MPQは時間がかかるが、多面的で、心理要素の評価も充分含まれている。MPQに答えることが困難な場合には簡易型MPQがある。

患者に、どのような痛みがあるのか、ありのまま答えるように導くことが大切である（Jacox et al 1994）。特有の表現、独特の言葉遣いから痛みの原因を探るヒントになることがある。たとえば、灼けるような痛み、ひりひりした痛みという場合には神経系の異常が原因であることが多い。

Memorial Symptom Assessment Scaleなどを使って、痛みに影響するさまざまな症状についても評価を行う必要がある（Portenoy et al 1994）。

QOLの評価も大切である。疾患ごとに特有の評価法を用いて痛みや症状、機能的な面などを調べることが重要である。QOL評価尺度も数多く開発され、心理面の評価を含むものもある。Functional Assessment of Cancer Therapy Scale（FACT Scale）は直前1週間のQOLに関して調べる自己記

入式のQOL評価法で、33項目の質問からなる簡便な尺度である（Cella et al 1993）。

他にも、European Organization for Research and Treatment of Cancer QLQ-C30（version 2.0）などたくさんのQOL評価法が開発された（Aaronson et al 1993, Osoba et al 1997）。QLQ-C30は30の項目を9段階のサブスケールで評価するようにできており、身体的な面、日常業務、認知的側面、感情的側面、社会的側面などの機能に加え、疲労感、痛み、嘔気、嘔吐、全体的な健康度、QOLなど、がんに関連した徴候を評価する。

一般に、人の痛みを評価する際には、抜けのないようにして、全体をつかめるように質問の構成をしっかり組み立てることが大切である（Cleeland 1985）。同時に、患者や家族の話に耳を傾けることでさらに深く理解できる。

日常生活への影響

がんの痛みは言うまでもなく日常生活にも影響を及ぼす。倦怠感が強くなると仕事にもマイナスとなる。生活パターン、日常生活でどの程度できるか、どの程度の仕事ができるか、QOLはどれくらい保たれているか、工夫すればどこまでできるか、といった点を調べる。要するに、がんという疾患、あるいはその痛みという症状が患者の日常生活にどの程度影響を及ぼすのか、を判断する。

痛みの増悪要因と緩和要因については患者に尋ね、観察して調べる。痛みの程度を把握するためには、その患者が痛みと薬物の使用についてどのように考えているかを考慮する必要がある。たとえば、薬物使用に抵抗がある場合、投薬回数の多寡が痛みの強さとは一致しない。患者の希望を聞き、実現可能なゴールを設定してそれを達成できるように導くことが重要である。

家族背景

家族は、がんに対する恐怖感、痛みに対する不安、薬物への拒否感や薬物中毒の懸念、愛する家族のために何をどのようにしたら一番よいのかなど、いろいろな悩みをもっている。われわれ治療チームは家族に対しても充分に配慮しなければならない。

困難を承知の上で、終末期も家で世話をしたいと決意している場合、患者と家族の相互関係、相互作用は痛みの治療に大きく影響する。

患者の家族関係と痛みに関する情報収集はチームのメンバーごとによって役割が異なる。そういった情報を共有して治療戦略を立てることが必要である。

がんの痛みの治療

適切な痛みの治療に対する阻害因子は数多くある。具体的には以下のようなものが挙げられる。

- 治療法の評価について、緩和医療に重点を置いたものではなく、疾病ごとの治療成績に主眼を置いた評価法が主流になってきた
- 痛みの治療法は確立されているにもかかわらず、医療者がそれを理解していない
- 痛みの強さに対して効果の弱い鎮痛薬しか投与していない
- 国によって適切な薬剤が不足しているところが少なくない
- 鎮痛薬の定時投与をせずに、痛みを訴えてから投与する頓用使用をいまだに行っている
- 医療従事者に対するがんの痛みの治療についての体系的な教育が不充分である
- 薬の副作用に対して医療者も患者も充分理解していない（Coluzzi 1996, WHO 1986）

これらの阻害因子を克服するには、がんの痛みに関する研究、教育、臨床のトレーニングを学際的、集学的に行う必要がある（Bonica 1987, Pargeon & Hailey 1999）。

がんの痛みの治療は大まかに、薬物療法、非薬物療法、行動療法とカウンセリング、患者教育、生活スタイルの順応の五つに分類される。

いずれの治療においても学際的なチームアプローチが必要である。それに加えて患者自身が積極的に

治療に参加することが大切である。すなわち、治療方針を決定する際には、可能な限り患者の意思も取り入れて行うことが望ましい。また、患者が積極的に関わることで、無力感や疎外感、絶望感を和らげる効果も期待できる。

薬物療法

まずわれわれ医療者が、実際に使用する薬剤や投薬方法、作用機序について熟知することが重要である。知識が不充分だと患者の質問に答えられないし、患者に薬物療法の役割を納得してもらえない。治療の最適のタイミングを失うことになる。

患者は得てして指示通りに内服していない。麻薬（オピオイド）中毒になるのではないか、痛みが酷くなるまで内服しない方がよいのではないかなどと心配し、そのために充分な鎮痛が得られないケースは少なくない。

患者に繰り返し粘り強く説明し、正しい理解へ導かなければならない。また常に、副作用が出ていないか、期待した治療効果が出ているのかどうかを観察する。オピオイドを使用している場合にふらつきやめまいが現れれば、運転はもちろん歩くことにさえ支障をきたす。

世界保健機関（WHO）の『3段階がん性疼痛除痛ラダー』では効力に沿った鎮痛薬投与が推奨されている。非オピオイド、弱オピオイド、強オピオイドに鎮痛補助薬を適宜併用する（薬理学的な解説は第16章参照）。

がんの痛みに対してオピオイド opioid を使う場合には、痛くなってから投与する頓用投与ではなく、「投与時刻を決めて定時投与」すること、また個々の患者のその時その時の至適投与量を求めることが大切である（Coluzzi 1996）。投与法は経口投与が望ましい。経口投与であれば在宅管理でも問題ない。がんの痛みに対する最良の薬はモルヒネである（Coluzzi 1996）。モルヒネの徐放剤を使用することで長時間にわたり安定した鎮痛を得ることができる。

新しい剤型として経皮的フェンタニルパッチやブプレノルフィン舌下錠などが開発され、経口投与のできない患者に有効である。また、携帯用ポンプを使えばオピオイド持続皮下注入も可能である。

全身投与以外にも、くも膜下投与、脳室内投与などの方法がある（Portenoy & Lesagel 1999, Cramond & Stuart 1993）。オピオイドを中心に新たな薬剤の開発が進んでいる。最新情報の収集に努める。

非薬物療法

薬物療法で充分な鎮痛が得られない場合には非薬物療法を併用する。放射線療法、焼灼術やバイパス術などの姑息手術、神経外科的治療などがある。これらの治療にはそれなりの侵襲があるので、個々の患者の状態に応じて適応を決める。

治療後にリハビリテーションが必要なケースもある。経皮的コルドトミーを行った後に疼痛に加えて知覚異常、感覚異常が生じることがある。われわれはそういった患者が活動性を保ち、体力を上手に配分して安全に日常生活を送れるようにリハビリテーションを勧める（Tigges & Marcil 1988）。

理学的療法

非侵襲的な治療法で、基本的にわれわれ理学療法士、作業療法士が行う。中には患者自身で行える方法もある。鍼療法、経皮的刺激療法、寒冷療法、温熱療法、運動療法、姿勢の工夫、安静などがある（詳細は第11、12章参照）。

経皮的刺激療法などの刺激療法は、患者が自分の都合に合わせて行うことができる。ただし、理学療法の使用頻度が多い理由が、鎮痛薬の投与が不充分で痛みが強いためである場合があるので注意が必要である（Jacox et al 1994）。また、理学的療法を薬物療法の代わりにすることはできない。

経皮的刺激療法にはマッサージ、指圧、温熱、冷却、経皮的電気刺激療法（TENS）などがある。刺激部位の皮膚に異常がなければ、疼痛部位に刺激を行う。皮膚に異常があればそこには刺激せず、その周囲や裏側に行ってもよい。

心理療法

心理療法は比較的簡便なものから催眠療法など熟練を要する専門性の高いものまで幅広い。患者を指導し、自己管理で行うものもある。注意分散法、リラクセーション、イメージ法、音楽療法、経皮的刺激療法などが推奨されている（Mayer 1985）。リラクセーション、イメージ法、脱感作法には嘔気と痛みを抑制する効果がある（Devine & Westlake 1995）。瞑想療法はがん患者の気分障害を軽減する（Carlson et al 2000）（第9、15章参照）。

リラクセーションには、段階的筋肉リラクセーション（PMR）、ヨガ、瞑想などがある。イメージ法は単独で行うこともあるし、他の療法と併用することもある。PMRは指導すれば患者自身が自分でできるようになる。PMRは患者に痛みがないか、痛みがわずかで集中力がある時期にトレーニングを行う。リラクセーションに熟練すれば痛みが強くなっても取り乱すことなく対応できるようになる。

同様に、イメージ法も自分で行うことができる。イメージ法としては次の3種類が挙げられる（Driscoll 1987）。「痛みのイメージ変換」では、痛みを認知したらその痛みを象徴的な他のもの、たとえば鳥に置き換えてみる。そしてその鳥（＝痛み）が患者の身体から出て行くようにイメージする。「イメージの分散」は楽しい、くつろいだ状態を心の中につくり上げ、痛みではない他の感覚に集中する。「イメージ変換」は患者が痛みをより害の少ないもの、たとえば『ひりひり』とか『ちくちく』とかする感覚として記録する。

PMRやイメージ法をいったんは自分でできるようになっても、その後の定期的なフォローを忘れてはならない。フォローしないとせっかくの効果が徐々に薄れ、患者はやる気をなくす、という悪循環に陥ってしまう。

われわれは毎日の生活で、無意識に注意の分散を行っている。注意分散法には特別な技術、スキルが必要でなく、コツを教えればすぐにできるようになる。自分で行っているうちに、さらに改良を加えて効果的にできるようになる。注意分散とは「感覚の盾（シールド）であり、痛みに注意が向いてしまうことを防ぎ、痛みとは関係のない別の感覚を意識すること」と定義できる（McCaffery 1979）。

具体的には、身体を揺らす、歌をうたう、リズミカルに呼吸する、音楽を聴く、ゲームをする、あるテーマについて話をする、たとえばある絵について述べる、といったことを行う（Mayer 1985）。限られた時間、たとえば薬が効いてくるまでの間、などに有効である。

心理療法は理学的療法と併用することでより効果を発揮する。認知行動療法は特に有効である（詳細は他章参照）。グループ認知行動療法はがん患者の心理的な苦悩を軽減する（Bottomly 1996）。認知行動療法の効果を最大限に発揮するためには、時間的、体力的に余裕のある早い時期から導入することが望ましい。

グループないしは自助グループ療法もがん患者にとって有用である。仲間ができて支えとなり、動機付けにもなる。教育プログラムも役に立つ。ユーモアが生まれ、他の人たちがどうやって痛みを和らげているのかなど、QOLを保つためのノウハウを議論できる。

専門家によるカウンセリングも苦痛を軽減するのに役立つ。いろいろな悩み、これから先の関心やプランなどについて話す。

教 育

がん患者と家族に対して、痛みとその治療についての教育は不可欠である（Ferrell et al 1995, Yeager et al 1997）。特に外来通院で治療中の場合、内服の管理がきちんとできるか否かは、患者本人と家族がカギとなるからである。

痛みに苦しむ患者は、病気や薬に関する情報に敏感である（Yeager et al 1997）。鎮痛薬中毒になるのではないか、と不安になる患者も少なくないが、正確な知識があれば誤った情報に振り回されずにすむ。したがって、学際的治療チームによる患者教育は重要で、以下の内容を含めてわかりやすく教え

> Box 21.2 がん患者教育プログラム (from Jacox et al 1994, derived from Cancer 72 (II suppl) 1993, 3426-3432. Copyright 1993 American Cancer Society. Reprinted by permission of Wiley-Liss, Inc., a subsidiary of John Wiley & Sons, Inc)
>
> 概　要
> 痛みの定義
> ―痛みの原因
> ―痛みを取り除くことは可能である
> ―痛みの評価
> ―痛みの訴え方
>
> 薬物療法
> 薬物中毒の誤解、思い違い
> 薬物耐性についての理解
> 呼吸抑制の可能性
> 薬物の副作用についての理解
>
> 非薬物療法
> 非薬物療法の役割
> 非薬物療法についてこれまでわかっていること
> グループ療法
> リラクセーション、マッサージ、温熱/寒冷療法など

る。

- スタッフに痛みの状態を知らせることの必要性、重要性
- 痛み日記を記録することが鎮痛薬の処方を調節するのに役立つこと
- 鎮痛法に関してどのようなことでも話をすることの大切さ
- 患者と家族の教育を繰り返し続けることの意味

患者、スタッフいずれも薬物の耐性、依存、中毒の違いについてもっと正確に認識することが重要である（Coluzzi 1996）（第8章参照）。患者教育プログラムの概要についてはBox 21.2に記した（Jacox et al 1994）。

ライフスタイルの工夫

ライフスタイルを工夫することでがんの痛みを軽減できる。第15章でも一部述べたが、人生のゴール、自分の役割、日々の生活の中での活動、いずれも工夫を必要とする。工夫すれば、ゆっくりと時間をかけて状況に順応することができる。また、突然の体調変化に対して、工夫して順応せざるをえないこともある。

人生のゴールについて自分自身で考え直すこともあれば、家族やカウンセラー、主治医たちと話したことで変わることもある。いずれにしても、われわれ医療チームは常に患者の人生のゴールを理解した上でそれを叶えられるように支えることが大切である。残された時間の中で、この世に生きることの意味を見つけ、そして痛みを和らげることができる。

ライフスタイルを工夫して痛みを和らげる具体的な方法として、

- **ゴールの設定**　1日あるいは1週間単位でゴールを設定する。それを頻繁に振り返り、実際にどれくらいのことができるのか、あるいはその中でどうやって優先順位を決めるのかがわかるようになる
- **日課をこなす時間、順番の段取りを考える**　たとえば、最も体力を要する動作や、最も痛みを伴う動作を、1日の中でまだエネルギーの残っている午前中のうち、あるいは鎮痛薬内服直後の時間に行うことで、できるだけ痛みを少なくすることができる。一つの作業に対して2、3倍の時間を予定しておくなど、ペース配分の調節も有効である
- **日常生活で工夫を凝らす**　何かをする時にいつも工夫するように心がける。そうすれば自分自身で何かできる、役立つことができるといったことを自覚ができる。たとえば、身の回りのことで立って行うことができなくなっても、座って行えばできることがある。誰かの手助けが得られればできることもある
- **道具を活用する**　たとえば、痛みで動きが制限されるなら道具をうまく工夫して自分でできるようにする

活動分析や作業管理の基本と同じことである。時に患者が苦痛に感じることもあるが、いろいろな方法を駆使して治療を行う。

患者背景への配慮

がん患者は入院ないし外来通院して治療を受けていることが多いが、その他にもホスピスや在宅で緩和治療を受けるケースも少なくない。個々で状況が異なる。作業療法士や理学療法士の役割も各施設の方針によって異なるが、いずれにしても原理原則は変わらない。

高齢者の場合、がん患者であると同時にさまざまな合併症をもっている、あるいはがんの状態に関しては寛解ないし安定しているケースも珍しくない。まず他施設での治療の有無を確認し、すでに治療が行われているような場合はその治療方針に沿った対応をする。

医療者側の心理要因の影響

医療者側の心理要因も重要である。容易ならざる病気が相手であり、多くの場合不治の病気であること、死に近づいていること、痛み、それもひどい痛みに苦しみ悩むことなどに対して、どのように感じ、どのような価値観をもち、どう理解するか。真摯な態度で、しかし深刻になり過ぎず、客観的な姿勢をもつようにする必要がある。

たくさんの要因がわれわれに影響し、ストレスとなりうる。

1. 哲学的、信仰的な面も含めて、がんや死についてどのような意味付けをもっているのか。
2. 医療システムとその中でどこまでできるのか、これまでにどのような経験と期待をもっているのか。
3. 死に近づきつつある患者と相対する時にもつべき覚悟。

これから緩和医療に従事しようと考えている医師に対しても同様の提言があった（Macleod 2001）。

医療者側に重要なことがいくつかある。医療者のサポート体制を整える必要がある。死生観について個人としての姿勢と医療従事者としての姿勢を常に考えること、現実的に何ができるのかを考えること、リラクセーションや運動など自分のストレス管理を行うこと、どの治療が適しているのか常に評価を繰り返すこと、などが医療者自身にも必要である（Bennett 1991）。

がん患者はいろいろな「防衛機制」を示す。患者の行動理由を把握し、治療法を選択する際にはこの防衛機制を理解する必要がある。誰でも生活を通じて独自の防衛機制をつくり上げている。たとえば、「否認」※訳注72や「投射」※訳注73をする人もいれば、「退行」※訳注74や「合理化」※訳注75をする人もいる。防衛機制は無意識に行うもので、通常はストレスからの衝撃を緩和したり、守ったりする前向きな方法である。しかし、場合によっては、コミュニケーションや意思決定の邪魔をするようなケースもある。

防衛機制の中で、がん患者にみられるものとしては「投射」と「否認」が圧倒的に多い。投射とは、自分自身のもつ感情を他者へ差し向けるというもので、たとえばがんになったという自分自身の怒りを他人のせいにして咎め立てるようなものが当てはまる。

否認とは、はっきりと告知されたにもかかわらず、それを受け入れたり信じたりすることができず、まるでそれを否定した振舞いで不安を和らげようとするものである。たとえば、患者は何度説明されても診断をまだ受けていないと言い張ったり、身体に異常はないと言い張って治療を頑として受けなかったりする。

※訳注72　自己の内的葛藤や衝動の存在を否定することによって不安を和らげようとする無意識の防衛機制。
※訳注73　自分の中に抑圧されているコンプレックスを他者へ差し向けるという防衛機制の一つで、たとえば自分自身が絶えず陥りやすい過誤について他者を咎め立てするようなこと。
※訳注74　早期の適応パターンに戻ることによる無意識の防衛機制。
※訳注75　精神分析において、非合理的な行動、動機、感情を合理的に見えるようにするという仮説的な防衛機制。

特に否認は苦悩を打ち消す自己防衛の方法としてよくみられる。この背後にある苦悩を理解し、配慮しなければならない。患者が自分の状態に向き合い、受け入れられるペースに合わせて、治療は慎重に進めるべきである。

防衛機制や心理反応によって、がん患者やその家族が周囲に対して攻撃的な態度をとることは珍しくない。そういった反応に対して、私的に、個人的に受け止めることがないようにする。もっと話をしたい、もっと知りたいことがある、といったことを代弁していたり、恐怖や怒りを意味していたりすることがある。

内面に秘めた思いを汲まなければならない。

苛ついたり悲観したりしてしまうのには防衛機制の他にも理由がある。人間関係でうまくいかなかったり、絶え間なく襲ってくる痛みにうんざりしたり、単に冴えない日であったり。患者が怒りっぽくなることは自然なことであり、それに対して振り回されることなく落ち着いて応対しなければならない。

小児のがん性疼痛

小児がん患者の場合、骨痛などがん自体が原因で生じる痛み、化学療法の副作用など治療が原因で生じる痛み、筋肉注射など処置に伴って生じる痛みを訴えるケースがほとんどである（Bryant 1997）（第6章参照）。

疼痛緩和治療

WHO（1990）による緩和治療の定義は以下の通りである。

治癒を目的とする治療には反応しない疾患を有する患者に対する積極的な全人的医療。疼痛をはじめ種々の症状の対処、精神的、社会的、スピリチュアル[※訳注76]な面のコントロールが中心となる。患者とその家族にとってできるだけ良好なQOLを保つことを緩和医療の目標とする。

緩和ケアとは在宅、ホスピスを中心に、患者とその家族の苦痛・苦悩に対処し、機械的でない人間的な死を迎えられるようにすることである。ここでは治療に関して患者、家族が充分に納得してもらい、個々の考えを尊重する。

自宅で最期を迎えたいという希望が増えてきた。一方で、ホスピス病棟をつくる病院も増加している。いまや緩和ケアとホスピスケアは同意語になってきている。いずれにしても根本は、人生の終末にあるということを認識し、やり残したことを完遂したいというニーズを理解し、できるだけの選択肢を示し、死に直面した愛する家族のケアを指導し、痛みをできる限り軽減することである。患者と家族のQOLを保てるように、疼痛コントロールを見越して準備するべきである。

自宅をはじめ、病院以外の場所でもできるだけ患者に合わせた緩和ケアを行うように努める。柔軟な対応で、患者の希望を考慮して治療法を選択する。患者の考え、心情などを充分に話し合う。

緩和ケア、ホスピスケアでは死別の時だけでな

※訳注76　スピリチュアルとは「霊的」「精神的」と訳され、スピリチュアルペイン、スピリチュアルケアなどの言葉として用いられる。医科学的、生物学的な見地から治療を行うのが従来の医療だとすると、それだけでは充分でない。それに加えて人間学という視点から人間の生と死を見つめ、ケアしていく姿勢に「スピリチュアル」の意味が含まれるのではないだろうか。ただし、これは非常に漠然としており、具体的な定義というのはなかなか困難である。「スピリチュアル」という言葉自体なかなかピンとこない。たとえばキリスト教の場合、精神的活動という要素が大きく、「スピリチュアルな厳しさ」が要求される。日本における宗教活動では、習俗的な色合いがキリスト教に比べて強い。こういった背景も「スピリチュアル」という言葉の馴染み具合に差が生じる理由であろう。いずれにしても、スピリチュアルという視点、考え方は重要であるが、医学的な面での痛みの管理が適切にできていることが前提である。それぞれが相補的に機能することによってより適切な痛みの管理が可能になる。世界保健機関（WHO）や日本医師会などのがんの痛みの治療に対するマニュアルに則った、モルヒネをはじめオピオイド使用を中心としたがん性疼痛管理を普及させることが必要である。

> **Box 21.3　症例：NL氏**
>
> 　61歳、男性。前立腺がんと診断された。妻と32歳の長女、30歳の長男がいる。職業はビルの設計士であった。
> 　早期に発見できたため前立腺切除術を施行し、術後に6週間の放射線治療を行った。術後痛はあったが、2、3週間で軽快した。
> 　5年経過後、左股関節に激しい疼痛を訴えた。左大腿骨頭への骨転移と診断され、ホルモン療法を開始した。
> 　しかし数か月で疼痛が増悪した。局所放射線療法を受けたが、一時的な疼痛軽減しか得られず、経口モルヒネを開始した。モルヒネ投与量を調節した後も疼痛が残存し睡眠障害があった。経皮的コルドトミーを受けたところ、痛みはほぼ消失し、移動も容易になった。
> 　数か月後には、骨盤の奥に痛みを訴えるようになり、前立腺がんの原発巣が腫大してきたことが原因だと診断された。痛みに加えて倦怠感が強くなり、日常生活にも困難が増した。歩くこともシャワーを浴びることもつらく、座っていることすら苦痛になってきた。経口モルヒネ徐放剤を再開し、加えて携帯式ポンプを使ってモルヒネ持続皮下投与を開始した。
> 　この時点で理学療法士と作業療法士に加わってもらい、移動の方法、姿勢のとり方などを中心に理学療法を行った。歩行の際には歩行器を使った歩き方を練習した。
> 　1日も長く自宅で過ごしたいという患者自身の希望もあり、シャワー用の椅子やトイレの便座シートなど、極力自分で身の回りのことができるように工夫を施した。居間にベッドを置いて、家族や友人と一緒に過ごす時間を増やせるようにもした。また、音楽を聴くと痛みがいくぶん和らぐこともわかった。われわれスタッフからも提案して電話やインターネットを使って友人や同僚と連絡を取り合えるようにし、自分の関わったプロジェクトの進み具合など知ることもできるようになった。家族に対するサポートも適宜行った。
> 　がんの進行具合を覚り、充分な緩和ケアを行ってくれるホスピスへ行くことを患者自身が決意した。最後の数週間には心理面・精神面のケアが必要であった。
> 　この症例ではがん性疼痛のさまざまな要素が含まれている。がんの進行に伴い、痛みの性質や部位が変化し、痛みの強さが変化したことで、再三痛みの評価を行うことが必要となり、さまざまな疼痛緩和療法を行った。学際的なアプローチとともに家族の協力が不可欠であった。

く、その後も引き続き家族に対するケアを続ける。Box 21.3に症例を示す。

結　論

　本章ではがんの痛みと、がん以外の原因で生じる痛みの治療管理の違いを中心に述べてきた。がんによる痛みは複数の要因が関与し、したがって痛みの強さも種類も常時変化しうる。痛みはがん患者にとって深刻であり、治療に携わる者はがんの痛みの性質やその評価、治療管理について熟知していなければならない。

　モルヒネ徐放剤、放射線療法、外科手術などの治療法はもちろん、各種理学的療法についても精通していなければならない。個々のケースに合わせて柔軟に対応しなければならない。

学習問題・復習問題

1. がんの痛みにはどのような種類があるか？
2. がんの痛みの治療管理が困難となる大きな理由を二つ挙げよ。
3. がんの痛みはどれくらいの頻度で評価するべきか？
4. がんの痛みの評価法にはどのようなものがあるか？
5. がんの痛みに有効な理学療法を五つ挙げよ。
6. がんの痛みに有効な作業療法を五つ挙げよ。

謝　辞

　協力いただきましたJennifer Sturgessに著者より謝意を表します。

参考文献

Agency for Health Care Research and Quality 2001 Management of Cancer Pain, Evidence Report/Technology Assessment: Number 35, Pub no. a-Eo33. http://www.ahrq.gov/clinic/canpainsum.htm

Ahles T A, Ruckdeschel J C, Blanchard E B 1984 Cancer-related pain–II. Assessment with Visual Analogue Scales. Journal of Psychosomatic Research 28: 121–124

Aaronson N K, Ahmedza S, Bergman B, Bullinger M, Cull A, Duez N J, et al 1993 The European Organization for Research and Treatment of Cancer QLQ-C30: A quality of life instrument for use in international clinical trials in oncology. Journal of the National Cancer Institute 85: 365–376

Archer V R, Billingham L J, Cullen M H 1999 Palliative chemotherapy: no longer a contradiction in terms. Oncologist 4: 470–477

Austin C, Cody C P, Eyers P J, Hefferin E A, Krasnow R W 1986 Hospice home care pain management. Four critical variables. Cancer Nursing 9: 58–65

Bennett S 1991 Issues confronting occupational therapists working with terminally ill patients. British Journal of Occupational Therapy 54: 8–10

Bonica J J 1987 Importance of the problem. In: Swerdlow M, Ventafridda (eds) Cancer Pain. MTP Press Limited, Lancaster, pp 3–7

Bottomly A 1996 Group cognitive behavioural therapy interventions with cancer patients: a review of the literature. European Journal of Cancer Care 5: 143–146

Bryant R 1997 Coping styles and medical play preparation of young children with leukaemia undergoing intramuscular injection. Unpublished Honours Thesis, the University of Queensland Department of Occupational Therapy

Carlson L E, Ursuliak Z, Goodey E, Angen M, Speca M 2001 The effects of a mind fulness meditation-based stress reduction program on mood and symptoms of stress in cancer outpatients: 6-month follow-up. Supportive Care in Cancer 9: 112–123

Cella D F, Tulsky D S, Gray G, Sarafian B, Linn E, Bonomi A, et al 1993. The Functional Assessment of Cancer Therapy Scale: development and validation of the general measure. Journal of Clinical Oncology 3: 570–579

Cherny N I, Portenoy R K 1994 Cancer pain: principles of assessment and syndromes. In: Wall P D, Melzack R (eds) Textbook of Pain, 3rd edn. Churchill Livingstone, Edinburgh

Cleeland C S 1985 Measurement and prevalence of pain in cancer. Seminars in Oncology Nursing 1: 87–92

Coluzzi P H 1996 A model for pain management in terminal illness and cancer care. The Journal of Care Management 2: 45–76

Cramond T, Stuart G 1993 Intraventricular morphine for intractable pain of advanced cancer. Journal of Pain and Symptom Management 8: 465–472

Daut R L, Cleeland C S 1982 The prevalence and severity of pain in cancer. Cancer 50: 1913–1918

Devine E C, Westlake S K 1995 The effects of psychoeducational care provided to adults with cancer: a meta-analysis of 116 studies. Oncology Nursing Forum 22: 1369–1381

Driscoll C E, 1987 Pain management. Primary Care 14: 337–352

Ferrell B R, Grant M, Chan J, Ahn C, Ferrell B A 1995 The impact of cancer pain education on family caregivers of elderly patients. Oncology Nursing 22: 1211–1218

Foley K M 1987 Cancer pain syndromes. Journal of Pain and Symptom Management 2: S13–S17

Higginson I J 1999 Evidence-based palliative care. British Medical Journal 319: 462–463

Jacox A, Carr O B, Payne R, Berde C B, Breitbart W, Cain J H, et al 1994 Management of cancer pain. Clinical practice guidelines. No 9. AHCPR Publication No 94-0592. Agency for Health Care Policy and Research, US Department of Health & Human Services Public Health Service, Rockville M D

Janjan N A 1997 Radiation for bone metastases: conventional techniques and the role of systematic radiopharmaceuticals. Cancer 80: 1628–1645

Klein M E 1983 Pain in the cancer patient. In: Wiernik P H (ed) Supportive Care of the Cancer Patient. Futura Publishing, New York, pp 173–208

Macleod R D 2001 on reflection: doctors learning to care for people who are dying. Social Science and Medicine 52: 1719–1727

Mayer D K 1985 Non-pharmacologic management of pain in the person with cancer. Journal of Advanced Nursing 10: 325–330

Monfardini S, Scanni A 1987 Chemotherapy and radiotherapy for cancer pain. In: Swerdlow M, Ventafridda (eds) Cancer Pain. MTP Press Limited, Lancaster, pp 89–96

Osoba D, Aaronson N, Zee B, Sprangers M, te Velde A 1997 Modification of the EORTC QLQ-C30 (Version 2.0) based on content validity and reliability testing in large samples of patients with cancer. Quality of Life Research 6: 103–108

Pargeon K L, Hailey B J 1999 Barriers to effective cancer pain management: A review of the literature. Journal of Pain and Symptom Management 18: 358–368

Portenoy R K 1990 Pain and quality of life: Clinical issues and implications for research. Oncology 4: 172–178

Portenoy R K, Lesage P 1999 Management of cancer pain. Lancet 15(353): 1695–1700

Portenoy R K, Thaler H T, Korniblith A B, McCarthy Lepore J, Fiedlander-Klar H, Kiyasu E, Sobel K, Coyle N, Kemeny N, Norton L, Scher H 1994 The Memorial Symptom Assessment Scale: an instrument for the evaluation of symptom prevalence, characteristics and distress. European Journal of Cancer Care 30A(9): 1362–1336

Stuart G, Cramond T 1993 Role of percutaneous cervical cordotomy for pain of malignant origin. Medical Journal of Australia 158: 667–670

Takeda F 1991 WHO cancer pain relief programme. In: Bond M R, Charlton J E, Woolf C J (eds) Proceedings of the VIth World Congress on Pain. Elsevier, Amsterdam, pp 467–474

Tigges K N, Marcil W M 1988 Terminal illness and life-threatening illness: an occupational behaviour perspective. Slack, Thoroughfare

Tigges K N, Sherman L M, Sherwin F S 1984 Perspectives on the pain of the hospice patient: the roles of the occupational therapist and physician. Occupational Therapy in Health Care 1: 55–68

Vallerand A H 1997 Measurement issues in the comprehensive assessment of cancer pain. Seminars in Oncology Nursing 13: 16–24

Walsh N E 1991 Cancer pain. Physical Medicine and Rehabilitation: State of the Art Reviews 5: 133–153

World Health Organization 1986 Cancer Pain Relief. WHO, Geneva

World Health Organization 1990 Report of the Expert Committee. Technical Report Series on Cancer Pain Relief and Active Supportive Care. WHO, Geneva

Yeager K A, Miakowski C, Dibble S, Wallhagan M 1997 Differences in pain knowledge in cancer patients with and without pain. Cancer Practice 5: 39–45

（熊谷幸治郎）

本章の目次

概　要　485
　学習の目的　486

痛みの主観性　486
　痛みと「痛みを起こしやすい」患者　487
　痛みに関連した諸概念　488

痛みと精神障害との関連　490
　痛みを偶発的に伴った精神疾患　491
　慢性痛と精神疾患の両者に影響を与える先在する要因　492
　慢性痛が原因となる精神疾患　493

特異的な精神科的症候群と痛み　494
　適応障害　494
　うつ病　496
　不安障害　497
　心的外傷後ストレス障害　498

慢性痛、薬物乱用と依存　500
　長期間にわたる不法薬物乱用の既往歴がある場合　500
　不適切な処方薬使用の既往歴がある場合　500
　医原性の薬物依存　501

身体性障害　502
　疼痛障害　503
　転換性障害　503
　身体化障害　503
　虚偽性障害　504

「厄介な患者」あるいは厄介な問題をもつ患者　505

結　論　505
　学習問題・復習問題　506

22

慢性痛と精神科的問題

Robert G. Large, Frank New,
Jenny Strong, Anita M. Unruh

概　要

　慢性痛をもつ患者は、第20章で述べたように人生の中でいろいろな困難に直面することが少なくない。そのような患者は従来の医学的治療だけではなく、心理学的な療法も役立つ可能性がある。長期間の痛みや障害をもつ人たちに蓄積されてくる身体的、心理学的、社会的な問題に気づき、問題の内容を明らかにして、問題に対する適切な対処ができれば、治療を成功させることができ、患者も満足する

> **Box 22.1　重要用語の定義**
>
> **身体化 somatization**：情緒的問題をあたかも身体的障害の症状のように表現すること。
>
> **心的外傷後ストレス障害 post-traumatic stress disorder**：人が大きな人生の脅威となるような出来事を経験した後に生じる状態で、それにより、持続的に興奮させる症状を伴って、その出来事がしばしば繰り返し体験されることになる。
>
> **解離 dissociation**：人がまるでそこから分離されているように、自分の意識体験のある部分に反応すること。
>
> **運動恐怖症 kinesiophobia**：ある目的のための活動（運動）に対する恐怖や忌避。

だろう。

この章では、慢性痛をもつ人たちにとって心理社会的な障害がどのように発症し、現れてくるのかという点について述べる。いくつかの精神科的症候群を説明する前に、慢性痛と精神科的障害の関連について概説する。

学習の目的

1. 痛みの閾値、痛みに対する耐性および痛み行動。
2. 痛みの表現に対する心理学的、情動的要素の影響。
3. 慢性痛と精神疾患との関係。
4. 痛みに関連する正常および異常な疾病行動。
5. 正常および異常な治療行動。

痛みの主観性

痛みというのは、不快で、主観的で、個人的な体験である。他人の痛みは、その話を聞き、自分の体験に照らして理解する以外に方法はない。つまり、われわれは、自分自身の個人的な体験とか、臨床経験とか、学問的な理解とかに合っているような、明瞭で冷静な言葉で痛みを表現する人の痛みの訴えを信頼する傾向にあり、その訴えが、ごちゃごちゃしていたり、ぼんやりしていたり、また、大げさな言い方や身ぶりなどそういう特徴で飾られていたりするような場合には、あまり確信をもてないものである。同様に、痛みを訴える人が、異常に苦しんでいたり、「奇妙」であったりする場合にも確信をもつことはさらにむずかしい。また、患者の痛みを受け入れるだけでなく、その痛みに対する患者自身の解釈や理解の仕方を受け入れる時に、患者の不安感や抑うつ症（うつ病 depression）が強くあると、それが微妙なプレッシャーとなるだろう。

痛みというのは、個人の生活の中で感情的に苦悩している問題という側面を反映する症状とも言える。患者の痛みが、身体的原因のどれにも当てはまらないように思われる時、「あなたの痛みは、気のせい（心の問題）ですよ」つまり「痛みは心因性のものだ」と言われる。そのような患者は確かに抑うつ症や不安症の症状をもっているかもしれないが、必ずしも抑うつ症や不安症が痛みの原因というわけではない。痛みが単に心理学的メカニズムに由来している可能性もある。たとえば、夫が妻の陣痛を感じる擬娩（ぎべん）症候群 couvade syndrome の場合や、また催眠状態で実証可能な場合がある。しかし、心理学的メカニズムだけで痛みが起こることはまれである。たいていの臨床症状の場合は、心理的ならびに身体的過程が同時に働いている。

痛みは、主観的な体験である。人が「痛みを感じれば」、定義から言えば、痛みは「本物」である。痛みは「一つの体験」であるから、当然痛みはその人の心を巻き込んでいるに違いない。だから、痛みは「その人の頭の中にある」わけであるが、このことは、その人が愚かであるとか嘘つきであるとかの可能性と結び付けるようなことを意味しているわけではない。適切な痛みのマネジメントを可能にするために、このことを理解しておく必要がある。痛みというと、身体のある特定の部位に原因があると考えがちである。しかし、関連痛 referred pain や幻肢痛 phantom pain などの場合からわかるように、身体のある部分に痛みの原因があると考えること自体、明らかな誤りである場合もある。

患者、そして多くの医療者は、検査の結果が陰性であった場合、「この検査においては病態生理学的なものは何も同定できなかった」というような、より正確な解釈をするよりは、むしろ「病態生理学的なものは何も存在しなかった」という意味に解釈する傾向がある。より正確な解釈をすることと、そうでない解釈をすることとは、明らかに次元が異なる。このことは、われわれの評価に限界があるということである。同時に、われわれはすべての疑義を除去できないので、そのことを素直に受け入れるのが最善であることをも教えている。このように、疑義を残したままにすることに対して我慢できるかどうかは人さまざまであり、それは過去の体験やその時点での体験によって著しく影響されるものである。

このような状況での適切な反応とは、病歴聴取、診察、検査が適切であったかを確認するために念入りに再検討することである。時に、危険性の問題、ならびに費用の問題、あるいはそのどちらかの理由から、再検討しても得られる利益は多くないので、再検討はしないと正当化してしまうのは良いことではない。というのは、もしそのようなことをすれば、患者と医療者双方が知る必要がある状況、自信をもって対処する必要がある状況を、みすみす放置することになりかねないからである。患者を援助する際には、治療が成功するという保証はないので、予想できる危険性に対しても、また予想できない危険性に対しても判断力を磨き、自信と信頼を絶えず築くことができるように慎重に計画を練り、一連の経験を遂行していく能力を鍛えるべきである。

痛みを評価するにあたっては、非常に多くの尺度がある。しかし、痛みを直接的にあるいは「客観的に」測定する手段はない。あらゆる方法は、痛み体験や、患者の痛みに対する反応の異なった側面を測定している。そしていまだにこれが絶対に正しいという単独の痛みのメカニズムというのは、知られていない。すべての測定機器はその長所と同時に限界をもち、さらには誤って解釈されていることもある。だから評価の問題に関しては、それについて熟知していることが医療者の責任ということになる。評価の問題に関しては第7章にも記述があるので、読者にはその部分も参照していただきたい。

痛みの存在、強度、種類、場所、そして性質を正しく述べるのは「患者の役割 patient's role」であることをしっかりと認識するのは重要なことである。これらのことは、その当人しかわからないからである。

病歴、診察、検査の他の側面から、その患者について知っていることに照らして、積極的に患者の話を聴き、その情報の重要性を解釈することは、「医療者の役割 therapist's role」である（Pilowsky 1995）。患者の痛みをたとえ理解できなくとも、患者が本当に痛みを体験しているのかどうか、という点について断定的に決めるようなことは、医療者のあるべき姿ではない。

これらの問題は、後に検討されるが、適切な疾病行動 illness behaviour や治療行動 treatment behaviour の評価に関連して重要である。

痛みと「痛みを起こしやすい」患者

1959年にEngelは米国医学雑誌に「心因性疼痛 psychogenic pain と痛みを起こしやすい患者」という影響力の強い論文を発表した。Engel（1959）は、当時一般に受け入れられていた、痛みは侵害受容器への機械的刺激により伝えられているという考え方に反対して、痛みというのは精神現象であると提唱した。彼は、痛みの体験では、非常に重要な心理的要素が作用して、痛みの状態に発展しやすい傾向をもっている一群の人たちがいると発表した。そのような患者は典型的には痛みの問題を反復する。たとえば、痛みは罰として象徴的に選択されている場合がある。耳の後ろのある部分に説明できない、灼けるような痛みがある男性の例では、自分の父と義理の母からしばしば耳元でがみがみと言われ、21歳になるまでそれを罰と考え、我慢して受け入れていた。

時には、悲嘆をもたらす状況で、死者の象徴とも取れる痛みを表す人たちもいる。例として、自分の妻ががんで亡くなった後、身体的には説明することができない背部痛を発症した男性がいた。彼の妻はがんにより二次的に椎骨が破壊されたために耐え難い背部痛があり、それが一番の苦痛であったという事実が後に明らかになった。

これらの症例は、重要なメッセージを含む実例である。すなわち、患者と話をしない限り、その人の痛みを充分には評価できないということである。われわれは、それぞれの人の痛みについての説明を受け入れるべきであるが（もしその人が正直であると信じるならば）、痛みの原因についてはその患者の説明を必ずしも受け入れる必要はない。それは専門家の仕事である。

臨床では、患者の訴えは充分傾聴すべきである。しかし、痛みの訴えが、特に慢性である場合には、

コミュニケーションがうまくいかない場合が多い。

Pilowsky（1977）は医学における「利他主義 altruism」という問題に注意を促した。彼は、他人の痛みは観察者に影響を与え、観察者は共感し、援助や症状を軽減するために何かをせざるをえないように感じる。この反応は感情的に非常に強い欲求であるため、われわれは他人をケアするという自分の反応が正しいことであると普通は確信したくなる。このために、われわれは、ケアされる人が大げさだとか、痛いふりをしているとか、嘘を言っているとか、仮病を使っているとか言われることに対して、とても敏感である。だから、訴えが「本物」だと確信する時に限って、われわれも全身全霊で反応する。

ある人の訴えについて、それを受け入れたり慎重になったりする程度は、その人と自分との関係の質によってかなり大きく影響され、また同様に、言語的、非言語的なコミュニケーションを正しく解釈しているかどうか、その自信の度合いによっても影響される。

痛みに関連した諸概念

臨床において、大げさに思える痛みを訴えている患者に遭遇すると、この患者は「痛みに対する閾値 pain threshold が低い」という人が多い。しかしながら、この用語（閾値）は実験室の研究から生まれた言葉であって、臨床の場で同じだけの価値があるかどうかは、疑問である。

実験室では、侵害刺激 noxious stimulus の強度や刺激時間を定量化する際に、「閾値」という概念を適応することが可能である。よく使用される刺激には、輻射熱 radiant heat、電気刺激、あるいは氷水に腕を浸けることなどが含まれる。被検者が最初に痛みを感じる時点が「痛み閾値」である。実験では、正常な中枢神経系と末梢神経系を有する大部分の人たちは、比較的類似した痛み閾値をもつことが示されている。

被検者が自分に加えられている刺激を止めて欲しいという時点が「耐痛限度 pain tolerance」と考えられる。痛みに対する耐痛限度はその時の気分や動機、それぞれの人で、また同一の人でもテストごとに変わる可能性がある。

「痛みに対する表現 pain expression」あるいは、「痛み行動 pain behaviour」はまた別物であり、それは個人が痛みを表現する方法に関連している。ここでもまた、実験室での結果では、耐痛限度のレベルにかかわらず、外向的な人は内向的な人より、痛みの表現が多弁となる。このことは、不快な刺激が持続すると外向的な人はひどく騒ぎ立てるだろうが、内向的な人は耐痛限度に達するずっと前に、穏やかな表現で刺激を止めてくれというだろう。

痛みに対する耐痛限度と痛み行動の間には、直接的な関連は認められない。このことは、臨床では重要な事実である。Bond（1971）は手術後の痛みを軽減する際に行われる薬剤の「prn」[※訳注77]という投与方法の検討でそのことを実証した。外向的な人は内向的な人に比べて、看護スタッフからより多くの鎮痛剤が投与された。内向的な人が痛みの強度に関してもっと強いレベルであると報告しているにもかかわらず、そうであったのだ。

以前に指摘したように、人の痛み体験の伝え方に関しては、われわれが他人の苦痛をどのように判断するかということと明らかに関連しており、それには個人的要因と文化的要因が強く影響している。問題を抱えたり、悩んだり、全体として恐怖感をもったりすると、人はよりたやすく自分の身体の感覚に敏感になり、注意を払うようになる。このことは、不安や怒りの場合のように、自分が危機に曝された状態での過剰な警戒や自己防衛でも同じことである。人はしばしば切迫感をもって、その問題を解決しようと行動し、それがまた人の判断力に影響を及ぼす。もし誤った要因が原因であると結論付けてしまうと、たとえその時点で自分にとっては、論理的であり、好都合で、好ましいと思えたとしても、困

※訳注77　pro re nata 必要に応じて。

難な問題が起こりうる。

このように、非常に類似した症状やほとんど同じ症状に対する反応も、その時々で、また個人によりかなり変化する。別の言い方をすれば、われわれは同じ痛みに対する異なった痛み行動を観察する。

「顕著な点 salience」（症状が目立つ）という問題は、患者にとってもまた専門家にとっても症状を認識し、報告する際に重要な要素である。顕著さというのは、精神行動に関係していて、それによって患者のある面に注意が喚起され、その結果として観ている者には非常に目立つものになる。もしわれわれが最近、病人との接触、個人的な体験、あるいは宣伝や教育を通して、ある症状について耳にしていると、その症状に対してはいっそう敏感になる。そのため研修中の医療者が心気症 hypochondriasis 症状を起こすことはよく知られている。患者にとっては、症状を我慢せず、無視しないで、症状に気づき、それに対応することがより重要である。よくあることだが、病気が個人的な意味をもち、特に緊急を要する場合には重要である。

顕著さ（目立つこと）のために認識されやすいという現象とは対照的に、「解離 dissociation」つまり痛みがあたかも存在しないかのように反応し、劇的な影響を及ぼす現象がある。この現象は人が自分の意識体験のある部分には反応するが、他の部分には反応しない時に起こる。あたかも反応しない部分は分離されてしまっているようなものである。

解離現象は誰にでも起きることがある。たとえば、非常に疲労している時、薬物中毒や鎮静状態の時、あるいは何かに熱中している時などに起こることがある。一例を挙げれば、テレビで自分の好きな番組をみている10代の子供は、台所から手伝ってと言われても聞こえないが、外から友達が自分を呼ぶ声は聞こえる。解離現象は過剰覚醒時、たとえばフットボールの試合中、災害時、あるいはひどい情動的苦悩時などでも起こる。

人は苦しい状況にあると、その時痛みがまったくなくとも、自分の身体が傷ついたり、あるいは自分で自分を傷つけたりすることがある。そして「現実感喪失 derealization」や「離人症 depersonalization」を体験することがある。そのような時、人は非現実的な感じ、世界とのつながりがない感じなどと、まるで夢の中で物事が起こっている様相で描写する。典型的には、これらの現象が起こる前には緊張状態の時期がある。そして痛みを感じる時には、患者は「また現実に戻ったようだ」と安堵感を報告する。心が非常に動揺した患者の中には、非常に逆説的な方法であるが、正常な感覚を取り戻すために、実際に自傷行為という方法を用いる人もいる。

自分の感情や自分の個人的な問題を表現する能力に恵まれていない人たちもいる。そのような場合、「言葉で表現する」ことができないので、個人的な問題の解決はいっそうむずかしい。こうした困難さの極端な形は、「アレキシサイミア alexythymia」と定義されているが、文字通り「感情表現のための言葉をもたない」という意味である。この困難さは従来から、患者の痛みの感情を身体症状に方向転換させる結果になることが示唆されてきた（Catchlove et al 1985）。

病気になった人が直面しなければならない最も大きな難問の一つは、「自律性 autonomy」と「独立心 independence」の喪失に対してどのように対処するかということである。人に頼らない生活を取り戻したいという欲求が、普通は健康な機能を回復し、また回復過程に伴う苦痛に対する忍耐力を発揮させる強い動機の一つである。回復への期待感の喪失、特に回復が患者自身にもつ意味に対する期待感の喪失は、この動機と忍耐力を崩壊してしまう。

患者はしばしば脆い状況にある。つまり、自分自身を治癒させるための知識や活用できる手段も充分ではない。そうでなければ、自分で自分を治癒させようとするだろう。だから患者は自分の生活に他人の関与を許さざるをえない。その中には訓練をうけた専門家も含まれ、時には身体的、感情的、また心理的に非常に深いレベルまで、その人たちの関与を許容することになる。過去にその信頼を悪用された経験のある患者は、援助を受ける際にむずかしさが生じる傾向がある。また、さまざまな理由から、生

活が自分の手に負えないと感じ、自分で充分にできることも他人の助けを当てにするような、過度に依存的になる人たちもいる。このように、異常な疾病行動 illness behaviour のパターンが結果的に生じることもある（Pilowsky 1969, 1976, 1997）。「疾病行動」というのは、病気と思われる人に許されたり、期待されたりする行動様式のことをいう。それはいわゆる「病者の役割 sick role」（205頁参照）に関連していて、ある病気の期間中は、普段していることをしなくてもよいし、責任も負わなくてもよいといったことである（Parsons 1964, Pilowsky 1995）。疾病行動や病気利得はたいてい、短期の身体疾患に際しては、それで非常にうまく説明することができるが、慢性痛のような、生物学的、心理学的、社会学的に多様な要因が関与する複雑で長期的な疾患に際しては、それだけでは明確に説明ができない。

たとえば、人が肺炎になった場合のような非常に日常的な状況を考えてみる。その人は、息切れ、発熱、咳や倦怠感などの症状を重要な状態と認識して、自分の努力だけでは回復しないことを認めると普通は考える。結果として、この人は、専門家の援助を求める必要性、自分の苦痛のすべての詳細を正確に報告する責任、そして自分の普段の身体機能と健康状態に復帰するのに適切であると思える忠告を聞き入れ、考慮し、実行することを受け入れる。

この過程には、病気が続く期間、普段の活動の、すべてではないにしろある部分はあきらめ、他人の援助を受け入れ、ある程度、その状況の不快さと不利益を我慢するということが含まれる。そのかわり、その人と関連のある人たちは病気の人の訴えを我慢し、さらには同情や援助を与え、ある期間ではあるが（短期）その人の責任を負ってさえくれる。

「治療行動 treatment behaviour」という医療者に期待される「疾病行動」と並行的な行動もある。専門家はいつでも役に立ってくれる状態にあり、患者の言うことを聴いてくれ、検査や調査の必要性について助言してくれ、自分にわかる言葉で忠告してくれるというものだ。ある問題と治療についての共通の理解に基づいて、いったんこの同意（治療協定 therapeutic alliance）が達成されると、その後は積極的なマネジメントを適切に開始することが可能となる。

これら二つの役割が多少なりとも歪むと、異常な疾病行動と異常な治療行動の両方あるいは一方が起こることも充分ありうる（Pilowsky 1997, Singh et al 1981）。それぞれの段階に対して不充分な、あるいは過剰な先入観が入り込むこともあるし、患者や医療者が病気とは関係のない理由でその時の状況に反応することもある。

一般的には、薬、援助、人間関係、それに財政的援助資源の不適切な使用などに現れる。また、問題行動が患者の回復や自立性を最大化する方向に導いているのか不明瞭にさせるという点は、問題行動の種類にかかわらず共通である。

痛みと精神疾患との関連

慢性痛 chronic pain は全人口の10～15％にみられる。その中には、先在性 pre-existing の場合もまた続発性 consequential の場合もあるが、精神疾患をもつ人も少なくない（Dworkin & Caligor 1988）。MerskeyとSpear（1967）は、精神病院を受診する精神疾患をもつ患者の45～50％は痛みの問題を訴え、中でも不安状態の患者で最も高頻度であると報告した。Large（1986）はペインクリニックで50名の患者について心理社会的評価を継続的に施行したところ、そのうち94％は精神疾患をもち、また96％は身体疾患をもっていた。言い換えれば、精神疾患と身体疾患を両方もつ人が大半であったということである。

慢性痛と精神疾患の関連については次の場合がありうる。

- 痛みを偶発的 coincidental に伴った精神疾患
- 慢性痛と精神疾患の両方の原因となっている先在的な要因の存在
- 慢性痛が精神疾患の原因になる場合

Box 22.2　症例：DB夫人

　DB夫人はある国際会議のためにヨーロッパに滞在していた。会議後、彼女は自転車の事故で上腕骨を骨折した。腕を固定した状態で帰国した。彼女は治療を続けるためにかかりつけの家庭医を受診したが、いつものかかりつけの医師に診てもらうことができなかったので、他の医師の診察を受けた。

　その医師は彼女の痛みの理由がわからなかった。その医院はコンピュータシステムを採用していたので、担当した医師は彼女が処方されている薬を知ることができた。医師は彼女がある向精神薬を服用していることを知り、彼女の精神科医は誰かを尋ねた。

　DB夫人は、自分は腕を骨折したのであって、頭を骨折したわけではないのだから、その医師がなぜ自分の精神科医と話す必要があるのか、理解できなかった。医師の方は、彼女が経験している痛みが精神疾患のせいではないかと推測していた。

　医師はレントゲン写真を撮るように指示し、もし彼女が整形外科への紹介を言い張るのなら自分はそのようにするが、その日は大変多忙のために紹介ができないとのコメントを付けた。

　彼女は怒ってこの件に関しては、もうこの医師にはそれ以上自分の言い分を押し通さないように決めた。

　痛みは治まらず、彼女は家族や友人の勧めもあって結局その医院を受診して整形外科医を紹介してもらうことになった。

　幸いにも、彼女はその整形外科医にすぐに診てもらうことができた。整形外科医は骨折した骨の修復方法に驚き、もし彼女がこれ以上そのままにしていたら、彼女の左腕は非可逆的な障害を残すことになったかもしれないと話した。整形外科医は翌日、骨折部位に2本のピンを入れる手術をした。

　DB夫人はその整形外科医が手術の前に手術に関する利点と欠点を説明し、また手術をするかどうかの決断過程に自分も参加させてくれたことに対して、感銘をうけた。この手術をするか否かという決断に自分が参加するということは、手術の結果やその後のリハビリテーション過程に対しても、自分が主体的でありうることを容認してくれたということである。

　その整形外科医はDB夫人に注意深く手術に伴う起こりうる危険性について説明し、またそうした危険性の説明には充分な時間を割いてくれた。DB夫人は、精神疾患をもつ特別の人が骨を折ったのではなく、普通の人でもよくある事故の一つとして骨を折ったのだと感じることができた。

　上に述べたようなことは、DB夫人が家庭医と対面したときの感じ方とはまったく対照的であった。

痛みを偶発的に伴った精神疾患

　統合失調症 schizophrenia のような病気は定義をするにも、理解するにも、また問題を解決するにも常に何らかの困難さが伴う。病気のために、患者は重大な知覚障害、情動障害、認知障害を発症し、そうした障害は時にその精神病の程度と一致しているという誤解を起こすこともある。したがって、誤解すると問題を過剰あるいは過小に評価する可能性もある。長期入院施設にいる人は、心筋梗塞が「見逃されること」あるいは「サイレントな」（無痛性）心筋梗塞、虫垂炎、それに脳腫瘍の頻度がより高いと報告されているが、それは以上のようなむずかしさが一因になっているのだろう。

　痛みは、重大な精神疾患をもつ人には、実に困惑させる体験である。統合失調症のような妄想性疾患 delusional illness をもつ人は、時に身体症状の妄想による誤った解釈をする。たとえば、変形性脊椎疾患による耐え難い背部痛をもつある患者は、宇宙人が自分を打ちのめそうとして、脊椎に電気刺激装置を移植し、そのスイッチをオンにしたりオフにしたりするのが原因であることを自分は「知っている」と話した。

　頻度はより低いが、痛みが本当に「心因性 psychogenic」の現象、すなわち幻覚症状 hallucination のこともあり、それは妄想性の解釈と関連している。しかしながら、統合失調症、大うつ病 major depression、あるいは転換性障害 conversion disorder などの重要な精神疾患と診断される場合、実際にはその患者は、身体性の基礎疾患「も」もっている可能性が「高い」。その反対であることは比較的少ない。患者の訴えを早まって精神疾患に由来するものとするのではなく、身体的な要因の関与にいっそう注意が向けられるべきである。Box 22.2にある症例は、何らかの主要精神疾患をもつ患者が、偶発的な痛みの問題が発生した際に起こる困難な部分に

> **Box 22.3 症例**
>
> 　ある男性は、自分の下着の裾と脚の間に注意深くハンカチを入れて座っていた。というのは、下着が脚に触れると我慢できないほどの苦痛があったからである。
> 　彼には反復性の単極性うつ病があり、うつ病の再発の度に頭痛、胸痛、その他少なからぬ身体症状の訴えがあった。それらの症状は、うつ病に対する治療が効を奏すると同時に改善した。
> 　彼の場合は、自分のうつ病が悪化すると、自分の身体に対して非常に敏感になるようである。

についての実例である。

　抑うつ的になると人の判断力は、暗く悲観的な見通しと内向的で狭い焦点によって混乱したものとなる。そのため、集中力を発揮することも、物事を概念化することも、また新たな情報を正確に解釈するのに必要な焦点をその問題に当てることも困難になる。この点に関しては、Box 22.3の症例が実証している。

　痛みは、時にうつ病の表現として患者にとって象徴的な意味をもっていることもある。たとえば、ある女性は深刻なうつ病と同時に全身の耐え難い灼熱感様の痛みがあった。結局、彼女はある家族問題があり、そのことで非常に恥ずかしい思いをしており、また困惑していることがわかったが、彼女は文字通り「恥ずかしくて燃えている」状態だったと述べた。

慢性痛と精神疾患の両者に影響を与える先在する要因

　慢性痛をもつ人たちは、人生を生きる上で、しばしば普通以上の困難さを経験してきたと言える。病気の重篤さと、体験する痛みや病気に対する反応との間に直接的な関係は認められていない。痛みや痛み行動は心理社会的要因にも依存しており、その多くは痛みの発症以前から存在していると言える。痛みに対する心理社会的要因の影響は、国際疼痛学会 the International Association for the Study of Pain：IASP の痛みの定義や、痛みのゲートコントロール説で説明されたように、身体的要因と心理社会的要因の間の相互作用に関する知見にも一致している（Melzack & Wall 1965）。

　家族機能不全 family dysfunction、薬物乱用 substance abuse、情動乱用 emotional abuse、身体乱用 physical abuse や性的乱用 sexual abuse、失業、自分自身や家族の病気、貧困、社会的孤立 isolation や剥奪 deprivation のような問題は、慢性痛の患者の病歴の中でどれも大きな比率を占めている（Feuerstein et al 1985, Goldberg et al 1999, Katon et al 1985）。そのような原因となる問題があると、患者は普通以上の危険を担うことになり、また自分の健康状態や社会的孤立に充分な注意を払うことができないような、バランス感覚の喪失という結果に陥る可能性もある。

　自分の運命や健康に関して、罠にはまった感覚や自分ではコントロールできないと感じると、「闘争か逃走 fight or flight」といった防御反応を引き起こすことがある。そうした反応には、抑うつ状態や不安 anxiety、依存 dependency あるいは過剰活動 over-activity、不安定性 instability、それに攻撃性 aggression などが含まれる。患者の心は傷つき、皮肉っぽく、不信感に満ち、健康に関する正しいアドバイスも受け入れようとはしないこともある。その一方、痛みは自分の周囲世界に対する継続的な不満や葛藤の象徴になる。

　人生において不利な立場にある人たちは、ケガや病気に関して、より危険度が高い職業やライフスタイルをもちやすい。また、ケガや病気の体験に対処する個人的、経済的、社会的資源も恵まれた立場の人に比べると、より少ないことが多い。

　これらの要因が与える影響の仕組みを考えることは、無駄なことではない。ストレスを受け、不安定な状態におかれ、頭がおかしくなれば、誰でもいろいろなことを上手に学習できない。非協力的な態度や習慣が身に付くこともある。そうなると、その人の人生に備わったかもしれない教育的、職業的、個人的、そして社会的技能（問題解決、コミュニケーション、人間関係技能、判断力）、自分に役立つ資

源、選択や援助といったものを発達させる能力を制限してしまうことになる。

　読み書きができないこと illiteracy は、重要な人生初期の崩壊的出来事にしばしば関連があり、慢性痛の患者の中では大きな比率を占める特徴の一例である。しかし、特別に調査をしなければ、一般的には注目されることはあまりない。読み書きができない人は、それを自分の日常生活の一部として対処することが多い。人は自分に何らかの制限があると、それに対して過剰に敏感になったり、恥ずかしく思ったりするので、その事実を隠蔽してしまうことが、しばしばある。そうなると、一生涯相当な困難さと不利益が継続する。たとえば、外傷後リハビリテーションや性教育のために必要な教育過程に参加する必要がある場合、読み書きができないことはいっそう大きな問題である。

　素因的な因子 predisposing factor というものは、病気や事故に遭遇する前には、現実に何の問題、障害、機能不全も起こさないことがある。特に何らかの対処戦略を発達させた時には、たいていの場合そうである。しかし、なるほど機能の継続は可能ではあるが、素因的な因子があると人が傷つきやすい状態になっていることも確かである。それはちょうど自動車の錆のようなものである。事故で余分な負荷が加わるまでは、運転には支障がない。しかし事故が起こると、その時点での外傷に心を奪われるので、以前から存在した因子の重要性が省みられないこともしばしばある。たとえその外傷の衝撃が、以前から存在した因子のために増悪した場合ですら、そうかもしれない。

　問題の素因として存在しているある種の行動を受け入れるということは、時に困難なことがある。たとえば以前は、日に16時間、週6日間、病気の時もそうでない時でも活動し、また高い名声と高収入を得ている場合などの、非常に高度な機能レベルを維持していた人にとっては特にむずかしい。しかし、このような社会的に奨励されている行動は、重要な問題を隠蔽している可能性もある。日常活動のペース、時間管理、セルフケア、不安、他人に認めてもらおうとする過剰な心配、あるいは管理スキルが上手でないことなどの問題である。

　たいていの人は、以前の人生経験の影響を無視して、痛みの身体的側面にのみ焦点を当てる。またある人たちは、今後起こるかもしれない生活の崩壊に非常に敏感になり、それらの問題に直面し、対処するのに必要な自分の力や勇気を奮い起こし、維持するのは容易でないと感じ、問題を避けたり、引きこもったりするようになることがある。

　健康保障制度の下では、社会的に受容されている疾病役割がもたらす援助が、人生の残酷さからの暖かい避難所になりうる。特に病気が継続すると、その見返りがはっきりしなくなるような場合にはそうである。不幸なことに、提供される援助、特に休業補償などの経済的支援があると、長期化した病気の状態をいっそう強化してしまうといった、初期の計画とは異なる作用を及ぼすこともある。社会一般を悩ませ続ける矛盾の一つである。

　何らかの機能障害を改善する目的で行われる治療は、それが受け入れられ、効果がある時は、あらゆる意味でその脅威に打ち勝てるだけの強力な効果を発揮し、さらに患者の抑うつ状態、不安、怒りのレベルを低減させる。患者が経験する情動的な困難さを軽減する点で、作業療法や理学療法の有効性を過小評価すべきではない。

　Box 22.4の症例は、慢性痛症 pain syndrome という危機的な出来事によって、その病気が発症する前から存在した心理的病理が覆いを取られ、その後発症前から存在した問題のための治療が必要となるという、予期しない方向に展開した実例である。この患者は音楽演奏活動での成功という自分の経歴に焦点が当たっている間はうまく乗り切っていたが、痛みに直面して音楽活動ができなくなり、自分の仕事を失った。彼女の痛みは、人格的な問題に起因するものではないが、社会と毎日どう関わるのかという点で、彼女に再考を促していたと言える。

慢性痛が原因となる精神疾患

　痛みはそれ自体がストレス要因であるので、時に

> Box 22.4　症例：AM
>
> 　AMは35歳のロック・ミュージシャンであった。彼女は前腕部の痛みと脱力がひどいために仕事を止めなければならなかった。職業的なオーバーユース症候群（過度使用症候群）と診断された。彼女は自分の仕事だけではなく、キーボードを演奏する楽しみも失うという悲しみに直面しなければならなかった。彼女は音響技術の仕事にキャリアを換え、自分の失ったものに対してある程度適応した。それにつれて腕の痛みもしだいに改善を見せた。
> 　治療過程の中で、AMには自傷行為、パートナーとの激しい口論、大きな感情変動が間欠的に現れた。精神科的な評価では、非定型的解離性障害であり、それに子供時代の早期に性的虐待を受けたという重要な出来事があることがわかった。
> 　彼女は長期間精神療法を受け、それによってしだいにバラバラになっていた記憶を統合することができた。そしてパートナーとも、より安定した行動パターンと人間関係をもつことができるようになった。

は痛みが精神疾患の発症を引き起こすことがある。

　痛みはそれ自体うつ病の強力な原因の一つである。特に患者に一連の喪失感情を与える何らかの障害を伴っている場合にはそうである。そのような喪失は、仕事、ライフスタイル、友人、興味、収入、地位、自由、希望と夢、過去の努力に対する報酬などがある。希望がないこと hopelessness、無力さ helplessness、そして将来に対する恐怖感 fear は、欲求不満 frustration やいらいら感 irritability と相伴って大きな難題になる。そうすると、援助を提供しようとする人もやる気を失くしてしまうので、状況はさらに悪化する。いらいらしている人に共感をもって接するのは、かなりむずかしいことである。処方薬と同様、不眠、倦怠感、食欲不振、活動制限などは生物学的な「うつ病を引き起こす depressogenic」作用をもつ。

　さまざまな状況で、痛みは意識的に恐怖や苦痛を誘発するために使用されてきた。拷問の場合だけでなく、何かの訓練の場合にも、また身体的接触を伴うスポーツの時も『痛み』が利用されてきた。痛みは罪、権力、支配に関連した特有な文化的象徴性をもち、人間の行動に影響する根深い潜在的な力をも

っている。科学の進歩にもかかわらず、悪と病気とは関係があるとする言い方がいまだに続いており、それは患者が「自分がこんな病気になる何をしたって言うのか」としばしば述べたりすることからもうかがえる。

　第20章では、慢性痛症とその症候群が広汎にわたり、非常に大きな力をもっているという特徴を述べた。人はしばしば、効果のない、不適切とも考えられる、標準的でない治療法にしがみつく。人は必死になると、いろいろな意味でとても脆くなる。苦悩と恐怖があると判断力は容易に損なわれ、健康、希望、富を回復することができると言われると、たとえそれが疑わしい約束話であっても、簡単に受け入れることがある。

　たとえば、慢性疲労症候群による「全身痛 total body pain」で悩むある婦人は、治療法を求めてさまざまな検査を繰り返した結果、自分の年金の大部分を使ってしまった。そのために充分な食べ物を買うお金もなくなり、栄養不良と貧血になった。そのような状況になったのは、決してその意図が悪かったのではなく、むしろ真摯で熱心な取り組みの結果であるとはいえ、同時に必要だった判断力が足りなかったせいなのである。

特異的な精神医学的症候群と痛み

適応障害

　痛みを抱えながら生きることを学ぶのは、容易な課題ではない。慢性痛をもつ多くの人がこの課題をうまくこなしていること、さらに、たいてい特別な専門的援助を受けずに果たせることは、驚くべきことである。これはある種の変化を人は普通受け入れていることを反映している。たとえば、加齢や、いわゆる「油切れ」のように、年齢的に早過ぎもせず、突然でもなく、原因が不明というわけでもなく、何らかの葛藤の最中でもなく、つまり直接生命に危機を及ぼすような状況の変化を伴わない場合である。それはまた、良質の安心できる援助に保証さ

れた幸せな人生という背景の中での場合である。

適応障害 adjustment disorder の危険因子は病気による悲嘆 grief の場合と本質的に同じである。悲嘆プロセスの役割は心理的なトラウマや傷害後の心理的「治癒 healing」を完成させることである。身体的な傷害の際には、炎症というプロセスが治癒効果を発揮するが、それと同じ方法であると考えれば、この悲嘆プロセスの意義も理解できる。

家族内での役割変化のような一見無関係な個人的な事柄が、そうとは知らず治癒に有害な行動パターンを強化することがある。ある状況下では、誰でも当然、経済的支援や補償を受ける権利をもつが、福祉上の補償や訴訟という事態が続けば、その人は持続的な影響を受けることも考慮しなくてはならない。経験的にみると次のようなことが言える。

- うまくいったところで、そのようなことに関係すると患者の身体的および心理的な健康を改善することはない
- 悪くすると、そのようなことに巻き込まれれば、痛みや障害の増強や、回復の遅延という結果を招くこともありうる（Greenough & Fraser 1988, Fraser 1996）

経済的支援や補償についての正確な状況は、さらにはっきりさせる必要がある。

適応障害の一つの特徴は感情障害である。もし感情障害が悪化したり、患者の回復過程を阻害するような場合はとりわけ起こりやすいが、適応障害は通常予想される以上に重篤化したり、遷延化したりする。

適応障害のその他の症状は、適応という観点からは合理的で奨励される過程として理解できるレベルから、恒久的な障害や苦痛のレベルまでの間で、幅広く見られる。共感をもって患者に接する一方で、無批判的に患者自身の見通しやアプローチを受け入れると、問題が起きやすい。慢性痛をもつ人は、身体的、精神的、社会的には異常に不活発か、逆に過剰に活動し過ぎるか、どちらかの傾向がある。ちょうど自分の苦境を否定したり、無視して挑戦したりする試みのように見える。どちらのアプローチも短期的には恩恵を得ることが可能ではあるが、同時に合併症が起こる可能性の危険が高すぎるので奨励できない。

ほとんどすべての社会では文化の一部として、短期の身体疾患への対処法は発達してきたが、長期の痛みに対処する方法の訓練を受けている人は、われわれの社会で、医療の専門家を含めても多くはない。

誰もが納得している適切な慢性痛に対する適応のモデルがないために、適応障害と診断すると、ある種の批判を招く結果になる。慢性痛に対処することのむずかしさは誰でも承知のことである。そのために、慢性痛を精神疾患と考えることには、ためらいがあった。急性の短期的な痛みと、慢性の長期的な痛みとの重要な相違についての理解が、一般的に欠如していたことも大きな原因であった。

急性と慢性の痛みの重要な相違を医学の臨床家は一般的に気づいていないか、あるいは考慮しようとしない。しかし、適応障害という診断を適用するのは、合理的である。なぜなら適応障害というのは患者が自分の潜在的な能力を最大限機能させ、生活を再構成するという課題を妨害する行動パターンを意味しているからである。そしてそのことは将来的損失という計り知れない危険をも担っているからでもある。

治療は以下のような内容を含む。

- 最良の長期的結果を与える可能性のある地点から、患者の進展（進歩）が分離する点を同定すること
- なぜそこで患者は進展（進歩）から分離していくのかという理由を特定すること
- これらに焦点を当てる

痛みのマネジメントについての適切な情報が欠如していることが、適応を困難にする最もありふれた理由である。そのため、痛みに関する教育プログラムは非常に有益である。関係のある人間的な問題や社会的な問題に対して、その配慮の方向を新しい生活

のために必要な学習プロセスに向けるために、従来の方法、すなわち苦痛を和らげるための向精神薬も時に使用しながら対処していくことが可能である。

適応障害は、うつ病のような他の障害の出現で複雑になることがある。抑うつ障害は、その程度がより強烈であること、またより広汎性 pervasive であること、しかしながら痛みや障害の問題との直接的な関連性がより少ないという点で、適応障害とは鑑別される。

適応障害はまた「心理的要因が原因で起こる身体症状」という診断とも鑑別する必要がある。というのは、痛みは身体症状の一つではなく、身体的および心理社会的要素を合わせた一つの「体験」として定義付けられているからである。

うつ病

慢性痛をもつ患者は、しばしばうつ的である（Brown 1990, Kerns & Haythornthwaite 1998, Rudy et al 1988）。痛みの患者における実際のうつ病 depression の発生率はさまざまである。10%から100%までの範囲でその報告がある（Brown 1990, Magni 1987, Rudy et al 1988, Turk et al 1987）。Mersky（1999）は、痛みをもつ患者におけるうつ病の罹患率はおよそ10%から30%であると指摘した。また一般人口におけるうつ病の発生率は9%から14%であるとされている（Turk et al 1987）。調査で観察されるこの相違は、診断基準への異なる算入方法や除外方法、うつ病の定義の相違、調査手段の違いを反映しているように思われる。

うつ病は慢性痛をもつ患者では、一般的にうつ病と診断される率が低いと言う人たちもいる。また抗うつ剤 antidepressants で患者を治療すると著明に慢性痛が改善するとも言われている。抗うつ剤は軽い鎮痛剤であるとか、慢性痛患者にみられる軽度で断続的な抑うつ状態は、精神科の診療所で見られる原発性のうつ病と同じものではないと指摘する人もいる。臨床像は典型的なメランコリー様のうつ病というより、むしろ悲嘆 grief、意欲喪失 demoralization、幻滅感 disillusionment や欲求不満 frustration といった症状の方がより頻繁に見られる。しかし、これらの心理的反応はそれ自体で強いストレッサーとして働き、その患者が遺伝的な素因ももっている場合には、より典型的な「生物学的な」うつ病に発展することもある。

慢性痛をもつ患者においてうつ病を見つけるために、多くの異なった方法が用いられてきた。ベック抑うつ尺度 Beck Depression Inventory（Beck 1967, Beck et al 1961）やツンクのうつ自己評価尺度 Zung Self Rating Depression Scale（Zung 1965）は感度も特異性もよく、『精神疾患の診断・統計マニュアル第3版 Diagnostic and Statistical Manual of Mental Disoders, Third Edition（American Psychiatric Association 1980）』によれば、診断を正確に分類することができる（Turner & Romano 1984）。しかし、これらの方法の問題点は、慢性痛や障害ともよく関連している身体的な問題を含んでいることである。うつ病がない場合でも慢性痛をもつ人たちに対して、これらの方法を使用することが適当かという問題がある（Love & Peck 1987, Merskey 1999, Turk et al 1987）。

うつ病が先か、慢性痛が先かという議論は以前からずいぶんなされてきたが、最近の研究は、うつ病がたいていの場合、痛みの後に発症するか、あるいは痛みと同時に発症し、痛みには先行はしないという見解を支持している（Cohen & Marx 1995, Fishbain et al 1997, Merskey 1999）。Fishbainら（1997）はこの問題を徹底的に再検討して、痛みがうつ病を起こす証拠は非常に強く、他方、うつ病が痛みを引き起こす証拠は比較的弱いと結論付けた。しかし、過去にうつ病があると、痛みが起こった時にうつ病の再発を起こす素因になるとする「傷跡仮説 scar hypothesis」を支持する研究がある。

治療的な介入の最初の焦点は、痛みかうつ病か、どちらの問題が患者にとってより重篤かつ厄介なものであるかによる。しかしながら、痛みはそれだけで、人の心的状態に大変大きな影響を及ぼすので、抗うつ剤を処方してうつ病を治療する前に、内在す

> **Box 22.5　症　例**
>
> 　67歳のある婦人は骨粗鬆症による腰痛で苦しんでいた。彼女は未亡人で、一人暮らし、高台に位置した家に住み、社会とはかなり孤立した生活をしていた。案の定、彼女はうつ状態であったが、その状態は切迫した自殺のおそれもあり、飲食の拒否、訪問者の拒絶、強烈な悲観主義と自己批判が強く、その生命は自傷とネグレクトによる危機に瀕していた。
> 　緊急電気痙攣療法が患者と彼女の親族との間で検討されたが、骨粗鬆症のために不安があった。これらの問題に対する検討中に、麻薬の点滴がはじめられた。充分な鎮痛剤が投与された後には、その痛みが軽減されただけでなく、抗うつ剤がもう必要ないぐらい普通の気分に、その女性は戻ることができた。

る身体疾患や痛みの治療を試みた方が有益である。Box 22.5はその実例である。

　しかしながら、現実の臨床の場では、痛みの除去、正常の機能やライフスタイルへの復帰が不可能なことも多い。そのような状況では、いったん身体的な治療介入が充分に試みられた後には、うつ病の治療を遅らせることはできないし、またそうしてはならない。

　また、うつ病のマネジメントは薬物療法 pharmacotherapy だけではない、ということを知っておくのも重要である。慢性痛をもつ人のうつ病は、包括的な痛みのマネジメントプログラムを用いることで有意に改善する（Maruta et al 1989）。認知行動療法 cognitive-behavioural therapy：CBT は、ほとんどの痛みのマネジメントプログラムの基礎であり、うつ病の治療において効果的である（Flor et al 1992）。ここでの問題は、薬物療法と非薬物療法の適切なバランスを見出すことである。

　常に念頭に置いておくことは、慢性痛と関連してうつ病をもつ患者は、自殺の危険性が可能性としてあるという点である。「未来には、希望がないようにみえる」とか、「こんな痛みはすべて終わりにしたい」といった話を決して過小評価したり、無視したりしてはならない。苦悩から発せられるメッセージに気づき、潜在的な自殺の危険性を評価して、心配な点は患者の主治医に報告するべきである。

　患者にこの問題について尋ねることができれば、患者が自殺に至る事態は減り、逆に尋ねなければ、重大な危険性が発見されずに進行する可能性を認識しておく必要がある。Box 22.6の症例は、慢性痛をもつ人に起こる二次的なうつ病の重要性と自殺の危険性についての実例を示してある。

　この症例は、慢性痛における二次性のうつ病の重要性と自殺の危険性について強調している。うつ病はブラウン氏の機能に侵入して障害したが、幸いにも抗うつ剤を必要とすることなく、認知行動的なアプローチの利用を学んだ。しかしながら、薬物療法もオプションとしていつでも利用はできた状況にあり、認知行動的アプローチと併用することも可能であったことを、心に留めるべきである。

不安障害

　不安障害 anxiety disorder もまた慢性痛に関連することがあり、相互にその程度を強化することがある（Gross & Collins 1981）。不安は痛みをより耐え難くし、多くの不安障害の患者では、苦痛の主要な原因になり、またリハビリテーションをつまずかせる一番の障害も、痛みそれ自身に対する不安である。

　この不安は緊張の高まった状態として、はっきりした焦点はなくても持続的な心配をする場合（全般性不安障害 generalized anxiety disorder）、圧倒されるような恐怖の個別的なエピソードを伴っている場合、全面的な交感神経系の賦活（動悸、発汗、悪心、嘔吐、下痢、過換気―パニック障害）と「運動恐怖」を伴う場合がある。

　運動恐怖 Kinesiophobia というのは、活動に対する恐怖感を指し、活動が引き起こす痛みがその理由である。痛みがさらなる障害の信号として誤って解釈される場合には特にそうである。痛みのマネジメントプログラムの主要な目標は、活動と再度損傷を受けることの両方あるいは一方に対する恐怖に、患者が打ち勝つように援助することであり、また患者たちが経験し続けている痛みが、必ずしも大惨事を

Box 22.6　症例：ブラウン氏

ブラウン氏は45歳の農夫で、既婚、5歳から10歳までの3人の子持ちである。彼は5年前に干草を両手で投げ上げる時に負傷した。画像診断では、椎間板ヘルニアが認められ、腰椎の手術をしたが、その痛みを改善することはできなかった。彼はしだいに、持続性の痛みと活動制限を伴い、障害はさらにひどくなった。彼は自分がしていた肉体的な重労働ができないと思い、農場を手放した。

彼は自分の痛みを外科的に解決しようとその方法を求め続けたが、非介入的な痛みのマネジメントの方法の提供には尻込みをしていた。ペインクリニックで最初に見た時、彼は抑うつ的であり、自分の痛みのことをずっと考えている様子で、食欲不振、睡眠障害、そして自殺念慮を伴っていた（しかし、自分の子供に対する責任があるので、このような考えを実行する意思はないと言っていた）。

彼はまた高度の運動恐怖があり、肉体的にも体力を減退させていった。彼はうつ病の治療を拒否したが、それは自分がその痛みを「受容」しなければならない理由などないと思ったからであった。痛みのマネジメントはさらなる整形外科的な診療であったが、そこでは整形外科医が外科的な事実を充分に検討し、これ以上外科的な方法を用いても彼の痛みを治癒させることはないだろうという現実を彼に直面させた。

ペインクリニックで次に彼を見かけた時、彼のうつ病はさらに悪化していた。彼は無感覚で、重症のうつ病に見られる発話や動作の緩慢化を示していた（精神運動性抑制）。しかしながら、とうとう彼は自分の痛みが慢性的なものであることを受容するに至り、さらに教育、リラクセーションとアクティベーションを含んだ、痛みのマネジメントの4週間の集中プログラムに参加したいと言ったのだ。

プログラムの最初の週は、うつ病のために参加する能力にも制限があり、プログラムから期待される利益も限られているとスタッフは感じていた。彼は抗うつ剤を処方されていたが、実はそれを服用してはいなかった。自分の職業倫理とも矛盾することがなく、また先ほどの整形外科医からのカウンセリングの結果による判断力の改善もあって、彼はそのプログラムにもっと身を入れて見るという方法を選択した。彼はまた自分の個人的な苦悩を、個別のセッションでもグループ・セッションでも今まで以上に他人と共有しはじめた。

次の週には、彼の気分は上向きになりはじめ、身体運動においても急速な進歩を示し、4週間を終えるまでには活動レベルの著明な改善を認めた。1か月目の経過観察では、彼は笑顔を見せ、生き生きした感じで、自分から職業復帰を計画し、今では腰痛のマネジメントもずっと良くなった。

意味しているのではないという正しい解釈を促すことである。痛みをもつ多くの患者が直面する恐怖回避という問題については、第9章ですでに検討した。

痛みと関連した引きこもり withdrawal や自信喪失 loss of confidence は、時にはより全般的な社会恐怖 generalized social phobia や広場恐怖症 agoraphobia の発症に至ることがある。子供では、学校恐怖 school phobia である。場合によっては、基礎疾患が充分に治療された時や「侵害受容」が弱まるか、よりよく制御された時でも、学習されてしまった恐怖行動が持続する。それは、身体的には回復しても、痛み反応が行動面では持続し、身体的な改善にもかかわらず、患者によっては、痛みを起こす原因になることがある。もしこの問題を正しく認識していないと、患者が外出したがらない理由や勧められた治療活動をやりたがらない理由について、訝（いぶか）しく思うだろう。

心的外傷後ストレス障害

事故、病気あるいは治療などの出来事が心的外傷後ストレス障害 post-traumatic stress disorder：PTSD を引き起こすことがある。特に自分自身が、生命の危機的状況に遭遇し、事態を制御する感覚ももてず、抵抗できないような気持ちにさせられる時にそうである。

持続的な痛みの経験は、痛みが充分に制御されず、人の正常な機能を妨げるような場合には、PTSDから回復するという自信を取り戻すための大きな障碍になる。また、PTSDは患者自身が痛みのマネジメントに参画するための状況をさらにむずかしくする。

治療上新たな進展があっても、そのことがかなりの苦悩を呼び起こす場合には、患者にそのトラウマ

> **Box 22.7 症例**
>
> 　ある配管工が屋根から落ちて背中を痛めた。事故に関する詳細な経過を聴取してはじめてわかったことであるが、彼は樋を握る力を失って転落するまでおよそ30分あまりも樋にしがみついていた。その間、屋根に戻ろうと必死に格闘していたが、ずっとこの高さから落ちたらどうなるだろうということだけに意識が集中していた。
> 　より詳細に考えてみる前には、それ相当の機能的な回復にもかかわらず、彼は仕事に復帰するのが困難なのは、痛みのせいだと考えていたのだが、事故の経緯に着目してみると、屋根の上での仕事に戻りたくない本当の理由が理解できる。
> 　地面に落ちたという衝撃とは別に、彼を「傷つけた」と思われるこの恐怖の体験には、他にも多くの側面がある。

の記憶と直面させることにもなる。特に当人の意識に強烈に侵入する「フラッシュバック flashback」を伴う時には、その強烈さのためにその時点で他の重要な問題に焦点を当てたり、注意を集中させたりすることができない状態になる。PTSDの症例では、患者は痛みの原因になる出来事を「もう一度体験する」という経験（追体験）をもつのであろう。パニック・アタック panic attack や体験した出来事についての悪夢に苛まれることもあるし、傷つけられるのではないかという広汎性の恐怖をもつこともある。

慢性痛をもつ患者の10％までもが、PTSDの特徴をもつようである（Muse 1985）。Pilowsky（1985）は「隠れたトラウマ crypto trauma」について記述した。身体症状を強調するあまり、重要な心理学的トラウマが気づかれないまま放置されてしまう症例への言及である。Box 22.7の症例はこうした状況を呈示している。

ケガをした状況やその直後の経過は、回復過程に長期にわたる影響を及ぼすことがある。DeGoodとKiernan（1996）は、責任を他人にかぶせる人では、そうでない人と比べて病気の予後がより悪いという事実を発見した。雇い主の行動、交通事故における相手方の運転者、事故や救急部門のスタッフ、保険会社などの対応の仕方によって、人の信念や態度は大いに影響を受ける。

たとえ他人の行為によって自分が苦しむ時でさえ、また問題のもともとの原因が何であろうとも、人は自分自身の将来の福利のためには、少なくともある程度の責任を自分で引き受ける必要がある。この受容ということが、リハビリテーションが成功するかどうかの鍵である。そのことは、患者が以下のようなアプローチを採用するかどうかという問題を含んでいる。

- 「コントロールの中枢」を自分の内にある資源として感じ取れるか
- 実際に実行する自信をもっているか
- 他人に任せではなく、自分が物事を取り仕切ることができるか

自己責任、自己コントロール、他人への依存の問題は、どの程度が適切なのかという点で、あいまいさがあることもあり、迷うこともあり、またしばしば緊張の原因にもなりうる。この問題は、明確に説明されることもあまりない。話題になることもなく、異論の余地もあり、時間、背景、文化、個人史、また回復の段階とともに変化する。しかし、この問題に関して、患者と医療者の間で、意見の一致をみることは良好な関係、特に良い治療関係を発展させていくために基本的なことである。

適切なアプローチを決定する上で必要不可欠な要素は、患者が長期的に何に最も関心があるのか、特に人として生きるという観点から何かということである。その経過中には、一時的な妥協案を用いる必要があるかもしれない。たとえば、病気の初期には適応するための器具、あるいは専門家のアドバイスに頼るというような、他者からの一時的な援助をあえて受け入れる必要もある。しかし、患者はその後、徐々に自主的になっていくことが可能である。採用されている治療法がもし自主性への進歩を促していないならば、治療法自体が再検討されるべきである。

患者が自分ではもうすることができないと思う活

動があっても、自己コントロールを促すような活動もあるということを認識させれば、患者の再適応を支援することができる。このことは、「グラスの水がもう半分しかないか、あるいはまだ半分あるか」という判断と同じことである。

慢性痛、薬物乱用と依存

慢性痛の患者での薬物乱用 substance abuse の問題は、そのマネジメント上多くの困難さをもたらす。慢性痛のある患者での薬物乱用の有病率（蔓延率）は 15～40% である（Cohen 1995）。

このカテゴリーの患者はさまざまな症状を呈する。

長期間にわたる不法薬物乱用の既往歴がある場合

オピオイドを含む、不法な薬物乱用 illicit drug abuse の長期間の既往歴がある患者は、すでにオピオイドの効果に馴染んでおり、これらの薬物に対する耐性も高い可能性がある。アルコール依存であった患者もまたオピオイドに対して高い耐性をもっている。というのは、アルコール代謝のために肝臓の酵素が誘導されるからである。

その結果、こうした状態にある患者の場合、急性痛のために使われる鎮痛剤も通常より高用量を必要とするだろう。このような患者は症状を抑えることばかりに集中する傾向があるが、苦痛に対する耐性度は低く、特にオピオイド opioids とベンゾジアゼピン benzodiazepines に依存し、また過剰使用、乱用そして時には違法取引 trafficking のために、与えられた薬物の流用 diversion などの付随的なさまざまな問題をもつことがある。

こうした患者での実際的な問題は、社会的スキル、問題解決スキル、対人的スキルがしばしばごく限られていることである。これらの人たちは責任や権利について誤った意識をもち、自己評価や自信も低いレベルであることが多い。このような問題をもつ人は、たいてい「傷もの damaged」であることが多く、問題を自分で解決する可能性は低く、問題の処理はいっそう困難である。

薬物乱用やアルコール依存の既往歴が慢性痛の発症より以前からある患者では、痛みのためにオピオイドを服用すると、依存症に進展する危険性が高くなる。このような症例では、不適切な使用による危険を減らし、適切な痛みのマネジメントと適切な薬剤のみを使用することを保証するために、鎮痛剤も特別な管理の下で投与されなければならない。

不法薬物乱用という既往歴がある慢性痛の患者を治療する場合には、患者との身体的な接触を伴うならば、伝染性のある感染症の問題についても注意を払う必要がある。特に血液や肺からの分泌物などの体液を含む時には、いっそうの注意が必要である。

不適切な処方薬使用の既往歴がある場合

医師から処方される薬剤（処方薬 prescription drugs）には、鎮痛剤 analgesics、睡眠－鎮静剤 hypnotic-sedative medication などがあるが、中でもベンゾジアゼピン類は重要である。

これらの薬剤を誤用する人たちは、自分たちの問題を解決するのに必要な人間としての技能（スキル）も同様な制約があり、自分自身がもつ非薬物的なアプローチを利用するよりも、薬物を含む「外的な手段」に頼ろうとする不適切な傾向がある。非薬物的なアプローチの利用を彼らに奨励するには、かなりの説明と励ましが必要である。というのは、これらの人たちは自信を喪失していることが多いし、過剰に自己批判をする経験をもっていることもあり、現実味のある場合もない場合もあるが、失敗に対する強い恐怖を抱いている。

このような人たちは、通常、不法薬物の乱用者とは異なり、社会の基準、規則や規制を遵守しており、自分たちの必要な薬物を得るために、人に隠れてする方法や、不正な方法、人を騙したりする方法を用いたりはしない。しかしながら、彼らが実質的に依存から快方に向かうようになるには、依存の一因となっている個人的問題に対処するために、多大な支援が必要である。この目的のためにはたいてい

の場合、連帯的なアプローチが必要であり、それによって身体的問題と個人的問題の両方を同時に対処していくことになる。

医原性の薬物依存 iatrogenic drug dependence

患者が慢性的で厄介な状態のために薬剤が処方されている場合があるが、いつも賢明な方法で行われているわけではない（Pither & Nicholas 1991を参照）。慢性痛をもつ人たちの多くも、薬を必ずしも適切に使用しているわけではない。痛みが続くと、患者は絶望的になり、善意からの忠告であろうと、時にはそれに付け込んだ忠告であろうと、患者はそうした誘惑に負けやすくなる。その結果、患者は友人、家族、あるいはそれ以外の人が自分には効いたという薬を服用することがある。

最近の研究では漢方薬による治療も以前に考えられていたように、決して無害なものではなく、またこれらの薬剤の相互作用によって、多くの患者でその痛みが増悪することも証明されている。これらの薬剤には長時間の「筋弛緩 muscle relaxation」や睡眠のためのベンゾジアゼピンの使用が含まれている。特にペチジン pethidine は注射で使用されることが多く、そのために心理的依存 psychological dependence や身体的依存 physical dependence の危険が無視できず、合併症を伴ってくる。

痛みの分野で仕事をしている人にとっては、鎮痛剤の短期的および長期的効果に関してできる限り習熟していることが必要である。また適切な使用法と乱用の区別、薬物依存、嗜癖 addiction や「仮性嗜癖 pseudo addiction」についても理解しておく必要がある。本書で学習している人も、依存、耐性、嗜癖や薬理学的療法が検討されている第8章と第16章をもう一度参照されたい。

痛みのマネジメントプログラムの初期の頃の評価の中には、他の治療を用いないで、ただそれまで使用していた薬を中止するだけで、健康感の有意な改善と自分が経験していた痛みの軽減を示す報告がある。この研究結果から症例の多くで慢性的マネジメントには鎮痛剤の使用を中止する必要性を、医療者は納得した。

最近は、この見解に対してもがんの痛みのマネジメントに精通した臨床医から異議が唱えられている。彼らはオピオイドが充分に使用されていないことに対して反対運動を展開している（Portenoy & Foley 1986）。その見解によれば、原因が悪性ではない慢性痛の患者の中にも、もしオピオイドが使われないならば、充分な痛みのコントロールができない場合があるかもしれない、というものである。

この分野で行われた系統的でしかも比較試験の数は少ないが、それらの研究からは、原因が悪性でない慢性痛に対する持続的なオピオイド治療が、有効であることを支持する結果を示しているものは少ない。多くの患者は効果がないため、あるいは副作用が嫌なために、オピオイドの服用を中止する。オピオイドが長く待ち望まれていた万能薬 panacea であるとは証明されなかったし（Large & Schug 1995）、また慢性の悪性疾患によるのではない痛みをもつ人の治療におけるオピオイド薬物療法については、議論の余地が残っている。

自分の痛みが本当にひどくなるまで、薬を服用するのを待つ患者もいる。そういう人たちは、それが正しい方法だと思っている。しかし、その後痛みの酷さが増加して、痛みを我慢する能力が限界になると、今度は過度に大量の薬を使うことがある。こうしたアプローチは患者を不安定な、変動的な、いわば「好景気と急落」的な方法に巻き込みがちである。また、そうしたアプローチは、機能回復や将来に対する意図やエネルギーに焦点を合わせることよりは、むしろ自分の体験している事態に自分を専念させてしまう傾向をもっている。

患者はまた、いろいろな専門家から忠告を与えられている場合もある。専門家はそれぞれに異なったアプローチを採用し、異なった薬を処方している場合がある。薬の服用に関しては、たとえ処方医の指示で服薬しても、言われた通りに服薬していなければ、患者は嗜癖の問題があると思われることもあるので、時に注意が必要である（Fucks & Gamsa

1997)。

　痛みを軽減するために服薬する人は、痛みの軽減よりは心理的な昂揚を得るためにオピオイド薬剤を入手しようとする薬物探索行動 drug-seeking behaviour をしているという確たる証拠が見つからない限り、薬物中毒者というわけではない。嗜癖という状態は、人の服薬量を否応なしに高用量にさせ、また薬に対して劇的に没頭させ、結局はその人の生活全体を支配するものである。

　この過程はまた身体的依存 physical dependence にも関与している。そのことは、同じ用量の薬で得られる効果が減少する現象、つまり耐性 tolerance の出現や、また急にその薬を止めると起こる身体的な離脱症候群 withdrawal syndrome などによって指摘される。

　しかし、よくバランスのとれた、包括的なマネジメントの下で薬が使用されないと、患者は不適切な心理的依存性を薬に対してもつことがある。このことは、薬を処方する医師も同様である。作業療法あるいは理学療法単独の場合も含まれるが、一点に絞って行うアプローチでは、これ以外の解決方法はないと示唆することによって、不適切な依存性をもたらすという同じ危険性がある。もし、その方法が生命の質を高める場合には、その依存は適切なものである。しかし、もしその方法が眠気や機能低下を招くだけならば、その使用は議論の余地がある。

　患者の病気が、充分なエビデンスを示す文献で立証された病態生理学的な基礎ではなく、主に記述的な基盤しかもたない、あいまいに定義された症候群ではないかと、あまり長期に調べていると治療に対する不適切な依存が起こることがある。それらの症候群には、慢性疲労症候群 chronic fatigue syndrome、線維筋痛症 fibromyalgia、多種類化学物質過敏症 multiple chemical sensitivity などのようなものがある。これらの状態に対して長期間のステロイド剤で治療した結果、近位ミオパシー proximal myopathy や骨粗鬆症などの重篤かつ非可逆的な合併症を引き起こしてしまうこともある。指示された安静、活動、徒手療法、運動、補助器具、副木、固定装具、車椅子、カウンセリングなどの他の治療法も、いわばほとんどのアプローチは、思慮深く指示されて施行されなければ、何ら利益がないばかりか、さらに悪い場合には害を与えることすらありうる。慢性痛のマネジメントに関して思慮深い使用法を実践するためには、単に短期的な症状の軽減を目的にするのではなく、機能の改善に焦点を当てることが必要である。

　以上のような状況は、意図としてはよくても、患者の側も医療者の側も双方とも、残念ながら慢性痛障害のマネジメントに関する知識と適切な判断が足りないということである。短期的な障害には適切な治療法も、それが長期的な障害に対して適用されると、気づくのがむずかしく、充分にわかっていない合併症を起こすことがしばしばある。短期的な状況では、それらの合併症は、さほど重要ではなく、容易に耐えることができるし、またすぐに回復してしまう。しかし長期間に及ぶと、そのような合併症はずっと大きな累積的な影響をもつことになる。

　ある治療法に依存するようになると、患者は非常にそれをあてにするようになりがちで、自分の身体ケアに没頭する。またそれによって治癒するのだという異常な確信をもってしまい、他人が何らかの変更を提案しても、非常に抵抗的になりがちである。そうした患者たちは、すでに長期間にわたって非常に困難な、そして、時にはお金のかかる活動（あるいは活動をしないこと！）の行程に乗り出してしまっている可能性がある。特に前任の治療担当者が患者のそうした見解を支持していた場合には、信念、信頼そして自信といった微妙な点が、慢性痛治療に取り組んでいこうとする新任者にとって問題になることがある。

身体表現性障害

　身体表現性障害 somatoform disorders とは、患者にとって身体的な訴えが中心的な問題になるが、実は問題の核心が心理的なものと考えられる一群の障害である。DSM-Ⅳでは、このグループの中に痛

みの障害を含めている。この診断基準を適用すると、慢性痛をもつたいていの患者はこの範疇に入ってしまう。

疼痛障害

DSM-Ⅳの診断基準では疼痛障害 pain disorder を以下のようなものと定義している：

- 1か所あるいはそれ以上の部位での痛み
- 痛みは臨床的に重要な苦痛、障害の原因となる
- 心理的要因が働いている
- 症状は意図的ではない
- 痛みをよりよく説明できるそれ以外の精神疾患がない

残念なことに、この定義は大まかすぎることから、異論もあるが、ほとんど役に立たない。

転換性障害

転換性障害 conversion disorder では、身体の神経性調節に関連した機能喪失がある。たとえば、運動麻痺 paralysis、知覚麻痺 anaesthesia、視覚消失 blindness、聴覚消失 deafness、失声 aphonia などである。これらの状況に対して、診断を下すときには非常に注意する必要がある。たとえば、運動麻痺の特徴が、悪い姿勢から二次的に起こる痛みと関連していることもある。

転換性障害であることの目印は、葛藤 conflict や感情的な外傷（トラウマ）との関連で急激に発症することと、その症状によって患者が抱える問題がいつも解決することである。Box 22.8は、この事実を示す実例を概説している。

慢性痛症のある種のものは転換性障害の症状である、と以前は考えられていた。しかし、患者の痛み体験は多くの異なったものが関与しているという、より最近の概念も存在する。現在、患者の痛みに関与する心理的なものと身体的なものを正確に区別する専門的な知識を、実はもち合わせていないということをわれわれは認識している。そのため現在は、痛みを転換性障害の一つと見なすことは不適切であ

> **Box 22.8 症 例**
>
> ある患者は、はじめて自分がキリスト教徒であることを示す信仰告白をする試みの直後に、対麻痺を突然発症した。彼女はドアを叩いたが、誰も開けてはくれなかった。それで彼女は安堵したが、その後すぐに罪悪感を経験した。彼女はめまいを感じ、対麻痺がはじまった。詳しい検査にもかかわらず、どんな身体的理由も見つからなかったが、自らの症状のために実質的には、その宗教活動をやめた。

ると考えられている。

身体化障害

身体表現性障害 somatoform disorders がいっそう極端な形で出現したのが、身体化障害 somatization disorder である。身体化は一つの重要な構成概念である。身体化はヘルスケア利用が高率であることとも関連してきた（Bacon et al 1994）。

この用語は、以前には「ブリケ症候群 Broqiett's syndrome」と言われていた症状を表現するために用いられている。また「ヒステリア hysteria」というさらに古い言葉もある。本質的には、この身体化障害というのは痛みを含む多臓器系を巻き込む身体的な訴えをもつ表現パターンである。診察や検査を繰り返しても、症状の酷さを説明できるほど充分な器質的原因を見つけることはできない。

心理社会的評価をすると、たいていの場合に対人関係の問題が病歴上で明らかになる。子供時代の情動剥奪 emotional deprivation、性的虐待 sexual abuse を含む過去の虐待などである。このパターンは女性の方がより頻繁に認められる。身体的な症状の発現は異常な疾病行動の表現の一つと考えられるが、そうした表現のうちに病気を通して、自分に対するケアの必要性を訴えているのである。

定期的に行われる医学的検査の対象者の中には、これらの身体化障害の患者が含まれていると思われる。検査自身はおそらく医原性の危害を未然に防ぐという利点はあるにしろ、身体化障害患者の病態の基礎にある心理学的ダイナミクスを変化させるには

ほとんど役立っていない。またこのような定期的検査をすることは、患者を満足させる継続的な試みとして行われているというよりは、明らかに医学的に検査が必要である人たちに対して行われるべき検査の回数を制限することにもなっている。これらの身体化障害患者は境界型人格障害 borderline personality disorder の傾向があり、また定期的検査が可能な集中的精神療法のための施設がある。

虚偽性障害

まれではあるが、入念に症状を誘発し、自分への注目を得るために検査を捏造する患者の中には、芝居がかった方法で病気を表現する人たちがいる (Kelly & Loader 1997)。虚偽性障害 factitious disorders をもつ人たちは、疾病役割に挙げられている多様な動機をもつが、鋭利な器物を飲み込んだり、さまざまな薬を飲んだり、尿に血液を添加したりして、臨床的な症候群を真似るために極端なことをする。Asher (1951) によって記述されたが、これは別名「マンチョーゼン症候群 Munchausen's syndrome」としても知られている。

現在では、こうした行動をとる男性も女性も、以前に知られていたよりもずっと頻度が多く、さまざまな虚偽性の表現方法が存在するようである。痛みもそうした表現の一部であるが、典型的にはさらに演劇的な身体症状が存在する。そうした症例は、問題に対処しようとしている医師にとっては、頭を悩ませることになる。

「代理人によるマンチョーゼン症候群 Munchausen's by proxy」では、世話をする人が子供に徴候や症状を引き起こす。これは幼児虐待 child abuse の一つの形である。捏造された徴候や症状としては、皮疹、引きつけ、顔面痛、あるいは頭痛のような身体的なもののこともあるが、多重人格 multiple personalities、妄想 delusion や幻覚 hallucination のような、特徴的な精神疾患の虚偽的な徴候や症状として報告されている症例もある (Schreiber 1997, Solomon & Lipton 1999)。

他の行動形態としては、仮病（詐病）malingering という方法がある。これは同様な症状と表現ではあるが、あいまいな個人的な動機ではなく、むしろ金銭を得たり、義務から免れたりというような、実質的な利益によって動機付けられた意図的な病気の表現で、示威行動をするという違いがある。

虚偽性障害および詐病の診断は、なかなかむずかしいことがある。それは、その人が故意に他人を騙す企みをしたことを証明しなければ、確定診断ができない点でむずかしいことと、また見ていてその患者が本当に病気であると信じるか否かという意思決定をするのがむずかしい点である。患者から予想されることと観察されることに不一致があると（虚偽性障害の）疑いを抱くことができるが、早まって結論を導かないようにすることは重要である。というのは、予想されることと観察されることとの間の不一致に関して、可能性のある解釈は他にもたくさん存在するからである。

虚偽性障害で表現される症状は、重大な精神病理を反映しているので、それを充分評価し、介入する必要性がある。この人たちは、医原性 iatrogenic の合併症の危険度が有意に高いので、そのケアにおいては慢性痛のマネジメントの一般的原則が重視されなければならない。

慢性痛のマネジメントにとって、症状の軽減のみに焦点を当てるよりは、むしろ機能の改善に焦点を当てることの方がより重要である。たとえば、一般的に信じられているのとは逆に、長期休養は非常に有害なこともあり、そのために身体機能が悪化し、致死的になる場合もある。身体的介入は、特に外科手術の場合のように、非可逆的な結果を生じる可能性がある場合、患者の苦痛の酷さに基づいて行うのではなく、充分に納得できる身体障害上の理由に基づいて行われなければならない。身体的基盤の理解が推論的な域を超えない時ほど、失敗する危険はいっそう大きくなる。また患者の症候群が典型的であるほど、その結果はより良好になる可能性がある。

「厄介な患者」あるいは厄介な問題をもつ患者

　他の臨床分野と同様にこの分野でも、協力的に医療を行うのがむずかしい患者もいる。患者の問題行動は、専門家と患者間の人間関係による問題であるかもしれないが、問題行動はさまざまな要因で悪化する。それらの要因としては、痛みの主観性、痛みの訴えと痛み行動の明らかな不一致、コミュニケーションの拙さ、欲求不満、怒り、症状が改善しないことに伴う失敗感に対処するむずかしさなどがある（DeGood & Dane 1996）。

　DeGood & Dane (1996) は、患者との相互作用を指導する4原則を提案した。

1. 患者は自分の痛みについて真面目に聞き入れられ、理解してもらったと感じるまでは、その痛みのことを訴え続ける、ということを知っておく必要がある。自分の説明に対して少なくとも真面目に考えてもらったことを確信した患者は、他人に対して自分の痛みを証明しようという関心が以前よりは低くなる。
2. 痛みをもつすべての患者を常同的、自動的な方法で治療しようとしてはならない。患者と患者の背景を理解するために充分な時間を割くことは、間違った解釈を避けるために重要である。患者とのコミュニケーションはすべて、患者自身の「言葉」や表現で理解できるようにする必要がある。このことは、患者の日常の生活スタイル、嗜好、関心事、最も大事なことについて熟知していれば、容易にうまく達成できることである。
3. もし治療に失敗した場合、人身攻撃をしたり、他の専門家や患者を非むずかしたりすることを避ける必要がある。何が起こったかということに関しては他人の記憶、考え、解釈ではなく、できる限り直接的な情報に基づいて決定することが重要である。また自分の力量の限界を知り、治療の進展が早期に止まってしまう時には、その治療法の再検討、変更、あるいはまた他への紹介の必要性なども受け入れることを学ぶ必要がある。
4. 患者の行動や機能の変化というものが、徐々にまた漸増的に進行して行く傾向があることを覚えておく必要がある。期待する程度も現実的であることが重要である。そうすれば、治療担当者と患者の双方が立腹したり、失望したりせずに済む。患者の問題に対して、自分自身の経験や嗜好が、患者の反応に影響することを心に留めておくことも必要である。

　患者の中には、痛み以外の理由で治療がさらに困難な場合もある。普段から他人とうまくやっていくのがむずかしい人は、慢性痛の出現によってそのことが改善されるということはないだろう。他のストレスと同様に、慢性痛があれば、個人的な問題の処理はいっそう困難になる傾向がある。そのような症例では、臨床心理士、ソーシャルワーカーあるいは精神科医が関与して、生活上の困難な問題に対して秩序だったアプローチを提供することができれば、患者にとっては有益である。

結　論

　大部分の人は、正直であり、よい意図をもち、またよい動機をもっている。しかし、それでも痛みの対処には苦労している。痛みという新たな状況に対して、適切に生活を適応させるために必要な知識、技能、それに判断力を発達させていないというのがその原因である。人の話をよく聴くという事実は、それらの人が人の忠告を受け入れる可能性もあるが、急速な変化を期待しないことが重要である。性急すぎると、さらなる失敗、失望、人を拒絶する原因を与えてしまう場合もある。

　これらの人が、再び人生を楽しむために自分の「快適な場所」に現れるのには、ごく普通の危険を冒すだけの自信、楽観性、やる気が必要である。それを取り戻せるのは、セラピストがその人たちを注

意深く指導し、実際の行為の中で実証された場合にのみ実現する。

　喪失体験の悲嘆からの「治癒」過程、再教育、再トレーニングを通して、以前と異なってはいるが本質的に価値のあるライフスタイルへ人々を導くことは、それに関わるすべての人にとって困難なことではあるが、やり甲斐のある仕事である。

　痛みは、すべての人間の経験の中で、存在の核心部を殴打するものの一つである。われわれは皆、激しく、終わりもなく、制御もできない、耐えられないような痛みを恐れている。はじめて自分の病気ががんであると告知を受ける多くの患者が恐れるのは、まさにこの痛みである。苦痛が与えられること、殉教、英雄的行為などの描写は芸術の中で、特に映画やテレビではひときわ目立つ。あらゆる文化は痛みに対する固有の態度を呼び起こす。われわれが患者の苦悩を理解するのは、自分の所属する文化的な遺産を通してわれわれにもたらされた方法による。したがって、われわれは痛みが自分にとってもつ意味を理解するとともに、患者にとってはまた違った意味をもつ可能性があることを理解しなければならない。

　痛みのマネジメントに対する精神科学の役割を理解することは、とりもなおさず、精神科学の方法の本質を理解することを意味している。それは、話を注意深く聴き、先入観を取り除き、人の偏見をある意味で「支えてあげ」、そして患者の立場に立とうとすることである。このことが行われた時にのみ、われわれは、過去の世紀から記録されてきた記述によって築かれた症状のパターンとその個人の話を、自由に関連づけることが可能になる。

　患者の痛みの評価とそのマネジメント法は、すべての人（医療者を含む）が必ずもっているような先入観によってではなく、患者自身の必要性によって影響を受けるものであるということを確信し、医療に携わる者は反省する必要がある。

　精神疾患と痛みとの関係は複雑である。医師にとっての難題は、たえず身体的要因を考慮しながら、困難な状況に対する患者の理解力と反応に照らして、その主訴に対処しなければならないことである。

　慢性痛のマネジメントは不幸にして、その障害のさまざまな要素を鑑別しようとして混乱させられることが多い。研究によれば、精神科的診断と身体的診断の間には非常に高度な重複部分があることが証明されている。このことは痛みをもつ患者を評価する際には、精神的疾患と身体的疾患の両方を同時に考慮した方がずっと実際的であることを示唆している。AignerとBach（1999）は痛みが内科的状態に関連しているとされた慢性痛の患者と、それが心理的要素と関連しているとされた患者の間で、痛みの持続期間、痛みの強度、障害の種類にまったく差がないことを発見した。

　言い換えれば、臨床の場では痛みは痛みであり、二重の枠組みの中で原因を精査しようとする試みは、患者に対する適切な痛みマネジメントの方法を予測するには、ほとんど役に立たないということである。同時に存在するいくつかの問題解決のアプローチを開発するためには、それに関わる人たちが討論して、その長所がどこにあるかという次元で評価するのが、よほど実現可能なことである。

　患者の恐怖感について知り、明確な説明を与え、さらに痛みに関する現在の知識の限界を認識し、患者との信頼関係を再構築すると、リハビリテーションにおいて、患者がいっそう建設的な進歩をするということに気づく必要がある。

学習問題・復習問題

1. 情動および心理的要素が患者の痛み表現に影響するメカニズムを述べよ。
2. 身体疾患の結果としての痛みの発生は、どのように精神的な問題に関与するのか。
3. 急性痛と慢性痛における、医療者と患者の役割の責任と限界を比較し、対照せよ。
4. 慢性痛と精神疾患の関係を述べよ。
5. 疾病行動、異常疾病行動、治療行動と異常治療行動を定義せよ。
6. 治療している慢性痛の患者が「すべて終わりに

したい」という願望を口にしたとしたら、どうすべきか。
7．慢性痛の患者を紹介され、繰り返し評価を行い、また治療をしたにもかかわらず、痛みの訴えを説明する病理的な証拠を見つけることができなかった場合、次に何をすべきか。

参考文献

Aigner M, Bach M 1999 Clinical utility of DSM IV pain disorder. Comprehensive Psychiatry 40: 353–357

American Psychiatric Association 1980 Diagnostic and Statistical Manual of Mental Disorders, 3rd Edn. American Psychiatric Association, Washington DC

American Psychiatric Association 1994 Diagnostic and Statistical Manual of Mental Disorders, 4th Edn. American Psychiatric Association, Washington DC

Asher R 1951 Munchausen's syndrome. Lancet 1: 339–341

Bacon N M K, Bacon S F, Atkinson J H, et al 1994 Somatization symptoms in chronic low back pain patients. Psychosomatic Medicine 56: 118–127

Beck A T 1967 Depression: Causes and Treatment. University of Pennsylvania Press, Philadelphia

Beck A T, Ward C H, Medelson M, et al 1961 An inventory for measuring depression. Archives of General Psychiatry 4: 561–571

Bond M R 1971 The relation of pain to the Eysenck personality inventory, Cornell medical index and Whiteley index of hypochondriasis. British Journal of Psychiatry 119: 671–678

Brown G K 1990 A causal analysis of chronic pain and depression. Journal of Abnormal Psychology 99: 127–137

Catchlove R F H, Cohen K R, Braha R E D, Demers-Desrosiers L A 1985 Incidence and implications of alexithymia in chronic pain patients. Journal of Nervous and Mental Disease 173: 246–248

Cohen M J 1995 Psychosocial aspects of evaluation and management of chronic low back pain. Physical Medicine and Rehabilitation 9: 725–746

Cohen J M, Marx M C 1993 Pain and depression in the nursing home: corroborating results. Journal of Gerontology 48: 96–97

DeGood D E, Dane J R 1996 The psychologist as a pain consultant in outpatient, inpatient, and workplace settings. In: Gatchel R J, Turk D C (eds) Psychological Approaches to Pain Management – A practitioner's handbook. Guilford Press, London, pp 403–437

DeGood D E, Kiernan B 1996 Perception of fault in patients with chronic pain. Pain 64: 153–159

Dworkin R H, Caligor E 1988 Psychiatric diagnosis and chronic pain: DSM-III-R and beyond. Journal of Pain and Symptom Management 3: 87–98

Engel G 1959 Psychogenic pain and the pain-prone patient. American Journal of Medicine 26: 899–918

Feuerstein M, Sult S, Houle M 1985 Environmental stressors and chronic low back pain: life events, families and work environment. Pain 22: 295–307

Fishbain D A, Cutler R, Rosomoff H L, Rosomoff R S 1997 Chronic pain-associated depression: antecedant or consequence of chronic pain? A review. Clinical Journal of Pain 13: 116–137

Flor H, Fydrich T, Turk D C 1992 Efficacy of multidisciplinary pain treatment centres: a meta-analytic review. Pain 49: 221–230

Fraser R D 1996 Compensation and recovery from injury. Medical Journal of Australia 165: 71–72

Fuchs P N, Gamsa A 1997 Chronic use of opioids for nonmalignant pain: a prospective study. Pain Research and Management 2: 101–107

Goldberg R T, Pachas W N, Keith D 1999 Relationship between traumatic events in childhood and chronic pain. Disability and Rehabilitation 21: 23–30

Greenough C G, Fraser R D 1988 The effects of compensation on recovery of low back injury. Spine 14: 947–955

Gross R T, Collins F L 1981 On the relationship between anxiety and pain: a methodological confounding. Clinical Psychology Review 1: 375–386

Katon W, Egan K, Miller D 1985 Chronic pain: lifetime psychiatric diagnoses and family history. American Journal of Psychiatry 142: 1156–1160

Kelly C, Loader P 1997 Factitious disorder by proxy: the role of the child mental health professionals. Child Psychology and Psychiatry Review 2: 116–124

Kerns R D, Haythornthwaite J A 1988 Depression among chronic pain patients: cognitive–behavioural analysis and effect on rehabilitation outcome. Journal of Consulting and Clinical Psychology 56: 870–876

Large R G 1986 DSM-III Diagnoses in chronic pain: confusion or clarity. Journal of Nervous and Mental Disease 174: 295–303

Large R G & Schug S A 1995 Opioids for chronic pain of non-malignant origin – Caring or crippling. Health Care Analysis 3: 5–11

Love A W, Peck D L 1987 The MMPI and psychological factors in chronic low back pain: a review. Pain 28: 1–12

Magni G 1987 On the relationship between chronic pain and depression when there is no organic lesion. Pain 31: 1–21

Maruta T, Vatterott M K, McHardy M J 1989 Pain management as an antidepressant: long-term resolution of pain-associated depression. Pain 36: 335–337

Melzack R, Wall P D 1965 Pain mechanisms; a new theory. Science 150: 971–976

Merskey H 1999 Pain and psychological medicine. In: Wall P D, Melzack R (eds) Textbook of Pain, 4th Edn. Churchill Livingstone, New York, pp 929–949

Merskey H, Spear F G 1967 Pain: Psychological and Psychiatric Aspects. Baillière, Tindall & Cassell, London

Muse M 1985 Stress-related, posttraumatic chronic pain syndrome: criteria for diagnosis and preliminary report on prevalence. Pain 23: 295–300

Parsons T 1964 Social Structure and Personality. Collier MacMillan, London

Pilowsky I 1969 Abnormal illness behaviour. British Journal of Medical Psychology 42: 347–351

Pilowsky I 1976 A general classification of abnormal illness behaviour. British Journal of Medical Psychology 51: 131–137

Pilowsky I 1977 Altruism and the practice of medicine. British Journal of Medical Psychology 50: 305–311

Pilowsky I 1985 Cryptotrauma and 'accident neurosis'. British Journal of Psychiatry 147: 310–311

Pilowsky I 1995 Pain, disability, and illness. Pain Forum 4:

126–128
Pilowsky I 1997 Abnormal Illness Behaviour. Wiley & Sons, Chichester
Pither C E, Nicholas M K 1991 The identification of iatrogenic factors in the development of chronic pain syndromes: abnormal treatment behaviour? In: Bond M R, Charlton J E, Woolf C J (eds) Proceedings of the VIth World congress on Pain, Elsevier B V, pp 429–434
Portenoy R K, Foley K M 1986 Opioid therapy for chronic nonmalignant pain. Pain Research and Management 1: 17–28
Rudy T E, Kerns R D, Turk D C 1988 Chronic pain and depression: toward a cognitive–behavioural model. Pain 35: 129–140
Schreier H A 1997 Factitious presentation of psychiatric disorder: when is it Munchausen by proxy? Child Psychology and Psychiatry Review 2: 108–115
Singh B, Num K, Martin J, Yates J 1981 Abnormal treatment behaviour. British Journal of Medical Psychology 54: 67–73
Solomon S, Lipton R B 1999 Headaches and face pains as a manifestation of Munchausen syndrome. Headache 39: 45–50
Spear F G 1967 Pain in psychiatric patients. Journal of Psychosomatic Research 11: 187–193
Turk D C, Rudy T E, Steig R L 1987 Chronic pain and depression: I 'Facts'. Pain Management 1: 17–26
Turner J A, Romano J M 1984 Self-report screening measures for depression in chronic pain patients. Journal of Clinical Psychology 40: 909–913
Whitlock F A 1967 The aetiology of hysteria. Acta Psychiatrica Scandinavica 43: 144–162
Zung W W K 1965 A self-rating depression scale. Archives of General Psychiatry 12: 63–70

(波多野 敬)

付録1．痛み治療に用いられる薬物

痛み治療に用いられる薬剤について種類別に、一般名、商品名、特徴などを列記する。
今日、種々の痛みの機序が明らかになりつつあり、薬物療法においては、主たる痛み機序に対し鎮痛機序が合致する薬剤の投与が求められる。

非ステロイド性抗炎症薬（NSAIDs）

	分類	一般名	代表的な商品名	特徴
酸性	サリチル酸系	サルチル酸 アスピリン サリチルアミド	サルソニン アスピリン サリチルアミド	・少量で抗血小板作用
	フェナム系	メフェナム酸 トルフェナム酸 フルフェナム酸	ポンタール クロタム オパイリン	・比較的強い鎮痛作用
	プロピオン酸系	イブプロフェン ケトプロフェン ナプロキセン フルルビプロフェン オキサプロジン チアプロフェン プラノプロフェン ロキソプロフェン アルミノプロフェン フルルビプロフェンアキセチル ザルトプロフェン	ブルフェン カピステン、メナミン ナイキサン フロベン アルボ スルガム ニフラン ロキソニン ミナルフェン ロピオン ソレトン、ペオン	・消炎・鎮痛・解熱作用は平均的に有する
	アリール酢酸系	インドメタシン ジクロフェナック スリンダク ナブメトン プログルメタシン インドメタシンファルネシル アンフェナク インドメタシン プログルメタシン アセメタシン エトドラク モフェゾラク	インテバン ボルタレン クリノリル レリフェン ミリダシン インフリー フェナゾックス インテバン、インドメタシン ミリダシン ランツジール オステラック、ハイペン ジソペイン	・スリンダク、アセメタシンは、プロドラッグで、作用時間はやや長い ・ナブメトン、エトドラクは比較的COX-2選択性が高い
	オキシカム系	ピロキシカム テノキシカム アンピロキシカム メロキシカム ロルノキシカム	フェルデン、バキソ チルコチル フルカム モービック ロルカム	・ロルノキシカム以外は血中半減期が長く、1日1回投与 ・腎毒性あり
非酸性		エピリゾール チアラミド エモルファゾン	メブロン、アナロック ソランタール ペントイル	・消炎鎮痛作用は緩徐
コキシブ系		セレコキシブ	セレコックス	・COX-2選択的阻害薬

ステロイド

一般名	商品名	抗炎症力価	ナトリウム蓄積性	血中半減期（生理学的半減期）	特徴
プレドニゾロン	プレドニン	4	1	3～4時間（12～36時間）	
メチルプレドニゾロン	ソル・メドロール	5	0	3～4時間（12～36時間）	鉱質コルチコイドの作用なし
デキサメタゾン	デカドロン	25	0	5時間（36～54時間）	抗炎症作用強い コルチコイド作用なし
ベタメタゾン	リンデロン	30	0	5時間（36～54時間）	抗炎症作用強い 鉱質コルチコイド作用なし

局所麻酔薬

一般名	商品名	特徴
リドカイン	キシロカイン ペンレス	・代表的な局所麻酔薬 ・あらゆるタイプの神経ブロックに使用される ・抗不整脈作用薬としても使用
メピバカイン	カルボカイン	・作用は、リドカインと類似
ブピバカイン	マーカイン	・メピバカインの誘導体 ・長時間作用性 ・心筋に対し毒性
ロピバカイン	アナペイン	・S体のみからなる長時間作用性
レボブピバカイン	ポプスカイン	・ブピバカインのS体異性体である長時間作用性
テトラカイン	テトカイン	・脊髄クモ膜下ブロックに使用
ジブカイン	ペルカミン ネオペルカミンS	・神経毒性も強い

麻薬

	薬剤名		オピオイド受容体					
			μ受容体		δ受容体		κ受容体	
			$\mu1$	$\mu2$	$\delta1$	$\delta2$	$\kappa1$	$\kappa2$
	一般名	商品名	鎮痛（上位中枢）、多幸感、徐脈、尿閉、悪心・嘔吐、搔痒	鎮痛（脊髄）、鎮静、呼吸抑制、身体依存、便秘、鎮咳	鎮痛（脊髄）	鎮痛（上位中枢）	鎮痛（脊髄）	鎮痛（上位中枢）
					呼吸抑制、身体依存、便秘、尿閉		鎮静、身体違和感、呼吸抑制、利尿、鎮咳	
麻薬性鎮痛薬	塩酸モルヒネ	アンペック坐、注 塩酸モルヒネ末、錠、注 オプソ内服液 プレペノン注射液 パシールカプセル	＋＋＋		＋＋		＋	
	硫酸モルヒネ	MSコンチン錠 カディアンカプセル、スティック モルペス細粒 MSツワイスロンカプセル ピーガード錠	＋＋＋		＋＋		＋	
	フェンタニル	デュロテップパッチ フェントステープ フェンタニル注 レミフェンタニル注	＋＋＋＋		＋		＋	

	塩酸オキシコドン	オキシコンチン錠 オキノーム散 パビナール注	＋＋＋		（＋＋）
	リン酸コデイン	リン酸コデイン原末、散、錠	＋	＋	＋
拮抗性鎮痛薬	ブプレノルフィン	レペタン注、坐	部分作動		拮抗
	ペンタゾシン	ソセゴン、ペンタジン注、錠	部分作動		＋
	ブトルファノール	スタドール注	部分作動		＋＋

抗うつ薬

	薬剤名	商品名	特徴	副作用
第一世代（三環系）	イミプラミン クロミプラミン トリミプラミン アミトリプチリン ノルトリプチリン	トフラニール、イミドール アナフラニール スルモンチール トリプタノール ノリトレイン	・5-HT/NA 再取り込み阻害作用	・抗コリン作用（口渇、便秘、尿閉） ・抗α1作用（起立性低血圧） ・抗ヒスタミン作用（眠気、倦怠感） ・キニーネ作用（心毒性）
第二世代 （三環系） （四環系） （そのほか）	ロフェプラミン アモキサピン ドスレピン マプロチリン ミアンセリン セチプチリン トラゾドン	アンプリット アモキサン プロチアデン ルジオミール テトラミド テシプール レスリン、デジレル	・第一世代の副作用軽減を目的に開発された ・抗コリン作用は弱い	・抗ヒスタミン作用（眠気、鎮静）
SSRI	フルボキサミン パロキセチン セルトラリン	デプロメール、ルボックス パキシル ジェイゾロフト	・選択的に 5-HT トランスポーターに親和性があり、その再取り組み阻害作用 ・抗コリン作用、抗α1作用は弱い	・悪心、下痢、性機能障害 ・チトクローム P450（CYP）系薬物代謝酵素によって代謝されるため、CYP450 酵素を利用される薬物との相互作用
SNRI	ミルナシプラン	トレドミン	・5-HT と NA 再取り込み阻害作用 ・抗コリン作用、抗α1作用は弱い ・グルクロン酸抱合で排泄されるため薬物相互作用少ない	・血圧上昇、頻脈、頭痛、尿閉

神経障害性疼痛に頻用される抗うつ薬の薬理学的作用

薬理学的作用		三環系抗うつ薬		SSRI	SNRI
		アミトリプチリン イミプラミン クロミプラミン	ノルトリプチリン	パロキセチン	ミルナシプラン
再取り込み阻害作用	5-HT	＋	－／（＋）	＋	＋
	NA	＋	＋	－	＋
受容体遮断作用	アドレナリンα	＋	＋	－	－
	ヒスタミン	＋	＋	－	－
	ムスカリン性アセチルコリン	＋	＋	－	－
	NMDA	＋	＋	？	－

イオンチャネル遮断作用	Na+	+	+	(+) / − / ?	(+) / − / ?
	Ca2+	+	+	?	?

Sindrup SH, Otto M, Finnerup NF, et al: Antidepressants in the treatment of neuropathic pain. *Basic Clin Pharmacol Toxicol* 2005; 96: 399-409 より引用・改変

抗てんかん薬

一般名	商品名	特徴
ガバペンチン	ガバペン	・体内代謝されず、チトクローム p450 を阻害しないので薬物相互作用起こしにくい
プレガバリン	リリカ	・帯状疱疹後神経痛の適応症あり
カルバマゼピン	テグレトール	・三叉神経痛に適応症あり
クロナゼパム	リボトリール ランドセン	・筋肉の攣縮、しびれ感伴う痛みに使用される
バルプロ酸	デパケン	・Na チャネル遮断作用、GABA 分解酵素抑制、GABA 系増強などの多彩な作用機序

そのほか

一般名	商品名	特徴
ノイロトロピン	ノイロトロピン	・ワクシンウィルス接種家兎炎症皮膚抽出液 ・作用機序不明
ケタミン	ケタラール	・NMDA 受容体拮抗作用
バクロフェン	ギャバロン リオレサール	・GABA-B 受容体作動薬
クロニジン	カタプレス	・α-2 アドレナリン受容体作動薬

参考文献

表圭一：痛みと薬、そして慢性痛症に対しては？　熊澤孝朗監修・編集：痛みのケア：慢性痛、がん性疼痛へのアプローチ．照林社、東京、2006、161-178

表圭一：非ステロイド性抗炎症薬．森本昌宏編集：ペインクリニックと東洋医学．真興交易医書出版社、東京、2004、171-176

表圭一：ステロイド薬．小川節郎編集：ペインクリニシャンのためのオピオイドの基礎と臨床．真興交易医書出版社、東京、2004、152-159

表圭一：抗不整脈薬（塩酸メキシレチン、酢酸フレカイニド）．小川節郎編：ペインクリニックで用いる薬．真興交易医書出版社、東京、2002、152-156

(表 圭一)

付録2．アセスメントツール

　第7章で述べられている痛みのアセスメントについて、本書に掲載のものに加えて日本で使用されているアセスメントツールを紹介する。

○痛みの強さを測るツール

視覚アナログ尺度（Visual Analogue Scale: VAS）

痛みなし ——————————————— 想像しうる最悪の痛み

※本書第7章 Table 7.1 参照

数字評価尺度（Numeric Rating Scale: NRS）

あなたの痛みを最もよく表わしている数字を0～100までの間で書いてください。
0は痛みなしを意味しています。100は想像しうる最悪の痛みを意味しています。

ここにその数字を1つだけ書いてください。 ＿＿＿

※本書第7章 Table 7.1 参照

チェック式尺度（Box Scale）

痛みなしを0、想像しうる最悪の痛みを10とした場合に、あなたの痛みはどの程度ですか？　下の該当する番号のボックスに×を付けてください。

| 0 | 1 | 2 | 3 | 4 | 5 | 6 | 7 | 8 | 9 | 10 |

※本書第7章 Table 7.1 参照

口頭評価尺度（Verbal Rating Scale）

（　）　痛みなし
（　）　少し痛い
（　）　かなり痛い
（　）　これ以上の痛みはないだろう痛み

※本書第7章 Table 7.1 参照

行動評価尺度（Behavioural Rating Scale）

（　）	痛みなし
（　）	痛みはあるが、気にならない
（　）	痛みがあり、気にかかるが、毎日の活動の妨げにはならない
（　）	痛みがあり、気にかかり、集中力の妨げになる
（　）	痛みがあり、気にかかり、トイレや食事のような必要最小限の用をする以外のすべてのことの妨げになる
（　）	痛みがあり、気にかかり、休んだり、横になることが必要である

※本書第7章 Table 7.1 参照

ワングとベイカーの痛みのフェイス・スケール（Wong-Baker FACES Pain Scale）

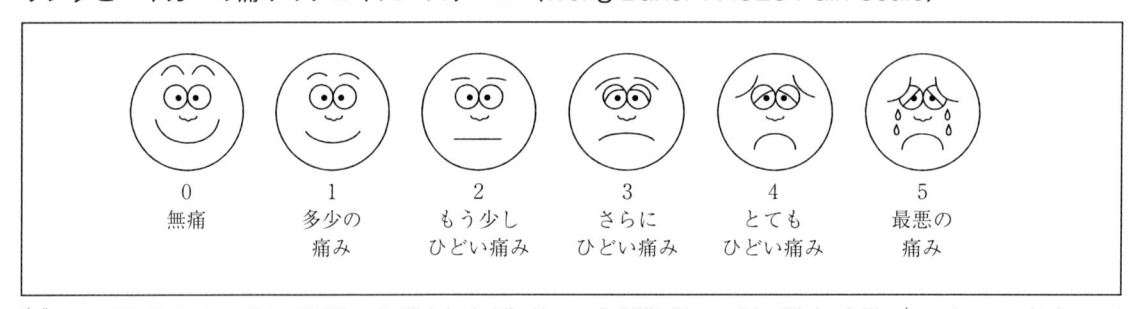

0	1	2	3	4	5
無痛	多少の痛み	もう少しひどい痛み	さらにひどい痛み	とてもひどい痛み	最悪の痛み

出典　wong DL, Hockenberry-Eaton M, Wilson D, Winkelstein ML, Ahmann E, DiVito-Thomas PA：*Whaley & Wong's nursing care of infants and children*. 6th ed, Mosby, St Louis, 1999 より引用
参考文献　柴田政彦：痛みのアセスメント。熊澤孝朗編：痛みのケア：慢性痛、がん性疼痛へのアプローチ。照林社、東京、2006、45-58

○痛みの強さと様相を測るツール

マクギル疼痛質問票（McGill Pain Questionnaire: MPQ）

患者氏名＿＿＿＿＿＿＿＿＿＿＿　日付＿＿＿＿＿　時刻＿＿＿＿＿　午前／午後

痛みの
評価指数：感覚的＿＿＿　感情的＿＿＿　評価的＿＿＿　その他＿＿＿　合計＿＿＿　現在の痛みの強度＿＿＿
　　　　　　　　(1-10)　　　　(11-15)　　　　(16)　　　　(17-20)　　　　(1-20)

短期的	リズミック	持続的
瞬間的	周期的	一定
一時的	間欠的	常時

1・ちらちらする
　・ぶるぶる震えるような
　・ずきずきする
　・ずきんずきんする
　・どきんどきんする
　・がんがんする
2・びくっとする
　・ぴかっとする
　・ビーンと走るような
3・ちくりとする
　・千枚通しで押し込まれるような
　・ドリルでもみ込まれるような
　・刃物で突き刺されるような
　・槍で突き抜かれるような
4・鋭い
　・切り裂かれるような
　・引き裂かれるような
5・つねられたような
　・圧迫されるような
　・かじり続けられるような
　・ひきつるような
　・押しつぶされるような
6・ぐいっと引っ張られるような
　・引っ張られるような
　・ねじ切られるような
7・熱い
　・灼けるような
　・やけどしたような
　・こげるような
8・ひりひりする
　・むずがゆい
　・ずきっとする
　・蜂に刺されたような
9・じわっとした
　・はれたような
　・傷のついたような
　・うずくような
　・重苦しい
10・さわられると痛い
　・つっぱった
　・いらいらする
　・割れるような

11・うんざりした
　・げんなりした
12・吐き気のする
　・息苦しい
13・こわいような
　・すさまじい
　・ぞっとするような
14・いためつけられるような
　・苛酷な
　・残酷な
　・残忍な
　・死ぬほどつらい
15・ひどく惨めな
　・わけのわからない
16・いらいらする
　・やっかいな
　・情けない
　・激しい
　・耐えられないような
17・ひろがっていく（幅）
　・ひろがっていく（線）
　・貫くような
　・突き通すような
18・きゅうくつな
　・しびれたような
　・引きよせられるような
　・しぼられるような
　・引きちぎられるような
19・ひんやりした
　・冷たい
　・凍るような
20・しつこい
　・むかつくような
　・苦しみもだえるような
　・ひどく恐ろしい
　・拷問にかけられているような

現在の痛みの強度
0　痛みなし
1　ごく軽い痛み
2　心地悪い痛み
3　気が滅入る痛み
4　ひどい痛み
5　激烈な痛み

・体表
・内部

備　考

※本書第7章 Table 7.1、Table 7.4、Fig 7.3、および付録3「痛みを表現する言葉」参照

簡易版マクギル疼痛質問票（The Short form of McGill Pain Questionnaire: SF-MPQ 日本語版）

名前＿＿＿＿＿＿＿＿＿＿＿＿（男・女）　年齢＿＿＿＿歳
記入日：西暦＿＿＿＿年＿＿＿月＿＿＿日

1. 以下に痛みを表す15の表現があります。あなたの痛みの状態についてその程度を○で囲んでください。
   また、自分の痛みと無関係の項目については0を○で囲んで付け落としの内容にしてください。

	全くない	いくらかある	かなりある	強くある
①ズキンズキンと脈打つ痛み	0	1	2	3
②ギクッと走るような痛み	0	1	2	3
③突き刺されるような痛み	0	1	2	3
④鋭い痛み	0	1	2	3
⑤しめつけるような痛み	0	1	2	3
⑥食い込むような痛み	0	1	2	3
⑦焼けつくような痛み	0	1	2	3
⑧うずくような痛み	0	1	2	3
⑨重苦しい痛み	0	1	2	3
⑩さわると痛い	0	1	2	3
⑪割れるような痛み	0	1	2	3
⑫心身ともにうんざりするような痛み	0	1	2	3
⑬気分が悪くなるような痛み	0	1	2	3
⑭恐ろしくなるような痛み	0	1	2	3
⑮耐え難い、身のおきどころのない痛み	0	1	2	3

2. 下の線上で自分の痛みを表す位置に斜線（／）で印をつけてください。

　　　痛みはない　　　　　　　　　　　　　　　　　これ以上の痛みはない
　　　　　　　　　　　　　　　　　　　　　　　　　くらい強い

3. あなたの痛みの現在の強さはどのようなものですか。以下の6つのうちでお答えください。
   0　まったく痛みなし
   1　わずかな痛み
   2　わずらわしい痛み
   3　やっかいで情けない痛み
   4　激しい痛み
   5　耐え難い痛み

青山宏氏および日本慢性疼痛学会より許諾を得て転載
出典　青山宏、山口真人、熊野宏昭、他：SF-MPQからみた慢性疼痛の鑑別診断。慢性疼痛 1998：17：72-75
※本書第7章 Table 7.1、Table 7.4、Fig 7.4 参照

簡易疼痛調査用紙（Brief Pain Inventory: BPI-SF 日本語版）

登録番号 ＿＿＿＿＿＿＿　　（上欄には記入しないでください）　　病歴番号 ＿＿＿＿＿＿＿

簡易疼痛調査用紙
Brief Pain Inventory (Short Form)

日付 ＿＿＿／＿＿＿／＿＿＿　　氏名 ＿＿＿＿＿＿＿＿＿＿　　時刻 ＿＿＿＿＿＿＿

1) だれでも一生のうちには、軽い頭痛、ねんざ、歯痛などの痛みを経験することがありますが、今日、このような日常的な痛みとは違う痛みがありますか？
   1. はい　　2. いいえ

2) 下の身体図に、あなたの痛みの範囲を斜線で示し、最も痛むところに × をつけてください。

正面　　　　　背面
右　　　　左　　　　左　　　　右

3) この24時間にあなたが感じた最も強い痛みはどの位でしたか？　最も近い数字を○で囲んでください。

　　0　　1　　2　　3　　4　　5　　6　　7　　8　　9　　10
　痛くない　　　　　　　　　　　　　　　　　　　　　　　これ以上の痛みは
　　　　　　　　　　　　　　　　　　　　　　　　　　　　考えられない

4) この24時間にあなたが感じた最も弱い痛みはどの位でしたか？　最も近い数字を○で囲んでください。

　　0　　1　　2　　3　　4　　5　　6　　7　　8　　9　　10
　痛くない　　　　　　　　　　　　　　　　　　　　　　　これ以上の痛みは
　　　　　　　　　　　　　　　　　　　　　　　　　　　　考えられない

5) あなたが感じた痛みは平均するとどの位でしたか？　最も近い数字を○で囲んでください。

　　0　　1　　2　　3　　4　　5　　6　　7　　8　　9　　10
　痛くない　　　　　　　　　　　　　　　　　　　　　　　これ以上の痛みは
　　　　　　　　　　　　　　　　　　　　　　　　　　　　考えられない

6) あなたが今感じている痛みはどの位ですか？　最も近い数字を○で囲んでください。

　　0　　1　　2　　3　　4　　5　　6　　7　　8　　9　　10
　痛くない　　　　　　　　　　　　　　　　　　　　　　　これ以上の痛みは
　　　　　　　　　　　　　　　　　　　　　　　　　　　　考えられない

7) あなたは、痛みをとるためにどのような治療や投薬を受けていますか？
　＿＿＿
　＿＿＿
　＿＿＿

8）この24時間に、その治療や投薬はどのくらい痛みを軽減させましたか？ 最も近いと思われる数字（%）を一つ○で囲んでください。

| 0% | 10% | 20% | 30% | 40% | 50% | 60% | 70% | 80% | 90% | 100% |

少しも軽減しなかった　　　　　　　　　　　　　　　　　　　　　　　　　　　完全に和らいだ

9）この24時間のうちで、あなたの生活に痛みがどれほど支障となりましたか？ 適切な数字を1つ○で囲んでください。

A．日常生活の全般的活動

0　1　2　3　4　5　6　7　8　9　10
支障なし　　　　　　　　　　　　　　　　完全な支障となった

B．気分、情緒

0　1　2　3　4　5　6　7　8　9　10
支障なし　　　　　　　　　　　　　　　　完全な支障となった

C．歩行能力

0　1　2　3　4　5　6　7　8　9　10
支障なし　　　　　　　　　　　　　　　　完全な支障となった

D．通常の仕事（家庭外および家庭内の仕事をふくむ）

0　1　2　3　4　5　6　7　8　9　10
支障なし　　　　　　　　　　　　　　　　完全な支障となった

E．対人関係

0　1　2　3　4　5　6　7　8　9　10
支障なし　　　　　　　　　　　　　　　　完全な支障となった

F．睡眠

0　1　2　3　4　5　6　7　8　9　10
支障なし　　　　　　　　　　　　　　　　完全な支障となった

G．生活を楽しむこと

0　1　2　3　4　5　6　7　8　9　10
支障なし　　　　　　　　　　　　　　　　完全な支障となった

卯木次郎氏より許諾を得て転載

出典　Uki J, Mendoza T, Cleeland CS, Nakamura Y, Takeda F: A brief cancer pain assessment tool in Japanese: The utility of the Japanese brief pain inventory B BPI-J. *J Pain Symptom Manage* 1998; 16: 364-373

参考文献　Daut RL, Cleeland CS: The prevalence and severity of pain in cancer. *Cancer* 1982 ; 50: 1913-1918

○痛みと活動性に関する評価ツール

疼痛生活障害評価尺度（Pain Disability Assessment Scale: PDAS）

この質問票は、あなたの病気（痛み）が、あなたが日常生活のいろいろな場面で行っている活動にどのような影響を及ぼしているかを調べるためのものです。以下にいろいろな動作や活動が書かれています。それぞれの項目について、最近1週間のあなたの状態を最もよく言い表している数字を○で囲んでください。それぞれの数字は次のような状態のことです。わからないことがあれば遠慮なく担当医におたずねください。

0：この活動を行うのに全く困難（苦痛）はない。
1：この活動を行うのに少し困難（苦痛）を感じる。
2：この活動を行うのにかなり困難（苦痛）を感じる。
3：この活動は苦痛が強くて、私には行えない。

①掃除機かけ、庭仕事など家の中の雑用をする	0	1	2	3
②ゆっくり走る	0	1	2	3
③腰を曲げて床の上のものを拾う	0	1	2	3
④買い物に行く	0	1	2	3
⑤階段を登る、降りる	0	1	2	3
⑥友人を訪れる	0	1	2	3
⑦バスや電車に乗る	0	1	2	3
⑧レストランや喫茶店に行く	0	1	2	3
⑨重いものを持って運ぶ	0	1	2	3
⑩料理を作る、食器洗いをする	0	1	2	3
⑪腰を曲げたり、伸ばしたりする	0	1	2	3
⑫手をのばして棚の上から重いもの（砂糖袋など）を取る	0	1	2	3
⑬体を洗ったり、ふいたりする	0	1	2	3
⑭便座にすわる、便座から立ち上がる	0	1	2	3
⑮ベッド（床）に入る、ベッド（床）から起き上がる	0	1	2	3
⑯車のドアを開けたり閉めたりする	0	1	2	3
⑰じっと立っている	0	1	2	3
⑱平らな地面の上を歩く	0	1	2	3
⑲趣味の活動を行う	0	1	2	3
⑳洗髪する	0	1	2	3
計				

有村達之氏および行動療法研究編集委員会より許諾を得て転載
出典　有村達之、小宮山博朗、細井昌子：疼痛生活障害評価尺度の開発。行動療法研究 1997; 23: 7-15
参考文献　柴田政彦、井上隆弥、真下節：[診断に役立つテスト] 心理テスト。ペインクリニック 2003; 24: 339-345

痛みの行動質問票(behavioral responses to pain: BRTP)

実施年月日：＿＿＿＿年＿＿＿＿月＿＿＿＿日
その痛みの名称：＿＿＿＿＿＿＿＿＿＿＿＿＿＿＿（満＿＿＿歳／男・女）

あなたはその痛みがあるとき、どのような行動をとりますか。つぎの①～㊳までの行動について、0～2の3つの選択肢の中から、最も当てはまるものを1つずつ選んで、番号を○で囲んでください。問中の「／」は「または」の意味です。

	全然しない	たいていする	いつもする
①物を持ち上げるのをさける	0	1	2
②横になる／休けいする／寝る	0	1	2
③顔をしかめる／まゆをひそめる	0	1	2
④外食するのをさける	0	1	2
⑤痛みのあることを友人に話す	0	1	2
⑥アルコールを飲む	0	1	2
⑦庭の手入れをさける	0	1	2
⑧医師にもらった薬を飲む	0	1	2
⑨(痛くて)泣く	0	1	2
⑩パーティや集まりに行くのをさける	0	1	2
⑪家事をするのをさける	0	1	2
⑫電車やバスに乗るのをさける	0	1	2
⑬マッサージをしてもらう	0	1	2
⑭立つのをさける	0	1	2
⑮仕事に行くのをさける	0	1	2
⑯痛いところをかばう／痛くて声を出す	0	1	2
⑰痛みのあることを家族に話す	0	1	2
⑱水泳に行く	0	1	2
⑲痛いところをあたためる	0	1	2
⑳市販の痛み止めを飲む	0	1	2
㉑映画館へ行くのをさける	0	1	2
㉒車での旅行をさける	0	1	2
㉓買い物に行くのをさける	0	1	2
㉔姿勢をかえる	0	1	2
㉕車をそうじするのをさける	0	1	2
㉖歩くのをさける	0	1	2
㉗明るい光をさける	0	1	2
㉘性生活をさける	0	1	2
㉙来客の訪問をさける	0	1	2
㉚余分在家事をさける	0	1	2
㉛動作をゆっくりにする	0	1	2
㉜ものを運ぶのをさける	0	1	2
㉝大きな物音をさける	0	1	2
㉞痛いところをさすったりこすったりする	0	1	2
㉟人の家を訪問するのをさける	0	1	2
㊱料理をするのをさける	0	1	2
㊲からだを曲げるのをさける	0	1	2
㊳階段を使うのをさける	0	1	2

あなたがその痛みに関して抱く気持ちはどのようなものですか？
＿＿
＿＿

深井喜代子氏およびへるす出版より許諾を得て転載
出典　深井喜代子編著：看護者発痛みへの挑戦。へるす出版、東京、2004; 18
参考文献　Philips HC, Rachman S: *The psychological management of chronic pain: a treatment manual (2nd ed.)*. Springer Publishing Co, New York, 1996: 248-249
深井喜代子：痛みのケア。小松浩子、菱沼典子編：看護実践の根拠を問う。南江堂、東京、1998: 58-68

痛み自己効力感質問票（Pain Self-Efficacy Questionnaire: PSEQ）

氏名：＿＿＿＿＿＿＿＿＿＿＿＿＿＿＿＿　年月日：＿＿＿＿＿＿＿＿＿＿＿＿＿

下のことについて、**現在のあなたが痛みがあってもやれる**という**自信**の程度を教えてください。0 は「全く自信がない」、6 は「完璧な自信がある」です。それぞれの項目の下の番号を1つ選んで○を付けてください。

記入例

全く自信がない　0　1　2　③　4　5　6　完璧な自信がある

この質問票は「あなたがしてきたのか、してこなかったのか」を尋ねるものではありません。**痛みがあっても**、現在のあなたがそれを行う自信があるかどうかを尋ねています。

1. 痛みがあっても、いろいろなことを楽しむことができる。
   全く自信がない　0　1　2　3　4　5　6　完璧な自信がある

2. 痛みがあっても、家の雑用（片付け、食器洗いなど）のほとんどをやることができる。
   全く自信がない　0　1　2　3　4　5　6　完璧な自信がある

3. 痛みがあっても、前と変わらず友達や家族と付き合うことができる。
   全く自信がない　0　1　2　3　4　5　6　完璧な自信がある

4. ほとんどの場合、痛みを抱えつつ、なんとかうまくやれる。
   全く自信がない　0　1　2　3　4　5　6　完璧な自信がある

5. 痛みがあっても、何らかの仕事をこなすことができる。（家事などの無給の仕事も含む）
   全く自信がない　0　1　2　3　4　5　6　完璧な自信がある

6. 痛みがあっても、趣味や余暇活動のような楽しいことを今でもたくさん行うことができる。
   全く自信がない　0　1　2　3　4　5　6　完璧な自信がある

7. 痛みを抱えつつ、薬なしになんとかうまくやれる。
   全く自信がない　0　1　2　3　4　5　6　完璧な自信がある

8. 痛みがあっても、自分の人生の目標のほとんどを達成することができる。
   全く自信がない　0　1　2　3　4　5　6　完璧な自信がある

9. 痛みがあっても、ふつうの生活スタイルで生活することができる。
   全く自信がない　0　1　2　3　4　5　6　完璧な自信がある

10. 痛みがあっても、だんだんともっと活動的になることができる。
    全く自信がない　0　1　2　3　4　5　6　完璧な自信がある

※本書第7章 Table 7.2 参照

自己効力感尺度（Self-Efficacy Gauge）

他の人の介助なしに、あなたが毎日の活動を行えるかどうかを知りたいと思っています。杖や車椅子のようなものを使って行っていても構いません。それぞれの質問を注意深く読んでください。その活動をこなすことができるという自信（確信）のレベルに最も近い番号を○で囲んでください。1は、他の人の介助なしにその活動をこなせる自信（確信）が全くないことを示しています。10は、他の人の介助なしにその活動をこなすことができるという絶対の自信（確信）があることを示しています。できるだけたくさんの質問に答えていただくことが大切ですが、もし気分を害するような質問がありましたら、とばしていただいても結構です。

自分ができるという 自信（確信）をどのくらいもっていますか?	全く 自信（確信） がない								絶対の 自信（確信） がある	
1. 1ブロックを歩けますか?	1	2	3	4	5	6	7	8	9	10
2. 書くことができますか?	1	2	3	4	5	6	7	8	9	10
3. 自分で食事をとることができますか?	1	2	3	4	5	6	7	8	9	10
4. 家族の世話ができますか?	1	2	3	4	5	6	7	8	9	10
5. からだを自分で洗えますか?	1	2	3	4	5	6	7	8	9	10
6. 階段をいっきに登れますか?	1	2	3	4	5	6	7	8	9	10
7. 覚えておかなければならないことを覚えておけますか?	1	2	3	4	5	6	7	8	9	10
8. トイレに間に合いますか?	1	2	3	4	5	6	7	8	9	10
9. 難しいことに気を集中することができますか?	1	2	3	4	5	6	7	8	9	10
10. 坂を登ったり下ったりできますか?	1	2	3	4	5	6	7	8	9	10
11. 5分間立っていられますか?	1	2	3	4	5	6	7	8	9	10
12. 衣服を自分で着られますか?	1	2	3	4	5	6	7	8	9	10
13. 自分の名前を書けますか?	1	2	3	4	5	6	7	8	9	10
14. コーヒーカップを使って飲むことができますか?	1	2	3	4	5	6	7	8	9	10
15. 自分がやりたいことをやれますか?	1	2	3	4	5	6	7	8	9	10
16. 楽しめますか?	1	2	3	4	5	6	7	8	9	10
17. 自分の要求を他の人にわからせることができますか?	1	2	3	4	5	6	7	8	9	10
18. 起きて生活ができますか?	1	2	3	4	5	6	7	8	9	10
19. うたた寝することなく1日を過ごせますか?	1	2	3	4	5	6	7	8	9	10
20. いつも他の人たちと一緒にやっていたことをやれますか?	1	2	3	4	5	6	7	8	9	10
21. いつも分担していた家事をやることができますか?	1	2	3	4	5	6	7	8	9	10
22. 車に乗り込めますか?	1	2	3	4	5	6	7	8	9	10
23. 家の中を支障なく動きまわれますか?	1	2	3	4	5	6	7	8	9	10
24. 自分がやりたいことをするだけの充分なエネルギーがありますか?	1	2	3	4	5	6	7	8	9	10
25. 風呂桶に入れますか?	1	2	3	4	5	6	7	8	9	10
26. 1.5キロぐらいを歩けますか?	1	2	3	4	5	6	7	8	9	10
27. 性生活がありますか?	1	2	3	4	5	6	7	8	9	10

※本書第7章 Table 7.2 参照

○痛みの影響に関する評価ツール

SF-36（The 36-item short form of the Medical Outcomes Study questionnaire: SF-36v2™ 日本語版）

あなたの健康について

このアンケートはあなたがご自分の健康をどのように考えているかをおうかがいするものです。あなたが毎日をどのように感じ、日常の活動をどのくらい自由にできるかを知るうえで参考になります。お手数をおかけしますが、何卒ご協力のほど宜しくお願い申し上げます。
以下のそれぞれの質問について、一番よくあてはまるものに印（☑）をつけてください。

問1 あなたの健康状態は？（一番よくあてはまるものに☑印をつけて下さい）

最高に良い	とても良い	良い	あまり良くない	良くない
☐1	☐2	☐3	☐4	☐5

問2 1年前と比べて、現在の健康状態はいかがですか。（一番よくあてはまるものに☑印をつけて下さい）

1年前より、はるかに良い	1年前よりは、やや良い	1年前と、ほぼ同じ	1年前ほど、良くない	1年前より、はるかに悪い
☐1	☐2	☐3	☐4	☐5

問3 以下の質問は、日常よく行われている活動です。あなたは健康上の理由で、こうした活動をすることがむずかしいと感じますか。むずかしいとすればどのくらいですか。（ア〜コまでのそれぞれの質問について、一番よくあてはまるものに☑印をつけて下さい）

	とてもむずかしい	少しむずかしい	ぜんぜんむずかしくない
ア）激しい活動、例えば、一生けんめい走る、重い物を持ち上げる、激しいスポーツをするなど	☐1	☐2	☐3
イ）適度の活動、例えば、家や庭のそうじをする、1〜2時間散歩するなど	☐1	☐2	☐3
ウ）少し重い物を持ち上げたり、運んだりする（例えば買い物袋など）	☐1	☐2	☐3
エ）階段を数階上までのぼる	☐1	☐2	☐3
オ）階段を1階上までのぼる	☐1	☐2	☐3
カ）体を前に曲げる、ひざまずく、かがむ	☐1	☐2	☐3
キ）1キロメートル以上歩く	☐1	☐2	☐3
ク）数百メートルくらい歩く	☐1	☐2	☐3
ケ）百メートルくらい歩く	☐1	☐2	☐3
コ）自分でお風呂に入ったり、着がえたりする	☐1	☐2	☐3

問4 過去1ヵ月間に、仕事やふだんの活動（家事など）をするにあたって、身体的な理由で次のような問題がありましたか。（ア〜エまでのそれぞれの質問について、一番よくあてはまるものに☑印をつけて下さい）

	いつも	ほとんどいつも	ときどき	まれに	ぜんぜんない
ア）仕事やふだんの活動をする時間をへらした	☐1	☐2	☐3	☐4	☐5
イ）仕事やふだんの活動が思ったほど、できなかった	☐1	☐2	☐3	☐4	☐5
ウ）仕事やふだんの活動の内容によっては、できないものがあった	☐1	☐2	☐3	☐4	☐5
エ）仕事やふだんの活動をすることがむずかしかった（例えばいつもより努力を必要としたなど）	☐1	☐2	☐3	☐4	☐5

問5 過去1ヵ月間に、仕事やふだんの活動（家事など）をするにあたって、心理的な理由で（例えば、気分がおちこんだり不安を感じたりしたために）、次のような問題がありましたか。（ア〜ウまでのそれぞれの質問について、一番よくあてはまるものに☑印をつけて下さい）

	いつも	ほとんどいつも	ときどき	まれに	ぜんぜんない
ア）仕事やふだんの活動をする時間をへらした	☐1	☐2	☐3	☐4	☐5
イ）仕事やふだんの活動が思ったほど、できなかった	☐1	☐2	☐3	☐4	☐5
ウ）仕事やふだんの活動がいつもほど、集中してできなかった	☐1	☐2	☐3	☐4	☐5

問6 過去1ヵ月間に、家族、友人、近所の人、その他の仲間とのふだんのつきあいが、身体的あるいは心理的な理由で、どのくらい妨げられましたか。（一番よくあてはまるものに☑印をつけて下さい）

ぜんぜん、妨げられなかった	わずかに、妨げられた	少し、妨げられた	かなり、妨げられた	非常に、妨げられた
☐1	☐2	☐3	☐4	☐5

問7 過去1ヵ月間に、体の痛みをどのくらい感じましたか。（一番よくあてはまるものに☑印をつけて下さい）

ぜんぜんなかった	かすかな痛み	軽い痛み	中くらいの痛み	強い痛み	非常に激しい痛み
☐1	☐2	☐3	☐4	☐5	☐6

問8 過去1ヵ月間に、いつもの仕事（家事も含みます）が痛みのために、どのくらい妨げられましたか。（一番よくあてはまるものに☑印をつけて下さい）

ぜんぜん、妨げられなかった	わずかに、妨げられた	少し、妨げられた	かなり、妨げられた	非常に、妨げられた
☐1	☐2	☐3	☐4	☐5

問9 次にあげるのは、過去1ヵ月間に、あなたがどのように感じたかについての質問です。（ア～ケまでのそれぞれの質問について、一番よくあてはまるものに☑印をつけて下さい）

	いつも	ほとんどいつも	ときどき	まれに	ぜんぜんない
ア）元気いっぱいでしたか	☐1	☐2	☐3	☐4	☐5
イ）かなり神経質でしたか	☐1	☐2	☐3	☐4	☐5
ウ）どうにもならないくらい、気分がおちこんでいましたか	☐1	☐2	☐3	☐4	☐5
エ）おちついていて、おだやかな気分でしたか	☐1	☐2	☐3	☐4	☐5
オ）活力（エネルギー）にあふれていましたか	☐1	☐2	☐3	☐4	☐5
カ）おちこんで、ゆううつな気分でしたか	☐1	☐2	☐3	☐4	☐5
キ）疲れはてていましたか	☐1	☐2	☐3	☐4	☐5
ク）楽しい気分でしたか	☐1	☐2	☐3	☐4	☐5
ケ）疲れを感じましたか	☐1	☐2	☐3	☐4	☐5

問10 過去1ヵ月間に、友人や親せきを訪ねるなど、人とのつきあいが、身体的あるいは心理的な理由で、時間的にどのくらい妨げられましたか。（一番よくあてはまるものに☑印をつけて下さい）

いつも	ほとんどいつも	ときどき	まれに	ぜんぜんない
☐1	☐2	☐3	☐4	☐5

問11 次にあげた各項目はどのくらいあなたにあてはまりますか。（ア～エまでのそれぞれの質問について、一番よくあてはまるものに☑印をつけて下さい）

	まったくそのとおり	ほぼあてはまる	何とも言えない	ほとんどあてはまらない	ぜんぜんあてはまらない
ア）私は他の人に比べて病気になりやすいと思う	☐1	☐2	☐3	☐4	☐5
イ）私は、人並に健康である	☐1	☐2	☐3	☐4	☐5
ウ）私の健康は、悪くなるような気がする	☐1	☐2	☐3	☐4	☐5
エ）私の健康状態は非常に良い	☐1	☐2	☐3	☐4	☐5

これでこのアンケートはおわりです。ご協力ありがとうございました。

SF-36 v2™ Health Survey (Japanese version) Copyright © 1992, 2000, 2003. by Health Assessment Lab, Medical Outcomes Trust , QualityMetric Incorporated and Shunichi Fukuhara. All rights reserved. SF-36(R) is a registered trademark of Medical Outcomes Trust.

無断複製・配布はお控えください。
SF-36の使用には使用登録が必要です。専用HP (http://www.i-hope.jp) で手続きを行ってください。
問合せ先：特定非営利活動法人　健康医療評価研究機構
TEL:075-211-5656　FAX:075-211-4762　E-mail:sf-36@i-hope.jp

参考文献　Fukuhara S, Bito S, Green J, Hsiao A, Kurokawa K: Translation, adaptation, and validation of the SF-36 Health Survey for use in Japan. *J Clin Epidemiol* 1998; 51(11): 1037-1044
Fukuhara S, Ware JE, Kosinski M, Wada S, Gandek B: Psychometric and clinical tests of validity of the Japanese SF-36 Health Survey. *J Clin Epidemiol* 1998; 51(11): 1045-1053
福原俊一、鈴鴨よしみ：SF-36v2日本語版マニュアル．NPO健康医療評価研究機構、京都、2004
Ware JE, Jr: SF-36 *Health Survey: Manual & Interpretation Guide*. The Health Institute, Boston, 1993
※本書 Table 7.3 参照

自己評価式抑うつ性尺度（Self-rating Depression Scale: SDS 日本語版）

次の質問を読んで現在あなたの状態にもっともよくあてはまると思われるところに○をつけてください。質問は20問あります。すべての質問に答えて下さい。

	ないか たまに	ときどき	かなりの あいだ	ほとんど いつも
気が沈んでゆううつだ				
朝がたはいちばん気分がよい*				
泣いたり、泣きたくなる				
夜よく眠れない				
食欲はふつうだ*				
まだ性欲がある（異性に関心がある）*				
やせてきたことに気がつく				
便秘している				
ふだんよりも、心臓がドキドキする				
何となく疲れる				
気持ちはいつもさっぱりしている*				
いつもとかわりなく仕事をやれる*				
落ち着かず、じっとしていられない				
将来に希望がある*				
いつもよりいらいらする				
たやすく決断できる*				
役に立つ、働ける人間だと思う*				
生活はかなり充実している*				
自分が死んだほうがほかの者は楽に暮らせると思う				
日頃していることに満足している*				

三京房承認済
出典　福田一彦、小林重雄：SDS―自己評価式抑うつ性尺度（使用手引き）。三京房、京都、1983
参考文献　Zung WWK: A self-rating depression scale. *Arch Gen Psychiatry* 1965; 12: 63-70

痛み破局化尺度（Pain Catastrophizing Scale: PCS 日本語版）

この質問紙では、痛みを感じている時のあなたの考えや感情についてお聞きします。以下に、痛みに関連したさまざまな考えや感情が13項目あります。痛みを感じている時に、あなたはこれらの考えや感情をどの程度経験していますか。あてはまる数字に○をつけてお答え下さい。

	全くあてはまらない	あまりあてはまらない	どちらともいえない	少しあてはまる	非常にあてはまる
1．痛みが消えるかどうか、ずっと気にしている。	0	1	2	3	4
2．もう何もできないと感じる。	0	1	2	3	4
3．痛みはひどく、決して良くならないと思う。	0	1	2	3	4
4．痛みは恐ろしく、痛みに圧倒されると思う。	0	1	2	3	4
5．これ以上耐えられないと感じる。	0	1	2	3	4
6．痛みがひどくなるのではないかと怖くなる。	0	1	2	3	4
7．他の痛みについて考える。	0	1	2	3	4
8．痛みが消えることを強く望んでいる。	0	1	2	3	4
9．痛みについて考えないようにすることはできないと思う。	0	1	2	3	4
10．どれほど痛むかということばかり考えてしまう。	0	1	2	3	4
11．痛みが止まって欲しいということばかり考えてしまう。	0	1	2	3	4
12．痛みを弱めるために私にできることは何もない。	0	1	2	3	4
13．何かひどいことが起きるのではないかと思う。	0	1	2	3	4

松岡紘史氏および日本心身医学会より許諾を得て転載
出典　松岡紘史、坂野雄二：痛みの認知面の評価：Pain Catastrophizing Scale 日本語版の作成と信頼性および妥当性の検討．心身医 2007; 47: 95-102
参考文献　Sullivan MJ, Bishop WF, Pivik J: The pain catastrophizing scale: Development and validation. *Pshchol Assess* 1995; 7: 524-532
※本書77ページおよび161ページ参照

身体感覚増幅尺度（Somatosensory Amplification Scale: SSAS 日本語版）

あなたは自分の体について普段どのように思っていますか？　各質問に対して、1（違う）から5（その通り）のうち最も適切な数字を一つ○で囲んで下さい。

	そのようなことはない	どちらかといえば違う	どちらでもない	どちらかといえばそう	その通り
1）誰かが咳をしたら自分も咳が出る。	1	2	3	4	5
2）煙、スモッグ、汚れた空気が嫌いだ。	1	2	3	4	5
3）体におきる様々なことをよく気にする。	1	2	3	4	5
4）打撲（打ち身）をすると長いこと傷が目立ってしまう。	1	2	3	4	5
5）突然大きな音がするとひどく気になる。	1	2	3	4	5
6）自分の脈や心臓の鼓動を時々聞くことができる。	1	2	3	4	5
7）暑すぎたり寒すぎたりするのは嫌いだ。	1	2	3	4	5
8）すぐ空腹を感じる。	1	2	3	4	5
9）虫刺されやとげに刺されるなどささいなキズでもひどく気になる。	1	2	3	4	5
10）痛みに対して辛抱できない。	1	2	3	4	5

中尾睦宏氏および日本心身医学会より許諾を得て転載
出典　中尾睦宏、熊野宏昭、久保木富房、Arthur J Barsky：身体感覚増幅尺度日本語版の信頼性・妥当性の検討—心身症患者への臨床的応用について．心身医 2001; 41: 539-547
参考文献　Barsky AJ, Wyshak G, Klerman GL: The somatosensory amplification scale and its relationship to hypochondriasis. *J Pshchiat Res* 1990; 24: 323-334
中尾睦宏：内科医が知っておきたいメンタルヘルスプロブレムへの対応．やたらと痛がる人—疼痛性障害．*Medicina* 2007; 44: 1212-1215

付録2．アセスメントツール

線維筋痛症質問票（The Japanese version of the Fibromyalgia Impact Questionnaire: JFIQ）

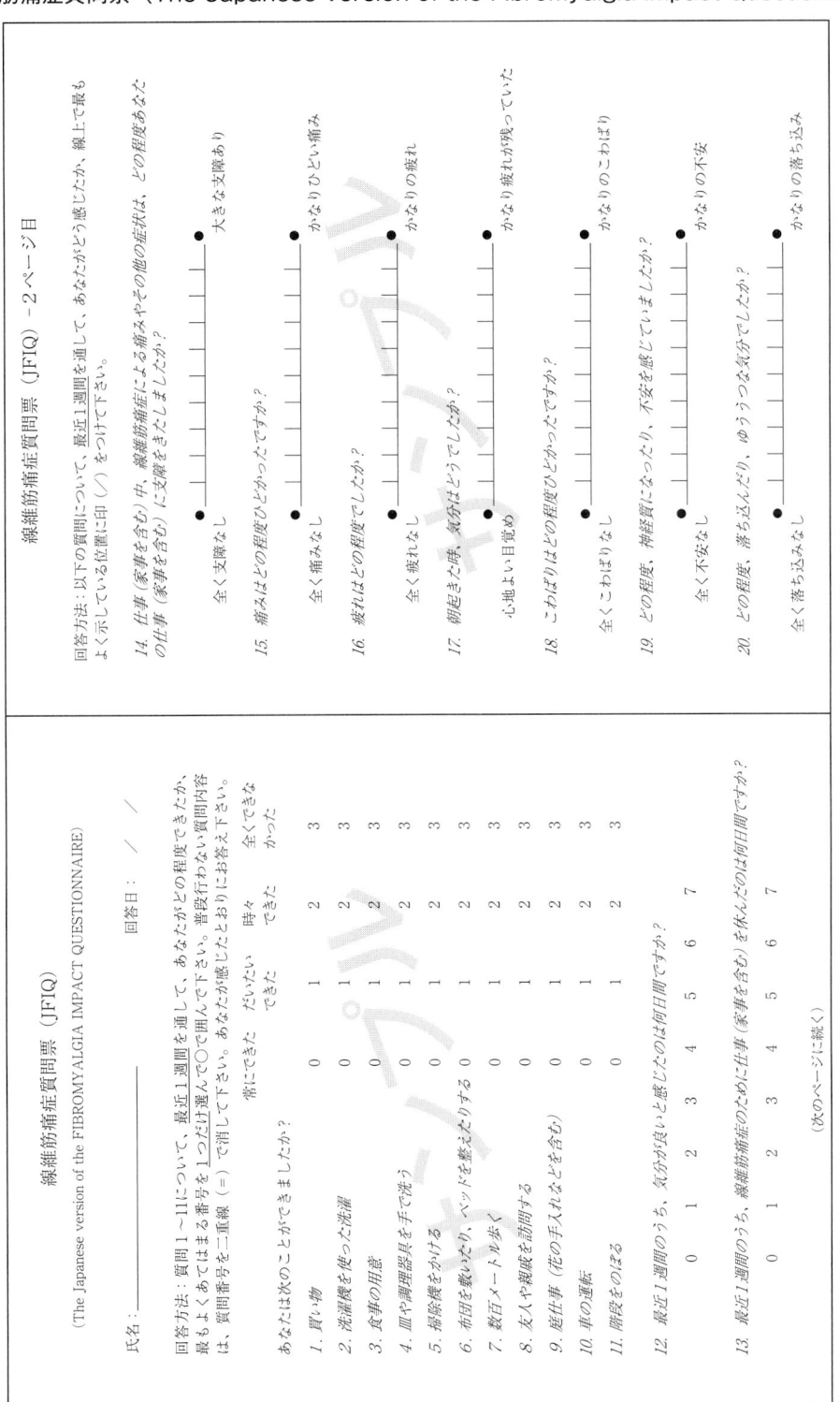

線維筋痛症質問票（JFIQ）

(The Japanese version of the FIBROMYALGIA IMPACT QUESTIONNAIRE)

氏名：＿＿＿＿＿＿＿＿　　回答日：＿＿／＿＿／＿＿

回答方法：質問1～11について、最近1週間を通して、あなたがどの程度できたか、最もよくあてはまる番号を1つだけ選んでで囲んで下さい。普段行わない質問内容は、質問番号を二重線（＝）で消して下さい。あなたが感じたとおりにお答え下さい。

	常にできた	だいたいできた	時々できた	全くできなかった
あなたは次のことができましたか？				
1. 買い物	0	1	2	3
2. 洗濯機を使った洗濯	0	1	2	3
3. 食事の用意	0	1	2	3
4. 皿や調理器具を手で洗う	0	1	2	3
5. 掃除機をかける	0	1	2	3
6. 布団を敷いたり、ベッドを整えたりする	0	1	2	3
7. 数百メートル歩く	0	1	2	3
8. 友人や親戚を訪問する	0	1	2	3
9. 庭仕事（花の手入れなどを含む）	0	1	2	3
10. 車の運転	0	1	2	3
11. 階段をのぼる	0	1	2	3

12. 最近1週間のうち、気分が良いと感じたのは何日間ですか？
　　0　1　2　3　4　5　6　7

13. 最近1週間のうち、線維筋痛症のために仕事（家事を含む）を休んだのは何日間ですか？
　　0　1　2　3　4　5　6　7

（次のページに続く）

線維筋痛症質問票（JFIQ）－2ページ目

回答方法：以下の質問について、最近1週間を通して、あなたがどう感じたか、線上で最もよくあてはまる位置に印（✓）をつけて下さい。

14. 仕事（家事を含む）中、線維筋痛症による痛みやその他の症状は、どの程度あなたの仕事（家事を含む）に支障をきたしましたか？

全く支障なし ├─────────────●───┤ 大きな支障あり

15. 痛みはどの程度ひどかったですか？

全く痛みなし ├────────────●────┤ かなりひどい痛み

16. 疲れはどの程度でしたか？

全く疲れなし ├─────────●────────┤ かなりの疲れ

17. 朝起きた時、気分はどうでしたか？

心地よい目覚め ├──────────────●──┤ かなり疲れが残っていた

18. こわばりはどの程度ひどかったですか？

全くこわばりなし ├─────────●───────┤ かなりのこわばり

19. どの程度、神経質になったり、不安を感じていましたか？

全く不安なし ├──────────────●──┤ かなりの不安

20. どの程度、落ち込んだり、ゆううつな気分でしたか？

全く落ち込みなし ├─────────────●───┤ かなりの落ち込み

Copyright: The Oregon Fibromyalgia Foundation, Robert Bennett, Carol Burckhart and Sharon Clark. Argenes, Inc. is the only licensed developer and user of the JFIQ.

無断複製・配布を禁じます。
JFIQの使用は登録制になっており、事務局への申し込みが必要です。HP（www.argenes.co.jp/JFIQweb）を参照してください。
連絡先：株式会社Argenes　〒105-0001　東京都港区虎ノ門1-16-4 アーバン虎ノ門ビル8F　TEL. 03-3580-1703　FAX: 03-3580-1700

HADS（Hospital Anxiety and Depression Scale）

参考文献　Zigmond AS, Snaith RP: The Hospital anxiety and depression scale. *Acta Psychiatr Scand* 1983; 67: 361-370
Zigmond AS, Snaith RP, 北村俊則訳：Hospital anxiety and depression scale（HAD 尺度）．精神科診断学 1993; 4: 371-372
東あかね、八城博子、清田啓介、他：消化器内科外来における hospital anxiety and depression scale（HAD 尺度）日本語版の信頼性と妥当性の検討．日消誌 1996; 93: 884-892
柴田政彦、井上隆弥、真下節：［診断に役立つテスト］心理テスト．ペインクリニック 2003; 24: 339-345

トロント式失感情症スケール（The 20-item Toronto Alexithymia Scale: TAS-20 日本語版）

参考文献　小牧元、前田基成、有村達之、他：日本語版 The 20-item Toronto Alexithymia Scale（TAS-20）の信頼性、因子的妥当性の検討．心身医 2003; 43: 839-846
中尾睦宏：内科医が知っておきたいメンタルヘルスプロブレムへの対応．やたらと痛がる人—疼痛性障害．*Medicina* 2007; 44: 1212-1215
細井昌子、久保千晴：慢性疼痛の多面的評価—治療対象の明確化のために．心身医 2009; 49: 885-892

○特定の痛みに用いられる評価ツール

RDQ 日本語版（Roland-Morris Disability Questionnaire）

腰が痛いと、ふだんやっていることがなかなかできなくなることがあります。以下の項目は、腰が痛いときに起こることを表したものです。

この中に、あなたの「今日」の状態にあてはまるものがあるかもしれません。項目を読みながら、今日のあなたの状態を考えてみて下さい。あなたの状態にあてはまる場合には「はい」に、あてはまらない場合には「いいえ」に○をつけてください。

今日、腰痛のために：

1	腰痛のため、大半の時間、家にいる	はい	いいえ
2	腰痛を和らげるために、何回も姿勢を変える	はい	いいえ
3	腰痛のため、いつもよりゆっくり歩く	はい	いいえ
4	腰痛のため、ふだんしている家の仕事を全くしていない	はい	いいえ
5	腰痛のため、手すりを使って階段を上る	はい	いいえ
6	腰痛のため、いつもより横になって休むことが多い	はい	いいえ
7	腰痛のため、何かにつかまらないと、安楽椅子（体を預けて楽に座れる椅子、深く腰掛けた姿勢）から立ち上がれない	はい	いいえ
8	腰痛のため、人に何かしてもらうよう頼むことがある	はい	いいえ
9	腰痛のため、服を着るのにいつもより時間がかかる	はい	いいえ
10	腰痛のため、短時間しか立たないようにしている	はい	いいえ
11	腰痛のため、腰を曲げたりひざまずいたりしないようにしている	はい	いいえ
12	腰痛のため、椅子からなかなか立ち上がれない	はい	いいえ
13	ほとんどいつも腰が痛い	はい	いいえ
14	腰痛のため、寝返りがうちにくい	はい	いいえ
15	腰痛のため、あまり食欲がない	はい	いいえ
16	腰痛のため、靴下やストッキングをはくとき苦労する	はい	いいえ
17	腰痛のため、短い距離しか歩かないようにしている	はい	いいえ
18	腰痛のため、あまりよく眠れない（痛みのために睡眠薬を飲んでいる場合は「はい」を選択して下さい）	はい	いいえ
19	腰痛のため、服を着るのを誰かに手伝ってもらう	はい	いいえ
20	腰痛のため、一日の大半を、座って過ごす	はい	いいえ
21	腰痛のため、家の仕事をするとき力仕事をしないようにしている	はい	いいえ
22	腰痛のため、いつもより人に対していらいらしたり腹が立ったりする	はい	いいえ
23	腰痛のため、いつもよりゆっくり階段を上る	はい	いいえ
24	腰痛のため、大半の時間、ベッド（布団）の中にいる	はい	いいえ

RDQ 日本語版　©2002, 2004 RDQ 日本語版作成委員会 All rights reserved.
※ RDQ 日本語版は、個人の非営利目的の研究に使用する際は登録の必要がありません。使用法の詳細は、福原俊一著『RDQ 日本語版マニュアル』（医療文化社、東京、2004）をご参照ください。
個人の非営利目的以外の使用については、NPO 法人　健康医療評価研究機構までお問い合わせください。
TEL: 075-211-5656　FAX: 075-211-4762　E-mail: sf-36@i-hope.jp

オズウェストリーの腰痛障害質問票（Oswestry Low Back Pain Disability questionnaire: ODI 日本語版）

　以下のアンケートに答えてください。これらは、腰の痛み（あるいは足の痛み）が、あなたの日常生活にどのように影響しているかを知るためのものです。

　すべてのアンケートに答えてください。それぞれの項目の中で、もっとも今日のあなたの状態に近いものを選んで、番号を○でかこんでください。

1．痛みの強さ
　0．今のところ、痛みはまったくない
　1．今のところ、痛みはとても軽い
　2．今のところ、中くらいの痛みがある
　3．今のところ、痛みは強い
　4．今のところ、痛みはとても強い
　5．今のところ、想像を絶するほどの痛みがある

2．身の回りのこと（洗顔や着替えなど）
　0．痛みなく、普通に身の回りのことができる
　1．身の回りのことは普通にできるが、痛みがでる
　2．身の回りのことはひとりでできるが、痛いので時間がかかる
　3．少し助けが必要だが、身の回りのほとんどのことは、どうにかひとりでできる
　4．身の回りのほとんどのことを、他のひとに助けてもらっている
　5．着替えも洗顔もできず、寝たきりである

3．物を持ち上げること
　0．痛みなく、重いものを持ち上げることができる
　1．重いものを持ち上げられるが、痛みが出る
　2．床にある重いものは痛くて持ち上げられないが、（テーブルの上などにあり）持ちやすくなっていれば、重いものでも持ち上げられる
　3．重いものは痛くて持ち上げられないが、（テーブルの上などにあり）持ちやすくなっていれば、それほど重くないものは持ち上げられる
　4．軽いものしか持ち上げられない
　5．何も持ち上げられないか、持ち運びもできない

4．歩くこと
　0．いくら歩いても痛くない
　1．痛みのため、1km以上歩けない
　2．痛みのため、500m以上歩けない
　3．痛みのため、100m以上歩けない
　4．つえや松葉づえなしでは歩けない
　5．ほとんど床の中で過ごし、歩けない

5．座ること
　0．どんな椅子にでも、好きなだけ座っていられる
　1．座りごこちのよい椅子であれば、いつまでも座っていられる
　2．痛みのため、1時間以上は座っていられない
　3．痛みのため、30分以上は座っていられない
　4．痛みのため、10分以上は座っていられない
　5．痛みのため、座ることができない

6．立っていること
　0．痛みなく、好きなだけ立っていられる
　1．痛みはあるが、好きなだけ立っていられる
　2．痛みのため、1時間以上は立っていられない
　3．痛みのため、30分以上は立っていられない
　4．痛みのため、10分以上は立っていられない
　5．痛みのため、立っていられない

7．睡眠
　0．痛くて目をさますことはない
　1．ときどき、痛くて目をさますことがある
　2．痛みのため、6時間以上はねむれない
　3．痛みのため、4時間以上はねむれない
　4．痛みのため、2時間以上はねむれない
　5．痛みのため、ねむることができない

8．性生活（関係あれば）
　0．性生活はいつもどおりで、痛みはない
　1．性生活はいつもどおりだが、痛みが出る
　2．性生活はほぼいつもどおりだが、かなり痛む
　3．性生活は、痛みのためにかなり制限される
　4．性生活は、痛みのためにほとんどない
　5．性生活は、痛みのためにまったくない

9．社会生活（仕事以外での付き合い）
　0．社会生活はふつうで、痛みはない
　1．社会生活はふつうだが、痛みが増す
　2．スポーツなどのように、体を動かすようなものをのぞけば、社会生活に大きな影響はない
　3．痛みのため社会生活は制限され、あまり外出しない
　4．痛みのため、社会生活は家の中だけに限られる
　5．痛みのため社会生活はない

10．乗り物での移動
　0．痛みなくどこへでも行ける
　1．どこへでも行けるが、痛みが出る
　2．痛みはあるが、2時間程度なら乗り物に乗っていられる
　3．痛みのため、1時間以上は乗っていられない
　4．痛みのため、30分以上は乗っていられない
　5．痛みのため、病院へ行くとき以外は乗り物には乗らない

藤原淳氏より許諾を得て転載
出典　Fujiwara A, Kobayashi N, Saiki k, et al: Association of the Japanese Orthopaedic Association Score With the Oswestry Disability Index, Roland-Morris Disability Questionnaire, and Short-Form 36. *Spine* 2003; 28:1601-1607
参考文献　Fairbank JC, Couper J, Davies JB, O'Brien JP: The Oswestry low back pain disability questionnaire. *Physiotherapy* 1980; 66: 271-273

日本整形外科学会腰痛疾患治療成績判定基準

I. 自覚症状 (9点)

A. 腰痛に関して
- a. まったく腰痛はない　3
- b. 時に軽い腰痛がある　2
- c. 常に腰痛があるか、あるいは時にかなりの腰痛がある　1
- d. 常に激しい腰痛がある　0

B. 下肢痛およびシビレに関して
- a. まったく下肢痛、シビレがない　3
- b. 時に軽い下肢痛、シビレがある　2
- c. 常に下肢痛、シビレがあるか、あるいは時にかなりの下肢痛、シビレがある　1
- d. 常に激しい下肢痛、シビレがある　0

C. 歩行能力について
- a. まったく正常に歩行が可能　3
- b. 500m以上歩行可能であるが疼痛、シビレ、脱力を生じる　2
- c. 500m以下の歩行で疼痛、シビレ、脱力を生じ、歩けない　1
- d. 100m以上の歩行で疼痛、シビレ、脱力を生じ、歩けない　0

II. 他覚所見 (6点)

A. SLR (tight hamstringを含む)
- a. 正常　2
- b. 30〜70°　1
- c. 30°未満　0

B. 知覚
- a. 正常　2
- b. 軽度の知覚障害を有する　1
- c. 明白な知覚障害を認める　0

  [注1：軽度の知覚障害とは患者自身が認識しない程度のもの]
  [注2：明白な知覚障害とは知覚のいずれかの完全脱出、あるいはこれに近いもので患者自身も明らかに認識しているものをいう]

C. 筋力
- a. 正常　2
- b. 軽度の筋力低下　1
- c. 明らかな筋力低下　0

  [注1：被検筋を問わない]
  [注2：軽度の筋力低下とは、筋力4程度をさす]
  [注3：明らかな筋力低下とは、筋力3以下をさす]
  [注4：他覚所見が両側に認められるときは、より障害度の強い側で判定する]

III. 日常生活動作 (14点)

	非常に困難	やや困難	容易
a. 寝がえり動作	0	1	2
b. 立ち上がり動作	0	1	2
c. 洗顔動作	0	1	2
d. 中腰姿勢または立位の持続	0	1	2
e. 長時間座位（1時間ぐらい）	0	1	2
f. 重量物の挙止または保持	0	1	2
g. 歩行	0	1	2

IV. 膀胱機能 (−6点)

a. 正常	0
b. 軽度の排尿困難（頻尿、排尿遅延、残尿感）	−3
c. 高度の頻尿困難（失禁、尿閉）	−6

[注1：尿路疾患による排尿障害を除外する]

V. 満足度 (参考)

- a. とってもよかった
- b. よかった
- c. かわらない
- d. やらないほうがよかった

VI. 精神状態の評価 (参考)

- a. 愁訴の性質、部位、程度など一定しない
- b. 痛みだけでなく機能的に説明困難な筋力低下、痛覚過敏、自律神経系変化を伴う
- c. 多くの病院あるいは多数科を受診する
- d. 手術に対する期待度が異常に高い
- e. 手術の既往があり、その創部痛のみを異常に訴える
- f. 異常に長く（たとえば1年以上）、仕事を休んでいる
- g. 職場、家庭生活で問題が多い
- h. 労災事故、交通事故に起因する
- i. 精神科での治療の既往
- j. 医療訴訟の既往がある

日本整形外科学会より許諾を得て転載
出典　日本整形外科学会腰痛治療成績判定基準。日整会誌 1986; 60(3): 391-394

頭痛インパクトテスト（Headache Impact Test: HIT-6）

HIT-6 (Version 1.1) あなたの頭痛についてのアンケート

このアンケートは、頭痛のせいで、あなたがどのように感じているか、また、どのようなことに支障をきたしているかを、正確に表現し伝えることをお手伝いするために作られました。
1～6の質問で、もっともあてはまるものに○をつけて下さい。

1 頭が痛いとき、痛みがひどいことがどれくらいありますか？

| 全くない | ほとんどない | 時々ある | しばしばある | いつもそうだ |

2 頭痛のせいで、日常生活に支障が出ることがありますか？
（例えば、家事、仕事、学校生活、人付き合いなど）

| 全くない | ほとんどない | 時々ある | しばしばある | いつもそうだ |

3 頭が痛いとき、横になりたくなることがありますか？

| 全くない | ほとんどない | 時々ある | しばしばある | いつもそうだ |

4 この4週間に、頭痛のせいで疲れてしまって、仕事やいつもの活動ができないことがありましたか？

| 全くなかった | ほとんどなかった | 時々あった | しばしばあった | いつもそうだった |

5 この4週間に、頭痛のせいで、うんざりしたりいらいらしたりしたことがありましたか？

| 全くなかった | ほとんどなかった | 時々あった | しばしばあった | いつもそうだった |

6 この4週間に、頭痛のせいで、仕事や日常生活の場で集中できないことがありましたか？

| 全くなかった | ほとんどなかった | 時々あった | しばしばあった | いつもそうだった |

▽ + ▽ + ▽ + ▽ + ▽
第1選択肢（各6点） 第2選択肢（各8点） 第3選択肢（各10点） 第4選択肢（各11点） 第5選択肢（各13点）

各選択肢の得点を合計して総合得点を出します。
この結果をもとに、医師の診察を受けて下さい。

総合得点 ☐

点数が高いほど、生活への影響が大きいことを意味します
（最低点36点～最高点78点）

禁無断転載・使用 ©2000, 2001 QualityMetric Inc.Shunichi Fukuhara and GlaxoSmithKline Group of Companies

頭痛インパクトテスト
あなたのスコアの意味は？

スコアが60以上の場合	頭痛が日常生活にかなりの影響を与えています。正常な生活機能を妨げる程の激しい痛みやその他の症状が、頭痛に悩まされる他の人々よりも重症です。頭痛が、家庭、仕事、学校や社会活動などにおける大切な活動を妨げないように注意が必要です。 HIT-6のスコアと頭痛に関して医師にご相談されることをお勧めいたします。
スコアが56～59の場合	頭痛が日常生活にかなりの影響を与えています。すなわち激しい痛みやその他の症状のために、家庭、仕事、学校や社会活動が妨げられている場合があります。 HIT-6のスコアと頭痛に関して医師にご相談されることをお勧めいたします。
スコアが50～55の場合	頭痛が日常生活にある程度の影響を与えています。頭痛により家庭、仕事、学校や社会活動が妨げられている状況は正常とはいえません。 次回、診察を受ける際に、HIT-6のスコアについて必ず医師に相談ください。
スコアが49以下の場合	現状では、頭痛が日常生活にほとんど、あるいはまったく影響を与えていません。今後も毎月1回 HIT-6テストを受け、頭痛が日常生活にどのような影響を与えるかを知っておくことをお勧めします。

▼ HIT-6のスコアが50以上の場合
スコアについて医師とご相談ください。日常生活に影響を与えている頭痛は、片頭痛である可能性があります。

医師の診察を受ける際に、HIT-6を持参してください。研究によると、患者さんが日常生活においてどの程度頭痛に悩まされているかを正確に知ることで、医師はより効果的な治療方法を提供することができると報告されています。この治療法には、薬物療法が含まれる場合があります。

▼ HITとは
頭痛インパクトテスト（Headache Impact Test：HIT）は、仕事、学校、家庭および社会において頭痛が個人の活動にどのような影響を与えるかを測定するためのツールです。あなたのスコアは、通常の日常生活とあなたの機能する能力に頭痛がどのような影響を与えるかを示しています。HITは、神経学や一次医療における海外の頭痛専門家のチームが、SF-36ヘルス アセスメント ツールを開発した精神神経学者との協力により開発されました。

HITは、医療診断や治療に関する医学的アドバイスを提供するものではありません。個々の症状に関しては、医師にお尋ねください。

禁無断転載・使用 ©2000, 2001 QualityMetric.Inc.Shunichi Fukuhara and GlaxoSmithKline Group of Companies

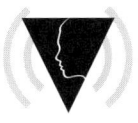

無断複製・配布はお控えください。
HIT-6の使用には使用登録が必要です。
専用HP（http://www.i-hope.jp）で手続きを行ってください。
問合せ先：特定非営利活動法人　健康医療評価研究機構
TEL: 075-211-5656　FAX: 075-211-4762　E-mail: sf-36@i-hope.jp

参考文献　Kosinski M, Bayliss MS, Bjorner JB, Ware JE Jr, Garber WH, Batenhorst A, Cady R, Dahlof CG, Dowson A, Tepper S: A six-item short-form survey for measuring headache impact: the HIT-6. *Qual Life Res* 2003; 12: 963-974
坂井文彦, 福内靖男, 岩田誠, 他：日本語版 Headache Impact Test (HIT-6)の信頼性の検討. 臨床医薬 2004; 20: 1045-1054

○活動の評価をしつつ活動性をあげるツール

できたことノート

できたことノート No.1		
きょう、自分でできたことを記録しましょう。まず、何か目標をたてましょう。ほんの些細なことでも構いません。目標を定めたら、少しずつステップアップさせていきましょう。		
大きな目標		

年・月・日	できたこと	
（月）		
	明日の目標	
（火）		
	明日の目標	
（水）		
	明日の目標	

年・月・日	できたこと	
（木）		
	明日の目標	
（金）		
	明日の目標	
（土）		
	明日の目標	
（日）		
	明日の目標	
【今週の反省】		

愛知医科大学医学部痛み学講座

最終ゴールを定めて、それに向けて日々の目標をたて、不活動の状態から少しずつ活動性をあげていくことを目的とする。
使用法は、山口佳子、熊澤孝朗：慢性の痛みをもつ患者さんが来られたら。熊澤孝朗編：痛みのケア。照林社、東京、2006: 38-44、および、愛知医科大学旧痛み学講座ホームページ http://www.aichi-med-u.ac.jp/pain/「できたことノート」（ダウンロード可）参照。このようなツールに関しては本書 162-163 ページおよび 207-208 ページ参照。
参考文献　牛田享宏、大須賀友晃：整形外科の視点からみた集学的治療。宮崎東洋、北出利勝編：慢性疼痛の理解と医療連携。真興交易医書出版部、東京、2008、296-304

できたことノート No.		
今週の目標・予定など		

年・月・日	できたこと	
（月）		
	明日の目標	
（火）		
	明日の目標	
（水）		
	明日の目標	

年・月・日	できたこと	
（木）		
	明日の目標	
（金）		
	明日の目標	
（土）		
	明日の目標	
（日）		
	明日の目標	
【今週の反省】		

愛知医科大学医学部痛み学講座

記入例

できたことノート No.1（例）		
きょう、自分でできたことを記録しましょう。まず、何か目標をたてましょう。ほんの些細なことでも構いません。目標を定めたら、少しずつステップアップさせていきましょう。		
大きな目標		
電車に乗って旅行に行きたい（やっぱり温泉かなぁ？）		

年・月・日	できたこと	
05・11・21（月）	家の中で歩く練習	
	明日の目標	5分続けて歩く
05・11・22（火）	5分間続けて歩けた ――大丈夫そう	
	明日の目標	コンビニまで行ってみる
05・11・23（水）	久しぶりにコンビニまで行けた ――大丈夫！	
	明日の目標	コンビニでパンを買ってくる

年・月・日	できたこと	
05・11・24（木）	コンビニでパンを買って帰ってこられた ――ちょっと筋肉痛か？	
	明日の目標	10分続けて歩く
05・11・25（金）	雨　テレビでやっていた体操をやってみるできた！ ――でも、やりすぎたか？	
	明日の目標	10分続けて歩く
05・11・26（土）	途中で一度休んだけど、5分以上は歩けた ――きのうの頑張りすぎが…	
	明日の目標	もう一度　10分続けて歩く
05・11・27（日）	ゆっくりだけど続けて歩けた	
	明日の目標	もう少し速い速度で10分
【今週の反省】動いたせいか、よく眠れた。あまりムキにならないこと！		

愛知医科大学医学部痛み学講座

付録3．痛みを表現する言葉

痛み表現に関する英和対訳語の標準化

「我が身抓って人の痛さを知れ」ということわざがある。しかし、多様な状態に生じる痛みのすべてをただ抓ることで再現することは不可能である。痛みは一般的には不愉快なものであるという点においては一致しているが、その内容は主観的であり、情動的であり、きわめて多様である。この多様な痛みの内容を、例えば色覚のように、標準化することは至難の業である。その理由の一つとして、痛みが警告信号系として生命に直結した基本的な系であり、神経系発生の上で他の感覚系と比べて著しく原始的であり、情動系などの他の神経系との分化が完全でないことにあると考えられる。

感覚としての痛みの特長は痛みの内容の記憶という点でも現われる。「喉元過ぐれば熱さ忘るる」というが、確かに、強い痛みとして悪名の高い疼痛の場合、その性質や強度について痛みの間欠期に正確に思い出すことは難しいし、出産時の痛みの記憶についても同様であるといわれている（Niven & Brodie 1996）。実験的な研究結果でも、痛み体験に伴う事象の記憶は正確であるが、痛みそのものについての質や量などの記憶ははっきりしないという（Morley 1993）。信号機の色や絹の布の肌触りが容易に頭に思い浮かべ得ることと比べると、痛みの記憶およびその取り出し機構は、他の感覚系とは異なっているようである。

医療における痛みの重要性については言をまたない。患者が病院へ行こうと思うきっかけの多くは身体のどこかに痛みがある場合であり、一方、医療者側ではその痛みの性質、部位、強度が診断および病状経過の判断の重要な手引きとなっている。この場合、患者と医療者の両者に共通する言葉による痛み表現が求められる。しかし、上に述べたような感覚としての痛みの特長を反映してか、どの国の言葉でも痛み感覚の性質を直接的に表現する語句はほとんどなく、共通語による対話はたやすくはない。

痛み感覚を共通した言葉で表現する間接的な方法として、英語では刺激（物）や状態を具体的に表現することが多い。生活に密着した具体物は、国（地方）、時代などによる文化の差がそのまま表われる。一方、日本語では擬音語、擬態語が多い。これらのことが英語と日本語の対訳を困難にさせる。日本の中でも地方による痛み表現の差は著しい。以上を考えると、痛みの表現語を標準化することは困難極まりないという結論に落ち着く。

日常的に使われる痛みを表現する言葉は症例を記載した英語論文にもよく見られるが、その語のもつ感じが捉えがたく、論文を理解する上で苦労することはしばしばである。そこでわれわれは、痛みの表現が多数取り入れられている McGill Pain Questionnaire（MPQ）（Melzack 1975）（本書第7章参照）をベースに、それらの和訳語について既に発表されていた3論文（佐藤 他 1991, 中村 他 1986, 橋口・大西 1984）を検討した。いずれの論文もそれぞれに工夫されていたが、言葉のニュアンスを含めて再検討し、新たに和訳語と説明を作成した。その結果をアンケート回答形式にして、バイリンガルまたはバイリンガル的な医師、大学英語・日本語教員、研究者などの11名に渡し、国際結婚者は夫婦で、外国人の多い職場の方は職場にて議論いただき、得られた回答を総合的に検討して採録訳語を作成した。ここでは、作成した和訳語および説明と前述3論文の和訳語を併記し、また、MPQに含まれない痛み表現に関するいくつかの語句を加えた。

McGill Pain Questionnaire (MPQ) を中心にした英語痛み表現語の日本語訳

　MPQ（Melzack 1975）には1～20群に分けられた78英単語が収録されており、各群内の語句は痛みの強度の弱い順に並べられている。そのもとになった論文（Melzack & Torgerson 1971）には、このうちの1～16群、61語が収録され、1～10群は痛みの感覚的表現、11～15群は痛みによる感情的表現、16群は痛みの評価的表現を示す語群として分類されており、これらの語句を臨床的に使った結果不足していると考えられた17語がMPQの17群以下に記載されている。

　表Ⅰに、MPQ分類群（第1列数字）、群内の語順（第2列数字）、英単語（第3列）とそれに対する今回採録の日本語訳（第4列）、その説明（第5列）、佐藤らの日本語訳（佐藤 他 1991）（第6列）、中村らの日本語訳（中村 他 1986）（第7列）、橋口らの日本語訳（橋口・大西 1984）（第8列）を併記した。第3列の説明部には英単語のニュアンスを補足する説明や、使用例を記載した。橋口らの訳では17群以下は空欄となっている。

　表ⅡにはMPQ以外の痛みの表現語のいくつかを収録し、強度の順位を示す一般的な形容詞を付記した。

終わりに

　言葉は文化の産物であり、生活の産物である。今回、米・英・豪の英語と日本語のバイリンガルである人たちに尋ねたが、"lancinating"（3群5番目）という言葉に対して、医師以外の人の回答には「聞いたことがない」が多かった。しかし、論文中にはこの言葉が記載されていることがあり、日本人である私たち痛み研究者の方がそれほど奇異な言葉とは思えないと感じていることが興味深かった。中世ならいざしらず、現代に生活する英米人にとっては、既に死語になっているこの言葉を実感をもって理解することは出来ないということを示す。"drilling"（3群3番目）という言葉も、ドリルを見たこともない、一昔前の日本人にとっては全く実感のないものであろう。

　黄色い紙、笛の音、バラの匂いを提示すれば、誰もが一応共通した感覚をもち得る。同様な方法で刺激物を提示して、それによって生じるであろう感覚を表すことは、"drilling"のように、痛み表現においても用いられるが、痛み刺激の場合には、万人に同様の感覚体験をもってもらうことは出来ない。前述のように、具体的な刺激物提示型の痛み表現をする英語に比較して、日本語の場合は擬音語、擬態語が多く、このことが痛みの表現をより曖昧なものにさせている。さらに、日本においては方言による痛みの表現も多く、自分の出身地以外で診療にあたる場合、その表現のニュアンスを正確につかむまでに何年も要するとも言われている。このことは、痛みという感覚が生活や生きることに密接に関わっていることを示しているだけでなく、日本人同士でありながらも共通した表現が難しいことを示している。

　多くの痛み表現語をもつMPQの和訳を試みることは、英語論文の理解と作成のために、その表現のニュアンスを汲み取るという点で意味がある。しかし、この痛み表現の和訳語をそのまま安易に日本で臨床的に用いることは、表現の取り間違いを起こす危険性が高く、かなりの慎重を要すると考えられる。

　痛みは、刺激が痛覚受容器の興奮を引き起こして生じる急性痛と、その興奮が持続した結果、可塑的な神経系の混線状態が生じて起こる慢性痛に分けられる（熊澤 1999, 2007）（本書セクションⅠ参照）。痛みの表現において、急性痛では刺激に結びつきやすい性質があり、また強度が問題になることが多いが、慢性痛では脳を含めた全神経系活動が関係すると考えられ、文化、風土、慣習などを反映する度合いが強く、診断・治療面でその痛みの性質の詳細な解析が不可欠となり、本書第7章に述べられているように質問票の価値がより高い。したがって、日本における痛み治療においては、日本の生活、文化などを反映した固有の痛みの表現語を分析し、標準化

表I　MPQの痛み表現語の和訳

群	順	MPQの語	和訳	説明	佐藤 他（1991）	中村 他（1986）	橋口 他（1984）
1	1	flickering	ちらちらする	光が不安定に明滅するような感じ	チクチク	点滅するような	ちらちらする
1	2	quivering	ぶるぶる震えるような	揺れる感じを伴った小刻みな震え感	ピリピリ	振動するような	ぶるぶるする
1	3	pulsing	ずきずきする	脈打つような感じ（連続感を強調）	ビリビリ	脈を打つような	ずきずきする
1	4	throbbing	ずきんずきんする	pulsingより強い感じ（連続感を強調）	ズキズキ	どきどきするような	ずきんずきんする
1	5	beating	どきんどきんする	throbbingより一回のbeatによるimpactを強調	ズキンズキン	ばたばたするような	どきどきする
1	6	pounding	がんがんする	beatingよりさらに強く連打される感じ	ガンガン	どしんどしんとするような	どきんどきんする
2	1	jumping	びくっとする	びっくりして跳び上がるような感じ	ピクッとする	跳び上がるような	ビクッとする
2	2	flashing	ぴかっとする	一瞬の閃光の強さを強調（ただしそれが続く感もある）。歯がしみたときなどに使われることがある	ジーンと感じる	ぴかっと光るような	ピリッとする
2	3	shooting	ビーンと走るような	撃たれたときの衝撃の強さとその痛みの移動（短距離でも）を強調背部痛などのときに使われることがある [例： shooting pain in the back]	ビーンと痛みが走る	撃たれたような	刺すような
3	1	pricking	ちくりとする	針でつつかれた感じ	針でつくような	突くような	ちくりとする
3	2	boring	千枚通しで押し込まれるような	vibrationを含まない感じ。drillingよりも大きい穴の感じのときもある	千枚どおしで押すような	削るような	刺すような
3	3	drilling	ドリルでもみ込まれるような	vibrationを感じさせるような印象もあり、かなりの深さもある	きりでもみこむような	錐で刺すような	刺すような
3	4	stabbing	刃物で突き刺されるような	sharpな感じと2インチ以上の深さを感じる	刃物でさすような	（刺すような）	突くような
3	5	lancinating	槍で突き抜かれるような	貫通した感じを強調。一般的にはあまり使われない言葉	槍でつきとおすような	引き裂くような	突きさすような
4	1	sharp	鋭い		スパッと切るような	鋭い	鋭い
4	2	cutting	切り裂かれるような		切り裂くような	切るような	切るような
4	3	lacerating	引き裂かれるような	cuttingよりも裂かれる点を強調、幅・深さの程度がより大きい	（ズタズタに）切りきざむような	引き裂くような	切り裂くような
5	1	pinching	つねられたような	ある二つの面から圧迫される感じ	はさむような	つねるような	つまむような
5	2	pressing	圧迫されるような	方向としては一方向も可。pinchingよりその面積がやや広く、圧力もやや大きい感じ	しめるような	圧迫するような	押すような

群	順	MPQの語	和訳	説明	佐藤 他 (1991)	中村 他 (1986)	橋口 他 (1984)
5	3	gnawing	かじり続けられるような	一回だけ咬まれるのでなく、ガリガリとしつこく責めさいなまれる感じ [例：gnawing toothache]	かみつかれるような	噛むような	さいなむような
5	4	cramping	ひきつるような	痙攣するような感じのやや sharp で acute な感じ。強い腹痛のときなどに使われる	しめるような	痙攣するような	締めつけるような
5	5	crushing	押しつぶされるような	つぶれる感じも含まれて、かなりの強さが感じられる	押しつぶされるような	砕くような	押しつぶすような
6	1	tugging	ぐいっと引っ張られるような	pulling よりやや強い感じ	ひっぱられるような	ぐいと引っ張るような	引くような
6	2	pulling	引っ張られるような		ひきぬかれそう	引っ張るような	引っ張るような
6	3	wrenching	ねじ切られるような	ねじる様にかなり強く引きちぎる感じ [例：wrenching gut ache]	ひきちぎられそうな	捻じるような	ねじるような
7	1	hot	熱い		あつい	熱い	熱い
7	2	burning	灼けるような	火にさわってやけどする感じ	灼けるような	焼けるような	焼けるような
7	3	scalding	やけどしたような	熱湯、蒸気などの熱でやけどする感じ。こげる感じはない	やけどするような	やけどしそうな	火傷するような
7	4	searing	こげるような	表面が焼けこげるときの焼きこがされる感じ	灼きこがされるような	こげるような	焼きごてを当てられたような
8	1	tingling	ひりひりする	表面的にひりひりする感じ	ヒリヒリ	ひりひりする	むずむずする
8	2	itchy	むずがゆい		むずむず	かゆい	ちくちくする
8	3	smarting	ずきっとする	表面的なずきずきした刺激がある感じ。ドアに指を挟んだときなどに起こる一過性の痛みに使うことがある	バーンと打たれるような	ずきずきする	ひりひりする
8	4	stinging	蜂に刺されたような	毒針で刺されたような苦痛感	ずきずき	ぴりぴりする	ずきずきする
9	1	dull	じわっとした	鈍い痛み	にぶい	鈍い	鈍い
9	2	sore	はれたような	傷ついていて炎症などがあり、触ると痛い感じのあるところに使われる（筋肉痛、のどの腫れた痛みなど）[例：sore throat; sore arm; sore back]	はれたような	気にさわる	うずく
9	3	hurting	傷のついたような	けがをして傷ついた感じ	きずのついたような	不快な	苦痛な
9	4	aching	うずくような	ache：一般語の pain に対して、しばしば長く続く鈍い痛みをさす	うずくような	うずく	非常に苦痛な
9	5	heavy	重苦しい	とても強く、激しい痛み	おもくるしい	重苦しい	激しく苦痛な
10	1	tender	さわられると痛い	sore とは違って、腫れたり、ただれたりしていない敏感になっている感じ	さわられるといたい	気になる	触れると痛い
10	2	taut	つっぱった	緊張して痛い感じ	ほてるような（陽やけしたときのような）	緊張した	ビリッと痛い
10	3	rasping	いらいらする	ぎしぎしと耳ざわりな音がする感じ	きしるような	いらいらする	きりきり痛い

付録3．痛みを表現する言葉

群	順	MPQの語	和訳	説明	佐藤 他（1991）	中村 他（1986）	橋口 他（1984）
10	4	splitting	割れるような	割れるように激しい感じ頭痛のときなどに使われる［例：splitting headache］	われるような	激しい	割れるように痛い
11	1	tiring	うんざりした	めんどうで骨の折れる感じ	つかれる	うんざりする	疲れさせる
11	2	exhausting	げんなりした	tiringより更に強い	つかれはてる	疲れ切るような	疲れ果てた
12	1	sickening	吐き気のする	嫌な気持ちで吐き気をもよおすような感じ	気分が悪くなる	むかむかする	吐き気を催させる
12	2	suffocating	息苦しい		息苦しいような	息苦しくなるような	息苦しくさせる
13	1	fearful	こわいような	［例：fearful headache（ひどい頭痛）］	おののくような	びくびくする	びくびくする
13	2	frightful	すさまじい	fearful → frightful → terrifying（13群はいずれも痛みの強さを恐怖心に置換した表現。日本人はあまりこの様な表現をしないという意見がある）	ギョッとする	恐ろしい	こわい
13	3	terrifying	ぞっとするような		足のすくむような	おどかすような	ぞっとする
14	1	punishing	いためつけられるような	punishing → gruelling → cruel → vicious → killing（14群はいずれも痛みの強さを被害者としてとらえた表現）	こりごりする	いためつけるような	罰を受けているような
14	2	grueling	苛酷な		さいなむような	苛酷な	厳罰をうけているような
14	3	cruel	残酷な		むごたらしい	残酷な	残酷な
14	4	vicious	残忍な	サディスティックな感じ	残忍な	暴力的	残忍な
14	5	killing	死ぬほどつらい		殺されそうな	致命的	人を殺すほどの
15	1	wretched	ひどく惨めな	［例：wretched headache（不快な頭痛）］	ひどく不快な	悲惨な	惨めな
15	2	blinding	わけのわからない	目もくらむような、わけのわからない感じ	目のくらむような	わけのわからない	圧倒的な
16	1	annoying	いらいらさせる		うるさい	わずらわしい	いらいらさせる
16	2	troublesome	やっかいな		わずらわしい	やっかいな	厄介な
16	3	miserable	情けない		なさけない	みじめな	ひどく不快な
16	4	intense	激しい		はげしい	強烈な	強烈な
16	5	unbearable	耐えられないような		耐えがたい	耐え難い	耐えられない
17	1	spreading	ひろがっていく（幅）	液体が拡がっていくような感じ	じわっとにじむような	伝導的	
17	2	radiating	ひろがっていく（線）	光線が放たれて遠くまで伝わる感じ	ひろがるような	放散的	
17	3	penetrating	貫くような	内部へ貫くような鋭い痛みの方向を強調	しみこむような	穿孔的	
17	4	piercing	突き通すような	penetrating同様、貫通する痛みだが、痛みの性質がややsharpな感じ	つきさすような	貫通的	
18	1	tight	きゅうくつな	引き締まって窮屈な感じ	きゅうくつな	しめつけるような	

群	順	MPQの語	和訳	説明	佐藤 他（1991）	中村 他（1986）	橋口 他（1984）
18	2	numb	しびれたような	感覚を失ったような感じ	しびれたような	しびれたような	
18	3	drawing	引きよせられるような	pullingと違って、滑らかに滑るように易々とというニュアンスがある	ひきしめられるような	引っ張るような	
18	4	squeezing	しぼられるような	圧搾して潰されるような感じ	しめつぶされるような	押しつぶされるような	
18	5	tearing	引きちぎられるような		ひきさかれるような	引きちぎるような	
19	1	cool	ひんやりした	cool → cold → freezing	ひややかな	涼しい	
19	2	cold	冷たい		つめたい	冷たい	
19	3	freezing	凍るような		こおるような	凍るような	
20	1	nagging	しつこい	絶えず苦しめられる感じ［例：nagging headache（しつこい頭痛）］	しつこい	なかなか消えない	
20	2	nauseating	むかつくような			むかつくような	吐き気を起こさせる
20	3	agonizing	苦しみもだえるような	苦痛を与えられる感じ	もだえるような	ひどく苦しめる	
20	4	dreadful	ひどく恐ろしい		おそるべき	うんざりする	
20	5	torturing	拷問にかけられているような	激しく苦しめられる感じ	拷問のような	痛めつける	

表Ⅱ　MPQ以外の痛み表現語と痛みの強度を表わす語

MPQ以外の痛み表現	和訳	説明
dragging	引きずられるような	
fulgurant	電光のような	
griping	しくしくする	腹痛のときに使われる
intractable	難治性の	
irritated	ひりひりする	
lightning	稲妻のような	
pang	さしこみ	twinge より強い
pins and needles	しびれた部位に感覚が戻ってきてびりびりする状態	
terebrant（= terebrating）	掘り抜くような；突き通すような	
tickling	むずむず；ぴくぴく；ちくちく	くすぐられる感じ
tingle	ひりひり；ちくちく；ぴりぴり	刺痛に使う
twinge	急激な刺すような痛み	pang より弱い

一般的に使われる強度を表わす語
弱　slight → mild → moderate → severe → intense → excruciating　強

して分類した痛み質問票の必要性が痛感される。特に、慢性痛患者の治療に携わることの多い理学療法士や作業療法士等のセラピストは、その領域独自の質問票や評価票を開発する必要がある。

参考文献

Melzack R, Torgerson T 1971 On the language of pain. Anesthesiology 34: 50-59
Melzack R 1975 The McGill Pain Questionnaire: major properties and scoring methods. Pain 1: 277-299
Morley S 1993 Vivid memory for everyday pains. Pain 55: 55-62
Niven CA, Brodie EE 1996 Memory for labor pain: Context and quality. Pain 64: 387-392
熊澤孝朗 1999 痛みは歪む。久野宗監修「脳を知る」所収、秀潤社、東京、106-116
熊澤孝朗 2007 いのちの科学を語る2「痛みを知る」。東方出版、大阪、全180頁
佐藤愛子、谷口俊治、東山篤規、奥富俊之、宮岡徹、畑山俊輝 1991 痛みの話。日本文化科学社、東京
中村嘉男（監訳）他（共訳）1986 R・メルザック、P・D・ウォール著 痛みへの挑戦。誠信書房、東京
橋口英俊, 大西文行（訳）1984 R・メルザック著 痛みのパズル。誠信書房、東京

謝辞

安田信彦・Okazaki、田中衛子・Shepherd, J.W.、長久厚、山森-Toff Mika、波多野Shirley、小川Christine、幾島幸子、横田和憲の各氏にはMPQ和訳語の検討に真摯なご協力をいただいた。柴田政彦、戸田一雄のお二方には原稿作成のための資料収集にご協力いただいた。

本稿は、「標準 痛みの用語集（日本疼痛学会・日本ペインクリニック学会編）」（南江堂1999）附録に掲載されたものに改変を加えたものである。

（熊澤孝朗・波多野 敬・山口佳子）

索 引

和文索引

《数字・記号・アルファベットではじまるもの》

5-HT／セロトニン 5-hydroxytryptamine/serotonin 32, 67, 368, 383
11段階チェック式尺度 11-point box scale 150
Ⅲ群求心性線維 Group Ⅲ afferent fibers 19
Ⅳ群（求心性）線維 Group Ⅳ (afferent) fibers 19
α₂アドレナリン受容体作動薬 α₂-adrenargic receptor agonist 371
γ-アミノ酪酸（GABA） γ-aminobutylic acid：GABA 372
AMHⅠ型／AMHⅡ型 AMHs typeⅠ/typeⅡ 18
AMPA受容体 α-amino-3-hydroxyl-5-methyl-isoxazoleproprionic acid 56
A線維の機械・熱感受性侵害受容器 A-fiber mechano-heat-sensitive nociceptors 18
Aβ線維 Aβ fiber 54
Aδ線維 Aδ fiber 17
CGRP Calcitonin Gene Related Peptide 50, 383
C線維 C fiber 17, 54
C線維の機械・熱感受性侵害受容器 C-fiber mechano-heat-sensitive nociceptors 18
Margolis疼痛部位図示法 Margolis pain drawing 153
Mitchellの生理的リラクセーション Mitchell's physiological relaxation 344, 345
NMDA受容体 N-methyl-D-aspartate receptor 55
NMDA受容体拮抗薬 N-methyl-D-aspartate receptor antagonist 367
NSAIDs（非ステロイド性抗炎症薬） non-steroidal anti-inflammatory drugs 186
PCA／患者自己管理鎮痛 patient-controlled analgesia：PCA 364, 440
QOL／生活の質 quality of life：QOL 3, 89, 180, 199
Rexed 21
SF-36（簡易健康調査） SF-36：The 36-item short form of the Medical Outcomes Study questionnaire 164
SIGs Special Interest Groups 192
VAS／視覚アナログ尺度 visual analogue scale 120, 146, 150, 151
WHOの分類 WHO classification 144, 149

【あ】

アイスパック ice packs 245
悪循環 vicious circle 295
悪循環モデル vicious model 59
アセスメント assessment 9
圧痛閾値 pressure pain threshold 226, 228
アップレギュレーション up-regulation 47
アラキドン酸 arachidonic acid 361
アレキシサイミア alexythymia 489
アロディニア allodynia 48, 371, 391, 408
アロパシー（通常）医学 allopathic (conventional) medicine 95
安楽死 euthanasia 11

【い】

イオンチャネル ion channel 18
医原性 iatrogenic 504
医原性の薬物依存 iatrogenic drug dependence 501
医原性プラシーボ誘発性刺激 iatroplacebogenic stimuli 108
医原的プラシーボ発生性 iatroplacebogenic 94
意思決定 decision-making 337, 350
医師ほう助による自殺 physician-assisted suicide 11
依存 dependency 492

痛み閾値　pain threshold　84, 101, 488
痛み感受性　pain sensitivity　84
痛み関連コントロール尺度　Pain-Related Control Scale　76
痛み機能障害関係尺度　Pain and Impairment Relationship Scale　76
痛み恐怖　fear of pain　77, 156, 198, 210
痛み行動　pain behavior　87, 144, 162, 184, 188, 198, 199, 202, 488
痛み行動チェックリスト　Pain Behavior Checklist　162
痛みコーピング質問票　Pain Coping Questionnaire　77
痛み自己効力感質問票　Pain Self-Efficacy Questionnaire：PSEQ　157, 158, 159
痛み信念－知覚質問票　Pain Beliefs and Perceptions Inventory：PBPI　76, 156
痛み体験　pain experience　115
痛み耐性／耐痛限度　pain tolerance　84, 101, 229, 488
痛み態度調査票　Survey of Pain Attitudes　76
痛み態度調査票－改定版　Survey of Pain Attitudes-Revised：SOPA-R　156, 204
痛みチーム　pain team　12, 148
痛み適応モデル　pain adaptation model　60
痛みによる能力低下指数　Pain Disability Index：PDI　164
痛み認知リスト　Pain Cognition List　76
痛みのアセスメント　pain assessment　143, 148
痛みの影響　impact of pain　162
痛みのカリキュラム　Pain Curriculum　5
痛みの緩和　pain relief　79
痛みの記述表現　description of the pain　150
痛みのコントロール　pain control　79
痛みの測定　pain measurement　143, 145, 148
痛みの定義　pain definition　5, 74, 147
痛みのマネジメント　pain management　10
痛み破局化尺度　Pain Catastrophizing Scale　77, 161
痛み反応　response to pain　156
痛み評価質問票　Pain Appraisal Inventory　76, 158
痛み表現　pain expression　84, 488
痛みを起こしやすいパーソナリティ　pain-prone personality　79, 81
一次求心性線維　primary afferent fibers　21
一酸化窒素合成酵素　nitric oxide synthase：NOS　367
一次性痛覚増強　primary hyperalgesia　48, 49
一次痛　first pain　19
一酸化窒素（NO）　nitric oxide　50
イメージ法　imagery　184
意欲　volition　87
医療者の役割　therapist's role　487
因果的役割　causal role　81
インターフェロンα　interferon alpha　399
インフォームドチョイス　informed choice　272

【う】
ヴァンダービルト痛みのマネジメント目録　Vanderbilt Pain Management Inventory　77
ウェストヘイブン・エール多面的疼痛質問票　West-Haven Yale Multidimensional Pain Inventory　161, 165
うつ病／うつ状態／抑うつ　depression　80, 82, 156, 169, 496
運動　exercise　89
運動恐怖（症）　kinesiophobia　485, 497
運動系　moter system　234
運動麻痺　paralysis　503

【え】
会陰痛　perineal pain　247
疫学　epidemiology　6
エビデンスに基づく診療（EBM）　evidence-based practice：EBP/evidence-based medicine：EBM　178, 182
エンケファリン　enkephalins　363
炎症性スープ　inflammatory soup　51
炎症性疼痛　inflammatory pain　358
炎症メディエータ　inflammatory mediator　51
延髄吻側腹内側部　rostral ventromedial medulla：RVM　64
エンドルフィン　endorphins　363

【お】
横断的方法　cross-sectional design　81
オーバーユース　overdoing　341
オズウェストリーの腰痛障害問診票　Oswestry Low Back Pain Disability Questionnaire：ODQ　163
オステオパシー　osteopathy　232
オピオイド　opioid　11, 65, 185, 186, 187, 227, 229, 439, 444, 477, 500
オピオイド受容体　opioid receptor　363
オフ・セル　off-cell　67
オペラント条件づけ／条件づけモデル　operant conditioning model/conditioning model　181, 188, 198, 201
オン・セル　on-cell　67
温熱痛閾値　thermal pain threshold　226
温熱（療）法　thermal agent　242

【か】
外在化　externalization　76
改訂版職務分析ハンドブック　The Revised Handbook of Analyzing Jobs　318
ガイドライン　guideline　11
介入プログラム　intervention program　149
回避／回避行動　avoidance/avoidance behavior　198, 205
解離　dissociation　485, 489
カイロプラクティック　chiropractic　232, 265
カウザルギー　causalgia　116

カウンセリング counselling 190
下行性セロトニン作動系 descending serotonergic system 67
下行性調節 descending control 32
下行性疼痛抑制系 descending pain inhibition system 64
下行性ノルアドレナリン作動系 descending noradrenergic system 67
学際的 multidisciplinary/interdisciplinary 9, 192, 214
学際的アプローチ multidisciplinary approach 180, 183
学際的痛みセンター multidisciplinary pain center 207, 459
学際的プログラム multidisciplinary programme 179
学際的ペインクリニック multidisciplinary pain clinics 455
学際的マネジメント multidisciplinary management 459
隠れたトラウマ crypto trauma 499
加重 summation 49
過剰活動 over-activity 492
仮性嗜癖／偽薬物依存 pseudo addiction 178, 185, 501
家族機能不全 family dysfunction 492
家族の影響 family influence 82
家族の治療参加 family involvement 189
家族療法 family therapy 190
可塑性 plasticity 107, 456
学校恐怖 school phobia 498
活動制限 activity limitations 144, 149
活動日誌 Activity Diary 167
活動プロファイル Human Activity Profile：HAP 163, 164
カップリング coupling 63
カナダ作業パフォーマンス評価 Canadian Occupational Performance Measure：COPM 167, 210, 341
カナダ作業パフォーマンスモデル Canadian Model of Occupational Performance 88
カプサイシン capsaicin 49, 370
簡易版マクギル疼痛質問票 Short Form McGill Pain Questionnaire：SF-MPQ 151, 155
環境要因 environmental factors 8, 74, 86
感作 sensitization 18, 49, 358
観察による測定 observational measures 147
患者教育 patient education 213
患者自己管理鎮痛／PCA patient-controlled analgesia：PCA 364, 440
患者中心のアプローチ patient-centered approach 10
患者との関係 therapist-patient relationship 215
患者の役割 patient's role 487
緩徐後過分極 slow after-hyperpolarization 52
感情的な乱れ emotional upset 7
干渉波療法 interferential therapy 242, 250
関節炎無力指数 Arthritis Helplessness Index 76
関節性の筋脆弱化 arthrogenous muscle weakness 286, 295

関節中間位 neutral joint position 301
関節痛 arthrogenic pain 255, 259
間接的強化 indirect reinforcement 203
間接的体験／代理体験 vicarious experience 210
関節の安定化 joint stabilization 286
関節リウマチ／リウマチ性骨関節炎 rheumatoid arthritis 255, 347, 360
がんの痛み cancer pain 152
寒冷療法 cryotherapy 242
関連痛 referred pain 20, 486
緩和ケア palliative care 187

【き】
記憶力の問題 memory problems 168
機械刺激低感受性求心（神経）系 mechanically insensitive afferents 19
機械的侵害受容器 mechanical nociceptors 17
危機反応 crisis reactions 77
危険信号 red flag 463
傷跡仮説 scar hypothesis 496
期待感 expectancy 103
偽単極性ニューロン pseudo-unipolar neuron 21
機能 function 144
機能・構造障害 impairment 9, 143, 144, 149, 168
機能的範囲 functional range 301
機能のアセスメント function assessment 162
擬娩（ぎべん）症候群 couvade syndrome 486
希望 hope 79
虐待 abuse 79
偽薬物依存／仮性嗜癖 pseudoaddiction 178, 185, 501
急性痛 acute pain 5, 178, 455
急性痛管理サービス Acute Pain Service：APS 449
旧脊髄視床路 paleo-spinothalamic tract 31
境界型人格障害 borderline personality disorder 504
強化因子／強化刺激 reinforcer 202
強直性脊椎炎 ankylosing spondylitis 360
脅迫 threatening 158
恐怖 fear 77, 79
恐怖回避 fear-avoidance 211
恐怖−回避信念 fear-avoidance beliefs 156, 337
恐怖−回避信念質問票 Fear-Avoidance Beliefs Questionnaire 157
興味関心チェックリスト NPI Interest Checklist 167
業務リハビリテーション occupational rehabilitation 310
虚偽性障害 factitious disorders 504
筋活動電位 electromyographic activity 234
筋緊張 muscle tension 80
筋骨格系の痛み musculokeletal pain 126, 167, 259
筋骨格系の傷害 musculoskeletal injuries 247
筋痛 muscular pain 88
筋電図バイオフィードバック EMG biofeedback 297
筋力増強運動 muscle-strengthening exercise 340

【く】

苦悩 suffering　77, 178
くも膜下鎮痛 intrathecal analgesia　443
グリア細胞系列由来神経栄養因子 glial cell line-derived neurotrophic factor：GDNF　52
クリニカル・リーズニング clinical reasoning　219
グループ治療／グループ療法 group therapy　183, 212

【け】

経穴 acupuncture point　273
警告信号 warning signal　5
系統的レビュー systematic review　183
経皮的電気刺激（法）（TENS）transcutaneous electrical nerve stimulation：TENS　98, 183, 241, 242, 247
ケースマネジメント case management　313
ゲートコントロール説 gate control theory　64, 75
仮病／詐病 malingering　330, 504
幻覚（症状）hallucination　491, 504
幻肢痛 phantom limb pain　116, 128, 369, 422, 456, 486
現実感喪失 derealization　489
現代医療 conventional healthcare　263

【こ】

高閾値機械受容器（HTM）high threshold mechanoreceptors　17
抗うつ剤 antidepressants　496
後角 dorsal horn　21, 56
効果サイズ effect size　221
交感神経依存性疼痛 sympathetically maintained pain：SMP　359
交感神経系 sympathetic nervous system　230, 233
攻撃性 aggression　492
後索－内側毛帯系 dorsal column-medial lemniscal system　24, 25
交差耐性 cross-tolerance　106
広作動域ニューロン（WDRニューロン）wide dynamic range neuron　21, 24, 57
抗てんかん薬 anti convulsants　372
行動的 behavioral　9
行動的なアセスメント behavioral assessment　164
行動反応 behavioral response　87
口頭評価尺度 verbal rating scales　150
行動評価尺度 Behavioral Rating Scale　152
行動療法 behavioral methods　181, 190
硬膜外鎮痛 epidural analgesia　443
コーパー coper　460
コーピング（対処）coping　77, 161, 208, 211
コーピング法チェックリスト Ways of Coping Checklist　77
コーピング方略質問票 Coping Strategies Questionnaire：CSQ　76, 157, 161, 204
コールドパック cold packs　183
後外側腹側核 ventral posterolateral nuclei：VPL　30
国際疼痛学会（IASP）International Association for the Study of Pain：IASP　4, 74, 192, 311, 462
国際疼痛学会の専門教育に関する特別委員会 The Task Force on Professional Education of the International Association for the Study of Pain　331
極超短波ジアテルミー microwave diathermy　242
極超短波ジアテルミー療法 microwave diathermy therapy　243, 258
コクラン共同計画 Cochrane Collaboration　183
コクランライブラリー Cochrane Library　183, 268
国立労働安全・健康研究所 National Institute of Occupational Safety and Health：NIOSH　317
後根神経節 dorsal root ganglion：DRG　20, 63
後根反射 dorsal-root reflexes　383
骨関節炎 osteoarthritis　370
古典的条件づけモデル classical conditioning model　201
子供の反応 child/children's response　82, 83
後内側腹側核 ventral posteromedial nuclei：VPM　30
固有核 nucleus proprius　23
固有受容性神経筋促通法 proprioceptive neuromuscular facilitation　297
コンディショニング不良／デコンディショニング deconditioning　191, 337

【さ】

細径有髄線維 small diameter myelinated fiber　23
再構築 reorganization　410
再受傷 re-injury　89
再受傷恐怖 fear of re-injury　77, 156, 198, 210
サイトカイン cytokine　50
催眠（療）法 hypnosis　184, 214, 265
先取り鎮痛 pre-emptive analgesia　448
作業 occupation　8
作業強化 work hardening　327
作業遂行歴質問表 Occupational Performance History Questionnaire　341
作業遂行歴面接 Occupational Performance History Interview　167
作業調整 work-conditioning　327
作業能力評価 functional capacity evaluation：FCE　318
作業のための体力 fitness for work　327
作業パフォーマンス occupational performance　74, 89
作業評価 work assessment　315
作業要因 work factors　86
作業療法 occupational therapy　8, 166, 179, 184, 192
作業療法士 occupational therapist　207, 345, 351
作業歴 Occupational History　167
詐病／仮病 malingering　330, 504
サブスタンスP substance P　52, 383
参加制約 participation restrictions　144, 149
三環系抗うつ剤 tricyclic antidepressant　368
三叉神経系 trigeminal system　26
三叉神経視床路 trigemino thalamic tract　28

三叉神経脊髄路核　spinal trigeminal nucleus　26
三叉神経痛　trigeminal neuralgia　369, 419

【し】

シェイピング　shaping　206
ジェンダー　gender　115
視覚アナログ尺度　visual analogue scale：VAS　120, 146, 150, 151
視覚化　visualization　265
視覚消失　blindness　503
糸球体　glomeruli　22
シクロオキシゲナーゼ　cyclooxygenase：COX　56, 186, 360
刺激の置換　stimulus substitution　102
自己効力（感）　self-efficacy　144, 158, 198, 209
自己効力感尺度　Self-Efficacy Gauge　157, 158, 160
仕事の簡素化　work simplification　181
仕事の役割　work role　89
自己表明　self-statement　76
自殺　suicide　80
視床　thalamus　30
自信　confidence　158
自信喪失　loss of confidence　498
姿勢再教育　posture reeducation　338, 339
持続痛　persisting pain　455
自尊心　self-esteem　213
膝蓋大腿関節痛症候群　pattelofemoral pain syndrome　289
失声　aphonia　503
疾病行動　illness behavior　156, 198, 199, 487, 490
疾病行動質問票　Illness Behavior Questionnaire：IBQ　157, 161, 200, 204
シナール　CINAHL　268
自発痛　spontaneous pain　49
嗜癖／薬物依存　addiction　178, 186, 501
社会経済的地位　socioeconomic status　85
社会的学習モデル　social learning model　201
社会的技能トレーニング　social skills training：SST　353
社会的孤立　isolation　492
社会的望ましさ　social desirability　161, 168
習慣　habits　88
宗教　religion　78
自由神経終末　free nerve ending　17
収束投射説　projection-convergence theory　20
手指操作課題の勧告基準　manual task advisory standards　316
手段的日常生活活動　instrumental activities of daily living　202
受容野　receptive field　17, 53
状況依存の鎮痛　situational analgesia　7
条件刺激　conditioned stimulus　102
条件づけ　conditioning　102

情動剥奪　emotional deprivation　503
情動乱用　emotional abuse　492
傷病影響プロフィール　Sickness Impact Profile：SIP　163
職業タイトル辞典　Dictionary of Occupational Titles：DOT　318
職業リハビリテーション　vocational rehabilitation　310
職能訓練プログラム　work-hardening programme　190, 192
職場関連の痛み　workplace-related pain　86
職場における痛みに関する特別委員会　Task Force on Pain in the Workplace　311
職場復帰　return-to-work：RTW　86, 190, 313
職場復帰（RTW）プログラム　return-to-work programme　311, 314
職務分析　job analysis　315
除神経筋萎縮　denervation atrophy　293
処方薬　prescription drugs　500
自律性　autonomy　489
心因性疼痛　psychogenic pain　487
侵害刺激　noxious stimulus　48, 49, 74, 87
侵害受容器　nociceptor(s)　17, 48, 358
侵害受容系／痛覚系　nociceptive system　47, 456
心気症　hypochondriasis　489
鍼灸／鍼治療　acupuncture　106, 265
神経可塑性　neuroplasticity　47
神経原性の痛み　neurogenic pain　250
神経腫　neuroma　371, 409
神経障害性疼痛　neuropathic pain　358, 407, 408
神経性炎症　neurogenic inflammation　50
神経精神研究施設興味チェックリスト／NPI興味チェックリスト　Neuropsychiatric Institute Interest Checklist　341
神経成長因子　nerve growth factor：NGF　52
神経痛　neuralgia　255, 359
神経伝達物質　neurotransmitter　22
神経ブロック　nerve block　443
神経ペプチド　neuropeptide　50
人生の意義　meaning in life　78
新脊髄視床路　neo-spinothalamic tract　31
身体化　somatization　485
身体化障害　somatization disorder　503
身体コンディショニング　physical conditioning　338, 340
身体（的）依存　physical dependence　186, 501, 502
身体的マネジメント　physical management　197
身体表現性障害　somatoform disorders　502
身体乱用　physical abuse　492
心的外傷後ストレス障害　post-traumatic stress disorder：PTSD　79, 485, 498
信念　belief　75
深部に生じた外傷　deeper-seated lesion　259
膠様質　substantia gelatinosa　22
心理学的アプローチ　phychological approach　198, 200

心理社会的　phychosocial　8
心理社会的アセスメントモデル　psychosocial assessment model　149
心理社会的な痛み　psychosocial pain　86
心理的依存　psychological dependence　501
心理的苦痛　psychological distress　81
心理的マネジメント　phychological management　197
心理的要因　psychological factors　74, 81
心理療法　psychotherapy　184, 188, 214

【す】
髄板内核　intralaminar nuclei　30
睡眠　sleep/sleeping　348
睡眠健康法　sleep hygiene　349
睡眠障害　sleeping problem　348
数字評価尺度　numeric rating scales：NRS　150
ストレス　stress　79, 89, 104
ストレス要因　stressor　211
ストレッチ運動　stretching (exercise)　340
スピリチュアル　spiritual　78

【せ】
性　sex/sexuality　115, 347
生活／生活スタイル／生活様式　life style　163, 188, 335
生活の質　quality of life：QOL　3, 89, 180, 199
精神疾患　psychiatric disorder　215
精神疾患の診断・統計マニュアル第3版　Diagnostic and Statistical Manual of Mental Disoders Third Edition　496
性的乱用／性的虐待　sexual abuse　492, 503
正のコーピング　positive coping　212
正のフィードバック　positive feedback　206
青斑核　locus coeruleus　32, 33
生物医学的アプローチ　biomedical approach　149
生物医学的モデル　biomedical model　149
生物学的警告信号　biological warning　456
生物学的変化　biological response　148
生物心理社会（学）的モデル　biopsychosocial model　82, 148, 149
生理学的測定　physiological measures　148
生理学的体力　physical fitness　327
生理学的要因　physiological factors　75
生理的メカニズム　physiological mechanism　79
世界保健機関　World Health Organization：WHO　144
赤外線　infrared　244
赤外線療法　infrared therapy　242, 245
脊髄頚髄路　spinocervical tract：SCT　25
脊髄視床路　spinothalamic tract：STT　24
脊髄中脳路　spinomesencephalic tract：SMT　25
脊髄網様体路　spinoreticular tract：SRT　25
絶望　hopelessness　79
セラピューティックタッチ　therapeutic touch　265
セルフレポート　self-report　146
セロトニン／5-HT　serotonin/5-hydroxytryptamine：5-HT　32, 66, 368, 383
線維筋痛症　fibromyalgia　67, 123, 273, 336, 342, 369
全身痛　total body pain　494
全人的　holistic　264
前側索系　anterolateral system　24
前頭連合野　prefrontal cortex　107
全般性社会恐怖　generalized social phobia　498
全般性不安障害　generalized anxiety disorder　497

【そ】
相互評価の信頼性　inter-rater reliability　145
創傷治癒　wound healing　253
（測定の）信頼性　relibility　145
（測定の）妥当性　validity　146
組織修復　tissue repair　253
組織損傷　tissue damage　6, 76, 77, 81
訴訟　legal action　11
ソノフォレーシス効果　sono-phoresis　257

【た】
大うつ病　major depression　491
帯状回　cingulate gyrus　36
帯状疱疹後神経痛　postherpetic neuralgia　116, 128, 369, 413
耐性　tolerance　502
体性関連痛　somatic referred pain　390
代替・相補医療　alternative or complementary medicine　95
代替・補完療法　Alternative and Complementary Therapies：ACT　263
耐痛限度／痛み耐性　pain tolerance　84, 101, 229, 488
態度　attitude(s)　75, 156, 169
大脳辺縁系　limbic system　33
ダイノルフィン　dynorphins　363
体部位局在性　somatotopic organization　23
大縫線核　nucleus raphe magnus　32
代理体験／間接的体験　vicarious experience　210
代理人によるマンチョーゼン症候群　Munchausen's by proxy　504
ダウンレギュレーション　down-regulation　48
太径有髄線維　large diameter myelinated fiber　23
多幸感　euphoria　186
多重人格　multiple personalities　504
脱抑制　disinhibition　411
妥当性　validity　144
多面的　multidimensional　6
多面的アセスメント　multidimensional assessment　164
多面的疼痛質問票　Multidimensional Pain Inventory：MPI　165
多裂筋　multifidus　287, 289
断端痛　stump pain　369
短波ジアテルミー　shortwave diathermy　101, 242

短波ジアテルミー療法 shortwave diathermy therapy　243, 258

【ち】
知覚麻痺 anaesthesia　503
治癒 repair　255
注意信号 yellow flag　463
中枢性感作 central sensitization　20, 48, 50, 410
中枢性疼痛 central pain　116
中脳中心灰白質／中脳水道周囲灰白質（部） periaqueductal gray matter（region）：PAG　31, 63, 106, 368
注目 attention　202, 205
超音波画像 ultrasound imaging　289
超音波療法 ultrasound therapy　242, 243, 255
聴覚消失 deafness　503
調整プログラム modified return-to-work program　311
挑戦 challenging　158
直接的強化 direct reinforcement　202
治療協定 therapeutic alliance　490
治療行動 treatment behavior　487, 490
鎮痛剤／鎮痛薬 analgesics/pain medication　180, 184, 187, 500

【つ】
痛覚系／侵害受容系 nociceptive system　47, 456
痛覚増強／痛覚過敏 hyperalgesia　48, 371
痛覚鈍麻 hypoalgesia　64
通有性 generic　178
ツンクのうつ自己評価尺度 Zung Self Rating Depression Scale　496

【て】
低閾値機械受容性ニューロン low threshold mechano-sensitive neuron：LTM　23
定量的感覚試験 quantitative sensory testing：QST　413
テールフリック・テスト tail flick test　67
適応障害 adjustment disorder　494
適合刺激 adequate stimulus　17
適性業務プログラム suitable duties program　311
デコンディショニング／コンディショニング不良 deconditioning　191, 337
手作業 manual handling　339
手作業技術 manual handling technique　338
転換性障害 conversion disorder　491, 503
電気刺激 electrical stimulation/electrostimulation　242
電気的鎮痛 electroanalgesia　242
電気物理（療）法 electrophysical agent/electrophysical modality　242
電気療法 electrotherapy　242

【と】
動機付け motivation　104, 215
統合失調症 schizophrenia　491

統合心理社会的アセスメントモデル Integrated Psychosocial Assessment Model：IPAM　165, 166
動作 movement　88
動作と痛み予測尺度 Movement and Pain Predictions Scale：MAPPS　157, 158, 204
闘争／逃走行動 fight/flight behavior　65
疼痛障害 pain disorder　503
疼痛部位図示法 Pain Drawing　146, 151, 153
糖尿病性神経障害（ニューロパシー） diabetic neuropathy　369, 416
逃避反射（引っ込め反射） withdrawal reflex　59
特異的侵害受容ニューロン（NS ニューロン） nociceptive-specific neuron　21, 23, 57
特定の安定性トレーニング specific stabilization training　286
特別な必要性 special needs　115
独立心 independence　489
徒手筋力検査 manual muscle test　234
徒手療法 manipulative therapy/manual therapy　106, 219, 221
トリガーポイント trigger point　273, 398
トロンボキサン A$_2$ thromboxane A$_2$　383
頓用投与 pro re nata：PRN　187

【な】
内因性鎮痛系 endogenous analgesia　64
内因性痛覚抑制系 endogenous pain control system　227
内臓からの投射線維 visceral projection　23
内臓痛 visceral pain　6
内側広筋 vastus medialis　287, 289
内部評価の信頼性 intra-rater reliability　145
慣れ habituation　87
ナロキソン naloxone　106, 227
軟部組織障害／損傷 soft-tissue injury　129, 255

【に】
二次性痛覚増強 secondary hyperalgesia　48, 49
二次痛 second pain　19
二次的損失 secondary losses　85
二次的利得 secondary gain　84
日常活動日誌 daily activity diary　163, 164
日常生活活動／日常生活動作 activities of daily living：ADL　202, 337
ニュートラル・セル neutral cell　67
ニューロパシー neuropathy　459
人間工学（的） ergonomic　179, 180
人間工学的な介入 ergonomic intervention　311
人間工学の配慮 ergonomic consideration　85
人間作業モデル The Model of Human Occupation　87, 166
認知行動的 cognitive-behavioral　9, 67, 165
認知行動モデル cognitive-behavioral model　201
認知行動療法 cognitive-behavioral approach／

intervention/strategy/therapy　121, 179, 181, 183, 188, 198, 207, 273, 337, 350, 447, 497
認知行動療法に基づいたコーピング法　cognitive behavioral coping strategies　161
認知的不調和　cognitive dissonance　104

【の】
脳由来神経栄養因子　brain-derived neurotrophic factor：BDNF　52
能力低下　disability　77, 82, 143, 144, 147, 149, 163, 180, 189, 337
能力低下指数（痛みによる）　Pain Disability Index：PDI　204
ノーシーボ効果　nocebo effects　94, 103, 465
ノルアドレナリン　noradrenarin　368, 392
ノルアドレナリン作動性ニューロン　noradrenegic neuron　33

【は】
バーセル指数（改訂版）　Modified Barthel Index　467
パーソナリティ　personality　81, 161
バイオフィードバック　biofeedback　183, 184, 265
配偶者の役割　spousal role　89
背側縫線核　dorsal raphe nucleus　32
廃用性筋萎縮　disuse atrophy　289
破局化　catastrophizing　74, 76, 161, 212
剥奪　deprivation　492
発芽　sprouting　56
パニック・アタック　panic attack　499
バニロイド受容体　vanilloid receptor：VR1　51
パフォーマンス　performance　87
パフォーマンスの達成　performance accomplishments　209
鍼治療／鍼灸　acupuncture　106, 265
反射抑制　reflex inhibition　286, 289, 291
ハンディキャップ　handicap　143, 144, 149
反復性の　recurrent　116
反復ランダム化比較試験　repeated randomized controlled trial　182

【ひ】
非活動性侵害受容器　silent/sleeping nociceptor　20, 53, 388
非がん性慢性痛　chronic non-malignant pain　186
引きこもり　withdrawal　498
非条件刺激　unconditioned stimulus　102
微小神経電図法　microneurography　49
ヒスタミン　histamine　383
ヒステリア　hysteria　503
非ステロイド（性）抗炎症／消炎鎮痛薬（NSAIDs）　non-steroidal anti-inflammatory drugs：NSAIDs　124, 185, 360, 442
悲嘆／深い悲しみ　grief　80, 215
引っ込め反射（逃避反射）　withdrawal reflex　59
皮膚節　dermatome　390
皮膚検査　skin testing　242
病者の役割　sickrole　205, 490
広場恐怖症　agoraphobia　498
貧困　poverty　85

【ふ】
不安／不安障害　anxiety/anxiety disorder　77, 79, 104, 492, 497
不安定性　instability　492
フェノタイプ　phenotype　53
深い悲しみ／悲嘆　grief　80, 215
不活動　inactivity　341
腹横筋　abdominis　287, 289
複合性局所疼痛症候群　complex regional pain syndrome：CRPS　62, 123, 369, 426, 459
物理的要因　physical factors　85
負のコーピング　negative coping　212
不法薬物乱用　illicit drug abuse　500
不満　dissatisfaction　86
プライマリー・ケア　primary care　9
プラシーボ　placebo　93, 94, 225
プラシーボ効果　placebo effect　93, 94
ブラジキニン　bradykinin　50, 383
フラッシュバック　flashback　499
ブリケ症候群　Broqiett's syndrome　503
プロスタグランジン　prostaglandin　50, 383
文化的集団　culture group　83
分節的な安定性トレーニング　segmental stabilization training　296

【へ】
米国立補完・代替医療センター　National Center for Complementary & Alternative Medicine：NACCAM　265
ペーシング　pacing　181, 184, 198, 341, 342
ベースライン　baseline　178, 179
ベック抑うつ尺度　Beck Depression Inventory：BDI　158, 204, 496
辺縁帯　marginal zone　21
ベンゾジアゼピン　benzodiazepines　500

【ほ】
包括多面的痛みアセスメント法　Multiperspective Multidimensional Pain Assessment Protocol：MMPAP　165, 166
傍巨大細胞網様核　nucleus paragigantocellularis　32, 33
法律的　legal　9
補償　compensation　84
補助具　assistive device　345
ホットパック　heat packs　183, 244, 245
ホメオパシー　homeopathy　272

【ま】

ポリモーダルC線維　polymodal C fibers　383
ポリモーダル受容器　polymodal receptor　17, 51

【ま】

マクギル疼痛質問票　McGill Pain Questionnaire：MPQ　146, 151, 153, 165, 204
マッサージ　massage　183, 220, 225
末梢性（感作）　peripheral（sensitization）　48, 50
マニピュレーション　manipulation　220, 223, 228, 232, 234
慢性関節痛　chronic arthralgia　247
慢性痛自己効力感尺度　Chronic Pain Self-Efficacy Scale　76
慢性痛（症）　chronic pain　5, 61, 178, 183, 189, 190, 455, 457, 490
マンチョーゼン症候群　Munchausen's syndrome　504

【み・む・め・も】

水治療法　hydrotherapy　111
ミネソタ多面人格目録　Minnesota Multiphasic Personality Inventory：MMPI　161
民間療法　folk medicine　94
民族　ethnic　83

無髄線維　unmyelinated fiber　23
無力感　helplessness　79, 109

メタアナリシス　meta-analysis　221
メドライン　Medline　268

妄想　delusion　504
妄想性疾患　delusional illness　491
網様体　reticular formation　32
目標設定　goal-setting　210, 341
（物の）持ち上げ　lifting　338, 339
モビライゼーション　mobilization　220, 223, 226, 230, 234

【や】

薬物依存／嗜癖　addiction　178, 186, 501
薬物探索行動　drug-seeking behavior　502
薬物乱用　substance abuse　492, 500
薬物療法　pharmacological strategy/therapy/pharmacotherapy　179, 180, 183, 184, 186, 187, 188, 497
役割　roles　88
役割チェックリスト　Role Checklist　167, 210
火傷　burn　120
病いの意味質問票　Meaning of Illness Questionnaire　76

【ゆ・よ】

有酸素運動　aerobic exercise　337, 338
有病率／有訴率　prevalence　6, 115
有用性　utility　145

幼児虐待　child abuse　504
腰痛悪化因子　low back pain aggravators　316
腰痛管理のためのガイドライン　guidelines for management of back pain　326
腰痛教室　back school　338
腰痛（症）　back pain（low back pain）　163, 188, 193, 250, 255
腰背部の保護　back care　338
余暇活動／余暇　leisure　90, 352
予期　expectancy　209
抑うつ／うつ病／うつ状態　depression　80, 82, 156, 169, 496
抑制性システム　inhibitory system　107

【ら・り】

ランダム化比較試験　randomized controlled trial　221

リーチ動作　reaching　340
リウマチ性骨関節炎／関節リウマチ　rheumatoid arthritis　255, 347, 360
リカート尺度　Likert Scale　157
理学療法　physical therapy/physiotherapy　8, 9, 167, 179, 180, 184, 192
理学療法士　physical therapist　207, 351
罹患率　incidence［rate］　6
利他主義　altruism　488
離脱症候群　withdrawal syndrome　502
リッサウェル　Lissauer　21, 26
離人症　depersonalization　489
リラクセーション（法）　relaxation　179, 183, 184, 188, 189, 265, 350
倫理的　ethical　9, 191

【れ・ろ・わ】

冷侵害受容器　cold nociceptor　18
レーザー療法　laser therapy　242, 243, 253

ロイコトリエン　leukotrienes　360, 383
労働者役割面接　Worker Role Interview：WRI　329
労働条件　work conditions　89

ワークリハビリテーション　work rehabilitation　309, 310, 314
ワインドアップ　wind-up　54

欧文索引

《numerals and symbols》

5-hydroxytryptamine/serotonin　5-HT／セロトニン　32, 67, 368, 383
11-point box scale　11段階チェック式尺度　150
α-amino-3-hydroxyl-5-methyl-isoxazoleproprionic acid　AMPA受容体　56
α2-adrenargic receptor agonise　α2アドレナリン受容体作動薬　370
γ-aminobutylic acid：GABA　γ-アミノ酪酸（GABA）　372

【A】

Aβ fiber　Aβ線維　54
Aδ fiber　Aδ線維　17
abdominis　腹横筋　287, 289
abuse　虐待　79
activities of daily living：ADL　日常生活動作／日常生活活動　202, 337
Activity Diary　活動日誌　167
activity limitations　活動制限　144, 149
acupuncture point　経穴　273
acupuncture　鍼灸／鍼治療　106, 265
Acute Pain Service：APS　急性痛管理サービス　449
acute pain　急性痛　5, 178, 455
addiction　嗜癖／薬物依存　178, 186, 501
adequate stimulus　適合刺激　17
adjustment disorder　適応障害　494
aerobic exercise　有酸素運動　337, 338
A-fiber mechano-heat-sensitive nociceptors　A線維の機械・熱感受性侵害受容器　18
aggression　攻撃性　492
agoraphobia　広場恐怖症　498
alexythymia　アレキシサイミア　489
allodynia　アロディニア　48, 371, 391, 408
allopathic (conventional) medicine　アロパシー（通常）医学　95
Alternative and Complementary Therapies：ACT　代替・補完療法　263
alternative or complementary medicine　代替・相補医療　95
altruism　利他主義　488
AMHs (type Ⅰ/typeⅡ)　AMHⅠ型/AMHⅡ型　18
anaesthesia　知覚麻痺　503
analgesics　鎮痛剤　500
ankylosing spondylitis　強直性脊椎炎　360
anterolateral system　前側索系　24
anti convulsants　抗てんかん薬　372
antidepressants　抗うつ剤　496
anxiety/anxiety disorder　不安／不安障害　77, 79, 104, 492, 497
aphonia　失声　503
arachidonic acid　アラキドン酸　361
Arthritis Helplessness Index　関節炎無力指数　76
arthrogenic pain　関節痛　255, 259
arthrogenous muscle weakness　関節性の筋脆弱化　286, 295
assessment　アセスメント　9
assistive device　補助具　345
attention　注目　202, 205
attitude(s)　態度　75, 156, 169
autonomy　自律性　489
avoidance/avoidance behavior　回避／回避行動　198, 205

【B】

back care　腰背部の保護　338
back pain (low back pain)　腰痛（症）　163, 188, 193, 250, 255
back school　腰痛教室　338
baseline　ベースライン　178, 179
Beck Depression Inventory：BDI　ベック抑うつ尺度　158, 204, 496
behavioral assessment　行動的なアセスメント　164
behavioral　行動的　9
behavioral methods　行動療法　181, 190
Behavioral Rating Scale　行動評価尺度　152
behavioral response　行動反応　87
belief　信念　75
benzodiazepines　ベンゾジアゼピン　500
biofeedback　バイオフィードバック　183, 184, 265
biological response　生物学的変化　148
biological warning　生物学的警告信号　456
biomedical approach　生物医学的アプローチ　149
biomedical model　生物医学的モデル　149
biopsychosocial model　生物心理社会（学）的モデル　82, 148, 149
blindness　視覚消失　503
borderline personality disorder　境界型人格障害　504
bradykinin　ブラジキニン　50, 383
brain-derived neurotrophic factor：BDNF　脳由来神経栄養因子　52
Broqiett's syndrome　ブリケ症候群　503
burn　火傷　120

【C】

C fiber　C線維　17, 54
C-fiber mechano-heat-sensitive nociceptors　C線維の機械・熱感受性侵害受容器　18
Calcitonin Gene Related Peptide　CGRP　50, 383
Canadian Model of Occupational Performance　カナダ作業パフォーマンスモデル　88
Canadian Occupational Performance Measure：COPM　カナダ作業パフォーマンス評価　167, 210, 341

cancer pain　がんの痛み　152
capsaicin　カプサイシン　49, 370
case management　ケースマネジメント　313
catastrophizing　破局化　74, 76, 161, 212
causal role　因果的役割　81
causalgia　カウザルギー　116
central pain　中枢性疼痛　116
central sensitization　中枢性感作　20, 48, 50, 410
challenging　挑戦　158
child abuse　幼児虐待　504
child/children's response　子供の反応　82, 83
chiropractic　カイロプラクティック　232, 265
chronic arthralgia　慢性関節痛　247
chronic non-malignant pain　非がん性慢性痛　186
Chronic Pain Self-Efficacy Scale　慢性痛自己効力感尺度　76
chronic pain　慢性痛（症）　5, 61, 178, 183, 189, 190, 455, 457, 490
CINAHL　シナール　268
cingulate gyrus　帯状回　36
classical conditioning model　古典的条件づけモデル　201
clinical reasoning　クリニカル・リーズニング　219
Cochrane Collaboration　コクラン共同計画　183
Cochrane Library　コクランライブラリー　183, 268
cognitive behavioral　認知行動的　9, 67, 165
cognitive behavioral approach/intervention/strategy/therapy　認知行動療法　121, 179, 181, 183, 188, 198, 207, 273, 337, 350, 447, 497
cognitive behavioral coping strategies　認知行動療法に基づいたコーピング法　161
cognitive behavioral model　認知行動モデル　201
cognitive dissonance　認知的不調和　104
cold nociceptor　冷侵害受容器　18
cold packs　コールドパック　183
compensation　補償　84
complex regional pain syndrome：CRPS　複合性局所疼痛症候群　62, 123, 369, 426, 459
conditioned stimulus　条件刺激　102
conditioning　条件づけ　102
confidence　自信　158
conventional healthcare　現代医療　263
conversion disorder　転換性障害　491, 503
coper　コーパー　460
Coping Strategies Questionnaire：CSQ　コーピング方略質問票　76, 157, 161, 204
coping　コーピング（対処）　76, 161, 208, 211
counselling　カウンセリング　190
coupling　カップリング　63
couvade syndrome　擬娩（ぎべん）症候群　486
crisis reactions　危機反応　77
cross-sectional design　横断的方法　81
cross-tolerance　交差耐性　106
cryotherapy　寒冷療法　242

crypto trauma　隠れたトラウマ　499
culture group　文化的集団　83
cyclooxygenase：COX　シクロオキシゲナーゼ　56, 186, 360
cytokine　サイトカイン　50

【D】
daily activity diary　日常活動日誌　163, 164
deafness　聴覚消失　503
decision-making　意思決定　337, 350
deconditioning　デコンディショニング／コンディショニング不良　191, 337
deeper-seated lesion　深部に生じた外傷　259
delusion　妄想　504
delusional illness　妄想性疾患　491
denervation atrophy　除神経筋萎縮　293
dependency　依存　492
depersonalization　離人症　489
depression　うつ病／うつ状態／抑うつ　80, 82, 156, 169, 496
deprivation　剥奪　492
derealization　現実感喪失　489
dermatome　皮膚節　390
descending control　下行性調節　32
descending noradrenergic system　下行性ノルアドレナリン作動系　67
descending pain inhibition system　下行性疼痛抑制系　64
descending serotonergic system　下行性セロトニン作動系　67
description of the pain　痛みの記述表現　150
diabetic neuropathy　糖尿病性神経障害（ニューロパシー）　369, 416
Diagnostic and Statistical Manual of Mental Disoders Third Edition　精神疾患の診断・統計マニュアル第3版　496
Dictionary of Occupational Titles：DOT　職業タイトル辞典　318
direct reinforcement　直接的強化　202
disability　能力低下　77, 82, 143, 144, 147, 149, 163, 180, 189, 337
disinhibition　脱抑制　411
dissatisfaction　不満　86
dissociation　解離　485, 489
disuse atrophy　廃用性筋萎縮　289
dorsal column-medial lemniscal system　後索−内側毛帯系　24, 25
dorsal horn　後角　21, 56
dorsal raphe nucleus　背側縫線核　32
dorsal root ganglion：DRG　後根神経節　20, 63
dorsal-root reflexes　後根反射　383
down-regulation　ダウンレギュレーション　48
drug-seeking behavior　薬物探索行動　502

dynorphins ダイノルフィン 363

【E】
effect size 効果サイズ 221
electrical stimulation/electrostimulation 電気刺激 242
electroanalgesia 電気的鎮痛 242
electromyographic activity 筋活動電位 234
electrophysical agent/electrophysical modality 電気物理（療）法 242
electrotherapy 電気療法 242
EMG biofeedback 筋電図バイオフィードバック 297
emotional abuse 情動乱用 492
emotional deprivation 情動剥奪 503
emotional upset 感情的な乱れ 7
endogenous analgesia 内因性鎮痛系 64
endogenous pain control system 内因性痛覚抑制系 227
endorphins エンドルフィン 363
enkephalins エンケファリン 363
environmental factors 環境要因 8, 74, 86
epidemiology 疫学 6
epidural analgesia 硬膜外鎮痛 443
ergonomic 人間工学（的） 179, 180
ergonomic consideration 人間工学的配慮 85
ergonomic intervention 人間工学的な介入 311
ethical 倫理的 9, 191
ethnic 民族 83
euphoria 多幸感 186
euthanasia 安楽死 11
evidence-based practice：EBP/evidence-based medicine：EBM エビデンスに基づく診療（EBM） 178, 182
exercise 運動 89
expectancy 期待感 103
expectancy 予期 209
externalization 外在化 76

【F】
factitious disorders 虚偽性障害 504
family dysfunction 家族機能不全 492
family influence 家族の影響 82
family involvement 家族の治療参加 189
family therapy 家族療法 190
fear of pain 痛み恐怖 77, 156, 198, 210
fear of re-injury 再受傷恐怖 77, 156, 198, 210
fear 恐怖 77, 79
Fear-Avoidance Beliefs Questionnaire 恐怖−回避信念質問票 157
fear-avoidance beliefs 恐怖−回避信念 156, 337
fear-avoidance 恐怖回避 211
fibromyalgia 線維筋痛症 67, 123, 273, 336, 342, 369
fight/flight behavior 闘争／逃走行動 65
first pain 一次痛 19
fitness for work 作業のための体力 327
flashback フラッシュバック 499

folk medicine 民間療法 94
free nerve ending 自由神経終末 17
function 機能 144
function assessment 機能のアセスメント 162
functional capacity evaluation：FCE 作業能力評価 318
functional range 機能的範囲 301

【G】
gate control theory ゲートコントロール説 64, 75
gender ジェンダー 115
generalized anxiety disorder 全般性不安障害 497
generalized social phobia 全般性社会恐怖 498
generic 通有性 178
glial cell line-derived neurotrophic factor：GDNF グリア細胞系列由来神経栄養因子 52
glomeruli 糸球体 22
goal-setting 目標設定 210, 341
grief 深い悲しみ／悲嘆 80, 215
group therapy グループ治療／グループ療法 183, 212
Group Ⅲ afferent fibers Ⅲ群求心性線維 19
Group Ⅳ (afferent) fibers Ⅳ群（求心性）線維 19
guideline ガイドライン 11
guidelines for management of back pain 腰痛管理のためのガイドライン 326

【H】
habits 習慣 88
habituation 慣れ 87
hallucination 幻覚（症状） 491, 504
handicap ハンディキャップ 143, 144, 149
heat packs ホットパック 183, 244, 245
helplessness 無力感 79, 109
high threshold mechanoreceptors 高閾値機械受容器（HTM） 17
histamine ヒスタミン 383
holistic 全人的 264
homeopathy ホメオパシー 272
hope 希望 79
hopelessness 絶望 79
Human Activity Profile：HAP 活動プロファイル 163, 164
hydrotherapy 水治療法 111
hyperalgesia 痛覚増強／痛覚過敏 48, 371
hypnosis 催眠（療）法 184, 214, 265
hypoalgesia 痛覚鈍麻 64
hypochondriasis 心気症 489
hysteria ヒステリア 503

【I】
iatrogenic drug dependence 医原性の薬物依存 501
iatrogenic 医原性 504
iatroplacebogenic stimuli 医原性プラシーボ誘発性刺激 108

iatroplacebogenic 医原的プラシーボ発生性 94
ice packs アイスパック 245
illicit drug abuse 不法薬物乱用 500
illness behavior 疾病行動 156, 198, 199, 487, 490
Illness Behavior Questionnaire：IBQ 疾病行動質問票 157, 161, 200, 204
imagery イメージ法 184
impact of pain 痛みの影響 162
impairment 機能・構造障害 9, 143, 144, 149, 168
inactivity 不活動 341
incidence［rate］罹患率 6
independence 独立心 489
indirect reinforcement 間接的強化 203
inflammatory mediator 炎症メディエータ 51
inflammatory pain 炎症性疼痛 358
inflammatory soup 炎症性スープ 51
informed choice インフォームドチョイス 272
infrared 赤外線 244
infrared therapy 赤外線療法 242, 245
inhibitory system 抑制性システム 107
instability 不安定性 492
instrumental activities of daily living 手段的日常生活活動 202
Integrated Psychosocial Assessment Model：IPAM 統合心理社会的アセスメントモデル 165, 166
interdisciplinary/multidisciplinary 学際的 9, 192, 214
interferential therapy 干渉波療法 242, 250
interferon alpha インターフェロンα 399
International Association for the Study of Pain：IASP 国際疼痛学会（IASP） 4, 74, 192, 311, 462
inter-rater reliability 相互評価の信頼性 145
intervention program 介入プログラム 149
intralaminar nuclei 髄板内核 30
intra-rater reliability 内部評価の信頼性 145
intrathecal analgesia くも膜下鎮痛 443
ion channel イオンチャネル 18
isolation 社会的孤立 492

【J・K・L】
job analysis 職務分析 315
joint stabilization 関節の安定性 286

kinesiophobia 運動恐怖（症） 485, 497

large diameter myelinated fiber 太径有髄線維 23
laser therapy レーザー療法 242, 243, 253
legal action 訴訟 11
legal 法律的 9
leisure 余暇活動／余暇 90, 352
leukotrienes ロイコトリエン 360, 383
life style 生活／生活スタイル／生活様式 163, 188, 335
lifting （物の）持ち上げ 338, 339
Likert Scale リカート尺度 157

limbic system 大脳辺縁系 33
Lissauer リッサウェル 21, 26
locus coeruleus 青斑核 32, 33
loss of confidence 自信喪失 498
low back pain aggravators 腰痛悪化因子 316
low threshold mechano-sensitive neuron：LTM 低閾値機械受容性ニューロン 23

【M】
major depression 大うつ病 491
malingering 詐病／仮病 330, 504
manipulation マニピュレーション 220, 223, 228, 232, 234
manipulative therapy/manual therapy 徒手療法 106, 219, 221
manual handling technique 手作業技術 338
manual handling 手作業 339
manual muscle test 徒手筋力検査 234
manual task advisory standards 手指操作課題の勧告基準 316
marginal zone 辺縁帯 21
Margolis pain drawing Margolis疼痛部位図示法 153
massage マッサージ 183, 220, 225
McGill Pain Questionnaire：MPQ マクギル疼痛質問票 146, 151, 153, 165, 204
meaning in life 人生の意義 78
Meaning of Illness Questionnaire 病いの意味質問票 76
mechanical nociceptors 機械的侵害受容器 17
mechanically insensitive afferents 機械刺激低感受性求心（神経）系 19
Medline メドライン 268
memory problems 記憶力の問題 168
meta-analysis メタアナリシス 221
microneurography 微小神経電図法 49
microwave diathermy therapy 極超短波ジアテルミー療法 243, 258
microwave diathermy 極超短波ジアテルミー 242
Minnesota Multiphasic Personality Inventory：MMPI ミネソタ多面人格目録 161
Mitchell's physiological relaxation Mitchellの生理的リラクセーション 344, 345
mobilization モビライゼーション 220, 223, 226, 231, 234
Modified Barthel Index バーセル指数（改訂版） 467
modified return-to-work program 調整プログラム 311
moter system 運動系 234
motivation 動機付け 104, 215
Movement and Pain Predictions Scale：MAPPS 動作と痛み予測尺度 157, 158, 204
movement 動作 88
multidimensional assessment 多面的アセスメント 164
Multidimensional Pain Inventory：MPI 多面的疼痛質問票 165
multidimensional 多面的 6
multidisciplinary approach 学際的アプローチ 180, 183

multidisciplinary management　学際的マネジメント　459
multidisciplinary pain center　学際的痛みセンター　207, 459
multidisciplinary pain clinics　学際的ペインクリニック　455
multidisciplinary programme　学際的プログラム　179
multidisciplinary/interdisciplinary　学際的　9, 192, 214
multifidus　多裂筋　287, 289
Multiperspective Multidimensional Pain Assessment Protocol：MMPAP　包括多面的痛みアセスメント法　165, 166
multiple personalities　多重人格　504
Munchausen's by proxy　代理人によるマンチョーゼン症候群　504
Munchausen's syndrome　マンチョーゼン症候群　504
muscle tension　筋緊張　80
muscle-strengthening exercise　筋力増強運動　340
muscular pain　筋痛　88
musculokeletal pain　筋骨格系の痛み　126, 167, 259
musculoskeletal injuries　筋骨格系の傷害　247

【N】
naloxone　ナロキソン　106, 227
National Center for Complementary & Alternative Medicine：NACCAM　米国立補完・代替医療センター　265
National Institute of Occupational Safety and Health：NIOSH　国立労働安全・健康研究所　317
negative coping　負のコーピング　212
neo-spinothalamic tract　新脊髄視床路　31
nerve block　神経ブロック　443
nerve growth factor：NGF　神経成長因子　52
neuralgia　神経痛　255, 359
neurogenic inflammation　神経性炎症　50
neurogenic pain　神経原性の痛み　250
neuroma　神経腫　371, 409
neuropathic pain　神経障害性疼痛　358, 407, 408
neuropathy　ニューロパシー　459
neuropeptide　神経ペプチド　50
neuroplasticity　神経可塑性　47
Neuropsychiatric Institute Interest Checklist　神経精神研究施設興味チェックリスト／NPI 興味チェックリスト　341
neurotransmitter　神経伝達物質　22
neutral cell　ニュートラル・セル　67
neutral joint position　関節中間位　301
nitric oxide synthase：NOS　一酸化窒素合成酵素　367
nitric oxide　一酸化窒素（NO）　50
N-methyl-D-aspartate receptor antagonist　NMDA 受容体拮抗薬　367
N-methyl-D-aspartate　NMDA 受容体　55
nocebo effects　ノーシーボ効果　94, 103, 465
nociceptive system　侵害受容系　47

nociceptive system　痛覚系　456
nociceptive-specific neuron　特異的侵害受容ニューロン（NS ニューロン）　21, 23, 57
nociceptor(s)　侵害受容器　17, 48, 358
non-steroidal anti-inflammatory drugs：NSAIDs　非ステロイド（性）抗炎症／消炎鎮痛薬（NSAIDs）　124, 185, 186, 360, 442
noradrenarin　ノルアドレナリン　368, 392
noradrenegic neuron　ノルアドレナリン作動性ニューロン　33
noxious stimulus　侵害刺激　48, 49, 74, 87
NPI Interest Checklist　興味関心チェックリスト　167
nucleus paragigantocellularis　傍巨大細胞網様核　32, 33
nucleus proprius　固有核　23
nucleus raphe magnus　大縫線核　32
numeric rating scales：NRS　数字評価尺度　150

【O】
observational measures　観察による測定　147
occupation　作業　8
Occupational History　作業歴　167
Occupational Performance History Interview　作業遂行歴面接　167
Occupational Performance History Questionnaire　作業遂行歴質問表　341
occupational performance　作業パフォーマンス　74, 89
occupational rehabilitation　業務リハビリテーション　310
occupational therapist　作業療法士　207, 345, 351
occupational therapy　作業療法　8, 166, 179, 184, 192
off-cell　オフ・セル　67
on-cell　オン・セル　67
operant conditioning/conditioning model　オペラント条件づけ／条件づけモデル　181, 188, 198, 201
opioid receptor　オピオイド受容体　363
opioid　オピオイド　11, 65, 185, 186, 187, 227, 229, 439, 444, 477, 500
osteoarthritis　骨関節炎　370
osteopathy　オステオパシー　232
Oswestry Low Back Pain Disability Questionnaire：ODQ　オズウェストリーの腰痛障害質問票　163
over-activity　過剰活動　492
overdoing　オーバーユース　341

【P】
pacing　ペーシング　181, 184, 198, 341, 342
pain adaptation model　痛み適応モデル　60
Pain and Impairment Relationship Scale　痛み機能障害関係尺度　76
Pain Appraisal Inventory　痛み評価質問票　76, 158
pain assessment　痛みのアセスメント　143, 148
Pain Behavior Checklist　痛み行動チェックリスト　162
pain behavior　痛み行動　87, 144, 162, 184, 188, 198, 199, 202, 488

Pain Beliefs and Perceptions Inventory：PBPI 痛み信念－知覚質問票　76, 156
Pain Catastrophizing Scale 痛み破局化尺度　161
Pain Cognition List 痛み認知リスト　76
pain control 痛みのコントロール　79
Pain Coping Questionnaire 痛みコーピング質問票　77
Pain Curriculum 痛みのカリキュラム　5
pain definition 痛みの定義　5, 74, 147
Pain Disability Index：PDI 能力低下指数（痛みによる）　164, 204
pain disorder 疼痛障害　503
Pain Drawing 疼痛部位図示法　146, 151, 153
pain experience 痛み体験　115
pain expression 痛み表現　84, 488
pain management 痛みのマネジメント　10
pain measurement 痛みの測定　143, 145, 148
pain medication 鎮痛薬　180, 184, 187
pain relief 痛みの緩和　79
Pain Self-Efficacy Questionnaire：PSEQ 痛み自己効力感質問票　157, 158, 159
pain sensitivity 痛み感受性　84
pain team 痛みチーム　12, 148
pain threshold 痛み閾値　84, 101, 488
pain tolerance 痛み耐性／耐痛限度　84, 101, 229, 488
pain-prone personality 痛みを起こしやすいパーソナリティ　79, 81
Pain-Related Control Scale 痛み関連コントロール尺度　76
paleo-spinothalamic tract 旧脊髄視床路　31
palliative care 緩和ケア　187
panic attack パニック・アタック　499
paralysis 運動麻痺　503
participation restrictions 参加制約　144, 149
patient education 患者教育　213
patient-centered approach 患者中心のアプローチ　10
patient-controlled analgesia：PCA 患者自己管理鎮痛／PCA　364, 440
patient's role 患者の役割　487
pattelofemoral pain syndrome 膝蓋大腿関節痛症候群　289
performance accomplishments パフォーマンスの達成　209
performance パフォーマンス　87
periaqueductal gray matter (region)：PAG 中脳中心灰白質／中脳水道周囲灰白質（部）　31, 63, 106, 368
perineal pain 会陰痛　247
peripheral (sensitization) 末梢性（感作）　48, 50
persisting pain 持続痛　455
personality パーソナリティ　81, 161
phantom limb pain 幻肢痛　116, 128, 369, 422, 456, 486
pharmacological strategy/therapy/pharmacotherapy 薬物療法　179, 180, 183, 184, 186, 187, 188, 497
phenotype フェノタイプ　53

psychological approach 心理学的アプローチ　198, 200
phychological management 心理的マネジメント　197
phychosocial 心理社会的　8
physical abuse 身体乱用　492
physical conditioning 身体コンディショニング　338, 340
physical dependence 身体（的）依存　186, 501, 502
physical factors 物理的要因　85
physical fitness 生理学的体力　327
physical management 身体的マネジメント　197
physical therapist 理学療法士　207, 351
physical therapy/physiotherapy 理学療法　8, 9, 167, 179, 180, 184, 192
physician-assisted suicide 医師ほう助による自殺　11
physiological factors 生理学的要因　75
physiological measures 生理学的測定　148
physiological mechanism 生理的メカニズム　79
placebo effect プラシーボ効果　93, 94
placebo プラシーボ　93, 94, 225
plasticity 可塑性　107, 456
polymodal C fibers ポリモーダルC線維　383
polymodal receptor ポリモーダル受容器　17, 51
positive coping 正のコーピング　212
positive feedback 正のフィードバック　206
postherpetic neuralgia 帯状疱疹後神経痛　116, 128, 369, 413
post-traumatic stress disorder：PTSD 心的外傷後ストレス障害　79, 485, 498
posture reeducation 姿勢再教育　338, 339
poverty 貧困　85
pre-emptive analgesia 先取り鎮痛　448
prefrontal cortex 前頭連合野　107
prescription drugs 処方薬　500
pressure pain threshold 圧痛閾値　227, 228
prevalence 有病率／有訴率　6, 115
primary afferent fibers 一次求心性線維　21
primary care プライマリー・ケア　9
primary hyperalgesia 一次性痛覚増強　48, 49
pro re nata：PRN 頓用投与　187
projection-convergence theory 収束投射説　20
propriceptive neuromuscular facilitation 固有受容性神経筋促通法　297
prostaglandin プロスタグランジン　50, 383
pseudo addiction 仮性嗜癖／偽薬物依存　178, 185, 501
pseudo-unipolar neuron 偽単極性ニューロン　21
psychiatric disorder 精神疾患　215
psychogenic pain 心因性疼痛　487
psychological dependence 心理的依存　501
psychological distress 心理的苦痛　81
psychological factors 心理的要因　74, 81
psychosocial assessment model 心理社会的アセスメントモデル　149
psychosocial pain 心理社会的な痛み　86
psychotherapy 心理療法　184, 188, 214

【Q・R】

quality of life　生活の質／QOL　3, 89, 180, 199
quantitative sensory testing：QST　定量的感覚試験　413

randomized controlled trial　ランダム化比較試験　221
reaching　リーチ動作　340
receptive field　受容野　17, 53
recurrent　反復性の　116
red flag　危険信号　463
referred pain　関連痛　20, 486
reflex inhibition　反射抑制　286, 289, 291
reinforcer　強化因子／強化刺激　202
re-injury　再受傷　89
relaxation　リラクセーション（法）　179, 183, 184, 188, 189, 265, 350
reliability　（測定の）信頼性　145
religion　宗教　78
reorganization　再構築　410
repair　治癒　255
repeated randomized controlled trial　反復ランダム化比較試験　182
response to pain　痛み反応　156
reticular formation　網様体　32
return-to-work：RTW　職場復帰　86, 190, 313
return-to-work programme　職場復帰（RTW）プログラム　311, 314
Rexed　21
rheumatoid arthritis　関節リウマチ／リウマチ性骨関節炎　255, 347, 360
Role Checklist　役割チェックリスト　167, 210
roles　役割　88
rostral ventromedial medulla：RVM　延髄吻側腹内側部　64

【S】

scar hypothesis　傷跡仮説　496
schizophrenia　統合失調症　491
school phobia　学校恐怖　498
second pain　二次痛　19
secondary gain　二次的利得　84
secondary hyperalgesia　二次性痛覚増強　49, 48
secondary losses　二次的損失　85
segmental stabilization training　分節的な安定性トレーニング　296
Self-Efficacy Gauge　自己効力感尺度　157, 158, 160
self-efficacy　自己効力（感）　144, 158, 198, 209
self-esteem　自尊心　213
self-report　セルフレポート　146
self-statement　自己表明　76
sensitization　感作　18, 49, 358
serotonin/5-hydroxytryptamine：5-HT　セロトニン／5-HT　32, 67, 368, 383
sex/sexuality　性　115, 347

sexual abuse　性的乱用／性的虐待　492, 503
SF-36：The 36-item short form of the Medical Outcomes Study questionnaire　SF-36（簡易健康調査）　164
shaping　シェイピング　206
Short Form McGill Pain Questionnaire：SF-MPQ　簡易版マクギル疼痛質問票　151, 155
shortwave diathermy　短波ジアテルミー　101, 242
shortwave diathermy therapy　短波ジアテルミー療法　243, 258
Sickness Impact Profile：SIP　傷病影響プロフィール　163
sick-role　病者の役割　205, 490
silent/sleeping nociceptor　非活動性侵害受容器　20, 53, 388
situational analgesia　状況依存の鎮痛　7
skin testing　皮膚テスト　242
sleep hygiene　睡眠健康法　349
sleep/sleeping　睡眠　348
sleeping problem　睡眠障害　348
slow after-hyperpolarization　緩徐後過分極　52
small diameter myelinated fiber　細径有髄線維　23
social desirability　社会的望ましさ　161, 168
social learning model　社会的学習モデル　201
social skills training：SST　社会的技能トレーニング　353
socioeconomic status　社会経済的地位　85
soft-tissue injury　軟部組織障害／損傷　129, 255
somatic referred pain　体性関連痛　390
somatization disorder　身体化障害　503
somatization　身体化　485
somatoform disorders　身体表現性障害　502
somatotopic organization　体部位局在性　23
sono-phoresis　ソノフォレーシス効果　257
Special Interest Groups　SIGs　192
special needs　特別な必要性　115
specific stabilization training　特定の安定性トレーニング　286
spinal trigeminal nucleus　三叉神経脊髄路核　26
spinocervical tract：SCT　脊髄頚髄路　25
spinomesencephalic tract：SMT　脊髄中脳路　25
spinoreticular tract：SRT　脊髄網様体路　25
spinothalamic tract：STT　脊髄視床路　24
spiritual　スピリチュアル　78
spontaneous pain　自発痛　49
spousal role　配偶者の役割　89
sprouting　発芽　56
stimulus substitution　刺激の置換　102
stress　ストレス　79, 89, 104
stressor　ストレス要因　211
stretching (exercise)　ストレッチ運動　340
stump pain　断端痛　369
substance abuse　薬物乱用　492, 500
substance P　サブスタンスP　52, 383

substantia gelatinosa　膠様質　22
suffering　苦悩　77, 178
suicide　自殺　80
suitable duties program　適性業務プログラム　311
summation　加重　49
Survey of Pain Attitudes　痛み態度調査票　76
Survey of Pain Attitudes-Revised：SOPA-R　痛み態度調査票－改定版　156, 204
sympathetic nervous system　交感神経系　230, 233
sympathetically maintained pain：SMP　交感神経依存性疼痛　359
systematic review　系統的レビュー　183

【T】
tail flick test　テールフリック・テスト　67
Task Force on Pain in the Workplace　職場における痛みに関する特別委員会　311
thalamus　視床　30
The Model of Human Occupation　人間作業モデル　87, 166
The Revised Handbook of Analyzing Jobs　改訂版職務分析ハンドブック　318
The Task Force on Professional Education of the International Association for the Study of Pain　国際疼痛学会の専門教育に関する特別委員会　331
therapeutic alliance　治療協定　490
therapeutic touch　セラピューティックタッチ　265
therapist-patient relationship　患者との関係　215
therapist's role　医療者の役割　487
thermal agent　温熱（療）法　242
thermal pain threshold　温熱痛閾値　227
threatening　脅迫　158
thromboxane A_2　トロンボキサン A_2　383
tissue damage　組織損傷　6, 76, 77, 81
tissue repair　組織修復　253
tolerance　耐性　502
total body pain　全身痛　494
transcutaneous electrical nerve stimulation：TENS　経皮的電気刺激（法）（TENS）　98, 183, 241, 242, 247
treatment behavior　治療行動　487, 490
tricyclic antidepressant　三環系抗うつ剤　368
trigeminal neuralgia　三叉神経痛　369, 419
trigeminal system　三叉神経系　26
trigemino thalamic tract　三叉神経視床路　28
trigger point　トリガーポイント　273, 398

【U】
ultrasound imaging　超音波画像　289
ultrasound therapy　超音波療法　242, 243, 255
unconditioned stimulus　非条件刺激　102
unmyelinated fiber　無髄線維　23
up-regulation　アップレギュレーション　47
utility　有用性　145

【V】
validity（測定の）妥当性　146
Vanderbilt Pain Management Inventory　ヴァンダービルト痛みのマネジメント目録　77
vanilloid receptor：VR1　バニロイド受容体　51
vastus medialis　内側広筋　287, 289
ventral posterolateral nuclei：VPL　後外側腹側核　30
ventral posteromedial nuclei：VPM　後内側腹側核　30
verbal rating scales　口頭評価尺度　150
vicarious experience　間接的体験／代理体験　210
vicious circle　悪循環　295
vicious model　悪循環モデル　59
visceral pain　内臓痛　6
visceral projection　内臓からの投射線維　23
visual analogue scale：VAS　視覚アナログ尺度　120, 146, 150, 151
visualization　視覚化　265
vocational rehabilitation　職業リハビリテーション　310
volition　意欲　87

【W・Y・Z】
warning signal　警告信号　5
Ways of Coping Checklist　コーピング法チェックリスト　77
West-Haven Yale Multidimensional Pain Inventory　ウェストヘイブン・エール多面的疼痛質問票　161, 165
WHO classification　WHOの分類　144, 149
wide dynamic range neuron　広作動域ニューロン（WDRニューロン）　21, 24, 57
wind-up　ワインドアップ　54
withdrawal　引きこもり　498
withdrawal reflex　逃避反射（引っ込め反射）　59
withdrawal syndrome　離脱症候群　502
work assessment　作業評価　315
work role　仕事の役割　89
work conditions　労働条件　89
work factors　作業要因　86
work hardening　作業強化　327
work rehabilitation　ワークリハビリテーション　309, 310, 314
work simplification　仕事の簡素化　181
work-conditioning　作業調整　327
Worker Role Interview：WRI　労働者役割面接　329
work-hardening programme　職能訓練プログラム　190, 192
workplace-related pain　職場関連の痛み　86
World Health Organization：WHO　世界保健機関　144
wound healing　創傷治癒　253

yellow flag　注意信号　463

Zung Self Rating Depression Scale　ツンクのうつ自己評価尺度　496

痛み学

2010 年 11 月 1 日　初版第 1 刷発行	
2012 年 7 月 20 日　初版第 2 刷発行	定価はカバーに表示しています

　　　　　監訳者　　熊　澤　孝　朗
　　　　　発行者　　石　井　三　記

発行所　一般財団法人　名古屋大学出版会
〒 464-0814　名古屋市千種区不老町 1 名古屋大学構内
電話(052)781-5027／FAX (052)781-0697

ⓒTakao Kumazawa, et al., 2010　　　　　Printed in Japan
印刷・製本　㈱太洋社　　　　　　　　ISBN978-4-8158-0646-0
乱丁・落丁はお取替えいたします。

Ⓡ〈日本複製権センター委託出版物〉
本書の全部または一部を無断で複写複製（コピー）することは，著作権法上での例外を除き，禁じられています。本書からの複写を希望される場合は，必ず事前に日本複製権センター（03-3401-2382）の許諾を受けてください。

H・ヨアンソンほか編　間野忠明監訳　岩瀬敏・中田実訳
ストレスと筋疼痛障害
―慢性作業関連性筋痛症―

A4判・312頁・本体8,400円

職場環境や心理社会的要因から生じる筋肉・骨・関節等の慢性的な痛みや不快感について、病態メカニズムを明らかにしつつ、疫学・生理学・病理学など各分野の研究成果に基づき、臨床・治療に不可欠な知見を集約。医師やリハビリテーション医学・東洋医学・ストレス治療関係者のために。

見松健太郎ほか著
やさしい肩こり・腰痛・シビレの話
[第二版]

A5判・198頁・本体2,200円

多くの人が抱え、症状も様々な肩こり・腰痛・手足のシビレ。本書は、短い診察時間では話せない、病気の原因や治療の方法、手術の内容を、専門医がイラストや写真をふんだんに使って分かりやすく解説する。治療の最新情報や診察現場での新発見を増補し、より詳しくなった、患者のための一冊。

長谷川幸治著
新・よくわかる股関節の病気
―手術をすすめられた人のために―

A5判・234頁・本体2,200円

手術をすべきかどうか、その手術は本当に必要か、また効果があるのか、いつ手術すればよいのか、手術前や退院後にすべきことは何か、など――股関節が悪いと言われた患者と家族が知りたい疑問に答え、よりよい治療を選択できるよう、やさしく解説。好評の『よくわかる股関節の病気』の最新版。

岩田久監修　長谷川幸治ほか著
よくわかる膝関節の病気・ケガ

A5判・142頁・本体1,800円

膝の関節は、病気やケガでもっとも影響を受けやすい。特にスポーツによる外傷や障害は、膝が一番多い。また高齢化にともない、変形性膝関節症の患者が飛躍的に増加している。こういった現状をふまえ、スポーツ障害・外傷、老化にともなう変形性の関節症などの病態や予防方法をイラストでわかりやすく解説。

井口昭久編
これからの老年学 [第二版]
―サイエンスから介護まで―

B5判・354頁・本体3,800円

老化のメカニズムに始まり、疾病、医療、看護、介護、福祉まで、高齢者に関わる問題をトータルに、きめ細かく解説する。介護保険等、近年の制度変更の詳しい内容も盛り込み、医学生・看護学生だけでなく、ケアマネジャーなどの介護福祉関連の職業を志す人も対象とした最良の入門書。

島本佳寿広編
基礎からの臨床医学
―放射線診療に携わる人のために―

B5判・256頁・本体3,800円

臨床現場で必要な事項について、初歩から最先端の話題までもれなく取り上げ平易に解説した本テキストは、放射線技師はじめコ・メディカルの基礎教育・国家試験対策に最適である。各種疾患についてはCT、MRIなど最新の画像所見を多数収録し、画像を通じて理解できるよう配慮した。

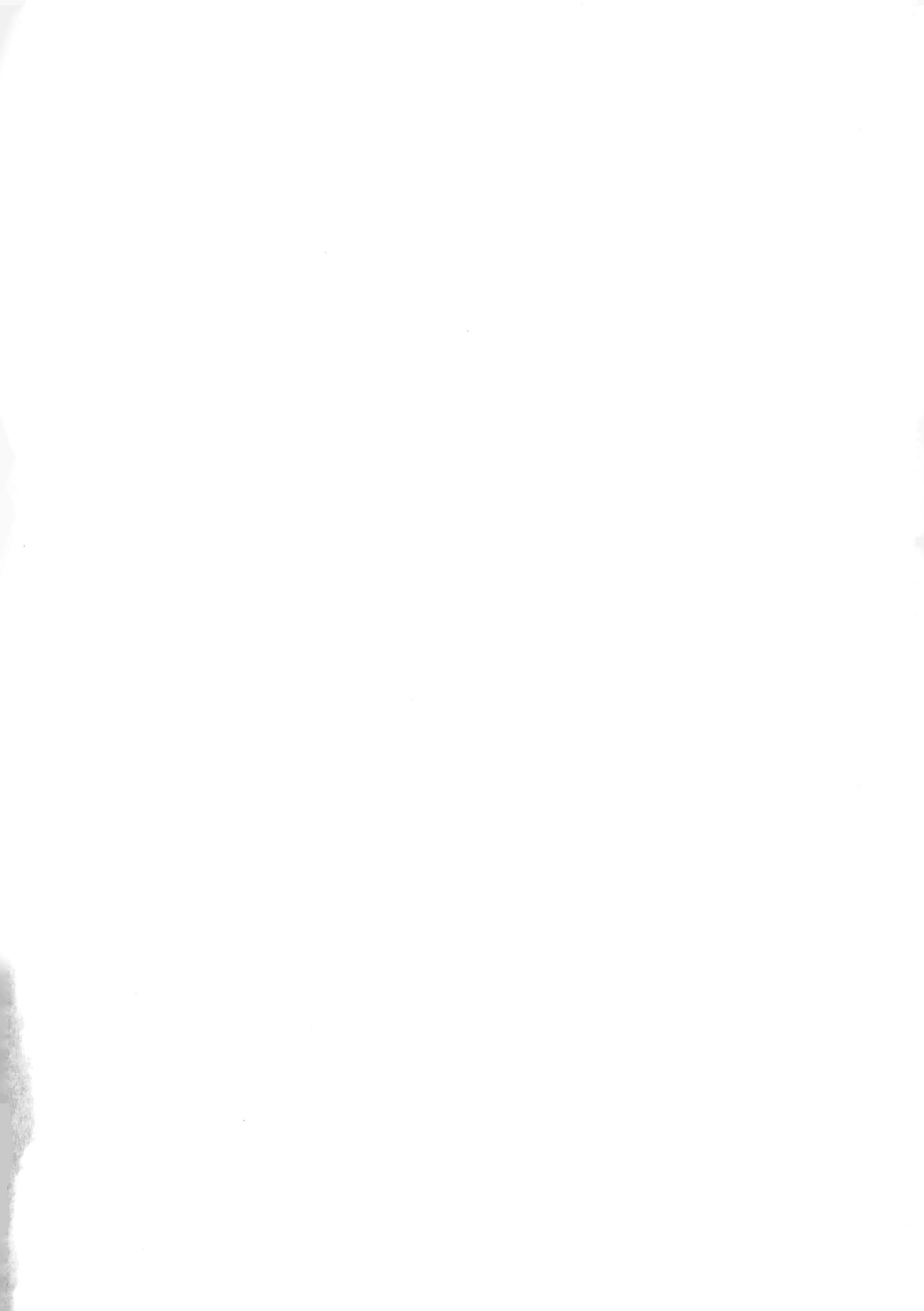